总主编简介

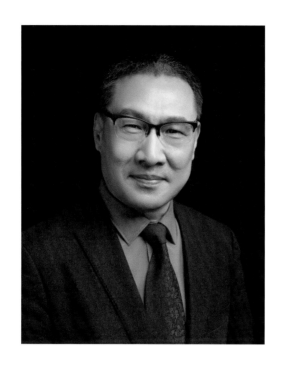

李建生，博士，教授、主任医师，博士生导师，博士后合作导师，河南中医药大学校学术委员会主任。国家"万人计划"——"百千万工程"领军人才，长江学者，岐黄工程首席科学家、岐黄学者，中原学者工作室首席科学家、中原学者，国务院政府特殊津贴专家，全国科技系统抗击新冠肺炎疫情先进个人，全国创新争先奖、吴阶平医药创新奖、河南省科学技术杰出贡献奖、中华医学会呼吸病学分会杰出呼吸学术贡献奖获得者，全国名老中医药专家传承工作室专家，第六、第七批全国老中医药专家学术经验指导老师。呼吸疾病中医药防治省部共建协同创新中心主任，呼吸疾病国家中医药传承创新团队带头人，慢阻肺国家中医临床研究基地、国家区域中医肺病诊疗中心学术带头人，河南省呼吸疾病临床医学研究中心主任等。中国中西医结合学会呼吸病专业委员会主任委员，世界中医药学会联合会肺康复专业委员会会长，中国民族医药学会肺病分会会长等。

从事呼吸疾病、内科老年病的临床、教学和科研工作 40 余年，围绕中医药标准化、诊疗方案 / 技术、中药作用机制开展临床与基础协同转化研究，主持国家重点研发计划"中医药现代化"重点专项"揭榜挂帅"项目、国家科技支撑计划、国家自然科学基金重点项目等国家级项目 14 项。牵头研制 13 项呼吸疾病证候诊断标准、14 项诊疗方案 / 技术并转化推广，牵头制定国际、国内 14 项中医诊疗指南 / 共识。第一 / 通讯作者发表论文 415 篇（SCI 115 篇），爱思唯尔中国高被引学者。主编《中医临床肺脏病学》《临床中医老年病学》等著作 10 部。获发明专利和著作权 47 项，中药新药临床研究批件 3 项。荣获国家科技进步奖二等奖 2 项、省部级一等奖 5 项，中华中医药学会科学技术奖学术著作一等奖 1 项，世界中联中医药国际贡献奖 - 标准贡献奖 1 项。培养硕博研究生、博士后 160 余名。

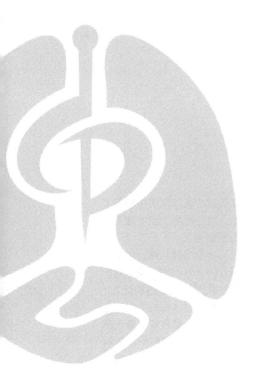

哮病

中医肺病学

理论与临床应用

总主编 李建生

主编 李建生 蔡永敏

科学出版社

北京

内 容 简 介

肺系疾病为临床常见的一类疾病，历代医家在长期的医疗实践中积累了丰富的诊疗经验。系统搜集整理肺系疾病古籍文献，充分挖掘文献中蕴含的丰富知识，对肺系疾病理论、防治的传承创新均有重要意义。

本书为"中医肺病学理论与临床应用"丛书之一。全书共八章，包括哮病的病名源流、病因病机、辨证、治则治法、内服方药、外治法、预防调护与预后及医案等内容。每章均在较全面辑录和分析古代医籍文献的基础上，按朝代的时间顺序考释其发展源流，以反映历代医家对疾病认识的历史轨迹和演变过程；然后基于文献辑录的内容与源流考释的结果，对各章古籍记载或现代相关文献认识不一致及古籍有记载而现代未认识到的内容予以探析评述，并对评述所涉及的观点，均基于相关文献引证说明；最后列出全部引用文献的出处以备查考。

本书可供中医、中西医结合领域从事肺系疾病（呼吸疾病）的临床、教学、科研工作者使用，为肺系疾病方向高年级本科生和研究生学习的重要书目。

图书在版编目（CIP）数据

中医肺病学理论与临床应用. 哮病 / 李建生总主编;李建生，蔡永敏本册主编. -- 北京：科学出版社，2024. 9. -- ISBN 978-7-03-078775-0

Ⅰ. R265.1

中国国家版本馆 CIP 数据核字第 20240G184Z 号

责任编辑：鲍　燕 / 责任校对：刘　芳
责任印制：徐晓晨 / 封面设计：陈　敬

科 学 出 版 社 出版

北京东黄城根北街 16 号
邮政编码：100717
http://www.sciencep.com

北京厚诚则铭印刷科技有限公司印刷
科学出版社发行　各地新华书店经销

*

2024 年 9 月第 一 版　开本：787×1092　1/16
2024 年 9 月第一次印刷　印张：32 1/4　插页：1
字数：804 000

定价：198.00 元
（如有印装质量问题，我社负责调换）

编 委 会

前　言

　　中医古籍是我国宝贵的历史文化遗产，是历代医家珍贵医疗经验的结晶。其中所载的中医认识和诊疗疾病理论，为中医药传承与创新的源泉。肺系疾病为临床常见的一类疾病，历代医家在长期的医疗实践中积累了丰富的诊疗经验。然其相关文献散在于众多古籍中，目前虽有对肺系常见疾病进行文献研究的著作，但由于缺乏对肺系疾病古籍文献系统地挖掘整理，其中蕴含的理论与临床指导价值尚未得到充分利用。

　　中医经典著作是中医文献的精髓，在中医发展史上具有重要的指导意义。为研究其对肺系疾病诊疗的作用和价值，2018 年我们基于肺系疾病经典原文及后世医家的相关论述，对肺系疾病古籍文献进行整理研究和钩要探微，并在此基础上阐释历代医家在理论及临床实践上的创新。历时三年，于 2021 年编著出版《中医经典—肺病学》一书，旨在对中医肺病教学、科研及临床应用有所帮助。

　　中医古籍文献浩如烟海，理论丰富。颇感仅以出版的《中医经典—肺病学》难以尽收肺系疾病的理论知识。为充分挖掘整理研究肺系古籍文献中蕴含的丰富知识，继《中医经典—肺病学》之后，我们制订了"中医肺病学理论与临床应用"系列丛书编著规划。本丛书着眼于肺系疾病，立足古籍文献，结合现代研究成果，按照"辨章学术，考镜源流"的研究思路，在全面搜集整理古代中医相关文献的基础上，考释梳理其源流脉络，钩玄评述其古今认识及研究成果，冀为中医肺系疾病的临床诊疗和学术传承创新提供理论依据。

　　本系列丛书通过对肺系常见疾病的古籍文献进行系统检索、反复比较和分析，最终按照文献量较多、理论和临床意义较大的原则，选择感冒、咳嗽、哮病、喘病、肺胀、肺痨、肺痈、肺痿、息贲、肺风、肺水、悬饮、支饮、瘾疹、喉痹、鼻鼽、鼻渊 17 种肺系主要疾病，分别进行研究考证，编著成帙。其中除肺风与肺水、鼻鼽与鼻渊、悬饮与支饮合集出版外，其他疾病均每病一书，共计 14 种专著，分次出版。

　　本丛书的每种疾病分病名源流、病因病机、辨证、治则治法、内服方药、外治法、预防调护与预后、医案八章进行论述。各章一般包括文献辑录、源流考释、钩玄评述、参考文献四部分。其中文献辑录、源流考释、钩玄评述为每章的重点内容。

　　【文献辑录】 本丛书采集的文献主要为 1949 年之前各肺系疾病相关的古籍文献，1949年之后的文献则根据考证的需要适当补充。每种疾病文献的辑录步骤如下。

1. 检索文献。首先确定该疾病的正名及相关异名，并以所有名称为检索词检索各种电子和纸质文献资源。

2. 整理补充文献。对检出的文献进行分析整理和完善，删去无关或重复的文献，补充通过已有文献提供的线索补检的相关文献，力求使收集的文献系统全面。

3. 确定所收集文献的版本。因为采集文献的来源不同，采集到的文献存在个别文字甚至内容的差异。为提高丛书的质量、加强丛书的系统性，我们对丛书采集出自同一古籍的文献，确定同一古籍版本。版本的选择原则上首选现代的精校本；无现代校本者，则选古籍（线装书）的祖本或足本。

4. 核对文献原文。在确定版本的基础上，以统一选定的版本对采集的所有文献进行校对，以确保其中内容准确无误。如果选用的是无标点的线装书版本，则在核对内容的基础上，尚需根据文意并按照中华人民共和国国家标准 GB/T 15834—2011《标点符号用法》对原文进行标点。对于文献原文中的"藏""府""胎""鬲""支"等字，字义为"脏""腑""苔""膈""肢"等时，则径改之。

5. 补充（或删减）完善文献内容。核对文献原文，对每条文献的内容进行补充整理完善，整理后的各条文献内容依次包括原书成书年代、作者、书名及卷次、篇名及所引用的内容。其中引用内容保留的多少以能说明问题为度，并反映所需内容的完整语义。为节省篇幅，在不影响完整语义的前提下，原始文献中部分无关所引内容者则用省略号代替。

6. 文献分类。分析完善后的文献，按照所属类别，将其分为病名、病因病机、辨证、治则治法、方药、外治法、预防调护与预后、医案八类。

7. 文献排序。对分类后的每类文献，按成书朝代顺序排列；同一朝代的文献则按成书年的早晚排序。对于成书年不明确者，以成书朝代最后一年为成书年。

【源流考释】 基于文献辑录的客观载述，按时间顺序考释不同朝代对该病的认识及发展演变过程。一般划分为若干时间段进行考释。时间段的划分需根据所述内容在演变过程中的阶段特征，既可一个朝代作为一个时间段，亦可几个朝代归为一个时间段。每一时间段的论述需在对该时期的所有文献进行充分分析的基础上，根据文献的内容及特点，归纳为一类或若干类。每一类首先概括其共性特点，然后引用这一类所有文献的原文或出处（作者、书名）作为证据，不加个人观点地进行叙述。在引征原文时以能说明问题为度，不作长篇引述。同朝代多位医家观点相同或内容类似时，引文一般选择有代表性的医家原文，其他医家只列作者和书名概述。

【钩玄评述】 基于文献辑录的内容与源流考释的结果，对各章有关内容的总结评述。评述中体现有作者自己结论性的考证结果。一般先列作者观点，再适时引用文献原文或文献出处作为论据进行分析评述。评述涉及的所有观点，均基于相关文献引证说明。但引证文献以能支撑观点为宜，不作长篇大论。钩玄评述的内容主要包括：一是古籍记载的有争议或有特殊意义的内容；二是古籍有记载，但现代未认识到，需结合现代的相关研究进行考证的内容；三是现代相关文献认识不一致，需结合古籍的相关记载或现代的相关研究进行考证的内容。

书末附正文中出现的治疗本病的中药和方剂索引。对于无名方，一般按照书名结合病名命名，并在正文原方后加括号标出命名的方名。

本丛书共收录肺系疾病 17 种，包括现代临床常见的主要疾病，是目前在中医古籍文献研究方面收录肺系疾病较多的著作。纵观全书，主要有以下特点。

1. 广集博采　中医古籍记载的肺系疾病有数十种，分散记载于各类综合性著作和专科性著作中。本丛书以相关疾病的所有名称为检索词检索 1949 年之前的各种电子和纸质文献，并根据考证需要适当补充 1949 年之后的文献，共采集著作 1286 种、文献 80 573 条。通过对检出文献的分析整理，删去无关或重复的文献，补充通过已有文献提供的线索补检的相关文献，实际采用著作 871 种、文献 53 558 条。在目前肺系疾病古籍文献相关研究的著作中，本丛书收录引用的文献最多、最全。对今后肺系疾病的学术研究具有重要的文献价值。

2. 考镜源流　任何学问，都有源流。所谓"循其故则其道立，浚其源则其流长"，只有厘清事物的源头与发展的过程，才能真正掌握这门学问和其中蕴含的知识。本丛书每章均基于文献辑录，按时间顺序考释相关疾病的病名、病因病机、辨证、治则治法、方药应用及预防调护等的发展源流，反映历代医家对疾病认识的历史轨迹和演变过程，对于加强对理论、诊疗规律、防治方法的传承等具有重要的理论价值及临床指导意义。

3. 钩玄启新　本丛书不是单纯的文献辑录，更不是文献的罗列堆积，而是基于古籍文献的内容与源流考释的结果，通过评述相关内容，冀对肺系相关疾病有新的认识与发现。尤其是对古籍有记载，但现代未认识到的内容，或现代相关文献认识不一致的内容，通过本丛书的研究考证，俾能传承大统，启发新知。对中医肺病学的理论传承、诊疗规律阐释、方法技术完善等具有重要的指导价值，为学科的创新发展奠定了理论基础。

参与本丛书编写的人员既有肺系疾病领域的临床专家，也有长期从事文献研究的科研人员及相关专业的学者。优秀学者组成的团队及多学科领域专家的广泛参与，为编写工作的顺利完成和书稿的质量提供了保障。本丛书在编写过程中，吸收了部分研究生参加工作，他们刻苦钻研，严谨治学，认真写作，为本丛书的完成起到了积极的作用。在此一并表示感谢。

本丛书的文献内容涉及广泛而久远，虽然我们尽了最大努力，但由于水平有限，书中疏漏在所难免，敬希同道多提宝贵意见，以便今后修订提高。

李建生

2024 年 6 月

目　　录

第一章 病名源流

哎病是以发作性喉中哮鸣有声、呼吸困难甚则喘息不得平卧为主要表现的疾病。关于本病的名称，散见于多种古代医籍文献，在不同历史时期有不同的特征，其间又有一定的演变规律。另有一些名称，有的属本病的发病特征，有的系其他病证伴随的哮病症状。本章基于古代文献的相关记载对本病名称的源流予以考证。

第一节 文献辑录

《黄帝内经素问·生气通天论》："因于暑，汗，烦则喘喝，静则多言，体若燔炭，汗出而散。"[1]4

《黄帝内经素问·阴阳别论》："阴争于内，阳扰于外，魄汗未藏，四逆而起，起则熏肺，使人喘鸣。"[1]13

《黄帝内经素问·通评虚实论》："帝曰：乳子中风热，喘鸣肩息者，脉何如？岐伯曰：喘鸣肩息者，脉实大也，缓则生，急则死。"[1]47

《黄帝内经素问·太阴阳明论》："帝曰：愿闻其异状也。岐伯曰：阳者，天气也，主外；阴者，地气也，主内。故阳道实，阴道虚。故犯贼风虚邪者，阳受之；食饮不节，起居不时者，阴受之。阳受之，则入六腑，阴受之，则入五脏。入六腑则身热不时卧，上为喘呼；入五脏则膜满闭塞，下为飧泄，久为肠澼。"[1]49

《黄帝内经素问·痿论》："岐伯曰：肺者，脏之长也，为心之盖也，有所失亡，所求不得，则发肺鸣，鸣则肺热叶焦。故曰：五脏因肺热叶焦，发为痿躄，此之谓也。"[1]71

《黄帝内经素问·水热穴论》："故水病下为胕肿大腹，上为喘呼，不得卧者，标本俱病，故肺为喘呼，肾为水肿，肺为逆不得卧，分为相输俱受者，水气之所留也。"[1]91

《黄帝内经灵枢·本神》："肺藏气，气舍魄，肺气虚则鼻塞不利，少气；实则喘喝，胸盈仰息。"[2]41

《神农本草经》卷四："芫花 味辛，温。主咳逆上气，喉鸣，喘，咽肿短气，蛊毒，鬼疟，疝瘕，痈肿，杀虫鱼。一名去水。"[3]86

汉·张仲景《金匮要略方论》卷上："肺痿肺痈咳嗽上气病脉证治第七 咳而上气，喉中水鸡声，射干麻黄汤主之。"[4]31

西晋·王叔和《脉经》卷六："肾足少阴经病证第九……足少阴之脉，……是动则病饥而不欲食，面黑如炭色，咳唾则有血，喉鸣而喘，坐而欲起，目䀮䀮无所见，心悬若饥状，气不足则善恐，心惕惕若人将捕之，是为肾厥。"[5]97-99

西晋·王叔和《脉经》卷九："平妇人病生死证第八……诊妇人生产，因中风、伤寒、热病，喘鸣而肩息，脉实大浮缓者，生；小急者，死。"[5]189-190

东晋·葛洪《肘后备急方》卷三："治卒上气咳嗽方第二十三　治卒上气，鸣息便欲绝方……又方，治上气咳嗽，呷呀息气，喉中作声，唾黏。"[6]64-70

隋·巢元方《诸病源候论》卷十三："上气喉中如水鸡鸣候　肺病令人上气，兼胸膈痰满，气行壅滞，喘息不调，致咽喉有声，如水鸡之鸣也。"[7]75-76

隋·巢元方《诸病源候论》卷十三："上气鸣息候　肺主于气，邪乘于肺，则肺胀，胀则肺管不利，不利则气道涩，故气上喘逆，鸣息不通。"[7]75

隋·巢元方《诸病源候论》卷十四："呷嗽候　呷嗽者，犹是咳嗽也。其胸膈痰饮多者，嗽则气动于痰，上搏喉咽之间，痰气相击，随嗽动息，呼呷有声，谓之呷嗽。其与咳嗽大体虽同，至于投药，则应加消痰破饮之物，以此为异耳。"[7]82

隋·杨上善《黄帝内经太素》卷三："阴阳杂说……阴阳争扰，汗出腠理未闭，寒气因入，四肢逆冷，内伤于肺，故使喘喝。喝，喘声，呼割反。[平按]:《素问》动作熏，喝作鸣。"[8]50

唐·孙思邈《备急千金要方》卷十八："咳嗽第五……白前汤　治水，咳逆上气，身体肿，短气胀满，昼夜倚壁不得卧，咽中作水鸡鸣方。"[9]391-394

唐·孙思邈《备急千金要方》卷五下："咳嗽第六……紫菀汤，治小儿中冷及伤寒暴嗽，或上气，喉咽鸣，气逆，或鼻塞、清水出者方。"[9]105

唐·孙思邈《备急千金要方》卷十八："咳嗽第五……通气丸　主久上气咳嗽，咽中腥臭，虚气搅心痛冷疼，耳中嘈嘈，风邪毒注时气，食不生肌，胸中膈塞，呕逆多唾，恶心，心下坚满，饮多食少，恶疰淋痛病方……有人风虚中冷，胸中满上气，喉中如吹管声，吸吸气上欲咳，服此方得瘥。"[9]391-395

唐·王焘《外台秘要方》卷九："呷咳方二首　《病源》呷咳者，犹是咳嗽也。其胸膈痰饮多者，咳则气动于痰，上搏咽喉之间，痰气相击，随咳动息呀呷有声，谓之呷咳。其与咳嗽大体虽同，至于投药则应加消痰破饮之物，以此为异耳。（出第十四卷中）"[10]191

唐·王焘《外台秘要方》卷九："久咳坐卧不得方二首　《集验》疗久患气嗽，发时奔喘，坐卧不得，并喉里呀声气欲绝方。"[10]195-196

唐·王焘《外台秘要方》卷十："上气喉中水鸡鸣方一十二首……又疗上气，脉浮咳逆，咽喉中水鸡鸣，喘息不通，呼吸欲死。麻黄汤方。"[10]215

宋·王怀隐《太平圣惠方》卷四十二："治上气喉中作水鸡声诸方……治上气肺壅，喘息不利，咽喉作水鸡声，宜服款冬花散方。"[11]39

北宋·王衮《博济方》卷五："金镞散……小儿尵，蜜汤下。漆疮，椒汤下。虎风，是筋骨痛，画狮子，烧灰，调汤下。精神恍惚，金银汤下。"[12]197-199

北宋·苏颂《本草图经》卷十九："石苋生筠州，多附河岸沙石上生。味辛、苦，有小毒。春生苗叶，茎青，高一尺已来；叶如水柳而短。八月、九月采。彼土人与甘草同服，治尵齁及吐风涎。"[13]623

北宋·唐慎微《证类本草》卷十二："榆皮味甘，平，无毒。主大小便不通，利水道，除邪气，肠胃邪热气，消肿。……《药性论》云：榆白皮，滑，能主利五淋，治不眠，疗齁。"[14]351

北宋·唐慎微《证类本草》卷三十："《图经》曰，石苋生筠州，多附河岸沙石上生。味辛、苦，有小毒。春生苗叶，茎青，高一尺已来。叶如水柳而短。八月、九月采，彼土人与甘草同服，治齁䶎及吐风涎。"[14]638

宋·赵佶《圣济总录》卷五："肺中风 论曰：肺中风之状，多汗恶风，色皏然白，时咳短气，昼日则差，暮则甚，诊在眉上，其色白。又口燥而喘，身运而重，冒而肿胀，偃卧则胸满短气，冒闷汗出……治肺中风，项强鼻塞，语声不出，喘鸣肩息，胸满短气，荠苨汤方。"[15]120-121

宋·赵佶《圣济总录》卷第四十八："肺气喘急 论曰：肺气喘急者，肺肾气虚，寒湿至阴之气所为也。肺为五脏之盖，肾之脉入肺中，故下虚上实，则气道奔迫，肺叶高举，上焦不通，喘急不得安卧，又《内经》谓水病下为胕肿大腹，上为喘呼不得卧者，标本俱病也。"[15]539

宋·赵佶《圣济总录》卷六十五："呷嗽 论曰：呷嗽者，咳而胸中多痰，结于喉间，与气相击，随其呼吸，呀呷有声，故名呷嗽。宜调肺经，仍加消痰破饮之剂。治久患呷嗽，喉中作声，发即偃卧不得，射干丸方。"[15]693

宋·赵佶《圣济总录》卷第六十七："上气喉中如水鸡声 论曰：肺主气，上通于喉咙，肺经客寒则喉咙不利，痰唾凝结，气道奔迫，喘息有声如水鸡……治咳逆上气，胸中痞塞，卧不安席，咽中如水鸡声，投杯汤方。"[15]714

宋·赵佶《圣济总录》卷第一百九十一："手阳明大肠经第二……扶突二穴，一名水穴，在人迎后一寸五分，手阳明脉气所发。治咳，多唾上气，咽引喘息，喉中如水鸡鸣。可灸三壮。针入三分。"[15]1820-1822

宋·许叔微《普济本事方》卷二："肺肾经病……紫金丹，治多年肺气喘急，呴嗽晨夕不得眠。信砒一钱半（研飞如粉），豆豉（好者）一两半（水略润少时，以纸浥干，研成膏）。上用膏子和砒同杵极匀，圆如麻子大，每服十五圆，小儿量大小与之，并用腊茶清极冷吞下，临卧以知为度。"[16]25-26

宋·张锐《鸡峰普济方》卷七："温肺丸，治肺挟寒上气咳嗽、胸满短气、呕吐痰涎、喘鸣肩息、全不嗜食及寒毒、哇嗽、咯唾脓血……上为细末，炼蜜和丸，如梧桐子大，每服二十丸，食前生姜汤下。"[17]106

南宋·刘昉《幼幼新书》卷十六："咳嗽作呀呷声第四（齁䶎附）《圣惠》：夫小儿嗽而呀呷作声者，由胸膈痰多，嗽动于痰，上搏于咽喉之间。痰与气相击，随嗽动息，呀呷有声……茅先生：小儿生下有中齁䶎嗽，周岁以上有此。因多吃盐、醋，热奔上胃致此。即下浑金丹（方见本门中）与吐下涎；然后下匀气散（方见胃气不和门中）及雌黄丸（方见咳嗽门中）与服，即愈……《惠济》小儿齁䶎候歌：齁䶎推来肺热风，一回发作气相冲。得名奶䶎为初候，龟背龟胸恐起峰。口闭不言涎作响，一冲双目柏黄同。此根终久成残患，少有名方得断踪。"[18]601

南宋·刘昉《幼幼新书》卷十六："寒嗽第九 钱乙论寒热相反云：京东转运使李公有孙八岁，病嗽而胸满短气。医者言肺经有热，用竹叶汤、牛黄膏各二服治之，三日加喘。钱曰：此肺气不足，复有寒邪。即使喘满，当补肺脾，勿服凉药……《千金》紫菀汤治小儿中冷及感寒，暴嗽或上气喉咽鸣，气逆或鼻塞、清水出者方。"[18]615

南宋·刘昉《幼幼新书》卷第十七："痰实第一 《巢氏病源》小儿痰候：痰者，水饮停积胸膈之间，结聚痰也。……《灵苑》治小儿痰实结滞，时发寒热，胸中涎壅及哮呷喘急，烦躁不得睡眠。"[18]623-624

金·刘完素《黄帝素问宣明论方》卷十四："小儿门 药证方……泽泻散治小儿齁䶎，膈上壅热涎潮……上为细末，每服一大钱，温米汤调下，日进二服。未愈再服。"[19]144

南宋·王执中《针灸资生经》卷四："咳逆上气……肩俞主上气。天府主上气喘不得息。天池主上气喉鸣，阳气大逆，上满于胸中，愤膜肩息。大气逆上喘鸣，坐伏不得息，取之天容。上气胸痛，取之廉泉。"[20]197-198

南宋·王执中《针灸资生经》卷四："喘……凡有喘与哮者，为按肺俞，无不酸疼，皆为谬刺肺俞，令灸则愈。亦有只谬刺不灸而愈，此病有浅深也。舍弟登山，为雨所搏，一夕气闷几不救，见昆季必泣，有欲别之意，予疑其心悲，为刺百会不效，按其肺俞，云其疼如锥刺，以火针微刺之即愈。因此与人治哮喘，只谬肺俞，不谬他穴。惟按肺俞不疼酸者，然后点其它穴云。"[20]192-193

南宋·张杲《医说》卷四："治齁喘 信州老兵女，三岁，因食盐虾过多，遂得齁喘之疾。乳食不进，贫无可召医，一道人过门，见病女喘不止，教使求甜瓜蒂七枚，研为粗末，用冷水半茶钟许，调澄取清汁，呷一小呷，如其说，才饮竟即吐痰涎若胶黐状，胸次既宽，齁喘亦定。少日再作，又服之随手愈。凡三进药，病根如扫。"[21]177-178

南宋·严用和《严氏济生方·咳喘痰饮门》："喘论治……定喘丹（《续方》），治男子妇人，久患咳嗽，肺气喘促，倚息不得睡卧，齁䶀嗽亦宜服之。杏仁（去皮尖，炒，别研），马兜铃，蝉蜕（洗去土并足翅，炒）各一两，煅砒（一钱，别研）。上件为末，蒸枣肉为丸，如葵子大，每服六、七丸，临睡用葱、茶清放冷送下。忌热物。"[22]35

南宋·杨士瀛《仁斋直指方论（附补遗）》卷八："喘嗽附诸方苏沉九宝汤《简易方》，治老人小儿素有喘疾，遇寒暄不常，发则连绵不已，咳嗽哮吼，夜不得睡。"[23]294

南宋·朱佐《类编朱氏集验医方》卷五："水喘方论 有人先因咳嗽发喘，胸膈注闷，难于倒头，气上凑来。宜早利水道，化痰下气，若不早治，必成水喘，宜服紫金丹。病人水在膜外，切不可针，针透膜，初时稍愈，再来即不可治……鲫鱼丸治齁喘……每服四丸或五六丸，砂糖冷水下，临卧服之，服后忌热物。"[24]112-115

南宋·朱佐《类编朱氏集验医方》卷十五："拾遗门……治齁喘，甜瓜蒂（七枚，研为粗末）用冷水少许，调澄取清汁，呷一小呷，如其吐，才饮竟即吐痰，若胶黐状，胸次既宽，齁亦定。少再作，又服之，随手而愈。"[24]355-356

元·许国桢《御药院方》卷十一："菖蒲煎丸 治小儿肺气壅实，咳嗽痰涎，喘鸣肩息。"[25]230

元·危亦林《世医得效方》卷一："和解……参苏饮……气盛或气虚人，痰气上壅，咽喉不利，哮呷有声，气息短急，上盛下虚，加木瓜半钱，北五味子五粒，干桑白皮七寸。"[26]23

元·滑寿《十四经发挥》卷中："十四经脉气所发篇 手太阴肺经穴歌……是主肺所生病者，咳嗽上气，喘喝烦心，胸满，臑臂内前廉痛，掌中热。"[27]8

元·朱丹溪《丹溪心法》卷二："哮喘十四 哮喘必用薄滋味，专主于痰，宜大吐。药中多用温，不用凉药，须常带表散，此寒包热也。亦有虚而不可吐者。一法用二陈汤加苍术、黄芩作汤，下小胃丹，看虚实用。"[28]68-69

元·朱丹溪《丹溪心法》卷二："喘十五 喘病，气虚、阴虚、有痰。凡久喘之症，未发宜扶正气为主，已发用攻邪为主。气虚短气而喘甚，不可用苦寒之药，火气盛故也，以导痰汤加千缗汤。有痰亦短气而喘。阴虚，自小腹下火起冲于上喘者，宜降心火，补阴。有火炎者，宜降心火，清肺金；有痰者，用降痰下气为主。上气喘而躁者为肺胀，欲作风水证，宜发汗则愈。"[28]69

元·朱丹溪《金匮钩玄》卷一："哮 专主于痰，宜吐法。治哮必用薄滋味，不可纯用凉药，必带表散。治哮方：用鸡子略敲，壳损膜不损，浸于尿缸内，三四日，夜取出。煮熟食之，效。盖鸡子能去风痰。"[29]15

明·朱橚《普济方》卷一百八十四："诸气门 上气喉中如水鸡声（附论）夫肺主气，上通于喉咙，寒客肺经，则喉咙不利，痰唾凝结，气道迫促，喘息有声，声如鸡也。方 麻黄汤（出千金方）治上气，脉浮咳逆，喉中水鸡声，喘息不通，呼吸欲死者。"[30]2365

明·朱橚《普济方》卷一百六十："咳嗽门 呷嗽（附论）夫气者肺之所主，若肺虚为风冷搏，则经络否涩，气道不利，嗽而作声也。此由肺气不足，上焦壅滞，痰饮留结，在于胸腹不能消散。嗽则气动于痰，上搏咽喉之间，痰与气相击，随嗽动息，故呀呷有声也。宜调肺经，加消痰破饮之剂。方紫菀杏仁煎，治肺脏气积，喉中呷嗽不止，皆因虚损肺脏，致劳气相侵。或胃中冷，膈上热，并宜服。"[30]1812

明·朱橚《普济方》卷一百六十三："喘门 喘嗽（附论）夫五脏者，皆禀于肺……朱砂丸（出杨氏家藏方），治老人小儿喘嗽呴痰等证，昼夜不得眠……治大人小儿喘嗽齁䶎（出经验良方），上用糯米泔少许，磨茶子，滴入鼻中，令吸入口服之。口横咬竹管片时，则口只与鼻中涎出如线，当日即愈。不过三二次，绝其根源，屡试验。……定喘丹，治男女久患咳嗽，肺喘促倚息，不得睡卧。齁䶎嗽亦宜服之，累年不瘥，渐致面目虚浮……九宝汤（出澹寮方）治老人小儿妇人室女，素有喘疾，遇寒暄不常，发则连绵不已，喘嗽哮吼，夜不得眠。"[30]1884-1897

明·朱橚《普济方》卷一百六十三："哮呴（附论）夫哮呴嗽者，一名齁䶎。涎在咽喉间，令人喘嗽不宁，甚者摇身滚肚，上气喘急，头汗身冷，或时发作。多由饮冷水及惊恐所致也。方 青金丹治呴……黄明胶散（出《本事方》），治十六般哮嗽……热嗽夜甚，蜜一匙，葱头白煎。哮嗽声如拽锯，入半夏三个煎。肾嗽时复三两声，入黄芪白糖煎。以上十六件哮嗽病，依法煎服，无不效验。青金丹（一名定喘宁肺丸），治齁嗽。内金丸（出仁存方），治呴喘……紫金丹（出《本事方》），治呴喘……鬼哭丹（一名豉破丸出《经验良方》）治齁䶎……千金丸治哮呴。呴药千两金丸奇，神仙留与故人知……小儿服时岁加减，吃了忌酒三日期，喉如拽锯声鸣呴，审问与药莫差池……治一切鰕䶎，上用处州瓷器，不以多少，打碎碾为细末。如齁发时，每用二三钱，用手指头点津液，蘸药点舌上，咽下即效……黑马蹄香散治哮呴……马屁勃丸治哮呴……治齁䶎（出《永类钤方》），白矾（半两煅）天南星（半两炒至烟起）巴豆（半钱去皮油）甘遂（二钱半末）上作末和匀。每服大人一钱。小儿半钱。"[30]1900-1903

明·朱橚《普济方》卷三百七十："婴孩惊风门……夺命散 治小儿急惊风搐，又治肺胀喘，胸膈气急，出入两胁，扇动，陷下作坑。病甚者，两鼻窍张，抬肩闷乱，烦渴咳嗽，声嗄不鸣，痰涎潮塞，睡卧不稳，死在朝夕。世俗不识，若作咽喉风，或作马脾风治之误矣。切忌不得于胸腹上灸之，反为祸矣，慎宜戒之。"[30]369

明·朱橚《普济方》卷三百八十七："婴孩咳嗽喘门 咳嗽咽喉作呀呷声（附论）夫小儿嗽而呀呷作声者，由胸膈痰多，嗽动于痰，上搏于咽喉之间，痰与气相击，嗽动息呀呷声。其咳嗽大体虽同，至于治疗则加消痰破饮之药，以此为异耳。方：半夏丸，治齁鰕。半夏（二十一粒），蓖麻子（二十一粒），巴豆（去油五两），杏仁（七枚），牛蒡子（一钱），鸡内金（七个），皂角子（七粒），上用沙土，已为丸，姜汤下。"[30]828-829

明·徐彦纯《玉机微义》卷五十："小儿门 治湿热攻下之剂，钱氏牛黄夺命散，治小儿肺胀喘满，胸高气急，两胁扇动陷下，鼻张闷乱，嗽渴声嗄，痰涎潮塞，俗谓之马脾风者。"[31]350

明·鲁伯嗣《婴童百问》卷十："齁䶎 第九十一问 圣济论齁䶎证、肺经受风寒，因咳嗽，肺停冷血生痰，致使脏脏有热，睡卧不安，故成齁䶎，咽喉间如拽锯之声。小儿若有此候，可服通关梅花饮子并半夏丸，及保寿散、小归命散、解肌散，三两服自安。若见齁䶎如痖证，喉间若拽锯声者，乃肺感风邪，上气喘急，面唇青色，项下有深凹陷，痰涎粘如胶漆，口生腥臭，恶气舌缩者、皆不可治也。"[32]129

明·戴原礼《秘传证治要诀及类方》卷六："哮喘 喘气之病，哮吼如水鸡之声，牵引胸背，气不得息，坐卧不安，此谓嗽而气喘。或宿有此根，如遇寒暄则发，一时暴感，并于前嗽药中加桑白皮，仍吞养正丹，间进青金丹。风寒喘嗽，宜九宝汤。若干喘不嗽，不分久远近发，宜苏子降气汤，或神秘汤，吞养正丹，重则四磨饮，或六磨饮，吞灵砂丹，或应梦观音散，吞养正丹，尤宜。"[33]95-96

明·胡濙《卫生易简方》卷三："喘急……治齁喘　用盐梅五个，古铜钱七文，置碗内，以滚汤浸。春、秋三日，夏一日，冬七日。壮大饮一口，小弱饮半口，饮毕，男左女右，手在胸前揉搓，少时必吐。"[34]60

明·周文采《医方选要》卷六："喘门　夫喘者，肺病也。……定喘丹治久患咳嗽，肺气喘促，倚息不得睡卧；齁鮯久嗽，亦宜服之；累年不瘥，渐致面目浮肿者，神效……紫金丹治齁喘……人参紫菀汤，治喘嗽久不愈者。方见咳嗽门。"[35]166-171

明·彭用光《原幼心法》卷上："原幼论证诗七十一首……齁鮯，孩儿齁鮯为啼时，食以酸咸又乳之，或自肺经伤水湿，冷热结聚是为之。"[36]54

明·虞抟《苍生司命》卷三："哮喘证（十四）肺为五脏华盖，主持诸气。肺气受伤，呼吸之息不得宣通，则哮喘之病生焉。哮以声响言，喘以气息言。喘促喉中如水鸡声者谓之哮，气促而连续不能以息者谓之喘……哮症专主于痰，实者宜用吐法，亦有虚而不可吐者。治哮必使薄滋味，不可纯用寒凉药，必兼散表，用青州白丸子有效。"[37]94-95

明·虞抟《医学正传》卷二："哮喘……《内经》曰：诸逆冲上，皆属于火。又曰：夫起居如故而息有音者，此肺之络脉逆也。……大抵哮以声响名，喘以气息言。夫喘促喉中如水鸡声者，谓之哮；气促而连属不能以息者，谓之喘。"[38]115-116

明·万密斋《万氏家传保命歌括》卷十八："哮喘　哮为恶候古今传，宿疾绵延却不嫌，五虎苏沉能解急，未闻有药可除根。哮以声名，喘以息急言。夫喘促喉中如水鸡声者，谓之哮。气促而连，属不能以息者，谓之喘。哮为咽痰。喘为暴病。治之各不同也。人素有哮喘者，遇天寒暄不常则发，发则连绵不已，宜苏沉九宝汤，最捷药也。又经验秘方，可选用之。忌用信砒，恐致杀人。"[39]285

明·徐春甫《古今医统大全》卷四十四："治喘通用诸方……定喘丹治患肺气喘促，倚息不得卧，鮯齁嗽并治……紫金丹治齁喘……一妇患喘十年，遍求药不效，忽一道人与此药，一服是夜减半，数服顿愈。"[40]1307-1310

明·徐春甫《古今医统大全》卷四十四："呷嗽　巢氏曰：呷嗽者，犹咳嗽也。其胸膈痰饮多者，嗽则气动于痰，上搏咽喉之间，痰气相搏，随嗽动息，呼呷有声，谓之呷嗽。（仲景丹溪皆云：喉中作水鸡声，射干麻黄汤之属是也。）其与咳嗽，大抵虽同，至于投药，则应加消痰破饮之物，以此为异耳。"[40]1275

明·楼英《医学纲目》卷二十六："咳嗽　〔洁〕咳无痰而有声，肺气伤而不清也。嗽无声而有痰，脾湿动而为痰也。若咳嗽有痰而有声者，因伤肺气动于脾湿，故咳而兼嗽也……治远年近日哮嗽妙方。砒、面、海螵蛸各一钱。上三味为末，水调作饼子，慢火炙黄，再研令细。每服一字，用井花水调一大呷，空心服，良久吐出为度。小儿加减与之。忌食毒物。"[41]585-595

明·楼英《医学纲目》卷之三十九："马脾风　暴喘而胀满也。〔田〕暴喘，俗传为马脾风也，大小便哽，宜急下之，用牛黄夺命散，后用白虎汤平之。牛黄夺命散，治小儿肺胀喘满，胸膈起急，两胁扇动，陷下作坑，两鼻窍张，闷乱嗽喝，声嗄而不鸣，痰涎潮塞，俗云马脾风。……又一法，小儿喘胀，俗谓之马脾风，又谓之风喉者。"[41]888-889

明·龚信《古今医鉴》卷四："哮吼　证：夫哮吼专主于痰，宜用吐法，亦有虚而不可吐者，此疾寒包热也。治：治法必用薄滋味，不可纯用寒凉，须常带表散。方：定喘汤。（诀云）诸病原来有药方，惟愁齁喘最难当。麻黄桑杏寻苏子，白果冬花更又良，甘草黄芩同半夏，水煎百沸不须姜,病人遇此灵丹药,一服从教四体康。"[42]62

明·李时珍《本草纲目》卷二十六:"莱菔(音来北唐本草)……齁喘痰促遇厚味即发者。萝卜子淘净,蒸熟晒研,姜汁浸蒸饼丸绿豆大。每服三十丸,以口津咽下,日三服。名清金丸。医学集成。"[43]684-686

明·李时珍《本草纲目》卷四十五:"鲎鱼(音后。宋《嘉祐》)……壳,主治积年呷嗽(时珍)……积年咳嗽,呀呷作声。用鲎鱼壳半两,贝母(煨)一两,桔梗一分,牙皂一分(去皮酥炙),为末,炼蜜丸弹子大。每含一丸,咽汁。服三丸,即吐出恶涎而瘥。圣惠。"[43]1052

明·龚廷贤《种杏仙方》卷一:"哮吼 哮吼肺窍积寒痰,令人齁喘起居难。豁痰降火加调理,不遇良医病不安。……治齁喘。用枯矾末一匙,临卧时,滚白汤调下。"[44]13

明·孙一奎《赤水玄珠》卷七:"哮门 丹溪曰:哮喘必用薄滋味,专主于痰,宜大吐,不用凉药,须常带表散,此寒包热也。亦有虚而不可吐者……治齁嗽,苏子(三钱)麻黄(去节,三钱)款花 桑叶(蜜炙)半夏(各三钱)杏仁(去皮尖,一钱半)甘草 白果(二十一枚,去衣炒黄色),水三盅,不用姜,煎二盅,徐徐频服。……诗曰:诸病原来有药方,惟愁齁喘最难当。麻黄桑叶寻苏子,白果冬花更又良。甘草黄芩同半夏,水煎百沸不须姜。病人遇此仙丹药,服后方知定喘汤。金陵有一浦舍,用此方专治齁疾,无不取效,此其真方也。"[45]309-310

明·孙一奎《赤水玄珠》卷二十六:"哮喘辨 孙仲子泰来曰:哮之与喘,极须分别。疑似之间,虚实攸系,非细务也。夫哮以声响名,喉中痰盛,胶塞肺窍,气道窒滞,呼吸不畅,喉中如水鸡之声,故气高而喘,心热而烦,抬其肩,擷其项,不能屈体而拾物,贴席而伏枕也。原其痰火内郁,外被风寒,束其皮腠,肺气为之不利,皆上壅胸喉。斯乃有余之疾,虽多日不食,亦不死。治惟调气、豁痰、解表。盖痰出而声自寝也。顾喘以气息言,喉中无痰,气促不相接续,有虚有实。仲景云:汗出如油,喘而不休者死。故前人治法,有补有泻,是故不可与哮同日而语也。"[45]963

明·龚廷贤《万病回春》卷二:"哮吼 专主于痰,宜用吐法,亦有虚而不可吐者。治吼必使薄滋味,不可纯用凉药,必兼发散。哮吼者,肺窍中有痰气也……紫金丹,凡遇天气欲作雨便发齁喘,甚至坐卧不得,饮食不进,此乃肺窍中积有冷痰,乘天阴寒气从背、口、鼻而入,则肺胀作声。此病有苦至终身者,亦有子母相传者。每发即服,不过七八次,觉痰腥臭,吐出白色,是绝其根也。"[46]126

明·龚廷贤《济世全书》卷二:"哮吼……一女子因食盐、虾过多,遂得齁喘之疾,乳食不进。甜瓜蒂七个,研为粗末,用冷水一茶脚许,调澄取清汁,呷一小呷即吐痰涎。若胶粘状,胸次既宽,齁喘亦定,迟日再作,又服之,随手愈。凡三进药,病根如扫。此药味最苦,极难吞咽,俗谚所谓瓜甘蒂苦也。"[47]892

明·龚廷贤《云林神彀》卷一:"哮吼 哮吼即齁喘,肺窍积寒痰,有至终身者,仙方可拔根。五虎二陈用麻黄,陈半参苓膏杏藏,沉香木香细茶叶,姜葱煎服喘安康……诸病原来有药方,惟愁齁喘最难当,麻黄桑杏寻苏子,白果冬花更又良,甘草黄芩同半夏,水煎百沸不须姜。病人遇此仙丹药,服后方知定喘汤。"[48]67-68

明·龚廷贤《鲁府禁方》卷一:"齁喘 治喘嗽,半夏、麻黄、石膏、杏仁(去皮尖)、细茶、甘草、川芎(少许)、粟壳(少许)、淡豆豉。锉生姜三片,水煎服。治齁喘,千叶雌雄黄、牛黄、片脑(各一分)。上为末,面糊丸,如绿豆大。每服一丸,临卧温茶送下。"[49]24

明·王肯堂《证治准绳·类方》第二册:"喘……麻黄定喘汤(东垣)治小儿寒郁而喘,喉鸣,腹内鸣坚满,鼻流清涕,脉沉急而数。"[50]417

明·王肯堂《证治准绳·杂病》第二册:"哮 与喘相类,但不似喘开口出气之多。如《圣济总录》有名呷嗽者是也。以胸中多痰，结于喉间，与气相系，随其呼吸，呀呷于喉中作声。呷者口开，呀者口闭，乃开口闭口尽有其声。盖喉咙者，呼吸之气出入之门也。会厌者，声音之户也。"[50]79-84

明·龚廷贤《小儿推命方脉活婴秘旨全书》卷二："急慢惊风不治歌　惊风晴定要推求，口噤声焦脉数忧，眼合不开并窜瞪，面绯面黑手难收。口张吐沫气粗大，发直摇头汗不流，齁齘喉鸣鼻端冷，遗尿泻血并皆休。"[51]1121

明·陈文治《诸证提纲》卷四："哮证第四十　哮者喉中气促如拽锯之有声，非若喘以气息而言也。丹溪曰哮喘必用薄滋味，专主于痰，宜大吐须带表散，亦有虚而不可吐者，其体实之人用紫金丹二十丸，吐去其痰；体虚之人止服二三丸则不吐，临发时用此劫之。"[52]60

明朝鲜·许浚撰写《东医宝鉴》卷五："哮证　哮以声响言，喘以气息言……哮病气实者，用紫金丹二十丸，吐去其痰；虚者止服二三丸则不吐，临发时，用此劫之。"[53]480

明·龚廷贤《寿世保元》卷三："哮吼　脉大抵浮而滑易治，脉微而涩难治。夫哮吼以声响名，喉中如水鸡声者是也，专主于痰，宜用吐法，亦有虚而不可吐者。治之有以紫金丹导痰，小胃丹劫之而愈者。有以六味地黄丸、补中益气汤兼进而愈者。必须量虚实而治之也。千金定喘汤，治哮吼如神……诸病原来有药方。唯愁齁喘最难当，麻黄桑杏寻苏子。白果冬花更又良，甘草黄芩同半夏，水煎百沸不须姜。病人遇此仙方药，服后方知定喘汤……一论凡遇天气欲作雨者，便发齁喘，甚至坐卧不得，饮食不进，此乃肺窍中积有冷痰，乘天阴寒，气从背自鼻而入，则肺胀作声。此病有苦至终身者，亦有子母相作者，每发时即服，不过七八次，觉痰腥臭，吐出白色，是绝其根也，用此方。"[54]143-145

明·丁凤《医方集宜》卷四："喘门　病源：有寒、有火、有痰、阴虚、气虚。人之五脏，肺最居上，专主乎气，喜清而恶浊。……治法宜降火、清金、豁痰、抑气。或曰喘有利下而愈之者，亦有因下而殂之者，盖视其虚实察其寒温，若汗出发润而喘者，为肺绝；汗出如油而喘者，为命绝；直视谵语喘满者皆不治，其或风邪浸肺，久而不散，盐酸伤肺，因而不解而为齁喘者亦有之，呜呼可不慎哉！"[55]190-191

明·王大纶《婴童类萃》卷中："喘论（附齁、马脾风）　诸喘为热者何也？长夏热甚，则息数气粗，喘之为热明矣。盖肺主气，为阳。……其症：口张气急，胸满痰喘，或喉间如拽锯之声……定喘汤治喘齁……紫金丹治年久齁喘，日夜不卧，只一二服可愈……内金丸专治喘齁。"[56]128-133

明·张景岳《类经》卷十三："阴阳发病（素问阴阳别论）……阴争于内，阳扰于外，魄汗未藏，四逆而起，起则熏肺，使人喘鸣。（此兼表里以言阴阳之害也。表里不和，则或为脏病，阴争于内也。或为经病，阳扰于外也。然或表或里，皆干于肺。盖肺主气，外合于皮毛，内为五脏六腑之长。魄汗未藏者，表不固也。四逆而起者，阳内竭也。甚至正不胜邪，则上熏及肺，令人气喘声鸣。此以营卫下竭，孤阳独浮，其不能免矣。）"[57]217-219

明·张景岳《类经》卷十七："痿证……岐伯曰：肺者脏之长也，为心之盖也，（肺位最高，故谓之长。复于心上，故谓之盖。）有所失亡，所求不得，则发肺鸣，鸣则肺热叶焦，（肺志不伸，则气郁生火，故喘息有声，发为肺鸣。金脏病则失其清肃之化，故热而叶焦。）故曰五脏因肺热叶焦，发为痿躄，此之谓也。（故曰，引古语也。肺主气以行营卫，治阴阳，故五脏之痿，皆因于肺气热，则五脏之阴皆不足，此痿躄之生于肺也。五痿之证虽异，总皆谓之痿躄。）"[57]313

明·张景岳《景岳全书》卷十九："喘促……喘有夙根，遇寒即发，或遇劳即发者，亦名哮喘。未发时以扶正为主，既发时以攻邪为主。扶正气者，须辨阴阳，阴虚者补其阴，阳虚者

补其阳；攻邪气者，须分微甚，或散其风，或温其寒，或清其痰火。"[58]424-428

明·龚居中《福寿丹书》："安养篇（一福）饮食……杯酒下咽，即犹贮烬点以硝黄涧海燎原，其可量乎。盖酒之为性，慓悍升浮，气必随之，痰郁于上，溺涩于下，渴必恣饮寒凉，其热内郁，肺气太伤，轻则咳嗽齁喘，重则肺痿痨瘵。"[59]9

明·李梴《医学入门》卷四："痰类 喘，喘急先分肺实虚，呼吸急促者，谓之喘；喉中有响声者，谓之哮。虚者，气乏身凉，冷涎如冰；实者，气壮胸满，身热便硬。其次当知有火无；经曰：诸逆冲上，皆属火。虚火宜滋补降气，实火宜清肺泻胃。……哮，即痰喘甚，而常发者。哮促喉中痰作声，吐法必须量体行；实者，用紫金丹二十丸，吐去其痰；虚者止服二三丸则不吐，临发时，用此劫之。"[60]389-390

明·李梴《医学入门》卷五："小儿门 胎毒类……马脾风因肺寒甚，痰嗽齁䶎证最危；寒邪停留肺俞，寒化为热，亦生痰喘、呃逆、上气、肺胀、齁䶎，俗云马脾风。"[60]426-432

明·李梴《医学入门》卷六："杂病用药赋 兜铃丸……每六七丸，临卧葱茶清放冷送下，忌热物半日。治男妇久患咳嗽，肺气喘促，倚息不得睡卧，齁䶎咳嗽亦效。"[60]491-539

明·倪朱谟《本草汇言》卷十二："代赭石 味苦、涩，气温，无毒……《普济方》：治哮呷有声，不得睡卧。用代赭石二钱，为末，每服一钱，醋汤调服。"[61]790-791

明·倪朱谟《本草汇言》卷十二："砒石 味苦、酸，气大热，有大毒……祛时疟，除齁喘（《日华》），化瘀肉之药也（时珍）……凡时行疟疾，因暑热外受，生冷内伤，寒热不均，相因病疟，内蓄痰涎，伏于营分，故发则寒热往来，头眩胸闷。少服一厘，冷水吞下，伏涎顷消，故疟疾可止。如齁喘之病，因肺有伏积冷涎，或触冒寒暑风湿之邪即发，或遇怒气劳伤即发，或值饥饱失度即发，少用一二厘，温汤调服，伏涎顿开，故齁喘可除……如齁喘肺热里虚，或兼阴虚劳损，宜滋养正气，砒石不可用也。"[61]809-810

明·缪希雍《神农本草经疏》卷二十七："莱菔 根味辛甘温，无毒……《医学集成》：齁喘痰促，遇厚味即发者。用卜子淘净，蒸熟晒研，姜汁浸，蒸饼丸绿豆大。每服三十丸，以口津咽下，日三服。治年远脾泄，百药不效。单煮白莱菔，终日啖之，不辍必瘥……子，消痰下气更速，凡虚弱人忌之。"[62]294

明·武之望《济阳纲目》卷二十八："咳嗽 治咳嗽喉中作声方……白前汤，治咳逆上气，身体浮肿，短气肿满，旦夕倚壁不得眠，喉中水鸡鸣。"[63]670

明·武之望《济阳纲目》卷二十八："通治诸咳嗽方……一方治十六般咳嗽。……哮嗽，喉如拽锯，入半夏三枚同煎。上十六般嗽疾，依法煎服，无不效验。此方乃京都一家专治此疾，因中官厚赂，方始得传，屡试有效。"[63]655

明·武之望《济阳纲目》卷二十八："治久嗽方……夺命丹治上气喘急，经岁咳嗽，齁䶎久不愈。……病作之时，固宜用此药以劫痰，然病安之后，即当用知母茯苓汤或人参五味子散、宁肺汤，以补虚可也。"[63]674

明·武之望《济阳纲目》卷三十一："论……吴氏曰：膈有胶固之痰，外有非时之感，内有壅塞之气，然后令人哮喘。能温之，汗之，吐之，皆是良法。若虚喘之人，则宜逡巡调理。羸瘦气弱，则宜灸其背腧。背腧者，背间之腧穴，主输脏气者也。声粗者为哮，外感有余之疾也，宜用表药。气促者为喘，肺虚不足之证也，宜用里药。"[63]679

明·缪希雍《本草单方》卷三："喘……寒痰齁喘……痰齁发喘……齁喘痰促，遇厚味即发者。……鸡子略敲损，浸尿缸中三四日，煮食。能去风痰。《医学集成》"[64]399

明·龚居中《痰火点雪》卷四："戒酗酒 夫四气以酒为先者，盖以味甘适口，性悍壮志，宾朋无此不可申其敬尔，然圣人以酒为人合欢……盖酒之为性，慓悍升浮，气必随之，痰郁于上，溺涩于下，渴必恣饮寒凉，其热内郁，肺气大伤，轻则咳嗽齁喘，重则肺痿痨瘵。观其大寒凝海，惟酒不冰，明其性热，独冠群物，药家用之，惟藉以行其势尔，人饮多则体弊神昏，其毒可知矣。"[65]102-103

明·孙文胤《丹台玉案》卷四："咳嗽门（附哮，附喘）有声无痰之谓咳，有痰无声之谓嗽，有声有痰者名曰咳嗽……哮者，即痰喘也，甚而常发者，喉中有水鸡声，牵引胸背是也。"[66]171-175

明·李中梓《里中医案》："赵昌期臂痛　车驾郎赵昌期，两臂痛甚，两手灼热。用清胃健脾，三日溺色如泔。余曰：六脉俱涩，喉有喘呼。《内经》曰：肺所生病者，上气喘满，臂痛，掌中热，溺色变。今病是也。用枳壳、桔梗各三钱，茯苓、知母各二钱，甘草一钱，一剂而痛减，再剂而溺清，三剂而安。"[67]774

明·李中梓《医宗必读》卷九："喘　喘者，促促气急，喝喝痰声，张口抬肩，摇身撷肚。短气者，呼吸虽急而不能接续，似喘而无痰声，亦不抬肩，但肺壅而不能下。哮者与喘相类，但不似喘开口出气之多，而有呀呷之音。呷者口开，呀者口闭，开口闭口，尽有音声。呷呀二音，合成哮字，以痰结喉间，与气相击，故呷呀作声。三证极当详辨……别有哮证，似喘而非，呼吸有声，呀呷不已，良由痰火郁于内，风寒束于外；或因坐卧寒湿，或因酸咸过食，或因积火熏蒸，病根深久，难以卒除……哮证发于冬初者，多先于八九月未寒之时，用大承气下其热，至冬寒时无热可包，此为妙法。"[68]362-364

明·李中梓《医宗必读》卷九："医案　太学朱宁宇在监时，喘急多痰，可坐不可卧，可俯不可仰，惶急求治。余曰：两尺独大而软，为上盛下虚。遂以地黄丸一两，用桔梗三钱，枳壳二钱，甘草一钱，半夏一钱，煎汤送下，不数剂而安……简易黄丸子，清痰定喘及齁齁……薄荷细茶汤临卧服。"[68]365-368

明·秦昌遇《幼科折衷》卷上："喘症（附齁齁）　总括：喘为恶候古今传，气急形症看须详；白虎梅花自解急，一服可教病必痊……大抵哮以声响名，喘以气息言，促以气短论也。夫喘促喉中如水鸡声者谓之哮，气促而连续不能以息者谓之喘，虽然，未有不由痰火内郁、风寒外来而致之者。有伤寒肺气壅盛发喘者是表不解也，以麻黄、杏仁、甘草、石膏之类，辨其寒热而治之。……附齁齁　总括：小儿齁齁为啼时，食以酸咸又乳之，因是肺经伤水湿，风痰结聚早为医……齁齁一症，本为暑湿所浸，未经发散，邪传心肺，变而为热。有热生风，有风生痰，痰实不化，因循日久，成为软块，圆如豆粒，遂成痰母。推本其原，或啼哭未休，遽与乳食；或食以酸咸，气郁不利，致令生痰；或节令变迁，风寒暑湿袭之，或堕水中，水入鼻口，传之于肺。"[69]51-53

明·李中梓《本草通玄》卷下："砒石　辛酸大热，大毒。主老痰诸疟，齁喘，癖积，蚀瘀腐，瘰疬。砒已大热大毒，炼成霜其毒尤烈，人服至七八分必死，得酒顷刻杀人，虽绿豆冷水亦难解矣。入丸药中，劫齁喘痰疟，诚有立地奇功。须冷水在之，不可饮食，静卧一日，即不作吐；少物引发，即作吐也。惟宜生用，不可经火。"[70]111

清·蒋示吉《医宗说约》卷一："哮（附；呛症）　喉中为甚水鸡声，哮证原来痰病侵，若得吐痰并发散，远离厚味药方灵……示吉曰：喘为恶候，哮为痼疾，自古难之。然犹易明也，更有呛症最为利害，不可不知。"[71]73-74

清·蒋示吉《医宗说约》卷之四："肺胀喘急　小儿肺胀喘嗽多，人看作风喉，大黄槟榔二牵牛，人参分量等匀，五味研成细末，蜜水调，量稀稠，每将一字下咽喉，不用神针法灸。云林云：肺胀喘满，胸高气急，两胁摇动，陷下作坑，胀闷乱嗽，声嘎不鸣，痰涎壅塞，俗云马脾风，不急治则死。本方主之。按：幼科陈见田秘本，肺叶胀以致喘急，眼胞上下卧蚕纹起，用防芪散（见杂症水肿条）。"[71]179

清·王梦兰《秘方集验》卷上："诸症歌诀（计八十八首）中风：中风身温口多涎，卒然昏倒不能言。急用通关开孔窍，化痰顺气治当先……喘急：喘急须分肺实虚，挟寒挟热紧相随，痰火诸般皆作喘，治之莫要有差疑。哮吼：哮吼肺窍积寒痰，令人齁喘起居难，豁痰降火加调理，不遇良方病不安。"[72]5-6

清·姚止庵《素问经注节解》卷二："阴阳别论……阴争于内，阳扰于外，魄汗未藏，四逆而起，起则熏肺，使人喘鸣。（……按：此言阴阳纷扰，以致气逆而为喘急之病者……喘鸣者，气急则喘，喘急则有呼吸之声也。）"[73]102

清·戴天章《广瘟疫论》卷一："夹哮喘 哮喘乃肺家素有痰火，一受疫邪，其湿热之气从其类而入肺，发其哮喘。遇此当察其气、色、神、脉、舌苔，有疫但治疫，其哮喘自除。于治疫药中加贝母、瓜蒌、淡豉、桑皮，疫邪、哮喘并解，法更精密。"[74]17

清·罗东逸《内经博议》卷三："阴阳第一……阳扰则四逆而起，盖阴争则必阳扰也。一为脏病于内，一为经病于外，内外交病，而肺为五脏六腑之长，元气之主，内外两非，则必肺独受之，故喘鸣之候兴焉。"[75]84

清·罗东逸《内经博议》附录："缪仲醇阴阳脏腑虚实论治……肺虚七证，宜清热降气，酸敛润燥。齁喘属肺虚有热，因而壅痰，宜降气消痰，辛凉甘寒苦平；咳嗽吐血痰属肺热甚，宜降气清热，润肺生津液凉血益血，甘寒甘平咸寒，佐以苦寒；声哑属肺热甚，宜同咳治；咽喉燥痛属水涸，火炎肺热之极也，此症法所难治者；肺痿属肺气虚有热；龟胸属肺热有痰；息贲属肺气虚，痰热壅结所致，宜降气清热开痰，佐以散结，参东垣息贲丸治之。"[75]144

清·闵钺《本草详节》卷六："榆皮味甘，气平。生各处。有赤、白二种。未生叶，先生荚，状似钱而小，色白，成串后方生叶，似山茱萸叶而长尖润泽。膀胱、大小肠药。凡使：取白里白皮，晒干用，勿令中湿，湿则伤人。主利大小便，五淋，肠胃邪热气，治齁喘，疗不眠，滑胎，及妬乳。小儿秃疮，和醋淬封之；五丹，火疮，鸡清调涂。按：榆皮，滑利利窍，渗湿热，能消留着有形之物，气盛而壅者宜之。"[76]109-110

清·汪昂《医方集解》卷七："定喘汤（哮喘）治肺虚感寒，气逆膈热而作哮喘（膈有胶固之痰，外有非时之感，则令人哮喘。由寒束于表，阳气并于膈中，不得泄越，故膈热气逆。声粗为哮，外感之有余也；气促为喘，肺虚而不足也）。"[77]104

清·李用粹《证治汇补》卷五："哮病 大意：哮即痰喘之久而常发者，因内有壅塞之气，外有非时之感，膈有胶固之痰，三者相合，闭拒气道，搏击有声，发为哮病……哮症发于初冬者，有二症。一属中外皆寒，乃东垣参苏温肺汤，劫寒痰之捷法也。一属寒包热，乃仲景越婢半夏汤，发散之法是也，此症古人有先于八九月未寒之时，用大承气汤下其蓄热，至冬寒之时，无热可包，而哮不作者。"[78]213-215

清·李用粹《旧德堂医案》："伤暑食 协镇王公，生长蓟北，腠理闭密。……六脉洪滑，右寸关尤汩汩动摇，以脉合症，知为痰火内郁，风寒外束，正欲出而邪遏之，邪欲上而气逆之，邪正相搏，气凑于肺，傅橐篇之司失其治节，清肃之气变为扰动，是以呼吸升降不得宣通，气道奔迫发为肺鸣。一切见证，咸为风邪有余，肺气壅塞之徵。若能散寒驱痰，诸病自愈。"[79]5-6

清·冯兆张《冯氏锦囊秘录·杂症大小合参》卷二："审声（儿科）……喉中有声，谓之肺鸣，是火乘金位不得其平而故鸣。"[80]96

清·冯兆张《冯氏锦囊秘录·杂症大小合参》卷十二："论哮（儿科）哮吼喘者，喉中如拽锯，如水鸡之声者是也。如气促而连属不能以息者，即谓之喘。夫哮以声响名，喘以气息言耳。喉如鼾声者为虚，喉如水鸡声者为实。丹溪曰：治哮必用薄滋味，专主于痰，宜大用吐药，吐药中宜多用醋，不可纯用凉药，兼当带表散，盖此是寒包热也。亦有虚而不可吐者，慎之。……补肺阿胶散，治肺虚久嗽作喘……定喘汤治齁嗽无不取效。见方脉喘哮门。"[80]338-339

清·冯兆张《冯氏锦囊秘录·杂症大小合参》卷十二："方脉哮症合参　哮者，似喘而非，呼吸有声，呀呷不已，是痰结喉间，与气相系，故口之开闭，尽有音声，此由痰火郁于内，风寒束其外，食味酸咸太过，因积成热得之，必须避风寒，节厚味，若味不节，则其胸中未尽之痰，复与新味相结，哮必更作矣……哮喘者，因膈有胶固之痰，外有非时之感，则寒束于表，阳气并于膈中，不得泄越，壅热气逆，故声粗为哮，外感之有余也。气促为喘，肺虚而不足也。"[80]347-348

清·汪昂《本草易读》卷一："喘部十七　年深哮喘（鸡卵三百八十八，验方三。）齁喘不止（榆皮三百零九，验方一。）齁喘痰气（瓜蒂二百六十三，验方一。）高年气喘（莱菔二百二十七，验方二十三。）齁喘痰促（莱菔二百二十七，验方二十。）……齁喘痰嗽（蓖麻一百三十四，验方二十二。）"[81]12

清·汪昂《本草易读》卷一："咳嗽部十五　咳逆痰喘短气（苏子七十六，验方二。）……久嗽唾涕（童尿四百零十，验方三。）三十年呷嗽（薰黄四百三十三，验方一。）干嗽唾血（生地一百零五，诸方二。）"[81]9-10

清·张璐《张氏医通》卷四："喘（短气、少气、逆气、哮）……哮，哮证多属寒包热邪，所以遇寒即发，喉中水鸡声，有积痰在肺络中，必用吐法以提散之，不可纯用寒凉，常须兼带辛散，小青龙汤探吐最妙，年高气弱人忌吐。凡喘未发时，以扶正气为主；既发时，以散邪为主。"[82]83-85

清·陈德求《医学传灯》卷上："齁喘　齁喘之病，方书皆名哮吼，为其声之恶也。此因误啖盐酱咸物，搏结津液，熬煎成痰，胶粘固结，聚于肺络……齁病属热者固多，而肺寒者亦有，不可泥定是热。凡脾胃虚寒，气不能运，积成冷痰，上注于肺，亦成齁喘。其人四肢厥冷，脉沉细缓，按之无力，即其候也。宜用六君子汤，加款冬金沸杏仁炮姜治之……齁喘之病，痰火为本，而外感内伤之因，所触不同，未可以一端尽也。"[83]27

清·王道纯、汪兆元《本草品汇精要续集》卷二："醉鱼草　花叶主痰饮成齁，遇寒便发。取花研末和米粉作粿炙，熟食之即效。"[84]1013

明·秦昌遇撰，清·秦之桢编《症因脉治》卷二："哮病论　秦子曰：哮与喘似同而实异。短息，喉中如水鸡声者，乃谓之哮。但张口气急，不能转息者，谓之喘。《正传》云：哮以声响名，喘以气息言。哮病内伤痰饮，外感风寒合而成病者，故止立一条。哮病，哮病之症：短息倚肩，不能仰卧，伛偻伏坐，每发六七日，轻则三四日，或一月，或半月，起居失慎，则旧病复发，此哮病之症也。哮病之因：痰饮留伏，结成窠臼，潜伏于内，偶有七情之犯，饮食之伤，或外有时令之风寒，束其肌表，则哮喘之症作矣。哮病之脉：多见沉弦，沉数痰火，沉涩湿痰，沉迟寒饮，沉结顽痰。哮病之治：身发热者，外有感冒，先解表，前胡苏子饮、防风泻白散，佐以化痰之药……哮症乃肺胃二经痰火盘结，以其发作，则喉中有声，故知其病在肺。"[85]145-146

清·钱峻《经验丹方汇编》诸症歌诀："中风　中风身温口多涎，卒然昏倒不能言。急用通关开孔窍，化痰顺气治当先……哮吼　哮吼肺窍积寒痰，令人齁喘起居难。豁痰降火加调理，不遇良方病不安。疟疾　疟是风暑不正邪，为寒为热两交加。新疟可散亦可截，久病还当兼补佳。"[86]6-7

清·秦之桢《伤寒大白》卷二："喘逆　喘者，促促气急。《正传》云：哮以声响名，喘以气息言。河间云：病寒则气衰而息微，病热则气盛而息粗。诸经皆令人喘，而肺胃二经者多。

大抵喘而作嗽者，肺也；喘而呕恶者，胃也。《内经》论喘不一，皆杂证之条。若《伤寒论》惟曰有邪在表而喘，有邪在里而喘，有水气、痰火而喘。"[87]94-95

清·林之翰《四诊抉微》卷三："脏诊　大笑不止，独言独语，言语无绪，心神他寄，思虑伤神，乃为心病。喘气太息，喉中有声，谓之肺鸣。咳逆上气，如水鸡声，火来乘金。"[88]61

清·王子接《绛雪园古方选注》卷中："内科丸方……紫金丹，信白砒五分，豆豉膏二钱（用水略润少时，以纸把干，研膏）……又按《必效方》治痰积齁喘，遇阴气触发，用砒与白矾为丸，冷茶送下，高枕仰卧即愈。治法虽同，而砒与矾能烂人肉，不及《本事方》佳。"[89]157-158

清·程国彭《医学心悟》卷三："喘　经云：诸病喘满，皆属于热。盖寒则息微而气缓，热则息粗而气急也。由是观之，喘之属火无疑矣。……更有哮症与喘相似，呀呷不已，喘息有音，此表寒束其内热，致成斯疾，加味甘桔汤主之，止嗽散亦佳。古今治喘哮症，方论甚繁，大意总不出此。"[90]149-150

清·吴澄《不居集》卷十五："齁嗽　齁者，痰声，即远年近日喘哮咳嗽也。用糯米泔水磨茶子滴入鼻中，令病人吸入口内服之；口中横咬竹管一个，片时间则涎口中流出如绵，当日即愈。二次绝根。"[91]230

清·叶天士《类证普济本事方释义》卷二："治肺肾经病　肺之积名曰息贲，在右胁下大如杯，令人洒淅寒热，喘嗽，发痈疽……多年肺气喘急哮嗽，终夕不得卧者，按：七字，宋本作呴嗽晨夕不得。紫金丹。"[92]25-26

清·叶天士《叶选医衡》卷下："喘哮短气气逆息贲辨　经云：出入废则神机化灭，升降息则气立孤危……哮者与喘相类，但不似喘开口出气之多。《圣济总录》名为呷嗽是也，以胸中多痰，结于喉间，与气相系，随其呼吸有呀呷之声。得之咸酸太过，积热胶痰，痰去则声少息。倘不节口，而胸中未尽之痰，得新味相结，哮又作矣，治之以吐痰为生。若遇冷而发者，因中外皆寒，宜温其肺金。若寒包其热者，宜清肺药中兼加发散，则自然愈也。"[93]119

清·何梦瑶《医碥》卷二："喘哮　喘谓呼吸迫促，劳动之人多有之。（如奔走则气喘是也。）其在病机，则气之上奔也。……哮者，喉间痰气作响，以胸中多痰，粘结喉间，与呼吸之气相触成声。得之食味酸咸太过，（幼时多食盐醋，往往成此疾，俗谓之盐哮。）渗透气管，痰入结聚，一遇风寒，气郁痰壅即发，其发每在冬初，必须淡饮食，行气化痰。"[94]164-168

清·黄元御《四圣心源》卷七："齁喘根原　齁喘者，即伤风之重者也。其阳衰土湿，中气不运，较之伤风之家倍甚。脾土常陷，胃土常逆，水谷消迟，浊阴莫降。一遇清风感袭，闭其皮毛，中脘郁满，胃气愈逆，肺脏壅塞，表里不得通达，宗气逆冲，出于喉咙。而气阻喉闭，不得透泄，于是壅闷喘急，不可名状。此齁喘之由来也。轻则但作于秋冬，是缘风邪之外束，重则兼发于夏暑，乃由湿淫之内动。湿居寒热之中，水火逼蒸，则生湿气。湿气在上，则随火而化热，湿气在下，则随水而化寒。火盛则上之湿热为多，水盛则下之湿寒斯甚。此因水火之衰旺不同，故其上下之寒热亦殊。而齁喘之家，则上焦之湿热不敌下焦之湿寒，以其阳衰而阴旺，火败而水胜也。"[95]129

清·黄元御《长沙药解》卷三："射干　味苦，微寒，入手太阴肺经……气通于肺，内司呼吸而外主皮毛，皮毛虽闭，而内有下行之路，不至堵塞如是。是其平日土湿胃逆，浊气升膈，肺之降路不甚清通，一被外感，皮毛束闭，里气愈阻，内不能降而外不能泄，是以逆行而上冲，塞于咽喉，此即伤风齁喘之证。"[96]93-94

清·汪文绮《杂症会心录》卷上："喘症　喘者息促，气急不能平卧也。外感邪入而为喘，属肺受风寒，其来暴，其脉实，其人强壮，数日之间，忽然壅气，喘咳不得平卧者是也。如近日哮病居多，乃肺金一经受病，药宜甘梗汤加减，此属实喘也。"[97]26

清·黄元御《玉楸药解》卷二："木部……榆白皮味甘，气平，入手太阴肺、足太阳膀胱经。止喘降逆，利水消肿。榆白皮清金利水，治齁喘咳嗽，淋漓消渴，滑胎催生，行血消肿，痈疽发背，瘰疬秃疮。"[98]1405-1410

清·吴仪洛《本草从新》卷十："瓜蒂　一名瓜丁（眉批：宣、涌吐。）……湿热诸病（《类编》云：一女子病齁喘不止，遇道人教取瓜蒂七枚，为末调服，即吐痰如胶黏，三进而病如扫。凡取吐者，须天气清明，巳午以前行之，令病人隔夜勿食，卒病者不拘。）损胃伤血，耗气夺神，上部无实邪者，切勿轻投（当吐而胃弱者、代以参芦。）"[99]178

清·赵学敏《串雅内编》卷三："齁喘痰积方：凡天雨便发。坐卧不得，饮食不进，乃肺窍久积冷痰，遇阴气触动则发也。用后方一服即愈，服至七八次，即吐恶痰数升，药性亦随而出，即断根矣。"[100]96

清·吴仪洛《成方切用》卷三："麻黄汤（仲景）治伤寒太阳证，邪气在表。发热头痛，身痛腰痛，骨节痛，项背强，恶寒恶风，（但有一毫头痛恶寒，尚为在表。）无汗而喘，脉浮而紧……亦治哮证。（哮喘由风寒客于背俞，且肺内有胶固之痰，复感寒而作。此汤散寒利肺，然唯气实者，可暂用。）"[101]126-127

清·严洁等《得配本草》卷七："乌桕根白皮　苦，凉。利水通肠，功胜大戟。配木通、槟榔，治水肿。和面作饼，治盐齁痰喘。慢火炙黄，亦可捣用。切勿多用、久用。"[102]223

宋·窦材辑，清·胡珏参论《扁鹊心书》卷下："咳嗽病此证方书名为哮喘，因天寒饮冷，或过食盐物，伤其肺气，故喉常如风吼声，若作劳，则气喘而满。须灸天突穴五十壮，重者灸中脘穴五十壮，服五膈散，或研蚯蚓二条，醋调服立愈。"[103]66

清·尤怡《金匮翼》卷七："齁喘　齁喘者，积痰在肺，遇冷即发，喘鸣迫塞，但坐不得卧，外寒与内饮相搏，宜小青龙汤主之。若肺有积热，热为寒束者，宜越婢汤主之……按：仲景云，咳而上气，此为肺胀，其人喘，目如脱状，越婢加半夏汤治之。又肺胀，咳而上气，烦躁而喘，脉浮者，心下有水，小青龙汤加石膏汤主之。"[104]256

清·黄宫绣《本草求真》卷八："砒石　四百三十九（石）（批）热毒杀人，兼治哮疟顽痰……奈何以必死之药，治不死之病，惟膈痰牢固，为哮为疟，果因寒结，不得已借此酸苦涌泄吐之。（时珍曰：凡痰疟及齁喘。用此真有劫病立起之效，但须冷水吞之，不可以饮食同投，静卧一日，或一夜，亦不作吐，少物引发，即作吐也。一妇病心痛，数年不愈。一医用人言半分，茶叶一分，白汤调下，吐瘀血一块而愈。）及杀虫，（恶疮，砒石铜绿等分为末，摊纸上贴之，其效如神。）枯痔外敷。畏醋、绿豆、冷水、羊血。"[105]250-251

清·沈金鳌《杂病源流犀烛》卷一："咳嗽哮喘源流　咳嗽，肺病也……哮，肺病也，当先辨哮与喘与短气三症之相似而不同。李氏士材曰：喘者，促促气急，喉嚓痰声，张口抬肩，摇身撷肚；哮者，与喘相类，但不似喘开口出气之多，而有呀呷之音。呷者口开，呀者口闭，开口闭口，俱有声音。呀呷二音，合成哮字，以痰结喉间，与气相击，故呷呀作声。短气者呼吸虽急，而不能接续，似喘而无痰声，亦不抬肩，但肺壅而不能下。按士材分别三症，至为精细，临症时所当详察……【哮病证治】《入门》曰：哮以声响言，喘以气息言。《纲目》曰：哮喘遇冬则发者有二症，一由内外皆寒，须用东垣参苏温肺汤，一由寒包热，须用越婢加半夏汤表散之。《正传》曰：喘促喉中如水鸡声者谓之哮，气促而连续不能以息者谓之喘。"[106]19-22

清·沈金鳌《杂病源流犀烛》卷十六："痰饮源流　痰饮，湿病也。经曰：太阴在泉，湿淫所胜，民病饮积。又曰：岁土太过，时雨流行，甚则饮发。……由于风寒之邪，郁闭热气在肺，而成痰嗽齁喘，病亦在肺，治宜豁痰除肺热药中加辛热辛温，如麻黄、生姜、干姜之属以散外寒，则药无格拒之患，法忌温补酸收等药。"[106]249-250

清·沈金鳌《幼科释谜》卷四："哮喘原由症治 张兼善曰：哮喘遇冬则发者，有二症：一由内外皆寒，须用东垣参苏温肺汤。一由寒包热，用越婢汤加半夏。虞抟曰：喘促喉中如水鸡声者，曰哮；气促而连续不能以息者，谓之喘。李梴曰：哮以声响言，喘以气息言。鳌按：哮症，古人专主痰，后人谓寒包热，治须表散。窃思之，大都幼稚多吃咸酸，渗透气院，一遇风寒，便窒塞道路，气息喘促，故多发于冬初，必须淡饮食，行气化痰为主。禁凉剂，恐风邪难解也；禁热剂，恐痰火易升也。苏子、枳壳、青皮、桑皮、桔梗、半夏、前胡、杏仁、山栀皆治哮必用之药。"[107]86-87

清·骆如龙《幼科推拿秘书》卷四："齁疾门 小儿齁疾，如种上相沿。遇天阴发者，不必治。或食生盐，或伤风寒者，一推即愈。宜分阴阳，运八卦，推三关，推肺经，掐横纹，掐指尖，重揉二扇门，黄蜂入洞，揉肾水，取热。轻者合阴阳，照天河从总经，极力一推至曲池。方用六味地黄丸，加肉桂附子为丸食之，可保无虞。然而根难除也，大人如此。"[108]60

清·杨璿《伤寒瘟疫条辨》卷六："吐剂类 瓜蒂味苦，有毒。入口即吐，实热痰涎多用之。《类编》曰：一女子病齁喘不止，遇一人令取瓜蒂七枚为末，调服其汁，吐痰如胶之黏，三进而病如扫。（仲景有瓜蒂散。子和用瓜蒂、藜芦、防风等份为末，名三圣散，荸荠汁调末一钱，吐风痰。）"[109]233-234

清·陈杰《回生集》卷上："治哮病方……哮有虚实之分：热哮、盐哮、酒哮，皆虚症也：寒哮，实症也。寒哮遇冷风而发，热哮伤热伤暑而发，治各不同也。"[110]41

清·罗国纲《罗氏会约医镜》卷九："论喘、促、哮三证 三证相似，而实不同，须清析方可调治。喘者，气急声高，张口抬肩，摇身撷肚，惟呼出一息为快，此肺经邪气实也……哮者，其病似喘，但不如喘出气之多，而有呀、呷之音，呷者口开，呀者口闭，俱有声音，甚则隔壁亦闻，以痰结喉间，与气相击，故出入有声。此由痰火郁于内，风寒束于外。斯时用凉剂，恐外寒难解；用热剂，恐痰火易升；惟有散寒开痰，理气疏风，尤以保扶元气为主，勿忘本根为善治也。"[111]208

清·黄元御《素灵微蕴》卷三："齁喘解 赵彦威，病齁喘，秋冬病作，嚏喷涕流，壅嗽发喘，咽喉闭塞，呼吸不通，腹胀呕吐，得后泄失气稍差，胀微则病发略减。少时素患鼻渊。二十余岁，初秋晚食后，偶因惊恐，遂成此病，自是不敢晚饭。嗣后凡夜被风寒，或昼逢阴雨，或日昃饱啖，其病即发，发则二三日，或八九日、二十余日方愈。病十二年矣……齁证即伤风之重者。感冒之初，内有饮食，外有风寒，法宜理中而兼发表。表解后，温燥水土，绝其寒湿之根。盖饮食未消，感袭风寒，湿土埋瘀，肺气不降，风闭皮毛，内郁莫泄，表里皆病，故内外兼医。"[112]1348-1349

日本·丹波元简《救急选方》上卷："小儿急证门……暴喘，俗传为马脾风也，大小便哽，宜急下之，用牛黄夺命散，后用白虎汤平之。（《医学纲目》），马脾风。在百日内者，不理。牛黄夺命散（《纲目》），疗小儿肺胀。喘满胸膈起急，两胁扇动，陷下作坑，两鼻窍张，闷乱嗽喝，声嘎而不鸣，痰涎潮塞，俗云马脾风。……无价散（《纲目》）疗风热喘促，闷乱不安。俗谓之马脾风。……又一法（《纲目》）小儿喘胀，俗谓之马脾风，又谓之风喉者。"[113]47

清·陈修园《时方妙用》卷二："哮症 《圣济总录》名呷，咳嗽而胸中多痰，结于喉间，偏与气相击，随其呼吸，呀呷有声，用射干丸……愚按：哮喘之病，寒邪伏于肺俞，痰窠结于肺膜，内外相应，一遇风、寒、暑、湿、燥、火六气之伤即发，伤酒、伤食亦发，动怒、动气亦发，劳役、房劳亦发。一发则肺俞之寒气与肺膜之浊痰狼狈相依，窒塞关隘，不容呼吸，而呼吸正气，转触其痰，齁齁有声，非泛常之药所能治。"[114]54

日本·丹波元简《金匮玉函要略辑义》卷二："肺痿肺痈咳嗽上气疾脉证治第七……上气

喘而躁者，属肺胀。欲作风水，发汗则愈。〔沈〕此见肺痈当有肺胀之辨也。邪伤于卫后入于营，而为肺痈。此风伤于卫，内挟痰涎，壅逆肺气，上逆奔迫，故喘而躁，是为肺胀。然有肺气壅逆，不得通调水道，水即泛滥皮肤，故曰"欲作风水"。治宜发汗驱风，从表而出，水即下渗。即下条小青龙之证也。[案]肺胀一证，诸家未有云后世某证者。考下文云，肺胀咳而上气。又云，咳而上气，此为肺胀。由此观之，即后世所谓呷嗽、哮嗽之属。《巢源》云：痰气相击，随嗽动息，呼呷有声，谓之呷嗽。《本事续方》云：哮嗽如拽锯。是也。"[115]91-94

清·齐秉慧《齐氏医案》卷三："哮吼齁喘论　夫齁喘何以哮吼名者，喉中有鸡声是也。主于痰，宜用吐法，虚者用紫金丹导之。此证遇天阴欲雨即作，坐卧不安，饮食不进，盖因肺窍中积有冷痰，一遇寒气从背心、鼻孔而入，则肺胀作声，是证有子母相传者，感之则苦至终身，每发如服紫金丹，不过七八次，觉吐出痰涎腥臭，是绝其根也。"[116]120

日本·丹波元简《素问识》卷三："通评虚实论篇第二十八……乳子中风，张云：此言小儿之外感也。风热中于阳分，为喘鸣肩息者，脉当实大，但大而缓，则胃气存，邪渐退，故生。实而急，则真脏见，病日进，故死。志云：肩息者，呼吸摇肩也，风热之邪，始伤皮毛。喘鸣肩息，是风热盛，而内干肺气宗气，故脉实大也。简按此后世所谓马脾风之属。（《卫生宝鉴》云：风热喘促，闷乱不安，俗谓之马脾风。）"[117]168

清·陈修园《医学实在易》卷四："哮证　哮证，寒邪伏于肺腧，痰窠结于肺膜，内外相应，一遇风、寒、暑、湿、燥、火六气之伤即发，伤酒伤食亦发，动怒动气亦发，役劳房劳亦发。一发则肺腧之寒气与肺膜之浊痰狼狈相依，窒塞关隘，不容呼吸。而呼吸正气，转触其痰，齁齁有声，非泛常之药所能治，宜圣济射干丸主之。然涤疏虽为得法，又必于潜伏为援之处，断其根株，须灸肺腧、膏肓、天突诸穴。此证原非因热所致，缘《内经》有"诸逆上冲，皆属于火"一句，故与喘促均列于热证。"[118]58

清·陈修园《医学实在易》卷七："哮证　圣济射干丸治呷嗽，咳而胸中多痰，结于喉间，呀呷有声。射干、半夏（各一两），陈皮、百部、款冬花、贝母、细辛、干姜、茯苓、五味子、郁李仁、皂荚（去皮子，炙，各五钱）。共为末，蜜丸梧子大，空心米饮下三、四十丸，一日两服。"[118]107

清·李学川《针灸逢源》卷五："一法刺期门风劳百病……哮病有五：水哮，饮水则发。气哮，怒气所感，痰饮壅满则发。咸哮，多食咸味则发。乳哮，小儿初生便哮。酒哮，醉酒行房所致，饮酒则发。（水哮、乳哮、酒哮俱难治）天突、华盖、胆中、俞府、三里、肩中俞（治风哮）。又法以线一条套颈上，垂下至鸠尾尖截断，牵往后脊，中线头尽处是穴（灸七壮效）。"[119]340

清·虚白主人《救生集》卷三："小儿门　济婴丸小引（永丰）早春胡梅。原夫婴孩出生，运行之气未健，流通之气尚微，腹中稍有胎恶胎滞未行，势必阻遏气道，遂至胸腹作胀，或见大小便不通，或腹痛夜啼，或气逆呕吐，甚则或溢入诸络而为胎痫，或逼上胸胃牙龈，血为鹅口、马牙、撮口、脐风等症，皆胎气不行为病也……小儿齁喘，活鲫鱼七个，以儿自尿养器中待红，煨熟食。"[120]157-187

清·程杏轩《医述》卷十："哮　哲言：哮以声响言，喘以气息言。又喘促而喉中如水鸡声者谓之哮，气促而连续不能以息者谓之喘。（《医学正传》）哮即痰喘之久而常发者。因内有壅塞之气，外有非时之感，膈有胶固之痰，三者相合，闭拒气道，搏击有声，发为哮病。（《证治汇补》）哮与喘相类，但不似喘开口出气之多，而有呀呷之音。呷者口开，呀者口闭，开口闭口，尽有其声，呷呀二音，合成哮字，以痰结喉间，与气相击故也。（《证治准绳》）。"[121]648

清·何书田《医学妙谛》卷上："哮病章 此症初感外邪，失于表散，邪伏于里，留于肺，时发时止，淹缠岁月。更有痰哮、咸哮、醋哮，过食生冷及幼稚之童天哮诸症。喉中为甚水鸡声，哮症原来痰病侵。若得吐痰并发散，远离厚味药方灵。定喘之汤可参用，化痰为主治须明。"[122]436

清·喻嘉言《喻选古方试验》卷三："哮喘（有风寒、火郁、痰气、气虚、阴虚）哮呷有声，卧睡不得。代赭石末米醋调，时进一二服。（《普济》）……治哮喘方：用旱翠鸟一只，去肠肝等物，取桂圆肉纳入，用线缝好，清水煮熟淡食，嘴脚烧灰，开水送下，服一二只，立愈，永远不发。"[123]105-106

清·喻嘉言《喻选古方试验》卷四："小儿诸病 初生解毒……盐齁痰喘，柏树皮去粗，捣汁，和飞面作饼，烙熟，早晨与儿吃三四枚，待吐下盐涎，乃佳，如不行，热茶催之。（《摘元》）小儿盐哮，脂麻秸瓦内烧存性，出火毒，研末，以淡豆豉蘸食。（上同）小儿齁喘，活鲫鱼七尾，以器盛，令儿自便尿养之。待红，煨熟食，甚效。（《集简》）"[123]176

清·杨时泰《本草述钩元》卷十五："莱菔即菘菜也，似蔓菁而稍大，种菘不宜于北，犹蔓菁不宜于南，今则南北俱有，性喜烧土，随地可植。……齁喘痰促，遇厚味即发者，萝卜子淘净，蒸熟晒碾，姜汁浸蒸饼丸，绿豆大，每服三十丸，口津咽下，日三服。"[124]397

清·叶天士《景岳全书发挥》卷二：喘促……实喘之证，以邪实在肺也，肺之实邪，非风寒则火邪耳……喘有夙根，遇寒即发，或遇劳发者，亦名哮喘。未发时，以扶正为主；即发时，以攻邪为主。此即痰火证，因胃中有积痰，肺中伏火一遇风寒触动，其痰火发越而为喘，宜豁痰清火，少兼发表。愈后以六味丸加降火纳气之药，或健脾加豁痰清火为要。若用温补，而以八味金匮等丸，必致热伤其肺。"[125]116-117

清·陈修园《医学从众录》卷二："哮症 《圣济总录》曰：呷嗽者，咳而胸中多痰，结于喉间，与气相系，随其呼吸，呀呷有声，故名呷嗽。宜调顺肺经，仍加消痰破饮之剂……射干丸（方见前用），治久呷嗽，喉中作声，发即偃卧不得。杏仁丸（《圣济》）治呷嗽有声……紫菀杏仁煎（《圣济》）治肺脏气积，呷嗽不止，因肺虚损，致劳疾相侵，或胃冷膈上热者。"[126]661

清·鲍相璈《验方新编》卷三："哮吼（喉内有声而气喘者是也）治哮吼妙法 病发先一时，用凤仙花（又名指甲花）连根带叶，熬出浓汁，乘热蘸汁在背心上用力擦洗，冷则随换，以擦至极热为止。无则用生姜擦之。"[127]93

清·林珮琴《类证治裁》卷二："哮症论治 哮者，气为痰阻，呼吸有声，喉若拽锯，甚则喘咳，不能卧息。症由痰热内郁，风寒外束，初失表散，邪留肺络。宿根积久，随感辄发，或贪凉露卧，专嗜甜咸，胶痰与阳气并于膈中，不得泄越，热壅气逆，故声粗为哮。须避风寒，节厚味，审其新久虚实而治之。大率新病多实，久病多虚；喉如鼾声者虚，如水鸡者实；遇风寒而发者为冷哮，为实；伤暑热而发者为热哮，为虚。其盐哮、酒哮、糖哮，皆虚哮也。"[128]95

清·吴亦鼎《神灸经纶》卷三："中身证略 中身者，外而胸胁腹背腰脊，内而五脏六腑，一有所病，统属于中……喘哮、嗳气。喘有虚实，实者，邪气实也，虚者，正气虚也。实喘者气长而有余，脉来滑数有力；虚喘者气短而不续，脉来微弱无神。此脉证之不同，虚实之有明辨也。哮者，喉中声响如水鸡声，凡遇天气欲作雨时便发，甚至坐卧不得，饮食不通，此肺窍中积有冷痰，乘天阴寒气从背自鼻而入，则肺胀作声，或盐水伤肺，气喘不休，有延至终身不愈者，亦有子母相传者，必须量虚实而治之。"[129]125-135

日本·丹波元坚《杂病广要》卷十九："脏腑总证……肺虚七证：齁喘，属肺虚有热，因而痰壅。咳嗽吐血痰，属肺热甚。声哑，属肺热甚。咽喉燥痛，属水涸火炎，肺热之极，此证法所难治。肺痿，属肺气虚有热；龟胸，属肺热有痰；息贲，属肺气虚，痰热壅结所致。（《本草经疏》)"[130]575

日本·丹波元坚《杂病广要》卷二十九:"呷嗽　呷嗽者,犹是咳嗽也。其胸膈痰饮多者,嗽则气动于痰,上搏喉咽之间,痰气相击,随嗽动息,呼呷有声,谓之呷嗽。其与咳嗽大体虽同,至于投药,则应加消痰破饮之物,以此为异耳。(《病源论》)"[130]840

日本·丹波元坚《杂病广要》卷三十:"喘　喘古又称之上气,气即气息之谓,故巢太医书,以短气、少气等并而为门。今亦取彼二证以附于后。若夫喘与嗽者,证治相因,则宜与前卷互参,固不待言矣……哮证喘吼如水鸡之声,牵引背胸,气不得息,坐卧不安,或肺胀胸满,或恶寒肢冷。(《医方考》)"[130]857-862

清·王孟英《随息居饮食谱》蔬食类第四:"芦菔俗名萝卜,生者辛甘凉……子入药,治痰嗽、齁喘、气鼓、头风、溺闭及误服补剂。"[131]28

清·吴师机《理瀹骈文》:"续增略言(原文)古医书均有治验。余学外治十余年。日施济数百人,专以膏为主,而掺药、敷药附之,其治愈不可胜剂……余膏系有意为变格,故多至百余味,实不如此之分晰精当且有变化也。此亦经十余年体验,由博将返于约而始知之也。或更以药肆中丸散方,取其峻厉者,亦加引药合而为膏,更通行也。(药铺丸散,皆依古方修合。如治肺经痼寒齁喘紫金丹,用白砒、石膏、豆豉。又哮喘夺命丹,用信砒、白矾、白附子、南星、半夏。"[132]39

清·唐宗海《医学见能》卷二:"喘齁　[总诀]喘齁二证本多痰,亦有虚时属肾关。开口便言中气弱,那知化气水须捐。气紧喘促,鼻塞声音不利者,风寒闭肺窍也。宜苏子降气汤……齁齁有声,喉中漉漉不利者,痰气为寒阻也。宜破痰射干丸……歌曰:喘齁痰响总因寒,方用姜辛夏射干。百部陈皮冬味合,贝苓皂郁枳同攒。"[133]55-56

清·王馥原《医方简义》卷四:"心者,君主之官……肺病:咳嗽、肺痈、肺痿、喘、哮、失音、喉症方治四首。肺者,相传之官、治节出焉。其气清,其性脆,其体轻浮,在时为秋,在卦属兑,禀西方之气,主人之皮毛,易感邪,易为病。一遇风寒则咳嗽,风寒入络则喘逆,入胃则哮。叶氏谓喘症与哮症微有不同,喘症在肺为实,在肾为虚;哮症因感邪失表,邪伏于里,而留于肺俞。二症之治,不外开纳二法,开者青龙之品,纳者都气之属。"[134]87-99

清·马氏《大医马氏小儿脉珍科》卷上:"咳嗽论治(附齁齁、马脾风)夫咳嗽者,固有冷热虚实之不同,然未有不因感冒伤肺而得……又有齁齁一症,盖由啼哭未已,遽与儿食,或饲以酸咸,气郁不利,致令生痰,或受暑湿所侵,未经发散,邪传心肺,郁而为热,热生风,风能生痰,痰实不化,结成顽块,或如豆粒,遂成痰母,故痰母发动而风即随之,风痰潮紧,气促而喘,俗云哮病是也。"[135]33-35

清·杨和《幼科折衷秘传真本》:"气喘(附齁齁)《内经》曰:诸逆上冲,皆属于火。或有起居如故,而息有音者,肺之脉络逆也。……大抵哮以声响名,喘以气促言。夫喘促而喉如水鸡声者,谓之哮,气促而连续若难接者,谓之喘。虽然未有不由痰火内郁、风寒外束而致之者,有伤寒肺气壅盛而发喘者,是表不解也,用麻黄、杏仁、甘草、石膏之类,辨其寒热而治之。又伤风咳嗽,肺虚而发喘,以麻黄、杏仁、甘草,三拗汤加减之。有因惊发喘,逆触心肺,暴急张口神困,以化痰定喘丸治之。又哮吼喘者,喉间如拽锯声,可服梅花饮子。"[136]63

清·杨和《幼科折衷秘传真本》:"附齁齁　齁齁一病,本为暑湿所侵,未经发散,邪传心肺,变而为热,热则生风,风即生痰,痰实不化,因循日久,结成软块,圆如豆粒,遂名痰母。推其本源,或啼哭未休,遽与乳食;或饲以酸咸,气郁不利,致令生痰;或节令变迁,风寒暑湿侵袭;或堕水中,水入口鼻,传之于肺。故痰母发动而风随之,风痰壅塞,气促而喘,乃成痼疾。急投去风化痰,以知母汤、如意膏治之。"[136]64-65

清·罗越峰《疑难急症简方》卷一:"养生……误服补剂(《随息居饮食谱》)莱菔子治痰嗽齁喘,气闭、头风、溺闭及误服补剂。鸭肉(《名医类案》),鸭肉烧炭,生韭汁,调下六七钱,下黑粪碗许而安。"[137]51

清·庆云阁《医学摘粹·杂证要法》:"哮证哮证者,寒邪伏于肺腧,痰窠结于肺膜,内外相应,一遇风寒暑湿燥火六气之伤,即发。伤酒,伤食,动怒,动气,役劳,房劳亦发。一发则肺腧之寒气,与肺膜之浊痰,狼狈相依,窒塞关隘,不容呼吸。若呼吸,则气触其痰,齁齁有声,非泛常之药,所能治也。以圣济射干丸主之。"[138]120

清·汪必昌《医阶辨证》:"喘哮短气三证辨 喘但呼而不能吸,出而不纳也。哮,呼吸不能自由,出纳留滞也。短气下气不上续,能吸而不能呼,纳而不出也。"[139]531

清·吴谦《杂病心法要诀》卷四十一:"喘吼总括 喘则呼吸气急促,哮则喉中有响声,实热气粗胸满硬,虚寒气乏饮痰清。"[140]67

清·周士祢《婴儿论》:"辨上焦病脉证并治第六 问曰:上焦病何谓也?答曰:假令如鼻耳眼口所患,此为上焦之病也……论曰:病有喘有哮,短气息迫,名曰喘也;喉内致响声,名曰哮也,宜茯杏甘橘枳姜汤主之……咳喘交作,短息而动躁,其脉浮大,眼如脱状,此为肺胀也,越婢加半夏汤主之。体瘦肌燥,喘哮休作,若痰咳咯血,夜卧不安者,薯蓣膏主之。"[141]61-74

清·周学霆《三指禅》卷二:"喘急脉论 《脉经》曰:'上气喘急候何经,手足温暖脉滑生。若得沉涩肢逆冷,必然归死命须倾。'试申论之,人之所赖以生者,元气、宗气,而其所以生者,则真气也……彼水肿之喘,以水肿论;风寒之喘,以风寒论;哮症之喘,以哮症论。热病之喘,以热病论。经中言喘,层见迭出,各有其本,单言喘者,止有数条。撇开各症方言喘,寻到源头始见医。"[142]44-45

清·朱时进《一见能医》卷六:"喘急有虚有实(有六种)喘者,上气急促,不能平息之谓也。喉中有声,如水鸡鸣者,又谓之哮。大率暴病发喘,谓之实;久病发喘,谓之虚。"[143]202

清·王仲奇《王仲奇医案》:"(案57)郁,苏州。鼻为肺窍,喉即肺系。喉咙者,声音之路;悬壅者,声音之机。肺气失宣,喉咙鼻腭之间未能爽适,吸气喉息有声如齁,语音不扬,时欲瘄㾰,甚则欲呕,非咯出痰,声亦不出,此亦齁齁之属。因其轻而扬之可也。"[144]32

国家中医药管理局《中医临床诊疗术语·疾病部分》:"哮病 多因感受外邪,或饮食情志等失调,诱动内伏于肺的痰饮,痰气阻塞,使肺气不得宣降,以突然出现呼吸喘促,喉间哮鸣有声为主要表现的肺系发作性疾病。"[145]9

全国科学技术名词审定委员会《中医药学名词》:"哮病,又称'哮喘',以发作性喉中哮鸣有声,呼吸困难,甚则喘息不得平卧为主要表现的疾病。"[146]247

李经纬,余瀛鳌,蔡景峰等《中医大辞典》:"马脾风 病名。出明·楼英《医学纲目》。又名风喉、暴喘。为小儿'暴喘而胀满'(《证治准绳》)的危重病证。"[147]177

李经纬,余瀛鳌,蔡景峰等《中医大辞典》:"哮病 病名,又称哮喘。即以发作性喉中哮鸣有声,呼吸困难,甚则喘息不得平卧为主要表现的疾病。"[147]1422

第二节 源流考释

哮病从最初对相关症状的载述到形成规范的名称经历了漫长的历史过程。本节按朝代对哮病名称在不同历史阶段的特点进行考释。

一、秦 汉 时 期

哮病的症状记载，始见于战国至秦汉时期的《黄帝内经》，如《黄帝内经素问·阴阳别论》："阴争于内，阳扰于外，魄汗未藏，四逆而起，起则熏肺，使人喘鸣。"[1]13《黄帝内经素问·通评虚实论》："帝曰：乳子中风热，喘鸣肩息者，脉何如？岐伯曰：喘鸣肩息者，脉实大也，缓则生，急则死。"[1]47《黄帝内经素问·生气通天论》："因于暑，汗，烦则喘喝，静则多言，体若燔炭，汗出而散。"[1]4《黄帝内经灵枢·本神》："肺藏气，气舍魄，肺气虚则鼻塞不利，少气；实则喘喝，胸盈仰息。"[2]41《黄帝内经素问·太阴阳明论》："阳受之，则入六腑，阴受之，则入五脏。入六腑则身热不时卧，上为喘呼；入五脏则䐜满闭塞，下为飧泄，久为肠澼。"[1]49《黄帝内经素问·水热穴论》："故水病下为胕肿大腹，上为喘呼，不得卧者，标本俱病，故肺为喘呼，肾为水肿，肺为逆不得卧，分为相输俱受者，水气之所留也。"[1]91如上所述"喘鸣""喘喝""喘呼"等症状与本病的主要表现喘、哮鸣声等相符。

同时期其他医籍记载与哮病症状特征相关的描述尚有"喉鸣""水鸡声"等。如《神农本草经》卷四："芫花　味辛，温。主咳逆上气，喉鸣，喘，咽肿短气，蛊毒，鬼疟，疝瘕，痈肿，杀虫鱼。一名去水。"[3]86《金匮要略方论》卷上："肺痿肺痈咳嗽上气病脉证治第七　咳而上气，喉中水鸡声，射干麻黄汤主之。"[4]31

二、晋 唐 时 期

晋代医家载述哮病，大多仍按临床发病特征论述，载述的主要特征有"喉鸣""喘鸣""鸣息"等。如西晋·王叔和《脉经》卷六："肾足少阴经病证第九……足少阴之脉，……是动则病饥而不欲食，面黑如炭色，咳唾则有血，喉鸣而喘，坐而欲起，目䀮䀮无所见，心悬若饥状，气不足则善恐，心惕惕若人将捕之，是为肾厥。"[5]97-99王叔和《脉经》卷九："平妇人病生死证第八……诊妇人生产，因中风、伤寒、热病，喘鸣而肩息，脉实大浮缓者，生；小急者，死。"[5]189-190东晋·葛洪《肘后备急方》卷三："治卒上气咳嗽方　治卒上气，鸣息便欲绝方……又方，治上气咳嗽，呷呀息气，喉中作声，唾黏。"[6]64-70

隋唐时期对本病的记载出现了两种情况。一种仍以哮病的主要发病特征载述本病。载录的主要症状特征有"水鸡鸣""喘喝""喉咽鸣""吹管声"等。如隋·巢元方《诸病源候论》卷十三："上气喉中如水鸡鸣候　肺病令人上气，兼胸膈痰满，气行壅滞，喘息不调，致咽喉有声，如水鸡之鸣也。"[7]75-76隋·杨上善《黄帝内经太素》卷三："阴阳杂说……阴阳争扰，汗出腠理未闭，寒气因入，四肢逆冷，内伤于肺，故使喘喝。喝，喘声，呼割反。［平按］《素问》动作熏，喝作鸣。"[8]50唐·孙思邈《备急千金要方》卷十八："咳嗽第五……白前汤治水咳逆上气，身体胀满，昼夜倚壁不得卧，咽中作水鸡鸣方。"[9]391-394《备急千金要方》卷五下："咳嗽第六……紫菀汤，治小儿中冷及伤寒暴嗽，或上气，喉咽鸣，气逆，或鼻塞、清水出者方。"[9]105《备急千金要方》卷十八："咳嗽第五……通气丸主久上气咳嗽，咽中腥臭，虚气搅心痛冷疼，耳中嘈嘈，风邪毒注时气，食不生肌，胸中膈塞，呕逆多唾，恶心，心下坚满，饮多食少，恶疰淋痛病方……有人风虚中冷，胸中满上气，喉中如吹管声，吸吸气上欲咳，服此方得瘥。"[9]391-395王焘《外台秘要方》卷九："久咳坐卧不得方二首《集验》疗久患气嗽，发时奔喘，坐卧不得，并喉里呀声、气欲绝方。"[10]195-196《外台秘要方》卷十："上气喉中水鸡鸣方……又疗上气，脉浮咳逆，咽喉中水鸡鸣，喘息不通，呼吸欲死。麻黄汤方。"[10]215此外，隋·巢元方《诸病源候论》尚专列"上气鸣息候"篇，记载本病的发病特征。如《诸病源候论》卷十三："上气鸣息候 肺主于气，邪乘于肺，则肺胀，胀则肺管不利，不利则气道涩，故气上喘逆，鸣息不通。"[7]75 另一种情况为出现了特指本病的名称"呷嗽""呷咳"。如隋·巢元方《诸病源候论》卷十四："呷嗽候 呷嗽者，犹是咳嗽也。其胸膈痰饮多者，嗽则气动于痰，上搏喉咽之间，痰气相击，随嗽动息，呼呷有声，谓之呷嗽。其与咳嗽大体虽同，至于投药，则应加消痰破饮之物，以此为异耳。"[7]82 唐·王焘在《外台秘要方》中引述巢氏的记载，但将本病载为"呷咳"，如《外台秘要方》卷九："呷咳方二首《病源》呷咳者，犹是咳嗽也。其胸膈痰饮多者，咳则气动于痰，上搏咽喉之间，痰气相击，随咳动息，呀呷有声，谓之呷咳。其与咳嗽大体虽同，至于投药，则应加消痰破饮之物，以此为异耳。（出第十四卷中）"[10]191

三、宋金元时期

宋金元时期载述本病，有的仍按"水鸡声""喘鸣"等临床表现特征论述。此时载录的主要特征有"喘鸣""喘呼""水鸡声""水鸡鸣""喉咽鸣""哮呷""喘喝""哮吼"等。如宋·王怀隐《太平圣惠方》卷四十二："治上气喉中作水鸡声诸方……治上气肺壅，喘息不利，咽喉作水鸡声，宜服款冬花散方。"[11]39 宋·赵佶《圣济总录》卷五："肺中风 论曰：肺中风之状，多汗恶风，色皏然白，时咳短气，昼日则差，暮则甚，诊在眉上，其色白。又口燥而喘，身运而重，冒而肿胀，偃卧则胸满短气，冒闷汗出……治肺中风，项强鼻塞，语声不出，喘鸣肩息，胸满短气，茅苏汤方。"[15]120-121 赵佶《圣济总录》卷第四十八："肺气喘急 论曰：肺气喘急者，肺肾气虚，寒湿至阴之气所为也。肺为五脏之盖，肾之脉入肺中，故下虚上实，则气道奔迫，肺叶高举，上焦不通，喘急不得安卧，又《内经》谓水病下为胕肿大腹，上为喘呼不得卧者，标本俱病也。"[15]539 赵佶《圣济总录》卷第六十七："上气喉中如水鸡声 论曰：肺主气，上通于喉咙，肺经客寒则喉咙不利，痰唾凝结，气道奔迫，喘息有声如水鸡……治咳逆上气，胸中痞塞，卧不安席，咽中如水鸡声，投杯汤方。"[15]714 赵佶《圣济总录》卷第一百九十一："手阳明大肠经第二……扶突二穴，一名水穴，在人迎后一寸五分，手阳明脉气所发。治咳，多唾上气，咽引喘息，喉中如水鸡鸣。可灸三壮。针入三分。"[15]1820-1822 宋·张锐《鸡峰普济方》卷七："温肺丸，治肺挟寒上气咳嗽、胸满短气、呕吐痰涎、喘鸣肩息、全不嗜食及寒毒、痞嗽、咯唾脓血……上为细末，炼蜜和丸，如梧桐子大，每服二十丸，食前生姜汤下。"[17]106 南宋·刘昉《幼幼新书》卷十六："寒嗽第九……《千金》紫菀汤治小儿中冷及感寒，暴嗽或上气喉咽鸣，气逆或鼻塞、清水出者方。"[18]615 刘昉《幼幼新书》卷第十七："痰实第一……《灵苑》治小儿痰实结滞，时发寒热，胸中涎壅及哮呷喘急，烦躁不得睡眠。"[18]623-624 南宋·王执中《针灸资生经》卷四："咳逆上气……大气逆上喘鸣，坐伏不得息，取之天容。上气胸痛，取之廉泉。"[20]197-198 南宋·杨士瀛《仁斋直指方论（附补遗）》卷八："喘嗽 附诸方 苏沉九宝汤《简易方》，治老人小儿素有喘疾，遇寒暄不常，发则连绵不已，咳嗽哮吼，夜不得睡。"[23]294 元·许国桢《御药院方》卷十一："菖蒲煎丸 治小儿肺气壅实，咳嗽痰涎，喘鸣肩息。"[25]230 元·危亦林《世医得效方》卷一："和解……参苏饮……气盛或气虚人，痰气上壅，咽喉不利，哮呷有声，气息短急，上盛下虚，加木瓜半钱，北五味子五粒，干桑白皮七寸。"[26]23 元·滑寿《十四经发挥》卷中："十四经脉气所发篇 手太阴肺经穴歌……是主肺所生病者，咳嗽上气，喘喝烦心，胸满，臑臂内前廉痛，掌中热。"[27]8

但这一时期越来越多的医家开始按病名载述本病。有的沿用隋唐时期的病名，称本病为"呷嗽"。如宋·赵佶《圣济总录》卷六十五："呷嗽 论曰：呷嗽者，咳而胸中多痰，结于喉间，与气相击，随其呼吸，呀呷有声，故名呴嗽。宜调肺经，仍加消痰破饮之剂。治久患呴嗽，喉中作声，发即偃卧不得，射干丸方。"[15]693 有的则根据本病的证候等特点，以新的名称载述本病。此期相继出现的本病名称有"呴""呴齁""哮""呴喘""哮喘"等。

称本病为"呴"者，如北宋·王衮《博济方》卷五："金镞散……小儿呴，蜜汤下。漆疮，椒汤下。虎风，是筋骨痛，画狮子，烧灰，调汤下。精神恍惚，金银汤下。"[12]197-199 北宋·唐慎微《证类本草》卷十二："榆皮味甘，平，无毒。主大小便不通，利水道，除邪气，肠胃邪热气，消肿。……《药性论》云：榆白皮，滑，能主利五淋，治不眠，疗呴。"[14]351

称本病为"呴齁"者，如北宋·苏颂《本草图经》卷十九："石荜生筠州，多附河岸沙石上生。味辛、苦，有小毒。春生苗叶，茎青，高一尺已来；叶如水柳而短。八月、九月采。彼土人与甘草同服，治呴齁及吐风涎。"[13]623 唐慎微《证类本草》卷三十："《图经》曰石荜生筠州，多附河岸沙石上生。味辛、苦，有小毒。……八月、九月采，彼土人与甘草同服，治呴齁及吐风涎。"[14]638 南宋·刘昉《幼幼新书》卷十六："咳嗽作呀呷声第四（呴齁附）《圣惠》：夫小儿嗽而呀呷作声者，由胸膈痰多，嗽动于痰，上搏于咽喉之间。痰与气相击，随嗽动息，呀呷有声……《惠济》小儿呴齁候歌：呴齁推来肺热风，一回发作气相冲。得名奶齁为初候，龟背龟胸恐起峰。口闭不言涎作响，一冲双目柘黄同。此根终久成残患，少有名方得断踪。"[18]601 严用和《严氏济生方·咳喘痰饮门》："喘论治 定喘丹（《续方》），治男子妇人，久患咳嗽，肺气喘促，倚息不得睡卧，呴齁嗽亦宜服之。"[22]35 金·刘完素《黄帝素问宣明论方》卷十四："小儿门 药证方……泽泻散治小儿呴齁，膈上壅热涎潮……上为细末，每服一大钱，温米汤调下，日进二服。未愈再服。"[19]144

称本病为"哮"者，如南宋·王执中《针灸资生经》卷四："喘……凡有喘与哮者，为按肺俞，无不酸疼，皆为谬刺肺俞，令灸而愈。亦有只谬刺不灸而愈，此病有浅深也。舍弟登山，为雨所搏，一夕气闷几不救，见昆季必泣，有欲别之意，予疑其心悲，为刺百会不效，按其肺俞，云其疼如锥刺，以火针微刺之即愈。"[20]192-193 元·朱丹溪《金匮钩玄》卷一："哮 专主于痰，宜吐法。治哮必用薄滋味，不可纯用凉药，必带表散。治哮方：用鸡子略敲，壳损膜不损，浸于尿缸内，三四日，夜取出。煮熟食之，效。盖鸡子能去风痰。"[29]15

称本病为"呴喘"者，如南宋·张杲的《医说》："治呴喘 信州老兵女，三岁，因食盐虾过多，遂得呴喘之疾。"[21]177-178 南宋·朱佐《类编朱氏集验医方》卷五："水喘方论 有人先因咳嗽发喘，胸膈注闷，难于倒头，气上凑者。宜早利水道，化痰下气，若不早治，必成水喘，宜服紫金丹。……鲫鱼丸治呴喘……每服四丸或五六丸，砂糖冷水下，临卧服之，服后忌热物。"[24]112-115

称本病为"哮喘"者，如南宋·王执中《针灸资生经》卷四："因此与人治哮喘，只谬肺俞，不谬他穴。惟按肺俞不疼酸者，然后点其它穴云。"[20]192-193 元·朱丹溪《丹溪心法》卷二："哮喘十四 哮喘必用薄滋味，专主于痰，宜大吐。"[28]68-69 此外，《丹溪心法》尚另列"喘"病专篇，将"哮喘"与"喘"分篇论述，如朱丹溪《丹溪心法》卷二："喘十五 喘病，气虚、阴虚、有痰。凡久喘之症，未发宜扶正气为主，已发用攻邪为主。"[28]69

此外，南宋·许叔微《普济本事方》载录了本病的相关名称"呴嗽"，如许叔微《普济本事方》卷二："肺肾经病……紫金丹，治多年肺气喘急，呴嗽晨夕不得眠。"[16]25-26

四、明 代

明代著作载述本病，有的仍按临床表现"水鸡声""喘鸣"等特征论述。如明·朱橚《普济方》卷一百八十四[30]2365、王肯堂《证治准绳·类方》第二册[50]417、张景岳《类经》卷十三[57]217-219、倪朱谟《本草汇言》卷十二[61]790-791、武之望《济阳纲目》[63]670、李中梓《里中医案》[67]774。但大多医家已以病名载述本病。记载的本病名称主要有"呷嗽""齁""齁鲐""哮""齁喘""哮喘""齁嗽""哮症""哮吼""哮证""哮病"。其中"呷嗽""齁""齁鲐""哮""齁喘""哮喘"为沿用宋金元时期及其之前的病名。

称本病为"呷嗽"的著作,有的以"呷嗽"为篇名论述,如明·朱橚《普济方》卷一百六十:"咳嗽门 呷嗽(附论)夫气者肺之所主,若肺虚为风冷搏,则经络否涩,气道不利,嗽而作声也。……嗽则气动于痰,上搏咽喉之间,痰与气相击,随嗽动息,故呀呷有声也。宜调肺经,加消痰破饮之剂。方 紫菀杏仁煎,治肺脏气积,喉中呷嗽不止,皆因虚损肺脏,致劳气相侵。或胃中冷,膈上热,并宜服。"[30]1812徐春甫《古今医统大全》卷四十四:"呷嗽 巢氏曰:呷嗽者,犹咳嗽也。其胸膈痰饮多者,嗽则气动于痰,上搏咽喉之间,痰气相搏,随嗽动息,呼呷有声,谓之呷嗽。(仲景丹溪皆云:喉中作水鸡声,射干麻黄汤之属是也。)其与咳嗽,大抵虽同,至于投药,则应加消痰破饮之物,以此为异耳。"[40]1275有的在文中以"呷嗽"为病名载录,如李时珍《本草纲目》卷四十五:"鲎鱼(音后。宋《嘉祐》)……壳,主治积年呷嗽(时珍)……积年咳嗽,呀呷作声。"[43]1052王肯堂《证治准绳·杂病》第二册:"哮 与喘相类,但不似喘开口出气之多。如《圣济总录》有名呷嗽者是也。以胸中多痰,结于喉间,与气相系,随其呼吸,呀呷于喉中作声。呷者口开,呀者口闭,乃开口闭口尽有其声。盖喉咙者,呼吸之气出入之门也。会厌者,声音之户也。"[50]79-84

称本病为"齁"者,主要有明·孙一奎《赤水玄珠》卷七:"哮门 丹溪曰:哮喘必用薄滋味,专主于痰,宜大吐,不用凉药,须常带表散,此寒包热也。……金陵有一浦舍,用此方专治齁疾,无不取效,此其真方也。"[45]309-310

称本病为"齁鲐"者,主要有明·朱橚《普济方》卷一百六十三[30]1884-1897、鲁伯嗣《婴童百问》卷十[32]129、周文采《医方选要》卷六[35]166-171、彭用光《原幼心法》[36]54、龚廷贤《小儿推命方脉活婴秘旨全书》卷二[51]1121、李梴《医学入门》卷六[60]491-539、武之望《济阳纲目》[63]674、李中梓《医宗必读》[68]365-368、秦昌遇《幼科折衷》卷上[69]51-53等。如朱橚《普济方》卷一百六十三:"喘嗽(附论)夫五脏者,皆禀于肺……治大人小儿喘嗽齁鲐(出经验良方),上用糯米泔少许,磨茶子,滴入鼻中,令吸入口服之。"[30]1884-1897

称本病为"哮"者,主要有明·虞抟《苍生司命》卷三[37]94-95、虞抟《医学正传》卷二[38]115-116、万密斋《万氏家传保命歌括》卷十八[39]285、孙一奎《赤水玄珠》卷二十六[45]963、王肯堂《证治准绳·杂病》第二册[50]79-84、李梴《医学入门》卷四[60]389-390、武之望《济阳纲目》卷三十一[63]674、孙文胤《丹台玉案》卷四[66]171-175、李中梓《医宗必读》卷九[68]362-364、秦昌遇《幼科折衷》卷上[69]51-53等。如孙一奎《赤水玄珠》卷二十六:"哮喘辨 孙仲子泰来曰:哮之与喘,极须分别。……夫哮以声响名,喉中痰盛,胶塞肺窍,气道蹇滞,呼吸不畅,喉中如水鸡之声,故气高而喘,心热而烦,抬其肩,擫其项,不能屈体而拾物,贴席而伏枕也。……顾喘以气息言,喉中无痰,气促不相接续,有虚有实。……故前人治法,有补有泻,是故不可与哮同日而语也。"[45]963

称本病为"齁喘"者,如明·胡濙《卫生易简方》卷之三[34]60、徐春甫《古今医统大全》卷四十四[40]1307-1310、龚信《古今医鉴》卷四[42]62、李时珍《本草纲目》卷二十六[43]684-686、龚廷贤《种杏仙方》卷一[44]13、龚廷贤《万病回春》卷二[46]126、龚廷贤《济世全书》卷二[47]892、龚廷贤《云林神彀》卷一[48]67-68、龚廷贤《鲁府禁方》卷一[49]24、龚廷贤《寿世保元》卷三[54]143-145、丁凤《医方集宜》卷四[55]190-191、王大纶《婴童类萃》卷中[56]128-133、龚居中《福寿丹书·安养篇(一福)》[59]9、倪朱谟《本草汇言》卷十二[61]809-810、缪希雍《神农本草经疏》卷二十七[62]294、缪希雍《本草单方》卷三[64]399、龚居中《痰火点雪》卷四[65]102-103、李中梓《本草通玄》卷下[70]111 等。

称本病为"哮喘"者，主要有明·戴原礼《秘传证治要诀及类方》卷六[33]95-96、张景岳《景岳全书》卷十九[58]424-428 等。如戴原礼《秘传证治要诀及类方》卷六："哮喘　喘气之病，哮吼如水鸡之声，牵引胸背，气不得息，坐卧不安，此谓嗽而气喘。或宿有此根，如遇寒暄则发，一时暴感，并于前嗽药中加桑白皮，仍吞养正丹，间进青金丹。风寒喘嗽，宜九宝汤。"[33]95-96

明代新出现的哮病名称有"齁嗽""哮症""哮吼""哮证""哮病"。

称本病为"齁嗽"者，如明·朱橚《普济方》卷一百六十三："哮呴（附论）夫哮呴嗽者，一名鮐齁。涎在咽喉间，令人喘嗽不宁，甚者摇身滚肚，上气喘急，头汗身冷，或时发作。多由小年冷水惊恐所致也。……青金丹（一名定喘宁肺丸），治齁嗽。"[30]1900-1903 孙一奎《赤水玄珠》卷七："哮门　丹溪曰：哮喘必用薄滋味，专主于痰，宜大吐，不用凉药，须常带表散，此寒包热也。……治齁嗽，苏子（三钱）麻黄（去节，三钱）款花　桑叶（蜜炙）半夏（各三钱）杏仁（去皮尖，一钱半）甘草　白果（二十一枚，去衣炒黄色），水三盅，不用姜，煎二盅，徐徐频服。"[45]309-310

称本病为"哮症"者，如明·虞抟《苍生司命》卷三："哮喘证（十四）肺为五脏华盖，主持诸气。肺气受伤，呼吸之息不得宣通，则哮喘之病生焉。哮以声响言，喘以气息言。喘促喉中如水鸡声者谓之哮，气促而连续不能以息者谓之喘。……哮症专主于痰，实者宜用吐法，亦有虚而不可吐者。治哮必使薄滋味，不可纯用寒凉药，必兼散表，用青州白丸子有效。"[37]94-95

称本病为"哮吼"者，主要见于明·龚信和龚廷贤父子的相关著作。如龚信《古今医鉴》卷四："哮吼　证：夫哮吼专主于痰，宜用吐法，亦有虚而不可吐者，此疾寒包热也。治：治法必用薄滋味，不可纯用寒凉，须常带表散。方：定喘汤。"[42]62 龚廷贤《万病回春》卷二："哮吼　专主于痰，宜用吐法，亦有虚而不可吐者。治吼必使薄滋味，不可纯用凉药，必兼发散。哮吼者，肺窍中有痰气也"[46]126 龚廷贤《寿世保元》卷三："哮吼　脉大抵浮而滑易治，脉微而涩难治。夫哮吼以声响名，喉中如水鸡声者是也，专主于痰，宜用吐法，亦有虚而不可吐者。"[54]143-145 其他如龚廷贤《种杏仙方》卷一[44]13、《济世全书》卷二[47]892、《云林神彀》卷一[48]67-68 等均有相关记载。

称本病为"哮证"者，如明·陈文治《诸证提纲》卷四："哮证第四十　哮者喉中气促如拽锯之有声，非若喘以气息而言也。"[52]60 朝鲜·许浚撰《东医宝鉴》卷五："哮证　哮以声响言，喘以气息言……哮病气实者，用紫金丹二十丸，吐去其痰；虚者止服二三丸则不吐，临发时，用此劫之。"[53]480 另，李中梓《医宗必读》则在"喘"病下以"哮证"为病名载述本病，如该书卷九："喘……别有哮证，似喘而非，呼吸有声，呀呷不已，良由痰火郁于内，风寒束于外；或因坐卧寒湿，或因酸咸过食，或因积火熏蒸，病根深久，难以卒除。"[68]362-364

称本病为"哮病"者，如朝鲜·许浚《东医宝鉴》卷五："哮证　哮以声响言，喘以气息言……哮病气实者，用紫金丹二十丸，吐去其痰；虚者止服二三丸则不吐，临发时，用此劫之。"[53]480 此书篇名称为"哮证"，文中则称为"哮病"。

此外，明代出现的相关病名还有"哮呴""鮐齁""哮嗽""呴喘""鰕齁""齁鰕""马脾风"等。如明·朱橚《普济方》卷一百六十三："哮呴（附论）夫哮呴嗽者，一名鮐齁。涎在咽喉间，令人喘嗽不宁，甚者摇身滚肚，上气喘急，头汗身冷，或时发作。……黄明胶散（出《本事方》），治十六般哮嗽。……内金丸（出仁存方），治呴喘。……治一切鰕齁，上用处州瓷器，不以多少，打碎碾为细末。"[30]1900-1903 楼英《医学纲目》卷二十六："治远年近日哮嗽妙方。砒、面、海螵蛸，各一钱，上三味为末，水调作饼子，慢火炙黄，再研令细。"[41]585-595 武之望《济阳纲目》卷二十八："通治诸咳嗽方……一方治十六般咳嗽。……哮嗽，喉如拽锯，入半夏三枚同煎。"[63]655 朱橚《普济方》卷三百八十七:"婴孩咳嗽喘门 咳嗽咽喉作呀呷声（附论）夫小儿嗽而呀呷作声者，由胸膈痰多，嗽动于痰，上搏于咽喉之间，痰与气相击，嗽动息呀呷声。其咳嗽大体虽同，至于治疗则加消痰破饮之药，以此为异耳。方:半夏丸，治齁䶎。"[30]828-829 徐彦纯《玉机微义》卷五十:"小儿门 治湿热攻下之剂钱氏牛黄夺命散 治小儿肺胀喘满，胸高气急，两胁扇动陷下，鼻张闷乱，嗽渴声嗄，痰涎潮塞，俗谓之马脾风者。"[31]350 楼英《医学纲目》卷之三十九:"马脾风 暴喘而胀满也。〔田〕暴喘，俗传为马脾风也，大小便哽，宜急下之，用牛黄夺命散，后用白虎汤平之。牛黄夺命散，治小儿肺胀喘满，胸膈起急，两胁扇动，陷下作坑，两鼻窍张，闷乱嗽喝，声嗄而不鸣，痰涎潮塞，俗云马脾风。……又一法，小儿喘胀，俗谓之马脾风，又谓之风喉者。"[41]888-889 李梴《医学入门》卷五:"小儿门 胎毒类……马脾风因肺寒甚，痰嗽齁䶎证最危;寒邪停留肺俞，寒化为热，亦生痰喘、呃逆、上气、肺胀、齁䶎，俗云马脾风。"[60]426-432

五、清 代

清代由于本病的概念逐渐清晰，病名已经相对较为固定，清代著作中仍以"水鸡声""水鸡鸣""喘喝""喘鸣""喉咽鸣""吹管声""哮呷"等单一临床表现特征论述的著作较少，多出现在对前代医籍的引用及注释中。如"喘鸣"多出现在清代医家对《素问》的注释中。如清·姚止庵《素问经注节解》卷二:"阴争于内，阳扰于外，魄汗未藏，四逆而起，起则熏肺，使人喘鸣。（……按:此言阴阳纷扰，以致气逆而为喘急之病者……喘鸣者，气急则喘，喘急则有呼吸之声也。）"[73]102 罗东逸《内经博议》卷三:"阴阳第一……阳扰则四逆而起，盖阴争则必阳扰也。一为脏病于内，一为经病于外，内外交病，而肺为五脏六腑之长，元气之主，内外两非，则必肺独受之，故喘鸣之候兴焉。"[75]84

清代载录本病名称多沿用其前的记载，出现了"呷嗽""齁""齁䶎""哮""齁喘""哮喘""齁嗽""哮症""哮吼""哮证""哮病"等多种名称并存的情况。

沿用"呷嗽"记载的有清·汪昂《本草易读》[81]9-10、叶天士《叶选医衡》[93]119、丹波元简《金匮玉函要略辑义》[115]91-94、陈修园《医学实在易》[118]107、陈修园《医学从众录》[126]661、丹波元坚《杂病广要》[130]840 等。如叶天士《叶选医衡》卷下:"喘哮短气气逆息贲辨……哮者与喘相类，但不似喘开口出气之多。《圣济总录》名为呷嗽是也，以胸中多痰，结于喉间，与气相系，随其呼吸有呀呷之声。得之咸酸太过，积热胶痰，痰去则声少息。倘不节口，而胸中未尽之痰，得新味相结，哮又作矣。"[93]119 丹波元坚《杂病广要·脏腑类》:"呷嗽者，犹是咳嗽也。其胸膈痰饮多者，嗽则气动于痰，上搏喉咽之间，痰气相击，随嗽动息，呼呷有声，谓之呷嗽。其与咳嗽大体虽同，至于投药，则应加消痰破饮之物，以此为异耳。（《病源论》)"[130]840

沿用"齁"记载的如清·王道纯、汪兆元《本草品汇精要续集》卷二:"醉鱼草 花叶主痰饮成齁，遇寒便发。取花研末和米粉作粿炙，熟食之即效。"[84]1013 骆如龙《幼科推拿秘书》卷四:"齁疾门 小儿齁疾，如种上相沿。遇天阴发者，不必治。或食生盐，或伤风寒者，一推即愈。"[108]60 唐宗海《医学见能》卷二:"喘齁 [总诀]喘齁二证本多痰，亦有虚时属肾关。开口便言中气弱，那知化气水须捐。气紧喘促，鼻塞声音不利者，风寒闭肺窍也。宜苏子降气汤……齁鼾有声，喉中漉漉不利者，痰气为寒阻也。宜破痰射干丸……歌曰:喘齁痰响总因寒，方用姜辛夏射干。百部陈皮冬味合，贝苓皂郁枳同攒。"[133]55-56 严洁等《得配本草》卷七:"乌桕根白皮 苦，凉。利水通肠，功胜大戟。配木通、槟榔，治水肿。和面作饼，治盐齁痰喘。慢火炙黄，亦可捣用。切勿多用、久用。"[102]223

　　沿用"齁鲐"记载的如清·马氏《大医马氏小儿脉珍科》卷上："咳嗽论治（附齁鲐、马脾风）……又有齁鲐一症，盖由啼哭未已，遽与儿食，或饲以酸咸，气郁不利，致令生痰，或受暑湿所侵，未经发散，邪传心肺，郁而为热，热生风，风能生痰，痰实不化，结成顽块，或如豆粒，遂成痰母，故痰母发动而风即随之，风痰潮紧，气促而喘，俗云哮病是也。"[135]33-35 杨和《幼科折衷秘传真本》："附齁鲐 齁鲐一病，本为暑湿所侵，未经发散，邪传心肺，变而为热，热则生风，风即生痰，痰实不化，因循日久，结成软块，圆如豆粒，遂名痰母。推其本源，或啼哭未休，遽与乳食；或饲以酸咸，气郁不利，致令生痰；或节令变迁，风寒暑湿侵袭；或堕水中，水入口鼻，传之于肺。故痰母发动而风随之，风痰壅塞，气促而喘，乃成痼疾。急投去风化痰，以知母汤、如意膏治之。"[136]64-65 王仲奇《王仲奇医案》："（案 57）郁，苏州。鼻为肺窍，喉即肺系。喉咙者，声音之路；悬壅者，声音之机。肺气失宣，喉咙鼻腭之间未能爽适，吸气喉息有声如鼾，语音不扬，时欲瘌获，甚则欲呕，非咯出痰，声亦不出，此亦齁鲐之属。因其轻而扬之可也。"[144]32

　　沿用"哮"记载的有清·冯兆张《冯氏锦囊秘录·杂症大小合参》卷十二的"方脉哮症合参"[80]347-348 和"论哮"[80]338-339 篇、张璐《张氏医通》[82]83-85、何梦瑶《医碥》[94]164-168、秦之桢《伤寒大白》[87]94-95、沈金鳌《幼科释谜》[107]86-87、陈杰辑《回生集》[110]28、罗国纲《罗氏会约医镜》[111]208、程杏轩《医述》[121]648、吴亦鼎《神灸经纶》[129]125-135、杨和《幼科折衷秘传真本》[136]63、汪必昌《医阶辨证》[139]47、吴谦《杂病心法要诀》[140]164、周士祢《婴儿论》[141]61-74、朱时进《一见能医》[143]202。如冯兆张《冯氏锦囊秘录·杂症大小合参》卷十二："方脉哮症合参 哮者，似喘而非，呼吸有声，呀呷不已，是痰结喉间，与气相系，故口之开闭，尽有音声，……哮喘者，因膈有胶固之痰，外有非时之感，则寒束于表，阳气并于膈中，不得泄越，壅热气逆，故声粗为哮，外感之有余也。"[80]347-348 张璐《张氏医通》卷四："喘（短气、少气、逆气、哮）……哮，哮证多属寒包热邪，所以遇寒即发，喉中水鸡声，有积痰在肺络中，必用吐法以提散之，不可纯用寒凉，常须兼带辛散，小青龙汤探吐最妙，年高气弱人忌吐。凡喘未发时，以扶正气为主；既发时，以散邪为主。"[82]83-85 程杏轩《医述》卷十："哮哲言：哮以声响言，喘以气息言。又喘促而喉中如水鸡声者谓之哮，气促而连续不能以息者谓之喘。"[121]648

　　沿用"齁喘"记载的有清·罗东逸《内经博议》[75]144、闵钺《本草详节》[76]109-110、汪昂《本草易读》[81]12、陈德求《医学传灯》[83]27、王子接《绛雪园古方选注》[89]157-158、黄元御《四圣心源》[95]129、黄元御《长沙药解》[96]93-94、黄元御《玉楸药解》[98]1405-1410、吴仪洛《本草从新》[99]157、赵学敏《串雅内编》[100]53、尤怡《金匮翼》[104]256、黄宫绣《本草求真》[105]250-251、沈金鳌《杂病源流犀烛》[106]249-250、杨璿《伤寒瘟疫条辨》[109]233-234、黄元御《素灵微蕴》[112]1348-1349、齐秉慧《齐氏医案》[116]120、虚白主人《救生集》[120]157-187、喻嘉言《喻选古方试验》[123]176、杨时泰《本草述钩元》[124]397、丹波元坚《杂病广要》[130]575、王孟英《随息居饮食谱》[131]28、吴师机《理瀹骈文》[132]39、罗越峰《疑难急症简方》[137]51 等。如陈德求《医学传灯》卷上："齁喘 齁喘之病，方书皆名哮吼，为其声之恶也。此因误啖盐酱咸物，搏结津液，熬煎成痰，胶粘固结，聚于肺络……齁病属热者固多，而肺寒者亦有，不可泥定是热。凡脾胃虚寒，气不能运，积成冷痰，上注于肺，亦成齁喘。其人四肢厥冷，脉沉细缓，按之无力，即其候也。宜用六君子汤，加款冬金沸杏仁炮姜治之……齁喘之病，痰火为本，而外感内伤之因，所触不同，未可以一端尽也。"[83]27 黄元御《四圣心源》卷七："齁喘根原 齁喘者，即伤风之重者也。其阳衰土湿，中气不运，较之伤风之家倍甚。脾土常陷，胃土常逆，水谷消迟，浊阴莫降。一遇清风感袭，闭其皮毛，中脘郁满，胃气愈逆，肺脏壅塞，表里不得通达，宗气逆冲，出于喉咙。

而气阻喉闭,不得透泄,于是壅闷喘急,不可名状。此齁喘之由来也。"[95]129

沿用"哮喘"记载的有清·戴天章《广瘟疫论》[74]17、汪昂《医方集解》[77]104、胡珏参论的《扁鹊心书》卷下[103]66、喻嘉言《喻选古方试验》[123]105-106、叶天士《景岳全书发挥》[125]116-117。如戴天章《广瘟疫论》卷一:"夹哮喘 哮喘乃肺家素有痰火,一受疫邪,其湿热之气从其类而入肺,发其哮喘。遇此当察其气、色、神、脉、舌苔,有疫但治疫,其哮喘自除。于治疫药中加贝母、瓜蒌、淡豉、桑皮,疫邪、哮喘并解,法更精密。"[74]17 喻嘉言《喻选古方试验》卷三:"哮喘(有风寒、火郁、痰气、气虚、阴虚)哮喘有声,卧睡不得。代赭石末米醋调,时进一二服。(《普济》)……治哮喘方:用旱翠鸟一只,去肠肝等物,取桂圆肉纳入,用线缝好,清水煮熟淡食,嘴脚烧灰,开水送下,服一二只,立愈,永远不发。"[123]105-106

沿用"齁嗽"记载的如清·冯兆张《冯氏锦囊秘录·杂症大小合参》卷十二:"论哮(儿科)哮吼喘者,喉中如拽锯,如水鸡之声者是也。如气促而连属不能以息者,即谓之喘。……补肺阿胶散治肺虚久嗽作喘。……定喘汤治齁嗽无不取效。见方脉喘哮门。"[80]338-339 吴澄《不居集》卷十五:"齁嗽齁者痰声,即远年近日喘哮咳嗽也。用糯米泔水磨茶子滴入鼻中,令病人吸入口内服之。口中横咬竹管一个,片时间则涎口中流出如绵,当日即愈。二次绝根。"[91]362

沿用"哮症"记载的有清·李用粹《证治汇补》[78]213-215、程国彭《医学心悟》[90]149-150、沈金鳌《幼科释谜》[107]86-87、陈修园《时方妙用》[114]54、林珮琴《类证治裁》[128]95、王馥原《医方简义》[134]87-99、周学霆《三指禅》[142]44-45。如程国彭《医学心悟》卷三:"喘 经云:诸病喘满,皆属于热。盖寒则息微而气缓,热则息粗而气急也。由是观之,喘之属火无疑矣。……更有哮症与喘相似,呀呷不已,喘息有音,此表寒束其内热,致成斯疾,加味甘桔汤主之,止嗽散亦佳。古今治喘哮症,方论甚繁,大意总不出此。"[90]149-150 沈金鳌《幼科释谜》卷四:"哮喘原由症治 张兼善曰:哮喘遇冬则发者,有二症:一由内外皆寒,须用东垣参苏温肺汤。一由寒包热,用越婢汤加半夏。……鳌按:哮症,古人专主痰,后人谓寒包热,治须表散。窃思之,大都幼稚多吃咸酸,渗透气脘,一遇风寒,便窒塞道路,气息喘促,故多发于冬初,必须淡饮食,行气化痰为主。"[107]86-87

沿用"哮吼"记载的有清·王梦兰《秘方集验》[72]5-6、陈德求《医学传灯》[83]27、钱峻《经验丹方汇编》[86]6-7、齐秉慧《齐氏医案》[116]120、鲍相璈《验方新编》[127]93。如王梦兰《秘方集验》卷上:"诸症歌诀(计八十八首)中风:中风身温口多涎,卒然昏倒不能言。急用通关开孔窍,化痰顺气治当先……哮吼:哮吼肺窍积寒痰,令人齁喘起居难,豁痰降火加调理,不遇良方病不安。"[72]5-6 陈德求《医学传灯》卷上:"齁喘齁喘之病,方书皆名哮吼,为其声之恶也。"[83]27 齐秉慧《齐氏医案》卷三:"哮吼齁喘论 夫齁喘何以哮吼名者,喉中有鸡声也。主于痰,宜用吐法,虚者用紫金丹导之。"[116]120

沿用"哮证"记载的有清·蒋示吉《医宗说约》[71]73-74、张璐《张氏医通》[82]83-85、吴仪洛《成方切用》[101]126-127、丹波元坚《杂病广要》[130]857-862、庆云阁《医学摘粹·杂证要法》[138]120。其中有的篇名为"哮",文中称"哮证",如蒋示吉《医宗说约》卷一:"哮(附:呛症)喉中为甚水鸡声,哮证原来痰病侵,若得吐痰并发散,远离厚味药方灵……示吉曰:喘为恶候,哮为痼疾,自古难之。然犹易明也,更有呛症最为利害,不可不知。"[71]73-74 张璐《张氏医通》卷四:"喘(短气、少气、逆气、哮)……哮,哮证多属寒包热邪,所以遇寒即发,喉中水鸡声,有积痰在肺络中,必用吐法以提散之,不可纯用寒凉,常须兼带辛散,小青龙汤探吐最妙,年高气弱人忌吐。凡喘未发时,以扶正气为主;既发时,以散邪为主。"[82]83-85 有的则以"哮证"为篇名,如陈修园《医学实在易》卷四:"哮证 哮证,寒邪伏于肺腧,痰窠结于肺膜,内外相应,一遇风、寒、暑、湿、燥、火六气之伤即发,伤酒伤食亦发,动怒动气亦发,役劳房劳亦发。"[118]58 庆云阁《医学摘粹·杂证要法》:"哮证 哮证者,寒邪伏于肺腧,痰窠结于肺膜,内外相应,一遇风寒暑湿燥火六气之伤,即发。"[138]120

沿用"哮病"记载的有清·李用粹《证治汇补》[78]213-215、秦之桢编《症因脉治》[85]145-146、汪文绮《杂症会心录》[97]26、沈金鳌《杂病源流犀烛》[106]19-22、陈杰辑《回生集》[110]28、李学川《针灸逢源》[119]240、何书田《医学妙谛》[122]436、马氏《大医马氏小儿脉珍科》[135]33-35。其中多将"哮病"作为篇名,如李用粹《证治汇补》卷五:"哮病 大意:哮即痰喘之久而常发者,因内有壅塞之气,外有非时之感,膈有胶固之痰,三者相合,闭拒气道,搏击有声,发为哮病。"[78]213-215 秦之桢编《症因脉治》卷二:"哮病论……哮病,哮病之症:短息倚肩,不能仰卧,伛偻伏坐,每发六七日,轻则三四日,或一月,或半月,起居失慎,则旧病复发,此哮病之症也。哮病之因:痰饮留伏,结成窠臼,潜伏于内,偶有七情之犯,饮食之伤,或外有时令之风寒,束其肌表,则哮喘之症作矣。哮病之脉:多见沉弦,沉数痰火,沉涩湿痰,沉迟寒饮,沉结顽痰。哮病之治:身发热者,外有感冒,先解表,前胡苏子饮、防风泻白散,佐以化痰之药。"[85]145-146 何书田《医学妙谛》卷上:"哮病章 此症初感外邪,失于表散,邪伏于里,留于肺,时发时止,淹缠岁月。更有痰哮、咸哮、醋哮,过食生冷及幼稚之童天哮诸症。"[122]436

此外,宋代出现的"呴嗽",在清代作为"哮嗽"的按语亦有述及。如清·叶天士《类证普济本事方释义》卷二:"治肺肾经病 肺之积名曰息贲,在右胁下大如杯,令人洒淅寒热,喘嗽,发痈疽……多年肺气喘急哮嗽,终夕不得卧者,按:七字,宋本作呴嗽晨夕不得。紫金丹。"[92]25-26 明代出现的"哮嗽"在清代除被注为"宋本作呴嗽"外,还有文献记载其同"呷嗽",如日本·丹波元简《金匮玉函要略辑义》卷二:"论三首、脉证四条、方十五首……[案]肺胀一证,诸家未有云后世某证者。考下文云"肺胀咳而上气",又云,"咳而上气,此为肺胀"。由此观之,即后世所谓呷嗽、哮嗽之属。《巢源》云,痰气相击,随嗽动息,呼呷有声,谓之呷嗽。《本事续方》云。哮嗽如拽锯。是也。"[115]91-94

明代出现的"马脾风"在清代亦有载述。如清·蒋示吉《医宗说约》卷之四:"肺胀喘急 小儿肺胀喘嗽多,人看作风喉,……云林云:肺胀喘满,胸高气急,两胁摇动,陷下作坑,胀闷乱嗽,声嘎不鸣,痰涎壅塞,俗云马脾风,不急治则死。本方主之。"[71]179 丹波元简《救急选方》上卷:"小儿急证门……暴喘,俗传为马脾风也,大小便哽,宜急下之,用牛黄夺命散,后用白虎汤平之。(《医学纲目》),马脾风。在百日内者,不理。牛黄夺命散(《纲目》),疗小儿肺胀。喘满胸膈起急,两胁扇动,陷下作坑,两鼻窍张,闷乱嗽喝,声嘎而不鸣,痰涎潮塞,俗云马脾风。……无价散(《纲目》)疗风热喘促,闷乱不安。俗谓之马脾风……又一法(《纲目》)小儿喘胀,俗谓之马脾风,又谓之风喉者。"[113]47 丹波元简《素问识》卷三:"通评虚实论篇第二十八……乳子中风,张云:此言小儿之外感也。风热中于阳分,为喘鸣肩息者,脉当实大,但大而缓,则胃气存,邪渐退,故生。实而急,则真脏见,病曰进,故死。志云:肩息者,呼吸摇肩也,风热之邪,始伤皮毛。喘鸣肩息,是风热盛,而内干肺气宗气,故脉实大也。简按此后世所谓马脾风之属。(《卫生宝鉴》云:风热喘促,闷乱不安,俗谓之马脾风。)"[117]168

在《黄帝内经》[1]71 中作为肺痿症状记载的"肺鸣",清代有的著作将其作为病名载述。如清·李用粹《旧德堂医案》:"伤暑食 协镇王公,生长蓟北,腠理闭密。……六脉洪滑,右寸关尤汨汨动摇,以脉合症,知为痰火内郁,风寒外束,正欲出而邪遏之,邪欲上而气逆之,邪正相搏,气凑于肺,俾橐籥之司失其治节,清肃之气变为扰动,是以呼吸升降不得宣通,气道奔迫发为肺鸣。"[79]5-6 冯兆张《冯氏锦囊秘录·杂症大小合参》卷二:"审声(儿科)……喉中有声,谓之肺鸣,是火乘金位不得其平而故鸣。"[80]96 林之翰《四诊抉微》卷三:"脏诊 大笑不止,独言独语,言语无绪,心神他寄,思虑伤神,乃为心病。喘气太息,喉中有声,谓之肺鸣。咳逆上气，如水鸡声，火来乘金。"[88]61

现代相关著作大多以"哮病"作为本病的名称。如国家中医药管理局于 1997 年颁布的《中医临床诊疗术语·疾病部分》："哮病 多因感受外邪，或饮食情志等失调，诱动内伏于肺的痰饮，痰气阻塞，使肺气不得宣降，以突然出现呼吸喘促，喉间哮鸣有声为主要表现的肺系发作性疾病。"[145]9 全国科学技术名词审定委员会 2004 年发布的《中医药学名词》："哮病，又称'哮喘'，以发作性喉中哮鸣有声，呼吸困难，甚则喘息不得平卧为主要表现的疾病。"[146]247 李经纬、余瀛鳌、蔡景峰等 2005 年主编的《中医大辞典》："哮病 病名，又称哮喘。即以发作性喉中哮鸣有声，呼吸困难，甚则喘息不得平卧为主要表现的疾病。"[147]1422

第三节 钩 玄 评 述

哮病名称历代医籍记载不尽相同；哮病概念，也经历了历代医家不断认识和完善的过程。本节在客观的源流考释基础上，以历代相关文献记载为依据，对本病的名称及概念进行分析和评述。

一、关于本病的名称

在历代著作中相继出现的本病名称主要有"呷嗽""呷咳""齁""齁鲐""哮""齁喘""哮喘""齁嗽""哮症""哮吼""哮证""哮病"等。需要说明的是，这些名称在历代不同的文献中，有时为病名，有时则为症状名。所以，这些名称是否为本病名称尚需结合古籍具体文义而定。以上病名根据出现的时间顺序及名称特征分为以下几类。

1. "呷嗽""呷咳"

"呷嗽""呷咳"为本病最早的名称，出现在隋唐时期。如隋·巢元方《诸病源候论》卷十四："呷嗽候 呷嗽者，犹是咳嗽也。其胸膈痰饮多者，嗽则气动于痰，上搏喉咽之间，痰气相击，随嗽动息，呼呷有声，谓之呷嗽。其与咳嗽大体虽同，至于投药，则应加消痰破饮之物，以此为异耳。"[7]82 唐·王焘《外台秘要方》卷九："呷咳方二首 《病源》呷咳者，犹是咳嗽也。其胸膈痰饮多者，咳则气动于痰，上搏咽喉之间，痰气相击，随咳动息呀呷有声，谓之呷咳。其与咳嗽大体虽同，至于投药则应加消痰破饮之物，以此为异耳。(出第十四卷中)"[10]191 可见，"呷嗽""呷咳"是指与咳嗽相似、咳喘时喉中"呼呷""呀呷"有声的一种疾病。

其中"呷嗽"后世多有沿用，如宋·赵佶《圣济总录》卷六十五："呷嗽 论曰：呷嗽者，咳而胸中多痰，结于喉间，与气相击，随其呼吸，呀呷有声，故名呷嗽。宜调肺经，仍加消痰破饮之剂。治久患呷嗽。喉中作声，发即偃卧不得，射干丸方。"[15]693 明·朱橚《普济方》卷一百六十："咳嗽门 呷嗽（附论）夫气者肺之所主，若肺虚为风冷搏，则经络否涩，气道不利，嗽而作声也。此由肺气不足，上焦壅滞，痰饮留结在于胸腹不能消散。嗽则气动于痰，上搏咽喉之间，痰与气相击，随嗽动息，故呀呷有声也。宜调肺经，加消痰破饮之剂。方 紫菀杏仁煎，治肺脏气积，喉中呷嗽不止，皆因虚损肺脏，致劳气相侵。或胃中冷，膈上热，并宜服。"[30]1812 明·王肯堂《证治准绳·杂病》第二册："哮……与喘相类，但不似喘开口出气之多。如《圣济总录》有名呷嗽者是也。"[50]79-84 其中《证治准绳·杂病》明确指出哮病即古代之"呷嗽"。

而"呷咳"在后世文献中未见记载。实际从出处中可以看出，"呷咳"系《外台秘要方》[10]26

引用《诸病源候论》[7]82 内容时出现的名称，而根据引文内容可知，此处的"呷咳"显系引用"呷嗽"之误。故其后文献只有"呷嗽"，未见"呷咳"。

2. "齁""齁鮯""齁喘""齁嗽"

隋唐之后，本病相继出现的名称有"齁""齁鮯""哮""齁喘""哮喘""齁嗽""哮症""哮吼""哮证""哮病"等。其中"齁""齁鮯""齁喘""齁嗽"均与"齁"字有关。

"齁"始见于北宋·王衮《博济方》[12]197-199，出现于"小儿齁"病名中。除"小儿齁"外，"齁"在历代文献中沿用较少，而常以"齁鮯""齁喘""齁嗽"为病名。

"齁鮯"作为本病名称始见于北宋·苏颂《本草图经》[13]623。南宋·刘昉《幼幼新书》[18]601将其单列附在卷十六"咳嗽作呀呷声第四（齁鮯附）"中论述。其后历代医籍有的将此病附于咳嗽病中论述，如明·李梴《医学入门》卷六[60]491-539、明·武之望《济阳纲目》卷二十八[63]674、清·马氏《大医马氏小儿脉珍科》卷上[135]33-35；有的附于喘证之后，如明·周文采《医方选要》卷六[35]166-171、明·秦昌遇《幼科折衷》卷上[69]51-53、清·杨和《幼科折衷秘传真本》[136]64-65；有的以"齁鮯"为篇名专篇论述，如明·鲁伯嗣《婴童百问》卷十[32]129、明·彭用光《原幼心法》卷上[36]54。其中马氏《大医马氏小儿脉珍科》明确指出"齁鮯"即为"哮病"，云"又有齁鮯一症，盖由啼哭未已，遽与儿食，或饲以酸咸，气郁不利，致令生痰，或受暑湿所侵，未经发散，邪传心肺，郁而为热，热生风，风能生痰，痰实不化，结成顽块，或如豆粒，遂成痰母，故痰母发动而风即随之，风痰潮紧，气促而喘，俗云哮病是也。"[135]33-35

"齁喘"作为本病名称始见于南宋。如张杲《医说》："治齁喘 信州老兵女，三岁，因食盐虾过多，遂得齁喘之疾。"[21]177-178 朱佐《类编朱氏集验医方》卷五："水喘方论……鲫鱼丸治齁喘。"[24]112-115 后世医家有的将其归入"喘门"，如明·胡濙《卫生易简方》卷三[34]60、明·徐春甫《古今医统大全》卷四十四[40]1307-1310、明·王大纶《婴童类萃》卷中[56]128-133、清·汪昂《本草易读》卷一[81]12；有的将其列于"哮吼"篇中论述，如明·龚信《古今医鉴》卷四[42]62、明·龚廷贤《种杏仙方》卷一[44]13、明·龚廷贤《万病回春》卷二[46]126、明·龚廷贤《云林神彀》卷一[48]67-68 等。其中龚廷贤《云林神彀》[48]67-68 卷一明确指出"哮吼"即"齁喘"；有的以"齁喘"为篇名专篇论述，如明·龚廷贤《鲁府禁方》卷一[49]24、清·陈德求《医学传灯》卷上[83]27、清·黄元御《四圣心源》卷七[95]129、清·尤怡《金匮翼》卷七[104]256、清·黄元御《素灵微蕴》卷三[112]1348-1349、清·齐秉慧《齐氏医案》卷三[116]120；有的仅列病名，多见于本草类医籍著作中。明清时期"齁喘"常与"哮吼"并用，互为别名。

"齁嗽"作为本病名称始见于明·朱橚《普济方》卷一百六十三："哮呴（附论）夫哮呴嗽者，一名鮯齁。涎在咽喉间，令人喘嗽不宁，甚者摇身滚肚，上气喘急，头汗身冷，或时发作。多由小年冷水惊恐所致也。……青金丹（一名定喘宁肺丸），治齁嗽。"[30]1900-1903 其后明·孙一奎《赤水玄珠》卷七[45]309-310、清·冯兆张《冯氏锦囊秘录·杂症大小合参》卷十二[80]338-339均将其列在"哮"篇中，以定喘汤治之；清·吴澄《不居集》单列"齁嗽"专篇，并对名称予以阐析，如吴澄《不居集》卷十五："齁嗽 齁者，痰声，即远年近日喘哮咳嗽也。用糯米泔水磨茶子滴入鼻中，令病人吸入口内服之；口中横咬竹管一个，片时间则涎中流出如绵，当日即愈。二次绝根。"[91]230

在以上病名中，"齁喘"后世医家多有沿用，明清医籍沿用者达 40 余种之多。

3. "哮""哮喘""哮症""哮吼""哮证""哮病"

南宋及其之后，本病出现了与"哮"字有关的名称，主要有"哮""哮喘""哮症""哮吼""哮证""哮病"等。

"哮"作为本病名称始见于南宋·王执中《针灸资生经》卷四："喘……凡有喘与哮者，为按肺俞，无不酸疼，皆为谬刺肺俞，令灸而愈。亦有只谬刺不灸而愈，此病有浅深也。……因此与人治哮喘，只谬肺俞，不谬他穴。惟按肺俞不疼酸者，然后点其它穴云。"[20]192-193 将哮病与喘病视为两个单独的疾病进行比较论述。明·李中梓《医宗必读》认为，"哮"是由"呷""呀"二字合音而成："哮者与喘相类，但不似喘开口出气之多，而有呀呷之音。呷者口开，呀者口闭，开口闭口，尽有音声。呷呀二音，合成哮字，以痰结喉间，与气相击，故呷呀作声。"[68]362-364 元·朱丹溪《金匮钩玄》首次设立"哮"专篇："哮 专主于痰，宜吐法。治哮必用薄滋味，不可纯用凉药，必带表散。治哮方：用鸡子略敲，壳损膜不损，浸于尿缸内，三四日，夜取出。煮熟食之，效。盖鸡子能去风痰。"[29]15 将哮与喘分篇论述。"哮"作为本病病名出现后，后世医家多有沿用，并在不同时期根据本病病因和病性的不同而细分演变出"寒哮""热哮""虚哮""实哮"等名称，如清·陈杰辑《回生集》卷上："治哮病方……哮有虚实之分：热哮、盐哮、酒哮，皆虚症也；寒哮，实症也。寒哮遇冷风而发，热哮伤热伤暑而发，治各不同也。"[110]41

"哮喘"之名始见于南宋·王执中《针灸资生经》："因此与人治哮喘，只谬肺俞，不谬他穴。"[20]192-193 但因该书将哮与喘视为两种病证，故此处的"哮喘"当为哮与喘的合称。元·朱丹溪《丹溪心法》设立了哮喘专篇："哮喘十四 哮喘必用薄滋味，专主于痰，宜大吐。药中多用温，不用凉药，须常带表散，此寒包热也。亦有虚而不可吐者。一法用二陈汤加苍术、黄芩作汤下小胃丹，看虚实用。"[28]68-69 同时又设立喘病专篇："喘十五 喘病，气虚、阴虚、有痰。凡久喘之症，未发宜扶正气为主，已发用攻邪为主。"[28]69 将哮喘与喘病分篇论述。因该书喘病另有专篇，故《丹溪心法》[28]68-69 中所述的"哮喘"当为"哮病"无疑。另有清代刊刻的《扁鹊心书》[103]66 一书，卷首有"宋·窦材辑，清·胡珏参论"字样，卷下有"哮喘"名称。但考其内容，书中有朱丹溪之语，又引《本草纲目》之言，故全书并非均为窦材原文，有些内容显系后人所加。因此，该书内容不足为据。"哮喘"一名出现在古代医籍中多为篇名，有时为哮与喘之合称，有时特指哮病，须根据文义具体分析。

"哮症"作为本病名称始见于明·虞抟《苍生司命》卷三："哮喘证（十四）肺为五脏华盖，主持诸气。肺气受伤，呼吸之息不得宣通，则哮喘之病生焉。哮以声响言，喘以气息言。喘促喉中如水鸡声者谓之哮，气促而连续不能以息者谓之喘。……哮症专主于痰，实者宜用吐法，亦有虚而不可吐者。"[37]94-95 清代沿用者颇多，重要的著作如清·李用粹《证治汇补》[78]213-215、程国彭《医学心悟》[90]149-150、林珮琴《类证治裁》[128]95 等。

"哮吼"之名始见于南宋·杨士瀛《仁斋直指方论（附补遗）》卷八："喘嗽 附诸方 苏沉九宝汤《简易方》，治老人小儿素有喘疾，遇寒暄不常，发则连绵不已，咳嗽哮吼，夜不得睡。"[23]294 其后明·朱橚《普济方》等亦有类似记载。但从文义可知，此处的"哮吼"当为哮病的表现特征。明·龚信《古今医鉴》[42]62 和明·龚廷贤《寿世保元》[54]143-145 均设哮病"哮吼"专篇论述哮病，如龚信《古今医鉴》卷四："哮吼 证：夫哮吼专主于痰，宜用吐法，亦有虚而不可吐者，此疾寒包热也。治：治法必用薄滋味，不可纯用寒凉，须常带表散。方：定喘汤。"[42]62 龚廷贤《寿世保元》卷三："哮吼 脉大抵浮而滑易治，脉微而涩难治。夫哮吼以声响名，喉中如水鸡声者是也，专主于痰，宜用吐法，亦有虚而不可吐者。"[54]143-145 此处的"哮吼"，当为哮病名称。明代"哮吼"常与"齁喘"互为别名，如明·龚廷贤《云林神彀》卷一："哮吼 哮吼即齁喘，肺窍积寒痰，有至终身者，仙方可拔根。"[48]67-68 后世医家沿用较多。

"哮证"作为本病名称始见于明·陈文治《诸证提纲》卷四："哮证第四十 哮者喉中气促如拽锯之有声，非若喘以气息而言也。"[52]60 其后有的以"哮证"为篇名，如朝鲜·许浚《东医宝鉴》卷五[53]480、清·庆云阁《医学摘粹·杂证要法》[138]120 等；有的附在"喘"篇中论述，如明·李中梓《医宗必读》卷九[68]362-364 等。后世多有沿用。

"哮病"作为本病名称始见于朝鲜·许浚《东医宝鉴》卷五："哮证哮以声响言，喘以气息言……哮病气实者，用紫金丹二十丸，吐去其痰；虚者止服二三丸则不吐，临发时，用此劫之。"[53]480 该书篇名为"哮证"，文中称"哮病"，可见两名称在当时互用。该书成于朝鲜光海君二年（1610 年），为记载"哮病"名称的最早著作。"哮病"名称自出现之后，后世沿用颇多，且有的作为篇名列专篇论述，如清·李用粹《证治汇补》卷五[78]213-215、清·秦之桢编《症因脉治》卷二[85]145-146、清·何书田《医学妙谛》卷上[122]436。

另，《普济方》尚记载有"哮呴""齁鼽""呴喘""齁鼽""鼽齁"等相关病名，如明·朱橚《普济方》卷一百六十三："哮呴（附论）夫哮呴嗽者，一名齁鼽。涎在咽喉间，令人喘嗽不宁，甚者摇身滚肚，上气喘急，头汗身冷，或时发作。多由小年冷水惊恐所致也。……内金丸（出仁存方），治呴喘。……治一切鼽齁，上用处州瓷器，不以多少，打碎碾为细末。……治齁鼽（出《永类钤方》）。"[30]1900-1903 明·朱橚《普济方》卷三百八十七："婴孩咳嗽喘门 咳嗽咽喉作呀呷声（附论）夫小儿嗽而呀呷作声者，由胸膈痰多，嗽动于痰，上搏于咽喉之间，痰与气相击，嗽动息呀呷声。其咳嗽大体虽同，至于治疗则加消痰破饮之药，以此为异耳。方：半夏丸，治齁鼽。"[30]828-829 但这些病名大多记述简略，作为哮病名称有些概念不明，有的后世鲜见沿用，故未对其源流做详细考释。

综上所述，本病在古代相继出现的名称主要有"呷嗽""呷咳""鼽""鼽齁""哮""鼽喘""哮喘""齁嗽""哮症""哮吼""哮证""哮病"等。在上述名称中，隋唐多称本病为"呷嗽"。宋金元时期虽已有"哮"和"哮喘"之名，但大多医籍称本病为"鼽"或"鼽齁""鼽喘"。明代医家在记述哮病时大多沿用"鼽喘"和"哮"的名称。清代医家鉴于哮必兼喘，虽亦有称本病为"哮喘"者，但更多医家为了与喘证相区别，常称本病为"哮"或"哮症""哮证""哮病"。可见本病名称用字的演变过程为由"呷"至"鼽"，以至现在的"哮"。现代文献曾以"哮证"作为本病正名，但自 1997 年发布的《中医临床诊疗术语·疾病部分》[145]9、以"哮病"作为本病正名（规范名称）后，大多文献即沿用其记载，以"哮病"作为本病正名，如《中医药学名词》[146]247、《中医大辞典》[147]1422 等。名词术语的定名原则要求与国内已发布的名词术语方面的标准、规范和主要工具书保持一致。《中医临床诊疗术语》[145]9、《中医药学名词》[146]247 均为国家的标准或规范，《中医大辞典》[147]1422 是具有代表性的现代中医辞书类著作。故以"哮病"作为本病正名，符合名词术语协调一致的定名原则。

二、关于本病的概念

哮病作为一种肺系疾病，对其概念在认识上经历了历代的不断完善。

晋代之前对哮病的认知以零散的症状描述为主，如《黄帝内经》[1]之"喘鸣""喘喝""喘呼"，《金匮要略方论》[4]之水鸡声等，对哮病的不同表现未加以鉴别和归纳，而是分列于咳嗽、上气、喘等不同病名之下。可见此时对哮病的认识尚不全面。

隋唐时期医家认识到本病的发病特征有咳嗽喘息及喉中有声。如隋·巢元方《诸病源候论》将本病作为一种与咳嗽相似，喉中有声的病证，指出本病"犹是咳嗽……痰气相击，随嗽动息，呼呷有声"[7]82 的特点。对"呷"的解释，明·王肯堂《证治准绳·杂病》第二册指出："呷者口开，呀者口闭，乃开口闭口尽有其声。"[50]79-84

宋金元时期，在《诸病源候论》的基础上，进一步提出了本病难以平卧的特点。如宋·赵佶《圣济总录》卷六十五:"呷嗽 论曰:呷嗽者,咳而胸中多痰,结于喉间,与气相击,随其呼吸。呀呷有声,故名呷嗽。宜调肺经,仍加消痰破饮之剂。治久患呷嗽。喉中作声,发即偃卧不得,射干丸方。"[15]693 其后王执中、朱丹溪将哮和喘进行初步区分。南宋·王执中《针灸资生经》[20]192-193 将哮与喘视为两种病证,元·朱丹溪《丹溪心法》[28]68-69、《金匮钩玄》[29]15 设立哮病专篇,进一步区分哮与喘的证治。其后大部分医家开始将哮病与喘病分列论述。此外,南宋·刘昉《幼幼新书》、南宋·杨士瀛《仁斋直指方论(附补遗)》[23]294 尚提出本病有宿根,难以根治。如刘昉《幼幼新书》卷十六:"咳嗽作呀呷声第四(齁䶎附)……《惠济》小儿齁䶎候歌:齁䶎推来肺热风,一回发作气相冲。得名奶齁为初候,龟背龟胸恐起峰。口闭不言涎作响,一冲双目柘黄同。此根终久成残患,少有名方得断踪。"[18]601 杨士瀛《仁斋直指方论(附补遗)》卷八:"喘嗽 附诸方 苏沉九宝汤《简易方》,治老人小儿素有喘疾,遇寒暄不常,发则连绵不已,咳嗽哮吼,夜不得睡。"[23]294

明清时期进一步认识到哮病是一种发作性疾病,并指出哮鸣音是哮与喘的主要区别。如明·秦昌遇撰,清·秦之桢编《症因脉治》认为哮是发作性疾患,"哮病之症:短息倚肩,不能仰卧,伛偻伏坐,每发六七日,轻则三四日,或一月,或半月,起居失慎,则旧病复发,此哮病之症也。"[85]145-146 明·虞抟则在《医学正传》中明确哮病与喘病的区别,"大抵哮以声响名,喘以气息言。夫喘促喉中如水鸡声者,谓之哮;气促而连属不能以息者,谓之喘。"[38]115-116 使哮病的概念愈发清晰,对后世医家的临床辨证起到了指导性的作用。

至此,对哮病的发病特征咳嗽喘息、喉中有声、难以平卧、发作性疾患等因素均有了比较全面的认识,使哮病概念日趋完善。

现代认为,哮病指突然出现呼吸喘促,喉间哮鸣有声为主要表现的肺系发作性疾病。

三、与本病名称和概念相关的几个问题

1. 喘鸣、喘喝、喘呼、喉鸣、水鸡声

正如上文"源流考释"所述,本病在晋代之前文献中,并非一独立疾病,故本病此时无特指的名称,只有与本病的发作特征相似的症状描述。这些特征的描述常散见于上气、咳嗽、喘病等病证下,或间夹于其他相关文献的论述中。如《黄帝内经素问·阴阳别论》:"阴争于内,阳扰于外,魄汗未藏,四逆而起,起则熏肺,使人喘鸣。"[1]13《黄帝内经素问·生气通天论》:"因于暑,汗,烦则喘喝,静则多言,体若燔炭,汗出而散。"[1]4 王冰注:"喝谓大呵出声也。"《黄帝内经素问·太阴阳明论》:"阳受之,则入六腑,阴受之,则入五脏。入六腑则身热不时卧,上为喘呼;入五脏则䐜满闭塞,下为飧泄,久为肠澼。"[1]4《神农本草经》卷四:"芫花 味辛,温。主咳逆上气,喉鸣,喘,咽肿短气,蛊毒,鬼疟,疝瘕,痈肿,杀虫鱼。一名去水。"[3]86《金匮要略》卷上:"肺痿肺痈咳嗽气病脉证治第七 咳而上气,喉中水鸡声,射干麻黄汤主之。"[4]31

以上"喘鸣""喘喝""喘呼""喉鸣""水鸡声"等均为载述本病常见的发病特征。有学者将以上哮病的发病特征视作哮病的早期病名,缺乏文献依据。

2. 呴嗽、哮嗽

"呴嗽"名称始见于南宋·许叔微《普济本事方》卷二:"肺肾经病……紫金丹,治多年肺气喘急,呴嗽晨夕不得眠。"[16]25-26 但元明时期未见有文献沿用,清代仅见于清·叶天士《类证普济本事方释义》,作为"哮嗽"的按语说明,"治肺肾经病 肺之积名曰息贲,在右胁下大如

杯，令人洒淅寒热，喘嗽，发痈疽……多年肺气喘急哮嗽，终夕不得卧者，按：七字，宋本作呴嗽晨夕不得。紫金丹。"[92]25-26

"哮嗽"名称始见于明·朱橚《普济方》卷一百六十三："哮呴（附论）夫哮呴嗽者，一名鮀鮈。涎在咽喉间，令人喘嗽不宁，甚者摇身滚肚，上气喘急，头汗身冷，或时发作。……黄明胶散（出《本事方》），治十六般哮嗽。"[30]1900-1903后世多将其载于咳嗽病中论述，如明·武之望《济阳纲目》卷二十[63]655、明·楼英《医学纲目》卷二十六[41]585-595等。日本·丹波元简《金匮玉函要略辑义》卷二："论三首、脉证四条、方十五首……[案]肺胀一证，诸家未有云后世某证者。考下文云，肺胀咳而上气。又云，咳而上气，此为肺胀。由此观之，即后世所谓呴嗽、哮嗽之属。《巢源》云，痰气相击，随嗽动息，呼呷有声，谓之呷嗽。《本事续方》云：哮嗽如拽锯。是也。"[115]91-94可见，古代"呴嗽"后世已称为"哮嗽"，而"哮嗽"又与"呷嗽"并称。故"呴嗽"如同"呷嗽"，均为本病早期的名称；而"哮嗽"则为"呴嗽"与"呷嗽"后世的异名。但需要注意的是"哮嗽"除《金匮玉函要略辑义》[115]91-94将其与"呷嗽"并称外，在古籍中未见明载哮病的特征，故是否为哮病尚需结合具体的证治进行分析。

3. 肺鸣

"肺鸣"一词最早见于《黄帝内经素问·痿论》："岐伯曰：肺者，脏之长也，为心之盖也，有所失亡，所求不得，则发肺鸣，鸣则肺热叶焦。故曰：五脏因肺热叶焦，发为痿躄，此之谓也。"[1]71王冰注为"肺气不利引起的喘息有声"。其后历代著作在注释《黄帝内经》时多认为"肺鸣"为喘息有声的症状，如明·张景岳《类经》卷十七："痿证……有所失亡，所求不得，则发肺鸣，鸣则肺热叶焦，（肺志不伸，则气郁生火，故喘息有声，发为肺鸣。金脏病则失其清肃之化，故热而叶焦。）故曰五脏因肺热叶焦，发为痿躄，此之谓也。"[57]313在清代虽有著作将其作为病名载述。如清·林之翰《四诊抉微》卷三："脏诊 大笑不止，独言独语，言语无绪，心神他寄，思虑伤神，乃为心病。喘气太息，喉中有声，谓之肺鸣。咳逆上气，如水鸡声，火来乘金。"[88]61但其主要症状只是与哮病的部分症状相类，是否按哮病治疗，尚需根据其主证特征具体分析。

4. 马脾风

马脾风又名风喉、暴喘。为小儿"暴喘而胀满"的危重证候。其与哮病的关系，古今认识均不一致。

古代著作记载中对马脾风的认识存在多种观点。明·朱橚《普济方》详细载述了肺胀喘满的严重症状，但认为其并非马脾风。如朱橚《普济方》卷三百七十云："婴孩惊风门……夺命散，治小儿急惊风搐，又治肺胀喘，胸膈气急，出入两胁，扇动，陷下作坑。病甚者，两鼻窍张，抬肩闷乱，烦渴咳嗽，声嘎不鸣，痰涎潮塞，睡卧不稳，死在朝夕。世俗不识，若作咽喉风，或作马脾风治之误矣。切忌不得于胸腹上灸之，反为祸矣，慎宜戒之。"[30]369

此后明代相关著作对肺胀喘满重症的描述多沿续《普济方》[30]之说，但认识与《普济方》[30]则完全相反，均认为此病即为"马脾风"。如明·徐彦纯《玉机微义》卷五十："小儿门 治湿热攻下之剂钱氏牛黄夺命散，治小儿肺胀喘满，胸高气急，两胁扇动陷下，鼻张闷乱，嗽渴声嘎，痰涎潮塞，俗谓之马脾风者。"[31]350楼英《医学纲目》卷之三十九："马脾风 暴喘而胀满也。〔田〕暴喘，俗传为马脾风也，大小便哽，宜急下之，用牛黄夺命散，后用白虎汤平之。牛黄夺命散，治小儿肺胀喘满，胸膈起急，两胁扇动，陷下作坑，两鼻窍张，闷乱嗽喝，声嘎而不鸣，痰涎潮塞，俗云马脾风。……又一法，小儿喘胀，俗谓之马脾风，又谓之风喉者。"[41]888-889以上著作均认为马脾风即肺胀喘满，其中对其声音的症状描述均为"声嘎"

或"声嗄不鸣",此特征显然有别于哮病的典型症状"哮鸣音"。

但是，明代有的著作认为马脾风尚会出现痀龄等症。如明·李梴《医学入门》卷五："小儿门 胎毒类……马脾风因肺寒甚，痰嗽痀龄证最危；寒邪停留肺俞，寒化为热，亦生痰喘、呃逆、上气、肺胀、痀龄，俗云马脾风。"[60]426-432 痀龄既是哮病的名称，有时又为哮病的症状。马脾风出现痀龄等症，显然间夹了哮病的某些证候特征。

清代著作有的沿续明代对马脾风的描述，以"声嗄不鸣"作为马脾风的典型症状。如清·蒋示吉《医宗说约》[71]179、丹波元简《救急选方》[113]47 等。有的则认为兼有"喘鸣"，亦属于马脾风。如丹波元简《素问识》卷三："通评虚实论篇第二十八……乳子中风，张云：此言小儿之外感也。风热中于阳分，为喘鸣肩息者。……喘鸣肩息，是风热盛，而内干肺气宗气，故脉实大也。简按此后世所谓马脾风之属。（《卫生宝鉴》云：风热喘促，闷乱不安，俗谓之马脾风。）"[117]168 可见，清代部分著作载述的马脾风也包含了哮病某些证候特征。

现代常用的《中医大辞典》[147]1422 等工具书及《中医药学名词》[146]247 等规范类著作沿用古代大多著作的记载，以"暴喘"作为马脾风的主要特征，并将马脾风作为一独立病证。如《中医大辞典》："马脾风 病名。出明·楼英《医学纲目》。又名风喉、暴喘。为小儿'暴喘而胀满'（《证治准绳》）的危重病证。"[147]177

综上所述，以暴喘而胀满为特征的马脾风在明代多描述为"声嗄"或"声嗄不鸣"，有别于哮病的典型症状"哮鸣音"。清代大多著作沿用了明代著作的记载，虽有个别著作载述的马脾风包含了哮病的某些症状特征，但现代常用工具书及规范类著作已将其作为一独立病名明确记载。故不应再作为哮病的名称。

参 考 文 献

[1] 黄帝内经素问[M]. 傅景华，陈心智，点校. 北京：中医古籍出版社，1997.
[2] 黄帝内经灵枢[M]. 北京：中国医药科技出版社，2018.
[3] 神农本草经[M]. [清]顾观光，重辑. 北京：人民卫生出版社，1955.
[4] [汉]张仲景. 金匮要略方论[M]. 李玉清，黄海量，吴晓青，点校. 北京：中国中医药出版社，2006.
[5] [晋]王叔和. 脉经[M]. 阚宇，冯秀梅，王桐，等，整理. 太原：山西科学技术出版社，2019.
[6] [晋]葛洪. 肘后备急方[M]. 汪剑，邹运国，罗思航，整理. 北京：中国中医药出版社，2016.
[7] [隋]巢元方. 诸病源候论[M]. 北京：人民卫生出版社，1955.
[8] [隋]杨上善. 黄帝内经太素[M]. 北京：人民卫生出版社，1965.
[9] [唐]孙思邈. 备急千金要方（校释）[M]. 李景荣，苏礼，任娟莉，等，校释. 北京：人民卫生出版社，1998.
[10] [唐]王焘. 外台秘要方[M]. 高文柱，校注. 北京：华夏出版社，2009.
[11] [宋]王怀隐. 太平圣惠方（校注）[M]. 田文敬，赵会茹，蔡小平，等，校注. 郑州：河南科学技术出版社，2015.
[12] [宋]王衮. 博济方[M]. 王振国，宋咏梅，点校. 上海：上海科学技术出版社，2003.
[13] [宋]苏颂. 本草图经[M]. 尚志钧，辑校. 合肥：安徽科学技术出版社，1994.
[14] [宋]唐慎微. 证类本草[M]. 尚志钧，郑金生，尚元藕，等，校点. 北京：华夏出版社，1993.
[15] [宋]赵佶. 圣济总录（校注）[M]. 王振国，杨金萍，主校. 上海：上海科学技术出版社，2016.
[16] [宋]许叔微. 普济本事方[M]. 刘景超，李具双，校注. 北京：中国中医药出版社，2007.
[17] [宋]张锐. 鸡峰普济方[M]. 上海中医文献研究所古籍研究室，选. 上海：上海科学技术出版社，1987.
[18] [宋]刘昉. 幼幼新书[M]. 幼幼新书点校组，点校. 北京：人民卫生出版社，1987.
[19] [金]刘完素. 黄帝素问宣明论方[M]. 宋乃光，校注. 北京：中国中医药出版社. 2007.
[20] [宋]王执中. 针灸资生经[M]. 黄龙祥，黄幼民，整理. 北京：人民卫生出版社，2007.
[21] [宋]张杲. 医说[M]. 曹瑛，杨健，校注. 北京：中医古籍出版社，2013.

[22] [宋]严用和. （重辑）严氏济生方[M]. 王道瑞，申好真，重辑. 北京：中国中医药出版社，2007.

[23] [宋]杨士瀛. 仁斋直指方论：附补遗[M]. 盛维忠，王致谱，傅芳，等，校注. 福州：福建科学技术出版社，1989.

[24] [宋]朱佐. 类编朱氏集验医方[M]. 郭瑞华，孙德立，姜玉玫，等，点校. 上海：上海科学技术出版社，2003.

[25] [元]许国桢. 御药院方[M]. 王淑民，关雪，点校. 北京：人民卫生出版社，1992.

[26] [元]危亦林. 世医得效方[M]. 王育学，点校. 北京：人民卫生出版社，1990.

[27] [元]滑寿. 十四经发挥[M]. 北京：中国医药科技出版社，2018.

[28] [元]朱丹溪. 丹溪心法[M]. 田思胜，校注. 北京：中国中医药出版社，2008.

[29] [元]朱丹溪. 金匮钩玄[M]. 北京：人民卫生出版社，1980.

[30] [明]朱橚. 普济方[M]. 北京：人民卫生出版社，1959.

[31] [明]徐彦纯. 玉机微义[M]. 刘洋，校注. 北京：中国医药科技出版社，2011.

[32] [明]鲁伯嗣. 婴童百问[M]. 北京：人民卫生出版社，1961.

[33] [明]戴原礼. 秘传证治要诀及类方[M]. 沈凤阁，点校. 北京：人民卫生出版社，1989.

[34] [明]胡濙. 卫生易简方[M]. 北京：人民卫生出版社，1984.

[35] [明]周文采. 医方选要[M]. 王道瑞，申好贞，焦增绵，点校. 北京：中国中医药出版社，1993.

[36] [明]彭用光. 原幼心法[M]. 王海丽，点校. 上海：上海科学技术出版社，2004.

[37] [明]虞抟. 苍生司命[M]. 王道瑞，申好真，校注. 北京：中国中医药出版社，2004.

[38] [明]虞抟. 医学正传[M]. 郭瑞华，马滍，王爱华，等，校注. 北京：中国古籍出版社，2002.

[39] [明]万密斋. 万氏家传保命歌括[M]. 罗田县万密斋医院，校注. 武汉：湖北科学技术出版社，1986.

[40] [明]徐春甫. 古今医统大全[M]. 崔仲平，王耀廷，主校. 北京：人民卫生出版社，1991.

[41] [明]楼英. 医学纲目[M]. 阿静，闫志安，牛久旺，校注. 北京：中国中医药出版社，1996.

[42] [明]龚信纂辑，龚廷贤续编，王肯堂订补. 古今医鉴[M]. 熊俊，校注. 北京：中国医药科技出版社，2014.

[43] [明]李时珍. 本草纲目[M]. 张守康，张向群，王国辰，等，主校. 北京：中国中医药出版社，1998.

[44] [明]龚廷贤. 种杏仙方[M]. 王志洁，点校. 北京：中医古籍出版社，1991.

[45] [明]孙一奎. 赤水玄珠[M]//凌天翼. 赤水玄珠全集. 北京：人民卫生出版社，1986.

[46] [明]龚廷贤. 万病回春[M]. 李秀芹，校注. 北京：中国中医药出版社，1998.

[47] [明]龚廷贤. 济世全书[M]//李世华，王育学. 龚廷贤医学全书. 北京：中国中医药出版社，1999.

[48] [明]龚廷贤. 云林神彀[M]//曹炳章. 中国医学大成：续集. 上海：上海科学技术出版社，2000.

[49] [明]龚廷贤. 鲁府禁方[M]. 张惠芳，伊广谦，点校. 北京：中国中医药出版社，1992.

[50] [明]王肯堂. 证治准绳[M]. 吴唯，刘敏，侯亚芬，校注. 北京：中国中医药出版社，1997.

[51] [明]龚廷贤. 小儿推命方脉活婴秘旨全书[M]//李世华，王育学. 龚廷贤医学全书. 北京：中国中医药出版社，1999.

[52] [明]陈文治. 诸证提纲[M]. 陈红专，张怀琼，编. 上海：上海科学技术出版社，2024.

[53] [朝鲜]许浚. 东医宝鉴[M]. 北京：人民卫生出版社，1982.

[54] [明]龚廷贤. 寿世保元[M]. 孙洽熙，徐淑凤，李艳梅，等，点校. 北京：中国中医药出版社，1993.

[55] [明]丁凤. 医方集宜[M]. 魏民，校注. 北京：中医古籍出版社，2017.

[56] [明]王大纶. 婴童类萃[M]. 北京：人民卫生出版社，1983.

[57] [明]张景岳. 类经[M]. 范志霞，校注. 北京：中国医药科技出版社，2011.

[58] [明]张景岳. 景岳全书[M]. 赵立勋，主校. 北京：人民卫生出版社，1991.

[59] [明]龚居中. 福寿丹书[M]. 广诗，点校. 北京：中医古籍出版社，1994.

[60] [明]李梴. 医学入门[M]. 金嫣莉，何源，乔占兵，等，校注. 北京：中国中医药出版社，1995.

[61] [明]倪朱谟. 本草汇言[M]. 戴慎，陈仁寿，虞舜，点校. 上海：上海科学技术出版社，2005.

[62] [明]缪希雍. 神农本草经疏[M]. 夏魁周，赵瑷，校注. 北京：中国中医药出版社，1997.

[63] [明]武之望. 济阳纲目[M]//苏礼. 武之望医学全书. 北京：中国中医药出版社，1999.

[64] [明]缪希雍. 本草单方[M]//任春荣. 缪希雍医学全书. 北京：中国中医药出版社，1999.

[65] [明]龚居中. 痰火点雪[M]. 傅国治，王庆文，点校. 北京：人民卫生出版社，1996.

[66] [明]孙文胤. 丹台玉案[M]. 竹剑平，欧春，金策，校注. 北京：中国中医药出版社，2016.

[67] [明]李中梓. 里中医案[M]//包来发. 李中梓医学全书. 北京：中国中医药出版社，1999.

[68] [明]李中梓. 医宗必读[M]. 顾宏平，校注. 北京：中国中医药出版社，1997.

[69] [明]秦昌遇. 幼科折衷[M]. 俞景茂，点校. 北京：中医古籍出版社，1990.

[70] [明]李中梓. 本草通玄[M]. 付先军，周扬，范磊，等，校注. 北京：中国中医药出版社，2015.

[71] [清]蒋示吉. 医宗说约[M]. 王道瑞，申好真，校注. 北京：中国中医药出版社，2004.

[72] [清]王梦兰. 秘方集验[M]. 王玉英，王作林，点校. 北京：中医古籍出版社，1990.

[73] [清]姚止庵. 素问经注节解[M]. 北京：人民卫生出版社，1963.

[74] [清]戴天章. 广瘟疫论[M]. 彭丽坤，陈仁寿，点校. 北京：中国中医药出版社，2009.

[75] [清]罗东逸. 内经博议[M]//裘庆元. 珍本医书集成：第 1 册. 上海：上海科学技术出版社，1985.

[76] [清]闵钺. 本草详节[M]. 张效霞，校注. 北京：中国中医药出版社，2015.

[77] [清]汪昂. 医方集解[M]. 鲍玉琴，杨德利，校注. 北京：中国中医药出版社，1997.

[78] [清]李用粹. 证治汇补[M]. 吴唯，校注. 北京：中国中医药出版社，1999.

[79] [清]李用粹著，唐玉书记录. 旧德堂医案[M]. 路波，董璐，焦振廉，校注. 北京：中国中医药出版社，2015.

[80] [清]冯兆张. 冯氏锦囊秘录[M]. 王新华，点校. 北京：人民卫生出版社，1998.

[81] [清]汪昂. 本草易读[M]. 吕广振，陶振岗，王海亭，等，点校. 北京：人民卫生出版社，1987.

[82] [清]张璐. 张氏医通[M]. 李静芳，建一，校注. 北京：中国中医药出版社，1995.

[83] [清]陈德求. 医学传灯[M]//裘庆元. 珍本医书集成：第 6 册. 上海：上海科学技术出版社，1985.

[84] [清]王道纯，汪兆元. 本草品汇精要续集[M]//刘文泰. 本草品汇精要. 上海：商务印书馆，1936.

[85] [明]秦昌遇，[清]秦之桢. 症因脉治[M]. 冷方南，王奇南，点校. 上海：上海科学技术出版社，1990.

[86] [清]钱峻. 经验丹方汇编[M]. 赵宝明，点校. 北京：中医古籍出版社，1988.

[87] [清]秦之桢. 伤寒大白[M]. 杨丽平，占永立，校注. 北京：中国中医药出版社，2012.

[88] [清]林之翰. 四诊抉微[M]. 北京：人民卫生出版社，1957.

[89] [清]王子接. 绛雪园古方选注[M]. 3 版. 李飞，武丹丹，黄琼磁，校注. 北京：中国中医药出版社，2007.

[90] [清]程国彭. 医学心悟[M]. 北京：中国中医药出版社，2019.

[91] [清]吴澄. 不居集[M]. 达美君，王荣根，孙炜华，等，校注. 北京：中国中医药出版社，2002.

[92] [清]叶天士. 类证普济本事方释义[M]. 张丽娟，林晶，点校. 北京：中国中医药出版社，2012.

[93] [清]叶天士. 叶选医衡[M]. 张明锐，刘连续，德学慧，等，校注. 北京：人民军医出版社，2012.

[94] [清]何梦瑶. 医碥[M]. 吴昌国，校注. 北京：中国中医药出版社，2009.

[95] [清]黄元御. 四圣心源[M]. 孙洽熙，校注. 北京：中国中医药出版社，2009.

[96] [清]黄元御. 长沙药解[M]. 北京：中国医药科技出版社，2017.

[97] [清]汪文绮. 杂症会心录[M]. 侯如艳，校注. 北京：中国医药科技出版社，2011.

[98] [清]黄元御. 玉楸药解[M]//黄元御医书全集：下册. 北京：中医古籍出版社，2016.

[99] [清]吴仪洛. 本草从新[M]. 陆拯，赵法新，陈明显，点校. 北京：中国中医药出版社，2013.

[100] [清]赵学敏. 串雅内编[M]//赵学敏，鲁照. 串雅全书. 北京：中国中医药出版社，1998.

[101] [清]吴仪洛. 成方切用[M]. 史欣德，整理. 北京：人民卫生出版社，2007.

[102] [清]严洁，施雯，洪炜. 得配本草[M]. 郑金生，整理. 北京：人民卫生出版社，2007.

[103] [宋]窦材辑，[清]胡珏参论. 扁鹊心书[M]. 李晓露，于振宣，点校. 北京：中医古籍出版社，1992.

[104] [清]尤怡. 金匮翼[M]. 2 版. 许有玲，校注. 北京：中国中医药出版社，2005.

[105] [清]黄宫绣. 本草求真[M]. 席与民，朱肇和，点校. 北京：人民卫生出版社，1987.

[106] [清]沈金鳌. 杂病源流犀烛[M]. 李占永，李晓林，校注. 北京：中国中医药出版社，1994.

[107] [清]沈金鳌. 幼科释谜[M]. 李晓林，刘宏，校注. 北京：中国中医药出版社，2009.

[108] [清]骆如龙. 幼科推拿秘书[M]. 冀翠敏，校注. 北京：中国医药科技出版社，2012.

[109] [清]杨璿. 伤寒瘟疫条辨[M]. 李玉清，校注. 北京：中国医药科技出版社，2011.

[110] [清]陈杰. 回生集[M]//裘庆元. 珍本医书集成：第9册. 上海：上海科学技术出版社，1985.

[111] [清]罗国纲. 罗氏会约医镜[M]. 王树鹏，姜钧文，朱辉，等，校注. 北京：中国中医药出版社，2015.

[112] [清]黄元御. 素灵微蕴[M]//黄元御医书全集：下册. 北京：中医古籍出版社，2016.

[113] [日本]丹波元简. 救急选方[M]. 北京：人民卫生出版社，1983.

[114] [清]陈修园. 时方妙用[M]. 杨护生，校注. 福州：福建科学技术出版社，2007.

[115] [日本]丹波元简. 金匮玉函要略辑义[M]//聿修堂医书选. 北京：人民卫生出版社，1983.

[116] [清]齐秉慧. 齐氏医案[M]. 2版. 姜兴俊，毕学琦，校注. 北京：中国中医药出版社，2008.

[117] [日本]丹波元简. 素问识[M]//聿修堂医书选. 北京：人民卫生出版社，1984.

[118] [清]陈修园. 医学实在易[M]. 北京：人民卫生出版社，1959.

[119] [清]李学川. 针灸逢源[M]. 孙洋，刘奇，校注. 北京：中国中医药出版社，2019.

[120] [清]虚白主人. 救生集[M]. 王力，秋晨，由昆，等，点校. 北京：中医古籍出版社，1994.

[121] [清]程杏轩. 医述[M]. 王乐匋，李明回，校订. 合肥：安徽科学技术出版社，1983.

[122] [清]何书田. 医学妙谛[M]//裘庆元. 三三医书：第2集. 北京：中国中医药出版社，1998.

[123] [清]喻嘉言. 喻选古方试验[M]//裘庆元. 珍本医书集成：第11册. 上海：上海科学技术出版社，1986.

[124] [清]杨时泰. 本草述钩元[M]. 上海：科技卫生出版社，1958.

[125] [清]叶天士. 景岳全书发挥[M]. 张丽娟，点校. 北京：中国中医药出版社，2012.

[126] [清]陈修园. 医学从众录[M]//林慧光. 陈修园医学全书. 北京：中国中医药出版社，1999.

[127] [清]鲍相璈. 验方新编[M]. 周光优，严肃云，禹新初，点校. 北京：人民卫生出版社，1990.

[128] [清]林佩琴. 类证治裁[M]. 刘荩文，主校. 北京：人民卫生出版社，1988.

[129] [清]吴亦鼎. 神灸经纶[M]. 邓宏勇，许吉，校注. 北京：中国中医药出版社，2015.

[130] [日本]丹波元坚. 杂病广要[M]//聿修堂医书选. 2版. 北京：人民卫生出版社，1983.

[131] [清]王孟英. 随息居饮食谱[M]. 聂伯纯，何玉秀，张志杰，点校. 北京：人民卫生出版社，1987.

[132] [清]吴师机. 理瀹骈文[M]. 步如一，张向群，阎莉莉，等，校注. 北京：中国中医药出版社，1995.

[133] [清]唐宗海. 医学见能[M]. 李融之，点校. 上海：上海科学技术出版社，1982.

[134] [清]王馥原. 医方简义[M]//裘庆元. 珍本医书集成：第9册. 上海：上海科学技术出版社，1985.

[135] [清]马氏. 大医马氏小儿脉珍科[M]. 童瑶，点校. 上海：上海科学技术出版社，2004.

[136] [清]杨和. 幼科折衷秘传真本[M]. 周铭心，点校. 上海：上海科学技术出版社，2004.

[137] [清]罗越峰. 疑难急症简方[M]//裘庆元. 珍本医书集成：第11册. 上海：上海科学技术出版社，1986.

[138] [清]庆云阁. 医学摘粹[M]. 彭静山，点校. 上海：上海科学技术出版社，1983.

[139] [清]汪必昌. 医阶辨证[M]//裘庆元. 医话医论秘本十五种：下册. 北京：中国中医药出版社，2019.

[140] [清]吴谦. 杂病心法要诀[M]//医宗金鉴：第6册. 北京：人民卫生出版社，1963.

[141] [清]周士祢. 婴儿论[M]. 江月斐，校注. 北京：中国中医药出版社，2015.

[142] [清]周学霆. 三指禅[M]. 周乐道，李家和，刘军，点校. 北京：中国中医药出版社，1992.

[143] [清]朱时进. 一见能医[M]. 陈熠，郑雪君，点校. 上海：上海科学技术出版社，2004.

[144] [清]王仲奇. 王仲奇医案[M]. 孙劲松，点校. 上海：上海科学技术出版社，2004.

[145] 国家技术监督局. 中医临床诊疗术语：疾病部分[S]. 北京：中国标准出版社，1997.

[146] 中医药学名词审定委员会. 中医药学名词[M]. 北京：科学出版社，2005.

[147] 李经纬，余瀛鳌，蔡景峰，等. 中医大辞典[M]. 北京：人民卫生出版社，2004.

（蔡永敏　张白雪　张圆圆　李星　陈玉飞）

第二章 病因病机

哆病的成因与发病机制较为复杂，历代医家在不同的历史时期对哮病病因病机的认识亦有所差异。梳理历代医家对哮病病因病机的认识及其发展演变过程，系统分析引发哮病的原因及其发病机制，对于哮病的预防、诊断、治疗具有重要意义。

第一节 文 献 辑 录

《黄帝内经素问·生气通天论》："因于暑，汗，烦则喘喝，静则多言。"[1]4

《黄帝内经素问·阴阳别论》："阴争于内，阳扰于外，魄汗未藏，四逆而起，起则熏肺，使人喘鸣。"[1]13

《黄帝内经素问·通评虚实论》："帝曰：乳子而病热，脉悬小者何如？岐伯曰：手足温则生，寒则死。帝曰：乳子中风热，喘鸣肩息者，脉何如？岐伯曰：喘鸣肩息者，脉实大也，缓则生，急则死。"[1]47

《黄帝内经素问·水热穴论》："故水病下为胕肿大腹，上为喘呼，不得卧者，标本俱病，故肺为喘呼，肾为水肿。"[1]91

《神农本草经》卷四："芫花 味辛，温。主咳逆上气，喉鸣，喘，咽肿短气，蛊毒，鬼疟，疝瘕，痈肿，杀虫鱼。"[2]86

汉·张仲景《金匮要略方论》卷上："肺痿肺痈咳嗽上气病脉证治第七……咳而上气，喉中水鸡声，射干麻黄汤主之。"[3]31

西晋·王叔和《脉经》卷九："平妇人病生死证第八……诊妇人生产，因中风、伤寒、热病，喘鸣而肩息，脉实大浮缓者，生；小急者，死。"[4]189-190

隋·杨上善《黄帝内经太素》卷十六："虚实脉诊……问曰：乳子中风病热者，喘鸣肩息者何如？答曰：喘鸣肩息者，脉实大也，缓则生，急则死。（乳子中风病热，气多血少，得脉缓，热宣泄，故生；得急，为寒不泄，故死也。）"[5]446

隋·巢元方《诸病源候论》卷十三："上气鸣息候 肺主于气，邪乘于肺，则肺胀，胀则肺管不利，不利则气道涩，故气上喘逆，鸣息不通。"[6]75

隋·巢元方《诸病源候论》卷十四："呷嗽候 呷嗽者，犹是咳嗽也。其胸膈痰饮多者，嗽则气动于痰，上搏喉咽之间，痰气相击，随嗽动息，呼呷有声，谓之呷嗽。其与咳嗽大体虽同，至于投药，则应加消痰破饮之物，以此为异耳。"[6]82

唐·孙思邈《备急千金要方》卷十七:"肺脏脉论第一……肩膺厚薄正竦则肺应之,正白色。小理者则肺小,小则少饮,不病喘喝;粗理者则肺大,大则虚,虚则寒,喘鸣多饮,善病胸喉痹,逆气。"[7]368

唐·王焘《外台秘要方》卷九:"呷咳方二首　《病源》呷咳者,犹是咳嗽也。其胸膈痰饮多者……呀呷有声,谓之呷咳。"[8]191

唐·王焘《外台秘要方》卷十:"肺痿方一十首……《删繁》疗虚寒喘鸣多饮,逆气呕吐。半夏肺痿汤方。"[8]206

宋·王怀隐《太平圣惠方》卷四十二:"治上气喉中作水鸡声诸方　夫肺主于气,若脏腑不和,肺气虚弱,风冷之气所乘,则胸满肺胀。胀则肺管不利,不利则肺道壅涩,则喘息不调,故令喉中作水鸡声也。"[9]39

宋·赵佶《圣济总录》卷六十五:"呷嗽论　论曰:呷嗽者,咳而胸中多痰,结于喉间,与气相击,随其呼吸,呀呷有声,故名呷嗽。宜调肺经,仍加消痰破饮之剂。……治肺感寒邪,咳嗽不已,呀呷喘闷,相引作声,胸膈痞满,不欲饮食,款冬花汤方。……治肺脏气积,喉中呷嗽不止,皆因肺脏虚损,致劳气相侵。或胃中冷,膈上热者,并宜服,紫菀杏仁煎方。"[10]693-694

宋·赵佶《圣济总录》卷六十七:"上气喉中如水鸡声　论曰:肺主气,上通于喉咙,肺经客寒,则喉咙不利,痰唾凝结,气道奔迫,喘息有声,如水鸡。"[10]714

宋·钱乙《钱氏小儿直诀》卷二:"咳嗽兼变症治(附喘嗽治验)……一小儿,母有哮病,因劳即发,儿饮其乳亦嗽。用六君子加桔梗、桑、杏,治其母,子常服数滴而愈。大凡乳下婴儿有疾,必调治其母为善。"[11]637-638

宋·王貺《全生指迷方》卷四:"喘证……若咳嗽咳逆,倚息喘急,鼻张,其人不得仰,咽中作水鸡声,时发时止,由惊忧之气蓄而不散,肺气郁,或因过饱劳伤,气上行而不能出于肺,复遇寒邪,肺寒则诸气收聚,气缓则息,有所触则发。"[12]95

宋·张锐《鸡峰普济方》卷一:"喘疾　凡喘证,世为危恶之疾。有病喘数十年,每发至危笃而复愈者。……内经曰:阴争于内,阳扰于外,魄汗未藏,四逆而起,起则熏肺,使人喘鸣。"[13]3

宋·张锐《鸡峰普济方》卷十一:"温肺丸　治肺挟寒,上气咳嗽,胃满短气,呕吐痰涎,喘鸣肩息,全不嗜食及寒毒哇嗽,咯唾脓血。"[13]106

南宋·刘昉《幼幼新书》卷十六:"咳嗽作呀呷声第四(鮯鮯附)《圣惠》:夫小儿嗽而呀呷作声者,由胸膈痰多,嗽动于痰上搏于咽喉之间,痰与气相击,随嗽动息,呀呷有声。其咳嗽大体虽同,至于治疗,则加消痰破饮之药,以此为异耳。茅先生:小儿生下有中鮯鮯嗽,周岁以上有此。因多吃盐、醋,热奔上胃致此。……《玉诀》小儿咳嗽鮯鮯候歌:咳嗽因风肺受寒,气伤咯血喘生涎。鮯鮯腑热因风盛,嗽喘无时卧不安。此候先治肺,后利膈下涎,如此治者,即无误也。《玉诀》小儿咳嗽鮯鮯候云:因肺感寒,宜贝母丸、油衮丸。(方并见后)《惠济》小儿鮯鮯候歌:鮯鮯推来肺热风,一回发作气相冲。得名奶鮯为初候,龟背龟胸恐起峰。口闭不言涎作响,一冲双目柘黄同。……《圣惠》治小儿咳嗽,心胸痰壅攻咽喉,作呀呷声。射干散方。……《圣惠》治小儿心胸痰壅,咳嗽,咽喉不利,常作呀呷声。蝉壳散方。……《圣惠》治小儿肺脏热多,咳嗽喘急,喉中作呀呷声,宜服郁李仁丸方……《吉氏家传》治奶鮯鮯方,天竺黄,蚌粉(炒),上件等分研匀,蜜调,涂奶头与吃。"[14]601-606

南宋·刘昉《幼幼新书》卷十六:"伤风嗽第七……张涣菖蒲煎方　治小儿肺中风邪,喘鸣肩息。"[14]608

南宋·刘昉《幼幼新书》卷十九:"风热第四　《素问》通评虚实论:帝曰:乳子而病热,

脉细小者何如？岐伯曰：手足温则生，寒则死。乳子中风热，喘鸣肩息者，脉何如？岐伯曰：喘鸣肩息者，脉实大也。缓则生，急则死。《圣惠》论：夫小儿心肺壅滞，内有积热。因母解脱，风邪伤于皮毛，入于脏腑，则令恶风壮热。胸膈烦闷，目涩多渴，故曰风热也。"[14]708

宋代《小儿卫生总微论方》卷十四："咳嗽论（附痰饮上气）……菖蒲煎，治肺中风邪。肩息喘鸣。或发咳嗽。"[15]401

宋·杨士瀛《仁斋直指方论（附补遗）》卷八："喘嗽……附诸方　苏沉九宝汤（《简易方》）治老人小儿素有喘疾，遇寒暄不常，发则连绵不已，咳嗽哮吼，夜不得睡。"[16]294

元·许国桢《御药院方》卷十一："治小儿诸疾门……菖蒲煎丸　治小儿肺气壅实，咳嗽痰涎，喘鸣肩息。"[17]230

元·曾世荣《活幼心书》卷中："咳嗽十一　咳嗽者，固有数类，但分冷热虚实，随证疏解。初中时，未有不因感冒而伤于肺。……《经》云：喘急多因气有余，盖肺主气故也。虚冷者，投枳实汤，水姜煎，并如意膏、补肺散、坎离汤自效。此肺虚感风，气不升降，致有是证。及用定喘饮常验，不拘冷热皆可服。涎壅失音，二圣散主之。齁齁一证，郭氏曰：小儿此疾，本因暑湿所侵，未经发散，邪传心肺，壅而为热，有热生风，有风生痰，痰实不化，因循日久，结为顽块，丸如豆粒，遂成痰母。细推其原，或啼哭未休，遽与乳食，或饲以酸咸，气郁不利，致令生痰；或节令变迁，风寒暑湿侵袭，或堕水中，水入口鼻，传之于肺，故痰母发动，而风随之，风痰潮紧，气促而喘，乃成痼疾。"[18]33-35

元末·危亦林《世医得效方》卷一："和解……参苏饮……气盛或气虚人，痰气上壅，咽喉不利，哮呷有声，气息短急，上盛下虚，加木瓜半钱，北五味子五粒，干桑白皮七寸。"[19]23

元·朱丹溪《脉因证治》卷上："（二十七）喘（附哮）……哮【因】哮喘主于内，痰宜吐之。【治】哮积丹　鸡子略敲不损膜，浸尿缸内四五日夜，吃之有效。盖鸡子能去风痰。萝卜子丸，姜汤送下妙。"[20]67

元·朱丹溪《丹溪治法心要》卷二："哮（第二十一）哮专主乎痰，宜吐法。亦有虚而不可吐者。治哮必须薄滋味专主乎痰，必用大吐，吐药中多用醋，不可全用凉药，必带表散，此寒包热也。……治哮积方……盖鸡子能去风痰也。"[21]47-48

元·朱丹溪《丹溪秘传方诀》卷二："哮　专主于痰，宜吐法。治哮必用薄滋味，不可纯用凉药，必带表散。"[22]185

宋·陈素庵《陈素庵妇科补解》卷三："妊娠喘急胁痛方论　【全书】妊娠喘急，两胁刺痛，胸膈胀满者，因受孕后血气虚羸，或风寒伤肺，或怒郁伤肝，或生冷伤胃。……【补按】如旧有哮症，因寒则发，因劳伤则发。重者，宜补虚药中加理气之药佐之，人参、木香、甘草、橘红、杏仁、白豆蔻皆可酌用。"[23]157-158

明·徐彦纯《本草发挥》卷三："米谷部……酒……为失明，为哮喘，为劳嗽，为癫痫，为难名之病。倘非具眼，未易处治，可不谨乎！"[24]94

明·朱橚《普济方》卷二十六："总论……肩膺厚薄正疏则肺应之，正白色小理者则肺小，小则少饮，不病喘喝。粗理者则肺大，大则虚，虚则寒，喘鸣，多饮善病。胸喉痹逆气。"[25]664

明·朱橚《普济方》卷二十七："肺痿（附论）……半夏肺痿汤　疗虚寒喘鸣多饮，逆气呕吐。"[25]712

明·朱橚《普济方》卷一百六十："呷嗽（附论）夫气者肺之所主。若肺虚为风冷搏。则经络否涩。气道不利。嗽而作声也。此由肺气不足。上焦壅滞。痰饮留结。在于胸腹不能消散。嗽则气动于痰。上搏咽喉之间。痰与气相击。随嗽动息。故呀呷有声也。宜调肺经加消痰破饮之剂。方　紫菀杏仁煎　治肺脏气积。喉中呷嗽不止。皆因虚损肺脏。致劳气相侵。……前胡散

'出圣惠方'治痰嗽胸中痰滞。喉中作呀呷声。……款冬花汤'出圣惠方'治肺感寒邪。咳嗽不已。呀呷喘闷。痰饮作声。胸膈痞满。不欲饮食。"[25]1812-1813

明·朱橚《普济方》卷一百六十三："喘门总论……菖蒲煎 治肺中风。喘鸣肩息。"[25]1877

明·朱橚《普济方》卷一百六十三："喘嗽（附论）夫五脏者。皆禀于肺。若肺气虚。为风冷所乘。使经络否涩。气不宣通。则肺壅胀。气逆则心胸满塞。故令咳嗽喘急也。夫肺为五脏六腑之华盖。主行气于皮毛。形寒饮冷。则伤于肺。肺一受邪。安能统摄诸气。气乱胸中。而疾生焉。重则为喘。轻则为嗽。喘之为病。由痰实而气不散。上激咽喉。哮呷作声。……九宝汤（出澹寮方）治老人小儿妇人室女。素有喘疾。过寒暄不常。发则连绵不已。喘嗽哮吼。夜不得眠。"[25]1884, 1897

明·朱橚《普济方》卷一百六十三："哮呴（附论） 夫哮呴嗽者。一名齁䶎。涎在咽喉间。令人喘嗽不宁。甚者摇身滚肚。上气喘急。头汗身冷。或时发作。多由饮冷水及惊恐所致也。"[25]1900

明·朱橚《普济方》卷一百八十四："上气喉中如水鸡声（附论）夫肺主气。上通于喉咙。寒客肺经。则喉咙不利。痰唾凝结。气道迫促。喘息有声。声如鸡也。"[25]2365

明·周文采《医方选要》卷三："咳嗽门……苏沈九宝汤 治老人小儿素有喘疾，遇寒暄不常，发则连绵不已，咳嗽哮吼，夜不得睡。"[26]71

明·虞抟《医学正传》卷二："哮喘论……大抵哮以声响名，喘以气息言。夫喘促喉中如水鸡声者，谓之哮；………哮专主于痰，宜用吐法。亦有虚而不可吐者，谨之。"[27]115-116

明·徐春甫《古今医统大全》卷四十四："呴嗽 巢氏曰：呴嗽者，犹咳嗽也。其胸膈痰饮多者，嗽则气动于痰，上搏咽喉之间，痰气相搏，随嗽动息，呼呴有声，谓之呴嗽。"[28]1275

明·孙笙《医学权舆》："中风大率生乎痰……哮证主肺由于痰，吐法施之当自安。"[29]634

明·陈嘉谟《本草蒙筌》卷五："酒……丹溪亦曰：……肺受贼邪，金体大燥，寒凉恣饮，热郁于中，肺气得之，尤大伤耗。……其久也病深……为失明，为哮喘，为劳嗽。"[30]285

明·楼英《医学纲目》卷二十七："喘 〔丹〕……治哮专主于痰，宜吐法，不可用凉药，必带表散。……〔丹〕紫金丹治哮喘遇冷发者用之。……哮喘遇冷则发者有二证。其一属中外皆寒。……其二属寒包热。治法乃仲景、丹溪用越婢加半夏汤等发表诸方之类，及预于八九月未寒之时，先用大承气汤下其热，至冬寒时无热可包，自不发者是也。〔丹〕清金丹治哮嗽遇厚味发者用之。"[31]601, 604

明·楼英《医学纲目》卷三十九："喘……〔《素》〕帝曰：乳子中风热，喘鸣肩息者，脉何如？岐伯曰：喘鸣肩息者，脉实大也，缓则生，急则死。（通评虚实论）"[31]888

明·吴正伦《脉症治方·春严医案》："案二十八 一妇人年三十余，患哮喘咳嗽，气急痰壅，昼夜不能卧，一年发三五次遇寒愈甚。"[32]185

明·李时珍《本草纲目》卷十六："半边莲（《纲目》）……又治寒齁气喘，及疟疾寒热，同雄黄各二钱，捣泥，碗内覆之，待色青，以饭丸梧子大。"[33]480

明·李时珍《本草纲目》卷十七："醉鱼草（《纲目》）……【主治】痰饮成齁，遇寒便发，取花研末，和米粉作果，炙熟食之，即效。（时珍）。"[33]526

明·李时珍《本草纲目》卷二十五："红曲（丹溪补遗）……〔瑞曰〕：酿酒则辛热，有小毒，发肠风痔瘘、脚气、哮喘痰嗽诸疾。"[33]658

明·李时珍《本草纲目》卷二十五："酒……其久也病深，或消渴，或内疽，或肺痿，或鼓胀，或失明，或哮喘，或劳瘵。"[33]662

明·叶廷器《世医通变要法》卷上："哮病三十四 夫哮者，邪气伏藏，痰涎浮涌，呼吸不得，气促喘急，填塞肺脘，激乱争鸣，如鼎之沸，而喘之形具矣。"[34]59

明·薛铠等《保婴撮要》卷六："咳嗽……一小儿有哮病，其母遇劳即发，儿饮其乳亦嗽。"[35]144

明·龚廷贤《种杏仙方》卷一："哮吼哮吼肺窍积寒痰，令人齁喘起居难。豁痰降火加调理，不遇良医病不安。……一方 治哮吼。用鸡子一个……盖鸡子能去风痰。一方 治厚味发者。"[36]13

明·孙一奎《赤水玄珠》卷七："哮门……丹溪曰：哮喘必用薄滋味，专主于痰，宜大吐，不用凉药，须常带表散，此寒包热也。亦有虚而不可吐者。哮喘遇冷则发者有二：其一属中外皆寒者……其二属寒包热……食积痰壅，哮喘咳嗽，清金丹。遇厚味发者用之。"[37]309

明·孙一奎《赤水玄珠》卷二十六："明治哮 哮发之原有三：有因惊风之后而得者，由治惊不调气，故痰不尽撤去；有感风寒而得者；有食咸酸呛喉而得者。然皆不外乎利肺、调气、豁痰六字也。麻黄杏子草膏汤治伤寒发汗后，不可更行桂枝汤，汗出而喘，无大热者。及下后而喘。……苏合香丸，治哮、调气、豁痰极效。治惊风后而得者尤佳。大效雄珠化痰丸治因惊后哮喘，逆触心肺，气急口张，虚烦神困。……九宝汤大人、小儿素有喘急，遇寒暄不常，发则连绵不已。哮喘咳嗽，夜不得卧。"[37]963

明·孙一奎《赤水玄珠》卷二十六："哮喘辨 孙仲子泰来曰：哮之与喘，极须分别。疑似之间，虚实攸系，非细务也。夫哮以声响名，喉中痰盛，胶塞肺窍，气道塞滞，呼吸不畅，喉中如水鸡之声，故气高而喘，心热而烦，抬其肩，撷其项，不能屈体而拾物，贴席而伏枕也。原其痰火内郁，外被风寒，束其皮腠，肺气为之不利，皆上壅胸喉。"[37]963

明·吴昆《医方考》卷二："哮喘门第十六 叙曰：膈有胶固之痰，外有非时之感，内有壅塞之气，然后令人哮喘。"[38]138

明·吴昆《医方考》卷二："麻黄汤……肺部原有风痰，背腧复感寒邪而成哮喘者，此方主之。背腧者，背间之腧穴，主输脏气者也。一受风寒，则脏气为寒邪所闭，不得宣越，故作哮喘。"[38]139

明·吴昆《医方考》卷二："定喘汤……肺虚感寒，气逆膈热，作哮喘者，此方主之。"[38]140

明·张浩《仁术便览》卷二："咳嗽……苏沉九宝汤 治老幼素有喘急，遇寒暄不常，发则连绵不已，咳嗽哮吼，夜不得安。"[39]104

明·龚廷贤《万病回春》卷二："痰饮……竹沥化痰丸 上可取上之湿痰，下可取肠胃之积痰。一名导痰小胃丹。……一哮吼，乃痰火在膈上，临卧姜汤下二十五丸，每夜服一次，久服自效。"[40]115-116

明·龚廷贤《万病回春》卷二："哮吼 专主于痰，宜用吐法，亦有虚而不可吐者。……哮吼者，肺窍中有痰气也。……紫金丹 凡遇天气欲作雨便发齁喘，甚至坐卧不得，饮食不进，此乃肺窍中积有冷痰，乘天阴寒气从背、口、鼻而入，则肺胀作声。此病有苦至终身者，亦有子母相传者。……治吼积方 用鸡子一个……盖鸡子能去风痰。青金丸 治哮喘，用厚味发者用之。"[40]126-127

明·龚廷贤《云林神彀》卷一："哮吼 哮吼即齁喘，肺窍积寒痰，有至终身者，仙方可拔根。"[41]67

明·江瓘《名医类案》："一富儿厚味发哮喘，以萝卜子淘净蒸熟晒干为末，姜汁蒸饼为丸（即清金丹），每服三十丸，津咽下。"[42]337

明·吴昆《素问吴注》卷二："阴阳别论七……阴争于内，阳扰于外，魄汗未藏，四逆而起，起则熏肺，使人喘鸣。'此言阴阳不和之害。阴争于内，五脏之阴争于内也。阳扰于外，六经之阳扰于外也。争，为五阴克贼，扰，为六阳败绝。故有形之汗未得收藏，四肢逆冷随时而起。四逆起则诸阳陷入阴中而熏肺，使人喘急而鸣，此阴阳离绝，垂死之征也'。"[43]225-226

明·吴昆《素问吴注》卷八："通评虚实论二十八……帝曰：乳子中风热，喘鸣肩息者，脉何如？岐伯曰：喘鸣肩息者，脉实大也，缓则生，急则死。'缓为有胃气，故生。急为真脏脉，故死'。"[43]279

明·杨继洲《针灸大成》卷九："治症总要……〔第七十九〕哮吼嗽喘……问曰：此症从何而得？答曰：皆因好饮热酸鱼腥之物，及有风邪痰饮之类，串入肺中，怒气伤肝，乘此怒气，食物不化，醉酒行房，不能节约。此亦非一也，有水哮，饮水则发；有气哮，怒气所感，寒邪相搏，痰饮壅满则发；咸哮，则食咸物发；或食炙爆之物则发，医当用意推详。小儿此症尤多。"[44]351

明·王肯堂《证治准绳·幼科》集之九："喘　《素问》通评虚实论　帝曰：乳子中风热，喘鸣肩息者，脉何如？岐伯曰：喘鸣肩息者，脉实大也，缓则生，急则死。"[45]1721

明·王肯堂《证治准绳·杂病》第二册："咳嗽……咸物所伤，哮嗽不止，用白面二钱，砂糖二钱，通搜和，用糖饼灰汁捻作饼子。"[46]76-78

明·王肯堂《证治准绳·杂病》第二册："喘……《阴阳别论篇》谓：阴争于内，阳扰于外，魄汗未藏，四逆而起，起则熏肺，使人喘鸣。又二阳之病发心脾，传为息贲，死不治。注云：息奔者，喘息而上奔，脾胃肠肺及心、互相传克故死。"[46]79-80

明·王肯堂《证治准绳·杂病》第二册："哮　与喘相类，但不似喘开口出气之多。如《圣济总录》有名呷嗽者是也。以胸中多痰，结于喉间，与气相系，随其呼吸，呀呷于喉中作声。呷者口开，呀者口闭，乃开口闭口尽有其声。盖喉咙者，呼吸之气出入之门也。会厌者，声音之户也。悬雍者，声之关也。呼吸本无声，胸中之痰随气上升，沾结于喉咙及于会厌悬雍，故气出入不得快利，与痰引逆相击而作声也。是痰得之食味咸酸太过，因积成热，由来远矣，故胶如漆粘于肺系。特哮出喉间之痰去，则声稍息，若味不节，其胸中未尽之痰，复与新味相结，哮必更作，此其候矣。丹溪云：哮主于痰，宜吐法。治哮必用薄滋味，不可纯作凉药，必带表散。……盖鸡子能去风痰。……哮喘遇冷则发者有二证：其一属中外皆寒，治法乃东垣参苏温肺汤，调中益气加茱萸汤，及紫金丹劫寒痰者是也。其二属寒包热……遇厚味即发者，清金丹主之。"[46]84

明·丁凤《医方集宜》卷四："喘门　病源　有寒，有火，有痰，阴虚，气虚。……其或风邪浸肺，久而不散，盐酸伤肺，因而不解，而为齁喘者亦有之，呜呼！可不慎哉！"[47]190-191

明·李梴《医学入门》卷首："世医……祝仲宁　号橘泉，四明人。世为医家，至公益精，永乐初被召。治小儿八岁哮喘不得卧，喉中声如拽锯，用泻火清气之剂而愈。或云：小儿无火。公曰：人有老稚，诸气膹郁，肺火之发则同。"[48]22

明·李梴《医学入门》卷四："痰类……哮　即痰喘甚，而常发者。哮促喉中痰作声，吐法必须量体行；……挟水挟寒须带表，水哮者，因幼时被水，停蓄于肺为痰，宜金沸草散、小青龙汤倍防己，或古葶枣散、导水丸。有寒包热者，麻黄汤加桔梗、紫苏、半夏、黄芩。有风痰者，千缗汤，或用鸡子一枚。"[48]390

明·赵献可《邯郸遗稿》卷四："产后……产后哮喘，遇产而发者，宜以宁肺汤治之。"[49]68

明·倪朱谟《本草汇言》卷二："白豆蔻……凡冷气哮喘（汤济庵稿），痰饮无时，或宿食停中……翳脉遮睛诸证，皆脾肺二脏之气，寒郁不和之故也。"[50]109

明·倪朱谟《本草汇言》卷三："麻黄……若瘖疹之隐见不明，恶疮之内陷不透，哮喘之壅闭不通，产乳之阻滞不行等证，悉用麻黄，累累奏效。……治冬夏冷哮痰喘。"[50]233

明·倪朱谟《本草汇言》卷七："石胡荽……集方（《集简方》）治寒痰齁喘。用野园石胡荽研汁，和白酒服，即住。"[50]497

明·倪朱谟《本草汇言》卷九："巴豆……如留饮痰癖，死血败脓，蛊毒飞尸鬼疰，休息结痢，寒痰哮喘，及一切生冷、鱼面、油腻、水果积聚，虫积，或水肿大腹，寒疝，死胎，痞结，症瘕诸证，下咽即行。"[50]614

明·倪朱谟《本草汇言》卷十二："白石英……治形寒饮冷，肺气冲逆，作咳作喘，或为哮呛，或为冷怯。"[50]757

明·倪朱谟《本草汇言》卷十二："砒石……如齁喘之病，因肺有伏积冷涎，或触冒寒暑风湿之邪即发，或遇怒气劳伤即发，或值饥饱失度即发，少用一二厘，温汤调服，伏涎顿开，故齁喘可除。"[50]809

明·倪朱谟《本草汇言》卷十四："淡豆豉……《方脉正宗》：治痰积齁喘。"[50]879

明·倪朱谟《本草汇言》卷十四："酒……为失明，为哮喘，为劳瘵，为癫痫，为痔漏，为诸难以名状之病矣。"[50]892

明·张景岳《景岳全书》卷十九："实喘证治（共七条）……喘有夙根，遇寒即发，或遇劳即发者，亦名哮喘，未发时以扶正气为主，既发时以攻邪气为主。"[51]428

明·张景岳《景岳全书》卷五十六："散阵……《简易》苏陈九宝汤 治老人小儿素有喘急，遇寒暄不常，发则连绵不已，咳嗽哮吼，夜不得卧。"[51]1499

明·张景岳《类经》卷十三："阴阳发病（素问·阴阳别论）……阴争于内，阳扰于外，魄汗未藏，四逆而起，起则熏肺，使人喘鸣。（此兼表里以言阴阳之害也。表里不和，则或为脏病，阴争于内也。或为经病，阳扰于外也。然或表或里，皆干于肺。盖肺主气，外合于皮毛，内为五脏六腑之长。魄汗未藏者，表不固也。四逆而起者，阳内竭也。甚至正不胜邪，则上熏及肺，令人气喘声鸣。此以营卫下竭，孤阳独浮，其不能免矣。）"[52]218

明·张景岳《类经》卷十五："乳子病热死生（《素问·通评虚实论》附：乳子脉辨）……帝曰：乳子中风热，喘鸣肩息者，脉何如？岐伯曰：喘鸣肩息者，脉实大也，缓则生，急则死。（此言小儿之外感也。风热中于阳分，为喘鸣肩息者，脉当实大。但大而缓，则胃气存，邪渐退，故生；实而急，则真脏见，病日进，故死。愚按：此二节之义，可见古人之诊小儿者，未尝不重在脉也。即虽初脱胞胎，亦自有脉可辨。）"[52]278

明·武之望《济阳纲目》卷二十四："治五饮方……导痰小胃丹 最能化痰，化癖，化积，治中风眩晕，喉痹，头风哮吼等证，上可取膈上之湿痰，下可利肠胃之积痰，极有神效。……哮吼乃痰在膈上，临卧姜汤下二十五丸，每夜一次。喉痹肿痛，食后白汤下。"[53]618

明·武之望《济阳纲目》卷二十八："治感冒咳嗽方……苏陈九宝饮 治老人小儿素有喘急，遇寒暄不常，发则连绵不已，咳嗽哮吼，夜不能眠。……款冬花散 治肺感寒邪，咳嗽喘满，胸胁烦闷，痰涎壅盛，喉中哮喘，鼻塞流涕，咽喉肿痛。"[53]657

明·武之望《济阳纲目》卷三十一："喘急……吴氏曰：膈有胶固之痰，外有非时之感，内有壅塞之气，然后令人哮喘。……声粗为哮，外感有余之疾也，宜用表药。……素问阴阳别论云：阴争于内，阳扰于外，魄汗未藏，四逆而起，起则熏肺，使人喘鸣。逆调论云，起居如故而息为音者，此肺之络脉逆也。络脉不得随经上下。故留经而不行，络脉之病人也微，故起居如故而息有音也。"[53]679

明·武之望《济阳纲目》卷三十二："哮吼 论 哮吼，即痰喘甚而常发者，如水鸡之声，牵引背胸，气不得息，坐卧不安，或肺胀胸满，或恶寒肢冷。病者夙有此根，又因感寒作劳气恼，一时暴发，轻者三五日而安，重者半月，或一月而愈。……李氏曰……水哮者，因幼时被水停蓄于肺为痰。……有寒包热者，麻黄汤加枳壳、桔梗、紫苏、半夏、黄芩。有风痰者，千缗汤，或用鸡子一枚。……或曰，哮吼者，肺窍中有痰气也。荫按：肺主气，气从肺出，肺窍中有痰封闭，使气不得出，故冲而有声，为哮吼。"[53]687

明·孙志宏《简明医毂》卷四："哮吼 始因风寒伤肺，变生痰饮，复遇外邪闭塞，滞痰郁气不舒，是证作矣。有因咸酸致伤，实人宜吐痰，忌生冷厚味，药忌寒凉。"[54]216

明·龚居中《痰火点雪》卷四："戒酗酒……盖酒之为性，慓悍升浮，气必随之，痰郁于上，溺涩于下，渴必恣饮寒凉，其热内郁，肺气大伤，轻则咳嗽齁喘，重则肺痿痨瘵。"[55]103

明·孙文胤《丹台玉案》卷四："咳嗽门……寒痰嗽者得于秋冬之交，或为冷雨所淋，或为冷风所侵，或露卧星月，或寒天入水所致，其嗽必哮喘，而或肩背觉寒，得热汤饮之则缓者是也。……附哮 哮者，即痰喘也。甚而常发者。喉中有水鸡声，牵引胸背是也。"[56]175

明·李中梓《医宗必读》卷九："分条治咳法……食咸哮嗽，白面二钱，砂糖二钱，糖饼灰汁捻作饼子。"[57]357

明·李中梓《医宗必读》卷九："喘……哮者与喘相类，但不似喘开口出气之多，而有呀呷之音。呷者口开，呀者口闭，开口闭口，尽有音声。呷呀二音，合成哮字，以痰结喉间，与气相击，故呷呀作声。三证极当详辨。……别有哮证，似喘而非，呼吸有声，呀呷不已，良由痰火郁于内，风寒束于外；或因坐卧寒湿，或因酸咸过食，或因积火熏蒸，病根深久，难以卒除。"[57]362-364

明·李中梓《医宗必读》卷九："医案……文学顾明华，十年哮嗽，百药无功，诊其两寸数而涩，余曰：涩者，痰火风寒，久久盘据，根深蒂固矣。"[57]366

明·王肯堂《医镜》卷四："咳嗽 小儿咳嗽……感寒而嗽者，洒淅恶寒，哮喘不宁，至冬月即发者是也。凡此症与大人无甚异，而所感略有不同，大人兼七情所伤，或任劳嗜酒，而小儿无是，是以不能无少异耳。"[58]160

明·戴原礼《秘传证治要诀及类方》卷六："哮喘 喘气之病 哮吼如水鸡之声，牵引胸背，气不得息，坐卧不安，此谓嗽而气喘。或宿有此根，如遇寒暄则发，一时暴感，并于前嗽药中加桑白皮，仍吞养正丹，间进青金丹。风寒喘嗽，宜九宝汤。"[59]96

明·龚廷贤《济世全书》卷二："哮吼 凡天欲作雨便齁喘，甚至坐卧不得，饮食不进，此乃肺窍中积有冷痰，乘天阴寒气从背、口鼻而入则肺胀作声，此病有苦至终身者，亦有子母相传者，每发即服，不过七八次，觉痰腥臭白色吐出，是绝其根矣。此方殊效。……苏沉九宝汤治素有喘，急遇寒暄不常，发则不已，哮吼夜不得睡。……玉髓丹治痰火上涌或流入四肢，结聚胸背，或痰嗽或头目不清，或年久齁嗽喘吼。……一女子因食盐、虾过多，遂得齁喘之疾，乳食不进。……治喘气哮吼，上喘不休，或是盐迷水束肺窍，俗谓遣气病。"[60]891-892

明·龚廷贤《寿世保元》卷三："哮吼……一论人素有喘急，遇寒暄不常，发则哮吼不已，夜不能睡者，用此。苏沉九宝汤……一论喘气哮吼，上喘不休，或是盐伐水伐肺窍，俗谓之喘气病。……一论凡遇天气欲作雨者，便发齁喘，甚至坐卧不得，饮食不进，此乃肺窍中积有冷痰，乘天阴寒，气从背自鼻而入，则肺胀作声。此病有苦至终身者，亦有子母相作者，每发叫即服，不过七八次，觉痰腥臭，吐出白色，是绝其根也，用此方。紫金丹……一人，哮吼十数年，发则上气喘促，咳嗽吐痰，自汗，四肢发冷，六脉沉细，此气虚脾弱。……一人，自幼患哮吼之病。每逢寒即发。发则上气喘急。"[61]143-146

明·皇甫中《明医指掌》卷三："喘证九……哮喘者，内有痰热，而寒包之，必须薄滋味。"[62]79

明·李中梓《里中医案·顾明华哮喘》："文学顾明华，十年哮喘，遍治无功。余曰：两寸俱涩，馀部俱实。涩者痰凝之象，实者气壅之征。非吐利交行，则根深蒂固之痰，何能去耶？于是半载之间，吐五次而下七次，更以补中之剂加鸡子、秋石，期年而愈。王邃初哮喘王邃初，老于经商，患哮喘者二十年。舟次谈及，余谓年望六十难治，及诊脉尚有神，右寸浮滑，是风痰胶固于太阴之经。"[63]770

明·刘全德《考证病源·二陈汤加减歌》："二陈橘半茯苓草……诸痫肿块共喘哮，皆缘痰积气难调。胆星苏实黄连朴，定喘麻黄杏石膏。"[64]85

明·鲁伯嗣《婴童百问》卷十："齁鼽第九十一问 圣济论齁鼽证、肺经受风寒，因咳嗽，肺停冷血生痰，致使腑脏有热，睡卧不安，故成齁鼽，咽喉间如拽锯之声。……若见齁鼽如瘕证，喉间若拽锯声者，乃肺感风邪，上气喘急，面唇青色，项下有深凹陷，痰涎粘如胶漆，口生腥臭，恶气舌缩者、皆不可治也。"[65]129

明·缪希雍《神农本草经疏》卷一："论痰饮药宜分治 夫痰之生也，其由非一。……由于风寒郁闭，热气在肺，而成痰嗽齁喘，病亦在肺。"[66]14

明·缪希雍《神农本草经疏》卷二："五脏六腑虚实门……齁喘属肺虚有热，因而痰壅。……【宜】降气，消痰，辛凉，甘寒，苦平。"[66]23

明·缪希雍《本草单方》卷三："喘……《医说》寒痰齁喘。野园荽研汁，和酒服，即住。……《经验方》痰齁发喘。猫头骨烧灰，酒服三钱，便止。《医学正传》齁喘痰促，遇厚味即发者。……《医学集成》年深哮喘。鸡子略敲损，浸尿缸中三四日，煮食。能去风痰。"[67]399

明·彭用光《原幼心法》卷上："原幼论证诗七十一首 观形气 观形观气要精通，禀受元来自不同，细察盈亏明部分，随机用药见奇功。……齁鼽，孩儿齁鼽为啼时，食以酸咸又乳之，或自肺经伤水湿，冷热结聚是为之。"[68]47, 54

明·秦昌遇《幼科医验》卷下："咳嗽……（案4）一童，哮喘已六七年，每遇劳力或感寒、食咸，便痰鸣气喘。定后方发时服。"[69]80

明·秦昌遇《幼科医验》卷下："天哮 天哮乃天气不正，乍寒乍热，小儿感之，遂眼胞浮肿，咳嗽则眼泪、鼻涕涟涟，或乳食俱出者是也。……（案1）一女，天哮，因感冒风邪而起，以致喘咳不已，又多食酸味，嗽愈甚，其气上不能升，下不能降。痰涎壅遏，且善饮食。脾不运化精微，停滞于胸，化而为痰。……（案2）一儿，疟后天哮，又兼腹实发泻，面肿少食。皆脾虚之征也。……（案4）一儿，感冒风邪，肺气不清，已成天哮，三四日即愈。至七八日复感风邪，遂鼻流清涕不已。……（案5）一儿，天哮，嗽月余矣。遇嗽则口鼻出血，因吊动痰火，火泛血上也。……（案7）一儿天哮，甚则吊吐鼻血。此风气传染，气逆上冲。……（案9）一儿，哮喘半月，时常痰涎壅塞，如惊风状，此肺经气逆所致。……（案10）一儿，向患哮喘，每遇风寒或食咸味，辄喘促不休。先进顺气消痰，再议补肺。"[69]84-88

明·秦昌遇《幼科医验》卷下："肿胀……（案10）一儿，向有积热哮喘，触之即发。前患疟疾，月余方愈，然脾气已损，以致遍身浮肿，哮喘频发不得卧，食则稍可。此虚火炎上之征。"[69]119

明·秦昌遇《幼科折衷》卷上："喘症……河间曰：……大抵哮以声响名，喘以气息言，促以气短论也。夫喘促喉中如水鸡声者谓之哮，气促而连续不能以息者谓之喘，虽然，未有不由痰火内郁、风寒外来而致者。……又有哮吼喘者，喉间如拽锯之声，可服梅花饮子。其食盐酸而喘者，啖之以生豆腐。有热者治之以清凉定喘之剂。"[70]51-52

明·秦昌遇《幼科折衷》卷上："附：齁鼽 总括 小儿齁鼽为啼时，食以酸咸又乳之，因是肺经伤水湿，风痰结聚早为医，诸病原来有药方，惟愁齁鼽最难当。……齁鼽一症，本为寒湿所浸，未经发散，邪传心肺，变而为热。有热生风，有风生痰，痰结不化，因循日久，成为软块，圆如豆粒，遂成痰母。推本其原，或啼哭未休，遽与乳食，或食以酸咸，气郁不利，致令生痰，或节令变迁，风寒暑湿袭之，或堕水中，水入鼻口，传之于肺，故痰发而风随之，风痰潮紧，气促而喘，乃成痼疾。"[70]53

明·盛寅《医经秘旨》卷上："治病必求其本……至于哮，则素有之痰火，为风寒所束而发，但看其人之强弱，用药轻重可耳！"[71]4

明·孙一奎《医旨绪余》卷上："哮　生生子曰：丹溪云：哮者，专主于痰，宜用吐法。……其间亦有自童幼时，被酸咸之味，或伤脾，或抢肺，以致痰积气道，积久生热，妨碍升降，而成哮症。一遇风寒即发，缘肺合皮毛，风寒外束，弗得发越，内热壅郁，新痰复生，因新痰而致旧痰并作也。……有饮食厚味伤脾，不能运化而发者，脾伤则津液不得布散而生痰涎，壅塞经隧，肺气为之不利，则胸满腹痛，盗汗潮热，昼夜发哮，声如拽锯，治宜消食健脾，清痰利气，斯亦定矣。有房劳太过，肾水衰少，不能制火下降，火寡于畏，而侮所胜，肺金受伤，金伤则生化之源绝矣。"[72]50

明·万密斋《片玉心书》卷五："哮喘门　哮喘之症有二，不离痰火。有卒感风寒而得者，有曾伤盐水而得者，有伤醋汤而得者，至天阴则发，连绵不已。轻则用五虎汤一帖，重则葶苈丸治之。此皆一时急解之法，若要断根，常服五圣丹，外用灸法。……西江月　哮喘症虽有二，皆由痰火中藏，或被风寒袭外方，内被盐水醋呛。亦有乳呛而得，致令攻腠为殃，用药调理法虽良，断根灸法为上。哮喘多成宿疾，天阴欲雨连绵，治时发表及行痰，九宝时常灵验。"[73]433

明·万密斋《育婴家秘》卷三："喘……千缗汤……素有哮喘之疾，遇天寒暄不常，犯则连绵不已，发过自愈，不须上方。"[74]508

明·万密斋《万氏家传保命歌括》卷十八："哮喘　哮为恶候古今传，宿疾绵延却不嫌，五虎苏沉能解急，未闻有药可除根。……人素有哮喘者，遇天寒暄不常则发，发则连绵不已，宜苏沉九宝汤，最捷药也。"[75]285

明·万密斋《广嗣纪要》卷十六："咳嗽哮喘……致仕县丞胡三溪一女，素有哮病，遇天欲雨则发，发则多痰，服五虎汤、九宝汤即止，不能断根。吾于三溪呼为知己，思欲与之断其根也。一旦得之，盖痰聚而作喘，痰去则止。痰者，水液之浑浊者也。"[76]238

明·万密斋《幼科发挥》卷下："兼证……予曰。肺生气。肾则纳而藏之。痰涎者。肾之津液所生也。哮喘吐涎。乃气不归元。津液无所受也。果服此丸而安。"[77]117

明·万密斋《幼科发挥》卷下："肺所生病……小儿素有哮喘，遇天雨则发者，苏陈九宝汤主之。如吐痰多者，六味地黄丸主之。《发挥》云：肾者，水脏也，受五脏六腑之津液而藏之。"[77]122

明·汪机《医学原理》卷九："论　哮喘之症，有实有虚，盖因痰火内郁，厥气上逆所致。但实者气盛而息粗，多系外感；虚者气微而息迟，多由内伤。"[78]413

明·汪机《医学原理》卷九："治喘大法　哮喘之症多原痰与火，必须患者薄滋味，安心静养。"[78]414

明·汪机《医学原理》卷九："丹溪治喘活套　大抵哮喘之症，重在肺经……句若六淫七情之侮伤，饮动作之交会，以致脏气不和，遂使呼吸之气不得宣畅，而哮喘之症作焉。学者在乎各推究其源而疗可也。如因外邪所干而作者，法当驱散外邪，如三拗汤之类。如因气郁而作者，宜调气。如伤脾胃虚而作者，法当温理脾胃。"[78]415

明·王大纶《婴童类萃》卷中："喘论（附驹马脾风）诸喘为热者何也？……雄黄丸治症如前，并盐醋等驹哮吼。"[79]133

明·王肯堂《胤产全书·妇人脉法》："妇人尺脉常盛，而右手脉大皆其常也。……新产因中风伤寒热病，喘鸣而肩息，脉实大浮缓者生，小急者死。"[80]2490

明·王宗显《医方捷径指南全书》卷四："咳嗽……苏沉九宝汤 治老人小儿素有喘急，遇寒暄不常发则连绵不已，咳嗽哮吼夜不得睡。"[81]62

明·肖京《轩岐救正论》卷五："肺脾阳虚哮喘嗽血 甲申春，舍亲钟玄珠，素患哮喘，面目青白。……辍药年余，因郁复发，哮喘不休。唾血淡黄有沫。余察其六脉浮滑缓弱，谓属阳虚，应须六君主治。彼惑于众论，指为阴虚唾血，恪服清火滑润之剂，前症不减，幸喜鳏居元气尚实，第临箸每厌肥甘，胃气不无暗损。"[82]112

明·虞抟《苍生司命》卷三："哮喘证（十四）肺为五脏华盖，主持诸气。肺气受伤，呼吸之息不得宣通，则哮喘之病生焉。哮以声响言，喘以气息言。喘促喉中如水鸡声者谓之哮，气促而连续不能以息者谓之喘。……哮症专主于痰，实者宜用吐法，亦有虚而不可吐者。"[83]94

明·虞抟《苍生司命》卷三："哮喘方（附：短气）……定喘汤 治肺虚感寒，气逆膈热，作哮作喘。……方考叔曰：膈有胶固之痰，外有非时之感，内有壅塞之气，然后令人哮喘。温之、汗之、吐之，皆良法也。若逡巡调理，则虚喘宜之。人苟羸瘦气弱，则宜灸其背腧。麻黄汤（见伤寒），肺部原有风痰，背腧复感寒邪而成哮喘者，此方主之。背腧者，背间之腧穴，主输脏腑者也。一受风寒，则脏腑为寒邪所闭，不得宣越，故作哮喘。"[83]96-97

明·张昶《小儿诸证补遗·小儿秋令肺大肠证》："或问曰：肺与大肠属何经络？用事何时？为病何状？对曰：手太阴肺脏、手阳明大肠腑属金，金日从革作辛，辛味走肺，旺于秋令。肺为华盖，最上，至清，宜当安静，一有所伤，则吐痰咳嗽、哮喘、胀满、肺痈、肺痿等证连起。"[84]23-24

明·庄履严《妇科百辨·产后》："妇人产后阴脱者何？……妇人产后忽患哮喘者何？曰：此危候也。产后虚弱，不避风寒，兼瘀血凝于肺脾之故。宜用大宁肺汤兼驱逐瘀血诸药。"[85]29

明·马兆圣《医林正印》卷一："哮 哮之为病，喉间如水鸡声，牵引胸背，气不得息，坐卧不安。乃痰结于肺胃间，与气相系，随其呼吸呀呻，于喉中作声。是痰或得之停水，或得之风寒，……调入食之。"[86]21-22

明·李盛春《医学研悦·治杂证验方》卷九："痢疾 痢因瘀积湿热而成，亦由夏月生冷所致，但热症腹痛，寒湿腹不痛，为异耳……雄黄丸，治喘嗽盐醋等齁喘。"[87]233

明·朱朝橁《医学新知全书》卷六："哮喘门……丹溪治法……备用诸方 清肺汤：治火喘。片黄芩（一钱）、山栀子、枳实、桑白皮、陈皮、白茯苓、杏仁、苏子、麦门冬、贝母（各八分），沉香（磨水）、辰砂（研末二味，临服调入，各五分）。……紫金丹：凡遇天气欲作雨，便发齁喘，甚至坐卧不得、饮食不进，此乃肺窍中积有冷痰，乘天阴寒气，皆从口鼻而入，则肺胀作声……清金丸：治哮喘因厚味发者用之。"[88]211-217

明·吴元溟《儿科方要·诸嗽门》："伤风嗽，痰火嗽，虚嗽，顿呛嗽，附哮喘 伤风嗽者，自汗头痛，面黄发热，咳嗽声重，纹红脉浮缓，宜苏陈九宝饮、十神汤。……喘嗽者，气急而喘痰如水鸡叫，五拗汤。痰喘嗽急者，宜利痰散。气虚而喘，喘息缓慢，面白脉浮无力，宜益肺汤。哮证大率主乎痰，宜利痰为主，雄黄丸。"[89]436

明·何渊《伤寒海底眼》卷下："手经惟肺经受邪多论……附备用诸方华盖散，治肺受风寒，头痛发热，咳嗽痰饮。……定喘汤治肺虚感寒，气逆膈热，而作哮喘。"[90]77-78

清·刘默《证治百问》卷二："喘 问曰：喘本气逆不顺所致，何有易愈，有终身不愈而无恙，有一喘而即死者，何也?……肺经素受寒痰作喘脉症，寒痰久伏于肺窍，或因风寒触发，或因劳苦触发，或因形寒饮冷而触发，发则喘声如沸，抬肩撷肚坐卧不宁，三日内稍去痰涎，其势自定，犯此症者甚多，即俗谓冷哮盐哮者是也，脉多沉而不起或沉滑而急，此为久远本病，须顺气为主，佐以疏解消痰之药治之。"[91]191

清·周震《幼科医学指南》卷三："肺所生病 经曰：诸气上逆喘促，皆属于肺。咳嗽有二：有风寒外感者，有痰饮者。……小儿数有哮喘，遇天凉则发嗽者，用苏陈九宝汤主之。"[92]107

明·方谷著，清·周京辑《医林绳墨大全》卷二："喘 丹溪曰：喘急者，气为火所郁而生痰在于肺胃也。又曰：非特痰火使然，有阴虚、有气虚、有水气、有食积等症。……定喘汤治有余痰火遇寒即发哮喘。"[93]86

清·程云来《圣济总录纂要》卷七："咳嗽门……呷嗽……射干丸，治久呷嗽，喉中常作声，发即偃卧不得。……紫菀杏仁煎治肺脏气积，呷嗽不止。因肺虚损，致劳疾相侵；或胃中冷膈上热者。"[94]604

清·程云来《圣济总录纂要》卷七："咳嗽门……呷嗽 论曰：呷嗽者，而胸中多痰，结于喉间，与气相击，随其吸呼，呀呷有声，故名呷嗽。宜调顺肺经，仍加消痰破饮之剂。"[94]604

清·景日昣《嵩厓尊生书》卷五："病机部，病机赋……哮 呀呷喉中作声，出入之气若壅。此因痰胶如漆，薄味化痰有功。"[95]112-113

清·李莩《杂症要略》卷二："喘 喘者，气为火所郁，淡在肺胃也。因火逆上，气不能下，火燥肺气，气衰则喘。……哮喘者，遇寒则发，有积痰在肺，必吐之。……重者，必须每味三五钱，有因气者，若恼便发，脉必沉弦，此气滞其痰也，苏子降气汤加减。"[96]264-265

清·何嗣宗《何嗣宗医案·外感》："痰哮有根，发时咳呛，甚至失血。肺虚则风寒易感，脉涩。暂拟疏降。"[97]30

清·高鼓峰《四明心法》卷下："咳嗽 咳嗽之病形何如？……如咸哮、醋哮，胜金丸主之。醋哮，甘胆丸亦妙。"[98]93-94

清初·姚止庵《素问经注节解》卷二："阴阳别论……阴争于内，阳扰于外，魄汗未藏，四逆而起，起则熏肺，使人喘鸣。（按：此言阴阳纷扰，以致气逆而为喘急之病者，肺病之一端也。阴主内，阳主外，内外争扰，则气乱而汗大泄，汗愈泄则气愈乱。）"[99]99

清·蒋示吉《医宗说约》卷一："哮（附：呛症）喉中为甚水鸡声，哮证原来痰病侵，若得吐痰并发散，远离厚味药方灵……醋呛哮嗽，用甘草二两……食盐哮嗽，方用白面、砂糖各二钱。"[100]73-74

清·李延昰《脉诀汇辨》卷四："小序……按《素问·通评虚实论》：……帝曰：'乳子中风热，喘鸣肩息者，脉何如？'岐伯曰：'喘鸣肩息者，脉实大也。缓则生，急则死。'（此言小儿之外感也。风热中于阳分，为喘鸣肩息者，脉当实大。但大而缓，则胃气存，邪渐退，故生；实而急，则真脏见，病日进，故死。）"[101]125

清·王梦兰《秘方集验》卷上："诸症歌诀……哮吼 哮吼肺窍积寒痰，令人齁喘起居难，豁痰降火加调理，不遇良方病不安。"[102]6

清·张璐《伤寒绪论》卷上："总论……《素问》云：乳子而病热，脉悬小，手足温则生，寒则死，此言伤寒也；乳子中风热，喘鸣肩息者，脉实大而缓则生，急则死，此言伤风也。迪宜小建中加葱豉。"[103]77

清·戴天章《广瘟疫论》卷一："夹哮喘 哮喘乃肺家素有痰火，一受疫邪，其湿热之气从其类而入肺，发其哮喘。遇此当察其气、色、神、脉、舌苔，有疫但治疫，其哮喘自除。"[104]17

清·叶霖《痧疹辑要》卷三："论治（下）……如喉中有痰，齁齃，齁齃而鸣者，热邪阻逆，不得发越也，见于初发正出之间，除热清肺汤。"[105]1060

清·罗东逸《内经博议》附录："缪仲醇阴阳脏腑虚实论治 阳虚即真气虚……肺虚七证。宜清热降气。酸敛润燥。齁喘属肺虚有热。因而壅痰。宜降气消痰。辛凉甘寒苦平。"[106]144

清·汪昂《医方集解》卷二："麻黄汤……亦治哮证（哮喘由风寒客于背俞，复感于寒而

作，此汤散寒利肺，病哮喘者，虽服麻黄而不作汗。)" [107]29

清·汪昂《医方集解》卷七："定喘汤　治肺虚感寒，气逆膈热而作哮喘（膈有胶固之痰，外有非时之感，则令人哮喘。由寒束于表，阳气并于膈中，不得泄越，故膈热气逆。声粗为哮，外感之有余也；气促为喘，肺虚而不足也)。" [107]104

清·李彣《金匮要略广注》卷下："果实菜谷禁忌并治第二十五……盐多食伤人肺。味过于咸，则发哮喘痰嗽，皆肺病也。" [108]238

清·郑元良《郑氏家传女科万金方·产后门》："产后问答……问：妇人素有哮喘之疾，遇产而发者何？答曰：大宁肺汤主之。" [109]153

清·陈士铎《辨证录》卷四："喘门（四则）人有偶感风寒，一时动喘，气急抬肩，吐痰如涌，喉中作水鸡声，此外感非内伤也。" [110]137

清·李用粹《证治汇补》卷五："喘病……华盖散　治风寒致哮。" [111]213

清·李用粹《证治汇补》卷五："哮病　大意　哮即痰喘之久而常发者，因内有壅塞之气，外有非时之感，膈有胶固之痰，三者相合，闭拒气道，搏击有声，发为哮病。……《内经》肺经素有火邪，毛窍常疏，故风邪易入，调之寒包热。《玉册》由痰火郁于内，风寒束于外，或因坐卧寒湿，或因酸咸过度，或因积火熏蒸，病根深入，难以卒除。(介宾)外候　哮与喘相类。……呷呀二音，合成哮字，以痰结喉间，与气相击故也。《必读》……哮症发于初冬者，有二症。一属中外皆寒，乃东垣参苏温肺汤，劫寒痰之捷法也。一属寒包热。" [111]213-215

清·冯兆张《冯氏锦囊秘录·杂症大小合参》卷十二："论哮（儿科）……丹溪曰：治哮必用薄滋味，专主于痰，宜大用吐药，吐药中宜多用醋，不可纯用凉药，兼当带表散，盖此是寒包热也。亦有虚而不可吐者，慎之。总是痰火内郁，风寒外束而然，亦有过啖咸酸，邪入腠理而致者，治法须审其新久虚实可也。一朱姓儿，三岁，哮喘大作，声闻邻里，二三日不止，身热汗出。……夫声出于气喉，连喘数日，下元已伤矣。今已峻利药，从食喉下之，伐及无辜，下元更虚极矣。所以有扶肚抬肩，恶候来也……至夜复作，次日往视，余曰：此气少复，而阴未有以配之也。" [112]339

清·冯兆张《冯氏锦囊秘录·杂症大小合参》卷十二："方脉哮症合参　哮者，似喘而非，呼吸有声，呀呷不已，是痰结喉间，与气相系，故口之开闭尽有音声。此由痰火郁于内，风寒束其外，食味酸咸太过，因积成热得之。必须避风寒，节厚味。若味不节，则其胸中未尽之痰，复与新味相结，哮必更作矣。……至有一种真气虚极，无根脱气上冲，似哮似喘，张口环目，其气逆奔而上，出多入少者，法宜峻补，纳气归源，切勿从标，致成不救。肾哮而火急甚者，不可骤用苦寒，宜温劫之。……哮喘者，因膈有胶固之痰，外有非时之感，则寒束于表，阳气并于膈中，不得泄越，壅热气逆。故声粗为哮，外感之有余也；气促为喘，肺虚而不足也。然哮症遇冷则发有二：有属内外皆寒者，治宜温肺以劫寒痰；若属寒包热者，治宜趁八九月未寒之时，先用大承气汤，下其痰热，至冬寒无热可包，哮自不发。" [112]349

清·冯兆张《冯氏锦囊秘录·杂症大小合参》卷十二："定喘汤　治肺虚感寒，气逆膈热，而作哮喘。" [112]350

清·汪昂《汤头歌诀·理气之剂》："定喘（汤）白果与麻黄，款冬半夏白皮桑。苏杏黄芩兼甘草，肺寒膈热哮喘尝。" [113]484

清·张璐《张氏医通》卷四："肺痿（肺胀）《金匮》云：问曰：热在上焦者，因咳为肺痿。……又治一尼肺胀，喘鸣肩息。……此必劳力气上，误饮冷水伤肺，肺气不能收敛所致也。" [114]79-80

清·张璐《张氏医通》卷四："喘（短气、少气、逆气、哮）经曰：诸病喘满，皆属于热。(寒则息迟气微，热则息数气粗。)……乳子中风热，喘鸣肩息者，脉实大而缓则生，急则死。……

哮　哮证多属寒包热邪，所以遇寒即发，喉中水鸡声，有积痰在肺络中。……哮喘遇冷则发，其法有二：一属中外皆寒，温肺汤、钟乳丸、冷哮丸选用，并以三建膏护肺俞穴最妙；一属寒包热，越婢加半夏汤、麻黄定喘汤。……盖咸哮肺胃受伤，白面、砂糖、胶饴甘温恋膈。"[114]83-85

清·张璐《张氏医通》卷九："痰火　石顽曰：痰火一证。……观其外显之状，颇有似乎哮喘，察其内发之因，反有类乎消中。消中由阴邪上僭，摄之可以渐瘳，哮喘由表邪内陷，温之可以暂安，此则外内合邪，两难分解。……麻黄定喘汤　治寒包热邪，哮喘痰嗽，遇冷即发。……冷哮丸　治背受寒气，遇冷即发喘嗽，顽痰结聚，胸膈痞满，倚息不得卧。"[114]225,358

清·张璐《张氏医通》卷十："经候……或问一妇哮喘发后，必便血二三日，其喘方止，每岁常十余发，无不皆然。经闭数年不通，而不成虚劳之病，何也？答曰：此肺移热于大肠，热得下泄，故喘嗽止，经血从大便间道而出，虽闭而无留结之患，故不成劳。"[114]246-247

清·张璐《张氏医通》卷十二："例治（四十则）……如喉中有痰齁鲐而鸣者，热邪阻逆不得发越也，见于初发正出之间。"[114]325

清·高世栻《医学真传·喘》："喘者，气短而促……又有冷风哮喘，乃胃积寒痰，三焦火热之气然之不力，火虚土弱，土弱金虚，致中有痰而上咳喘。此缓病也，亦痼疾也，久久不愈，致脾肾并伤，胃无谷神，则死矣。"[115]34

清·陈德求《医学传灯》卷上："齁喘　齁喘之病。方书皆名哮吼。为其声之恶也。此因误啖盐酱咸物。抟结津液。熬煎成痰。胶粘固结。聚于肺络。不容呼吸出入。而呼吸正气反触其痰。所以喘声不止也。肺有痰热。毛窍常开。热气得以外泄。所以伏而不发。一遇秋冬寒气外束。邪热不得宣通。故令发喘。……齁病属热者固多。而肺寒者亦有。不可泥定是热。凡脾胃虚寒。气不能运。积成冷痰。上注于肺。亦成齁喘之病。……齁喘之病。痰火为本。而外感内伤之因。所触不同。未可以一端尽也。寒伤肺喘。脉必数大。可用定喘汤散风伤肺喘脉必细缓。自汗恶风。宜用参苏饮解之。因于气者。其脉必沉。因于食者。脉必弦滑。因于色者。脉沉细数。"[116]27

明·秦昌遇撰，清·秦之桢编《症因脉治》卷二："哮病论……《正传》云，哮以声响名，喘以气息言。哮病内伤痰饮，外感风寒，合而成病者，故止立一条。……【哮病之症】短息倚肩，不能仰卧，伛偻伏坐，每发六七日，轻则三四日，或一月，或半月，起居失慎，则旧病复发，此哮病之症也。【哮病之因】痰饮留伏，结成窠臼，潜伏于内，偶有七情之犯，饮食之伤，或外有时令之风寒，束其肌表，则哮喘之症作矣。……哮症乃肺胃二经，痰火盘结，以其发作，则喉中有声，故知其病在肺；发作则不能饮食，故知其胃亦病。痰火伏结肺胃，外邪一束肌表，其病即发。"[117]145-146

清·钱峻《经验丹方汇编·诸症歌诀》："中风　中风身温口多涎，卒然昏倒不能言。……哮吼　哮吼肺窍积寒痰，令人齁喘起居难。"[118]7

清·顾靖远《顾松园医镜》卷四："病机……乳子中风热，喘鸣息肩者，脉何如？曰：脉实大也，缓则生，〔大而缓则胃气存〕急则死。〔大而急则真脏见〕"[119]75

清·顾靖远《顾松园医镜》卷十二："喘……盖哮症良由痰火郁于内，风寒束于外而致者居多。或因过食酸咸，或因积火熏蒸，病根深久，难以卒除，宜避风寒，节厚味可也。"[119]204

清·程国彭《医学心悟》卷三："喘……更有哮证与喘相似，呀呷不已，喘息有音，此表寒束其内热致成斯疾，加味甘桔汤主之，止嗽散亦佳。"[120]150

清·王洪绪《外科全生集》卷二："冷哮……童子服可除根，有年者经寒即发，服可把定不哮。"[121]18

清·吴谦《订正仲景全书金匮要略注》卷十九："肺痿肺痈咳嗽上气病脉证并治第七……

咳而上气，喉中水鸡声，射干麻黄汤主之。【注】咳逆上气，谓咳则气上冲逆也。……此条以气上逆，喉中有水鸡声为肺经寒，故以生姜佐麻黄，是以散外为主也。……水鸡声者，谓水与气相触之声，在喉中连连不绝也。射干麻黄汤方。……【注】咳逆上气，喉中有水鸡声者，是寒饮冲肺，射干麻黄汤证也。……【集解】李彣曰：咳者，水寒射肺也。……风寒外束，火热内郁，喉中水鸡声者，射干麻黄汤，宣通表里之邪。"[122]512,516

清·吴谦《订正仲景全书金匮要略注》卷二十四："果实菜谷禁忌并治第二十五……盐多食伤人肺。【注】盐味咸，过食伤肺，发嗽哮喘。"[122]683

清·谢玉琼《麻科活人全书》卷二："忌食诸肉鸡鱼盐醋五辛等物第十……朱曰 此条忌食。病家尤所当遵。尝见小儿喜食咸物。证成哮喘。"[123]64

清·谢玉琼《麻科活人全书》卷三："齁鮯第五十二 喉中齁齁痰鮯鮯。毒火不得发越者。未出正出十全一。正收收后难为也。麻属肺胃。如喉中有痰齁而鸣者。其症属痰火之候。此因毒火内结之极。邪热阻逆。不得发越所致也。若见于未出正出之间。"[123]123

清·陈复正《幼幼集成》卷一："《内经》脉要……帝曰：乳子中风热，喘鸣肩息者，脉何如？岐伯曰：喘鸣肩息者，脉实大也，缓则生，急则死。（此言小儿之外感也。风热中于阳分，而喘鸣肩息者，脉当实大。）"[124]17

清·陈复正《幼幼集成》卷三："哮喘证治……凡喉如水鸡声者为实，喉如鼾声者为虚，虽由于痰火内郁，风寒外束，而治之者不可不分虚实也。"[124]203

清·陈复正《幼幼集成》卷三："入方……千缗汤 治痰闭肺窍，喘息有声。……补肾地黄丸 治先天不足，肝肾虚者通用。……痰喘方 治哮喘无痰者，盖痰入于肺窍，不能出故也。……苏陈九宝汤 治风寒闭肺而作哮喘。"[124]205-206

清·陈复正《幼幼集成》卷三："哮喘证治 《经》曰：犯贼风虚邪者阳受之，阳受之则入六腑，入六腑则身热不得卧，上为喘呼。……清金丹 治一切吼疾，或痰或食，遇厚味即发者尤妙。"[124]203-209

清·黄元御《四圣心源》卷七："齁喘根原 齁喘者，即伤风之重者也。其阳衰土湿，中气不运，较之伤风之家倍甚。脾土常陷，胃土常逆，水谷消迟，浊阴莫降。一遇清风感袭，闭其皮毛，中脘郁满，胃气愈逆。肺脏壅塞，表里不得通达，宗气逆冲，出于喉咙。而气阻喉闭，不得透泄，于是壅闷喘急，不可名状。此齁喘之由来也。轻则但作于秋冬，是缘风邪之外束，重则兼发于夏暑，乃由湿淫之内动。湿居寒热之中，水火逼蒸，则生湿气。湿气在上，则随火而化热，湿气在下，则随水而化寒。火盛则上之湿热为多，水盛则下之湿寒斯甚。此因水火之衰旺不同，故其上下之寒热亦殊。"[125]129

清·黄元御《长沙药解》卷三："射干……治咳而上气，喉中如水鸡声。以风寒外闭，皮毛不泄，肺气郁迫，逆而上行，喉窍窄狭，泄之不及，以致呼吸闭塞，声如水鸡。"[126]94

清·汪文绮《杂症会心录》卷上："喘症……如近日哮病居多，乃肺金一经受病，药宜甘梗汤加减，此属实喘也。若内伤无外邪中入，乃肺肾受病作喘。"[127]26

清·汪文绮《杂症会心录》卷上："咳嗽……哮喘咳嗽，内有夙根，痰塞肺窍，而太阴屡困也。"[127]28

清·汪文绮《杂症会心录》卷下："妇人杂症……产后发喘 产后发喘，最为恶候。慎勿论实，多有补不及而毙者。此医家不可不知也。盖肺受脾禀，运气生脉，通水道，顺呼吸，清肃……若其人平素原有哮喘之疾，因胎下偶受外风，旧疾亦作，宜金水六君煎主之。"[127]84-85

清·薛雪《医经原旨》卷四："阴阳……阴争于内，阳扰于外，魄汗未藏，四逆而起，起则熏肺，使人喘鸣。（此兼表里以言阴阳之害也。……四逆而起者，阳内竭也。甚至正不胜邪，则上熏及肺,令人气喘声鸣,此以营卫下竭,孤阳独浮,其不能免矣。)……乳子中风热,喘鸣肩息者,脉实大也,缓则生,急则死。(此言小儿之外感也。风热中于阳分,为喘鸣肩息者,脉当实大。)"[128]217,290

清·黄元御《素问悬解》卷一:"生气通天论(四)……阴争于内,阳扰于外,魄汗未藏,四逆而起,起则熏肺,使人喘鸣。……阴争于内,壅滞不通,则阳扰于外,浮散无着,阳泄窍开,魄汗未藏,而手足寒冷,四逆而起,起则水土湿寒,胃气不降,君相二火,拔根上炎,逼蒸肺部,使人喘鸣也。"[129]14-19

清·林开燧《林氏活人录汇编》卷四:"痰饮门……清气达痰丸,肺属金以应天气,轻清成象,肃而顺下,有输布宣化之能。若或寒邪客于肺俞,郁热闭于上焦,则肺气失之清润,致津液凝滞而为痰为嗽,甚之痰气壅逆而喘急,或咽嗌不利而烦咳,或浊气痞结而不舒,或寒痰久伏而哮嗽。无论远年近日,一切有余痰火悉皆治之。"[130]94

清·林开燧《林氏活人录汇编》卷五:"喘门……定肺膏,或腠理不密,初感风寒,气闭作喘,或肺家素有寒痰,因寒邪触发而哮喘。此膏疏利表里之风寒痰气,无论病之新久,初发用之,以治其标。"[130]136

清·林开燧《林氏活人录汇编》卷五:"喘门……宁嗽百花膏(见咳嗽门风寒痰嗽条)寒痰伏于肺窍,遇风寒生冷咸醋诸物,或劳烦形冷触发,耸肩捧腹,坐卧不宁,得痰而缓,俗称冷哮者,以此治之。"[130]136-137

清·徐大椿《伤寒约编》卷二:"小青龙汤证　伤寒表不解,心下有水气,干呕,发热而咳,或渴,或利,或噎,或小便不利,少腹满,或喘者,小青龙汤主之。……小青龙汤治里寒,且小青龙治水之动而不居,亦与五苓散治水之留而不行者不同,兼治肤胀最捷。又主水寒射肺,冷哮证。"[131]813

清·徐大椿《女科指要》卷三:"咳嗽喘哮……选方……定喘汤,治孕妇哮喘,脉浮数者。……妊娠肺受风热,肺气不能分布,故生痰窒塞而哮喘不止焉。……越婢汤,治孕妇哮证,脉洪滑者。……妊娠寒邪包热,肺气不得升降,故哮发如锯,急暴殊甚焉。……千金麦门冬汤,治孕妇哮久伤阴,咳唾有血,脉濡浮数者。……妊娠风热乘肺哮久,而营阴暗伤,咳唾有血,胎孕因之不安。"[132]178-179

清·薛雪《碎玉篇》卷下:"咳嗽　寒郁化热,气闭咳嗽。麻黄、杏仁、紫菀、桔梗、橘红、甘草、苏梗、前胡。……饮泛哮喘。五味子、石膏、茯苓、炙甘草、白沙糖、干姜、杏仁。"[133]73-76

清·薛雪《碎玉篇》卷下:"咳嗽　寒郁化热,气闭咳嗽。麻黄、杏仁、紫菀、桔梗、橘红、甘草、苏梗、前胡。……脉沉为饮,饮泛哮喘,不得偃息,此因热取凉,故举发不已。宿病难以除根,姑与暂安之计。越脾汤加元米。……受寒哮喘,痰阻气逆,不能着枕,与金匮法。桂枝、干姜、五味子、杏仁、茯苓、炙草、麻黄、白芍。"[133]73-76

清·吴仪洛《本草从新》卷十三:"砒石……疗痰在胸膈,除哮截疟。"[134]234

清·赵学敏《串雅内编》卷三:"砒霜顶……治哮……齁喘痰积方:凡天雨便发。坐卧不得,饮食不进,乃肺窍久积冷痰,遇阴气触动则发也。"[135]96

清·顾世澄《疡医大全》卷一:"通评虚实论篇……乳子中风热,喘鸣肩息者,脉何如?喘鸣肩息者,脉实大也,缓则生,急则死。"[136]24

清·吴仪洛《成方切用》卷三上:"麻黄汤……亦治哮证。(哮喘由风寒客于背俞,且肺内有胶固之痰,复感寒而作。此汤散寒利肺,然唯气实者可暂用。)"[137]126

清·吴仪洛《成方切用》卷九上:"定喘汤　治肺虚感寒,气逆膈热而作哮喘。(膈有胶固之痰，外有非时之感，则令人哮喘。由寒束于表，阳气并于膈中，不得泄越，故膈热气逆，声粗为哮，外感之有余也。气促为喘，肺虚而不足也。）"[137]425

清·徐大椿《兰台轨范》卷五："喘方……定喘汤（振生方）治肺寒膈热哮喘。"[138]123

清·胡珏参论《扁鹊心书》卷下："咳嗽病 此证方书名为哮喘，因天寒饮冷，或过食盐物，伤其肺气，故喉常如风吼声，若作劳则气喘而满。……（哮证遇冷则作，逢劳则甚。）"[139]66

清·黄宫绣《本草求真》卷三："麻黄……是以风寒郁肺而见咳逆上气，痰哮气喘，则并载其能治。"[140]69

清·黄宫绣《本草求真》卷六："前胡……降肝胆外感风邪、痰火实结。前胡（专入肝胆）。味苦微寒，功专下气。凡因风入肝胆，火盛痰结，暨气实哮喘。（气有余便是火。）……须当用此苦泄。"[140]164

清·魏之琇《续名医类案》卷十四："哮 丹溪治一人哮，十日一发。此病在上焦，不得汗泄，正当十月，遂以麻黄、黄芩各二钱，入姜汁煎服，临卧进小胃丹三十粒而安。……圣济治一人，饮醋呛喉，喘哮不止……王宇泰治一人盐哮……龚子材治一人，哮喘十数年……此气虚脾弱，与六君子加黄芪、五味、二冬、杏仁、姜、枣，煎服而愈。一人自幼患哮喘之症，每遇寒即发……钱国宾治金陵青衿赵艳濒母，年六旬，得痰症，昼夜吼锯……脉之六部浮滑，右寸关更甚。浮主肺气虚弱，滑主脾经积痰，乃痰吼症也。……忽悟吼痰属太阴肺经之病症，肺乃清虚之脏，六叶两耳，四垂如盖。今胶痰固于肺缝中，呼吸而作吼锯之声。且胃主纳受，脾主运化，今胃纳而脾不运，停饮作痰，此症非劫剂不可也。"[141]423-425

清·魏之琇《续名医类案》卷十四："喘……张司阁年六十余，嗜饮病喘，吐痰无算，动则齁齁，抬肩倚息，或与杏仁、枳壳、苏子、前胡之类，十余剂喘益甚，枯瘠如鬼，辞不治矣。"[141]434

清·魏之琇《续名医类案》卷三十："喘……一女子素有喘病，发则多痰，用补肾地黄丸。或曰：喘者，肺病也，今补肾何也？曰：肺主气，肾则纳而藏之。痰涎者，肾之津液所生也。哮喘吐痰，乃气不归元，津涎无所受也。果服此而安。"[141]968

清·魏之琇《续名医类案》卷三十："哮 万密斋治胡三溪女，素有哮症，遇天欲雨则发，发则多痰。……曰：是盖痰聚则作喘，痰去则止。痰者，水液之浑浊者也。《难经》云：肾主液。液者，水所化也。肾为水脏，入心为汗，入肺为涕，入脾为涎，此肾水泛为痰而喘也。乃以六味地黄丸服之，不复发矣。陈三农治一小儿盐哮，遇阴雨即发，声如曳锯……朱丹溪治一男子，年十四岁，哮十日则发一遍。此痰在上焦，不当汗泄，正当九月十月之交，宜温散……冯楚瞻治朱姓儿，三岁，哮喘大作，数日，身热汗出。……曰：久喘下元已伤，复以峻利伤之，故见诸恶候也。以人参、麦冬各五钱，五味三粒，肉桂二分煎服，日二三帖，喘顿减。至夜复作，盖夜属阴，而阴未有以配之也。以八味丸加牛膝、麦冬、五味，内熟地六钱，桂、附各四分，水煎冷服，午前后各一剂，睡醒食进喘止。但劳动则喘声微有，此未复元之故，以生脉饮，调理三四日全安。"[141]969-970

清·魏之琇《柳州医话良方·附方》："醋哮，用粉甘草二两，去皮破开，以猪胆六七枚取汁，浸三日，炙干为末，蜜丸，清茶下三四十丸。"[142]883

清·沈金鳌《杂病源流犀烛》卷一："咳嗽哮喘源流……哮肺病也，当先辨哮与喘与短气三症之相似而不同。李氏士材曰：喘者，促促气急，喉喉痰声，张口抬肩，摇身撷肚；哮者，与喘相类，但不似喘开口出气之多，而有呀呷之音。呷者口开，呀者口闭，开口闭口，俱有声音。呀呷二音，合成哮字，以痰结喉间，与气相击，故呷呀作声。短气者呼吸虽急，而不能接续，似喘而无痰声，亦不抬肩，但肺壅而不能下。按士材分别三症，至为精细，临症时所当详察。哮之一症，古人专主痰，后人谓寒包热，治须表散（宜陈皮汤，冬加桂枝）。窃思之大都感于幼稚之时，客犯盐醋，渗透气脘，一遇风寒，便窒塞道路，气息急促，故多发于冬初，必须淡饮食，行气化痰为主（宜千金汤能治一切哮）。……而又有食哮（宜清金丹），有水哮（宜水哮方），有风痰哮（宜千缗导痰汤），有年久哮（宜皂荚丸、青皮散，若服青皮散愈后，宜用半夏八两，石膏四两，苏子二两，丸服）。皆当随症治之，无不可以断其根也（宜定喘汤）。【哮病证治】……《纲目》曰：哮喘遇冬则发者有二症，一由内外皆寒，须用东垣参苏温肺汤，一由寒包热，须用越婢加半夏汤表散之。"[143]22

清·沈金鳌《杂病源流犀烛》卷十六："痰饮源流　痰饮，湿病也。……此病在脾胃，无关肺肾，治宜燥脾行气，散结软坚，法忌滞腻苦寒湿润等药，及诸般厚味。由于风寒之邪，郁闭热气在肺，而成痰嗽齁喘，病亦在肺。"[143]250

清·吴本立《女科切要》卷六："产后脉法　《脉经》曰：……妇人产后，因中风伤寒发热病，喘鸣而肩息，脉实而浮缓者生，小紧者死。"[144]64

清·沈金鳌《幼科释谜》卷四："咳嗽哮喘　咳嗽哮喘，肺脏所招，为虚为实，有本有标，析而治之，理无或淆。……哮喘相近，细核实遥。哮专主痰，与气相撩，或嗜咸醋，膈脘煎熬，口开呷吸，口闭呀嗷，呀呷二音，乃合成哮。"[145]84

清·沈金鳌《幼科释谜》卷四："咳嗽原由症治……罗谦甫云：小儿齁齘症，本由暑热所侵，未经发散，邪传心肺，变而为热，热生风，风生痰，痰实不化，因循日久，结为顽块，圆如豆粒，遂成痰母。推本其原，或啼哭未休，遽与乳食；或饲以酸咸，气郁不利，致令生痰；或风寒暑湿侵袭；或堕水中，水入口鼻，传之于肺，故痰母发动而风随之，风痰潮紧，气促而喘，乃成痼疾。"[145]85

清·何惠川《文堂集验方》卷一："咳嗽……〔痰哮〕苎麻根。（火烧存性。研细。）用生豆腐蘸食三五钱。或以猪肉二三片。蘸食即效。〔盐哮〕豆腐浆。每日早晚久服即效。如小儿。用芝麻秸瓦上炙焦存性。出火毒。研细。以生豆腐蘸食即效。"[146]28

清·叶天士《种福堂公选良方》卷一："续医案……李（三八）哮喘久发，小溲频利，此肾虚气不收纳，痰饮从气而上。初病本属外邪，然数年混处，邪附脏腑之外廓，散逐焉得中病。宿哮不发时，用肾气丸三钱；喘哮坐不得卧，议用开太阳之里。……顾幼稚哮喘，由外来风寒，必从肺治，因过食甘腻，必兼理胃，久发不已，病气蔓延，不独在肺胃间矣。故因劳致发，遇冷而发，乃卫阳已虚，烦动火升面赤，皆肾阴内怯，虽非色欲之损，然因病致虚也。"[147]9

清·俞震《古今医案按》卷五："喘……予邑有友范君，哮喘已久，向用金匮肾气丸，时效时不效。吴门缪松心先生诊之曰：伏饮内踞有年，明是阳衰浊泛，但绵延日久，五旬外，痰中杂以血点，阴分亦渐损伤，偏刚偏柔。"[148]201

清·杨璿《伤寒瘟疫条辨》卷五："苏陈九宝汤　治暴感风寒，脉浮无汗而喘，并老幼素有喘急，遇寒暄不节，发则连绵不已，咳嗽哮吼夜不能卧者。"[149]159

清·王桂舟《不药良方续集》卷二："咳嗽喘吼　有声无痰为咳，有痰无声为嗽，有声有痰为咳嗽。其症或为风寒、外感，或为痰热伤肺，致气上逆而然，……【哮喘不止】风热在上膈者。瓜蒂七枚，为末，调饮服取吐胶痰，即愈。"[150]41-44

清·罗国纲《罗氏会约医镜》卷九："论喘、促、哮三证……哮者，其病似喘，但不如喘出气之多，而有呀、呷之音，呷者口开，呀者口闭，俱有声音，甚则隔壁亦闻，以痰结喉间，与气相击，故出入有声。此由痰火郁于内，风寒束于外。"[151]208

清·罗国纲《罗氏会约医镜》卷九："脉论……以下治哮证：黄芩半夏汤　治寒包热而发为哮病，呼吸有声，日夜不安者。……定喘汤　治肺有风痰而哮者。他皆不用。……苏陈九宝汤　治老幼素有哮病，遇寒即发，日夜不得卧者。……凡哮证必有夙根，遇寒即发。"[151]212-213

清·罗国纲《罗氏会约医镜》卷十九："儿科……乳儿之时，先以手指按住，勿使乳来太急，急则难咽，噎成哮病。"[151]673

清·陈杰《回生集》卷上："治哮病方 哮有虚实之分。热哮。盐哮。酒哮。皆虚症也。寒哮。实症也。寒哮遇冷风而发。热哮伤热伤暑而发。治不同法。"[152]41

清·郑玉坛《彤园医书（小儿科）》卷三："吼喘附法……九宝汤 治吼哮初起，或久吼遇寒即发者。……夺命散 治心经积火，刑肺灼脾，暴哮者。……集成方 治因宿食发吼，痰壅，腹胀，恶食吐酸。……定喘汤 治肺虚感寒，气逆膈热发吼者。……治小儿奶吼，遇风寒即发者。……治醋呛成吼。大粉草四两，切大片……治盐呛成吼。小蓟草二两，猪精肉四两，同煮极烂，食肉饮汤。"[153]1018-1019

清·青浦诸君子《寿世编》卷下："哮喘门……实哮汤（遇冷气风寒而发为实哮）百部、炙草各二钱，桔梗三钱，茯苓钱半，半夏、陈皮各一钱，水煎服，二剂愈。热哮加元参三钱；寒哮加干姜一钱；盐哮加饴糖三钱，酒哮加柞糖三钱。"[154]105-106

清·黄元御《素灵微蕴》卷三："齁喘解 赵彦威，病齁喘，秋冬病作，嚏喷涕流，壅嗽发喘，咽喉闭塞，呼吸不通，腹胀呕吐，得后泄失气稍差，胀微则病发略减。少时素患鼻渊。二十余岁，初秋晚食后偶因惊恐，遂成此病，自是不敢晚饭。嗣后凡夜被风寒，或昼逢阴雨，或日昃饱啖，其病即发，发则二三日，或八九日、二十余日方愈。病十二年矣。此其素禀肺气不清。肺旺于秋，主皮毛而司收敛，肺气清降，则皮毛致密，风寒不伤。肺气郁升，皮毛蒸泄，凉风一袭，腠理闭敛，肺气膜塞，逆冲鼻窍，鼻窍窄狭，奔气迫促，出之不及，故嚏喷而下，如阳郁阴中，激而为雷。肺气遏阻，爰生嗽喘。津液埋瘀，乃化痰涕。此肺气上逆之病也，而肺逆之原，则在于胃。脾以太阴而主升，胃以阳明而主降，'经脉别论'：脾气散精，上归于肺，是脾之升也，'逆调论'：胃者，六腑之海，其气下行，是胃之降也。盖脾以阴体而抱阳气，阳动则升，胃以阳体而含阴精，阴静则降，脾升则肝气亦升，故乙木不陷，胃降则肺气亦降，故辛金不逆，胃气不降，肺无下行之路，是以逆也。肺胃不降，病在上焦，而究其根本，则缘中气之虚。中气者，阴阳升降之枢轴也。盖太阴以湿土主令，阳明从燥金化气，中气在太阴阳明之间，和平无亏，则阴不偏盛而阳不偏衰，燥不偏虚而湿不偏长，故脾胃转运，升降无阻。中气虚损，阴旺湿滋，埋郁不运，则脾不上升而清气常陷，胃不下降而浊气常逆，自然之理也。饮食入胃，脾土温燥，而后能化。阴盛土湿，水谷不消，中焦壅满，是以作胀。胀则脾气更陷而胃气更逆，一遭风寒，闭其皮毛，肺气郁遏，内无下达之路，外无升泄之孔，是以冲逆咽喉，而病嗽喘。雨降则湿动，日暮则阴隆，病所以发也。日昃阳衰，阴停不化，中气一郁，旧证立作，故不敢晚饭也。吐泄去其陈宿，中脘冲虚，升降续复，故病瘥也。是其虚在中气，而其起病之时，则因木邪，以五情之发，在肾为恐，在胆为惊。胆以甲木而化相火，随戊土下行而温癸水，相火蛰于癸水之中，肾水温暖则不恐，胆木根深则不惊。平日湿旺胃逆，相火之下蛰不秘，一遇非常之事，动其神志，胆木上拔而惊生，肾水下沦而恐作。己土侮于寒水，故脾气下陷，戊土贼于甲木，故胃气上逆。初因惊恐而病成者，其故如是。'奇病论'：惊则气上，'举痛论'：恐则气下，上下反常，故升降倒置，此致病之原委也。……齁证即伤风之重者。感冒之初，内有饮食，外有风寒，法宜理中而兼发表。表解后，温燥水土，绝其寒湿之根。盖饮食未消，感袭风寒，湿土埋瘀，肺气不降，风闭皮毛，内郁莫泄，表里皆病，故内外兼医。"[155]1348-1349

清·陈修园《金匮要略浅注》卷三："肺痿肺痈咳嗽上气病脉证治第七……其喉中水鸡声。乃痰为火所吸不得下。然火乃风所生。水从风战而作声耳。夫水为润下之物。何以逆上作声。"[156]78

清·陈修园《金匮要略浅注》卷五："痰饮咳嗽病脉证治第十二……必有伏饮。此言饮之伏而骤发也。俗谓哮喘。即是此证。当表里并治。"[156]114

清·陈修园《时方妙用》卷二："哮症　《圣济总录》名呷，咳嗽而胸中多痰，结于喉间，偏与气相击，随其呼吸，呀呷有声……愚按：哮喘之病，寒邪伏于肺俞，痰窠结于肺膜，内外相应，一遇风、寒、暑、湿、燥、火六气之伤即发，伤酒、伤食亦发，动怒、动气亦发，劳役、房劳亦发。一发则肺俞之寒气与肺膜之浊痰狼狈相依，窒塞关隘，不容呼吸，而呼吸正气，转触其痰，鼾齁有声，非泛常之药所能治。故圣济用前方之峻。"[157]54

清·爱虚老人《古方汇精》卷一："抑郁丸（三九）治寒湿内伤，因而哮喘气促。面黄肌肿，三服取效。"[158]13

日本·丹波元简《金匮玉函要略辑义》卷二："血痹虚劳病脉证并治第六……王氏《药性纂要》云：治一少年哮喘者，其性善怒，病发寒天。"[159]70-85

日本·丹波元简《金匮玉函要略辑义》卷二："肺痿肺痈咳嗽上气病脉证治第七……按：肺胀一证，诸家未有云后世某证者，考下文云：肺胀咳而上气，又云，咳而上气，此为肺胀。由此观之，即后世所谓呷嗽、哮嗽之属。《巢源》云：痰气相击，随嗽动息，呼呷有声，谓之呷嗽。……〔鉴〕咳逆上气，谓咳则气上冲逆也。水鸡声者，谓水与气相触之声，在喉中连连不绝也。〔徐〕凡咳之上气者，皆为有邪也，其喉中水鸡声，乃痰为火所吸，不能下，然火乃风所生，水从风战而作声耳。……《巢源》云：肺病令人上气，兼胸膈痰满，气行壅滞，喘息不调，致咽喉有声，如水鸡之鸣也。……《圣惠》射干散　治小儿咳嗽，心胸痰壅攻咽喉作呀呷声。"[159]91-96

日本·丹波元简《金匮玉函要略辑义》卷六："果实菜谷禁忌并治第二十五……盐多食，伤人肺。〔程〕盐，味咸。能伤肾，又伤肺，多食发哮喘，为终身痼疾也。"[159]330-344

清·齐秉慧《齐氏医案》卷三："哮吼齁喘论　夫齁喘何以哮吼名者，喉中有鸡声是也。主于痰，宜用吐法，虚者用紫金丹导之。此证遇天阴欲雨即作，坐卧不安，饮食不进，盖因肺窍中积有冷痰，一遇寒气从背心、鼻孔而入，则肺胀作声，是证有子母相传者，感之则苦至终身。……治验，曾治刘天全，年三十二，患齁喘证，每发则饮食不进，坐卧不安，日夜为苦，至三四日痰尽乃平，天将雨，偶感风寒又作，至今十余年矣，诸药不应，请余诊治。"[160]120

日本·丹波元坚《素问绍识》卷二："通评虚实论篇第二十八（太素存颇有缺）……乳子中风　琦曰。产后中风发热而喘鸣肩息者。邪客中上二焦。气道不利。故喘息有音摇肩以伸其气也。肩息之证邪实者可治。故得实大之脉。然必有舒缓之象。则胃气犹存。且合中风之症。若得弦急。为阴盛于内。而阳绝于外。故主死也。坚按脉经曰。论妇人生产。因中风伤寒。热病喘鸣而肩息。脉实大浮缓者生。小急者死。"[161]459

日本·丹波元简《素问识》卷二："阴阳别论篇第七……起则熏肺使人喘鸣　张云。此兼表里。以言阴阳之害也。表里不和。则或为脏病。阴争于内也。或为经病。阳扰于外也。魄汗未藏者。表不固也。四逆而起者。阳内竭也。其至正不胜邪。则上熏及肺。令人气喘声鸣。此以营卫下竭。孤阳上浮。其不能免矣。"[162]62

日本·丹波元简《素问识》卷三："通评虚实论篇第二十八……乳子中风　张云。此言小儿之外感也。风热中于阳分。为喘鸣肩息者。……肩息者。呼吸摇肩也。风热之邪。始伤皮毛。喘鸣肩息。是风热盛。"[162]169

清·顾锡《银海指南》卷四："治验存参……沈左　肝肾阴亏，痰哮气逆，左目云翳，右目星障。"[163]111

清·陈修园《医学实在易》卷七："哮证　圣济射干丸　治呷嗽，咳而胸中多痰，结于喉间，呀呷有声。射干　半夏（各一两）陈皮　百部　款冬花　贝母　细辛　干姜　茯苓　郁李仁　皂荚（去皮子，炙，五钱）共为末，蜜丸梧子大，空心米饮下三、四十丸，一日两服。"[164]107

王孟英《鸡鸣录·哮喘第五》："热哮（俗名痰火，口渴苔黄，小溲短赤者是）莱菔子（二两）风化硝（一两）共研，蜜丸芡子大，每一丸噙化。……实哮 莱菔子蒸晒一两，牙皂烧存性三钱，共研生姜汁和竹沥，丸芡子大，每一丸噙化，名清金丸。多年不愈受寒即发，痰气壅塞不能着枕之证。……醋哮（醋抢喉管，哮嗽不止，诸药无效者）"[165]588

清·黄凯钧《友渔斋医话·上池涓滴》："肺为百脉所宗，气之源也。其体最娇……受邪则病哮喘，（风寒之邪，闭塞肺气），畏风身热，鼻流清涕（皆受邪，肺气不宣），或咳嗽，为痧，为疹。"[166]84

清·黄凯钧《友渔斋医话·证治指要》："哮喘 哮喘实因肺中有实邪。脉浮紧，喘而无汗，能食不得倒卧，大青龙汤……华真人曰：'哮喘似乎肺实，乃肺虚也。'信然。故用补剂，多见其效，用清疏久而愈甚，亦可验矣。"[166]145

日本·浅田宗伯《先哲医话》卷下："高阶枳园……哮喘脉数，属阴虚火动者，宜滋阴降火汤。若里邪实，大便不通，脉实者，宜承气汤。"[167]716

清·李学川《针灸逢源》卷五："咳嗽哮喘门……哮病有五：水哮，饮水则发；气哮，怒气所感，痰饮壅满则发；咸哮，多食咸味则发；乳哮，小儿初生便哮；酒哮，醉酒行房所致，饮酒则发。（水哮、乳哮、酒哮俱难治）天突 华盖 胆中 俞府 三里 肩中俞（治风哮）。……小儿咸哮 男左女右，手小指尖上，用小艾炷灸七壮，无不除根。"[168]340

清·叶天士《叶天士曹仁伯何元长医案·叶天士医案》："（四）疟疾门（五十七方）……（案46）痰哮触外邪而发，坐不得卧，肾病为多，以风寒必客太阳，体弱内侵少阴矣。"[169]44

清·叶天士《叶天士曹仁伯何元长医案·叶天士医案》："（七）痰饮 喘咳 水气 肿胀门……（案46）交深秋暴冷，哮喘并频嗽。虽有新凉外束致病，然色脉素昔遗患，乃肾虚气少藏纳，况曾有失血之症。议用固摄。……（案49）幼年哮喘，是寒热失和，食味不调，致饮邪聚络。凡有内外感触，必喘逆填喘噎，夜坐不得卧息，昼日稍可舒展，浊沫稀涎，必变浓痰，斯病势稍缓。今发于秋深冬初，其饮邪为阴邪乘，天气下降，地中一阳未生，人身藏阳未旺，所伏饮邪外凉相召而窃发矣。然伏于络脉之中，发散攻表、涤痰逐里、温补与邪无干。"[169]79-80

清·叶天士《叶天士曹仁伯何元长医案·何元长医案》："（十六）喘哮门（十方）（案1）肺虚感寒，喘哮不卧。先宜表散。"[169]198

清·郭诚勋《证治针经》卷二："喘（附：哮喘） 治喘大法，当别两途。在肺为实，在肾为虚。……阳虚浊饮泛，冲逆妨卧。人参猪苓泽泻附子、茯苓干姜。补土生金，气虚劳烦哮喘……《医贯批》若夫哮喘之患，遇冷辄剧，一属骤寒包热，越婢汤加半夏相宜；一由中外皆寒，参苏温肺汤为合。（娄氏）。所以痰气宿哮，肺俞为病，病发搜邪，病去养正。肾气丸真武汤，平时治本法偏佳；葶苈（大枣汤）、小青龙汤，临急救危功独胜。（《临证指南》）。"[170]55

清·程杏轩《医述》卷十："咳嗽……哮喘咳嗽，内有夙根，痰塞肺窍，太阴屡困也；干咳无痰，气不生精，精不化气，津液枯涸也。嗽证多端，治法各异，尤必以补元气为上策也。（《会心录》）"[171]635

清·程杏轩《医述》卷十："喘……阴争于内，阳扰于外，魄汗未藏，四逆而起，起则熏肺，使人喘鸣。（《素问》）哲言，喘，但呼而不能吸，出而不纳也。哮，呼吸不能自由，出纳留滞也。短气，下气不上续，能吸不能呼，纳而不出也。（《医阶辨证》）"[171]642

清·程杏轩《医述》卷十："哮……哮即痰喘之久而常发者。因内有壅塞之气，外有非时之感，膈有胶固之痰，三者相合，闭拒气道，搏击有声，发为哮病。（《证治汇补》）哮与喘相类，但不似喘开口出气之多，而有呀呷之音。呷者口开，呀者口闭，开口闭口，尽有其声，呷呀二音，合成哮字，以痰结喉间，与气相击故也。（《证治准绳》）哮有夙根，遇寒则发，或遇劳而发者，亦名哮喘。未发时以扶正为主，既发时以攻邪为主。……若夫哮证，亦由初感外邪，失于表散，邪伏于里，留于肺俞，故频发频止，淹缠岁月，更有痰哮、咸哮、醋哮，过食生冷及幼稚天哮诸证，大概以温通肺脏，下摄肾真为主。……宿哮沉痼，起病由于寒入背俞，内合肺系，宿邪阻气阻痰。病发，喘不得卧，譬之宵小潜伏里闿，若不行动犯窃，难以强执。虽治当于病发，投以搜逐，而病去必当养正。(《临证指南》)哮喘遇冷则发，其证有二：一者属中外皆寒，治宜参苏温肺汤；二者属寒包热，治宜越婢加半夏汤，或于未寒时先用承气汤下其热，至冬寒时，无热可包，自不发作。(《医学纲目》)别有哮证，似喘而非，呼吸有声，呀呷不已。良由痰火郁于内，风寒束其外，或因坐卧寒湿，或因酸咸过食，或因积火熏蒸，病根深久，难以卒除。……(《医宗必读》)哮喘一证，古无良方，盖因其病有痰有火，有血虚，有真阴涸竭。若竟消痰清火，病未减而元气日亏。若欲补原，又有助火滞痰之害。"[171]648-649

清·程杏轩《医述》卷十四："纲领……帝曰：乳子而病热，脉悬小者何如？岐伯曰：手足温则生，寒则死。帝曰：乳子中风热，喘鸣肩息者，脉何如？岐伯曰：喘鸣肩息者，脉实大也。缓则生，急则死。"[171]911

清·吴金寿《三家医案合刻》卷三："温胆汤……病之原，由食柿过多，得寒而起，于兹二十余年矣。要知柿为西方之木，其实禀秋金之气而成，其与肺金为同气相求，可知其邪入肺，发为气哮，久则肾水无本，虚而上泛为痰。"[172]101

清·杨时泰《本草述钩元》卷十五："莱菔……齁喘痰促。遇厚味即发者。"[173]397

清·杨时泰《本草述钩元》卷十七："银杏〔论〕　方书用银杏治喘。盖治喘之哮者。是证缘胸中之痰。随气上升。粘结于喉咙。以及会厌悬雍。致气出入不得快利。与痰引逆相击而作声。是痰得之食味咸酸太过。因积成热。"[173]434

清·叶天士《景岳全书发挥》卷二："实喘证治……喘有夙根，遇寒即发，或遇劳发者，亦名哮喘。未发时以扶正为主；即发时以攻邪为主。此即痰火证，因胃中有积痰，肺中伏火一遇风寒触动，其痰火发越而为喘。"[174]117

清·陈修园《医学从众录》卷二："哮症　《圣济总录》曰：呷嗽者，咳而胸中多痰，结于喉间，与气相系，随其呼吸，呀呷有声，故名呷嗽。……紫菀杏仁煎《圣济》)，治肺脏气积，呷嗽不止，因肺虚损，致劳疾相侵，或胃冷膈上热者。"[175]661

清·王孟英《王氏医案续编》卷一："一耳姓回妇病哮，自以为寒，频饮烧酒。……而哮喘与霍乱，世俗无不硬指为寒者，误投姜、附，汝命休矣！……（眉批：哮证乃热痰伏于肺络也。至冬则热为寒束，故应时而发。古人治法，于未寒时，先以滚痰丸下之，使冬时无热可束则愈。但其法太峻，人多不敢用。今孟英以轻清通透之品，搜络中之伏痰，斯有利而无弊，真可补古人所未及。）"[176]301

清·林珮琴《类证治裁》卷二："哮症论治　哮者，气为痰阻，呼吸有声，喉若拽锯，甚则喘咳，不能卧息。症由痰热内郁，风寒外束，初失表散，邪留肺络。宿根积久，随感辄发，或贪凉露卧，专嗜甜咸，胶痰与阳气并于膈中，不得泄越，热壅气逆，故声粗为哮。须避风寒，节厚味，审其新久虚实而治之。大率新病多实，久病多虚；喉如鼾声者虚，如水鸡者实；遇风寒而发者为冷哮，为实；伤暑热而发者为热哮，为虚。其盐哮、酒哮、糖哮，皆虚哮也。冷哮有二，一则中外皆寒，宜温肺以劫寒痰；温肺汤、钟乳丸、冷哮丸，并以三建膏护肺俞穴。一则寒包热，宜散寒以解郁热。……肾哮火急者，勿骤用苦寒，宜温劫之。"[177]95

清·林珮琴《类证治裁》卷二："哮脉案　包　哮症每十日一发，嗽痰夜甚，脉形俱属虚寒。乃用六味滋阴，治不对症，焉能奏效。议补益中气为虚哮治法……一小儿　冬春久哮，屡服治风痰之剂，不应。诊其脉，知其脾弱，不能化乳湿……汤氏　宿哮秋发，咳呕气急，暑湿为新凉所遏。……巫妇 梅夏宿哮屡发，痰多喘咳，显系湿痰郁热为寒邪所遏。"[177]97

清·林珮琴《类证治裁》卷二："喘脉案……某 肾不纳气则喘息上奔，脾不输精则痰气凝滞。今痰哮不利，呼吸颇促，病本在脾肾，而肺胃其标也。由冬延春，脉候若断若续，忽神烦不寐，语谵舌灰，虚中夹温，治先清降。"[177]103

清·吴亦鼎《神灸经纶》卷三："中身证略……喘哮、嗳气。喘有虚实，实者，邪气实也，虚者，正气虚也。实喘者，气长而有余，脉来滑数有力；虚喘者，气短而不续，脉来微弱无神。此脉证之不同，虚实之有明辨也。哮者，喉中声响如水鸡声，凡遇天气欲作雨时便发，甚至坐卧不得，饮食不通，此肺窍中积有冷痰，乘天阴寒气从背自鼻而入，则肺胀作声，或盐水伤肺，气喘不休，有延至终身不愈者，亦有子母相传者。"[178]135

日本·丹波元坚《杂病广要·脏腑类》："脏腑总证……肺虚七证：齁喘，属肺虚有热，因而痰壅。"[179]575

日本·丹波元坚《杂病广要·脏腑类》："喘……有自童幼时，被酸咸之味，或伤脾，或伤肺，以致痰积气道，积久生热，妨碍升降而成哮证，一遇风寒即发。缘肺合皮毛，风寒外束，弗得发越，内热壅郁，新痰复生，因新痰而致旧痰并作也。是以气高而哮，抬肩拮项，不得仰卧，面赤头疼，恶寒发热。治宜散表，表散热解，气道流通，庶亦暂可。有饮食厚味伤脾，不能运化而发者，脾伤则津液不得布散而生痰涎，壅塞经隧，肺气为之不利，则胸满腹痛，盗汗潮热，昼夜发哮，声如拽锯。治宜消食健脾，清痰利气，斯亦定矣。有房劳太过，肾水衰少，不能制火下降，火寡于畏而侮所胜，肺金受伤，金伤则生化之源绝矣。病则下午潮热，哮声如雷，头疼面赤，盗汗烦躁，昼轻夜重，脉数无力。治当补肾制火，清金润燥，庶或得安。有气逆而发者，经曰怒则气上，有升无降，又曰大怒则火起于肝，又曰上升之气自肝而出，中挟相火。肺虚不能平木，病则胸满胁痛，耳聋眼赤，气出如火，治宜抑肝利气。……哮证喘吼如水水鸡之声，牵引背胸，气不得息，坐卧不安，或肺胀胸满，或恶寒肢冷。病者夙有此根，又因感寒作劳气恼，一时暴发，轻者三、五日而宁，重者半月或一月而愈。……哮喘之证，有实有虚，盖因痰火内郁，厥气上逆所致。……遇冷则发证有内热而外逢寒则发，脉沉数者，谓之寒包热。……哮喘遇冷则发，其法有二：一属中外皆寒，温肺汤、钟乳丸、冷哮丸选用，并以三建膏护肺俞穴最妙。一属寒包热，越婢加半夏汤、麻黄定喘汤表散其邪，平时用芦吸散亦妙。……膈有胶固之痰，外有非时之感，内有壅塞之气，然后令人哮喘。能温之汗之吐之，皆是良法。若逡巡调理，则虚喘宜之。人而羸瘦气弱，则宜灸其背腧。今考古方七首，而哮喘之大目可知矣。（《医方考》）……疏肺诸方麻黄汤，肺部原有风痰，背腧复感寒邪而成哮喘者，此方主之。（《医方考》）……定喘汤。……肺虚感寒，气逆膈热，作哮喘者，此方主之。（《医方考》）……信州老兵女三岁，因食盐鳆过多，遂得齁喘之疾，乳食不进。贫无可延医。……（《医说》引《类编》）。"[179]857-875

清·黄朝坊《金匮启钥·幼科》卷一："病热生死论……中风热喘鸣息肩者，脉实大也，缓则生，急则死（此言外感风热，中于阳分而喘鸣息肩者，脉当实大，但大而缓则胃气存，邪渐退，故生；实而急则真脏见，病日进，则死）。"[180]1197

清·黄朝坊《金匮启钥·幼科》卷二："咳嗽论……更有哮喘一病，乳幼恒多，寻其病源，亦不外乎风寒之闭。大法苏沉九宝丹，但宜生脉大安丸，后进千缗汤。然或有所因，不可不分治焉。因宿食停滞，痰涎横结而致者，症形内热曰燥，治宜葶苈丸，久病五味汤。因体虚败，忽作大喘者，治宜贞元饮，不应，则理阴煎内加人参、鹿茸。"[180]1226

清·黄朝坊《金匮启钥·幼科》卷二："方……一方 治吃醋呛喉成哮，用甘草三两去皮，劈开，猪胆汁浸三日炙干，研末蜜丸，临卧茶送下。"[180]1228

清·邵杏泉《邵氏方案》卷之礼："（四）痰哮……（案14）胎前痰哮，似属子悬。今产后匝月又发，殊恐不能断根。"[181]27-28

清·唐宗海《医学见能》卷二："喘齁　[总诀]　喘齁二证本多痰，亦有虚时属肾关。……歌曰：喘齁痰响总因寒，方用姜辛夏射干。百部陈皮冬味合，贝苓皂郁枳同攒。……喘齁气逆，噎咳痰塞溺黄者，肺胃之火逆也。宜清热降逆汤。"[182]55-56

清·沈菊人《沈菊人医案》卷下："（四十一）咽痛……（案4）李。下虚上实，积饮，哮喘咳嗽，痰咯白沫，脉迟。寒饮蓄积所致。法当宗生生子。"[183]123

清·沈菊人《沈菊人医案》卷下："（四十二）哮喘（案1）马。痰哮遇寒而发，遇热亦发，肺为娇脏，畏乎寒更畏乎热。痰鸣喘迫，脉象见数。……（案3）陈。寒风兼受，蕴伏肺底，哮喘五年，越发越勤，脉迟虚细。发则寒热，汗亦不解，喘亦渐除，显然内蕴之邪从表而泄，此邪之蕴伏何疑。……又：哮喘五年，发时寒热，此风寒之伏于肺底，不得宣达也。……（案4）俞。六龄幼童哮喘三年，询病起于误饮，火酒呛肺，遂有是证。肺受辛辣所伤。"[183]126-127

清·赵濂《医门补要》卷下："医案……一人哮病，冒风寒而发，或劳力而发者，宜小青龙汤。……一童过食咸成哮者，（或过食甜，亦成哮。）以缓劫法。……一人体虚，劳动而哮作，脉细弱，以宣肺扶土方。即平。……一妪哮症数十年，冒风寒则发，喘促不得卧，汤水不入，语言难出，神昏舌强，奄奄待毙，以苏子、附子、干姜、肉桂、茯苓、杏仁、橘红、白芥子，三帖乃平。"[184]85-86

清·王馥原《医方简义》卷四："肺病……一遇风寒则咳嗽。风寒入络则喘逆。入胃则哮。叶氏谓喘症与哮症微有不同。喘症在肺为实。在肾为虚。哮症因感邪失表。邪伏于里。而留于肺俞。"[185]99

清·黄光霁《本草衍句·莱菔子》："（辛甘），入肺下气而定喘……齁喘痰促，遇厚味即发。"[186]353-354

清·张秉成《本草便读·隰草类》："麻黄　走太阴寒水之经……麻黄本肺家卫分药。仲景治寒伤营用麻黄汤者。以内有桂枝领之入营也。宣肺发表。麻黄之能足以尽之。故一切咳嗽宿哮等疾。凡属肺中有风寒痰饮者。皆可用之。"[187]18-19

清·叶天士《徐批叶天士晚年方案真本》卷上："案三九　江（通州，四十四岁）痰饮哮喘，遇寒劳怒即发。"[188]20

清·叶天士《徐批叶天士晚年方案真本》卷上："案一〇五　王（杭州，二十一岁）据述遗精频至，哮喘病发必甚，此肾虚失纳不固，真气散越冲急。"[188]44

清·凌德《专治麻痧初编》卷三："附治验……咸酸不禁，难免哮喘之疴。一或不慎终身痼疾，为父母者当加谨焉。"[189]80

清·心禅《一得集》卷中："郑姓子哮吼症治验　宁人郑姓子。甫七岁。患哮吼症。脉形俱实。结喉两旁。青筋突起如笔管。喉中作牛马声。此系果饵杂进。痰浊壅塞。"[190]17

清·周学海《读医随笔》卷三："论喘（附哮）……尝诊一妇，自冬病喘，至春不愈，始延予诊。至则见其形状，非喘也，乃哮也。寒气束肺，气塞不出，日久邪深，真气内陷，便溏下气，肺中寒涎注满，真气已不能到……然哮亦有二，皆风寒与痰饮相结，但互有轻重耳！凡不分四时，受寒即发，发即气闭迫塞欲死，滴水不入，彻夜无眠者，此上焦之风寒重于痰饮者也，数日即愈，复如常人矣。凡春暖即愈，秋凉即发，发即呼吸短促，昼夜相等，饮食减少或如常者，此中焦痰饮，因天寒肺气不舒而激发者也。若不新感风寒，其病势未至逼急欲死也。"[191]116

清·周学海《脉义简摩》卷七："产后杂病脉证……乳子而病热，其脉悬小，手足温则生，寒则死。悬小者，绝小也。《脉经》作弦小，非是。乳子中风热，《脉经》作'中风、伤寒、热病'。喘鸣肩息者，脉实大也，缓则生，急则死。"[192]252

清·周学海《形色外诊简摩》卷上："百病头身手足寒热顺逆死生篇……乳子中风热，喘鸣肩息者，脉实大也。缓则生，急则死。"[193]29

清·《医学摘粹·杂证要法》："哮证 哮证者，寒邪伏于肺腧，痰窠结于肺膜，内外相应，一遇风寒暑湿燥火六气之伤，即发。伤酒，伤食，动怒，动气，役劳，房劳亦发。一发则肺腧之寒气，与肺膜之浊痰，狼狈相依，窒塞关隘，不容呼吸。若呼吸，则气触其痰，鼾齁有声，非泛常之药，所能治也。"[194]120

清·《医学摘粹·杂病证方歌括》："哮证〔哮证提纲〕 肺脏留饮合凝寒，关隘不通呼吸难，此病已成哮喘证，治宜圣济射干丸。"[194]229

清·王泰林《退思集类方歌注·麻黄汤类》："麻黄加术汤……冷风哮嗽还堪济。（冷风哮证，由风寒客于背俞，屡止屡作，用此散寒利肺最效。病哮喘，虽服麻黄而不作汗也。）"[195]2

清·王泰林《退思集类方歌注·麻黄汤类》："射干麻黄汤 治咳而上气，喉中如水鸡声者。……（此治形寒饮冷伤肺之要方也。喉中水鸡声者，痰气出入而嘎咯也。由肺中冷，阳气不能宣其液，郁于肺而生声。）"[195]10

清·王泰林《退思集类方歌注·麻黄汤类》："〔附〕定喘汤（张时彻《摄生众妙方》）治肺虚感寒，气逆膈热而作哮喘。……（此定喘之主方也。凡病哮喘，多由寒束于表，阳气并于膈中，不得泄越，故膈间必有痰热胶固，斯气逆声粗而喘作矣。）"[195]11

清·王泰林《王旭高临证医案》卷三："痰喘门……徐 喘哮气急，原由寒入肺俞，痰凝胃络而起。久发不已，肺虚必及于肾，胃虚必累于脾。脾为生痰之源，肺为贮痰之器。痰恋不化，气机阻滞，一触风寒，喘即举发。"[196]135

清·罗芝园等《鼠疫约编·医案篇》："刘蔚立治案（福州西关外塘下乡儒医）……同时荫庭叔之母，年近古稀，素有哮喘证，因媳妇抱病不免劳苦，哮喘复作。……余思无非此气所染而成。"[197]45-46

清·李冠仙《知医必辨·杂论》："病之生也，百出不穷……兼治哮症多年，肾气上逆，予用六味地黄加减为丸，每服五钱，以芝麻荄一支，煎汤下，竟能渐愈，久不发矣。"[198]45

清·柳宝诒《柳选四家医案·评选环溪草堂医案》："咳喘门……喘哮气急，原由寒入肺俞，痰凝胃络而起。久发不已，肺虚必及于肾，胃虚必累于脾。脾为生痰之源，肺为贮痰之器。痰恋不化，气机阻滞，一触风寒，喘即举发。"[199]172

清·张秉成《成方便读》卷二："定喘汤……治肺虚感寒，气逆膈热，而成哮喘等证。夫肺为娇脏，畏热畏寒，其间毫发不容。其性亦以下行为顺，上行为逆。若为风寒外束。则肺气塑闭。失其下行之令，久则郁热内生，于是肺中之津液，郁而为痰，哮嗽等疾，所由来也。"[200]33

清·周岩《本草思辨录》卷三："生姜……射干麻黄汤喉中水鸡声，乃火吸其痰，痰不得下而作声，其始必有风寒外邪，袭入于肺，故咳而上气，与小青龙相似而实有不同。"[201]93

清·曹沧洲《曹沧洲医案·咳嗽门》："左升太过右降不及……右 温邪包裹肺气，咽间哮紧，音哑极，舌白口腻，畏寒。经曰：形寒寒饮则伤肺，以肺恶寒也。拟宗六安煎法治之。"[202]175

清·曹仁伯《曹仁伯医案·哮喘》："何（通州）肺为贮痰之器。痰中有火，毛窍常开，风邪易感，哮喘时作。作则降气为先，盖以肺虽贮痰，而其所主者气也，气降则痰降，气升则痰升。……蔡（常熟）哮为上喘，喘出于肺也。肺本清肃，何以作喘？而不知肺为贮痰之器，容易招风，亦易阻气，气机不利，则呀呷有声矣。……程（桌桥）形寒饮冷则伤肺，所贮之痰，因此而动，动则呀呷有声，卧难着枕，哮喘作焉，愈发愈勤，甚至生痰之源，源源而来，已昭肾气下虚，不独肺病而已。现在右脉滑大，标病为急，宜先治之。……金（嘉兴）痰饮内留，最为咳嗽之蒂；老痰内伏，又为哮喘之根。哮喘多年，时发时愈，今岁更勤，即咳嗽之症，亦无全愈之日。痰饮老痰，一在于肺，一在于脾，脾肺两经，比之往时则弱，弱则痰饮老痰之窍踞者，毫无向化之期。……钟（湖州）肺为娇脏，不耐邪侵，一伤于悲哀，二伤于发散。从此相传无权、清肃失司。木寡于畏，怒则为哮，毛窍常开，寒则亦发。当发之时，肺经所贮之痰，脾经所生之痰，无不攸归于窍，呀呷有声，卧难着枕，如是者数数矣。……韩（南壕）肺为娇脏，不耐邪侵，若有热伏于中者，则毛窍常开，风邪易感，感则哮喘发焉。然上病外邪，固能如是，而不知肾气虚者，脾气衰者，一经劳动，亦易喘急，是以喘势有加无已，标本同病也。……朱（吴江）愈发愈勤之哮，肺经病也，肾气虚矣。然究其两经所病，未有不因乎脾衰，衰则所进饮食，生痰生饮，内可以动肾气，外可以招肺风。……杨（安徽）哮喘时发，发则胸闷咳逆，卧难着枕，病之常也。惟所出之痰，或带红色，口中之味，亦作气秽，肩背痠痛，脉形小数。肺胃两经，必有伏热在里，蒸开毛窍，容易招风，最为累事。……杨（关上）肺俞伏痰，招风则发哮喘，呀呷有声，卧难着枕，甚至寒热分争。近来平善之事，呼吸短气，痰声不利，脉象弦滑。肺胃两经都被痰所贮也，权以导涤法。"[203]107-110

清·陈莲舫《陈莲舫先生医案》卷上："秋燥……顾，左，九。会厌为吸门，系七冲之一。痰热内阻，呼吸不利，哮声如锯。脉见弦数。拟宣肺窍而化痰热。"[204]48

清·陈莲舫《陈莲舫先生医案》卷上："哮嗽　痰体本虚，感受寒邪，肺叶积饮发胀，哮嗽始重，痰如曳锯，咽喉窒塞。日后须防失血，治以开降。左。内有痰饮，外感风寒，哮嗽有根，发而较重，胸次痹闷，气逆喉鸣，脉见细弦。治以和降。"[204]58

清·陈修园《医医偶录》卷二："肺部……风闭者，风郁于肺而哮嗽也，麻黄汤主之。"[205]62

清·程杏轩《程杏轩医案·辑录》："福方伯哮嗽　哮嗽多年，原属痼疾，往岁举发尚轻，此番发剧，胸满喘促，呼吸欠利，夜卧不堪着枕。药投温通苦降，闭开喘定，吐出稠痰而后即安。思病之频发膈间，必有窠囊，痰饮日聚其中，盈科后进。肺为华盖，位处上焦。司清肃之职。痰气上逆，阻肺之降，是以喘闭不通。"[206]114-115

清·费伯雄《医醇賸义》卷三："附：咳嗽门诸方……定喘汤　治肺虚感寒，气逆膈热，而作哮喘。"[207]43-44

清·高世栻《黄帝素问直解》卷三："通评虚实论第二十八篇……帝曰：乳子中风热，喘鸣肩息者，脉何如？中，去声，下同。上文乳子病热而脉悬小，此言乳子中风热而脉实大，但举喘鸣肩息，借岐伯以申明之。岐伯曰：喘鸣肩息者，脉实大也，缓则生，急则死。乳子既中风热，复喘鸣肩息，其脉当实大也。脉实大而缓，脉有胃气则生，脉实大而急，脉无胃气则死。"[208]198

清·龚自璋《家用良方》卷六："哮吼神效方……凡哮有虚实之分，热哮、盐哮、酒哮，皆虚症也。寒哮，遇冷风而发；热哮，伤热伤暑而发。治不同。"[209]111

清·顾蔼云《花韵楼医案》："张　前进养血平肝法，哮发减轻过半，癸水将至……营虚血热，再防反复，当加意养金水为妙。……张又诊　喘哮每发于经至之前，营虚显然矣。今值癸水将至，其病必发。"[210]28-29

清·戴天章《重订广温热论》卷一："温热夹症疗法……八夹哮喘。哮喘乃肺家所时有，本有寒痰、热痰二症。一受温热，则无非痰火。由其湿热之气，从其类而入肺，发其哮喘。"[211]63

清·何梦瑶《医碥》卷二："喘哮……哮者，喉间痰气作响，以胸中多痰，粘结喉间，与呼吸之气相触成声。得之食味酸咸太过，（幼时多食盐醋，往往成此疾，俗谓之盐哮。）渗透气管，痰入结聚，一遇风寒，气郁痰壅即发，其发每在冬初，必须淡饮食，行气化痰。"[212]108

清·何书田《医学妙谛》卷上："哮病章 此症初感外邪，失于表散，邪伏于里，留于肺，时发时止，淹缠岁月。更有痰哮、咸哮、醋哮，过食生冷及幼稚之童天哮诸症。喉中为甚水鸡声，哮症原来痰病侵。若得吐痰并发散，远离厚味药方灵。"[213]436

清·江涵暾《奉时旨要》卷六："喘促……程钟龄曰：……更有哮症，此表寒束其内热，加味甘桔汤主之。……笔花氏曰：……外有哮喘之症，逢时而发，人尽知为寒痰固结，假令终身不食油腻生冷，而长服六君子汤加姜、桂，则新痰无自而生，旧痰日渐以去，又何物足以为患哉。"[214]167-168

清·江之兰《医津一筏·治病必求其本》："脾喜燥……喘而短气，须别寒、热、虚、实，分类治之。至于哮，则素有之，痰火为风寒所束而发，但看其人之强弱，用药轻重可耳。"[215]11

清·李潆《身经通考》卷四："咳嗽门（附哮喘呕逆）……咸物所伤，哮嗽不止，用白面二钱，砂糖二钱，通搜和用。"[216]222

清·梁玉瑜等《医学答问》卷一："15．十二经各种证候的表现和治法如何？……里有肺实，舌之肺经必有苔腻……水闭发喘者，胃经蓄水作肿而浸肺也，宜五皮饮；风闭者，风郁于肺而哮嗽也，宜麻黄汤。"[217]27

清·凌晓五《凌临灵方·哮喘》："老夫自服风哮有年，遇寒劳秋而发，咳逆痰稠，甚且不能平卧，脉弦滑浮，治宜降气豁痰。"[218]79

清·龙之章《蠢子医》卷一："风火诸症脉论……一切气喘与哮齁，尽是风火往上传。"[219]14

清·马氏《大医马氏小儿脉珍科》卷上："三十九、咳嗽论治（附齁䶎、马脾风）……又有齁䶎一症，盖由啼哭未已，遽与儿食，或饲以酸咸，气郁不利，致令生痰，或受暑湿所侵，未经发散，邪传心肺，郁而为热，热生风，风能生痰，痰实不化，结成顽块，或如豆粒，遂成痰母，故痰母发动而风即随之，风痰潮紧，气促而喘，俗云哮病是也。"[220]35

清·钱艺等《慎五堂治验录》卷四："（案122）张永发内，甲申三月，隔壁。感受风邪，宿哮随发，且拟辛平降气。"[221]82

清·钱艺等《慎五堂治验录》卷十二："（案451）叶慰生母……丸方。先天不足，脾肾交亏，驯致风伏肺俞，哮喘屡发，八脉不固，白带连绵。脾虚运化失司，腹时膨膨；命阳不能敷布，腰软晨泄纷纭。诸证错综猬集，均一虚耳。然必有风寒痰涎，凝结肺部曲折之地，回巢经络交互之间，所以哮喘时发，背寒夜甚，证固是虚。"[221]286-287

清·王九峰《王九峰医案》卷上："哮喘……哮喘十载，脉来滑疾，两尺不静，郁湿、郁热、郁痰、伏风为患，极难脱体。……前因咳甚，哮症复萌，痰多气阻，额上有汗。……素本操劳易饥，精神疲倦，哮喘即发。……髫年哮喘，起自风寒，风入于肺，液变为痰，风痰蟠踞清空，每遇秋冬即发，喘兼咳嗽，痰带涎沫红丝，竟夕无寐，齁䶎声闻四近，形丰脉软，外强中干。……哮喘起自髫年，延今廿余载，六味、六君、三子、八仙、小青龙等，遍尝无效者，伏风痰饮回搏，肺胃曲折之处为窠为臼也。……脉滑而数，肺蕴风痰郁热，清肃不行，哮喘痰鸣，舌燥唇干溲混，巅疼食减，宜先清燥救肺。……哮喘既平，自宜补正，现交秋令，燥气加临。……阴阳两伤，脾肾双亏，以致风伏肺经，哮喘屡发，不扶其土，无以生金，不固其下，无以清上，治宜固肾扶土，清上实下辅之。……素来善饮善怒，土为木侮，脾为湿侵，渍之于肺，动劳则哮喘，不能安卧，痰豁乃平，不时举发，不宜烦劳动怒，怒则气上，所谓气升则痰升也。……因循怠治，致令邪郁肺络，变生哮喘，发则不能安卧，延今四载，终身之累也。……脉来沉滑而疾，童年哮喘，风伏肺络，延今廿余载，正气肾气俱亏，不能化邪外达。……哮喘遇冷则发。"[222]17-21

清·王九峰《王九峰医案》副篇卷一："（七）哮喘（案1）肾不纳则肝阴亏损，脾不健则湿痰益甚。肾不升，肺不降，易饥易饱，精神倦怠，哮喘即发。……（案3）幼年哮喘，秋冬举发，发则不能安枕，痰豁乃平，脉弦兼滑。风痰郁肺，已历多年，极难脱体。先以小青龙汤加味。……（案4）脉滑而数，郁热郁痰，清肃不行，大哮痰喘，似宜清燥救肺。但久病肺虚，苦寒虽效，不宜常服，恐伤生发之气。"[223]73-74

清·王乐亭《王乐亭指要》卷三："哮喘……陈左　久哮，纳减气逆，肩臂作痛，六脉细弱。肺家虽有伏寒，然体虚已甚，燥烈温散之药，未便擅投。拟与气血兼培，以救其本。"[224]270

清·魏鉴《幼科汇诀直解》卷二："哮吼　夫哮吼专主于痰，宜用吐法。亦有虚而不可吐者，此痰寒包乎热也。"[225]714

清·卧云山人《剑慧草堂医案》卷上："哮喘　痰火内蒙，肺气膹郁，哮嗽气促，脉沉小弦。法当降肺气，以清痰火。"[226]15

清·卧云山人《剑慧草堂医案》卷上："痰饮……（案6）外感风寒，引动宿饮，哮嗽气促，身热口渴，舌白腻，脉沉弦小滑。法当降气涤痰，须防喘汗。"[226]20

清·吴澄《不居集》上集卷十五："咸哮咳　因食咸物所伤，以致哮嗽不止，用白面二钱，砂糖二钱，通搜和。"[227]230

清·吴澄《不居集》上集卷十七："伏痰　略有感冒，便发哮嗽，呀呷有声。乌巴丸。"[227]288

清·吴玉楫等《方症会要》卷二："哮喘　肺为五脏华盖，主持诸气，肺气受伤，呼吸之息不得宣通，则哮喘之病生焉。"[228]70

清·吴玉楫等《方症会要》卷二："定喘汤，治肺虚感寒气逆，膈热，作哮作喘。"[228]73

清·吴谦《删补名医方论》卷六："桂枝汤……麻黄汤　治太阳风寒在表……风、寒、湿成痹，肺经壅塞，昏乱不语，冷风哮吼最宜。"[229]92

清·吴师机《理瀹骈文·存济堂药局修合施送方并加药法》："金仙膏……痰喘、痰哮。（呼吸急促为喘，喉中有声为哮。哮喘气壮胸满者，为实证。……哮多寒包热，宜带表散，文中有麻黄白果方，可炒熨。又，吼气大者，膏内掺雄黄、明矾、生半夏、巴霜等份末贴）。"[230]283

清·吴师机《理瀹骈文·存济堂药局修合施送方并加药法》："温肺膏……治一切咳喘等症属肺寒者。……凡风寒客于肺。……亦治冷哮（遇冷而发）。"[230]296

清·虚白主人《救生集》卷二："咳嗽门……哮喘方　凡天雨阴气触动即发，坐卧不得，饮食不进。……治哮病方　哮有虚实之分，热哮、盐哮、酒哮皆虚症也，寒哮实症也。寒哮遇冷风而发，热哮伤热伤暑而发，治各不同。"[231]97

清·叶天士《叶氏医案存真》卷三："杨州四十四　痰饮哮喘，遇寒劳怒即发，小青龙汤去麻黄。"[232]15

清·叶天士《叶选医衡》卷下："喘哮短气气逆息贲辨……哮者与喘相类，但不似喘开口出气之多。《圣济总录》名为呷嗽是也，以胸中多痰，结于喉间，与气相系，随其呼吸有呀呷之声。得之咸酸太过，积热胶痰，痰去则声少息。倘不节口，而胸中未尽之痰，得新味相结，哮又作矣，治之以吐痰为生。若遇冷而发者，因中外皆寒，宜温其肺金。若寒包其热者，宜清肺药中兼加发散，则自然愈也。"[233]119

清·叶天士《临证指南医案》卷四："喘……中气虚　姜　劳烦哮喘，是为气虚。盖肺主气，为出气之脏，气出太过，但泄不收，则散越多喘，是喘症之属虚。故益肺气药皆甘，补土母以生子。若上气散越已久，耳目诸窍之阻，皆清阳不司转旋之机，不必缕治。"[234]220

清·叶天士《临证指南医案》卷四："哮　寒　王　受寒哮喘。痰阻气。不能着枕。……卜（十九）哮喘，当暴凉而发，诊脉左大右平。此新邪引动宿邪，议逐伏邪饮气。小青龙法。徐（四一）宿哮廿年，沉痼之病，无奏效之药。起病由于惊忧受寒，大凡忧必伤肺，寒入背俞，内合肺系,宿邪阻气阻痰,病发喘不得卧。譬之宵小,潜伏里闲,若不行动犯窃,难以强执。……朱（五一）宿哮咳喘,遇劳发。小青龙去麻、辛,加糖炒石膏。（气虚）邹（七岁）宿哮肺病,久则气泄汗出。脾胃阳微,痰饮留著,有食入泛呕之状。夏三月,热伤正气,宜常进四君子汤以益气,不必攻逐痰饮。……哮与喘,微有不同,其症之轻重缓急,亦微各有异。盖哮症多有兼喘,而喘有不兼哮者。……若夫哮症,亦由初感外邪,失于表散,邪伏于里,留于肺俞,故频发频止,淹缠岁月。更有痰哮、咸哮、醋哮,过食生冷及幼稚天哮诸症,案虽未备。……（华玉堂）"[234]218-219

清·叶天士《临证指南医案》卷五:"痰饮……寒饮浊邪上冲膻中 张（二七）呛喘哮,坐不得卧,神迷如呆,气降则清。水寒饮邪,上冲膻中。用逐饮开浊法。"[234]288

清·叶天士《未刻本叶天士医案·保元方案》:"旋复花汤……人参 谷芽 宣州木瓜 茯神 霍斛 鲜莲子肉。冷热不调,阳伤哮喘。"[235]901

清·叶天士《未刻本叶天士医案·保元方案》:"真武汤……下焦空虚,冲气不纳,遇寒则哮喘,非汤药所能治。"[235]907-908

清·叶天士《未刻本叶天士医案》:"哮止,阴亏内热,气逆。都气丸。"[235]902

清·叶天士《未刻本叶天士医案》:"哮喘遇劳即发,发则大便溏泄,责在少阴阳虚。真武丸。"[235]934

清·吴鞠通《吴鞠通医案》卷三:"癸亥二月二十二日 谢氏 二十五岁 痰饮哮喘,咳嗽声重,有汗,六脉弦细,有七月之孕。……恶寒未罢。仍用小青龙法,胸痹痛加薤白。按饮为阴邪,以误服苦寒坚阴,不能速愈。……二十四日 胃不和则卧不安,亥子属水,故更重,胀也,痛也,皆阴病也,无非受苦寒药之累。……寒饮误服苦寒坚阴,大用辛温三帖,今日甫能转热,右脉始大,左仍弦细,咳嗽反重者,是温药启其封闭也。"[236]329-330

清·吴鞠通《吴鞠通医案》卷三:"痰饮……壬戌正月十三日 觉罗 六十二岁 酒客痰饮哮喘,脉弦紧数,急与小青龙去麻、辛,加枳实橘皮汤不应,右胁痛甚,此悬饮也。故与治支饮之小青龙不应。应与十枣汤。"[236]352

清·陈修园《南雅堂医案》卷二:"喘哮门……（案 9）喘哮气急,脉细数,系寒入肺俞,痰凝胃络而起,发之日久,则肺虚必及于肾,胃虚必及于脾。脾肾两虚,寒痰凝滞不化,气机被阻,一触风寒,病即复发,治法在上宜责之肺胃,在下宜责之脾肾。"[237]50

清·陈修园《南雅堂医案》卷二:"喘哮门……（案 10）深秋感受寒邪,气机被痰所阻,发为哮喘,气粗不能卧,宜从实证治。桂枝木（一钱,炙）,白茯苓（三钱）,五味子（一钱）,白芍（一钱,炒）,干姜（一钱）,杏仁（一钱五分,去皮尖）,炙甘草（五分）,麻黄（五分,去根节）。"[237]50

清·陈修园《南雅堂医案》卷二:"喘哮门……（案 13）病哮十余年之久,气泄,汗出必多,脾胃阳微,浊饮伏而时动,是以食入常作泛呕。盛夏热伤正气,中宫愈虚,宜先扶正益气,不必用祛痰攻劫攻之品。"[237]51

清·陈修园《南雅堂医案》卷二:"喘哮门……（案 15）痰气素盛,外为风寒所搏,阳气并于膈中,不得泄越,是以气逆声粗,发为哮喘,宜表里兼施,以定喘汤主之。"[237]51

清·陈修园《南雅堂医案》卷二:"喘哮门……（案 18）宿哮痰喘,遇劳频发,阳虚恶寒,姑用镇摄法。炮附子五分,炒白术三钱,白茯苓三钱,炒白芍三钱,细辛五分,五味子五分,生姜三片,水同煎。（按:此即真武法加减,为痰饮喘促由少阴阳虚水泛证者深一层立法,与小青龙相为表里。）"[237]52

清·陈修园《南雅堂医案》卷二:"喘哮门……（案 28）宿哮痰喘,发则不能着枕,病起于惊忧受寒，失于表散，邪伏于内，留于肺俞，故频发频止，成为痼疾。然久发必虚，当以温通摄纳为主，凡辛散苦寒、劫痰破气之剂，均非所宜，病发治标，病去治本，始为合法。"[237]54

清·泄峰桂林主人《普济内外全书》卷四："痰结汤饮　古建香苏散，治风类两感，咳嗽喘急，此方顺气化痰圣剂。……五汁清痰丹治一切痰结痰喘，痰哮痰嗽，无不神效，兼治痰血。"[238]191

清·泄峰桂林主人《普济内外全书》卷六："肺大肠汤饮　古建参苏饮，治肺受感冒，鼻塞咳嗽，头晕目眩，手足不遂，口眼㖞斜。……苏陈九宝汤　苏陈九宝汤和平，麻黄甘草并杏仁，桑皮苏子同会和，官桂薄荷腹皮亲。治老幼素有痰火喘急，一遇冷热，暴作不均，感发连绵不已。嗽咳哮吼，夜卧不眠。"[238]323

清·吴篪《临证医案笔记》卷四："喘促　国丈恭公，起早受凉，忽喘嗽气急，痰涎壅盛，诊脉浮紧滑。系肺感风邪，气逆痰滞，膈有胶固之痰，外有非时之感，而作哮喘也。宜用辛温甘凉，既以疏内壅，兼以散外寒，则痰喘自痊。"[239]196

清·吴篪《临证医案笔记》卷四："喘促　曹定轩道长，脉浮滑数，此肺感风寒，阳明火盛，以寒包热，故声粗气急而为哮喘也。宜投五虎汤，凉而兼散，自愈。"[239]198

清·吴篪《临证医案笔记》卷四："喘促　亚相英煦斋，每早入朝，偶感风寒，及遭凉气，即咳嗽痰喘，气急声粗，呕恶食少，秋冬严寒，喘嗽尤甚。余曰：脉虚浮滑，此肺气虚乏，则腠理不密，易感风邪，以致痰涎壅盛而为哮喘之恙。且知喘有夙根，故遇感冒即发，遇劳亦发也。"[239]199

清·吴篪《临证医案笔记》卷四："喘促　杨氏，喘急胸胀，呕吐痰涎，不能躺卧，脉浮紧滑。系肺虚感寒，气逆膈热，故致哮喘也。宜投定喘汤，以散寒疏壅，清热降气。"[239]199-200

清·吴篪《临证医案笔记》卷六："齁鮯　李亚白孝廉云：小子三岁，月前感冒咳嗽，近则乳食不纳，形气萎顿，病势日甚，幼医皆回难治。余视其上气喘急，面唇青色，痰涎黏如胶漆，喉间若拽锯声者，此为齁鮯。按《经济》论齁证，肺经受风寒，因咳嗽，肺停冷血生痰，致使腑脏有热，睡卧不安，故成齁鮯，咽喉间如拽锯之声。"[239]286-287

清·何书田《何书田医案·哮喘》："脉虚，感寒哮喘不卧，先宜表散。麻黄八分，半夏二钱，杏仁三钱，橘红一钱，桂枝五分，川朴八分，苏子三钱，干姜五分。"[240]98

清·方略《尚友堂医案·论痰饮忌脉》："先慈盛孺人，夙患痰哮，平素畏服煎药，发则气喘痰鸣，呼吸耸肩，水浆不入，手足如废，百苦俱备，七日方苏。"[241]57

清·徐锦《心太平轩医案·喘》："某　肾虚哮喘经久，百药不效，气不化水，终无济于阴也。金匮肾气丸加减。"[242]42

清·徐锦《心太平轩医案·喘》："唐廉访……延诊　案云：咳出于肺，喘出于肾。金水两亏之体，加以痰哮，夙恙病发，气急不能偃卧，近更频发，服葶苈泻肺等汤，屡不应效。肌肉化痰，命门骨节疼，肾水日亏，肺金日燥。考昔贤成法，不越脾肺肾二经并治，病发泻肺以治其标，平时金水同源以治其本，无希速效，久服不辍，自可见功。"[242]42

清·王孟英《潜斋简效方》："痰哮，浸湿海带四两煎汤，调饴糖服。淡豆腐浆每晨饮之。兼治黄疸。漂淡陈海蛇煎汤，生芦菔捣汁和服。兼治诸痰证。"[243]479

清·吴芹《吴古年医案·哮症》："肺主气，宜清肃。木火挟湿热而阻郁清气，哮症之所由成也。每遇喘急则声如曳锯，痰出日以碗计。脉左濡小弦，右偏滑数。数是有郁火，滑主痰，弦为肝体不足、肝用有余，濡小则阴之虚也。拟以顺降痰气，佐以养肝体、和肝用之法。"[244]141

清·吴芹《吴古年医案·哮》："嗜酒多湿，湿郁蒸热，热酿为痰，三者阻痹肺气，咳逆时作，纠缠中年之久，肺阴肺气皆受其伤，哮症成矣。哮作而时或谵语梦遗，心体虚而心用恣可

知。脉沉小涩，左寸数于诸部。病非一端，不能除根。"[244]151-152

清·李铎《医案偶存》："东坑傅姓妇，年五旬余，论哮证之发，原因冷痰阻塞肺窍所致，故遇寒即发者居多。盖寒与寒感，痰因感而潮上也，此番加以食冷物糍果，犹滞其痰，肺窍愈闭愈塞，呼吸乱矣，脉亦乱，而哮自加甚。是以旬日来不能安枕，困顿不堪，时际严寒，虽拥衾靠火，难御其寒，非重用麻、杏、细辛猛烈之性不能开其窍而祛其寒，佐以半夏、厚朴、苏子而降气行痰，再加麦芽、神曲消食导滞，引以姜汁利窍除痰，连服四剂，必有效也。"[245]300

清·陈鄂《一见知医》卷三："喘哮 短气，呼吸不能接续，无痰声，不抬肩撷肚，非喘也，乃元气虚乏，治当补气，不可泻肺，……哮，郁积痰热，一遇风寒便窒塞道路，呼吸急促，故多发于冬初。必须淡饮食，行气化痰。禁凉剂，恐风寒难解；禁热剂，恐痰火易升。……简易方：痰哮咳嗽，苎麻根烧存性，为末，三钱，醮豆腐食。"[246]662-663

清·陈鄂《一见知医》卷五上："哮喘 哮者，喉如拽锯，若水鸡声。喘者，气促连属不能以息。哮为实，喘为虚。……哮喘因宿食，痰涎壅盛，喘息有声，先用山楂、神曲、麦芽煎服，次服千缗汤，法夏二钱，皂角五分，生姜一钱，炙草二钱。以上皆素无痰喘暴发者用。"[246]728

清·陈鄂《一见知医》卷五上："哮喘 哮者，喉如拽锯，若水鸡声。喘者，气促连属不能以息。哮为实，喘为虚。哮因外感，必恶寒发热，面赤唇红，鼻息不利，清便自调，五虎汤：麻黄、杏仁、陈茶、石膏、炙草。"[246]728

清·徐大椿《杂病证治》卷二十二："哮病……皮毛为肺之合，肺素有火，毫窍常疏，风寒易入，谓之寒包热。"[247]9

清·尤怡《金匮翼》卷七："齁喘 齁喘者，积痰在肺，遇冷即发，喘鸣迫塞，但坐不得卧，外寒与内饮相搏，宜小青龙汤主之。若肺有积热，热为寒束者，宜越婢汤主之。"[248]256

清·尤怡《金匮翼》卷八："诊候生死要法……乳子中风热，喘鸣肩息者，脉实大也，缓则生，急则死。"[248]317

清·张大燨《张爱庐临证经验方·风毒伏肺》："孙（右）哮症数年，交秋必发……夫肺脏属金，金旺于秋，伏风层叠蕴络，延为风毒，清虚之脏，性娇且洁，奚肯容其盘踞于络，是以藉旺令必与之争衡耳。风为阳邪，其性易于化火化热，是以发病之际，背俞灼热，而目亦赤焉。"[249]196

清·汪廷元《广陵医案》："方赞武兄暑月病哮，从淮来扬就医，喉中痰喘，汗出不辍，夜不能上床而卧，医莫能疗。切其脉，右寸浮滑，尺中带洪。因思哮之为病，发时固宜散邪。今气从下逆上，行动则喘甚。盖病久则子母俱虚，肾气不能收摄，亦上冲于肺，是虚为本，而痰为标耳。"[250]14

清·张聿青《张聿青医案》卷五："咳嗽 张左 哮喘多年，肺伤吐血，渐至咳嗽痰多，痰色黄稠，兼带青绿，有时腹满，运化迟钝，脉形濡细，左部带涩。肺胃并亏，而湿滞中州，且作缓兵之计。……二诊 痰饮凭凌于上，肾阴亏损于下，饮聚则成痰，阴虚则生热，热痰交蒸，所以咳血频来，痰黄青绿，热蒸痰郁，痰带臭秽，脉细濡数。腹中不和。将成肺痿重症，再作缓兵之计。"[251]166-167

清·张聿青《张聿青医案》卷五："喘……顾（童）寒入肺腧，稍涉感寒，则外寒与伏寒相触，遂致哮喘咳嗽频发，甚则见红。……杨（右）感邪失表，邪伏肺腧，以致稍一感触，辄作哮喘。除访择针灸好手按穴针灸外，进以梨膏，以开通肺络，而润肺金。"[251]178, 185

清·张聿青《张聿青医案》卷十九："膏方……鲍（左）自幼即有哮咳，都由风寒袭肺，痰滞于肺络之中，所以隐之而数年若瘳，发之而累年不愈。……夫所谓袭肺之邪者，风与寒之类也。痰者，有质而胶粘之物也。累年而咳不止，若积痰为患，何以交睫而痰生，白昼之时，痰独何往哉。则知阳入于阴则卧，阴出之阳则寤，久咳损肺，病则不能生水，水亏不能含阳，致阳气欲收反逆，逆射太阴，实有损乎本元之地矣。拟育阴以配其阳，使肺金无所凌犯，冀其降令得行耳。" [251]653

清·张志聪《黄帝内经素问集注》卷四："通评虚实论篇第二十八……帝曰：乳子中风热，喘鸣肩息者，脉何如？岐伯曰：喘鸣肩息者，脉实大也，缓则生，急则死。（此复论后天所生之宗气。……风热之邪，始伤皮毛，喘鸣肩息，是风热盛而内干肺气宗气，故脉实大也。）" [252]104

清·章楠《灵素节注类编》卷五："阴阳发病诸证……阴争于内阳扰于外　阴争于内，阳扰于外，魄汗未藏，四逆而起，起则熏肺，使人喘鸣。……阳扰于外者，腠理开泄，肺气不固，魄汗不藏，流而不止也；阴争于内者，阴性凝敛，使阳不得循经周布，而四肢厥逆，其中阳内冲而起，化火熏肺，则肺气喘鸣，是皆阴阳不和，内外格拒之故也。" [253]222-223

清·章楠《灵素节注类编》卷七："乳子病热　《素问·通评虚实论》……帝曰：乳子中风热，喘鸣肩息者，脉何如？岐伯曰：喘鸣肩息者，脉实大也。……中风热而受于上部阳分，肺气逆满，故喘鸣；肩息者，喘急有声而抬肩也。" [253]317-318

清·郑玉坛《大方脉》卷五："医方表里门……九宝汤　治久吼，遇寒即发者。……定喘汤治肺虚感寒，膈热气逆，哮吼不止。" [254]152-153

清·周学霆《三指禅》卷二："哮症脉乱无妨论　《内经》有喘正哮，至汉方哮喘并论。喘之源不一，哮之源止有冷痰入肺窍而已。夫肺为娇脏，清虚之质，不容些毫芥蒂悬于胸间，其窍仰上，一有所入，则不能出。人而饮冰食果，积成冷痰，浸淫于内，是为痰母，物交物则引之而已矣。一为潮上，肺窍为之闭塞，呼吸乱矣，呼吸乱而二十七脉之迭见而杂出者，无所不至。其遇寒而发者，寒与寒感，痰因感而潮上也；其遇热而发者，寒为热蒸，痰因蒸而潮上也。必待郁闷之极，咳出一点如鱼脑髓之形而症斯愈，脉亦随之而平。" [255]72-73

清·王孟英《王氏医案绎注》卷一："夏令某登厕……朱氏妇产后恶露不行。而宿哮顿发。专是科者不能下手。……（因恶露停而发宿哮。是由血病及气。）……孙午泉患哮。痰多气逆。不能着枕。……（服温散不效。则哮非风寒。服滋纳不效。则哮非肝肾阴虚。肺热则气逆。此证系热痰伏于肺络。）" [256]8

清·王孟英《王氏医案绎注》卷三："高若舟偶患腹胀……鲍继仲患哮。每发于冬。医作虚寒治更剧。（其为热实可知。）孟英诊之。脉滑苔厚。溺赤痰浓。（皆热痰盘踞气分之象。）……孙渭川姪亦患哮。气逆欲死。口渴头汗。二便不行。（气分热炽阴伤。）" [256]64

清·徐渡渔《徐渡渔先生医案·杂症》："心神两虚……哮喘久年，痰泛作咳，咳剧辄喘，卧不着枕，作于子丑二时，哮乃肺病，久则虚涉于肾。肺主出气，肾主纳气，虽然感风辄发，发则气根不立，须自保下真。现在平善保肺摄肾，以固气根，庶可御外邪之侵。" [257]399

清·马培之《孟河马培之医案论精要·内科医案及医论》："杂病　哮证　[病例一] 陈左　阴虚肺热，脾有湿痰，又触外寒，引动宿哮，寒热、咳嗽、气喘，当清疏肃肺化痰。" [258]23

清·马培之《孟河马培之医案论精要·内科医案及医论》："杂病哮证……[病例二] 俞左　哮喘多年，卧则气升痰上，胸膺闷塞，小溲有时不禁，肺为气之主，肾为气之根，母病及子，气少归窟。痰之标在脾，痰之本在肾，肾气不收，湿痰随之上泛，拟扶脾化饮，兼纳肾气。" [258]24

清·半读斋主人《养性轩临证医案》卷二："喘咳痰饮……刘左，宿哮四载，遇寒即发，咳喘不时卧。现在气喘虽平，而咳嗽未止，肃肺化痰缓图。苏子，焦白术，前胡，云苓，北五味干姜同打，制半夏，川桂枝，紫菀，炙草，款冬花，银杏。" [259]68

清·太医《医方配本·痰喘咳嗽门》："紫金丹　凡天气欲雨即发齁喘，坐卧不得，饮食不进，此肺腔积有冷痰，乘天阴寒气从口鼻而入，则肺胀作声也。此病有苦至终身者，有母子相传者，每病发时服药七八次，始觉痰气醒臭，吐出色白，是绝其根也。"[260]58-59

清·姚古渔《湖州十家医案·姚古渔医案》："哮喘 朱 感寒引动夙疾哮喘，咳呛咯痰不爽，肺主一身之气化，肺气不肃降，因致脘闷胁疼，身热便濡，宜理气豁痰。……[按语]以上两例，都为实热哮喘，痰浊上壅于肺，痰气相搏，致气急胁痛胸满。治以清化痰热、降气平喘。"[261]50

清·郑树珪《七松岩集·常见病证辨治》："喘证 或问：喘本气逆而不顺。有易愈者，有终身不愈而无恙者，有喘即死者。其故何也？……如肺经素有寒痰，久伏于肺管之内，或因风寒感触而发，或因劳碌辛苦而发，或因饮食生冷之物而发。发则喉间有声，坐卧不安，抬肩撷肚，如此二三日，痰降则喘势方定。不论男妇小儿，犯此病甚多，俗谓之冷哮、盐哮，此谓哮喘，脉多沉而不起，或沉滑而急，此为久远本病，须顺气为主，佐疏解消痰之药治之。"[262]96

清·顾司马，顾祖同《横山北墅医案》："顾恕堂 陈某，哮发三载，每于隆冬而发。上焦积饮泛溢，极难除根。小青龙汤。复诊：哮发三载，虽缓，积饮未除。苏子，旋复，橘红，款冬，白果，杏仁，半夏，前胡，海石，竹茹。"[263]339-340

清·刘吉人《伏邪新书·伏寒》："其人面色淡黑而黄。（如浮烟笼罩黄黑，皮里有青白气，隐隐现于年寿，山根，额上，两颧，卧蚕等处。）……寒邪伏于手太阴肺经，轻则咳喘，甚则哮咳，吐寒饮白沫。（白沫如水不黏，不能引丝，有丝亦易断。），感寒即发，轻者苏杏二陈汤主之，重者麻黄汤。"[264]524-525

清·费绳甫《费绳甫先生医案·喘哮》："（案1）湿痰渐化，肺气下降，喘哮较前已减，而举发无定。喉际痰声漉漉，寝食俱废。脾肾久虚，摄纳无权。脉弦略退，沉滑仍然。宜宗前法进治。"[265]47

清·费绳甫《孟河费氏医案·费绳甫先生医案》："二十一、咳哮喘……东台石品山 患咳嗽哮喘，喉际痰声漉漉，举发无常，发时自觉胸脘热盛，心烦不安，苔黄口干，脉来滑大。此痰火销铄肺阴，清肃无权，辛温逐饮，反劫阴液而助痰火，所以遍治无功。"[266]99

清·陈莲舫《莲舫秘旨·咳呛》："杨 哮嗽，产后感邪复发，脉息细弦，治以和降。旋覆花，家苏子，炙款冬，白石英，炒归身，白茯苓，光杏仁，冬瓜子，炙桑皮，淮牛膝，生白芍，新会皮，枇杷叶。"[267]155

清·金子久《金氏门诊方案·杨左》："向有哮喘，近加欬呛，痰滞气机，脘宇遏塞。旋覆，苏子，甘草，冬瓜子皮，海石，芥子，橘红，云苓，瓦楞，杏仁，法夏，二青。"[268]190

民国·贺季衡《贺季衡医案·哮喘》："和尚。哮喘十余年，愈发愈勤，月必两发，发则寒热，无汗，咳喘，痰出间或带血，不得平卧，脉浮数，舌红。寒邪包热，肺络日伤之候，铲根不易。……二诊：进大青龙汤，十余年之哮喘大减，寒热亦清，惟发后痰中仍带血，脉细数，舌红，寒邪包热可知。当润肺气，以安血络。"[269]83-84

清·张山雷《张山雷医案·咳嗽》："程左 病先足肿……宋 五月二十九日：哮喘痰饮，今在缓期，尚难净尽。脉两关尺弦动，舌红无苔，明是肾气无摄纳之权，宜治本。"[270]941

民国·吴克潜《儿科要略》第六章："第四节 ·杂证咳嗽……有因糖醋冲犯，咸酸过食，或风寒束其外，痰涎塞其内，以致成为哮证者。……故哮证一成，往往终身不除，一遇风寒，即便发作。……遇厚味而发者，用清金丹；遇风寒而发者，用苏子饮；……胸有停水而哮，酌用十枣汤以行其水；风痰骤升而哮，酌用千缗导痰汤以疏其痰。……（十九）人参定喘汤治肺气上逆，喉中有声，坐卧不安，胸膈紧痛。……（二十）姜汁背心治寒痰壅塞经络，不

时发哮。"[271]628-629

民国·吴瑞甫《中西温热串解》卷二："夹哮喘　哮喘乃肺家素有痰火，一受疫邪，其湿热之气从其类而入肺，发为哮喘。遇此当察其色、神、脉、舌苔，有疫但治疫，其哮喘当自除。……璜按：喘无善症，在方书中几成为口头禅，哮喘更为顽痰，病发数次以后，甚难根除。"[272]47

民国·丁甘仁《丁甘仁医案》卷四："痰饮、哮喘……胡左　暴感寒凉，内停食滞，引动痰饮，互阻中上二焦，肺胃之气不得下降，哮喘，喉有痰声，胸闷呕吐，不能纳谷，身热恶风，有汗不解。苔腻，脉弦滑，此留饮也。拟五苓、平胃，解肌达邪，和胃涤饮。"[273]88

民国·涂蔚生《推拿抉微》第三集："喘哮……周梦觉曰：《内经》有喘无哮，至汉方哮喘并论，喘之源不一，哮之源止有冷痰入肺窍而已。夫肺为娇脏，清虚之质，不容些毫芥蒂，悬于胸间。其窍仰上，一有所入，则不能出。而食果饮水，积成冷痰，浸淫于内，是为痰母。物交物则引之而已，一为潮上，肺窍为之闭塞，呼吸乱矣。呼吸乱而二十七脉之迭见而杂出者，无所不至。其遇寒而发者，寒与寒感，痰因感而潮上也。其遇热而发者，寒为热蒸，痰因蒸而潮上也。必待郁闷之极，咳出一点如鱼脑之形，而症斯愈，脉亦随之而平。"[274]54

民国·何廉臣《全国名医验案类编》卷一："风哮案（儿科）何拯华（绍兴同善局）病者　朱姓儿，年九岁，住朱家湾。病名　风哮。原因　素有奶哮，由风伤肺而发……《内经》所谓'肺病者，喘咳逆气，身热不得卧，上为喘呼'是也。……廉按：小儿奶哮，往往由儿患伤风，乳母不知忌口，凡荤酒油腻盐醋酸咸姜椒辛辣芥菜面食等一概乱吃，以致乳汁不清，酝酿而成。成则颇难除根。"[275]72-73

民国·何廉臣《全国名医验案类编》卷十四："肺鼠疫案　刘蔚楚（住上海邢家桥路祥余里）病者　族叔荫庭之母，年近古稀，住什湖乡。病名　肺鼠疫。原因　素有哮喘证，因媳妇患鼠疫病，不免劳苦，遂感染而哮喘复作。……此疫邪引动宿病。"[275]586

民国·何廉臣《增订通俗伤寒论》第三编："第二节　夹痰伤寒（一名风寒夹痰）……如痰结喉间，咳而上气，或呷或呀，喉中作水鸡声者，此寒痰包热阻塞喉管也，名曰：'痰哮'。"[276]333

民国·何廉臣《增订通俗伤寒论》第三编："第七节夹哮伤寒　【因】外感风寒，内发哮喘，但有夹痰饮寒哮、痰火热哮之异。寒哮较多于热哮，寒包热哮则尤多。……或由初感寒邪，失于表散，邪伏于里，留于肺俞，此即冷哮痰喘。若因遇冷即发，顽痰结聚者，宜用小青龙汤，送下立除冷哮散……或因坐卧寒湿，遇冷则发，此属中外皆寒……或因酸盐过食，遇冷饮食而发者，宜用三白饼子……廉勘《内经》有喘无哮，至唐宋始哮喘并论，虽皆属呼吸困难，而病理证候不同。哮者气闭而不得出，其初多冷痰入肺窍，寒闭于上，则气之开阖不利，遂抑郁而发声，故俗称气吼病。有肺症，有胃症，有督脉症。肺症多起于风寒，遇冷则发，气急欲死。……予治哮症……胃症多起于痰积，内兼湿热，惟脾有积湿，胃有蕴热，湿与热交蒸，脾胃中先有顽痰胶黏不解，然后入胃之水，遇痰而停，化为浊痰热饮，不能疾趋于下，渐滋暗长，绵延日久，致肺气呼吸不利，因之呀呷有声而为哮。遇风遇劳皆发，秋冬以后，日夜如此。……督脉症与肺常相因，多起于太阳经受风寒，内伤冷饮水果，积成冷痰，日久浸淫于肺脏，乃成哮喘。遇冷即发，背脊恶寒，喘息不得着枕，日夜俯几而坐。"[276]357-359

民国·汤本求真，大塚敬节《中国内科医鉴》后篇："第三章……〔类聚方广义〕哮喘症大抵一年一二发或五六发。亦有每月一二发者。其发也。大抵由于外感与过食。从外感来者。用麻黄汤、麻杏甘石汤、大青龙汤等。因过食或大便不利而发者。先取陷胸丸、紫丸等吐下之剂。以疏荡宿滞。然后用对证之方。"[277]68

民国·张骧孙《临诊医案》："钱老荣，二月十四日。望见城中失火受惊，奔走大劳伤气，哮喘，气逆不舒，言语不能接续，冲曲躬稍缓，风邪传入肺经，脉象浮滑，舌色白，腻苔微定。……

（案44）杨姓，常州府无锡县，沙船任合利老大。受感冒风，寒邪入肺，非近时感受所得，因冒雨当风所致，平日积受肺胃两经，每遇西北风高土燥，哮喘气逆难舒，中州迷闷，咳呛黏痰，六脉迟涩，舌苔满布白腻，此系邪传肺胃，哮喘气逆上，坐卧难安，下虚上实。……（案74）南仓桥陈焕祥之子。哺年一岁，感受寒客于肺胃，哮喘咳呛，气逆不舒，痰黏不得探吐，风邪内伏未清，脉滑，舌腻。此系寒邪内伏未清，宜泄风定喘降气，候政。……（案75）金印梅先生……恙久半月余，湿痰蒙闭，内伏中州，脾阳失运，痰阻脾胃二经，咳嗽痰黏，哮喘气逆不舒，脉形浮滑，舌带白腻。此湿困脾阳未化，拟泄风化痰，利湿降气。……（案88）王姓。年逾五旬，素患哮喘，气逆上冲，伏邪感寒，身热未解，脉形弦滑，舌色白腻，痰阻中州，胸脘满闷，挟食停滞，气不纳运。此系肺脾两经受而所发，拟疏肌化痰定喘，清金通里法。"[278]20-45

民国·秦子文《玲珑医鉴》卷中："喘证诊治 经云：诸病喘满，皆属于热。盖寒则息微而气缓，热则息粗而气急，由此观之，喘证属热无疑矣。……如或脾气大虚，则以人参、白术为主，参、术补脾土以生肺金，金能生水，乃隔二隔三之治法。更有哮证与喘相似，呀呷不已，喘息有音，此表寒束其内热致成斯疾，加味甘桔汤主之，止咳散亦佳。古今治喘哮证方论甚繁，大意总不出此。"[279]126

民国·秦子文《玲珑医鉴》卷中："喘证诊治……定喘汤，治肺寒膈热哮喘。麻黄、款冬花、半夏、桑白皮各三钱，苏子二钱，杏仁二钱，白果廿颗，研末，黄芩、甘草各一钱，以水煎服。"[279]129

民国·傅耕颖《湖州十家医案·傅耕颖医案》："痰饮夹风温 郭 凤有痰饮，咳呛哮喘时作。浃旬前又感风温时邪，曾发斑疹，因之引动凤疾，咳呛气促，渐渐加剧，甚至喉间如拽锯，神志时迷，手肢瘛疭，目赤，舌苔灰黄糙，边有绛刺作痛，大便溏，色如酱。良由新感蕴热，扰动肺胃凤疾，前医已苦降累投无效，按脉小弦，……[原按]此人素有烟癖，戒后患此哮喘痼疾，肺气久不充足。近因温邪外袭，又不早治，浃旬后始延医服药，邪已据凤饮为巢穴，而酿成狂厥之势，脉象小弦，余仅知其为痰热立方，已颇踌躇，未料有仓猝之复焉。因忆前年周莲说老友之疾，亦因感邪引动凤疾哮喘，嗜酒伤肺，发热日久不解，脉渐小，致汗脱之变，卒不及亟救。临症凡遇新邪而凌凤疾，流连不解，最须防其精气不支而内溃，所谓祸起萧墙也。三诊，次日复来邀诊，据述参附方内某医又加黑锡丹一钱同服，至晚厥回，神志较清，烦躁亦定，唯时有错语耳。脉象殊细弱，舌仍黄腻，大便仍溏，小便频数而清，是上实下虚。"[261]130

张伯礼、吴勉华《中医内科学》第四章："哮病……哮病的发生为痰饮伏于肺。……每因外感、饮食、情志、劳倦等诱因引动而触发，致痰阻气道，肺气上逆，气道挛急所致。1.外邪侵袭 气候变化为哮病发作的主要诱因。……或因吸入花粉、烟尘、异味气体等，影响肺气的宣发，津液凝聚，痰浊内生，亦为致哮的常见诱因。……2.饮食不当 或过食生冷，寒饮内停；或嗜食酸咸甘肥，积痰蒸热；或禀赋异常者，进食海膻发物，以致脾失健运，痰浊内生，上干于肺，壅塞气道而发。……3.情志刺激……4.体虚病后 体质虚弱，易发哮病。……若病后体弱，如幼年患麻疹、顿咳，或反复感冒、咳嗽日久等，以致肺气亏虚，气不化津痰饮内生；或病后阴虚火旺，热蒸液聚，痰热胶固而致哮。……辨证论治，（一）发作期，1.寒哮……2.热哮……（二）缓解期，1.肺虚证……2.脾虚证……3.肾虚证。"[280]53-56

中华中医药学会肺系病专业委员会《支气管哮喘中医证候诊断标准（2016版）》："哮喘的证候分类有基础证和临床常见证。基础证10种，即外寒证、痰饮证、痰浊证、痰热证、肺气虚证、脾气虚证、肾气虚证、肺阳虚证、肾阳虚证、血瘀证。基础证可单独呈现，也常以复合形式出现，基于基础证的认识对于常见证候的辨识具有重要意义。临床常见证包括实证类（外寒内饮证、痰浊阻肺证、风痰阻肺证、痰热壅肺证）、虚证类（肺气虚证、肺脾气虚证、肺肾

气虚证、肺肾阳虚证、阳气暴脱证）、兼证类（血瘀证）等 3 类 10 证。专家问卷结果显示，外寒内饮证、痰浊阻肺证归属于'冷哮'；风痰阻肺证归属于'风哮'；痰热壅肺证归属于'热哮'；肺气虚证、肺脾气虚证、肺肾气虚证、肺肾阳虚证归属于'虚哮'；阳气暴脱证归属于'喘脱'危症；血瘀证归属于'瘀哮'。"[281]1978

沙菲，杨宇峰，石岩《中医哮病诊疗理论框架结构研究》："外邪袭肺，肺失宣降……哮病发作与气候变化关系十分密切。"[282]66

第二节　源流考释

历代医家对于哮病病因病机的认识是在临床诊疗过程中逐渐完善的。本节首先分为病因与病机两部分，每部分基于古代医籍的相关记载，对不同病因或病机的文献进行分别归类。其中病因分为外感病因、内伤病因、病理产物性病因、先天因素、其他病因五类；病机分为阴阳失调、气血失常、痰饮内阻、"邪"自内生、脏腑虚损、寒热错杂六类。然后按照年代顺序对各类病因或病机分别进行考释，详述其源流演变过程。

一、病　　因

哮病病因的相关记载可追溯到战国至秦汉时期的《黄帝内经素问》。《黄帝内经素问》所载的"风热""暑""水饮"，实为"喘鸣肩息""喘喝""喘呼"等症状的病因，而这些症状符合哮病的发病特征。其后，西晋时期的王叔和在《脉经》中记载了"喘鸣而肩息"的三种病因，即"中风""伤寒""热病"。

隋代巢元方《诸病源候论》首次提出呷嗽的病因为"痰饮多"。此外，杨上善载述《黄帝内经》中"风热"的相关论述时，认为"风热"中的"风"为外感病因，"热"为内生病机。

宋金元时期新提出的哮病病因有"劳力过度""母病传子""禀赋不足""惊""忧""过食咸（盐）""过食酸（醋）""奶（乳）""风痰"，这些病因的提出大大丰富了哮病病因的种类。此外，该时期医家对于此前已提出的"寒邪""痰饮多""风邪""热邪"等病因均有沿载，并做出了进一步的阐释和发挥。如提出"肺感寒邪，呀呷喘闷，相引作声""哮专主于痰""哮吼遇寒暄不常则发""齁𪘓推来肺热风"等论述。

明代新提出的哮病病因有"过量饮酒""过食厚味""饥饱失常""惊风之后""风寒""热痰""寒热偏嗜""过食鱼虾""怒""水呛""湿邪""房劳""瘀血"等。此外，明代对前代已提出的哮病病因亦均有沿用与发挥，特别是对"风热""风邪""寒邪""火邪""痰""咸（盐）""酸（醋）""风痰""湿邪"等病因的论述，不但明确了这些病因是哮病的致病因素，亦阐释了这些病因引发哮病的发病过程。

清代新提出的哮病病因有"疫邪""燥邪""过食柿子""糖（甜）""大便不利"。在沿用明代相关论述的基础上，清代医家丰富了"风邪""热邪""风寒""热痰""过劳""怒""湿邪"等病因的相关论述，对这些病因引发哮病的发病过程亦有较为翔实的记载。

民国时期对哮病病因的记载多见于医案类文献，其中沿用的病因有"风邪""寒邪""劳""惊""过量饮酒""热邪""热痰""奶"等。此外，吴克潜新提出哮病病因有"胸有停水""过食甘腻"，何廉臣则认为奶哮的病因是乳汁不清等。

综合历代医家对哮病病因的认识，将其分为外感病因、内伤病因、病理产物性病因、先天因素、其他病因五类。每类病因又包括若干种，分述如下。

（一）外感病因

外感病因是指来源于自然界，从皮毛肌腠或口鼻等体表部位侵入人体，引发疾病的致病因素。按照古籍文献记载的时间顺序，哮病的外感病因主要有风邪、暑邪、寒邪、热（火）邪、湿邪等。

1. 风邪

风邪相关病因是哮病病因中最早被古代医家记载的，并且由于"风为百病之长"的特性，风邪易兼夹热邪、寒邪等合而为病。因此，哮病的风邪相关病因根据古代医籍记载有风邪、风热、风寒三种。现将其历代源流演变过程详述如下。

1.1　秦晋时期

秦晋时期已有医籍记载了哮病"风热"和"风邪"病因的相关论述。哮病风热病因的相关记载，始见于《黄帝内经素问·通评虚实论》："帝曰：乳子中风热，喘鸣肩息者，脉何如？岐伯曰：喘鸣肩息者，脉实大也，缓则生，急则死。"[1]47《黄帝内经》记载的"喘鸣肩息"体现了哮病喘、痰鸣有声的症状特征，载述导致这些症状的病因为"中风热"。

风邪单独致哮的相关记载始见于西晋·王叔和《脉经》卷九："平妇人病生死证第八……诊妇人生产，因中风、伤寒、热病，喘鸣而肩息，脉实大浮缓者，生；小急者，死。"[4]189-190此处记载中的"喘鸣而肩息"是哮病的主要发病症状，该记载指出"中风"为导致喘鸣而肩息的病因之一。

隋代医家杨上善认为《黄帝内经素问》中记载的"风热"，"风"为外感病因，"热"为内生火热病机。如隋·杨上善《黄帝内经太素》卷十六："虚实脉诊……问曰：乳子中风病热者，喘鸣肩息者何如？答曰：喘鸣肩息者，脉实大也，缓则生，急则死。（乳子中风病热，气多血少，得脉缓，热宣泄，故生；得急，为寒不泄，故死也。）"[5]446

1.2　宋代

宋代医家沿用了前代"风热"与"风邪"的相关记载，并有了进一步的论述。

沿用隋代论述，认为《黄帝内经素问》中记载的"风热"，"风"为外感病因，"热"为内生火热病机者。如南宋·刘昉《幼幼新书》卷十九："风热第四　《素问》通评虚实论：帝曰：乳子而病热，脉细小者何如？岐伯曰：手足温则生，寒则死。乳子中风热，喘鸣肩息者，脉何如？岐伯曰：喘鸣肩息者，脉实大也。缓则生，急则死。《圣惠》论：夫小儿心肺壅滞，内有积热。因母解脱，风邪伤于皮毛，入于脏腑，则令恶风壮热。胸膈烦闷，目涩多渴，故曰风热也。"[14]708但也有医家将"风""热"均作为外感病因。如南宋·刘昉《幼幼新书》卷十六："咳嗽作呀呷声第四（鮜鮜附）……《惠济》小儿鮜鮜候歌：鮜鮜推来肺热风，一回发作气相冲。得名奶鮜为初候，龟背龟胸恐起峰。口闭不言涎作响，一冲双目柘黄同。"[14]601-606鮜鮜为本病别名，书中所载哮病的病因是"肺热风"，明确提出了热、风与哮病发病的关系，并指出病位在肺脏。

宋代医家更进一步明确王叔和《脉经》的论述，指出"肺中风邪，喘鸣肩息"。如南宋·刘昉《幼幼新书》卷十六："伤风嗽第七……张涣菖蒲煎方　治小儿肺中风邪，喘鸣肩息。"[14]608《小儿卫生总微论方》卷十四："咳嗽论（附痰饮上气）……菖蒲煎，治肺中风邪。肩息喘鸣。

或发咳嗽。"[15]401

1.3 明代

明代医家新提出哮病的"风寒"病因，并对"风热""风邪"相关记载均有沿载与发挥。风寒病因首载于明·孙一奎《赤水玄珠》卷二十六："明治哮　哮发之原有三：有因惊风之后而得者，由治惊不调气，故痰不尽撤去；有感风寒而得者；有食咸酸呛喉而得者。"[37]963 孙氏认为风寒是哮病的三种病因之一。随后，孙一奎在《医旨绪余》中指出风寒致哮的发病过程，如《医旨绪余》卷上："哮……一遇风寒即发，缘肺合皮毛，风寒外束，弗得发越，内热壅郁，新痰复生，因新痰而致旧痰并作也。"[72]50 明代对风寒致哮的相关论述，还有孙志宏《简明医彀》卷四："哮吼　始因风寒伤肺，变生痰饮，复遇外邪闭塞，滞痰郁气不舒，是证作矣。"[54]216 孙志宏认为哮病的形成原因是风寒伤肺。相似论述亦载于秦昌遇《幼科医验》卷下[69]84-88、《医宗必读》卷九[57]366、庄履严《妇科百辨·产后》[85]29、万密斋《片玉心书》卷五[73]433。

明代沿用《黄帝内经素问》"风热"记载者，如明·楼英《医学纲目》卷三十九[31]888、吴昆《素问吴注》卷八[43]279、王肯堂《证治准绳·幼科》集之九[45]1721。沿用风、热均为外感病因者，如张景岳《类经》卷十五："乳子病热死生（《素问·通评虚实论》附：乳子脉辨）……帝曰：乳子中风热，喘鸣肩息者，脉何如？岐伯曰：喘鸣肩息者，脉实大也，缓则生，急则死。（此言小儿之外感也。风热中于阳分，为喘鸣肩息者，脉当实大。但大而缓，则胃气存，邪渐退，故生；实而急，则真脏见，病日进，故死。愚按：此二节之义，可见古人之诊小儿者，未尝不重在脉也。即虽初脱胞胎，亦自有脉可辨。）"[52]278

明代医家在沿用前代"风邪"相关记载的基础上，正式提出风邪为哮病病因，并被后世多位医家认可。沿用前代"风邪"相关记载者如明·朱橚《普济方》卷一百六十三[25]1877、杨继洲《针灸大成》卷九[44]351、王肯堂《证治准绳·幼科》集之九[45]1721、王肯堂《胤产全书·妇人脉法》[80]2490。明代有的医家指出风邪是龟喘、龟龄和龟的病因，如倪朱谟《本草汇言》卷十二："砒石……如龟喘之病，因肺有伏积冷涎，或触冒寒暑风湿之邪即发，或遇怒气劳伤即发。"[50]809 鲁伯嗣《婴童百问》卷十："龟龄第九十一问……若见龟龄无瘕证，喉间若拽锯声者，乃肺感风邪，上气喘急，面唇青色，项下有深凹陷，痰涎粘如胶漆，口生腥臭，恶气舌缩者、皆不可治也。"[65]129 秦昌遇《幼科折衷》卷上："附：龟龄　总括……推本其原，或啼哭未休，遽与乳食……风寒暑湿袭之，或堕水中，水入鼻口，传之于肺。"[70]53 以上《本草汇言》《婴童百问》等记载的龟喘、龟龄均为哮病的别名。明代有的医家明确提出风邪是导致"天哮"的病因，如秦昌遇《幼科医验》卷下："天哮……（案1）一女，天哮，因感冒风邪而起，以致喘咳不已。……（案4）一儿，感冒风邪，肺气不清，已成天哮，三四日即愈。"[69]84-88

1.4 清代及民国

清代医家对前代"风热""风邪""风寒"的相关记载均有大量沿用，并在此基础上对哮病"风邪"与"风寒"病因有进一步的论述。

清代医家沿用《黄帝内经素问》"风热"记载者，如清·张璐《张氏医通》卷四[114]83-85、顾靖远《顾松园医镜》卷四[119]75、顾世澄《疡医大全》卷一[136]24、日本·丹波元坚《素问绍识》卷二[161]459、程杏轩《医述》卷十四[171]911、周学海《脉义简摩》卷七[192]252、周学海《形色外诊简摩》卷上[193]29、高世栻《黄帝素问直解》卷三[208]198、尤怡《金匮翼》卷八[248]317。沿用前代"风邪"相关记载者，如吴本立《女科切要》卷六[144]64、沈金鳌《幼科释谜》卷四[145]85、日本·丹波元坚《素问绍识》卷二[161]459。沿用前代"风热"相关论述，认为风、热均为外感病因者，如李延昰《脉诀汇辨》卷四[101]125、张璐《伤寒绪论》卷上[103]77、陈复正《幼幼集成》卷一[124]17、薛雪《医经原旨》卷四[128]217、日本·丹波元简《素问识》卷三[162]169、黄朝坊《金匮启钥（幼科）》卷一[180]1197、张志聪《黄帝内经素问集注》卷四[252]104、章楠《灵素节注类编》卷七[253]317-318、徐大椿《女科指要》卷三[132]178-179、王桂舟《不药良方续集》卷二[150]41-44等。

沿用"风寒与痰饮相结"致哮者，如清·吴仪洛《成方切用》卷三上："麻黄汤……亦治哮证。（哮喘由风寒客于背俞，且肺内有胶固之痰，复感寒而作。此汤散寒利肺，然唯气实者可暂用。）"[137]126周学海《读医随笔》卷三："论喘（附哮）……尝诊一妇，自冬病喘，至春不愈，始延予诊。……然哮亦有二，皆风寒与痰饮相结，但互有轻重耳！凡不分四时，受寒即发，发即气闭迫塞欲死，滴水不入，彻夜无眠者，此上焦之风寒重于痰饮者也，数日即愈，复如常人矣。凡春暖即愈，秋凉即发，发即呼吸短促，昼夜相等，饮食减少或如常者，此中焦痰饮，因天寒肺气不舒而激发者也。若不新感风寒，其病势未至逼急欲死也。"[191]116《医学摘粹·杂病证方歌括》："哮证〔哮证提纲〕 肺脏留饮合凝寒，关隘不通呼吸难，此病已成哮喘证，治宜圣济射干丸。"[194]229相关论述亦见于陈修园《南雅堂医案》卷二[237]50、钱艺等《慎五堂治验录》卷十二[221]286-287、陈莲舫《陈莲舫先生医案》卷上[204]58。

清代有的医家提出"冷风哮吼""冷风哮证"，如清·吴谦《删补名医方论》卷六："桂枝汤……麻黄汤 治太阳风寒在表……风、寒、湿成痹，肺经壅塞，昏乱不语，冷风哮吼最宜。"[229]92王泰林《退思集类方歌注·麻黄汤类》："麻黄加术汤……冷风哮嗽还堪济。（冷风哮证，由风寒客于背俞，屡止屡作，用此散寒利肺最效。病哮喘，虽服麻黄而不作汗也。）"[195]2

清代记载有关风寒致哮的著作多达30余种。如清·汪昂《医方集解》卷二："麻黄汤……亦治哮证（哮喘由风寒客于背俞，复感于寒而作，此汤散寒利肺，病哮喘者，虽服麻黄而不作汗。）"[107]29黄朝坊《金匮启钥（幼科）》卷二："咳嗽论……更有哮喘一病，乳幼恒多，寻其病源，亦不外乎风寒之闭。"[180]1226此外尚有陈士铎《辨证录》卷四[110]137、李用粹《证治汇补》卷五[111]213、陈复正《幼幼集成》卷三[124]205-206、黄元御《长沙药解》卷三[126]94、黄宫绣《本草求真》卷三[140]69、沈金鳌《杂病源流犀烛》卷一[143]22、叶天士《种福堂公选良方》卷一[147]9、郑玉坛《彤园医书（小儿科）》卷三[153]1018-1019、青浦诸君子《寿世编》卷下[154]105-106、黄元御《素灵微蕴》卷三[155]1348-1349、齐秉慧《齐氏医案》卷三[160]120、黄凯钧《友渔斋医话·上池涓滴》[166]84、林珮琴《类证治裁》卷二[177]95、日本·丹波元坚《杂病广要·脏腑类》[179]857-875、沈菊人《沈菊人医案》卷下[183]126-127、赵濂《医门补要》卷下[184]85-86、王馥原《医方简义》卷四[185]99、张秉成《本草便读·隰草类》[187]18-19、周岩《本草思辨录》卷三[201]93、何梦瑶《医碥》卷二[212]108、王九峰《王九峰医案》卷上[222]17-21、卧云山人《剑慧草堂医案》卷上[226]20、张聿青《张聿青医案》卷十九[251]653、秦之桢编《症因脉治》卷二[117]145-146、何嗣宗《何嗣宗医案·外感》[97]30、吴篪《临证医案笔记》卷四[239]198和卷六[239]286-287等均记载了风寒致哮。

复合病因风寒与单个病因风、寒在清代都有记载，如清·汪昂《医方集解》卷二："麻黄汤……亦治哮证（哮喘由风寒客于背俞，复感于寒而作）。"[107]29黄元御《长沙药解》卷三："以风寒外闭，皮毛不泄，肺气郁迫，逆而上行，喉窍窄狭，泄之不及，以致呼吸闭塞，声如水鸡。"[126]94从以上历代的论述可以看出，风寒是诱发哮病的重要病理因素，并且在一定程度上参与了哮病的发病过程。

清代医家对"风邪"致哮有较多论述，如清·李用粹《证治汇补》卷五："哮病……《内经》肺经素有火邪，毛窍常疏，故风邪易入。"[111]213-215黄元御《四圣心源》卷七："齁喘根原 齁喘者，即伤风之重者也。……一遇清风感袭，闭其皮毛，中脘郁满，胃气愈逆。肺脏壅塞，

表里不得通达，宗气逆冲，出于喉咙。而气阻喉闭，不得透泄，于是壅闷喘急，不可名状。此
龟喘之由来也。轻则但作于秋冬，是缘风邪之外束。"[125]129。费绳甫提出"风寒挟痰饮阻肺"
致哮，如清·费绳甫《孟河费氏医案·费绳甫先生医案》："二十一、咳哮喘……常州瞿梅阁 咳
嗽哮喘，举发无常，甚则喉际痰声漉漉，寝食俱废，诊脉沉细而弦。风寒挟痰饮阻肺，清肃之
令不能下行。"[266]99其他类似论述尚载于吴本立《女科切要》卷六[144]64、陈修园《时方妙用》
卷二[157]54、日本·丹波元坚《素问绍识》卷二[161]459、李学川《针灸逢源》卷五[168]340、《医学
摘粹·杂证要法》[194]120、曹仁伯《曹仁伯医案·哮喘》[203]107-110、陈修园《医医偶录》卷
二[205]62、梁玉瑜等《医学答问》卷一[217]27、钱艺等《慎五堂治验录》卷四[221]82、王九峰《王
九峰医案》卷上[222]17-21、张大燨《张爱庐临证经验方·风毒伏肺》[249]196、汪文绮《杂症会
心录》卷下[127]84-85等。

　　此外，清代有的医家指出"哮龟"的病因是"风火往上传"，如清·龙之章《蠢子医》卷
一："风火诸症脉论……一切气喘与哮龟，尽是风火往上传。"[219]14

　　民国医家亦有关于风寒致哮的论述，如民国·张骧孙《临诊医案》："（案74）南仓桥陈焕
祥之子。哺年一岁，感受寒客于肺胃，哮喘咳呛，气逆不舒，痰黏不得探吐，风邪内伏未清，
脉滑，舌腻。此系寒邪内伏未清，宜泄风定喘降气，候政。"[278]20-45何廉臣《增订通俗伤寒论》
第三编："第七节夹哮伤寒……或由初感寒邪，失于表散，邪伏于里，留于肺俞，此即冷哮痰
喘。"[276]357-359何廉臣提出"由风伤肺而发奶哮"，如《全国名医验案类编》卷一："风哮案（儿
科）何拯华（绍兴同善局）病者 朱姓儿，年九岁，住朱家湾。病名 风哮。原因 素有奶哮，
由风伤肺而发……《内经》所谓'肺病者，喘咳逆气，身热不得卧，上为喘呼'是也。……廉
按：小儿奶哮，往往由儿患伤风，乳母不知忌口，凡荤酒油腻盐醋酸咸姜椒辛辣芥菜面食等一
概乱吃，以致乳汁不清，酝酿而成。成则颇难除根。"[275]72-73此外，民国有的医家尚提出风温
之邪可致哮喘，如傅耕颖《湖州十家医案·傅耕颖医案》："痰饮夹风温 郭 夙有痰饮，咳呛
哮喘时作。浃旬前又感风温时邪，曾发斑疹，因之引动夙疾，咳呛气促，渐渐加剧，甚至喉间
如拽锯，神志时迷，手肢瘛疭，目赤，舌苔灰黄糙，边有绛刺作痛，大便溏，色如酱。良由新
感蕴热，扰动肺胃夙疾，前医已苦降累投无效，按脉小弦。"[261]130

2. 暑邪

　　暑邪在历代医籍的记载中常和其他外感邪气同时出现，是哮病的常见病因之一。暑邪
病因的相关记载始见于《黄帝内经素问·生气通天论》："因于暑，汗，烦则喘喝，静则多
言。"[1]4喘喝指气喘有声，与本病的主要表现喘、哮鸣声等症状相符，该记载指出导致喘喝
的病因是暑邪。

　　明代医家提出暑邪致哮，但通常将其与风寒湿并称，载为"寒暑风湿"或"风寒暑湿"。
如明·倪朱谟《本草汇言》卷十二："砒石……如龟喘之病，因肺有伏积冷涎，或触冒寒暑风
湿之邪即发，或遇怒气劳伤即发，或值饥饱失度即发，少用一二厘，温汤调服，伏涎顿开，故
龟喘可除。"[50]809此外，明代秦昌遇认为哮病是由"风寒暑湿袭之"，如秦昌遇《幼科折衷》
卷上："附：龟齁 总括……龟齁一症，本为寒湿所浸，未经发散，邪传心肺，变而为热。……
推本其原，或啼哭未休，遽与乳食，或食以酸咸，气郁不利，致令生痰，或节令变迁，风寒暑
湿袭之，或堕水中，水入鼻口，传之于肺。"[70]53

　　清代医家记载暑邪时，通常称为"暑热""暑湿""风寒暑湿燥火""温暑"等。如清·沈
金鳌《幼科释谜》卷四："咳嗽原由症治……罗谦甫云：小儿龟齁症，本由暑热所侵，未经发
散，邪传心肺，变而为热。……或风寒暑湿侵袭；或堕水中，水入口鼻，传之于肺。"[145]85马

氏《大医马氏小儿脉珍科》卷上："三十九、咳嗽论治（附鮔齁、马脾风）……又有鮔齁一症，盖由啼哭未已，遽与儿食，或饲以酸咸，气郁不利，致令生痰，或受暑湿所侵，未经发散，邪传心肺，郁而为热。"[220]35 陈修园《时方妙用》卷二："哮症……哮喘之病，寒邪伏于肺俞，痰窠结于肺膜，内外相应，一遇风、寒、暑、湿、燥、火六气之伤即发。"[157]54 其他相关论述亦载于《医学摘粹·杂证要法》[194]120、林珮琴《类证治裁》卷二[177]97 等。

清代有的医家提出"热哮"是由"伤暑而发"，如清·陈杰《回生集》卷上："治哮病方……寒哮遇冷风而发。热哮伤热伤暑而发。"[152]41 林珮琴《类证治裁》卷二："哮症论治……伤暑热而发者为热哮，为虚。"[177]95 其他相关论述亦见于虚白主人《救生集》卷二[231]97、龚自璋《家用良方》卷六[209]444。

3. 寒邪

寒邪是诱发哮病的重要因素。寒邪致哮的记载始见于西晋·王叔和《脉经》卷九："平妇人病生死证第八……诊妇人生产，因中风、伤寒、热病，喘鸣而肩息，脉实大浮缓者，生；小急者，死。"[4]189-190 该记载指出"伤寒"为导致"喘鸣而肩息"等的病因之一，此处"喘鸣而肩息"为哮病主要发病症状，"伤寒"指寒邪伤于肌表。

宋代医籍对寒邪导致哮病的记载分为两方面，一方面指哮病的病因，另一方面指哮病主要发病特征的病因。记载哮病病因的著作如宋·赵佶《圣济总录》卷六十五："呷嗽……治肺感寒邪。咳嗽不已，呀呷喘闷，相引作声。"[10]693-694 刘昉《幼幼新书》卷十六："咳嗽作呀呷声第四（齁鮔附）……《玉诀》小儿咳嗽齁鮔候云：因肺感寒，宜贝母丸、油衮丸。"[14]601-606 杨士瀛《仁斋直指方论（附补遗）》卷八："喘嗽……附诸方 苏沉九宝汤（《简易方》）治老人小儿素有喘疾，遇寒暄不常，发则连绵不已，咳嗽哮吼，夜不得睡。"[16]294 上述记载中的"呷嗽""齁鮔""哮吼"均为哮病的别名。记载哮病主要发病症状、病因的医籍如赵佶《圣济总录》卷六十七："上气喉中如水鸡声 论曰肺主气，上通于喉咙，肺经客寒，则喉咙不利，痰唾凝结，气道奔迫，喘息有声，如水鸡。"[10]714 王贶《全生指迷方》卷四："喘证……若咳嗽逆，倚息喘急，鼻张，其人不得仰，咽中作水鸡声，时发时止，由惊忧之气蓄而不散，肺气郁，或因过饱劳伤，气上行而不能出于肺，复遇寒邪，肺寒则诸气收聚。"[12]95 张锐《鸡峰普济方》卷十一："温肺丸 治肺挟寒，上气咳嗽，胸满短气，呕吐痰涎，喘鸣肩息。"[13]106 上述记载虽未提及哮病的病名，但"喉中如水鸡声""喘鸣肩息"均为哮病的主要发病特征。

明代医家在沿用前代寒邪导致哮病相关论述的基础上，亦提出不少有关哮病寒邪病因的新观点。沿用《脉经》"伤寒"论述者，如明·王肯堂《胤产全书·妇人脉法》[80]2490。沿用《圣济总录》"肺感寒邪"记载者，如朱橚《普济方》卷一百六十[25]1812-1813、卷一百八十四[25]2365。沿用"遇寒则发"观点者，如朱橚《普济方》卷一百六十三[25]1884、周文采《医方选要》卷三[26]71、孙一奎《赤水玄珠》卷二十六[37]963、张浩《仁术便览》卷二[39]104、张景岳《景岳全书》卷五十六[51]1499 及卷十九[51]428、武之望《济阳纲目》卷二十八[53]657、龚廷贤《寿世保元》卷三[61]143-146 及《济世全书》卷二[60]891-892、万密斋《育婴家秘》卷三[74]508 及《万氏家传保命歌括》卷十八[75]285、王宗显《医方捷径指南全书》卷四[81]62、戴原礼《秘传证治要诀及类方》卷六[59]96。

明代提出哮病"遇冷则发"者，如明·楼英《医学纲目》卷二十七："喘……〔丹〕紫金丹治哮喘遇冷发者用之。……哮喘遇冷则发者有二证。其一属中外皆寒。……其二属寒包热。"[31]601, 604 其他如孙一奎《赤水玄珠》卷七[37]309、王肯堂《证治准绳·杂病》第二册[46]84

亦有相关记载。

提出"肺虚感寒"者，如明·吴昆《医方考》卷二："定喘汤……肺虚感寒，气逆膈热，作哮喘者，此方主之。"[38]140虞抟《苍生司命》卷三："哮喘方（附：短气）……定喘汤 治肺虚感寒，气逆膈热，作哮作喘。"[83]96-97

提出"触冒寒暑风湿之邪即发"者，如明·倪朱谟《本草汇言》卷十二："砒石……如齁喘之病，因肺有伏积冷涎，或触冒寒暑风湿之邪即发，或遇怒气劳伤即发。"[50]809秦昌遇《幼科折衷》卷上："附：齁鲐 总括……齁鲐一症，本为寒湿所浸，未经发散，邪传心肺，变而为热。……或节令变迁，风寒暑湿袭之，或堕水中，水入鼻口，传之于肺。"[70]53

明代医家对于寒邪的论述还有多种，如明·李时珍《本草纲目》卷十六："半边莲（《纲目》）……又治寒齁气喘，及疟疾寒热，同雄黄各二钱，捣泥，碗内覆之，待色青，以饭丸梧子大。"[33]480吴正伦《脉症治方·春严医案》卷四："案二十八 一妇人年三十余、患哮喘咳嗽、气急痰壅、昼夜不能卧、一年发三五次遇寒愈甚。"[32]185李时珍《本草纲目》卷十七："醉鱼草（《纲目》）……【主治】痰饮成齁，遇寒便发，取花研末，和米粉作果，炙熟食之，即效。……（时珍）。"[33]526其他相关论述亦见于宋·陈素庵《陈素庵妇科补解》卷三[23]157-158、倪朱谟《本草汇言》卷二[50]109及卷三[50]233、武之望《济阳纲目》卷三十二[53]687、王肯堂《医镜》卷四[58]160、秦昌遇《幼科医验》卷下[69]84-88。

此外，明代还有医家提出哮病遇"天气欲作雨"即发，指出天阴欲作雨时，寒气从背自鼻而入，作哮病。如明·龚廷贤《寿世保元》卷三："哮吼……一论凡遇天气欲作雨者，便发齁喘，甚至坐卧不得，饮食不进，此乃肺窍中积有冷痰，乘天阴，寒气从背自鼻而入，则肺胀作声。"[61]143-146朱朝橃《医学新知全书》卷六："哮喘门……哮喘总论……丹溪治法 ……紫金丹：凡遇天气欲作雨，便发齁喘，甚至坐卧不得，饮食不进，此乃肺窍中积有冷痰，乘天阴寒气，皆从口鼻而入，则肺胀作声。"[88]211-217同时期医家万密斋在其著作中有多处相关论述，称为"天欲雨"者，如《广嗣纪要》卷十六："咳嗽哮喘……致仕县丞胡三溪一女，素有哮病，遇天欲雨则发，发则多痰。"[76]238称为"天阴"者，如《片玉心书》卷五："哮喘门 哮喘之症有二，不离痰火。有卒感风寒而得者，有曾伤盐水而得者，有伤醋汤而得者，至天阴则发，连绵不已。"[73]433称为"天雨"者，如《幼科发挥》卷下："肺所生病……小儿素有哮喘。遇天雨则发者。"[77]122

清代医家对前代寒邪相关记载有大量沿用，也提出新的有关哮病寒邪的论述。沿用《脉经》"伤寒"论述者，如清·吴本立《女科切要》卷六[144]64、日本·丹波元坚《素问绍识》卷二[161]459。沿用"风寒暑湿"记载者，如沈金鳌《幼科释谜》卷四[145]85。

清代沿用哮病"遇寒则发"者，如清·张璐《张氏医通》卷四[114]83-85、魏之琇《续名医类案》卷十四[141]423-425、杨璿《伤寒瘟疫条辨》卷五[149]159、罗国纲《罗氏会约医镜》卷九[151]212-213、郑玉坛《彤园医书（小儿科）》卷三[153]1018-1019、齐秉慧《齐氏医案》卷三[160]120、桯杏轩《医述》卷十[171]648-649、叶天士《景岳全书发挥》卷二[174]117、沈菊人《沈菊人医案》卷下[183]126-127、叶天士《徐批叶天士晚年方案真本》卷上[188]20、凌晓五《凌临灵方·哮喘》[218]79、叶天士《叶氏医案存真》卷三[232]108、叶天士《未刻本叶天士医案·保元方案》[235]907-908、周学霆《三指禅》卷二[255]72-73、薛雪《碎玉篇》卷下[133]73-76、何书田《何书田医案·哮喘》[240]98、半读斋主人《养性轩临证医案》卷二[259]68、姚古渔《湖州十家医案·姚古渔医案》[261]50等。

清代沿用哮病"遇冷则发"者，如清·周震《幼科医学指南》卷三[92]107、张璐《张氏医通》卷九[114]225, 358、叶天士《种福堂公选良方》卷一[147]9、陈杰《回生集》卷上[152]41、郭诚勋《证治针经》卷二[170]55、程杏轩《医述》卷十[171]648-649、日本·丹波元坚《杂病广要·脏腑类》[179]857-875、龚自璋《家用良方》卷六[209]444、吴师机《理瀹骈文·存济堂药局修合施送方并加药法》[230]296、虚白主人《救生集》卷二[231]97、叶天士《叶选医衡》卷下[233]119、尤怡《金匮翼》卷七[248]256。

清代沿用哮病为"肺虚感寒"者，如清·汪昂《医方集解》卷七[107]104、吴仪洛《成方切用》卷九上[137]425、郑玉坛《彤园医书（小儿科）》卷三[153]1018-1019、叶天士《叶天士曹仁伯何元长医案·何元长医案》[169]198、日本·丹波元坚《杂病广要·脏腑类》[179]857-875、王泰林《退思集类方歌注·麻黄汤类》[195]11、张秉成《成方便读》卷二[200]33、郑玉坛《大方脉》卷五[254]152-153、费伯雄《医醇賸义》卷三[207]43-44、吴玉楷等《方症会要》卷二[228]73。

清代沿用前代哮病遇天阴欲雨时，即感寒而发者，如清·赵学敏《串雅内编》卷三[135]96、魏之琇《续名医类案》卷三十[141]969-970、齐秉慧《齐氏医案》卷三[160]120、吴亦鼎《神灸经纶》卷三[178]135、虚白主人《救生集》卷二[231]97、太医《医方配本·痰喘咳嗽门》[260]58-59 等。

清代有的医家提出哮病病因为"寒邪伏于肺俞"，如清·陈修园《时方妙用》卷二："哮症……哮喘之病，寒邪伏于肺俞，痰窠结于肺膜，内外相应，一遇风、寒、暑、湿、燥、火六气之伤即发，伤酒、伤食亦发，动怒、动气亦发，劳役、房劳亦发。一发则肺俞之寒气与肺膜之浊痰狼狈相依，窒塞关隘，不容呼吸。"[157]54。王泰林《王旭高临证医案》卷三："痰喘门……徐喘哮气急，原由寒入肺俞，痰凝胃络而起。久发不已，肺虚必及于肾，胃虚必累于脾。脾为生痰之源，肺为贮痰之器。痰恋不化，气机阻滞，一触风寒，喘即举发。"[196]135相似论述亦见于《医学摘粹·杂证要法》[194]120、张聿青《张聿青医案》卷五[251]178,185、刘吉人《伏邪新书·伏寒》[264]524-525。

清代有的医家提出哮病病因为"寒邪与痰饮相结合"，如清·李菩《杂症要略》卷二："喘喘者，气为火所郁，淡在肺胃也。因火逆上，气不能下，火燥肺气，气衰则喘。……哮喘者，遇寒则发，有积痰在肺，必吐之。"[96]264-265 林开燧《林氏活人录汇编》卷五："喘门……定肺膏，或腠理不密，初感风寒，气闭作喘，或肺家素有寒痰，因寒邪触发而哮喘。此膏疏利表里之风寒痰气，无论病之新久，初发用之，以治其标。"[130]136 其他如陈修园《南雅堂医案》卷二[237]50、马培之《孟河马培之医案论精要·内科医案及医论》[258]23 等亦有相关论述。

清代医家提出"冷哮"为"经寒即发"，并从证型、方药、医案等方面论述寒邪引发哮病的致病机制，充分说明寒邪是引发哮病的重要因素。如清·王洪绪《外科全生集》卷二："冷哮……童子服可除根，有年者经寒即发，服可把定不哮。"[121]18 陈德求《医学传灯》卷上："齁喘……寒伤肺喘。脉必数大。"[116]27 唐宗海《医学见能》卷二："喘齁[总诀]……歌曰：喘齁痰响总因寒，方用姜辛夏射干。百部陈皮冬味合，贝苓皂郁枳同攒。"[182]55-56 其他如吴谦《订正仲景全书金匮要略注》卷十九[122]512,516、沈金鳌《杂病源流犀烛》卷一[143]22、丹波元简《金匮玉函要略辑义》卷二[159]70-85、王孟英《鸡鸣录·哮喘第五》[165]588、日本·丹波元坚《杂病广要·脏腑类》[179]857-875、曹沧洲《曹沧洲医案·咳嗽门》[202]175、曹仁伯《曹仁伯医案·哮喘》[203]107-110、陈莲舫《陈莲舫先生医案》卷上[204]58、王乐亭《王乐亭指要》卷三[224]270、叶天士《临证指南医案》卷四[234]218-219、程杏轩《医述》卷十[171]648-649、林珮琴《类证治裁》卷二[177]95 等亦有相关记载。

民国时期医家沿用前代哮病"遇寒则发"者，如民国·涂蔚生《推拿抉微》第三集[274]54。沿用哮病"遇冷则发"者，如何廉臣《增订通俗伤寒论》第三编[276]357-359。此外民国还有医家记载了"暴感寒凉"引发哮病的医案，如丁甘仁《丁甘仁医案》卷四："痰饮、哮喘……胡左 暴感寒凉，内停食滞，引动痰饮，互阻中上二焦，肺胃之气不得下降，哮喘，喉有痰声，胸闷呕吐，不能纳谷，身热恶风，有汗不解。苔腻，脉弦滑，此留饮也。拟五苓、平胃，解肌达邪，和胃涤饮。"[273]88

4. 热（火）邪

哮病的热（火）邪病因包含外感热邪与内热，历代医籍记载以内热为主。热邪作为哮病的病因始见于西晋·王叔和《脉经》卷九："平妇人病生死证第八……诊妇人生产，因中风、伤寒、热病，喘鸣而肩息，脉实大浮缓者，生；小急者，死。"[4]189-190 其指出导致喘鸣而肩息等哮病主要发病症状的病因之一为"热"。

明代尚无外感热邪致哮的记载，仅有明确提出内热是哮病病因的论述。明代医籍沿用《脉经》"热病"论述者，有明·王肯堂《胤产全书·妇人脉法》[80]2490。

明代医籍明确指出哮病的病因包含热（火）邪，且为内生之火热者，如明·李中梓《医宗必读》卷九："喘……别有哮证，似喘而非，呼吸有声，呀呷不已……或因酸咸过食，或因积火熏蒸，病根深久，难以卒除。"[57]362,364 秦昌遇《幼科折衷》卷上："喘症……又有哮吼喘者，喉间如拽锯之声……有热者治之以清凉定喘之剂。"[70]51-52 汪机《医学原理》卷九："治喘大法哮喘之症多原痰与火，必须患者薄滋味，安心静养。"[78]414

清代对外感热邪和内热均有记载，并提出"热哮"为"伤热而发"。沿用《脉经》"热病"论述者，如日本·丹波元坚《素问绍识》卷二[161]459。沿用内生火邪"因积火熏蒸"者，如清·李用粹《证治汇补》卷五[111]213-215、顾靖远《顾松园医镜》卷十二[119]204、程杏轩《医述》卷十[171]648-649。

清代记载内热为哮病病因者，如清·叶霖《痧疹辑要》卷三："论治（下）……如喉中有痰，齁齁，齁齁而鸣者，热邪阻逆，不得发越也，见于初发正出之间，除热清肺汤。"[105]1060 曹仁伯《曹仁伯医案·哮喘》："韩（南壕）肺为娇脏，不耐邪侵，若有热伏于中者，则毛窍常开，风邪易感，感则哮喘发焉。"[203]107-110 张璐《张氏医通》卷十二："例治（四十则）……如喉中有痰齁齁而鸣者，热邪阻逆不得发越也，见于初发正出之间。"[114]325

清代有医家提出外感热邪为哮病病因，如清·沈金鳌《幼科释谜》卷四："咳嗽原由症治……罗谦甫云：小儿齁齁症，本由暑热所侵，未经发散，邪传心肺。"[145]85 沈菊人《沈菊人医案》卷下："（四十二）哮喘（案1）马。痰哮遇寒而发，遇热亦发，肺为娇脏，畏乎寒更畏乎热。"[183]126-127 同类论述亦载于吴本立《女科切要》卷六[144]64、陈修园《时方妙用》卷二[157]54、日本·丹波元坚《素问绍识》卷二[161]459、《医学摘粹·杂证要法》[194]120、周学霆《三指禅》卷二[255]72-73、虚白主人《救生集》卷二[231]97。

清代有医家提出"热哮"为"伤热而发"。如清·陈杰《回生集》卷上："治哮病方 哮有虚实之分。热哮。盐哮。酒哮。皆虚症也。寒哮。实症也。寒哮遇冷风而发。热哮伤热伤暑而发。治不同法。"[152]41 相同论述亦载于林珮琴《类证治裁》卷二[177]95、龚自璋《家用良方》卷六[209]444。

5. 湿邪

哮病湿邪病因的记载见于明代，被称为"触冒寒暑风湿"，此时湿邪是与其他外感邪气并称的。如明·倪朱谟《本草汇言》卷十二："砒石……如齁喘之病，因肺有伏积冷涎，或触冒寒暑风湿之邪即发，或遇怒气劳伤即发，或值饥饱失度即发，少用一二厘，温汤调服，伏涎顿开，故齁喘可除。"[50]809

明代医家秦昌遇在《幼科折衷》中详细论述了湿邪引发哮病的过程，如《幼科折衷》卷上："齁齁 总括 小儿齁齁为啼时，食以酸咸又乳之，因是肺经伤水湿，风痰结聚早为医……齁齁一症，本为寒湿所浸，未经发散，邪传心肺，变而为热。……或节令变迁，风寒暑湿袭之，或堕水中，水入鼻口，传之于肺，故痰发而风随之，风痰潮紧，气促而喘，乃成痼疾。"[70]53 彭用光《原幼心法》卷上[68]47, 54 沿用其记载。

清代医家对湿邪导致哮病有多种论述。沿用明代《幼科折衷》记载者，有清·沈金鳌《幼科释谜》卷四[145]85、马氏《大医马氏小儿脉珍科》卷上[220]35。黄元御《素灵微蕴》指出哮病"逢阴雨"则发，是由于"雨降则湿动"，如《素灵微蕴》卷三："鼽喘解 赵彦威，病鼽喘……嗣后凡夜被风寒，或昼逢阴雨，或日昃饱啖，其病即发，发则二三日，或八九日、二十余日方愈。病十二年矣。……雨降则湿动，日暮则阴隆，病所以发也。"[155]1348-1349

清代有医家指出湿邪引发哮病的机制是由湿化热，如清·林珮琴《类证治裁》卷二："哮脉案……汤氏 宿哮秋发，咳呕气急，暑湿为新凉所遏。……巫妇 梅夏宿哮屡发，痰多喘咳，显系湿痰郁热为寒邪所遏。"[177]97 王九峰提出哮病因于郁湿，如《王九峰医案》卷上："哮喘……哮喘十载，脉来滑疾，两尺不静，郁湿、郁热、郁痰、伏风为患，极难脱体。……前因咳甚，哮症复萌，痰多气阻，额上有汗。……素本操劳易饥，精神疲倦，哮喘即发。"[222]17-21 吴芹则认为哮病是"木火"胁挟湿热而致，如《吴古年医案·哮症》："肺主气，宜清肃。木火挟湿热而阻郁清气，哮症之所由成也。每遇喘急则声如曳锯，痰出日以碗计。脉左濡小弦，右偏滑数。数是有郁火，滑主痰，弦为肝体不足、肝用有余，濡小则阴之虚也。"[244]141

民国时期有的医家指出湿邪引发哮病的机制是困遏脾阳，如民国·张骧孙《临诊医案》："（案75）金印梅先生，住察院场，汪泰兴，二月二十五日，即春分前一日。恙久半月余，湿痰蒙闭，内伏中州，脾阳失运，痰阻脾胃二经，咳嗽痰黏，哮喘气逆不舒，脉形浮滑，舌带白腻。此湿困脾阳未化，拟泄风化痰，利湿降气。"[278]20-45

此外，引起哮病的外感病因尚有疫邪。记载疫邪引发哮病的相关记载见于清代戴天章《广瘟疫论》，如《广瘟疫论》卷一："夹哮喘 哮喘乃肺家素有痰火，一受疫邪，其湿热之气从其类而入肺，发其哮喘。"[104]17 文中对疫邪引动哮病的机制进行了阐释。民国时期有的医家沿用了《广瘟疫论》疫邪致哮的相关记载，如民国·吴瑞甫《中西温热串解》卷二："夹哮喘 哮喘乃肺家素有痰火，一受疫邪，其湿热之气从其类而入肺，发为哮喘。"[272]47 民国时期尚有医家记载了鼠疫引动哮病的医案，如何廉臣《全国名医验案类编》卷十四："肺鼠疫案 刘蔚楚……病名肺鼠疫。原因素有哮喘证，因媳妇患鼠疫病，不免劳苦，遂感染而哮喘复作。……此疫邪引动宿病。"[275]586

另有一些致哮外因在古代医籍中并未特指某一外感致病因素，而是概称为"外有非时之感""外邪""天气不正""表邪""外感""感邪失表""感冒""寒热失和""六气之伤"等。如明·吴昆《医方考》卷二："哮喘门第十六 叙曰：膈有胶固之痰，外有非时之感，内有壅塞之气，然后令人哮喘。"[38]138 汪机《医学原理》卷九："丹溪治喘活套 大抵哮喘之症，重在肺经……如因外邪所干而作者，法当驱散外邪。"[78]415 秦昌遇《幼科医验》卷下："天哮 天哮乃天气不正，乍寒乍热，小儿感之。"[69]84-88 清·张璐《张氏医通》卷九："痰火……哮喘由表邪内陷，温之可以暂安。"[114]225, 358 陈复正《幼幼集成》卷三："哮喘证治……有因外感而得者，必恶寒发热，面赤唇红，鼻息不利，清便自调，邪在表也。"[124]203 王馥原《医方简义》卷四："肺病……哮症因感邪失表。邪伏于里。而留于肺俞。"[185]99 吴澄《不居集》上集卷十七："伏痰 略有感冒，便发哮嗽，呀呷有声。乌巴丸。"[227]288 叶天士《叶天士曹仁伯何元长医案·叶天士医案》："（七）痰饮、喘咳、水气、肿胀门……（案49）幼年哮喘，是寒热失和，食味不调，致饮邪聚络。凡有内外感触，必喘逆填喘噎，夜坐不得卧息，昼日稍可舒展，浊沫稀涎，必变浓痰，斯病势稍缓。"[169]79-80 陈修园《时方妙用》卷二："哮症……哮喘之病，寒邪伏于肺俞，痰窠结于肺膜，内外相应，一遇风、寒、暑、湿、燥、火六气之伤即发。"[157]54

以上相关记载后世多有沿用。沿用"外有非时之感"记载者，主要有明·武之望《济阳纲目》[53]679、虞抟《苍生司命》[83]96-97，清·李用粹《证治汇补》[111]213-215、程杏轩《医述》[171]648-649、吴篪《临证医案笔记》卷四[239]196、日本·丹波元坚《杂病广要·脏腑类》[179]857-875 等。如程杏轩《医述》卷十："哮……哮即痰喘之久而常发者。因内有壅塞之气，外有非时之感，膈有胶固之痰，三者相合，闭拒气道，搏击有声，发为哮病。(《证治汇补》)"[171]648-649沿用"外邪"记载者，主要有叶天士《叶天士曹仁伯何元长医案·叶天士医案》[169]44、何书田《医学妙谛》卷上[213]436、叶天士《临证指南医案》卷四[234]218-219，如叶天士《叶天士曹仁伯何元长医案·叶天士医案》："(四)疟疾门(五十七方)……(案46)痰哮触外邪而发，坐不得卧，肾病为多，以风寒必客太阳，体弱内侵少阴矣。"[169]44沿用"外感"记载者，如清·陈鄂《一见知医》卷五上："哮喘　哮者，喉如拽锯，若水鸡声。喘者，气促连属不能以息。哮为实，喘为虚。哮因外感，必恶寒发热，面赤唇红，鼻息不利，清便自调，五虎汤：麻黄、杏仁、陈茶、石膏、炙草。"[246]728日本·汤本求真等《中国内科医鉴》后篇："第三章……〔类聚方广义〕哮喘症大抵一年一二发或五六发。亦有每月一二发者。其发也。大抵由于外感与过食。"[277]68沿用"感邪"记载者，如清·张聿青《张聿青医案》卷五："喘……杨(右)感邪失表，邪伏肺腧，以致稍一感触，辄作哮喘。"[251]178,185清·陈莲舫《莲舫秘旨·咳呛》："杨　哮嗽，产后感邪复发，脉息细弦，治以和降。旋覆花、家苏子、炙款冬、白石英、炒归身、白茯苓、光杏仁、冬瓜子、炙桑皮、淮牛膝、生白芍、新会皮、枇杷叶。"[267]155沿用"六气之伤"记载者，如清·《医学摘粹·杂证要法》[194]120。

(二)内伤病因

内伤病因是指人的情志、饮食、劳逸等不遵循常规，致人体出现异常情况的一类致病因素。内伤病因与外感病因相对而言，主要导致机体内部气血失调、脏腑功能失常等病理变化。哮病的内伤病因可分为情志内伤、饮食失宜、过劳三类，每一类别下又可细分，详述如下。

1. 情志内伤

情志内伤是由于突然、强烈或长期持久的情志刺激，超过了人体的生理调节范围，引起情志的异常变化，使气机紊乱，脏腑阴阳气血失调而导致哮病发生。哮病的情志内伤病因按照文献记载时间顺序依次为惊、忧、恐、怒。

情志内伤引发哮病的相关记载始见于宋代，王贶在《全生指迷方》中提出"惊忧之气蓄而不散"可导致哮病。如《全生指迷方》卷四："喘证……若咳嗽咳逆，倚息喘急，鼻张，其人不得仰，咽中作水鸡声，时发时止，由惊忧之气蓄而不散，肺气郁。"[12]95

明代医家新提出"惊恐""郁""怒气""气恼"等哮病的情志病因。提出惊恐致哮者，如明·朱橚《普济方》卷一百六十三："哮呴(附论)……涎在咽喉间。令人喘嗽不宁。甚者摇身滚肚。上气喘急。头汗身冷。或时发作。多由饮冷水及惊恐所致也。"[25]1900提出哮病"因郁复发"者，如肖京《轩岐救正论》卷五："肺脾阳虚哮喘嗽血　甲申春，舍亲钟玄珠，素患哮喘，面目青白。体羸恶寒，冬剧夏愈，遇劳益甚。初服温剂，尚得痊可，辍药年余，因郁复发，哮喘不休。"[82]112上述记载中的郁与忧含义相似。

怒气作为哮病病因的相关记载见于明·杨继洲《针灸大成》，其指出怒气参与了哮病发生的过程，并指出怒气是导致"气哮"的原因之一。如《针灸大成》卷九："治症总要……〔第七十九〕哮吼嗽喘……问曰：此症从何而得？答曰：皆因好饮热酸鱼腥之物，及有风邪痰饮之类，串入肺中，怒气伤肝，乘此怒气，食物不化，醉酒行房，不能节约。此亦非一也，有水哮，饮水则发；有气哮，怒气所感，寒邪相搏，痰饮壅满则发。"[44]351 明·倪朱谟在《本草汇言》中提出齁喘"遇怒气劳伤即发"，进一步明确了怒气是引发哮病的原因之一，如《本草汇言》卷十二："砒石……如齁喘之病，因肺有伏积冷涎，或触冒寒暑风湿之邪即发，或遇怒气劳伤即发，或值饥饱失度即发。"[50]809 武之望在《济阳纲目》中提出哮病因"气恼"而发，此处气恼与怒气含义相似。如《济阳纲目》卷三十二："哮吼……病者夙有此根，又因感寒作劳气恼，一时暴发，轻者三五日而安，重者半月，或一月而愈。"[53]687

清代医家沿用明代"怒气所感""气恼"论述者，如清·李学川《针灸逢源》卷五："咳嗽哮喘门……哮病有五：水哮，饮水则发；气哮，怒气所感，痰饮壅满则发。"[168]340 日本·丹波元坚《杂病广要·脏腑类》："喘……哮证喘吼如水鸡之声，牵引背胸……病者夙有此根，又因感寒作劳气恼，一时暴发，轻者三、五日而宁，重者半月或一月而愈。"[179]857-875

清代医家对前代已提出的"惊恐""惊忧"病因有新的论述，如清·黄元御《素灵微蕴》卷三："齁喘解 赵彦威，病齁喘，秋冬病作……二十余岁，初秋晚食后偶因惊恐，遂成此病，自是不敢晚饭。"[155]1348-1349 叶天士《临证指南医案》卷四："哮……徐（四一）宿哮廿年，沉痼之病，无奏效之药。起病由于惊忧受寒，大凡忧必伤肺，寒入背俞，内合肺系。"[234]218-219

清代医家关于"怒"是哮病病因的论述有多种，如清·陈修园《时方妙用》卷二："哮症……哮喘之病，寒邪伏于肺俞，痰窠结于肺膜，内外相应，一遇风、寒、暑、湿、燥、火六气之伤即发，伤酒、伤食亦发，动怒、动气亦发，劳役、房劳亦发。"[157]54 曹仁伯《曹仁伯医案·哮喘》："钟（湖州）肺为娇脏，不耐邪侵，一伤于悲哀，二伤于发散。从此相传无权、清肃失司。木寡于畏，怒则为哮，毛窍常开，寒则亦发。"[203]107-110 叶天士《徐批叶天士晚年方案真本》卷上："案三九 江（通州，四十四岁）痰饮哮喘，遇寒劳怒即发。"[188]20 相关记载尚见于《医学摘粹·杂证要法》[194]120、叶天士《叶氏医案存真》卷三[232]15 等。

民国时期有医家提出"受惊"引发哮病，如民国·张骧孙《临诊医案》："（案35）钱老荣，二月十四日。望见城中失火受惊，奔走大劳伤气，哮喘。"[278]20-45

2. 饮食失宜

饮食失宜指不合理的饮食，主要损伤脾胃，影响脾胃的运化功能，并可聚湿生痰，引发哮病。哮病的饮食失宜病因按照文献记载顺序依次为过食咸（盐）、过食酸（醋）、奶（乳）呛咳、过量饮酒、过食厚味、饥饱失常、寒热偏嗜、过食鱼虾、过食柿子、过食糖（甜）。

2.1 过食咸（盐）

咸（盐）作为引发哮病的病因始见于南宋·刘昉《幼幼新书》卷十六："咳嗽作呀呷声第四（齁齁附）……茅先生：小儿生下有中齁齁嗽，周岁以上有此。因多吃盐、醋，热奔上胃致此。"[14]601-606

明代医家对因咸致哮的认识进一步加深。杨继洲《针灸大成》指出"咸哮，则食咸物发"，如《针灸大成》卷九："治症总要……〔第七十九〕 哮吼嗽喘……痰饮壅满则发；咸哮，则食咸物发；或食炙爆之物则发，医当用意推详。"[44]351 有的医家提出食咸引发哮病的发病过程，如王肯堂《证治准绳·杂病》第二册："哮 与喘相类……是痰得之食味咸酸太过，因积成热，由来远矣，故胶如漆粘于肺系。"[46]84 秦昌遇《幼科折衷》卷上："附：齁齁 总括 小儿齁齁为啼时，食以酸咸又乳之，因是肺经伤水湿，风痰结聚早为医……推本其原，或啼哭未休，遽与乳食，或食以酸咸，气郁不利，致令生痰。"[70]53 孙一奎《医旨绪余》卷上："哮 生生子曰：……哮者，专主于痰，宜用吐法。亦有虚而不可吐者，必使薄滋被酸咸之味，或伤脾，或抢肺，以致痰积气道，积久生热，妨碍升降，而成哮症。"[72]50 关于咸（盐）病因的相关记载，亦载于孙一奎《赤水玄珠》卷二十六[37]963、王肯堂《证治准绳·杂病》第二册[46]76-78、丁凤《医方集宜》卷四[47]190-191、孙志宏《简明医彀》卷四[54]216、李中梓《医宗必读》卷九[57]357、龚廷贤《寿世保元》卷三[61]143-146、秦昌遇《幼科医验》卷下[69]84-88、龚廷贤《济世全书》卷二[60]891-892、秦昌遇《幼科折衷》卷上[70]53、彭用光《原幼心法》卷上[68]47,54、万密斋《片玉心书》卷五[73]433、王大纶《婴童类萃》卷中[79]133、李盛春《医学研悦·治杂证验方》卷九[87]233 等。

清代医家多沿用前代"味过于咸，则发哮喘""多食咸味则发咸哮"等记载，如清·李彣《金匮要略广注》卷下："果实菜谷禁忌并治第二十五……盐多食伤人肺。味过于咸，则发哮喘痰嗽，皆肺病也。"[108]238 张璐《张氏医通》卷四："喘（短气、少气、逆气、哮）……盖咸哮肺胃受伤，白面、砂糖、胶饴甘温恋膈。"[114]83-85 李学川《针灸逢源》卷五："咳嗽哮喘门……哮病有五：水哮，饮水则发；气哮，怒气所感，痰饮壅满则发；咸哮，多食咸味则发；乳哮，小儿初生便哮。"[168]340 其他相关论述亦见于李用粹《证治汇补》卷五[111]213-215、冯兆张《冯氏锦囊秘录·杂症大小合参》卷十二[112]349、顾靖远《顾松园医镜》卷十二[119]204、吴谦《订正仲景全书金匮要略注》卷二十四[122]683、谢玉琼《麻科活人全书》卷二[123]64、胡珏参论《扁鹊心书》卷下[139]66、沈金鳌《杂病源流犀烛》卷一[143]22、沈金鳌《幼科释谜》卷四[145]84、郑玉坛《彤园医书（小儿科）》卷三[153]1018-1019、丹波元简《金匮玉函要略辑义》卷六[159]330-344、李学川《针灸逢源》卷五[168]340、程杏轩《医述》卷十[171]648-649、日本·丹波元坚《杂病广要·脏腑类》[179]857-875、赵濂《医门补要》卷下[184]85-86、凌德《专治麻痧初编》卷三[189]80、何梦瑶《医碥》卷二[212]108、何书田《医学妙谛》卷上[213]436、蒋示吉《医宗说约》卷一[100]73、李潆《身经通考》卷四[216]222、马氏《大医马氏小儿脉珍科》卷上[220]35、吴澄《不居集》上集卷十五[227]230、叶天士《叶选医衡》卷下[233]119、叶天士《临证指南医案》卷四[234]218-219。

清代医家新提出"盐哮"，如清·魏之琇《续名医类案》卷三十："哮……陈三农治一小儿盐哮，遇阴雨即发，声如曳锯。"[141]969-970 何惠川《文堂集验方》卷一："咳嗽……〔盐哮〕豆腐浆。"[146]28 林珮琴《类证治裁》卷二："哮症论治……遇风寒而发者为冷哮，为实；伤暑热而发者为热哮，为虚。其盐哮、酒哮、糖哮，皆虚哮也。"[177]95 相似论述亦见于魏之琇《续名医类案》卷十四[141]423-425、陈杰《回生集》卷上[152]41、龚自璋《家用良方》卷六[209]444、虚白主人《救生集》卷二[231]97。

清代医家关于食咸引发哮病的发病过程有相关论述，如清·陈德求《医学传灯》卷上："齁喘　齁喘之病。方书皆名哮吼。为其声之恶也。此因误啖盐酱咸物。转结津液。熬煎成痰。胶粘固结。聚于肺络。"[116]27 杨时泰《本草述钩元》卷十七："银杏〔论〕……盖治喘之哮者。是证缘胸中之痰。……是痰得之食味咸酸太过。因积成热。"[173]434

民国医家多沿用前代"酸盐过食""咸酸过食"而发哮病的记载，如民国·吴克潜《儿科要略》第六章："第四节　杂证咳嗽……有因糖醋冲犯，咸酸过食，或风寒束其外，痰涎塞其内，以致成为哮证者。"[271]628-629 何廉臣《增订通俗伤寒论》第三编："第七节夹哮伤寒……或因酸盐过食，遇冷饮食而发者，宜用三白饼子。"[276]357-359

2.2　过食酸（醋）

酸（醋）作为引发哮病的病因始见于南宋·刘昉《幼幼新书》卷十六："咳嗽作呀呷声第四（䑋齁附）……茅先生：小儿生下有中齁䑋嗽，周岁以上有此。因多吃盐、醋，热奔上胃致此。"[14]601-606

明代医家关于哮病酸（醋）病因的记载较多，且多为咸酸同时出现。如明·王肯堂《证治准绳·杂病》第二册："哮 与喘相类……是痰得之食味咸酸太过，因积成热，由来远矣，故胶如漆粘于肺系。"[46]84 孙一奎《赤水玄珠》卷二十六："明治哮 哮发之原有三：有因惊风之后而得者，由治惊不调气，故痰不尽撤去；有感风寒而得者；有食咸酸呛喉而得者。然皆不外乎利肺、调气、豁痰六字也。"[37]963 丁凤《医方集宜》卷四："喘门……盐酸伤肺，因而不解，而为蚼喘者亦有之，呜呼！可不慎哉！"[47]190-191 孙志宏《简明医彀》卷四："哮吼 始因风寒伤肺，变生痰饮，复遇外邪闭塞，滞痰郁气不舒，是证作矣。有因咸酸致伤，实人宜吐痰，忌生冷厚味，药忌寒凉。"[54]216 其他相似记载见诸李中梓《医宗必读》卷九[57]362, 364、彭用光《原幼心法》卷上[68]47, 54、秦昌遇《幼科医验》卷下[69]84-88、秦昌遇《幼科折衷》卷上[70]53、孙一奎《医旨绪余》卷上[72]50、万密斋《片玉心书》卷五[73]433、王大纶《婴童类萃》卷中[79]133。

清代沿用前代哮病"食味咸酸太过""食咸酸呛喉而得""盐酸伤肺"等相关论述者，如清·李用粹《证治汇补》卷五[111]213-215、冯兆张《冯氏锦囊秘录·杂症大小合参》卷十二[112]349、顾靖远《顾松园医镜》卷十二[119]204、魏之琇《续名医类案》卷十四[141]423-425、沈金鳌《杂病源流犀烛》卷一[143]22、沈金鳌《幼科释谜》卷四[145]84、郑玉坛《彤园医书（小儿科）》卷三[153]1018-1019、程杏轩《医述》卷十[171]648-649、杨时泰《本草述钩元》卷十七[173]434、日本·丹波元坚《杂病广要·脏腑类》[179]857-875、黄朝坊《金匮启钥（幼科）》卷二[180]1228、凌德《专治麻痧初编》卷三[189]80、何梦瑶《医碥》卷二[212]108、蒋示吉《医宗说约》卷一[100]73。

清代医家新提出"醋哮"，载述其病因为"醋抢喉管，哮嗽不止"。如清·高鼓峰《四明心法》卷下："咳嗽 咳嗽之病形何如？……如咸哮、醋哮，胜金丸主之。醋哮，甘胆丸亦妙。"[98]93-94 魏之琇《柳州医话良方·附方》："醋哮，用粉甘草二两，去皮破开，以猪胆六七枚取汁，浸三日，炙干为末，蜜丸，清茶下三四十丸。"[142]883 程杏轩《医述》卷十："哮……更有痰哮、咸哮、醋哮。"[171]648-649 何书田《医学妙谛》卷上："哮病章……更有痰哮、咸哮、醋哮，过食生冷及幼稚之童天哮诸症。"[213]436 叶天士《临证指南医案》卷四："哮……更有痰哮、咸哮、醋哮，过食生冷及幼稚天哮诸症。"[234]218-219 王孟英《鸡鸣录·哮喘第五》："醋哮（醋抢喉管，哮嗽不止，诸药无效者）。"[165]588

清代医家对酸致哮的其他相关论述，如清·沈金鳌《幼科释谜》卷四："咳嗽原由症治……罗谦甫云：小儿蚼蚙症。……或饲以酸咸，气郁不利，致令生痰。"[145]85 马氏《大医马氏小儿脉珍科》卷上："三十九、咳嗽论治（附蚼蚙、马脾风）……又有蚼蚙一症，盖由啼哭未已，遽与儿食，或饲以酸咸，气郁不利，致令生痰。"[220]35 叶天士《叶选医衡》卷下："喘哮短气 气逆息贲辨……哮者与喘相类……得之咸酸太过，积热胶痰，痰去则声少息。"[233]119

民国医家沿用前代哮病"酸盐过食""咸酸过食"而发的相关论述者，如民国·吴克潜《儿科要略》第六章："第四节 杂证咳嗽……有因糖醋冲犯，咸酸过食，或风寒束其外，痰涎塞其内，以致成为哮证者。"[271]628-629 何廉臣《增订通俗伤寒论》第三编："第七节夹哮伤寒……或因酸盐过食，遇冷饮食而发者，宜用三白饼子。"[276]357-359

2.3 奶（乳）呛咳

因奶（乳）导致哮病的相关记载始见于南宋·刘昉《幼幼新书》，如《幼幼新书》卷十六："咳嗽作呀呷声第四（蚙蚼附）……《吉氏家传》治奶蚼蚙方，天竺黄 蚌粉（炒），上件等分研匀，蜜调，涂奶头与吃。"[14]601-606

明清时期著作载述本病因时，称奶乳呛咳，如明·秦昌遇《幼科折衷》卷上："附：蚼蚙总括 小儿蚼蚙为啼时，食以酸咸又乳之，因是肺经伤水湿，风痰结聚早为医……推本其原，或啼哭未休，遽与乳食。"[70]53 万密斋《片玉心书》卷五："西江月　哮喘症虽有二，皆由痰火中藏，或被风寒袭外方，内被盐水醋呛。亦有乳呛而得，致令攻腠为殃。"[73]433 罗国纲《罗氏会约医镜》卷十九："儿科……乳儿之时，先以手指按任，勿使乳来太急，急则难咽，噎成哮病。"[151]673 其他如清·沈金鳌《幼科释谜》卷四[145]84 亦有相关记载。

民国时期何廉臣论述奶（乳）病因时，认为是乳汁不清，如《全国名医验案类编》卷一："风哮案（儿科）何拯华（绍兴同善局）病者朱姓儿，年九岁，住朱家湾。病名风哮。原因素有奶哮，由风伤肺而发……廉按：小儿奶哮，往往由儿患伤风，乳母不知忌口，凡荤酒油腻盐醋酸咸姜椒辛辣芥菜面食等一概乱吃，以致乳汁不清，酝酿而成。"[275]72-73

2.4　过量饮酒

过量饮酒作为哮病的致病因素，见于明·徐彦纯《本草发挥》卷三："米谷部……酒……为失明，为哮喘，为劳嗽，为癫痫，为难名之病。"[24]94

明代有部分医家沿用"酒……为哮喘"，如明·陈嘉谟《本草蒙筌》卷五[30]285、李时珍《本草纲目》卷二十五[33]662、倪朱谟《本草汇言》卷十四[50]892、龚居中《痰火点雪》卷四[55]103。此外，李时珍《本草纲目》尚指出酿酒所用的原料红曲亦能导致哮病，如《本草纲目》卷二十五："红曲（丹溪补遗）……瑞曰：酿酒则辛热，有小毒，发肠风痔瘘、脚气、哮喘痰嗽诸疾。"[33]658

清代医家明确指出因过量饮酒所致的哮病为酒哮，如清·陈杰《回生集》卷上："治哮病方　哮有虚实之分。热哮。盐哮。酒哮。皆虚症也。"[152]41 李学川《针灸逢源》卷五："咳嗽哮喘门……哮病有五：水哮，饮水则发。……酒哮，醉酒行房所致，饮酒则发。（水哮、乳哮、酒哮俱难治）。"[168]340 沈菊人《沈菊人医案》卷下："（四十二）哮喘……（案 4）俞。六龄幼童哮喘三年，询病起于误饮，火酒呛肺，遂有是证。肺受辛辣所伤。"[183]126-127 其他相似记载亦见于陈修园《时方妙用》卷二[157]54、魏之琇《续名医类案》卷十四[141]434、吴鞠通《吴鞠通医案》卷三[236]352、林珮琴《类证治裁》卷二[177]95、《医学摘粹·杂证要法》[194]120、龚自璋《家用良方》卷六[209]444、虚白主人《救生集》卷二[231]97、吴芹《吴古年医案·哮》[244]151-152 等。

2.5　过食厚味

哮病因过食厚味而发这一病因的记载见于明·楼英《医学纲目》卷二十七："喘……〔丹〕清金丹，治哮嗽遇厚味发者用之。"[31]601, 604 同时期的龚廷贤提出"厚味发者，用萝卜子"，如龚廷贤《种杏仙方》卷一："哮吼……一方治厚味发者。"[36]13 其后的明代医籍多沿用这两种记载，如江瓘《名医类案》[42]337、孙一奎《赤水玄珠》卷七[37]309、龚廷贤《万病回春》卷二[40]126-127、杨继洲《针灸大成》卷九[44]351、王肯堂《证治准绳·杂病》第二册[46]84、缪希雍《本草单方》卷三[67]399、朱朝橤《医学新知全书》卷六[88]211-217 等。

明·杨继洲《针灸大成》提出哮病"食炙爆之物则发"，炙爆之物指使用炙烤、油煎等复杂烹饪方法做成的食物，同属"厚味"范畴。如《针灸大成》卷九："治症总要……〔第七十九〕　哮吼嗽喘……或食炙爆之物则发，医当用意推详。小儿此症尤多。……清金丹治食积痰壅，哮喘咳嗽，遇厚味发者用之。"[44]351

明代医家孙一奎解释了过食厚味导致哮病的机制，如《医旨绪余》卷上："哮……有饮食厚味伤脾，不能运化而发者，脾伤则津液不得布散而生痰涎，壅塞经隧，肺气为之不利，则胸满腹痛，盗汗潮热，昼夜发哮，声如拽锯，治宜消食健脾，清痰利气，斯亦定矣。"[72]50

清代医家多沿用前代"过食厚味"的相关记载，另有《种福堂公选良方》提出"过食甘腻"，与"过食厚味"含义相似。沿用前代因过食厚味而发者，如清·杨时泰《本草述钩元》卷十五[173]397、陈复正《幼幼集成》卷三[124]203、日本·丹波元坚《杂病广要·脏腑类》[179]857-875、黄光霁《本草衍句·莱菔子》[186]353-354。提出"过食甘腻"者，如叶天士《种福堂公选良方》卷一："续医案……李（三八）……顾幼稚哮喘，由外来风寒，必从肺治，因过食甘腻，必兼理胃，久发不已，病气蔓延，不独在肺胃间矣。"[147]9

2.6 饥饱失常

哮病饥饱失常病因的相关记载始见于明·孙一奎《赤水玄珠》，记载为"食积"，如《赤水玄珠》卷七："哮门……食积痰壅，哮喘咳嗽，清金丹。"[37]309

明·倪朱谟《本草汇言》首次记载"齁喘"因"饥饱失度即发"，如《本草汇言》卷十二："砒石……如齁喘之病，因肺有伏积冷涎，或触冒寒暑风湿之邪即发，或遇怒气劳伤即发，或值饥饱失度即发，少用一二厘，温汤调服，伏涎顿开，故齁喘可除。"[50]809

清代有的医家提出"宿食"为哮病的病因之一，如陈鄂《一见知医》卷五上："哮喘　哮者，喉如拽锯，若水鸡声。喘者，气促连属不能以息。哮为实，喘为虚。……哮喘因宿食，痰涎壅盛，喘息有声，先用山楂、神曲、麦芽煎服，次服千缗汤，法夏二钱，皂角五分，生姜一钱，炙草二钱。以上皆素无痰喘暴发者用。"[246]728

民国时期对本病因的记载为"过食"，如日本·汤本求真等《中国内科医鉴》后篇："第三章备考……哮喘症大抵一年一二发或五六发。亦有每月一二发者。其发也。大抵由于外感与过食。……因过食或大便不利而发者。"[277]68

2.7 寒热偏嗜

哮病的寒热偏嗜病因包含"饮冷水""好饮热""过食生冷"等。饮冷水导致哮病的记载始见于明·朱橚《普济方》卷一百六十三："哮呴（附论）夫哮呴嗽者。……多由饮冷水及惊恐所致也。"[25]1900 明代医家还提出"水哮"，为"饮水则发"，如杨继洲《针灸大成》卷九："治症总要……〔第七十九〕　哮吼嗽喘……此亦非一也，有水哮，饮水则发；有气哮，怒气所感，寒邪相搏，痰饮壅满则发。"[44]351 关于饮冷病因的论述还有明·倪朱谟《本草汇言》卷十二："白石英……治形寒饮冷，肺气冲逆，作咳作喘，或为哮呛，或为冷怯。"[50]757

"好饮热"病因的记载见于明·杨继洲《针灸大成》卷九："治症总要……〔第七十九〕哮吼嗽喘……问曰：此症从何而得？答曰：皆因好饮热酸鱼腥之物，及有风邪痰饮之类，串入肺中，怒气伤肝，乘此怒气，食物不化，醉酒行房，不能节约。"[44]351

清代沿用前代"饮冷水""水哮"的论述，如清·张璐《张氏医通》卷四："肺痿（肺胀）……又治一尼肺胀，喘鸣肩息。服下气止嗽药不应。……误饮冷水伤肺，肺气不能收敛所致也。"[114]79-80 胡珏参论《扁鹊心书》卷下："咳嗽病　此证方书名为哮喘，因天寒饮冷，或过食盐物，伤其肺气，故喉常如风吼声。"[139]66 沈金鳌《杂病源流犀烛》卷一："咳嗽哮喘源流……有水哮（宜水哮方）。"[143]22 相似论述亦见于李学川《针灸逢源》卷五[168]340、王泰林《退思集类方歌注·麻黄汤类》[195]10、周学霆《三指禅》卷二[255]72-73、曹仁伯《曹仁伯医案·哮喘》[203]107-110。

"过食生冷"的记载见于清·程杏轩《医述》，如《医述》卷十："哮……若夫哮证，亦由初感外邪，失于表散，邪伏于里，留于肺俞，故频发频止，淹缠岁月，更有痰哮、咸哮、醋哮、过食生冷及幼稚天哮诸证，大概以温通肺脏，下摄肾真为主。"[171]648-649 其他相关记载亦见于叶天士《临证指南医案》卷四[234]218-219、何书田《医学妙谛》卷上[213]436、林开燧《林氏活人录汇编》卷五[130]136等。

2.8 过食糖（甜）

过食糖（甜）引发哮病的记载见于清·林珮琴《类证治裁》，指出专嗜甜物可引发哮病，并列出"糖哮"这一证型。如《类证治裁》卷二："哮症论治……宿根积久，随感辄发，或贪凉露卧，专嗜甜咸，胶痰与阳气并于膈中，不得泄越，热壅气逆，故声粗为哮。须……其盐哮、酒哮、糖哮，皆虚哮也。"[177]95 赵濂《医门补要》提出"过食甜，亦成哮"，如《医门补要》卷下："医案……一童过食咸成哮者，（或过食甜，亦成哮。）以缓劫法。"[184]85-86

民国时期对过食糖（甜）引发哮病的相关记载见于民国·吴克潜《儿科要略》第六章："第四节·杂证咳嗽甲、概况   有因糖醋冲犯，咸酸过食，或风寒束其外，痰涎塞其内，以致成为哮证者。"[271]628-629

此外，哮病的饮食失宜病因尚有过食鱼虾和过食柿子。过食鱼虾导致哮病，始载于明·杨继洲《针灸大成》卷九："治症总要……〔第七十九〕 哮吼嗽喘……中脘问曰：此症从何而得？答曰：皆因好饮热酸鱼腥之物，及有风邪痰饮之类，串入肺中，怒气伤肝，乘此怒气，食物不化，醉酒行房，不能节约。"[44]351 明代医籍《济世全书》记载有"因食虾过多，遂得齁喘之疾"，如《济世全书》卷二："哮吼……一女子因食盐、虾过多，遂得齁喘之疾，乳食不进。"[60]891-892 日本·丹波元坚《杂病广要·脏腑类》[179]857-875 沿用《济世全书》上述记载。过食柿子致哮的病因，见载于清·吴金寿《三家医案合刻》卷三："温胆汤……病之原，由食柿过多，得寒而起，于兹二十余年矣。要知柿为西方之木，其实禀秋金之气而成，其与肺金为同气相求，可知其邪入肺，发为气哮，久则肾水无本，虚而上泛为痰。胃为贮痰之器，所以降气汤、六君子，由肺及胃，皆得小效，而不除要莒，与即墨不拔，齐地终非燕有，况脉象尚悍，当深入病所为是。拟仲景方法。"[172]101

清代著作对因于食病因的记载较多，如清·陈德求《医学传灯》卷上："齁喘……因于食者。脉必弦滑。"[116]27 郑玉坛《彤园医书（小儿科）》卷三："吼喘附法……集成方治因宿食发吼，痰壅，腹胀，恶食吐酸。"[153]1018-1019 陈修园《时方妙用》卷二："哮症……哮喘之病，寒邪伏于肺俞，痰窠结于肺膜，内外相应，一遇风、寒、暑、湿、燥、火六气之伤即发，伤酒、伤食亦发。"[157]54 黄朝坊《金匮启钥（幼科）》卷二："咳嗽论……更有哮喘一病，乳幼恒多……然或有所因，不可不分治焉。因宿食停滞，痰涎横结而致者。"[180]1226 心禅《一得集》卷中："郑姓子哮吼症治验 宁人郑姓子。甫七岁。患哮吼症。脉形俱实。结喉两旁。青筋突起如笔管。喉中作牛马声。此系果饵杂进。痰浊壅塞。"[190]17《医学摘粹·杂证要法》："哮证……伤酒，伤食，动怒，动气，役劳，房劳亦发。"[194]120 食味不调引发哮病的记载见于叶天士《叶天士曹仁伯何元长医案·叶天士医案》："（七）痰饮、喘咳、水气、肿胀门……（案49）幼年哮喘，是寒热失和，食味不调，致饮邪聚络。"[169]79-80 清代沈金鳌在《杂病源流犀烛》中提出"食哮"，如《杂病源流犀烛》卷一："咳嗽哮喘源流……而又有食哮（宜清金丹）。"[143]122

3. 过劳

过劳是哮病的病因之一，包括劳力过度和房劳两方面。

过劳作为哮病病因始见于宋代，赵佶《圣济总录》称其为"劳气相侵"，如《圣济总录》卷六十五："呷嗽论……治肺脏气积，喉中呷嗽不止，皆因肺脏虚损，致劳气相侵。或胃中冷，膈上热者，并宜服，紫菀杏仁煎方。"[10]693-694 同时期的著作钱乙《钱氏小儿直诀》更加明确了这一病因，提出"母有哮病，因劳即发"，如《钱氏小儿直诀》卷二："咳嗽兼变症治（附喘嗽治验）一小儿，母有哮病，因劳即发，儿饮其乳亦嗽。用六君子加桔梗、桑、杏，治其母子，

常服数滴而愈。大凡乳下婴儿有疾，必调治其母为善。"[11]637-638

明代有医家沿用宋代《圣济总录》"劳气相侵"的论述，如明·朱橚《普济方》卷一百六十："呷嗽（附论）……喉中呷嗽不止。皆因虚损肺脏。致劳气相侵。"[25]1812-1813

明代有医家沿用前代观点，认为哮病"遇劳即发"，如张景岳《景岳全书》卷十九："实喘证治（共七条）……喘有夙根，遇寒即发，或遇劳即发者，亦名哮喘，未发时以扶正气为主，既发时以攻邪气为主。"[51]428 倪朱谟《本草汇言》卷十二："砒石……如齁喘之病，因肺有伏积冷涎，或触冒寒暑风湿之邪即发，或遇怒气劳伤即发，或值饥饱失度即发。"[50]809 武之望《济阳纲目》卷三十二："哮吼 论 哮吼，即痰喘甚而常发者，如水鸡之声……病者夙有此根，又因感寒作劳气恼，一时暴发。"[53]687 秦昌遇《幼科医验》卷下："咳嗽……（案4）一童，哮喘已六七年，每遇劳力或感寒、食咸，便痰鸣气喘。"[69]80 其他如宋·陈素庵《陈素庵妇科补解》卷三[23]157-158、薛铠等《保婴撮要》卷六[35]144 亦有相关记载。

明代有医家新提出哮病"房劳太过"的病因，并阐释其机制。如明·孙一奎《医旨绪余》卷上："哮 生生子曰：……哮者，专主于痰，宜用吐法。……有房劳太过，肾水衰少，不能制火下降，火寡于畏，而侮所胜，肺金受伤，金伤则生化之源绝矣。"[72]50

清代医家有沿用"劳气相侵"者，如清·陈修园《医学从众录》卷二[175]661、程云来《圣济总录纂要》卷七[94]604；沿用"遇劳即发"者，如程杏轩《医述》卷十[171]648-649、叶天士《景岳全书发挥》卷二[174]117等；有沿用"房劳太过"者，如日本·丹波元坚《杂病广要·脏腑类》[179]857-875 等。

清代有医家新提出哮病"逢劳则甚"，如清·胡珏参论《扁鹊心书》卷下："咳嗽病 此证方书名为哮喘，因天寒饮冷，或过食盐物，伤其肺气，故喉常如风吼声，若作劳则气喘而满。……（哮证遇冷则作，逢劳则甚。）"[139]66

清代有医家称"房劳"为"因于色者"，如清·陈德求《医学传灯》卷上："齁喘……因于气者。其脉必沉。因于食者。脉必弦滑。因于色者。脉沉细数。治之又有不同。"[116]27

清代有医家将"劳役"和"房劳"均作为哮病的病因，如清·陈修园《时方妙用》卷二："哮症……伤酒、伤食亦发，动怒、动气亦发，劳役、房劳亦发。"[157]54《医学摘粹·杂证要法》："哮证……伤酒，伤食，动怒，动气，役劳，房劳亦发。"[194]120

清代医家对于"劳力过度"病因还有许多论述，但基本认可前代的观点，认为哮病"遇劳即发"。如清·叶天士《种福堂公选良方》卷一："续医案……顾幼稚哮喘，由外来风寒，必从肺治，因过食甘腻，必兼理胃，久发不已，病气蔓延，不独在肺胃间矣。故因劳致发，遇冷而发，乃卫阳已虚，烦动火升面赤，皆肾阴内怯，虽非色欲之损，然因病致虚也。"[147]9 赵濂《医门补要》卷下："医案……一人哮病，冒风寒而发，或劳力而发者，宜小青龙汤。一童过食咸成哮者，（或过食甜，亦成哮。）以缓劫法。一人体虚，劳动而哮作，脉细弱，以宣肺扶土方。即平。"[184]85-86 其他如叶天士《徐批叶天士晚年方案真本》卷上[188]20、罗芝园等《鼠疫约编·医案篇》[197]45-46、凌晓五《凌临灵方·哮喘》[218]79、王九峰《王九峰医案》卷上[222]17-21、叶天士《叶氏医案存真》卷三[232]15、叶天士《临证指南医案》卷四[234]218-219 亦有相关记载。

（三）病理产物性病因

病理产物性病因是继发于其他病理过程而产生的致病因素，可引起气血津液代谢失常、脏腑经络功能异常等病理变化，哮病的病理产物性病因按照文献记载顺序依次为风痰、寒痰、热痰、瘀血。

痰饮作为哮病的致病因素，出现较早，历代医籍均有载述。其相关记载始见于《黄帝内经素问·水热穴论》："故水病下为胕肿大腹，上为喘呼，不得卧者，标本俱病，故肺为喘呼，肾为水肿。"[1]91 上述记载中的水病指水饮为病，而喘呼为喘息呼号，其与哮病的发病症状相似。

痰饮作为哮病病因的记载见于隋·巢元方《诸病源候论》卷十四："呷嗽候　呷嗽者，犹是咳嗽也。其胸膈痰饮多者，嗽则气动于痰，上搏喉咽之间，痰气相击，随嗽动息，呼呷有声，谓之呷嗽。"[6]82 上述记载中的"呷嗽"为哮病别名，此处指出呷嗽的病因为胸膈痰饮多，较详细地论述了痰与气相互作用引发哮病的病理过程。唐宋时期载述本病因时多沿用《诸病源候论》的论述，如唐·王焘《外台秘要方》卷九："呷咳方二首　《病源》呷咳者，犹是咳嗽也，其胸膈痰饮多者……呀呷有声，谓之呷咳。"[8]191 其他相关记载亦见于宋·赵佶《圣济总录》卷六十五[10]693-694、刘昉《幼幼新书》卷十六[14]601-606。

金元时期朱丹溪提出哮"专主乎痰"，如元·朱丹溪《丹溪治法心要》卷二："哮（第二十一）哮专主乎痰，宜吐法。亦有虚而不可吐者。治哮必须薄滋味专主乎痰，必用大吐。"[21]47-48 朱丹溪《丹溪秘传方诀》卷二："哮　专主于痰，宜吐法。治哮必用薄滋味，不可纯用凉药，必带表散。"[22]185

明代医家部分沿用前代哮病痰饮病因的记载，也提出多种新的论述。沿用"胸膈痰饮"论述者，如明·朱橚《普济方》卷一百六十[25]1812-1813、徐春甫《古今医统大全》卷四十四[28]1275、吴昆《医方考》卷二[38]138、王肯堂《证治准绳·杂病》第二册[46]84、武之望《济阳纲目》卷三十一[53]679及卷二十四[53]618、秦昌遇《幼科医验》卷下[69]84-88、虞抟《苍生司命》卷三[83]96-97。沿用哮"专主乎痰"论述者，如虞抟《医学正传》卷二[27]115-116、孙笙《医学权舆》[29]634、楼英《医学纲目》卷二十七[31]601,604、王肯堂《证治准绳·杂病》第二册[46]84、虞抟《苍生司命》卷三[83]94。

明代医家新提出哮病病因为"痰饮成窠"，如明·李时珍《本草纲目》卷十七："醉鱼草（《纲目》）……【主治】痰饮成窠，遇寒便发。"[33]526 其他如倪朱谟《本草汇言》卷十四[50]879、缪希雍《本草单方》卷三[67]399等亦有相关记载。提出"哮即痰喘甚，而常发者"，如李梴《医学入门》卷四："痰类　哮即痰喘甚，而常发者。哮促喉中痰作声，吐法必须量体行；……水哮者，因幼时被水，停蓄于肺为痰。"[48]390 相关论述亦见于武之望《济阳纲目》卷三十二[53]687、孙文胤《丹台玉案》卷四[56]175。

其他论述痰为哮病主因之一的，如明·孙志宏《简明医彀》卷四："哮吼　始因风寒伤肺，变生痰饮，复遇外邪闭塞，滞痰郁气不舒，是证作矣。"[54]216 刘全德《考证病源·二陈汤加减歌》："二陈橘半茯苓草……诸痫肿块共喘哮，皆缘痰积气难调。"[64]85 汪机《医学原理》卷九："治喘大法　哮喘之症多原痰与火。"[78]414 吴元溟《儿科方要·诸嗽门》："伤风嗽，痰火嗽，虚嗽，顿呛嗽，附哮喘　伤风嗽者，自汗头痛，面黄发热，……哮证大率主乎痰，宜利痰为主，雄黄丸。"[89]436 其他如李中梓《里中医案·顾明华哮喘》[63]770、万密斋《广嗣纪要》卷十六[76]238等亦有相关记载。

清代对前代哮病"胸膈痰饮""哮专主乎痰""痰饮成窠"的论述均有大量沿载，并新提出了"痰哮"，对于痰所在的部位有胸膈、肺、胃、膈上之分，痰产生的原因有风寒、肾虚及脾虚之别。

沿用"胸膈痰饮"论述者，如清·李用粹《证治汇补》卷五[111]213-215、吴仪洛《本草从新》卷十三[134]234、陈修园《时方妙用》卷二[157]54、日本·丹波元简《金匮玉函要略辑义》卷二[159]91-96、陈修园《医学实在易》卷七[164]107、程杏轩《医述》卷十[171]648-649、杨时泰《本草述钩元》卷十七[173]434、陈修园《医学从众录》卷二[175]661、日本·丹波元坚《杂病广要·脏腑类》[179]857-875、程杏轩《程杏轩医案·辑录》[206]114-115、叶天士《叶选医衡》卷下[233]119。沿用哮"专主乎痰"

论述者,如沈金鳌《杂病源流犀烛》卷一[143]22、沈金鳌《幼科释谜》卷四[145]84、魏鉴之《幼科汇诀直解》卷二[225]714。沿用"痰饮成齁"者,如陈德求《医学传灯》卷上[116]27、唐宗海《医学见能》卷二[182]55-56、尤怡《金匮翼》卷七[248]256。

清代医家新提出"痰哮"者,如清·何惠川《文堂集验方》卷一:"咳嗽……〔痰哮〕苎麻根。"[146]28 程杏轩《医述》卷十:"哮……若夫哮证,亦由初感外邪,失于表散,邪伏于里,留于肺俞,故频发频止,淹缠岁月,更有痰哮、咸哮、醋哮,过食生冷及幼稚天哮诸证。"[171]648-649 相关论述尚见于何书田《医学妙谛》卷上[213]436、叶天士《临证指南医案》卷四[234]218-219、泄峰桂林主人《普济内外全书》卷四[238]191、王孟英《潜斋简效方》[243]479、陈鄂《一见知医》卷三[246]662-663、方略《尚友堂医案·论痰饮忌脉》[241]57等。

有的医家提出"痰饮哮喘",如清·吴鞠通《吴鞠通医案》卷三:"癸亥二月二十二日 谢氏 二十五岁 痰饮哮喘,咳嗽声重,有汗,六脉弦细,有七月之孕。……恶寒未罢。仍用小青龙法,胸痹痛加薤白。按饮为阴邪,以误服苦寒坚阴,不能速愈。……二十四日 胃不和则卧不安,亥子属水,故更重,胀也,痛也,皆阴病也,无非受苦寒药之累。"[236]329-330

认为哮病为"痰在肺"者,如清·张璐《张氏医通》卷四:"喘(短气、少气、逆气、哮)……喉中水鸡声,有积痰在肺络中。"[114]83-85 同类论述亦载于汪文绮《杂症会心录》卷上[127]28、吴仪洛《成方切用》卷三上[137]126、魏之琇《续名医类案》卷十四[141]423-425、郑玉坛《彤园医书(小儿科)》卷三[153]1018-1019、陈修园《时方妙用》卷二[157]54、程杏轩《医述》卷十[171]635,648-649、张秉成《本草便读·隰草类》[187]18-19、《医学摘粹·杂证要法》[194]120、《医学摘粹·杂病证方歌括》[194]229、钱艺等《慎五堂治验录》卷十二[221]286-287、曹仁伯《曹仁伯医案·哮喘》[203]107-110、陈莲舫《陈莲舫先生医案》卷上[204]58、张聿青《张聿青医案》卷十九[251]653、郭诚勋《证治针经》卷二[170]55。

认为哮病为"痰凝胃络"者,如清·王泰林《王旭高临证医案》卷三:"痰喘门……徐喘哮气急,原由寒入肺俞,痰凝胃络而起。久发不已,肺虚必及于肾,胃虚必累于脾。脾为生痰之源,肺为贮痰之器。痰恋不化,气机阻滞,一触风寒,喘即举发。"[196]135

清代医家大多认为"痰"是哮病的主要病因,如清·蒋示吉《医宗说约》卷一:"哮(附:呛症)喉中为甚水鸡声,哮证原来痰病侵,若得吐痰并发散,远离厚味药方灵。"[100]73 陈修园《金匮要略浅注》卷五:"痰饮咳嗽病脉证治第十二……必有伏饮。此言饮之伏而骤发也。俗谓哮喘。"[156]114 其他相似论述亦见于叶天士《叶天士曹仁伯何元长医案·叶天士医案》[169]44、心禅《一得集》卷中[190]17、周学海《读医随笔》卷三[191]116、《叶氏医案存真》卷三[232]15、陈莲舫《陈莲舫先生医案》卷上[204]58、曹仁伯《曹仁伯医案·哮喘》[203]107-110、王九峰《王九峰医案》卷上[222]17-21、吴鞠通《吴鞠通医案》卷三[236]352、徐渡渔《徐渡渔先生医案·杂症》[257]399。

但对于痰所产生的原因,清代医家记载不一。认为是"肾水泛为痰"者,如清·魏之琇《续名医类案》卷三十:"哮 万密斋治胡三溪女,素有哮症,遇天欲雨则发,发则多痰。……曰:是盖痰聚则作喘,痰去则止。痰者,水液之浑浊者也。《难经》云:肾主液。液者,水所化也。肾为水脏,入心为汗,入肺为涕,入脾为涎,此肾水泛为痰而喘也。"[141]969-970 认为是脾虚生痰者,如曹仁伯《曹仁伯医案·哮喘》:"朱(吴江)愈发愈勤之哮,肺经病也,肾气虚矣。然究其两经所病,未有不因乎脾衰,衰则所进饮食,生痰生饮,内可以动肾气,外可以招肺风。"[203]107-110

民国时期医家提出哮病的病因是"胸有停水",如民国·吴克潜《儿科要略》第六章:"第四节 杂证咳嗽甲、概况……胸有停水而哮,酌用十枣汤以行其水。"[271]628-629 何廉臣在《增订通俗伤寒论》中对痰哮做了详细解释，如何廉臣《增订通俗伤寒论》第三编："第二节　夹痰伤寒（一名风寒夹痰）如痰结喉间，咳而上气，或呬或呀，喉中作水鸡声者，此寒痰包热阻塞喉管也，名曰：'痰哮'。"[276]357-359 此外，沿用清代论述认为哮病主要的病因是由于"痰"者，如吴克潜《儿科要略》第六章[271]628-629、丁甘仁《丁甘仁医案》卷四[273]88。

1. 风痰

哮病的风痰病因是由风与痰交织而成。载述哮病风痰病因的文献始见于元·曾世荣《活幼心书》卷中："咳嗽十一　咳嗽者，固有数类，但分冷热虚实，随证疏解。初中时，未有不因感冒而伤于肺。……鮦鲐一证，郭氏曰：小儿此疾，本因暑湿所侵，未经发散，邪传心肺，壅而为热，有热生风，有风生痰，痰实不化，因循日久，结为顽块，丸如豆粒，遂成痰母。细推其原，或啼哭未休，遽与乳食，或饲以酸咸，气郁不利，致令生痰；或节令变迁，风寒暑湿侵袭，或堕水中，水入口鼻，传之于肺，故痰母发动，而风随之，风痰潮紧，气促而喘，乃成痼疾。"[18]33-35 以上指出哮病的病因为风与痰相杂。朱丹溪《脉因证治》卷上："（二十七）喘（附哮）……哮【因】哮喘主于内，痰宜吐之。【治】哮积丹　鸡子略敲不损膜，浸尿缸内四五日夜，吃之有效。盖鸡子能去风痰。萝卜子丸，姜汤送下妙。"[20]67 该条论述指出哮积丹治疗哮病有效的原因是能去风痰。由此可知，哮病的病因是内有风痰。

明代更进一步明确哮病风痰的病因，此外尚有部分著作沿用前代元代朱丹溪《脉因证治》的相关论述。进一步明确风痰病因者，如明·吴昆《医方考》卷二："麻黄汤……肺部原有风痰，背腧复感寒邪而成哮喘者，此方主之。"[38]139 李梴《医学入门》卷四："痰类　哮即痰喘甚，而常发者。……有风痰者，千缗汤，或用鸡子一枚。"[48]390 李中梓《里中医案·顾明华哮喘》："王邃初哮喘　王邃初，老于经商，患哮喘者二十年。舟次谈及，余谓年望六十难治，及诊脉尚有神，右寸浮滑，是风痰胶固于太阴之经。"[63]770 其他相关记载亦见于武之望《济阳纲目》卷三十二[53]687。沿用元代朱丹溪风痰相关论述者，如龚廷贤《种杏仙方》卷一[36]13、龚廷贤《万病回春》卷二[40]126-127、王肯堂《证治准绳·杂病》第二册[46]84、缪希雍《本草单方》卷三[67]399。

清代医家大多沿用前代对哮病风痰病因的相关论述，如清·沈金鳌《杂病源流犀烛》卷一："咳嗽哮喘源流……有风痰哮（宜千缗导痰汤）。"[143]22 罗国纲《罗氏会约医镜》卷九："脉论……定喘汤　治肺有风痰而哮者。他皆不用。"[151]212-213 其他如日本·丹波元坚《杂病广要·脏腑类》[179]857-875、王九峰《王九峰医案》副篇卷一[223]73-74 亦有相似记载。

历代记载中，哮病的风痰病因是由风与痰交互作用而形成，如"风生痰，痰实不化""痰母发动而风随之，风痰潮紧""伏风痰饮回搏"。风痰所在的部位主要有肺部、肺胃曲折之处。治疗时"须是风痰并化"。

2. 寒痰

哮病的寒痰病因多由素体阳虚，脾胃虚寒，痰从寒化。寒痰作为哮病的病因由明代龚廷贤首次提出，龚廷贤在其《种杏仙方》《万病回春》《云林神彀》等论著中都提到哮吼的形成是因为"肺窍积寒痰（冷痰）"。如明·龚廷贤《种杏仙方》卷一："哮吼　哮吼肺窍积寒痰，令人鮦喘起居难。豁痰降火加调理，不遇良医病不安。"[36]13 龚廷贤《万病回春》卷二："哮吼……紫金丹，凡遇天气欲作雨便发鮦喘，甚至坐卧不得，饮食不进，此乃肺窍中积有冷痰，乘天阴寒气从背、口、鼻而入，则肺胀作声。"[40]126-127 龚廷贤《云林神彀》卷一："哮吼　哮吼即鮦喘，肺窍积寒痰，有至终身者，仙方可拔根。"[41]67 相关论述还见于龚廷贤《寿世保元》卷三[61]143-146、龚廷贤《济世全书》卷二[60]891-892。明代倪朱谟也提到哮病的病因是"肺有伏积冷涎"，这与龚廷贤的观点异曲同工。如《本草汇言》卷十二："砒石……如齁喘之病，因肺有伏积冷涎……伏涎顿开，故齁喘可除。"[50]809此外，明代尚有对于寒痰哮喘的论述，如倪朱谟《本草汇言》卷七："石胡荽……集方（《集简方》:）治寒痰齁喘。用野园石胡荽研汁，和白酒服，即住。"[50]497又如缪希雍《本草单方》卷三[67]399。

清代对于哮病寒痰病因的记载部分沿用前代，如清·王梦兰《秘方集验》卷上："诸症歌诀……哮吼　哮吼肺窍积寒痰，令人齁喘起居难，豁痰降火加调理，不遇良方病不安。"[102]6同类论述亦载于钱峻《经验丹方汇编·诸症歌诀》[118]7、赵学敏《串雅内编》卷三[135]96、齐秉慧《齐氏医案》卷三[160]120、吴亦鼎《神灸经纶》卷三[178]135、周学霆《三指禅》卷二[255]72-73、刘默《证治百问》卷二[91]191、林开燧《林氏活人录汇编》卷四及卷五[130]94, 136-137、李铎《医案偶存》[245]300、郑树珪《七松岩集·常见病证辨治》[262]96等。

清代出现了寒痰成因的记载，一种观点认为是"脾胃虚寒"，一种认为是"内伤生冷水果"。认为是"脾胃虚寒"者，如清·高世栻《医学真传·喘》："又有冷风哮喘，乃胃积寒痰，三焦火热之气然之不力，火虚土弱，土弱金虚，致中有痰而上咳喘。"[115]34陈德求《医学传灯》卷上："齁喘……齁病属热者固多。而肺寒者亦有。不可泥定是热。凡脾胃虚寒。气不能运。积成冷痰。上注于肺。亦成齁喘。"[116]27认为是"内伤生冷水果"者，如江涵暾《奉时旨要》卷六："喘促……笔花氏曰：……外有哮喘之症，逢时而发，人尽知为寒痰固结，假令终身不食油腻生冷，而长服六君子汤加姜、桂，则新痰无自而生，旧痰日渐以去，又何物足以为患哉。"[214]167-168周学霆《三指禅》卷二："哮症脉乱无妨论　《内经》有喘正哮，至汉方哮喘并论。喘之源不一，哮之源止有冷痰入肺窍而已。夫肺为娇脏，清虚之质，不容些毫芥蒂悬于胸间，其窍仰上，一有所入，则不能出。人而饮冰食果，积成冷痰，浸淫于内，是为痰母，物交物则引之而已矣。"[255]72-73其他寒痰的相关论述，见于戴天章《重订广温热论》卷一："温热夹症疗法……八夹哮喘。哮喘乃肺家所时有，本有寒痰、热痰二症。一受温热，则无非痰火，由其湿热之气，从其类而入肺，发其哮喘。"[211]63

此外，清代尚有"寒饮"的相关记载，如清·沈菊人《沈菊人医案》卷下："（四十一）咽痛……（案4）李。下虚上实，积饮，哮喘咳嗽，痰咯白沫，脉迟。寒饮蓄积所致。"[183]123叶天士《临证指南医案》卷五："痰饮……寒饮浊邪上冲膻中　张（二七）呛喘哮，坐不得卧，神迷如呆，气降则清。水寒饮邪，上冲膻中。用逐饮开浊法。"[234]288

民国时期医家沿用前代对于哮病寒痰病因的记载，如民国·何廉臣《增订通俗伤寒论》第三编："第七节夹哮伤寒……督脉症与肺常相因，多起于太阳经受风寒，内伤冷饮水果，积成冷痰，日久浸淫于肺脏，乃成哮喘。"[276]357-359涂蔚生《推拿抉微》第三集："喘哮……周梦觉曰：《内经》有喘无哮，至汉方哮喘并论，喘之源不一，哮之源止有冷痰入肺窍而已。夫肺为娇脏，清虚之质，不容些毫芥蒂，悬于胸间。其窍仰上，一有所入，则不能出。而食果饮水，积成冷痰，浸淫于内，是为痰母。"[274]54

3. 热痰

热痰多由热与痰结，或寒痰化热所致，作为哮病的重要病因被历代医家所认可。热痰作为哮病病因的相关论述始见于明代龚廷贤《万病回春》，被称为"痰火"。如《万病回春》卷二："痰饮……一哮吼，乃痰火在膈上，临卧姜汤下二十五丸，每夜服一次，久服自效。"[40]115-116明代医家大多沿用痰火作为本病因名称，如李中梓《医宗必读》卷九："医案……文学顾明华，十年哮嗽，百药无功，诊其两寸数而涩，余曰：涩者，痰火风寒，久久盘据，根深蒂固矣。"[57]366

汪机《医学原理》卷九："论　哮喘之症，有实有虚，盖因痰火内郁，厥气上逆所致。"[78]413 万密斋《片玉心书》卷五："西江月　哮喘症虽有二，皆由痰火中藏，或被风寒袭外方，内被盐水醋呛。"[73]433 其他如秦昌遇《幼科医验》卷下[69]84-88、鲁伯嗣《婴童百问》卷十[65]129 亦有相关记载。

清代医家沿用明代"痰火"记载者，如清·陈德求《医学传灯》卷上[116]27、谢玉琼《麻科活人全书》卷三[123]123、陈修园《金匮要略浅注》卷三[156]78、日本·丹波元简《金匮玉函要略辑义》卷二[159]91-96、王孟英《鸡鸣录·哮喘第五》[165]588、日本·丹波元坚《杂病广要·脏腑类》[179]857-875、周岩《本草思辨录》卷三[201]93、曹仁伯《曹仁伯医案·哮喘》[203]107-110、卧云山人《剑慧草堂医案》卷上[226]15、泄峰桂林主人《普济内外全书》卷六[238]323 等。

清代提出了该病因另一名称"热痰"，如清·王孟英《王氏医案续编》卷一："（眉批：哮证乃热痰伏于肺络也。至冬则热为寒束，故应时而发。）"[176]301 戴天章《重订广温热论》卷一："温热夹症疗法……八夹哮喘。哮喘乃肺家所时有，本有寒痰、热痰二症，一受温热，则无非痰火。由其湿热之气，从其类而入肺，发其哮喘。"[211]63 其他相关论述亦见于陈莲舫《陈莲舫先生医案》卷上[204]48、王孟英《王氏医案绎注》卷一、三[256]8, 64。

4. 瘀血

瘀血致哮仅有的记载均见于妇人产后，如明·庄履严《妇科百辨·产后》："妇人产后忽患哮喘者何？曰：此危候也。产后虚弱，不避风寒，兼瘀血凝于肺脾之故。宜用大宁肺汤兼驱逐瘀血诸药。"[85]29 清·王孟英《王氏医案绎注》卷一："朱氏妇产后恶露不行。而宿哮顿发。专是科者不能下手。……（因恶露停而发宿哮。是由血病及气。）"[256]8 以上记载均指瘀血导致发哮。

（四）先天因素

先天因素是指人出生之前已经潜伏在人体内的可以致病的因素，或因父母体质遗传，或因先天不足。哮病发病的先天因素，包括母病传子和禀赋不足。

母病传子病因的相关记载始见于宋·钱乙《钱氏小儿直诀》卷二："咳嗽兼变症治（附喘嗽治验）一小儿，母有哮病，因劳即发，儿饮其乳亦嗽。用六君子加桔梗、桑、杏，治其母子，常服数滴而愈。大凡乳下婴儿有疾，必调治其母为善。"[11]637-638 明·龚廷贤对哮病母病传子亦有相关论述，如《寿世保元》卷三："哮吼……一论凡遇天气欲作雨者，便发鼻喘，甚至坐卧不得，饮食不进，此乃肺窍中积有冷痰，乘天阴寒，气从背自鼻而入，则肺胀作声。此病有苦至终身者，亦有子母相作者。每发时即服，不过七八次，觉痰腥臭，吐出白色，是绝其根也。"[61]143-146

禀赋不足导致哮病的相关记载均见于清代。清代医家李学川在《针灸逢源》中提出乳哮为小儿初生便哮，即小儿因先天禀赋不足患有哮病，如《针灸逢源》卷五："咳嗽哮喘门……哮病有五：水哮，饮水则发；气哮，怒气所感，痰饮壅满则发；咸哮，多食咸味则发；乳哮，小儿初生便哮；酒哮，醉酒行房所致，饮酒则发。（水哮、乳哮、酒哮俱难治）天突　华盖　胆中　俞府　三里　肩中俞（治风哮）。"[168]340 同时期医家还提出幼稚之童患天哮的相关论述，也是因幼童先天不足，如何书田《医学妙谛》卷上："哮病章　此症初感外邪，失于表散，邪伏于里，留于肺，时发时止，淹缠岁月。更有痰哮、咸哮、醋哮，过食生冷及幼稚之童天哮诸症。喉中为甚水鸡声，哮症原来痰病侵。若得吐痰并发散，远离厚味药方灵。"[213]436 叶天士《临证指南医案》卷四："哮……若夫哮症，亦由初感外邪，失于表散，邪伏于里，留于肺俞，故频

发频止，淹缠岁月。更有痰哮、咸哮、醋哮，过食生冷及幼稚天哮诸症，案虽未备。……（华玉堂）"[234]218-219

（五）其他病因

哮病的其他病因是指无法归入内因、外因、病理产物性病因等类别的致病因素，按照文献记载的时间顺序有产后、惊风之后、水呛、大便不利。

哮病的其他病因"产后""惊风之后""水呛"均见载于明代。哮病发于产后的相关记载始见于明代赵献可《邯郸遗稿》，赵氏在书中明确提出"产后哮喘，遇产而发者"，如《邯郸遗稿》卷四："产后……产后哮喘，遇产而发者，宜以宁肺汤治之。"[49]68惊风之后的病因记载，仅见于明·孙一奎《赤水玄珠》卷二十六："明治哮 哮发之原有三：有因惊风之后而得者，由治惊不调气，故痰不尽撤去；有感风寒而得者；有食咸酸呛喉而得者。"[37]963

水呛病因的相关记载见于明代李梴《医学入门》，指出"水哮"的发病原因是"因幼时被水，停蓄于肺为痰"。如明·李梴《医学入门》卷四："痰类……哮即痰喘甚，而常发者。哮促喉中痰作声，吐法必须量体行；……水哮者，因幼时被水，停蓄于肺为痰，宜金沸草散、小青龙汤倍防己，或古葶枣散、导水丸。"[48]390武之望《济阳纲目》卷三十二[53]687沿用《医学入门》的载述。明代对水呛病因的记载，还有"堕水中，水入鼻口""内被盐水醋呛""有曾伤盐水而得者"，总之为被水呛，从口鼻入肺，停蓄为痰，导致哮病。如秦昌遇《幼科折衷》卷上："附：鮠鮓 总括……推本其原，或啼哭未休，遽与乳食……或堕水中，水入鼻口，传之于肺。"[70]53万密斋《片玉心书》卷五："哮喘门 哮喘之症有二，不离痰火。有卒感风寒而得者，有曾伤盐水而得者，有伤醋汤而得者，至天阴则发，连绵不已。……西江月 哮喘症虽有二，皆由痰火中藏，或被风寒袭外方，内被盐水醋呛。"[73]433

清代有的医家沿用前人对哮病"产后"发作的论述，如清·郑元良《郑氏家传女科万金方·产后门》："产后问答……问：妇人素有哮喘之疾，遇产而发者何？答曰：大宁肺汤主之。"[109]153

清代医家沿用《幼科折衷》"堕水中，水入鼻口"记载者，如清·沈金鳌《幼科释谜》卷四："咳嗽原由症治……罗谦甫云：小儿鮠鮓症。……或堕水中，水入口鼻，传之于肺。"[145]85

清代有的医家记载哮病有"胎前痰哮……今产后匝月又发"者，如清·邵杏泉《邵氏方案》卷之礼："四、痰哮……（案14）胎前痰哮，似属子悬。今产后匝月又发，殊恐不能断根。"[181]27-28

大便不利作为哮病病因的记载见于民国时期汤本求真等《中国内科医鉴》，如该书后篇曰："第三章备考……〔类聚方广义〕哮喘症大抵一年一二发或五六发。亦有每月一二发者。其发也。大抵由于外感与过食。从外感来者。用麻黄汤、麻杏甘石汤、大青龙汤等。因过食或大便不利而发者。先取陷胸丸、紫丸等吐下之剂。以疏荡宿滞。然后用对证之方。"[277]68

二、病　机

战国至汉代为哮病病机的萌芽阶段。这一时期文献中记载的"喘鸣""喘呼""喉鸣""喉中水鸡声"与哮病的发病特征相符，记载的有关哮病病机有"阴争于内，阳扰于外""上气"。

隋代巢元方在《诸病源候论》中提出呷嗽的病机是痰与气交阻，而"呷嗽"为哮病的别名。如《诸病源候论》卷十四："呷嗽候 呷嗽者，犹是咳嗽也。其胸膈痰饮多者，嗽则气动于痰，上搏喉咽之间，痰气相击，随嗽动息，呼呷有声，谓之呷嗽。"[6]82此外，该书还有"气上喘逆，鸣息不通"的相关记载。唐代对哮病病机的记载有导致喘鸣的"虚则寒"，此处喘鸣仍指哮病的发病特征。

宋代医家新提出的哮病病机有"气虚""气滞""肺虚""胃中冷""邪郁化火""脏腑有热"，宋代有医家认识到哮病的主要病机为"肺虚"，其他病机大致可以归于气机失调与"邪"自内生两类，该认识是在继承前代"上气""虚寒"后的创新发挥。元代有医家新提出哮病病机为"寒热错杂"。

明代医家新提出的哮病病机有"阳虚""脾虚""肾虚""脾胃虚""热极生风""痰壅""风与痰交互作用""风寒郁闭，热气在肺""痰火内郁，外被风寒"等，涉及多个类型。在沿用前代医籍记载的前提下，对"气逆""气虚""气滞""痰与气交阻""肺虚""邪郁化火""脏腑内热""寒包热"等病机有更深入的阐述。

清代医家新提出的哮病病机有"阳气过盛化火""肺脾虚""寒湿内伤""阴虚火旺""血虚""脾肾虚""阴阳两伤""肺肾虚""表寒束内热""寒痰包热"等。在前代医家已提出的病机中，清代医家对"气逆""虚寒""气虚""肺虚""邪郁化火""脏腑内热""阳虚""肾虚""寒包热"论述较多，对其中部分病机的发病机制有详细的注解。

民国时期记载哮病病机的文献并不多，大部分为医案类文献。与病机相关的论述主要有"肺脾虚""邪郁化火""脾肾虚""肺肾虚""气逆""痰壅"等。

综合历代医家对哮病病机的认识，哮病病机可分为阴阳失调、气血失常、痰饮内阻、"邪"自内生、脏腑虚损、寒热错杂六类。每类病机历代医籍载述的源流分述如下。

1. 阴阳失调

阴阳失调是指在疾病形成过程中，机体阴阳的相对平衡状态遭到破坏。

哮病病机阴阳失调的相关记载，始见于战国至秦汉时期的《黄帝内经》。《黄帝内经》记载的"喘鸣"体现了哮病喘、哮鸣有声的症状特征，导致这些症状的病机为"阴争于内，阳扰于外"，如《黄帝内经素问·阴阳别论》："阴争于内，阳扰于外，魄汗未藏，四逆而起，起则熏肺，使人喘鸣。"[1]13"阴争于内，阳扰于外"的具体含义，历来有阴偏盛、阳偏盛、阴盛格阳等的争论，但其病机总属于阴阳失调。

宋代有医家沿用了《黄帝内经》"阴争于内，阳扰于外"的记载，如宋·张锐《鸡峰普济方》卷一："喘疾……内经曰：阴争于内，阳扰于外，魄汗未藏，四逆而起，起则熏肺，使人喘鸣。"[13]3

明代部分医家在注解《黄帝内经》时引用"阴争于内，阳扰于外"，如明·吴昆《素问吴注》卷二："阴阳别论七……阴争于内，阳扰于外，魄汗未藏，四逆而起，起则熏肺，使人喘鸣。此言阴阳不和之害。阴争于内，五脏之阴争于内也。阳扰于外，六经之阳扰于外也。争，为五阴克贼，扰，为六阳败绝。故有形之汗未得收藏，四肢逆冷随时而起。四逆起则诸阳陷入阴中而熏肺，使人喘急而鸣，此阴阳离绝，垂死之征也。"[43]225-226其他相关记载亦见于张景岳《类经》卷十三[52]218。

明代有医家在论述喘、哮发病机制时沿用《黄帝内经》"阴争于内，阳扰于外"的记载，如明·王肯堂《证治准绳·杂病》第二册："喘……《阴阳别论篇》谓：阴争于内，阳扰于外，魄汗未藏，四逆而起，起则熏肺，使人喘鸣。又二阳之病发心脾，传为息贲，死不治。注云：息奔者，喘息而上奔，脾胃肠肺及心、互相传克故死。"[46]79-80武之望《济阳纲目》卷三十一："喘急……素问阴阳别论云：阴争于内，阳扰于外，魄汗未藏，四逆而起，起则熏肺，使人喘鸣。逆调论云，起居如故而息为音者，此肺之络脉逆也。络脉不得随经上下。故留经而不行，络脉之病人也微，故起居如故而息有音也。"[53]679

　　明代有医案还载录了阳虚病机，哮病病位在肺脾胃。阳虚病机多由阳虚导致痰饮的留著泛滥而发病，且多于发病日久时出现。该病机始见于明·肖京《轩岐救正论》卷五："肺脾阳虚哮喘嗽血　甲申春，舍亲钟玄珠，素患哮喘，面目青白。……哮喘不休，唾血淡黄有沫，余察其六脉浮滑缓弱，谓属阳虚，应须六君主治。"[82]112 从其篇名及主治方药来看，应属于肺脾阳虚。

　　清代有医家除论述"阴争于内，阳扰于外"的病机外，还论述了"阳虚""阴虚""阴阳两伤"病机。清代部分医家在注解《黄帝内经》时引用"阴争于内，阳扰于外"，如清·姚止庵《素问经注节解》卷二："阴阳别论……阴争于内，阳扰于外，魄汗未藏，四逆而起，起则熏肺，使人喘鸣。（……按：此言阴阳纷扰，以致气逆而为喘急之病者，肺病之一端也。阴主内，阳主外，内外争扰，则气乱而汗大泄，汗愈泄则气愈乱。）"[99]99 相似论述亦见于薛雪《医经原旨》卷四[128]217、章楠《灵素节注类编》卷五[253]222-223、黄元御《素问悬解》卷一[129]14-19、日本·丹波元简《素问识》卷二[162]62。

　　清代有医家在论述喘、哮发病机制时沿用《黄帝内经》中"阴争于内，阳扰于外"的记载，如清·程杏轩《医述》卷十："喘……阴争于内，阳扰于外，魄汗未藏，四逆而起，起则熏肺，使人喘鸣。（《素问》）哲言，喘，但呼而不能吸，出而不纳也。哮，呼吸不能自由，出纳留滞也。短气，下气不上续，能吸不能呼，纳而不出也。（《医阶辨证》）"[171]642

　　清代有医家提出阳虚病机可具体分为"阳衰""阳伤""脾胃阳微"，如清·俞震《古今医案按》卷五："喘……予邑有友范君，哮喘已久，向用金匮肾气丸，时效不时效。吴门缪松心先生诊之曰：伏饮内踞有年，明是阳衰浊泛，但绵延日久，五旬外，痰中杂以血点，阴分亦渐损伤，偏刚偏柔。"[148]201 叶天士《未刻本叶天士医案·保元方案》："旋复花汤……冷热不调，阳伤哮喘。"[235]901 叶天士《临证指南医案》卷四："哮……邹（七岁）宿哮肺病，久则气泄汗出。脾胃阳微，痰饮留著。"[234]218-219 陈修园《南雅堂医案》卷二："喘哮门……（案 13）病哮十余年之久，气泄，汗出必多，脾胃阳微，浊饮伏而时动，是以食入常作泛呕。"[237]51 此外，清代有医家以温补肾阳的真武汤、金匮肾气丸治哮，如陈修园《南雅堂医案》卷二："喘哮门……（案 18）宿哮痰喘，遇劳频发，阳虚恶寒，姑用镇摄法。炮附子五分，炒白术三钱，白茯苓三钱，炒白芍三钱，细辛五分，五味子五分，生姜三片，水同煎。（按：此即真武法加减，为痰饮喘促由少阴阳虚水泛证者深一层立法，与小青龙相为表里。）"[237]52 徐锦《心太平轩医案·喘》："某　肾虚哮喘经久，百药不效，气不化水，终无济于阴也。金匮肾气丸加减。"[242]42 上述相关医籍记载均表明，阳虚为形成哮病的主要病机。

　　清代有的医家认为阴虚亦可导致哮病，其病位多在肝肺肾。如清·顾锡《银海指南》卷四："治验存参……沈左　肝肾阴亏，痰哮气逆，左目云翳，右目星障。"[163]111 以上指"肝肾阴亏"导致痰哮气逆。程杏轩《医述》明确指出哮病病机有"真阴涸竭"，如《医述》卷十："哮……（《医宗必读》）哮喘一证，古无良方，盖因其病有痰有火，有血虚，有真阴涸竭。"[171]648-649 顾蔓云《花韵楼医案》记载有因"营虚"导致的哮病，如《花韵楼医案》："张　前进养血平肝法，哮发减轻过半……癸水将至，营虚血热，再防反复，当加意养金水为妙。……张又诊　喘哮每发于经至之前，营虚显然矣。今值癸水将至，其病必发。"[210]28-29 文中记载治疗本病时"当加意养金水为妙"，故推测哮病病位应在肺肾。王孟英《王氏医案绎注》记载哮病由"阴伤"所致，如《王氏医案绎注》卷三："孙渭川姪亦患哮。气逆欲死。口渴头汗。二便不行。（气分热炽阴伤。）"[256]64 其他如叶天士《未刻本叶天士医案》[235]902、张聿青《张聿青医案》卷五[251]166-167 等亦有相关记载。

　　此外，清代医家还提出阴阳两伤病机，如清·俞震《古今医案按》卷五："喘……予邑有友范君，哮喘已久，向用金匮肾气丸，时效不时效。吴门缪松心先生诊之曰：伏饮内踞有年，明是阳衰浊泛，但绵延日久，五旬外，痰中杂以血点，阴分亦渐损伤，偏刚偏柔。"[148]201 王九峰《王九峰医案》卷上："哮喘……哮喘十载，脉来滑疾……阴阳两伤，脾肾双亏，以致风伏肺经，哮喘屡发。"[222]17-21

2. 气血失常

气血失常是指在疾病过程中，由于邪正斗争的盛衰，或脏腑功能的失调，导致气、血的不足、运行失常，以及关系失调的病理变化，历代记载的哮病此类病机主要表现为气逆、气虚、气滞、血虚，其中以气逆、气虚、气滞较为常见。

有关哮病气血失常病机的相关记载出现较早，并得到医家的广泛认可。如《神农本草经》卷四："芫花 味辛，温。主咳逆上气，喉鸣，喘，咽肿短气，蛊毒，鬼疟，疝瘕，痈肿，杀虫鱼。"[2]86 以上指出气逆于上则发"喉鸣，喘"，其中气逆属于气血失常的表现之一。其后《金匮要略方论》《诸病源候论》等也有相关记载。如汉·张仲景《金匮要略方论》卷上："肺痿肺痈咳嗽上气病脉证治第七……咳而上气，喉中水鸡声，射干麻黄汤主之。"[3]31 隋·巢元方《诸病源候论》卷十三："上气鸣息候 肺主气，邪乘于肺，则肺胀，胀则肺管不利，不利则气道涩，故气上喘逆，鸣息不通也。"[6]75 上述记载的"上气""气上"即为气逆，而"喉鸣，喘""喉中水鸡声""气上喘逆，鸣息不通"这些症状均符合哮病的发病特征，以上论述可以作为气逆引发哮病的萌芽。

宋代医籍始载哮病的气虚病机，如宋·王怀隐《太平圣惠方》卷四十二："治上气喉中作水鸡声诸方 夫肺主于气，若脏腑不和，肺气虚弱，风冷之气所乘，则胸满肺胀。胀则肺管不利，不利则肺道壅涩，则喘息不调，故令喉中作水鸡声也。"[9]39 其中"喉中作水鸡声"乃哮病的症状特征，"肺气虚弱"则指"喉中作水鸡声"的病机。这一时期尚记载有哮病气滞病机，如王颖《全生指迷方》卷四："喘证……若咳嗽逆，倚息喘急，鼻张，其人不得仰，咽中作水鸡声，时发时止，由惊忧之气蓄而不散，肺气郁，或因过饱劳伤，气上行而不能出于肺，复遇寒邪，肺寒则诸气收聚，气缓则息，有所触则发，经久则不能治。"[12]95 书中指出哮病发展过程中导致气滞的两种原因，一是"惊忧之气蓄而不散，肺气郁"，二是"肺寒则诸气收聚"，都是指气运行不畅而郁滞的病理状态。气滞病位均在肺脏，因气机壅塞或气郁导致痰饮，进而引发哮病。

元代有医家提出哮病的病机为"肺气壅实"，如元·许国桢《御药院方》卷十一："治小儿诸疾门……菖蒲煎丸 治小儿肺气壅实，咳嗽痰涎，喘鸣肩息。"[17]230 文中的"喘鸣肩息"为哮病的发病特征，病机为"肺气壅实"。"肺气壅实"是指机体气机壅滞不畅的病理状态，属哮病气滞病机。

明代医籍始载哮病气虚病机，如明·朱橚《普济方》卷一百六十："呷嗽（附论）夫气者肺之所主。若肺虚为风冷搏。则经络否涩。气道不利。嗽而作声也。此由肺气不足。上焦壅滞。痰饮留结。"[25]1812-1813 虞抟《苍生司命》卷三："哮喘证（十四）肺为五脏华盖，主持诸气。肺气受伤，呼吸之息不得宣通，则哮喘之病生焉。"[83]94 龚廷贤《寿世保元》卷三："哮吼……一人，哮吼十数年，发则上气喘促，咳嗽吐痰，自汗，四肢发冷，六脉沉细，此气虚脾弱。"[61]143-146 文中的"肺气不足""肺气受伤""气虚脾弱"均属于气虚的范畴。

明代有医家在继承前代论述的气滞病机基础上，提出哮病属"内有壅塞之气""气壅之征""气郁而作""气郁不利"。提出"内有壅塞之气"者，如明·吴昆《医方考》卷二："哮喘门第十六 叙曰：膈有胶固之痰，外有非时之感，内有壅塞之气，然后令人哮喘。"[38]138 同时代沿用者，有武之望《济阳纲目》卷三十一[53]679、虞抟《苍生司命》卷三[83]96-97。提出哮病为"气雍之征"者，如李中梓《里中医案·顾明华哮喘》："文学顾明华，十年哮喘，遍治无功。余曰：两寸俱涩，馀部俱实。涩者痰凝之象，实者气雍之征。"[63]770 提出哮病为"气郁而作"者，如汪机《医学原理》卷九："丹溪治喘活套 大抵哮喘之症，重在肺经……如因气郁而作者，宜调气。"[78]415 提出哮病为"气郁不利"者，如秦昌遇《幼科折衷》卷上："附：駒船总括……推本其原，或啼哭未休，遽与乳食，或食以酸咸，气郁不利，致令生痰。"[70]53

明代有医家亦认为气逆为哮病病机，气逆相关的名称有"气逆膈热""气逆上冲""肺经气逆""厥气上逆"，如明·吴昆《医方考》卷二："定喘汤……肺虚感寒，气逆膈热，作哮喘者，此方主之。"[38]140 虞抟《苍生司命》卷三："哮喘方（附：短气）……定喘汤 治肺虚感寒，气逆膈热，作哮作喘。"[83]96-97 何渊《伤寒海底眼》卷下："手经惟肺经受邪多……附备用诸方华盖散，治肺受风寒，头痛发热，咳嗽痰饮。……定喘汤治肺虚感寒，气逆膈热，而作哮喘。"[90]78-79 秦昌遇《幼科医验》卷下："天哮……（案7）一儿天哮，甚则吊吐鼻血。此风气传染，气逆上冲。初起宜发散。……（案9）一儿，哮喘半月，时常痰涎雍塞，如惊风状，此肺经气逆所致。"[69]84-88 汪机《医学原理》卷九："论 哮喘之症，有实有虚，盖因痰火内郁，厥气上逆所致。"[78]413

清代有医家沿用了前代哮病"气逆膈热""内有雍塞之气""厥气上逆""肺气受伤""气虚脾弱""气郁不利"之论述。沿用"气逆膈热"者，如清·汪昂《医方集解》卷七："定喘汤 治肺虚感寒，气逆膈热而作哮喘（膈有胶固之痰，外有非时之感，则令人哮喘。由寒束于表，阳气并于膈中，不得泄越，故膈热气逆。声粗为哮，外感之有余也；气促为喘，肺虚而不足也）。"[107]104 其他如冯兆张《冯氏锦囊秘录·杂证大小合参》卷十二[112]350、吴仪洛《成方切用》卷九上[137]425、郑玉坛《彤园医书（小儿科）》卷三[153]1018-1019、日本·丹波元坚《杂病广要·脏腑类》[179]857-875、王泰林《退思集类方歌注·麻黄汤类》[195]11、张秉成《成方便读》卷二[200]33、费伯雄《医醇賸义》卷三[207]43-44、吴玉楫等《方症会要》卷二[228]73、郑玉坛《大方脉》卷五[254]152-153、吴篪《临证医案笔记》卷四[239]199-200 均有相关记载。沿用"内有雍塞之气"者，如清·李用粹《证治汇补》卷五："哮病 大意哮即痰喘之久而常发者。因内有雍塞之气。外有非时之感。膈有胶固之痰。三者相合。闭拒气道。搏击有声。发为哮病。"[111]213-215 其他相关记载亦见于程杏轩《医述》卷十[171]648-649、日本·丹波元坚《杂病广要·脏腑类》[179]857-875。沿用"厥气上逆"者，如日本·丹波元坚《杂病广要·脏腑类》："喘……（《统旨》）虚实虚似实、实似虚治验）哮喘之证，有实有虚，盖因痰火内郁，厥气上逆所致。"[179]857-875 沿用"肺气受伤"者，如清·吴玉楫等《方症会要》卷二："哮喘 肺为五脏华盖，主持诸气，肺气受伤，呼吸之息不得宣通，则哮喘之病生焉。"[228]70 沿用"气虚脾弱"者，如魏之琇《续名医类案》卷十四："哮 丹溪治一人哮，十日一发。此病在上焦，不得汗泄，正当十月，遂以麻黄、黄芩各二钱，入姜汁煎服，临卧进小胃丹三十粒而安。……圣济治一人，饮醋呛喉，喘哮不止……王宇泰治一人盐哮……龚子材治一人，哮喘十数年……此气虚脾弱，与六君子加黄芪、五味、二冬、杏仁、姜、枣、煎服而愈。"[141]423-425 沿用"气郁不利"者，如沈金鳌《幼科释谜》卷四："咳嗽原由症治……罗谦甫云：小儿駒船症，本由暑热所侵，未经发散……或饲以酸咸，气郁不利，致令生痰；或风寒暑湿侵袭；或堕水中，水入口鼻，传之于肺，故痰母发动而风随之，风痰潮紧，气促而喘，乃成痼疾。"[145]85 其他相关记载亦见于马氏《大医马氏小儿脉珍科》卷上[220]35。

清代有医家提出哮病病机为气逆，如清·黄元御《素灵微蕴》卷三："駒喘解……此肺气上逆之病也，而肺逆之原，则在于胃。脾以太阴而主升，胃以阳明而主降，'经脉别论'：脾气散精，上归于肺，是脾之升也，'逆调论'：胃者，六腑之海，其气下行，是胃之降也。盖脾以阴体而抱阳气，阳动则升，胃以阳体而含阴精，阴静则降，脾升则肝气亦升，故乙木不陷，胃降则肺气亦降，故辛金不逆，胃气不降，肺无下行之路，是以逆也。肺胃不降，病在上焦，而究其根本，则缘中气之虚。中气者，阴阳升降之枢轴也。"[155]1348-1349 黄氏认为哮病是由于肺气上逆而发病，而肺气上逆的最根本原因是中气虚，胃气不降。民国时期也有医家提出"肺气上逆"病机，如吴克潜《儿科要略》第六章："第四节　杂证咳嗽甲、概况……（十九）人参定喘汤治肺气上逆，喉中有声，坐卧不安，胸膈紧痛。"[271]628-629 综合历代医家论述可知，肺气上逆作为哮病的病机是被广泛认可的。

清代有医家提出哮病的发病机制为气滞，如清·景日昣《嵩厓尊生书》卷五："病机部，病机赋……哮　呀呷喉中作声，出入之气若壅。此因痰胶如漆，薄味化痰有功。"[95]112-113 以上"出入之气若壅"指气机壅滞。陈修园《医学从众录》卷二："哮症……紫菀杏仁煎（《圣济》），治肺脏气积，呷嗽不止，因肺虚损，致劳疾相侵，或胃冷膈上热者。"[175]661 文中"肺脏气积"指气机阻滞于肺脏，引发哮病。故应属哮病气滞范畴。

清代有医家尚提出哮病的气虚病机，如清·叶天士《临证指南医案》卷四："喘……中气虚　姜　劳烦哮喘，是为气虚。盖肺主气，为出气之脏，气出太过，但泄不收，则散越多喘，是喘症之属虚。故益肺气药皆甘，补土母以生子。若上气散越已久，耳目诸窍之阻，皆清阳不司转旋之机，不必缕治。"[234]220 王九峰《王九峰医案》卷上："哮喘……童年哮喘，风伏肺络，延今廿余载，正气肾气俱亏，不能化邪外达。"[222]17-21 郭诚勋《证治针经》卷二："喘附：哮喘治喘大法，当别两途。在肺为实，在肾为虚。……阳虚浊饮泛，冲逆妨卧。人参猪苓泽泻附子、茯苓干姜。补土生金，气虚劳烦哮喘。"[170]55 曹仁伯《曹仁伯医案·哮喘》："然上病外邪，固能如是，而不知肾气虚者，脾气衰者，一经劳动，亦易喘急，是以喘势有加无已，标本同病也。……朱（吴江）愈发愈勤之哮，肺经病也，肾气虚矣。"[203]107-110 文中"肾气虚""脾气衰"当属哮病气虚范畴。

此外，清代尚有医籍始载哮病的血虚病机，如清·程杏轩《医述》卷十："哮……（《医宗必读》）哮喘一证，古无良方，盖因其病有痰有火，有血虚，有真阴涸竭。若竟消痰清火，病未减而元气日亏。若欲补原，又有助火滞痰之害。惟前明易思兰一方，标本兼治，深得其情。"[171]648-649

3. 痰饮内阻

痰饮内阻即痰饮壅塞经络或乘风、气上逆阻塞气道的病理状态。痰饮是哮病的主要病理因素，痰伏于肺等部位，一经诱因引触，即壅塞肺经，或随风与气上行，闭阻气道，搏击有声，导致痰鸣如吼，气息喘促。痰饮内阻的主要表现形式有痰与气交阻、痰壅、痰与风交阻等。

哮病痰饮内阻病因的相关记载始见于隋代巢元方《诸病源候论》卷十四："呷嗽候　呷嗽者，犹是咳嗽也。其胸膈痰饮多者，嗽则气动于痰，上搏喉咽之间，痰气相击，随嗽动息，呼呷有声，谓之呷嗽。"[6]82 文中"痰气相击"应指痰与气交阻，属痰饮内阻范畴。宋代赵佶《圣济总录》基本沿用该记载，指出呷嗽的病机为"胸中多痰。结于喉间，与气相击，随其呼吸，呀呷有声"，如《圣济总录》卷六十五："呷嗽论　论曰：呷嗽者，咳而胸中多痰，结于喉间，与气相击，随其呼吸，呀呷有声，故名呷嗽。宜调肺经。"[10]693-694

元代医家危亦林称哮病病机为"痰气上壅"，机体痰气上壅导致"哮呷有声""气息短急"等一系列症状。如《世医得效方》卷一："和解……气盛或气虚人，痰气上壅，咽喉不利，哮呷有声，气息短急，上盛下虚，加木瓜半钱，北五味子五粒，干桑白皮七寸。"[19]23

明代医家叶廷器提出哮病的病机为痰涎浮涌，如《世医通变要法》卷上："哮病三十四　夫哮者，邪气伏藏，痰涎浮涌，呼吸不得，气促喘急，填塞肺脘，激乱争鸣，如鼎之沸，而喘之形具矣。"[34]59 刘全德在《考证病源》中提出哮病等一系列疾病是由于"痰积气难调"导致的，如《考证病源·二陈汤加减歌》："二陈橘半茯苓草……诸痫肿块共喘哮，皆缘痰积气难调。"[64]85 其他如马兆圣《医林正印》卷一[86]21-22 亦有相关记载。

明代有医家尚提出哮病痰壅和痰风交阻的病机。记载哮病"痰壅"者，如明·缪希雍《神农本草经疏》卷二："五脏六腑虚实门……鹇喘属肺虚有热，因而痰壅。……【宜】降气，消痰，辛凉，甘寒，苦平。"[66]23 文中的"痰壅"指痰浊壅滞于肺脏，亦属痰饮内阻病机的范畴。记载"痰与风交阻"者，如秦昌遇《幼科折衷》卷上："附：鹇鲐 总括……推本其原，或啼哭未休，遽与乳食，或食以酸咸，气郁不利，致令生痰，或节令变迁，风寒暑湿袭之，或堕水中，水入鼻口，传之于肺，故痰发而风随之，风痰潮紧，气促而喘，乃成痼疾，急宜去风化痰，以知母汤、如意膏治之。"[70]53 文中的"痰发而风随之，风痰潮紧"指体内伏痰发起，风邪紧随，致风与痰交互，和痰与风交阻含义相同。

清代程云来《圣济总录纂要》[94]604、冯兆张《冯氏锦囊秘录·杂证大小合参》[112]648-649 认为哮病的病机为"胸中多痰，结于喉间，与气相击"。程杏轩《程杏轩医案·辑录》则提出哮病的病机为"痰气上逆，阻肺之降"[206]114-115。徐大椿《伤寒约编》认为哮病的病机为"水寒射肺"[131]813。薛雪在《碎玉篇》中则提出"饮泛哮喘"[133]73-76。其他如程杏轩《医述》卷十[171]648-649、马培之《孟河马培之医案论精要·内科医案及医论》[258]24 等亦有相关记载。

清代医家关于痰与气交互作用致哮病的论述较多。陈修园明确指出哮病的发病机制为"寒气与肺膜之浊痰狼狈相依，窒塞关隘，不容呼吸。若呼吸，则气触其痰，使鼾鹇有声"，如《时方妙用》卷二："哮症……哮喘之病，寒邪伏于肺俞，痰窠结于肺膜，内外相应，一遇风、寒、暑、湿、燥、火六气之伤即发，伤酒、伤食亦发，动怒、动气亦发，劳役、房劳亦发。一发则肺俞之寒气与肺膜之浊痰狼狈相依，窒塞关隘，不容呼吸，而呼吸正气，转触其痰，鼾鹇有声，非泛常之药所能治。"[157]54 相关记载亦见于《医学摘粹·杂证要法》[194]120。

清代医家杨时泰在《本草述钩元》中论述哮病是由于"胸中之痰，随气上升，粘结于喉咙，致气出入不得快利，气又与痰引逆相击而作声"，指出痰与气的三次交互作用。如《本草述钩元》卷十七："银杏〔论〕 方书用银杏治喘。盖治喘之哮者。是证缘胸中之痰。随气上升。粘结于喉咙。以及会厌悬雍。致气出入不得快利。与痰引逆相击而作声。"[173]434 相似论述亦见于叶天士《叶选医衡》卷下[233]119。

沿用《圣济总录》"痰与气交阻"者，主要有清·陈修园《医学从众录》[175]661 和沈金鳌《幼科释谜》卷四[145]84，如陈修园《医学从众录》卷二："哮症 《圣济总录》曰：呷嗽者，咳而胸中多痰，结于喉间，与气相系，随其呼吸，呀呷有声，故名呷嗽。"[175]661

沿用"痰与风交阻"者，如清·沈金鳌《幼科释谜》卷四[145]85、马氏《大医马氏小儿脉珍科》卷上[220]35。沿用"痰壅"者，如罗东逸《内经博议》附录[106]144、日本·丹波元坚《杂病广要·脏腑类》[179]857-875。

此外，其他哮病痰饮内阻病机相关记载有"痰气壅塞""痰气""痰多气阻""积饮泛溢""痰滞气机""寒痰壅塞经络"，如清·王孟英《鸡鸣录·哮喘第五》："实哮……多年不愈受寒即发，痰气壅塞不能着枕之证。"[165]588 郭诚勋《证治针经》卷二："喘（附：哮喘）……所以痰气宿哮，肺俞为病，病发搜邪，病去养正。"[170]55 王九峰《王九峰医案》卷上："哮喘 哮喘十载，脉来滑疾……前因咳甚，哮症复萌，痰多气阻，额上有汗。"[222]17-21 顾司马，顾祖同《横山北墅医案》："顾恕堂 陈某，哮发三载，每于隆冬而发。上焦积饮泛溢，极难除根。小青龙汤。复诊：哮发三载，虽缓，积饮未除。苏子，旋复，橘红，款冬，白果，杏仁，半夏，前胡，海石，竹茹。"[263]339-340 金子久《金氏门诊方案·杨左》："向有哮喘，近加欬呛，痰滞气机，脘宇遏塞。旋覆，苏子，甘草，冬瓜子皮，海石，芥子，橘红，云苓，瓦楞，杏仁，法夏，二青。"[268]190 吴克潜《儿科要略》第六章："第四节　杂证咳嗽甲、概况……（二十）姜汁背心治寒痰壅塞经络，不时发哮。"[271]628-629

4. "邪"自内生

"邪"自内生指在疾病的发展过程中，由于脏腑阴阳失调，气血津液代谢异常所产生的类似风、寒、湿、热等邪气致病特征的综合性病机变化。古代文献记载哮病"邪"自内生病机包含寒从中生、火热内生、热极生风、寒湿内伤，其中以寒从中生和火热内生为主。

哮病寒从中生病机记载始见于唐代，如唐·孙思邈《备急千金要方》卷十七："肺脏脉论第一……肩膺厚薄正竦则肺应之……粗理者则肺大，大则虚，虚则寒，喘鸣多饮，善病胸喉痹，逆气。"[7]368 同时代的《外台秘要方》沿用其记载，如王焘《外台秘要方》卷十："肺痿方一十首……《删繁》疗虚寒喘鸣多饮，逆气呕吐。"[8]206《备急千金要方》指出"虚则寒"导致喘鸣，即哮病的发病特征。（"虚则寒"指机体虚弱，导致内寒。此应属寒从中生。）

宋代有医家提出哮病属寒从中生或火热内生，如宋·赵佶《圣济总录》卷六十五："呷嗽论……治肺脏气积，喉中呷嗽不止，皆因肺脏虚损，致劳气相侵。或胃中冷，膈上热者，并宜服，紫菀杏仁煎方。"[10]693-694 文中"胃中冷"属寒从中生；"膈上热"在这一时期并未明确具体含义，至清代才有了详细的解释，即"阳郁化热"或"肺气郁久化热"，故应属火热内生。

南宋时期尚有医籍记载哮病的火热内生病机，如南宋·刘昉《幼幼新书》卷十六："咳嗽作呀呷声第四（鮯齁附）……鮯齁腑热因风盛，嗽喘无时卧不安。此候先治肺，后利膈下涎，如此治者，即无误也。……《圣惠》治小儿肺脏热多，咳嗽喘急，喉中作呀呷声，宜服郁李仁丸方。"[14]601-606 文中"腑热因风盛"指风邪郁而化热致脏腑内热；"肺脏热多"指小儿肺中有热致"咳嗽喘急"等症。两者均属于哮病火热内生病机。

明代有医家沿用前代哮病"虚则寒""胃中冷""膈上热"论述。沿用"虚则寒"者，如明·朱橚《普济方》卷二十七："肺痿（附论）……半夏肺痿汤 疗虚寒喘鸣多饮，逆气呕吐。"[25]712《普济方》卷二十六："总论……肩膺厚薄正疏则肺应之。……粗理者则肺大，大则虚，虚则寒，喘鸣，多饮善病。"[25]664 沿用"胃中冷"者，如《普济方》卷一百六十："呷嗽（附论）……方 紫菀杏仁煎 治肺脏气积。喉中呷嗽不止。皆因虚损肺脏。致劳气相侵。或胃中冷膈上热。并宜服。"[25]1812-1813 沿用"膈上热"者，如朱橚《普济方》卷一百六十："呷嗽（附论）……方 紫菀杏仁煎 治肺脏气积。喉中呷嗽不止。皆因虚损肺脏。致劳气相侵。或胃中冷膈上热。并宜服。"[25]1812-1813 吴昆《医方考》卷二："定喘汤……肺虚感寒，气逆膈热，作哮喘者，此方主之。"[38]140 其他相关论述亦见于虞抟《苍生司命》卷三[83]96-97。

明代医家在继承前代论述哮病火热内生基础上，提出"肺火""肺虚有热""积热""寒湿郁而化热"。提出"肺火"者，如明·李梴《医学入门》卷首："治小儿八岁哮喘不得卧，喉中声如拽锯，用泻火清气之剂而愈。或云：小儿无火。公曰：人有老稚，诸气膹郁，肺火之发则同。"[48]22 提出"肺虚有热"者，如缪希雍《神农本草经疏》卷二："五脏六腑虚实门……鮯喘属肺虚有热，因而痰壅。……【宜】降气，消痰，辛凉，甘寒，苦平。"[66]23 提出"积热"者，如秦昌遇《幼科医验》卷下："肿胀……（案 10）一儿，向有积热哮喘，触之即发。"[69]119 提出"寒湿郁而化热"者，如秦昌遇《幼科折衷》卷上："附：鮯齁总括……鮯齁一症，本为寒湿所浸，未经发散，邪传心肺，变而为热。"[70]53

清代有医家沿用哮病"膈热""虚寒""肺虚有热""寒湿郁而化热"论述。沿用"膈热"记载者，主要有清·汪昂《医方集解》卷七[107]104、汪昂《汤头歌诀·理气之剂》[113]484、徐大椿《兰台轨范》卷五[138]123、郑玉坛《彤园医书（小儿科）》卷三[153]1018-1019、陈修园《医学从众录》卷二[175]661、日本·丹波元坚《杂病广要·脏腑类》[179]857-875、费伯雄《医醇賸义》卷三[207]43-44、吴玉楷等《方症会要》卷二[228]73、郑玉坛《大方脉》卷五[254]152-153、张秉成《成方便读》卷二[200]33等。其中汪昂《医方集解》中将"膈热"解释为"阳郁化热"，如《医方集解》卷七："定喘汤　治肺虚感寒，气逆膈热而作哮喘（膈有胶固之痰，外有非时之感，则令人哮喘。由寒束于表，阳气并于膈中，不得泄越，故膈热气逆。声粗为哮，外感之有余也；气促为喘，肺虚而不足也）。"[107]104张秉成在《成方便读》中将"膈热"解释为"肺气郁久化热"，如《成方便读》卷二："定喘汤……治肺虚感寒，气逆膈热，而成哮喘等证。夫肺为娇脏，畏热畏寒，其间毫发不容。其性亦以下行为顺，上行为逆。若为风寒外束。则肺气壅闭。失其下行之令，久则郁热内生，于是肺中之津液，郁而为痰，哮嗽等疾，所由来也。"[200]33沿用"虚寒"者，如清·林珮琴《类证治裁》卷二[177]97。沿用"肺虚有热"者，如罗东逸《内经博议》附录[106]144、日本·丹波元坚《杂病广要·脏腑类》[179]575。沿用"寒湿郁而化热"者，如沈金鳌《幼科释谜》卷四[145]85、马氏《大医马氏小儿脉珍科》卷上[220]35。

清代有医家在继承前代论述哮病火热内生基础上，提出"肺经素有火邪""肺热""气有余便是火""心经积火""阴虚火动""湿痰郁热""肺胃两经，必有伏热在里""肺胃之火逆""热伏肺中""肺蕴郁热"。提出"肺经素有火邪"者，如清·李用粹《证治汇补》卷五："哮病……《内经》肺经素有火邪，毛窍常疏，故风邪易入。"[111]213-215提出"肺热"者，如张璐《张氏医通》卷十："经候……或问一妇哮喘发后，必便血二三日，其喘方止。……此肺移热于大肠，热得下泄，故喘嗽止。"[114]246-247提出"气有余便是火"者，如黄宫绣《本草求真》卷六："前胡……降肝胆外感风邪、痰火实结。前胡（专入肝胆）。味苦微寒，功专下气。凡因风入肝胆，火盛痰结，暨气实哮喘。（气有余便是火。）"[140]164文中指出哮病病机为热（火）与痰结。提出"心经积火"者，如郑玉坛《彤园医书（小儿科）》卷三："吼喘附法……夺命散治心经积火，刑肺灼脾，暴哮者。"[153]1018-1019提出"阴虚火动"者，如日本·浅田宗伯《先哲医话》卷下："高阶枳园……哮喘脉数属阴虚火动者，宜滋阴降火汤。若里邪实，大便不通，脉实者，宜承气汤。"[167]716文中"阴虚火动"与"阴虚火旺"含义相似。提出"湿痰郁热"者，如清·林珮琴《类证治裁》卷二："哮脉案……巫妇　梅夏宿哮屡发，痰多喘咳，显系湿痰郁热为寒邪所遏。"[177]97提出"肺胃两经，必有伏热在里"者，如曹仁伯《曹仁伯医案·哮喘》："杨（安徽）哮喘时发，发则胸闷咳逆，卧难着枕，病之常也。惟所出之痰，或带红色，口中之味，亦作气秽，肩背疲痛，脉形小数。肺胃两经，必有伏热在里，蒸开毛窍，容易招风，最为累事。"[203]107-110提出"肺胃之火逆"者，如唐宗海《医学见能》卷二："喘齁[总诀]……喘齁气逆，噫咳痰塞溺黄者，肺胃之火逆也。宜清热降逆汤。"[182]55-56提出"热伏肺中"者，如曹仁伯《曹仁伯医案·哮喘》："韩（南壕）肺为娇脏，不耐邪侵，若有热伏于中者，则毛窍常开，风邪易感，感则哮喘发焉。"[203]107-110提出"肺蕴郁热"者，如王九峰《王九峰医案》卷上："哮喘……哮喘起自髫年，延今廿余载……脉滑而数，肺蕴风痰郁热，清肃不行。"[222]17-21

此外，古代医家尚提出哮病热极生风、寒湿内伤病机的相关记载，记载热极生风者，如明·秦昌遇《幼科折衷》卷上："附：齁鲐总括……齁鲐一症，本为寒湿所浸，未经发散，邪传心肺，变而为热。有热生风，有风生痰，痰结不化，因循日久，成为软块，圆如豆粒，遂成痰母。"[70]53此处记载的"有热生风"与"热极生风"含义相近。清代有医家沿用《幼科折衷》

热极生风的论述，如清·沈金鳌《幼科释谜》卷四[145]85、马氏《大医马氏小儿脉珍科》卷上[220]35。记载寒湿内伤者，如清·爱虚老人《古方汇精》卷一："抑郁丸（三九）治寒湿内伤，因而哮喘气促。面黄肌肿，三服取效。"[158]13

5. 脏腑虚损

脏腑虚损类病机是指脏腑脏气虚弱、功能失常所导致的一系列病机变化，不同脏腑的虚损导致哮病的产生，属于本虚的范畴，本类别所收录的脏腑虚损，均未明确指出是脏腑的阴阳气血等具体方面的虚损。医籍还记载有部分脏腑同病且脏腑之间有密切病理联系的文献，因此未机械地将脏腑拆分。脏腑虚损主要包括肺虚、脾虚、肾虚、脾胃虚、肺脾虚、脾肾虚、肺肾虚等。

肺虚相关病机的记载见于宋代赵佶《圣济总录》，书中称为"肺脏虚损"。如《圣济总录》卷六十五："呷嗽论……治肺脏气积，喉中呷嗽不止，皆因肺脏虚损，致劳气相侵。"[10]693-694文中并未明确指出肺脏属气、血、阴、阳等具体方面的虚损。

明代有医家提出哮病"肺虚""肺有所伤""脾虚""气不归元""脾胃虚"。提出"肺虚"者，如明·吴昆《医方考》卷二："定喘汤……肺虚感寒，气逆膈热，作哮喘者，此方主之。"[38]140相似论述亦见于虞抟《苍生司命》卷三[83]96-97、缪希雍《神农本草经疏》卷二[66]23。提出"肺有所伤"者，如张昶《小儿诸证补遗·小儿秋令肺大肠证》："肺为华盖，最上，至清，宜当安静，一有所伤，则吐痰咳嗽、哮喘、胀满、肺痈、肺痿等证连起。"[84]23-24 提出"脾虚"者，如龚廷贤《寿世保元》卷三："哮吼……一人，哮吼十数年，发则上气喘促，咳嗽吐痰，自汗，四肢发冷，六脉沉细。此气虚脾弱。"[61]143-146 提出"气不归元"者，如万密斋《幼科发挥》卷下："兼证……予曰。肺生气。肾则纳而藏之。痰涎者。肾之津液所生也。哮喘吐涎。乃气不归元。津液无所受也。果服此丸而安。"[77]117 文中"气不归元"一般为肾虚所致。提出"脾胃虚"者，如汪机《医学原理》卷九："丹溪治喘活套 大抵哮喘之症，重在肺经……如伤脾胃虚而作者，法当温理脾胃。"[78]415

清代有医家沿用前代"肺脏虚损""肺虚感寒""肺虚有热""气虚脾弱""气不归元""脾胃虚"记载。沿用《圣济总录》"肺脏虚损"者，如清·陈修园《医学从众录》卷二："哮症……紫菀杏仁煎（《圣济》），治肺脏气积，呷嗽不止，因肺虚损，致劳疾相侵。"[175]661沿用"肺虚感寒"者，如汪昂《医方集解》卷七："定喘汤 治肺虚感寒，气逆膈热而作哮喘（膈有胶固之痰，外有非时之感，则令人哮喘。由寒束于表，阳气并于膈中，不得泄越，故膈热气逆。声粗为哮，外感之有余也；气促为喘，肺虚而不足也）。"[107]104其他如吴仪洛《成方切用》卷九上[137]425、魏之琇《续名医类案》卷三十[141]968、王泰林《退思集类方歌注·麻黄汤类》[195]11、张秉成《成方便读》卷二[200]33、郑玉坛《彤园医书（小儿科）》卷三[153]1018-1019、叶天士《叶天士曹仁伯何元长医案·何元长医案》[169]198、日本·丹波元坚《杂病广要·脏腑类》[179]857-875、费伯雄《医醇賸义》卷三[207]43-44、吴玉楯等《方症会要》卷二[228]73、郑玉坛《大方脉》卷五[254]152-153均有相关记载。沿用"肺虚有热"者，如清·罗东逸《内经博议》附录[106]144、日本·丹波元坚《杂病广要·脏腑类》[179]575。沿用"气虚脾弱"者，如魏之琇《续名医类案》卷十四[141]423-425。林珮琴《类证治裁》卷二："哮脉案……一小儿 冬春久哮，屡服治风痰之剂，不应。诊其脉，知其脾弱，不能化乳湿。"[177]97曹仁伯《曹仁伯医案·哮喘》："朱（吴江）愈发愈勤之哮，肺经病也，肾气虚矣。然究其两经所病，未有不因乎脾衰，衰则所进饮食，生痰生饮，内可以动肾气，外可以招肺风。"[203]107-110 沿用"脾胃虚"者，如王泰林《王旭高临证医案》卷三："痰喘门……徐 喘哮气急，原由寒入肺俞，痰凝胃络而起。久发不已，肺虚必及于肾，胃虚必累于脾。脾为生痰之源，肺为贮痰之器。痰恋不化，气机阻滞，一触风寒，喘即举发。"[196]135，相似论述亦见于柳宝诒《柳选四家医案·评选环溪草堂医案》[199]172。

清代有医家在继承前代论述脏腑虚损病机的基础上，提出"肺金一经受病""肺虚""抢肺""阳气欲收反逆，逆射太阴"。如清·汪文绮《杂症会心录》卷上："喘症……如近日哮病居多，乃肺金一经受病。"[127]26 黄凯钧《友渔斋医话·证治指要》："哮喘　哮喘实因肺中有实邪。……华真人曰：'哮喘似乎肺实，乃肺虚也。'信然。故用补剂，多见其效，用清疏久而愈甚，亦可验矣。"[166]145 日本·丹波元坚《杂病广要·脏腑类》："喘……有自童幼时，被酸咸之味，或伤脾，或伤肺，以致痰积气道，积久生热，妨碍升降而成哮证，一遇风寒即发。"[179]857-875 张聿青《张聿青医案》卷十九："膏方……鲍（左）自幼即有哮咳……则知阳入于阴则卧，阴出之阳则寤，久咳损肺，病则不能生水，水亏不能含阳，致阳气欲收反逆，逆射太阴，实有损乎本元之地矣。"[251]653

清代有医家新提出哮病"下元已伤""肾虚""虚时属肾关""肾气上逆"病机。提出"下元已伤"者，如清·冯兆张《冯氏锦囊秘录·杂症大小合参》卷十二："论哮（儿科）……一朱姓儿，三岁，哮喘大作，声闻邻里……夫声出于气喉，连喘数日，下元已伤矣。"[112]349 相似论述亦见于魏之琇《续名医类案》卷三十[141]969-970。提出"肾虚"者，如叶天士《种福堂公选良方》卷一："续医案……李（三八）哮喘久发，小溲频利，此肾虚气不收纳，痰饮从气而上。"[147]9《叶天士曹仁伯何元长医案·叶天士医案》："（七）痰饮、喘咳、水气、肿胀门……（案46）交深秋暴冷，哮喘并频嗽。虽有新凉外束致病，然色脉素昔遗患，乃肾虚气少藏纳，况曾有失血之症。"[169]79-80《徐批叶天士晚年方案真本》卷上："王（杭州，二十一岁）据述遗精频至，哮喘病发必甚，此肾虚失纳不固，真气散越冲急。"[188]44 其他如张山雷《张山雷医案·咳嗽》[270]941 亦有相关记载。提出"虚时属肾关"者，如唐宗海《医学见能》卷二："喘齁　[总诀]　喘齁二证本多痰，亦有虚时属肾关。……歌曰：喘齁痰响总因寒，方用姜辛夏射干。百部陈皮冬味合，贝苓皂郁枳同攒。……喘齁气逆，噫咳痰塞溺黄者，肺胃之火逆也。宜清热降逆汤。"[182]55-56 提出"肾气上逆"者，如李冠仙《知医必辨·杂论》："兼治哮症多年，肾气上逆，予用六味地黄加减为丸。"[198]45

清代有医家新提出哮病肺脾虚的病机，如清·郑玉坛《彤园医书（小儿科）》卷三："吼喘附法……夺命散治心经积火，刑肺灼脾，暴哮者。"[153]1018-1019 文中的"刑肺灼脾"应为心经火邪灼伤肺脾两脏，终致肺脾两虚。民国医家张骧孙也提出哮病属肺脾虚的观点，如《临诊医案》："（案88）王姓。年逾五旬，素患哮喘……此系肺脾两经受而所发。"[278]20-45

清代有医家新提出哮病脾肾虚的病机，如清·陈修园《南雅堂医案》卷二："喘哮门……（案9）喘哮气急，脉细数，系寒入肺俞，痰凝胃络而起，发之日久，则肺虚必及于肾，胃虚必及于脾。脾肾两虚，寒痰凝滞不化，气机被阻，一触风寒，病即复发，治法在上宜责之肺胃，在下宜责之脾肾。"[237]50 林珮琴《类证治裁》卷二："喘脉案……某　肾不纳气则喘息上奔，脾不输精则痰气凝滞。今痰哮不利，呼吸颇促，病本在脾肾，而肺胃其标也。"[177]103 钱艺等《慎五堂治验录》卷十二："（案451）叶慰生母……丸方。先天不足，脾肾交亏，驯致风伏肺俞，哮喘屡发。"[221]286-287 王九峰《王九峰医案》卷上："哮喘　哮喘十载，脉来滑疾……阴阳两伤，脾肾双亏，以致风伏肺经，哮喘屡发。"[222]17-21 文中"病本在脾肾，而肺胃其标""脾肾交亏""脾肾双亏"均意为脾肾虚。

清代著作中首载哮病肺肾虚的病机，如清·王九峰《王九峰医案》副篇卷一："（七）哮喘（案1）肾不纳则肝阴亏损，脾不健则湿痰益甚。肾不升，肺不降，易饥易饱，精神倦怠，哮喘即发。"[223]73-74 王泰林《王旭高临证医案》卷三:"痰喘门……徐 喘哮气急,原由寒入肺俞,痰凝胃络而起。久发不已,肺虚必及于肾,胃虚必累于脾。脾为生痰之源,肺为贮痰之器。痰恋不化,气机阻滞,一触风寒,喘即举发。"[196]135 徐锦《心太平轩医案·喘》:"唐廉访……延诊 案云:咳出于肺,喘出于肾。金水两亏之体,加以痰哮,……不越脾肺肾三经并治,病发泻肺以治其标,平时金水同源以治其本,无希速效,久服不辍,自可见功。"[242]42 柳宝诒《柳选四家医案·评选环溪草堂医案》:"咳喘门……喘哮气急,原由寒入肺俞,痰凝胃络而起。久发不已,肺虚必及于肾,胃虚必累于脾。脾为生痰之源,肺为贮痰之器,痰恋不化,气机阻滞,一触风寒,喘即举发。"[199]172 汪廷元《广陵医案》:"汪廷元 方赞武兄暑月病哮,……因思哮之为病,发时固宜散邪。今气从下逆上,行动则喘甚。盖病久则子母俱虚,肾气不能收摄,亦上冲于肺,是虚为本,而痰为标耳。"[250]307-308 徐渡渔《徐渡渔先生医案·杂症》:"心神两虚……哮喘久年,痰泛作咳,咳剧辄喘,卧不着枕,作于子丑二时,哮乃肺病,久则虚涉于肾。肺主出气,肾主纳气,虽然感风辄发,发则气根不立,须自保下真。"[257]399

清代有医家沿用哮病脾肾虚的病机,如费绳甫《费绳甫先生医案·喘哮》:"(案1)湿痰渐化,肺气下降,喘哮较前已减,而举发无定。喉际痰声漉漉,寝食俱废。脾肾久虚,摄纳无权。"[265]47

此外,哮病脏腑虚损的相关病机记载尚见于明代庄履严《妇科百辨·产后》和清代黄朝坊《金匮启钥(幼科)》,如《妇科百辨·产后》:"妇人产后忽患哮喘者何?曰:此危候也。产后虚弱,不避风寒,兼瘀血凝于肺脾之故。"[85]29 文中指出妇人"产后虚弱",若不避风寒,兼瘀血凝滞肺脾,可致哮病危候。《金匮启钥(幼科)》卷二:"咳嗽论……更有哮喘一病,乳幼恒多……因体虚败,忽作大喘者,治宜贞元饮,不应,则理阴煎内加人参、鹿茸。"[180]1226 文中指出"因体虚败",意为机体正气已伤,脏腑虚损。

6. 寒热错杂

寒热错杂证是指在疾病发展过程中寒证与热证混杂而成,患者在同一时间既有寒证表现,又有热证表现。

哮病寒热错杂病机的相关记载始见于元代,如元·朱丹溪《丹溪治法心要》卷二:"哮(第二十一)……治哮必须薄滋味专主乎痰,必用大吐,吐药中多用醋,不可全用凉药,必带表散,此寒包热也。"[21]47-48 文中的"寒包热"意为体内素有郁热,复感外寒所致之病证,属寒热错杂证候。

明代有医家沿用元代哮病"寒包热"记载,也有医家新提出哮病寒包热成因为"风寒郁闭,热气在肺""痰火内郁,外被风寒"。沿用寒包热记载者,如明·李梴《医学入门》卷四:"痰类 哮即痰喘甚,而常发者……有寒包热者,麻黄汤加桔梗、紫苏、半夏、黄芩。"[48]390 武之望《济阳纲目》卷三十二:"哮吼……有寒包热者,麻黄汤加枳壳、桔梗、紫苏、半夏、黄芩。"[53]687 其他如楼英《医学纲目》卷二十七[31]601, 604、孙一奎《赤水玄珠》卷七[37]309 均有相关记载。

提出"风寒郁闭,热气在肺"者,如明·缪希雍《神农本草经疏》卷一:"论痰饮药宜分治……由于风寒郁闭,热气在肺,而成痰嗽齁喘,病亦在肺。"[66]14

提出"痰火内郁,外被风寒"合而致哮者,如孙一奎《赤水玄珠》卷二十六:"哮喘辨……孙仲子泰来曰……夫哮以声响名,喉中痰盛,胶塞肺窍,气道塞滞,呼吸不畅,喉中如水鸡之声……原其痰火内郁,外被风寒,束其皮腠,肺气为之不利,皆上壅胸喉。"[37]963 李中梓《医宗必读》卷九:"喘……别有哮证,似喘而非,呼吸有声,呀呷不已,良由痰火郁于内,风寒束于外;或因坐卧寒湿,或因酸咸过食,或因积火熏蒸,病根深久,难以卒除。"[57]362, 364 皇甫中《明医指掌》卷三："喘证九……哮喘者，内有痰热，而寒包之，必须薄滋味。"[62]79秦昌遇《幼科折衷》卷上："喘症……河间曰：……大抵哮以声响名，喘以气息言，促以气短论也。……虽然，未有不由痰火内郁、风寒外来而致者。"[70]53盛寅《医经秘旨》卷上："至于哮，则素受害痰火，为风寒所束而发。"[71]4明·方谷著，清·周京辑《医林绳墨大全》卷二："喘 丹溪曰：喘急者，气为火所郁而生痰在于肺胃也。又曰：非特痰火使然，有阴虚、有气虚、有水气、有食积等症。……定喘汤 治有余痰火遇寒即发哮喘。"[93]86以上论述均对哮病属寒包火的成因做出了具体解释。

清代医家大部分沿用前代寒包热论述，有部分医家对寒包热的成因作出了解释，提出"表寒束内热""寒痰包热"。沿用哮病为寒包热者，如清·李用粹《证治汇补》卷五[111]213-215、冯兆张《冯氏锦囊秘录·杂症大小合参》卷十二[112]349、张璐《张氏医通》卷四[114]83-85、沈金鳌《杂病源流犀烛》卷一[143]22、日本·丹波元坚《杂病广要·脏腑类》[179]857-875、程杏轩《医述》卷十[171]648-649、林珮琴《类证治裁》卷二[177]95、徐大椿《杂病证治》[247]9、顾靖远《顾松园医镜》卷十二[119]204、陈复正《幼幼集成》卷三[124]203、徐大椿《女科指要》卷三[132]178-179、吴篪《临证医案笔记》卷四[239]198、罗国纲《罗氏会约医镜》卷九[151]212-213、江之兰《医津一筏·治病必求其本》[215]11等。提出"表寒束内热"者，如清·程国彭《医学心悟》卷三："喘……更有哮症与喘相似，呀呷不已，喘息有音，此表寒束其内热，致成斯疾，加味甘桔汤主之，止嗽散亦佳。"[120]150吴谦《订正仲景全书金匮要略注》卷十九："肺痿肺痈咳嗽上气病脉证并治第七……【集解】李彣曰……风寒外束，火热内郁，喉中水鸡声者，射干麻黄汤，宣通表里之邪。"[122]512, 516沈金鳌《杂病源流犀烛》卷十六："痰饮源流……此病在脾胃，无关肺肾，治宜燥脾行气，散结软坚，法忌滞腻苦寒湿润等药，及诸般厚味。由于风寒之邪，郁闭热气在肺，而成痰嗽齁喘，病亦在肺。"[143]250尤怡《金匮翼》卷七："齁喘 齁喘者，积痰在肺，遇冷即发，喘鸣迫塞，但坐不得卧，外寒与内饮相搏，宜小青龙汤主之。若肺有积热，热为寒束者，宜越婢汤主之。"[248]256提出"寒痰包热"者，如清·魏鉴之《幼科汇诀直解》卷二："哮吼 夫哮吼专主于痰，宜用吐法。亦有虚而不可吐者，此痰寒包乎热也。"[225]714此外，晚清民国医家何廉臣亦有提及此观点，如《增订通俗伤寒论》第三编："第二节 夹痰伤寒（一名风寒夹痰）如痰结喉间，咳而上气，或呷或呀，喉中作水鸡声者，此寒痰包热阻塞喉管也，名曰：痰哮。"[276]333

此外，清·陈鄂《一见知医》认为，哮病为"郁积痰热，一遇风寒便窒塞道路"[246]662-663所致。

民国医家大多沿用前代"寒包热"理论，如民国·贺季衡《贺季衡医案·哮喘》："和尚 哮喘十余年，愈发愈勤，月必两发，发则寒热，无汗，咳喘，痰出间或带血，不得平卧，脉浮数，舌红。寒邪包热，肺络日伤之候，铲根不易。……进大青龙汤，十余年之哮喘大减，寒热亦清，惟发后痰中仍带血，脉细数，舌红，寒邪包热可知。当润肺气，以安血络。"[269]83-84秦子文《玲珑医鉴》卷中："喘证诊治 ……更有哮证与喘相似，呀呷不已，喘息有音，此表寒束其内热致成斯疾，加味甘桔汤主之，止咳散亦佳。古今治喘哮证方论甚繁，大意总不出此。"[279]126

第三节 钩玄评述

哮病的发病过程可有多种病因参与，病机亦不尽相同。本节依据古代文献记载，通过分析历代医家对哮病病因和病机的有关认识，对本病的常见病因及主要发病机制予以评述。

一、病　因

综合文献载述内容,哮病病因可分为外感病因、内伤病因、病理产物性病因、先天因素、其他病因、复合病因六个部分。

1. 外感病因

外邪是哮病最重要的诱发因素,历代医家对外感病因载述颇多。在哮病尚未作为独立疾病提出之前,秦晋时期医籍中已经记载有引发喘鸣、喘喝等具有哮病特征症状的病因,如"风热""中风""伤寒""热病"等。隋唐时期,哮病的别名"呷嗽"被正式提出,其后外感病因又相继出现了"风寒""暑""湿""寒湿""燥""疫邪"等。历代记载的外感病因有单独致病的风邪、寒邪、热邪等,也有合而为病的风寒、风热、风温等。外感病因在历代医籍记载中的种类及数量庞大,既可以是触发哮病的诱因,又参与了哮病的疾病变化过程,但总体来说,以作为哮病的病因为主。现代《中医内科学》[280]53-56教材也指出气候变化是哮病发作的主要诱因。

外感六淫风、寒、暑、湿、燥、火及疫气均可导致哮病的发生,但以风、寒邪病因更为多见。外感热邪虽然较早出现,但在后世文献记载中较少出现,其他外邪相关记载更次之。究其原因,应是风为阳邪,易袭阳位,风邪易于侵袭人体肌表及肺部,诱发哮病。其次风邪为百病之长,四季皆有,易兼夹他邪,合而伤人。风邪常为外邪致病的先导,寒、热、暑、湿多依附于风而侵袭人体。寒邪属阴邪,主收引、凝滞。古人认为肺感寒邪是哮病的病变基础,如《圣济总录》卷六十五:"呷嗽论……治肺感寒邪。咳嗽不已,呀呷喘闷,相引作声。"[10]693-694《医方考》卷二:"定喘汤……肺虚感寒,气逆膈热,作哮喘者,此方主之。"[38]140同时,寒邪外袭,又是哮病的诱发因素,如《全生指迷方》卷四:"若咳嗽逆,倚息喘急,鼻张,其人不得仰,咽中作水鸡声,时发时止,由惊忧之气蓄而不散,肺气郁,或因过饱劳伤,气上行而不能出于肺,复遇寒邪,肺寒则诸气收聚。"[12]95历代医籍中也常有记载"遇寒则发""遇冷则发"。因此,在哮病的外感病因中,风邪与寒邪这两种病因引发哮病的情况较为多见。

此外,古代有些医籍在论述外感病因致哮时,并未特指某一外感致病因素,而是概称为"外有非时之感""外邪""天气不正""感邪失表""六气之伤"等。而现代研究认为[231]54,吸入花粉、烟尘、异味气体等,亦是哮病的重要诱发因素,上述古籍记载或许包含吸入花粉、烟尘、异味气体等病因,但由于认识受限,并未言明也未可知,需要进一步的深入研究。

2. 内伤病因

哮病的内伤病因可分为情志内伤、饮食失宜、过劳三类,详述如下。

2.1　情志内伤

哮病的情志内伤病因按照文献记载顺序依次为惊、忧、恐、怒,以怒气和受惊病因更为多见。情志致哮的首次记载见于宋代王璆《全生指迷方》,被称为"惊忧之气蓄而不散,肺气郁"[12]95,该处记载指出由于惊、忧,致使气停滞不行,肺气郁滞,该论述符合情志内伤影响脏腑气机的致病特点。明代医籍记载有因惊、郁、恐、怒导致哮病的论述,其中怒气病因论述较多,也有称为"气恼"者。明·杨继洲《针灸大成》详述了怒气致病哮的过程,并提出"气哮"为"怒气所感",如《针灸大成》卷九"治症总要……〔第七十九〕　哮吼嗽喘……问曰:

此症从何而得？答曰：皆因好饮热酸鱼腥之物，及有风邪痰饮之类，串入肺中，怒气伤肝，乘此怒气，食物不化，醉酒行房，不能节约。此亦非一也，有水哮，饮水则发；有气哮，怒气所感，寒邪相搏，痰饮壅满则发。"[44]351 清代医籍中记载的情志内伤病因有"惊恐""惊忧""受惊""怒气"等论述，可见七情常合并出现，共同致病。综合历代医家对于情志因素致哮的论述，怒和惊、忧诱使哮病发作的情况较为常见。

2.2 饮食失宜

饮食失宜按照文献记载顺序依次为过食咸（盐）、过食酸（醋）、奶（乳）呛咳、过量饮酒、过食厚味、饥饱失常、寒热偏嗜、过食鱼虾、过食柿子、过食糖（甜），这些病因中除饥饱失常外均属于饮食偏嗜的范畴。哮病饮食失宜病因的相关记载始见于南宋·刘昉《幼幼新书》，该书指出小儿龟胸是因为"多吃盐、醋"[14]601-606。明代医籍中出现了大量饮食因素诱发哮病的记载，明代医家新提出"咸哮""水哮"。大部分饮食病因均为明代首载，并被后世沿用。此时的医籍记载中咸与酸常同时出现，明代医家大量论述了过食咸酸对哮病的影响，如王肯堂《证治准绳·杂病》第二册："哮　与喘相类……是痰得之食味咸酸太过，因积成热，由来远矣，故胶如漆粘于肺系。"[46]84 秦昌遇《幼科折衷》卷上："附：龟胸　总括　小儿，龟胸为啼时，食以酸咸又乳之，因是肺经伤水湿，风痰结聚早为医……推本其原，或啼哭未休，遽与乳食，或食以酸咸，气郁不利，致令生痰。"[70]53 楼英《医学纲目》首次提出哮嗽"遇厚味发"，并被同时代多本著作引用。此外，也有医籍记载过食水谷、鱼虾、饮酒，偏嗜寒热可引发哮病。

清代医家新提出的饮食病因有"过食柿子""过食糖（甜）"，并提出"食哮""乳哮""酒哮""醋哮""糖哮"，其他饮食失宜病因在清代医籍中也均有沿用。此外，明清时期医籍均有概括论述饮食因素引发哮病的记载，如明代《医学摘粹·杂证要法》："哮证……伤酒，伤食，动怒，动气，役劳，房劳亦发。"[194]120 综合历代载述，饮食失宜病因中以过食咸（盐）、酸（醋）、厚味、酒、生冷更为多见，致病机制一般为咸酸与厚味生痰、酒生热及饮冷水伤肺。现代有医家将饮食因素引发的哮病统称为"食哮"，《中医内科学》[280]53-56 教材明确指出饮食不当为哮病病因，也指出或过食生冷，或嗜食酸咸甘肥，或禀赋异常者，进食海膻发物均可诱发哮病。

2.3 过劳

过劳包括劳力过度和房劳过度。历代医家对劳力过度病因的认识较为统一，均认为是哮病的一种常见诱发因素，其中房劳过度的记载较少。劳力过度首次出现是在宋代赵佶《圣济总录》[10]693-694，书中称之为"劳气相侵"，其后钱乙在《钱氏小儿直诀》[11]637-638 中明确了因劳致哮的论述。明清时期有的医家提出了哮病"遇劳即发"和"逢劳则甚"，如明·张景岳《景岳全书》卷十九："喘有夙根，遇寒即发，或遇劳即发者，亦名哮喘。"[51]428 清·胡珏参论《扁鹊心书》卷下："哮证遇冷则作，逢劳则甚。"[139]66 其后医家大部分以这两种论述记载过劳病因。可见，劳力过度病因理论自宋代形成后，便被后世医家广泛认可和沿用。房劳病因记载首见于明代孙一奎《医旨绪余》卷上[72]50，书中指出房劳过度致使肾脏与肺脏功能失调，引发哮病。清代有著作称之为房劳病因"因于色者"；有与其他病因并列出现的，如"劳役、房劳亦发"。

哮病的内伤病因中，以饮食失宜致病的情况更为多发，情志因素次之，而劳力过度常作为哮病的诱发因素。饮食失宜病因的种类很多，包括好饮热与过食生冷的寒热偏嗜，过食咸（盐）、酸（醋）、糖（甜）、厚味、鱼虾、柿等，奶（乳）呛咳，偏嗜饮酒，饥饱失常等，其中过食咸（盐）、酸（醋）、厚味、酒、生冷更为多见。过食咸、酸在古医籍记载中常同时出现，两者可导致生热或气郁不利，进而形成痰，引发哮病。如"因多吃盐、醋，热奔上胃致此。"[14]601-606 "或食以酸咸，气郁不利，致令生痰。"[70]53 "此因误啖盐酱咸物。抟结津液。熬煎成痰。胶粘固结。聚于肺络。"[116]27 过食厚味主要损伤脾脏，故水液运化不利生成痰液，影响肺脏气机。如"有饮食厚味伤脾，不能运化而发者，脾伤则津液不得布散而生痰涎，壅塞经隧，肺气为之不利。"[72]50 过食生冷病因主要通过影响肺气肃降引发哮病，如"形寒饮冷，肺气冲逆，作咳作喘，或为哮呛"[50]757。情志因素中以怒和惊忧更为多见的原因应该是肺脏本虚，过度愤怒使肝气上逆，肝木反侮肺金。如"肺为娇脏，不耐邪侵，一伤于悲哀，二伤于发散。从此相传无权、清肃失司。木寡于畏，怒则为哮。"[203]107-110 惊致气乱，忧致气结，肺气郁伏，引发哮病。历代医家对劳力过度的认识较为一致，认为是哮病的一种常见诱发因素。

3. 病理产物性病因

病理产物性病因按照文献记载顺序依次为风痰、寒痰、热痰、瘀血。痰饮病因导致哮病的相关记载始见于隋代巢元方《诸病源候论》，该书记载为"痰饮"[6]82。其后医家对痰饮病因进行细分，相继出现了风痰、寒痰、热痰，且各类痰饮病因在历代医籍中均有大量论述。多种原因导致了痰饮的生成，痰饮生成后内伏于肺部、胃络或膈上等多个部位，一经诱因引触即发哮病。综合历代沿载，哮病的主要内因是痰饮伏于内，热痰相对较为多见。

需要指出的是，在文献归类时，鉴于水、湿、痰、饮之间有密切联系，不宜严格区分，因此将水、饮、痰均归于痰饮，寒饮、冷涎均归于寒痰。痰饮所在的部位主要有胸中、肺、胃、膈上、肺胃曲折之处等，哮病产生的病因有风寒、肾虚、脾虚、胃虚、内伤生冷水果等。在《支气管哮喘中医证候诊断标准（2016 版）》[281]1978 所划分的哮喘实证类外寒内饮证、痰浊阻肺证、风痰阻肺证、痰热壅肺证四种证型中，均涉及痰饮病因，其中三种以痰饮为主要病理因素。因此，痰饮是哮病最主要的发病基础。

4. 先天因素

哮病的先天因素病因包括母病传子和禀赋不足。先天因素病因的相关记载见于宋代钱乙《钱氏小儿直诀》[11]637-638，记载一名小儿，其母有患哮病，因饮母乳而导致哮嗽，可以认为是哮病母病传子。明代亦有记载"子母相作者"。清代有的医家提出"乳哮""天哮"，指小儿初生便有哮病。先天因素病因的记载虽然不多，但较为清晰明确。

5. 其他病因

哮病的其他病因按照文献记载时间顺序有产后、惊风之后、水呛、大便不利。

其中哮病发于产后的相关记载见于明代，在清代也有相关沿载。医家赵献可在《邯郸遗稿》中所述的"产后哮喘，遇产而发者"[49]68，以及邵杏泉在《邵氏方案》中所言"胎前痰哮……今产后匝月又发"[181]27-28 均表明产后是哮病的诱发因素，但未阐释其机制，应与产后体虚有关。"惊风之后"病因只有一条文献记载，如明代孙一奎《赤水玄珠》记载"哮发之原有三：有因惊风之后而得者，由治惊不调气，故痰不尽撤去；有感风寒而得者；有食咸酸呛喉而得者。"[37]963 孙一奎认为"惊风之后"是哮病的主要病因之一，但后世未有沿用者。究其文义，应该是指急惊风或慢惊风病后，未调理气机，导致气滞痰留，留下伏痰的病理基础，从而导致哮病。现代《中医内科学》[280]53-56 教材中记载有"病后"的病因，或包含"惊风之后"病因。"大便不利"

病因在清代医案中已有相关描述,但其被明确指出是在民国时期著作《中国内科医鉴》:"哮喘症……因过食或大便不利而发者"[277]68。水呛导致哮病的发病过程,一般认为是水呛口鼻,停蓄于肺,形成痰饮,引发哮病。水呛病因的相关记载集中在明代,被称为"幼时被水""堕水中,水入鼻口""内被盐水醋呛""有曾伤盐水而得者"。此病因较为特殊,或可归于外伤病因。虽然在特定情况下才能形成,但历代的相关记载不少,值得临床问诊时多加注意。

6. 复合病因

人体的生存环境是复杂的,引发哮病的病因也是错杂相关的。各病因之间往往相继或同时作用于机体,引起哮病的发作。哮病的发作有时并不是由单一的某种病因引发,而是多种病因交汇而成。如明·汪机《医学原理》卷九:"苟若六淫七情之侮伤,饮食动作之交会,以致脏气不和,遂使呼吸之气不得宣畅,而哮喘之症作焉。"[78]415机械分割会对哮病各病因之间的相互影响及整体情况认识不足,现将历代医籍记载中常见复合病因列举如下。

哮病风寒与痰饮相结的病因在历代均有载述,甚至有部分医家认为其是哮病唯一的病因。这一病因首见于明·秦昌遇撰,清·秦之桢编《症因脉治》卷二:"哮病内伤痰饮,外感风寒,合而成病者,故止立一条。"[27]145-146上述记载指出哮病的成因为内伤痰饮、外感风寒,并无其他病因,可见由此虞抟对这一复合病因的重视,后世对这一病因均有载述。清代医家周学海认为风寒与痰饮相结的部位还有上焦与中焦之分。如《读医随笔》卷三:"然哮亦有二,皆风寒与痰饮相结,但互有轻重耳!凡不分四时,受寒即发,发即气闭迫塞欲死,滴水不入,彻夜无眠者,此上焦之风寒重于痰饮者也,数日即愈,复如常人矣。凡春暖即愈,秋凉即发,发即呼吸短促,昼夜相等,饮食减少或如常者,此中焦痰饮,因天寒肺气不舒而激发者也。若不新感风寒,其病势未至逼急欲死也。"[191]116至民国时期,历代医家对哮病病因的认识更为全面成熟,但仍不乏有医家提及风寒与痰饮相结的复合病因,如民国·吴克潜《儿科要略》第六章:"有因糖醋冲犯,咸酸过食,或风寒束其外,痰涎塞其内,以致成为哮证者。"[271]628-629

哮病复合病因的相关记载,尚有"因过饱劳伤,复遇寒邪""膈有胶固之痰,外有非时之感""怒气所感,寒邪相搏,痰饮壅满""寒邪伏于肺俞,痰窠结于肺膜""寒入肺俞,痰凝胃络"等。如宋·王贶《全生指迷方》卷四:"咽中作水鸡声,时发时止,由惊忧之气蓄而不散,肺气郁,或因过饱劳伤,气上行而不能出于肺,复遇寒邪,肺寒则诸气收聚,气缓则息,有所触则发。"[12]95明·吴昆《医方考》卷二:"哮喘门第十六 叙曰:膈有胶固之痰,外有非时之感,内有壅塞之气,然后令人哮喘。"[38]138明·杨继洲《针灸大成》卷九:"有气哮,怒气所感,寒邪相搏,痰饮壅满则发。"[44]351清·陈修园《时方妙用》卷二:"哮症……哮喘之病,寒邪伏于肺俞,痰窠结于肺膜,内外相应。"[157]54清·王泰林《王旭高临证医案》卷三:"痰喘门……徐喘哮气急,原由寒入肺俞,痰凝胃络而起。久发不已,肺虚必及于肾,胃虚必累于脾。脾为生痰。"[196]135上述记载中的复合病因,在历代文献中均有详细论述,值得现代学者进行深入研究。

综上所述,哮病多由痰饮伏于内,经其他诱因引触而发,诱发因素中以外感病因更为常见。外感、内伤、饮食等诸类病因,一方面是导致哮病发作的诱因,另一方面参与了哮病的形成。以上所述病因均可引起哮病的发作,有的病因可触发多种类型的哮病,如劳力过度,过食厚味,情志因素及六淫等;有的病因可触发特定类型的哮病,如冷哮多遇寒即发,水哮饮水则发,咸哮则食咸物而发。参与哮病的形成方面,六淫、情志与饮食等因素主要通过壅阻肺气、影响气机、影响脾的运化功能等方式生成痰饮,从而发为哮病。

二、病　机

基于文献记载的哮病病机可分为阴阳失调、气血失常、痰饮内阻、"邪"自内生、脏腑虚损、寒热错杂六部分。

1. 阴阳失调

哮病阴阳失调的病机有阴争于内，阳扰于外；阳虚；阴虚；阳损及阴；阴阳两伤。

综合历代医家的认识，阴阳失调最早是作为"喘鸣"的病机出现在《黄帝内经》中，到明清时期方明确记载为哮病的病机。以"阳虚""阴虚"的记载相对较多，通常由哮病日久形成，且多出现在医案中。哮病阳虚病位多在肺、脾、胃，阴虚病位多在肝、肺、肾。关于哮病发病机制的具体分析并不多见，不过医籍记载阳虚常导致痰饮的留著泛滥而发病。

2. 气血失常

哮病气血失常主要表现为气逆、气虚、气滞、血虚。肺的主要生理功能为主气，因此，气机失常是哮病常见的病机。

在气血失常病机类别中，基于肺主气的生理功能。哮病的病机以气滞、气逆等气机失调为主，病位主要在肺，主要通过影响肺气的升降，导致肺气不利或气道闭阻或生成痰饮引发哮病。古籍文献记载气虚病机的病位有肺、肾、脾，肾气亏虚多是由哮病日久所致，表现为哮病愈发愈勤。哮病气虚时常导致痰饮的形成，发病时属标本同病。血虚病机的记载仅见于清代程杏轩《医述》中，如《医述》："哮喘一证，古无良方，盖因其病有痰有火，有血虚，有真阴涸竭。"[171]648-649后世并无沿用血虚病机，故不应作为哮病的常见病机。

3. 痰饮内阻

哮病痰饮内阻病机主要有痰与气交阻、痰壅、痰与风交阻，其中以痰与气交阻为多。

痰与气交阻是哮病的主要病机，历代载述颇多。如隋代巢元方《诸病源候论》中的"其胸膈痰饮多者，嗽则气动于痰，上搏喉咽之间，痰气相击，随嗽动息，呼呷有声，谓之呷嗽"[6]82，指呷嗽发病时的机制，胸中之痰，结于喉间，与呼吸之气交阻，随着呼吸运动而发出呀呷声，此时主要强调的是痰对哮病的作用机制。宋代赵佶《圣济总录》沿用《诸病源候论》论述，书中记载"咳而胸中多痰。结于喉间，与气相击，随其呼吸。呀呷有声，故名呷嗽。"[10]693-694元代医家危亦林在《世医得效方》中提出"痰气上壅"病机，"痰气上壅"意为痰与气上行壅滞于咽喉，导致咽喉不利，出现哮呷声、气促等症。危亦林认为哮病发作时痰与气属于相对壅滞的状态，气机不利。明代医家的论述主要是"痰积气难调"，此时期有关哮病痰饮内阻病机的论述虽然较少，但是认识到"痰积"与"气机失调"都是诱使哮病发生的重要因素，可以认为哮病痰与气交阻的病机理论基本成型。清代医家对痰与气交阻病机的相关论述达到鼎盛，不但记载数量多，且对哮病具体的发病过程有详细注解。如陈修园在《时方妙用》中将其称为"寒气与浊痰狼狈相依，窒塞关隘，不容呼吸。若呼吸，则气触其痰，使鼾齁有声"[157]54，并指出痰浊与外邪寒气交阻，窒塞关隘，随呼吸运动，气触其痰则发出声响。程杏轩在《程杏轩医案・辑录》中记载"思病之频发膈间，必有窠囊，痰饮日聚其中，盈科后进，肺为华盖，位处上焦。司清肃之职。痰气上逆，阻肺之降，是以喘闭不通"[206]114-115，文中指出痰气交阻上逆，影响肺气宣发肃降。杨时泰在《本草述钩元》中提出哮病是由于"胸中之痰，随气上升，粘结于喉咙，致气出入不得快利，气又与痰引逆相击而作声"[173]434，详细论述了痰与气在哮病发病过程中的交互作用。其他相关记载还有"痰气壅塞""痰气""痰多气阻"。综上所述，痰与气交阻是哮病发作时的主要病机，历代医家均广泛认可。

哮病痰壅病机的相关记载见于明代缪希雍《神农本草经疏》，书中指出"齁喘属肺虚有热，因而痰壅"，这一论述被清代医籍沿用。民国时期吴克潜《儿科要略》提出"寒痰壅塞经络，不时发哮"[271]628-629。由此可见，哮病是由痰壅即痰浊停滞肺经，闭阻经络而致。

痰与风交阻的记载较少，主要见于明代秦昌遇《幼科折衷》，如《幼科折衷》："附：齁 船 总括……推本其原，或啼哭未休，遽与乳食，或食以酸咸，气郁不利，致令生痰，或节令变迁，风寒暑湿袭之，或堕水中，水入鼻口，传之于肺，故痰发而风随之，风痰潮紧，气促而喘，乃成痼疾，急宜去风化痰，以知母汤、如意膏治之。"[70]53 多种病因触发哮病，所伏之痰引动，风随之上下，痰与风交互作用则出现喘促。可见，痰与风交阻是哮病发作的主要病机。

4. "邪"自内生

通过对古代文献的整理和分析，以哮病火热内生相关病机记载较多，热极生风和寒湿内伤病机的文献记载较少。结合哮病的发病特点，主要从寒从中生和火热内生进行探讨。

哮病寒从中生病机包括虚寒与胃中冷。虚寒病机的名称历代记载较为一致。虚寒病机的相关记载始见于唐代孙思邈《备急千金要方》，是为"喘鸣"的病机。哮病"虚寒"病机称为"虚则寒"，病位在肺。唐代王焘《外台秘要方》提出"虚寒"致喘鸣，明代基本沿用这两种论述。清代林珮琴《类证治裁》[177]97 记载的医案明确提出虚寒为哮病的病机，如"包 哮症每十日一发，嗽痰夜甚，脉形俱属虚寒"，从其治法"补益中气为虚哮治法"推测病位为中焦脾胃。胃中冷病机的相关记载见于宋代赵佶《圣济总录》："呷嗽论……或胃中冷，膈上热者，并宜服，紫菀杏仁煎方。"[10]693-694 明清时期有医家对哮病胃中冷病机均按照原文引用，并未作过多注释，对其具体内涵尚需进一步研究验证。

哮病火热内生病机包括邪郁化火、阴虚火旺、阳气过盛化火、脏腑内热。历代医籍记载以阳气过盛化火与脏腑内热较多。邪郁化火病机首见于南宋·刘昉《幼幼新书》[14]601-606，文中指出"齁船腑热因风盛"，实指风盛郁久化热。明代秦昌遇提出哮病属"寒湿郁而化热"。此外，清代尚有哮病为"湿痰郁热"的文献记载。可见，导致化热的病邪有风、寒、湿、痰。哮病阴虚火旺病机的记载见于清·日本·浅田宗伯《先哲医话》[167]716。

阳气过盛化火病机的相关记载始见于宋代赵佶《圣济总录》[10]693-694，书中称为"膈上热"，其后明代沿用该记载，但称为"膈热"，宋代与明代医家均未对膈热的具体含义进行注释。之后清代医家大量沿用"膈热"记载，并指出其成因有"阳郁化热"或"肺气郁久化热"，清代医家尚有"气有余便是火"的记载，以上均为机体阳气亢盛，产生实火。

历代医籍记载脏腑内热病机较多，均为热邪蕴积各脏腑组织，但未明确脏腑内热的具体成因。脏腑内热病机始见于南宋·刘昉《幼幼新书》卷十六："咳嗽作呀呷声第四（船齁附）……《圣惠》治小儿肺脏热多，咳嗽喘急，喉中作呀呷声，宜服郁李仁丸方。"[14]601-606 该记载表明肺脏有热。明清时期的相关记载有"肺火""肺虚有热""积热""肺经素有火邪""肺热""心经积火""肺胃两经，必有伏热在里""肺胃之火逆""热伏肺中""肺蕴郁热"等多种病机，一般多属实火。哮病病位多为肺、胃，心脏也有提及。

综上所述，"邪"自内生病机是哮病在疾病的发展过程中，由于脏腑阴阳失调、外邪郁久等产生的寒、热等病机变化。内寒病邪部位多在肺、脾、胃，内热病邪部位多在肺、胃、心。

其他"邪"自内生病机还有热极生风与寒湿内伤。热极生风的相关病机记载于明代秦昌遇《幼科折衷》，书中指出内热郁久形成内风，内风最终又变生为痰。清代两本儿科著作以原文沿载，关于热极生风的新论述并不多见。寒湿内伤病机的记载仅见于清代爱虚老人《古方汇精》[158]13，书中提出抑郁丸可治疗由寒湿内伤形成的哮喘气促。

5. 脏腑虚损

哮病脏腑虚损类病机主要包括肺虚、脾虚、肾虚、脾胃虚、肺脾虚、脾肾虚、肺肾虚。

肺脏作为哮病的主要发病部位，肺虚在历代医籍中记载颇多。肺虚首见于宋代赵佶《圣济总录》[10]693-694，书中称为"肺脏虚损"。明清时期相关的记载有"肺虚""肺有所伤""肺脏虚损""抢肺""逆射太阴"。对肺虚的注释，清代汪昂《医方集解》记载为"肺虚而不足也"[107]104。清代黄凯钧认为肺虚是哮病的基本病机，如《友渔斋医话·证治指要》："华真人曰："哮喘似乎肺实，乃肺虚也。"信然。故用补剂，多见其效，用清疏久而愈甚，亦可验矣。"[166]145脾虚病机的相关记载多见于明清时期医案，医案中称之为"脾弱""伤脾""脾衰"，其致哮的机制是脾虚生痰，以致"痰积气道，积久生热，妨碍升降而成哮证"或"内可以动肾气，外可以招肺风"。肾虚病机的相关记载大部分见于医案，明代万密斋《幼科发挥》中称肾虚为"气不归元"，清代医籍记载有"下元已伤""肾虚""虚时属肾关""肾气上逆"等。唯一非医案的记载见于清代唐宗海《医学见能》卷二："喘齁[总诀] 喘齁二证本多痰，亦有虚时属肾关。"[182]55-56由此可见，哮病肾虚病机在临床上较为常见。脏腑同病病机主要有脾胃虚、肺脾虚、脾肾虚、肺肾虚，以脾肾虚及肺肾虚为多。脾肾虚的相关病机记载见于清代林珮琴《类证治裁》[177]103，医家林珮琴指出哮病"病本在脾肾，而肺胃其标"，认为脾肾虚为哮病发作的根本。清代医家又陆续提出"脾肾交亏""脾肾久虚""脾肾双亏"。哮病脾肾虚发病机制方面的记载有"脾肾久虚，摄纳无权""肾不纳则肝阴亏损，脾不健则湿痰益甚"，脾肾虚主要通过影响气的正常运行和生成痰饮而致病。历代医籍的记载表明脾肾虚是哮病的重要病机。哮病肺肾虚病机的记载均见于清代医案中，医案中称为"肾不升，肺不降""肺虚必及于肾""哮乃肺病，久则虚涉于肾"。肺肾同病的病理机制为肺主出气，肾主纳气，肺肾功能失常导致气机升降失调而发病。有关记载脾胃虚的文献指出，哮病有因"伤脾胃虚而作"或"胃虚必累于脾"。有关记载肺脾虚的文献指出，哮病有"刑肺灼脾，暴哮者"或"肺脾两经受而所发"。

哮病为本虚标实之病，本虚即为肺、脾、肾、胃等脏气虚弱。肺虚不能主气，则宣发肃降功能受损，气的升降失调；脾虚则生痰，痰积气道或积久生热，妨碍气机升降；肾虚则摄纳无权，气上干于肺。以上古代文献载述的有关脏腑虚损病机证候包含了现代《中医内科学》[280]53-56教材中哮病缓解期的肺虚证、脾虚证、肾虚证等，也可包含《支气管哮喘中医证候诊断标准（2016版）》[281]1978所述及的肺气虚证、肺脾气虚证、肺肾气虚证。

6. 寒热错杂

历代医家对哮病的寒包热病机论述较多，但对其具体含义认识不一。寒包热病机的最早提出见于元代朱丹溪《丹溪治法心要》，朱丹溪在论治哮病的用药时提出哮病的病机为"寒包热也"。明代医家对寒包热的含义提出两种解释，一种是"痰火内郁，外被风寒"，另一种是"风寒郁闭，热气在肺"。清代医家对这两种论述均有沿用，并提出新的观点，认为是"寒痰包热"。历代医家对于寒包热中的"寒"与"热"，均有两种不同的认识，认为"寒"为"风寒"或"寒痰"，"热"为"痰火"或"内热"。现代《中医内科学》[280]53-56教材及《支气管哮喘中医证候诊断标准（2016 版）》[281]1978 均未论述寒包热哮，但在古籍记载中寒包热哮为哮病重要类型之一。如民国·何廉臣《增订通俗伤寒论》第三编："第七节夹哮伤寒 【因】外感风寒，内发哮喘，但有夹痰饮寒哮、痰火热哮之异。寒哮较多于热哮，寒包热哮则尤多。"[276]357-359 历代医家对寒包热哮的治法与用药方面也有深入研究，如元·朱丹溪《丹溪治法心要》卷二："哮（第二十一）……治哮……不可全用凉药，必带表散，此寒包热也。"[21]47-48 明·楼英《医学纲目》卷二十七："喘……哮喘遇冷则发者有二证……其二属寒包热。治法乃仲景、丹溪用越婢加半夏汤等发表诸方之类，及预于八九月未寒之时，先用大承气汤下其热，至冬寒时无热可包，自不发者是也。"[31]601, 604。

综上所述，哮病的主要病机以气机失调中的气滞、气逆，"邪"自内生中的火热内生，脏腑虚损中的肺、脾、肾虚损，痰与气交阻最为多见。哮病的形成是一个复杂的病理过程，这些病机之间并不是单独出现的，而是由两种或两种以上相互作用，共同导致哮病的发生。首先，哮病为本虚标实证，肺虚或兼有脾肾等脏腑虚损是哮病形成的病理基础。其次，风寒等外邪、饮食生冷等内伤因素导致痰饮的生成，是哮病发作的主要病理因素。最后，脏腑阴阳失调、外邪郁久等产生的内寒、内热等机体内部状态，使痰从寒化，或从热化。肺脏是哮病的主要病变部位，肺主气功能失司，可直接导致气机的失调，出现气滞、气逆等。哮病每因外感、内伤等诸类病因触发，寒痰或热痰即随气上逆，壅滞于气道，导致呼吸困难，甚则喘息不能平卧，痰与呼吸之气相击，即出现伴随呼吸运动的规律痰鸣音。

三、与病因病机相关的几个问题

1. 便秘与哮病的关系

"大便不利"可致哮病的明确提出是在民国时期，如《中国内科医鉴》："哮喘症……因过食或大便不利而发者。"[277]68 但在此前清代的医案记载中已有相关记载，如清·张璐《张氏医通》记载"一妇哮喘发后，必便血二三日，其喘方止，每岁常十余发，无不皆然。经闭数年不通，而不成虚劳之病，何也？答曰，此肺移热于大肠，热得下泄，故喘嗽止。经血从大便间道而出，虽闭而无留结之患，故不成劳"。[114]246-247 此患者或因经闭数年而致肺热引发哮病，然肺通过移热于大肠，以便血的方式下泄，使疾病得解。日本·浅田宗伯《先哲医话》[167]716 与王孟英《王氏医案绎注》[256]8 中的医案记载有哮病患者大便不通的症状，推测应和肺和大肠相表里的理论有关，现代医学研究表明便秘与肺系疾病发作呈正相关，大便不通与哮病之间的关系值得临床进一步深入研究。

2. 气候变化与哮病的关系

气候变化之类的病因均属于外感病因，历代文献中关于外感病因诱发哮病的记载不胜枚举，如在隋唐正式出现"呷嗽"病名之前，即有"风热""中风""伤寒""热病"等与哮病特征有关的病因；隋唐以后，更有"风寒""暑""湿""天阴欲雨"等与气候变化有关的哮病病因。现代文献如《中医内科学》[280]53-56、《中医哮病诊疗理论框架结构研究》[282]66 等均指出哮病发作与气候变化关系密切。因此无论古代还是现代，医家普遍认为气候变化是哮病发作的主要诱因。哮病病位在肺，盖因肺为华盖，主一身之表，与天气相通应。外界气候发生变化，肺首当其冲。除此以外，历代文献也指出，外感病因不仅可以是触发哮病的诱因，也可以参与哮病的疾病变化过程。目前，全球气候受到环境污染而发生改变，与此同时哮喘发病率也在不断攀升，重视气候变化对于现代临床防治哮病有着重要的指导意义。

3. 饮食失宜与哮病的关系

历代文献记载引发哮病的病因中，与饮食相关的多达十余种，而饮食是现代人们生活中家常必备的，如"咸（盐）""酸（醋）""糖（甜）"等。关于饮食因素引发哮病的记载，最早可追溯至南宋·刘昉《幼幼新书》卷十六[14]601-606对于"多吃盐、醋"从而导致"齁䶎嗽"的记载，说明医家很早就意识到饮食失宜与哮病的发生密切相关，并且其中小儿因饮食失宜而引发哮病的记载不在少数。现代研究表明饮食不当是影响儿童支气管哮喘发生的主要危险因素之一，不同的膳食模式对于发病风险性的影响也不尽相同。饮食失宜对哮病发生的影响，仍值得进一步深入研究。

参 考 文 献

[1] 黄帝内经素问[M]. 傅景华，陈心智，点校. 北京：中医古籍出版社，1997.

[2] 神农本草经[M]. [清]顾观光，重辑. 北京：人民卫生出版社，1955.

[3] [汉]张仲景. 金匮要略方论[M]. 李玉清，黄海量，吴晓青，点校. 北京：中国中医药出版社，2006.

[4] [晋]王叔和. 脉经[M]. 阙宇，冯秀梅，王桐，等，整理. 太原：山西科学技术出版社，2019.

[5] [隋]杨上善. 黄帝内经太素[M]. 北京：人民卫生出版社，1965.

[6] [隋]巢元方. 诸病源候论[M]. 北京：人民卫生出版社，1955.

[7] [唐]孙思邈. 备急千金要方（校释）[M]. 李景荣，苏礼，任娟莉，等，校释. 北京：人民卫生出版社，1998.

[8] [唐]王焘. 外台秘要方[M]. 高文柱，校注. 北京：华夏出版社，2009.

[9] [宋]王怀隐. 太平圣惠方（校注）[M]. 田文敬，赵会茹，蔡小平，等，校注. 郑州：河南科学技术出版社，2015.

[10] [宋]赵佶. 圣济总录（校注）[M]. 王振国，杨金萍，主校. 上海：上海科学技术出版社，2016.

[11] [宋]钱乙，[明]薛己. 钱氏小儿直诀[M]//张慧芳，伊广谦. 薛氏医案. 北京：中国中医药出版社，1997.

[12] [宋]王贶. 全生指迷方（校注）[M]. 叶磊，校注. 郑州：河南科学技术出版社，2014.

[13] [宋]张锐. 鸡峰普济方[M]. 上海中医文献研究所古籍研究室，选. 上海：上海科学技术出版社，1987.

[14] [宋]刘昉. 幼幼新书[M]. 幼幼新书点校组，点校. 北京：人民卫生出版社，1987.

[15] [宋]小儿卫生总微论方[M]. 吴康健，点校. 北京：人民卫生出版社，1990.

[16] [宋]杨士瀛. 仁斋直指方论：附补遗[M]. 盛维忠，王致谱，傅芳，等，校注. 福州：福建科学技术出版社，1989.

[17] [元]许国桢. 御药院方[M]. 王淑民，关雪，点校. 北京：人民卫生出版社，1992.

[18] [元]曾世荣. 活幼心书[M]. 田代华，林爱民，田丽莉，点校. 天津：天津科学技术出版社，1999.

[19] [元]危亦林. 世医得效方[M]. 王育学，点校. 北京：人民卫生出版社，1990.

[20] [元]朱丹溪. 脉因证治[M]. 闫平，校注. 北京：中国中医药出版社，2008.

[21] [元]朱丹溪. 丹溪治法心要[M]. 张奇文，朱锦善，王叙爵，校注. 济南：山东科学技术出版社，1985.

[22] [元]朱丹溪. 丹溪秘传方诀[M]//郑金生. 海外回归中医善本古籍丛书：第5册. 北京：人民卫生出版社，2003.

[23] [宋]陈素庵原著，[明]陈文昭补解. 陈素庵妇科补解[M]. 杜惠芳，张晋峰，李萌，等，校补. 北京：人民军医出版社，2012.

[24] [元]徐彦纯. 本草发挥[M]. 宋咏梅，李军伟，校注. 北京：中国中医药出版社，2015.

[25] [明]朱橚. 普济方[M]. 北京：人民卫生出版社，1959.

[26] [明]周文采. 医方选要[M]. 王道瑞，申好贞，焦增绵，点校. 北京：中国中医药出版社，1993.

[27] [明]虞抟. 医学正传[M]. 郭瑞华，马涃，王爱华，等，校注. 北京：中国古籍出版社，2002.

[28] [明]徐春甫. 古今医统大全[M]. 崔仲平，王耀廷，主校. 北京：人民卫生出版社，1991.

[29] [明]孙笙. 医学权舆[M]//胡文焕. 寿养丛书全集. 北京：中国中医药出版社，1997.

[30] [明]陈嘉谟. 本草蒙筌[M]. 王淑民, 陈湘萍, 周超凡, 点校. 北京: 人民卫生出版社, 1988.

[31] [明]楼英. 医学纲目[M]. 阿静, 闫志安, 牛久旺, 校注. 北京: 中国中医药出版社, 1996.

[32] [明]吴正伦. 脉症治方[M]. 张华敏, 刘寨华, 于峥, 点校. 北京: 学苑出版社, 2014.

[33] [明]李时珍. 本草纲目[M]. 张守康, 张向群, 王国辰, 等, 主校. 北京: 中国中医药出版社, 1998.

[34] [明]叶廷器. 世医通变要法[M]. 徐光星, 魏丽丽, 校注. 北京: 中国中医药出版社, 2015.

[35] [明]薛铠, 薛己. 保婴撮要[M]. 李奕祺, 校注. 北京: 中国中医药出版社, 2016.

[36] [明]龚廷贤. 种杏仙方[M]. 王志洁, 点校. 北京: 中医古籍出版社, 1991.

[37] [明]孙一奎. 赤水玄珠[M]//凌天翼. 赤水玄珠全集. 北京: 人民卫生出版社, 1986.

[38] [明]吴昆. 医方考[M]. 傅衍魁, 崔掃塵, 马骥, 等, 点校. 北京: 人民卫生出版社, 1990.

[39] [明]张洁. 仁术便览[M]. 北京: 人民卫生出版社, 1985.

[40] [明]龚廷贤. 万病回春[M]. 李秀芹, 校注. 北京: 中国中医药出版社, 1998.

[41] [明]龚廷贤. 云林神彀[M]//曹炳章. 中国医学大成: 续集. 上海: 上海科学技术出版社, 2000.

[42] [明]江瓘. 名医类案[M]. 焦振廉, 张琳叶, 胡玲, 等, 校释. 上海: 上海浦江教育出版社有限公司, 2013.

[43] [明]吴昆. 素问吴注[M]//郭君双. 吴昆医学全书. 北京: 中国中医药出版社, 1999.

[44] [明]杨继州. 针灸大成[M]. 北京: 人民卫生出版社, 1963.

[45] [明]王肯堂. 证治准绳: 幼科[M]. 吴唯, 刘敏, 侯亚芬. 校注. 北京: 中国中医药出版社, 1997.

[46] [明]王肯堂. 证治准绳: 杂病[M]. 吴唯, 刘敏, 侯亚芬. 校注. 北京: 中国中医药出版社, 1997.

[47] [明]丁凤. 医方集宜[M]. 魏民, 校注. 北京: 中医古籍出版社, 2017.

[48] [明]李梴. 医学入门[M]. 金嫣莉, 何源, 乔占兵, 等, 校注. 北京: 中国中医药出版社, 1995.

[49] [明]赵献可. 邯郸遗稿[M]. 2版. 浙江中医杂志编辑部, 校点. 杭州: 浙江科学技术出版社, 1984.

[50] [明]倪朱谟. 本草汇言[M]. 戴慎, 陈仁寿, 虞舜, 点校. 上海: 上海科学技术出版社, 2005.

[51] [明]张景岳. 景岳全书[M]. 赵立勋, 主校. 北京: 人民卫生出版社, 1991.

[52] [明]张景岳. 类经[M]. 范志霞, 校注. 北京: 中国医药科技出版社, 2011.

[53] [明]武之望. 济阳纲目[M]//苏礼. 武之望医学全书. 北京: 中国中医药出版社, 1999.

[54] [明]孙志宏. 简明医彀[M]. 余瀛鳌, 点校. 北京: 人民卫生出版社, 1984.

[55] [明]龚居中. 痰火点雪[M]. 傅国治, 王庆文, 点校. 北京: 人民卫生出版社, 1996.

[56] [明]孙文胤. 丹台玉案[M]. 竹剑平, 欧春, 金策, 校注. 北京: 中国中医药出版社, 2016.

[57] [明]李中梓. 医宗必读[M]. 顾宏平, 校注. 北京: 中国中医药出版社, 1997.

[58] [明]王肯堂. 医镜[M]. 丁兆平, 王振国, 校注. 北京: 中国中医药出版社, 2015.

[59] [明]戴原礼. 秘传证治要诀及类方[M]. 沈凤阁, 点校. 北京: 人民卫生出版社, 1989.

[60] [明]龚廷贤. 济世全书[M]//李世华, 王育学. 龚廷贤医学全书. 北京: 中国中医药出版社, 1999.

[61] [明]龚廷贤. 寿世保元[M]. 孙冶熙, 徐淑凤, 李艳梅, 等, 点校. 北京: 中国中医药出版社, 1993.

[62] [明]皇甫中. 明医指掌[M]. 张印生, 校注. 北京: 中国中医药出版社, 1997.

[63] [明]李中梓. 里中医案[M]//包来发. 李中梓医学全书. 北京: 中国中医药出版社, 1999.

[64] [明]刘全德. 考证病源[M]. 黄素英, 点校. 上海: 上海科学技术出版社, 2004.

[65] [明]鲁伯嗣. 婴童百问[M]. 北京: 人民卫生出版社, 1961.

[66] [明]缪希雍. 神农本草经疏[M]. 夏魁周, 赵瑗, 校注. 北京: 中国中医药出版社, 1997.

[67] [明]缪希雍. 本草单方[M]//任春荣. 缪希雍医学全书. 北京: 中国中医药出版社, 1999.

[68] [明]彭用光. 原幼心法[M]. 王海丽, 点校. 上海: 上海科学技术出版社, 2004.

[69] [明]秦昌遇, [清]秦沆. 幼科医验[M]. 张志枫, 点校. 上海: 上海科学技术出版社, 2004.

[70] [明]秦昌遇. 幼科折衷[M]. 俞景茂, 点校. 北京: 中医古籍出版社, 1990.

[71] [明]盛寅. 医经秘旨[M]. 张捃芳, 点注. 南京: 江苏科学技术出版社, 1984.

[72] [明]孙一奎. 医旨绪余[M]. 韩学杰, 张印生, 校注. 北京: 中国中医药出版社, 2008.

[73] [明]万密斋. 片玉心书[M]//傅沛藩, 姚昌绶, 王晓萍. 万密斋医学全书. 北京: 中国中医药出版社, 1999.

[74] [明]万密斋. 育婴家秘[M]//傅沛藩, 姚昌绶, 王晓萍. 万密斋医学全书. 北京: 中国中医药出版社, 1999.

[75] [明]万密斋. 万氏家传保命歌括[M]. 罗田县万密斋医院, 校注. 武汉: 湖北科学技术出版社, 1986.

[76] [明]万密斋. 广嗣纪要[M]//曹炳章. 中国医学大成: 续集. 上海: 上海科学技术出版社, 2000.

[77] [明]万密斋. 幼科发挥[M]. 傅沛藩, 校注. 北京: 中国中医药出版社, 2007.

[78] [明]汪机. 医学原理[M]. 储全根, 万四妹, 校注. 北京: 中国中医药出版社, 2009.

[79] [明]王大纶. 婴童类萃[M]. 北京: 人民卫生出版社, 1983.

[80] [明]王肯堂. 胤产全书[M]//陆拯. 王肯堂医学全书. 北京: 中国中医药出版社, 1999.

[81] [明]王宗显. 医方捷径指南全书[M]. 陈湘萍, 于天星, 王虹, 点校. 北京: 中医古籍出版社, 1991.

[82] [明]肖京. 轩岐救正论[M]. 刘德荣, 陈玉鹏, 校注. 北京: 线装书局, 2011.

[83] [明]虞抟. 苍生司命[M]. 王道瑞, 申好真, 校注. 北京: 中国中医药出版社, 2004.

[84] [明]张昶. 小儿诸证补遗[M]. 段逸山, 点校. 上海: 上海科学技术出版社, 2004.

[85] [明]庄履严. 妇科百辨[M]. 章勤, 赵宏利, 张来, 等, 校注. 北京: 中国中医药出版社, 2015.

[86] [明]马兆圣. 医林正印[M]. 黄作阵, 武亮周, 张戬, 等, 校注. 北京: 中国中医药出版社, 2016.

[87] [明]李盛春. 医学研悦[M]. 田思胜, 史兰华, 杨崇峰, 等, 校注. 北京: 中国中医药出版社, 2009.

[88] [明]朱朝槐. 医学新知全书[M]//郑金生. 海外回归中医善本古籍丛书: 第 3 册. 北京: 人民卫生出版社, 2002.

[89] [明]吴元溟. 儿科方要[M]//郑金生. 海外回归中医善本古籍丛书: 第 12 册. 北京: 人民卫生出版社, 2003.

[90] [明]何渊. 伤寒海底眼[M]. 何时希, 校编. 上海: 上海学林出版社, 1984.

[91] [清]刘默. 证治百问[M]. 上海中医文献研究所古籍研究室, 选编. 上海: 上海科学技术出版社, 1991.

[92] [清]周震. 幼科医学指南[M]. 郑春素, 校注. 北京: 中国中医药出版社, 2015.

[93] [明]方谷著, [清]周京辑. 医林绳墨大全[M]. 刘时觉, 林士毅, 周坚, 校注. 北京: 中国中医药出版社, 2015.

[94] [清]程云来. 圣济总录纂要[M]//曹炳章. 中国医学大成: 第 10 册. 北京: 中国中医药出版社, 1997.

[95] [清]景日昣. 嵩厓尊生书[M]. 谷建军, 吕凌, 校注. 北京: 中国中医药出版社, 2015.

[96] [清]李菩. 杂症要略[M]//郑金生. 海外回归中医善本古籍丛书: 第 5 册. 北京: 人民卫生出版社, 2003.

[97] [清]何嗣宗. 何嗣宗医案[M]. 何时希, 编校. 上海: 上海学林出版社, 1982.

[98] [清]高鼓峰. 四明心法[M]. 周次请, 孙以渭, 高洪春, 点校. 北京: 人民卫生出版社, 1991.

[99] [清]姚止庵. 素问经注节解[M]. 北京: 人民卫生出版社, 1963.

[100] [清]蒋示吉. 医宗说约[M]. 王道瑞, 申好真, 校注. 北京: 中国中医药出版社, 2004.

[101] [清]李延昰. 脉诀汇辨[M]. 武国忠, 点校. 海口: 海南出版社, 2012.

[102] [清]王梦兰. 秘方集验[M]. 王玉英, 王作林, 点校. 北京: 中医古籍出版社, 1990.

[103] [清]张璐. 伤寒绪论[M]. 许敬生, 施淼, 范敬, 校注. 北京: 中国中医药出版社, 2015.

[104] [清]戴天章. 广瘟疫论[M]. 彭丽坤, 陈仁寿, 点校. 北京: 中国中医药出版社, 2009.

[105] [清]叶霖. 痧疹辑要[M]//陆拯. 近代中医珍本集: 儿科分册. 2 版. 杭州: 浙江科学技术出版社, 2003.

[106] [清]罗东逸. 内经博议[M]//裘庆元. 珍本医书集成: 第 1 册. 上海: 上海科学技术出版社, 1985.

[107] [清]汪昂. 医方集解[M]. 鲍玉琴, 杨德利, 校注. 北京: 中国中医药出版社, 1997.

[108] [清]李彣. 金匮要略广注[M]. 杜晓玲, 校注. 北京: 中国中医药出版社, 1992.

[109] [清]郑元良. 郑氏家传女科万金方[M]. 何清湖, 杨维华, 谭英, 点校. 北京: 中医古籍出版社, 1998.

[110] [清]陈士铎. 辨证录[M]. 王小芸, 王象礼, 刘德兴, 等, 校注. 北京: 中国中医药出版社, 2007.

[111] [清]李用粹. 证治汇补[M]. 吴唯, 校注. 北京: 中国中医药出版社, 1999.

[112] [清]冯兆张. 冯氏锦囊秘录[M]. 王新华, 点校. 北京: 人民卫生出版社, 1998.

[113] [清]汪昂. 汤头歌诀[M]//项长生. 汪昂医学全书. 北京: 中国中医药出版社, 1999.

[114] [清]张璐. 张氏医通[M]. 李静芳, 建一, 校注. 北京: 中国中医药出版社, 1995.

[115] [清]高世栻. 医学真传[M]. 宋咏梅, 李圣兰, 点校. 天津: 天津科学技术出版社, 2000.

[116] [清]陈德求. 医学传灯[M]//裘庆元. 珍本医书集成：第6册. 上海：上海科学技术出版社，1985.

[117] [明]秦昌遇，[清]秦之桢. 症因脉治[M]. 冷方南，王奇南，点校. 上海：上海科学技术出版社，1990.

[118] [清]钱峻. 经验丹方汇编[M]. 赵宝明，点校. 北京：中医古籍出版社，1988.

[119] [清]顾靖远. 顾松园医镜[M]. 袁久林，校注. 北京：中国医药科技出版社，2014.

[120] [清]程国彭. 医学心悟[M]. 北京：中国中医药出版社，2019.

[121] [清]王洪绪. 外科全生集[M]. 上海：上海卫生出版社，1956.

[122] [清]吴谦. 订正仲景全书金匮要略注[M]//医宗金鉴：第1册. 北京：人民卫生出版社，1963.

[123] [清]谢玉琼. 麻科活人全书[M]. 朱礼棠，评注. 上海：上海卫生出版社，1957.

[124] [清]陈复正. 幼幼集成[M]. 蔡景高，叶奕扬，点校. 北京：人民卫生出版社，1988.

[125] [清]黄元御. 四圣心源[M]. 孙洽熙，校注. 北京：中国中医药出版社，2009.

[126] [清]黄元御. 长沙药解[M]. 北京：中国医药科技出版社，2017.

[127] [清]汪文绮. 杂症会心录[M]. 侯如艳，校注. 北京：中国医药科技出版社，2011.

[128] [清]薛雪. 医经原旨[M]. 洪丕谟，姜玉珍，点校. 上海：上海中医学院出版社，1992.

[129] [清]黄元御. 素问悬解[M]//黄元御医书全集：上册. 北京：中医古籍出版社，2016.

[130] [清]林开燧. 林氏活人录汇编[M]. 张琳叶，焦振廉，校注. 北京：中国中医药出版社，2015.

[131] [清]徐大椿. 伤寒约编[M]//北京市卫生干部进修学院中医部. 徐大椿医书全集：上册. 北京：人民卫生出版社，1988.

[132] [清]徐大椿. 女科指要[M]. 田松，张文华，何茜，等，点校. 太原：山西科学技术出版社，2012.

[133] [清]薛雪. 碎玉篇[M]. 吴鸿洲，点校. 上海：上海科学技术出版社，1989.

[134] [清]吴仪洛. 本草从新[M]. 陆拯，赵法新，陈明显，校点. 北京：中国中医药出版社，2013.

[135] [清]赵学敏. 串雅内编[M]//赵学敏，鲁照. 串雅全书. 北京：中国中医药出版社，1998.

[136] [清]顾世澄. 疡医大全[M]. 凌云鹏，点校. 北京：人民卫生出版社，1987.

[137] [清]吴仪洛. 成方切用[M]. 史欣德，整理. 北京：人民卫生出版社，2007.

[138] [清]徐大椿. 兰台轨范[M]. 刘洋，刘惠杰，校注. 北京：中国中医药出版社，2008.

[139] [宋]窦材辑，[清]胡珏参论. 扁鹊心书[M]. 李晓露，于振宣，点校. 北京：中医古籍出版社，1992.

[140] [清]黄宫绣. 本草求真[M]. 席与民，朱肇和，点校. 北京：人民卫生出版社，1987.

[141] [清]魏之琇. 续名医类案[M]. 黄汉儒，蒙木荣，廖崇文，点校. 北京：人民卫生出版社，1997.

[142] [清]魏之琇. 柳州医话良方[M]//盛增秀. 王孟英医学全书. 北京：中国中医药出版社，1999.

[143] [清]沈金鳌. 杂病源流犀烛[M]. 李占永，李晓林，校注. 北京：中国中医药出版社，1994.

[144] [清]吴本立. 女科切要[M]. 2版. 佘德友，点校. 北京：中医古籍出版社，1999.

[145] [清]沈金鳌. 幼科释谜[M]. 李晓林，刘宏，校注. 北京：中国中医药出版社，2009.

[146] [清]何惠川. 文堂集验方[M]//裘庆元. 珍本医书集成：第10册. 上海：上海科学技术出版社，1986.

[147] [清]叶天士. 种福堂公选良方[M]. 华岫云，编. 北京：人民卫生出版社，1960.

[148] [清]俞震. 古今医案按[M]. 苏礼，洪文旭，徐伟，整理. 北京：人民卫生出版社，2007.

[149] [清]杨璿. 伤寒瘟疫条辨[M]. 李玉清，校注. 北京：中国医药科技出版社，2011.

[150] [清]王桂舟. 不药良方续集[M]. 洪瑞，宝珊，点校. 太原：山西科学技术出版社，1993.

[151] [清]罗国纲. 罗氏会约医镜[M]. 王树鹏，姜钧文，朱辉，等，校注. 北京：中国中医药出版社，2015.

[152] [清]陈杰. 回生集[M]//裘庆元. 珍本医书集成：第9册. 上海：上海科学技术出版社，1985.

[153] [清]郑玉坛. 彤园医书：小儿科[M]//欧正武，刘克丽. 湖湘名医典籍精华：儿科卷. 长沙：湖南科学技术出版社，2000.

[154] [清]青浦诸君子. 寿世编[M]. 张慧芳，点校. 北京：中医古籍出版社，1986.

[155] [清]黄元御. 素灵微蕴[M]//黄元御医书全集：下册. 北京：中医古籍出版社，2016.

[156] [清]陈修园. 金匮要略浅注[M]. 林庆祥，校注. 福州：福建科学技术出版社，1988.

[157] [清]陈修园. 时方妙用[M]. 杨护生，校注. 福州：福建科学技术出版社，2007.

[158] [清]爱虚老人. 古方汇精[M]. 邢玉瑞，林洁，康兴军，校注. 北京：中国中医药出版社，2016.

[159] [日本]丹波元简. 金匮玉函要略辑义[M]//聿修堂医书选. 北京：人民卫生出版社，1983.

[160] [清]齐秉慧. 齐氏医案[M]. 2版. 姜兴俊，毕学琦，校注. 北京：中国中医药出版社，2008.

[161] [日本]丹波元坚. 素问绍识[M]//聿修堂医书选. 北京：人民卫生出版社，1984.

[162] [日本]丹波元简. 素问识[M]//聿修堂医书选. 北京：人民卫生出版社，1984.

[163] [清]顾锡. 银海指南[M]. 谭红兵，党思捷，校注. 北京：中国中医药出版社，2017.

[164] [清]陈修园. 医学实在易[M]. 北京：人民卫生出版社，1959.

[165] [清]王孟英. 鸡鸣录[M]//盛增秀. 王孟英医学全书. 北京：中国中医药出版社，1999.

[166] [清]黄凯钧. 友渔斋医话[M]. 乔文彪，张亚密，马建栋，注释. 上海：上海浦江教育出版社有限公司，2011.

[167] [日本]浅田宗伯. 先哲医话[M]//裘庆元. 三三医书：第1集. 北京：中国中医药出版社，1998.

[168] [清]李学川. 针灸逢源[M]. 孙洋，刘奇，校注. 北京：中国中医药出版社，2019.

[169] [清]叶天士，曹仁伯，何元长. 叶天士曹仁伯何元长医案[M]. 何新慧，张苇航，点校. 上海：上海科学技术出版社，2004.

[170] [清]郭诚勋. 证治针经[M]. 江一平，校注. 北京：中国中医药出版社，1996.

[171] [清]程杏轩. 医述[M]. 王乐匋，李明回，校订. 合肥：安徽科学技术出版社，1983.

[172] [清]吴金寿. 三家医案合刻[M]. 谢诵穆，校订. 上海：上海科学技术出版社，2010.

[173] [清]刘若金，杨时泰. 本草述钩元[M]. 上海：科技卫生出版社，1958.

[174] [清]叶天士. 景岳全书发挥[M]. 张丽娟，点校. 北京：中国中医药出版社，2012.

[175] [清]陈修园. 医学从众录[M]//林慧光. 陈修园医学全书. 北京：中国中医药出版社，1999.

[176] [清]王孟英. 王氏医案续编[M]//盛增秀. 王孟英医学全书. 北京：中国中医药出版社，1999.

[177] [清]林珮琴. 类证治裁[M]. 刘荩文，主校. 北京：人民卫生出版社，1988.

[178] [清]吴亦鼎. 神灸经纶[M]. 邓宏勇，许吉，校注. 北京：中国中医药出版社，2015.

[179] [日本]丹波元坚. 杂病广要[M]//聿修堂医书选. 2版. 北京：人民卫生出版社，1983.

[180] [清]黄朝坊. 金匮启钥：幼科[M]//欧正武，刘克丽. 湖湘名医典籍精华：儿科卷. 长沙：湖南科学技术出版社，2000.

[181] [清]邵杏泉. 邵氏方案[M]. 张苇航，点校. 上海：上海科学技术出版社，2004.

[182] [清]唐宗海. 医学见能[M]. 李融之，点校. 上海：上海科学技术出版社，1982.

[183] [清]沈菊人. 沈菊人医案[M]. 高毓秋，点校. 上海：上海科学技术出版社，2004.

[184] [清]赵濂. 医门补要[M]. 上海：上海卫生出版社，1957.

[185] [清]王馥原. 医方简义[M]//裘庆元. 珍本医书集成：第9册. 上海：上海科学技术出版社，1985.

[186] [清]黄光霁. 本草衍句[M]//李殿义，张清怀，高慧，等. 本草衍义·本草衍句合集. 太原：山西科学技术出版社，2012.

[187] [清]张秉成. 本草便读[M]. 上海：上海科学技术出版社，1958.

[188] [清]叶天士著，徐大椿评批. 徐批叶天士晚年方案真本[M]. 刘志龙，黎崇裕，整理. 北京：中国中医药出版社，2018.

[189] [清]凌德. 专治麻痧初编[M]//裘庆元. 儿科秘本二种. 北京：中国中医药出版社，2019.

[190] [清]心禅. 一得集[M]//裘庆元. 珍本医书集成：第14册. 上海：上海科学技术出版社，1986.

[191] [清]周学海. 读医随笔[M]. 阎志安，校注. 北京：中国中医药出版社，1997.

[192] [清]周学海. 脉义简摩[M]. 胡玲，张琳叶，焦振廉，等，校注. 北京：中国中医药出版社，2016.

[193] [清]周学海. 形色外诊简摩[M]. 肖珙，李莘田，邢鲁光，点校. 北京：人民卫生出版社，1987.

[194] [清]庆云阁. 医学摘粹[M]. 彭静山，点校. 上海：上海科学技术出版社，1983.

[195] [清]王泰林. 退思集类方歌注[M]//陆晋笙. 王旭高医书六种. 上海：上海科学技术出版社，1965.

[196] [清]王泰林. 王旭高临证医案[M]. 张殿民, 史兰华, 点校. 北京: 人民卫生出版社, 1987.

[197] [清]罗芝园, 郑肖岩. 鼠疫约编[M]//裘庆元. 珍本医书集成: 第7册. 上海: 上海科学技术出版社, 1986.

[198] [清]李冠仙. 知医必辨[M]. 王新华, 点注. 南京: 江苏科学技术出版社, 1984.

[199] [清]柳宝诒. 柳选四家医案[M]. 盛燕江, 校注. 北京: 中国中医药出版社, 1997.

[200] [清]张秉成. 成方便读[M]. 杨威, 校注. 北京: 中国中医药出版社, 2002.

[201] [清]周岩. 本草思辨录[M]. 陆拯, 校点. 北京: 中国中医药出版社, 2013.

[202] [清]曹沧洲. 曹沧洲医案[M]. 刘学华, 点校. 上海: 上海科学技术出版社, 2005.

[203] [清]曹仁伯. 曹仁伯医案[M]//江一平. 吴中珍本医籍四种. 北京: 中国中医药出版社, 1994.

[204] [清]陈莲舫. 陈莲舫先生医案[M]//肖梅华. 陈莲舫医案集. 福州: 福建科学技术出版社, 2008.

[205] [清]陈修园. 医医偶录[M]//裘庆元. 珍本医书集成: 第14册. 上海: 上海科学技术出版社, 1986.

[206] [清]程杏轩. 程杏轩医案[M]. 沈庆法, 点评. 北京: 中国医药科技出版社, 2018.

[207] [清]费伯雄. 医醇賸义[M]//王鹏. 费伯雄医著大成. 北京: 中国中医药出版社, 2019.

[208] [清]高世栻. 黄帝素问直解[M]. 于天星, 按. 北京: 科学技术文献出版社, 1980.

[209] [清]龚自璋. 家用良方[M]. 王唯一, 周澎, 谢林, 点校. 北京: 中医古籍出版社, 1988.

[210] [清]顾蔓云. 花韵楼医案[M]//裘庆元. 珍本医书集成: 第12册. 上海: 上海科学技术出版社, 1986.

[211] [清]戴天章原著, 何廉臣重订. 重订广温热论[M]. 张家玮, 点校. 福州: 福建科学技术出版社, 2005.

[212] [清]何梦瑶. 医碥[M]. 吴昌国, 校注. 北京: 中国中医药出版社, 2009.

[213] [清]何书田. 医学妙谛[M]//裘庆元. 三三医书: 第2集. 北京: 中国中医药出版社, 1998.

[214] [清]江涵暾. 奉时旨要[M]. 2版. 王觉向, 点校. 北京: 中国中医药出版社, 2007.

[215] [清]江之兰. 医津一筏[M]//胡跃文, 李晓光, 胡双元, 等. 医津一筏·医经读·内经辨言合集. 太原: 山西科学技术出版社, 2010.

[216] [清]李潆. 身经通考[M]. 李生绍, 赵昕, 刘晓燕, 点校. 北京: 中医古籍出版社, 1993.

[217] [清]梁玉瑜, 陶保廉. 医学答问[M]. 宋乃光, 校注. 北京: 中国中医药出版社, 1994.

[218] [清]凌晓五. 凌临灵方[M]//裘庆元. 医案秘本十五种: 上册. 北京: 中国中医药出版社, 2019.

[219] [清]龙之章. 蠢子医[M]. 李维贤, 刘万山, 点校. 北京: 人民卫生出版社, 1993.

[220] [清]马氏. 大医马氏小儿脉珍科[M]. 童瑶, 点校. 上海: 上海科学技术出版社, 2004.

[221] [清]钱艺, 钱雅乐. 慎五堂治验录[M]. 杨杏林, 点校. 上海: 上海科学技术出版社, 2004.

[222] [清]王九峰. 王九峰医案[M]. 2版. 江一平, 胡明灿, 贺志炎, 校注. 北京: 中国中医药出版社, 2007.

[223] [清]王九峰. 王九峰医案[M]. 李其忠, 张挺, 点校. 上海: 上海科学技术出版社, 2004.

[224] [清]王乐亭. 王乐亭指要[M]. 陈守鹏, 查炜, 点校. 上海: 上海科学技术出版社, 2004.

[225] [清]魏鉴. 幼科汇诀直解[M]//欧正武, 刘克丽. 湖湘名医典籍精华: 儿科卷. 长沙: 湖南科学技术出版社, 2000.

[226] [清]卧云山人. 剑慧草堂医案[M]. 包来发, 点校. 上海: 上海科学技术出版社, 2004.

[227] [清]吴澄. 不居集[M]. 达美君, 王荣根, 孙炜华, 等, 校注. 北京: 中国中医药出版社, 2002.

[228] [清]吴玉楷, 吴迈. 方症会要[M]. 陆翔, 郜峦, 卜菲菲, 校注. 北京: 人民卫生出版社, 2018.

[229] [清]吴谦. 删补名医方论[M]//医宗金鉴: 第2册. 北京: 人民卫生出版社, 1963.

[230] [清]吴师机. 理瀹骈文[M]. 北京: 中国医药科技出版社, 2018.

[231] [清]虚白主人. 救生集[M]. 王力, 秋晨, 由昆, 等, 点校. 北京: 中医古籍出版社, 1994.

[232] [清]叶天士. 叶氏医案存真[M]. 叶氏家刻本. 1836 (清道光十六年).

[233] [清]叶天士. 叶选医衡[M]. 张明锐, 刘连续, 德学慧, 等, 校注. 北京: 人民军医出版社, 2012.

[234] [清]叶天士. 临证指南医案[M]. 艾军, 戴铭, 姚春, 等, 主校. 北京: 中国中医药出版社, 2008.

[235] [清]叶天士. 未刻本叶天士医案[M]//潘华信, 朱伟常. 叶天士医案大全. 上海: 上海中医学院出版社, 1994.

[236] [清]吴鞠通. 吴鞠通医案[M]. 王绪鳌, 点校. 北京: 人民卫生出版社, 1960.

[237] [清]陈修园. （重订补注）南雅堂医案[M]. 马昆，王艳丽，主编. 北京：人民军医出版社，2009.

[238] [清]泄峰桂林主人. 普济内外全书[M]. 刘俊，校注. 北京：中国中医药出版社，2016.

[239] [清]吴篯. 临证医案笔记[M]. 辛智科，王晓琳，校注. 北京：中国中医药出版社，2015.

[240] [清]何书田. 何书田医案[M]. 何时希，校. 上海：上海科学技术出版社，2010.

[241] [清]方略. 尚友堂医案[M]. 陈嘉训，点校. 上海：上海中医学院出版社，1993.

[242] [清]徐锦. 心太平轩医案[M]. 卢棣，卢玉琮，任杰，校注. 北京：中国中医药出版社，2015.

[243] [清]王孟英. 潜斋简效方[M]//盛增秀. 王孟英医学全书. 北京：中国中医药出版社，1999.

[244] [清]吴芹. 吴古年医案[M]//陆拯. 近代中医珍本集：医案分册. 2 版. 杭州：浙江科学技术出版社，2003.

[245] [清]李铎. 医案偶存[M]//鲁兆麟，严寄澜，王新佩. 中国古今医案类编·肺系病类. 北京：中国建材工业出版社，2001.

[246] [清]陈鄂. 一见知医[M]//潘远根. 湖湘名医典籍精华：综合卷. 长沙：湖南科学技术出版社，2000.

[247] [清]徐大椿. 杂病证治[M]. 赵翰香居. 1903（清光绪癸卯）.

[248] [清]尤怡. 金匮翼[M]. 2 版. 许有玲，校注. 北京：中国中医药出版社，2005.

[249] [清]张大燨. 张爱庐临证经验方[M]//江一平. 吴中珍本医籍四种. 北京：中国中医药出版社，1994.

[250] [清]汪廷元. 广陵医案[M]. 刻本. 1890（清光绪十六年）.

[251] [清]张聿青. 张聿青医案[M]. 上海：上海科学技术出版社，1963.

[252] [清]张志聪. 黄帝内经素问集注[M]. 王宏利，吕凌，校注. 北京：中国医药科技出版社，2014.

[253] [清]章楠. 灵素节注类编[M]. 方春阳，孙芝斋，点校. 杭州：浙江科学技术出版社，1986.

[254] [清]郑玉坛. 大方脉[M]//周慎. 湖湘名医典籍精华：内科卷. 长沙：湖南科学技术出版社，1999.

[255] [清]周学霆. 三指禅[M]. 周乐道，李家和，刘军，点校. 北京：中国中医药出版社，1992.

[256] [清]王孟英著，石念祖注. 王氏医案绎注[M]. 北京：商务印书馆，1957.

[257] [清]徐渡渔. 徐渡渔先生医案[M]//裘庆元. 医案秘本十五种：上册. 北京：中国中医药出版社，2019.

[258] [清]马培之. 孟河马培之医案论精要[M]. 吴中泰，汇编. 北京：人民卫生出版社，1985.

[259] [清]半读斋主人. 养性轩临证医案[M]. 张喜德，李莉，校注. 北京：中国中医药出版社，2015.

[260] [清]太医. 医方配本[M]. 陶冶，文铸，点校. 天津：天津科学技术出版社，1994.

[261] 湖州中医院. 湖州十家医案[M]. 湖州：湖州中医院，1979.

[262] [清]郑树珪. 七松岩集[M]. 王满城，陈孟恒，编校. 石家庄：河北人民出版社，1959.

[263] [清]顾司马，顾祖同. 横山北墅医案[M]//鲁兆麟，严寄澜，王新佩. 中国古今医案类编：肺系病类. 北京：中国建材工业出版社，2001.

[264] [清]刘吉人. 伏邪新书[M]//曹炳章. 中国医学大成：第 4 册. 北京：中国中医药出版社，1997.

[265] [清]费绳甫. 费绳甫先生医案[M]. 吴九伟，点校. 上海：上海科学技术出版社，2004.

[266] [清]费伯雄，费绳甫. 孟河费氏医案[M]. 上海：上海科学技术出版社，1964.

[267] [清]陈莲舫. 莲舫秘旨[M]. 吴鸿洲，点校. 上海：上海科学技术出版社，1989.

[268] [清]金于久. 金氏门诊方案[M]//李殿义，张清怀，高慧，等. 千里医案·金氏门诊方案合集. 太原：山西科学技术出版社，2012.

[269] 贺季衡. 贺季衡医案[M]. 贺桐孙，按；许济群，王新华，整理. 北京：中国中医药出版社，2013.

[270] [清]张山雷. 张山雷医案[M]//浙江省中医管理局张山雷医案编委会. 张山雷医集：下册. 北京：人民卫生出版社，1995.

[271] 吴克潜. 儿科要略[M]//陆拯. 近代中医珍本集：儿科分册. 2 版. 杭州：浙江科学技术出版社，2003.

[272] 吴瑞甫. 中西温热串解[M]. 刘德荣，金丽，点校. 福州：福建科学技术出版社，2003.

[273] 丁甘仁. 丁甘仁医案[M]. 苏礼，王怡，谢晓丽，整理. 北京：人民卫生出版社，2007.

[274] 涂蔚生. 推拿抉微[M]. 上海：千顷堂书局，1928.

[275] 何廉臣. 全国名医验案类编[M]. 王德敏，崔京艳，点校. 福州：福建科学技术出版社，2003.

[276] 何廉臣. 增订通俗伤寒论[M]. 连智华，点校. 福州：福建科学技术出版社，2004.

[277] [日本]汤本求真，大塬敬节. 中国内科医鉴[M]//陈存仁. 皇汉医学丛书：第 5 册. 上海：上海中医学院出版社，1993.

[278] 张骧孙. 临诊医案[M]. 招尊华，点校. 上海：上海科学技术出版社，2004.

[279] 秦子文. 玲珑医鉴[M]. 赵敬华，校注. 北京：中医古籍出版社，2006.

[280] 张伯礼，吴勉华. 中医内科学[M]. 4 版. 北京：中国中医药出版社，2017.

[281] 李建生，王至婉. 支气管哮喘中医证候诊断标准（2016 版）[J]. 中医杂志，2016，57（22）：1978-1980.

[282] 沙菲，杨宇峰，石岩. 中医哮病诊疗理论框架结构研究[J]. 辽宁中医药大学学报，2022，24（7）：65-68.

（贺亚静　刘　楠）

第三章 辨 证

辨证论治，是中医学认识疾病和治疗疾病的基本原则。本章通过梳理历代医家对哮病辨证的认识，以丰富哮病的中医辨证理论，为哮病临床诊疗提供依据。

第一节 文 献 辑 录

《黄帝内经素问·生气通天论》："因于暑，汗，烦则喘喝，静则多言，体若燔炭，汗出而散。"[1]4

《黄帝内经素问·阴阳别论》："阴争于内，阳扰于外，魄汗未藏，四逆而起，起则熏肺，使人喘鸣。"[1]13

《黄帝内经素问·通评虚实论》："帝曰：乳子中风热，喘鸣肩息者，脉何如？岐伯曰：喘鸣肩息者，脉实大也，缓则生，急则死。"[1]47

西晋·王叔和《脉经》卷九："平妇人病生死证第八……诊妇人生产，因中风、伤寒、热病，喘鸣而肩息，脉实大浮缓者，生；小急者，死。"[2]189-190

东晋·葛洪《肘后备急方》卷三："治卒上气咳嗽方第二十三 治卒上气，鸣息便欲绝方……又方，治上气咳嗽，呷呀息气，喉中作声，唾黏。"[3]64-70

晋·皇甫谧《针灸甲乙经》卷九："邪在肺五脏六腑受病发咳逆上气第三……咳逆上气，涎出多唾，呼吸喘悸，坐卧不安，或中主之。"[4]1554-1563

隋·巢元方《诸病源候论》卷十三："上气喉中如水鸡鸣候 肺病令人上气，兼胸膈痰满，气行壅滞，喘息不调，致咽喉有声，如水鸡之鸣也。"[5]75-76

隋·巢元方《诸病源候论》卷十四："呷嗽候 呷嗽者，犹是咳嗽也。其胸膈痰饮多者，嗽则气动于痰，上搏喉咽之间，痰气相击，随嗽动息，呼呷有声，谓之呷嗽。其与咳嗽大体虽同，至于投药，则应加消痰破饮之物，以此为异耳。"[5]82

隋·杨上善《黄帝内经太素》卷三："阴阳杂说……阴阳争扰，汗出腠理未闭，寒气因入，四肢逆冷，内伤于肺，故使喘喝。喝，喘声，呼割反。平按：《素问》动作熏，喝作鸣。"[6]50

唐·孙思邈《备急千金要方》卷十七："肺脏脉论第一 论曰：肺主魄，魄脏者，任物之精也，……肩膺厚薄正竦则肺应之，正白色。小理者则肺小，小则少饮，不病喘喝；粗理者则肺大，大则虚，虚则寒，喘鸣多饮，善病胸喉痹，逆气。"[7]364-368

宋·钱乙《钱氏小儿直诀》卷二："咳嗽兼变症治（附喘嗽治验）……一小儿，母有哮病，因劳即发，儿饮其乳亦嗽。用六君子加桔梗、桑、杏，治其母子，常服数滴而愈。大凡乳下婴儿有疾，必调治其母为善。"[8]637-638

宋·王贶《全生指迷方》卷四："喘证……若咳嗽咳逆，倚息喘急，鼻张，其人不得仰，咽中作水鸡声，时发时止，由惊忧之气蓄而不散，肺气郁。"[9]95

宋·许叔微《类证普济本事方续集》卷十："治小儿诸疾 治小儿十种丹瘤肿毒所起形候并方法……治小儿哮喘：黄丹、砒霜。上各生用为末，用枣肉为圆如，麻子大，每服三圆，临睡冷茶清下。"[10]159

南宋·刘昉《幼幼新书》卷二："三关锦纹第十二……凡看小儿指节，从虎口第一节、第二节、第三节。脉见或青或紫，或红或淡、或黑有纹如锦一直者，是奶伤脾及热惊发。左右手指皆有者是惊与积齐发，有三条：或散是肺生风痰，或鹤鹎鸣者。青是伤寒主嗽。如红大主泻，有黑相兼主有痢，红多赤痢，黑多白痢，有紫相兼加渴是虚也。"[11]24-29

宋代《小儿卫生总微论方》卷十四："咳嗽论（附痰饮上气）夫咳嗽者，《内经》以为肺感微寒而所作也。……菖蒲煎，治肺中风邪，肩息喘鸣，或发咳嗽。"[12]392-401

宋·杨士瀛《仁斋直指方论》（附补遗）卷八："附诸方 苏沉九宝汤（《简易方》）治老人小儿素有喘疾，遇寒暄不常，发则连绵不已，咳嗽哮吼，夜不得睡。"[13]294

宋·许叔微《普济本事方》卷二："肺肾经病……紫金丹，治多年肺气喘急，呴嗽晨夕不得眠。信砒一钱半（研飞如粉），豆豉（好者）一两半（水略润少时，以纸浥干，研成膏）。上用膏子和砒同杵极匀，圆如麻子大，每服十五圆，小儿量大小与之，并用腊茶清极冷吞下，临卧以知为度。"[14]25-26

元·曾世荣《活幼口议》卷二十："天南星丸 治小儿痰多，哮呷喘急，咳嗽，天南星丸方。"[15]162

元·王国瑞《扁鹊神应针灸玉龙经·一百二十穴玉龙歌》："哮喘痰嗽 哮喘咳嗽痰饮多，才下金针疾便和。俞府乳根一般刺，气喘风痰渐渐磨。"[16]145

元·危亦林《世医得效方》卷一："和解……参苏饮，治一切发热，头疼体痛，服之皆效，不必拘其所因。……气盛或气虚人，痰气上壅，咽喉不利，哮呷有声，气息短急，上盛下虚，加木瓜半钱，北五味子五粒，干桑白皮七寸。"[17]21-23

元·朱丹溪《丹溪心法》卷二："哮喘十四 哮喘必用薄滋味，专主于痰，宜大吐。药中多用温，不用凉药，须常带表散，此寒包热也。亦有虚而不可吐者。一法用二陈汤加苍术、黄芩作汤，下小胃丹，看虚实用。"[18]68-69

明·朱橚《普济方》卷一百六十三："喘嗽（附论）……夫肺为五脏六腑之华盖，主行气于皮毛。形寒饮冷，则伤于肺。肺一受邪，安能统摄诸气。气乱胸中，而疾生焉。重则为喘；轻则为嗽。喘之为病，由痰实而气不散，上激咽喉，哮呷作声，咯不出、咽不下，憧憧而急，渴渴而数，张口抬肩，摇身提肚。"[19]1884

明·朱橚《普济方》卷一百六十三："哮呴（附论）夫哮嗽者，一名鹤鹎。涎在咽喉间，令人喘嗽不宁，甚者摇身滚肚，上气喘急，头汗身冷，或时发作。多由饮冷水及惊恐所致也。……心嗽面赤或汗流，加干葛煎；一方加白芷。肝嗽眼中泪，加乌梅一个，糯米十四粒煎。脾嗽不思饮食或恶心，入姜三片煎。胃嗽涌吐醒酸水，蚌粉煎。肺嗽上气喘急，入桑白皮煎。胆嗽令人不睡，用茶半钱调。膈嗽咳出痰丸块，姜自然汁调咽下。劳嗽，入秦艽末同煎。冷嗽天晓时嗽甚，加葱白同煎。血嗽连顿不住，当归生姜煎；一方用枣。产后嗽背膊疼痛，甘草一寸、黄蜡少许煎。黎明嗽涕唾稠粘，乌梅生姜煎。气嗽吐痛胀满，青皮去白煎。热嗽夜甚，蜜一匙、葱头白煎。哮嗽声如拽锯，入半夏三个煎。肾嗽时复三两声，入黄芪白糖煎。以上十六件哮嗽病。依法煎服。……古老饮出仁存方，治鱼哮嗽哟。……上取白前捣为末，温酒调二钱服，治久哮。"[19]1900

明·朱橚《普济方》卷一百八十四："诸气门　上气喉中如水鸡声（附论）夫肺主气，上通于喉咙，寒客肺经，则喉咙不利。痰唾凝结，气道迫促，喘息有声，声如鸡也。方麻黄汤（出千金方）治上气，脉浮咳逆，喉中水鸡声，喘息不通，呼吸欲死者。"[19]2365

明·朱橚《普济方》卷三百八十七："咳嗽咽喉作呀呷声（附论）小儿嗽而呀呷作声者，由胸膈痰多，嗽动于痰。上搏于咽喉之间，痰与气相击，嗽动息呀呷声。其咳嗽大体虽同，至于治疗则加消痰破饮之药，以此为异耳。……天南星丸，治小儿痰多哮呷，喘急咳嗽。"[19]830

明·熊宗立《名方类证医书大全》卷五："感寒，款冬花散　治肺感寒邪，咳嗽喘满，胸膈烦闷，痰涎壅盛，喉中哮呷，鼻塞流涕，咽喉肿痛。麻黄去根、节、阿胶炒、贝母去心，炒各二十两，桑叶洗焙、知母、款冬花去梗，各十两，甘草炙、半夏汤洗，姜制、杏仁去皮，炒，各二十两，上咬咀，每服三钱，水一盏，姜三片，煎，食后温服。"[20]111

明·周文采《医方选要》卷三："咳嗽门　夫咳者，伤于肺也，谓有声而无痰也。……苏沈九宝汤，治老人小儿素有喘疾，遇寒暄不常，发则连绵不已，咳嗽哮吼，夜不得睡。"[21]71

明·虞抟《医学正传》卷二："哮喘论　《内经》曰：诸逆冲上，皆属于火。……大抵哮以声响名，喘以气息言。夫喘促喉中如水鸡声者，谓之哮；气促而连属不能以息者，谓之喘。虽然未有不由痰火内郁、风寒外束而致之者欤。外有阴虚发喘，气从脐下起，直冲清道而上者。又有气虚发喘，而短气不能以接续者。是故知喘之为证，有实有虚，治法天渊悬隔者也。……丹溪曰：喘急者，气为火所郁而稠痰在肺胃也。有痰者，有火炎者，有阴虚自小腹下火起而上逆者，有气虚而致气短而喘者。哮专主于痰，宜用吐法。亦有虚而不可吐者，谨之。治哮必使薄滋味，不可纯用寒凉药，必兼散表。"[22]115-116

明·徐春甫《古今医统大全》卷四十四："发散风寒定喘诸剂……（《易简》）苏陈九宝汤，治老人小儿素有喘急，遇寒暄不常，发则连绵不已，咳嗽哮吼，夜不得卧。……（《和剂》）人参定喘汤，治肺气上喘，哮中有声，坐卧不安，胸膈紧痛，及治肺感寒邪，咳嗽声重。"[23]1305-1306

明·楼英《医学纲目》卷二十六："咳嗽　〔洁〕咳无痰而有声，肺气伤而不清也……〔《本》〕治十六般哮嗽……心嗽面赤或汗流，加干葛煎，早饭后服。肝嗽眼泪出，加乌梅一枚，大米十四粒煎。脾嗽不思饮食，或一两时恶心，入生姜二片煎。胃嗽吐逆酸水，入蛤粉煎。胆嗽令人不睡，加茯神五分，茶清调下。肺嗽上喘气急，入桑白皮煎。膈咳嗽出痰如圆块，生姜汁调药咽下。劳嗽入秦艽末同煎。冷嗽天晓嗽甚，葱白三寸同煎。血嗽连顿不住，当归末枣子同煎。暴嗽涕唾稠粘，入乌梅生姜同煎。产漱背胛疼痛，甘草三寸，黄蜡少许同煎。气嗽肚痛胀满，入青皮去白同煎。热嗽夜甚，蜜一匕、葱白同煎。哮嗽喉如拽锯，入半夏三枚同煎。肾嗽入黄芪、白饴糖同煎。上件十六件般嗽痰，依法煎服，无不效验。"[24]585-594

明·楼英《医学纲目》卷二十七："喘……哮喘遇冷则发者有二证。其一属中外皆寒。治法乃东垣参苏温肺汤、调中益气加茱萸汤及此方紫金丹劫寒痰者是也。其二属寒包热。治法乃仲景、丹溪用越婢加半夏汤等发表诸方之类，及预于八九月未寒之时，先用大承气汤下其热，至冬寒时无热可包，自不发者是也。〔丹〕清金丹，治哮嗽遇厚味发者用之。"[24]604

明·楼英《医学纲目》卷三十九："疟……〔世〕万金丹，治大人小儿疟并哮，痰涎喘急。……黑豆四十九粒，信一钱。先以黑豆浸去皮，端午日以乳钵研细拌匀，作一小丸之，黄丹为衣，阴干，治哮冷，茶清吞一丸。"[24]893

明·万密斋《万氏家传痘疹心法》卷一："赋下　疹属君火，气本少阴……哮喘炎上之象，丹瘤赤熛之形。唇舌多疮兮，门户残烟未熄；咽喉常肿兮，管龠余烬犹存。"[25]8

明·李时珍《本草纲目》卷十三："杜衡（《别录》中品）……痰气哮喘：马蹄香焙研，每服二、三钱，正发时淡醋调下，少顷吐出痰涎为验。（《普济方》）"[26]355-356

明·李时珍《本草纲目》卷十五："苧麻（《别录》下品）……【附方】旧四，新七。痰哮咳嗽：苧根（煅存性），为末，生豆腐蘸三五钱，食即效。未全，可以肥猪肉二、三片蘸食，甚妙。（《医学正传》）"[26]425

明·李时珍《本草纲目》卷二十二："胡麻油（即香油）……【附方】新二。小儿盐哮：脂麻秸，瓦内烧存性，出火毒，研末，以淡豆腐蘸食之。（《摘玄方》）"[26]617

明·李时珍《本草纲目》卷四十八："鸡（《本经》上品）……年深哮喘：鸡子略敲损，浸尿缸中三、四日，煮食，能去风痰。（《集成》）"[26]1079-1085

明·李时珍《本草纲目》卷五十一："猫（《蜀本草》）……齁哮痰咳：猫粪烧灰，砂糖汤服一钱。（叶氏《摘玄》）"[26]1172-1173

明·龚廷贤《种杏仙方》卷一："哮吼　哮吼肺窍积寒痰，令人齁喘起居难。豁痰降火加调理，不遇良医病不安。……一方，治哮吼。用鸡子一个，略敲，壳损膜不可损。浸尿缸内三四日夜，取出，煮熟食之。盖鸡能去风痰。一方，治厚味发者。用萝卜子淘净，蒸熟，晒干为末，姜汁浸，蒸饼为丸。"[27]13

明·孙一奎《赤水玄珠》卷七："东垣调中益气汤加减法　如秋冬月，胃脉四道为衡脉所逆，并胁下少阳脉二道，而反上行，病名曰厥逆。……丹溪治卒上是喘鸣，息息欲死者。韭汁饮一升，瘥。……食积痰壅，哮喘咳嗽，清金丸。遇厚味而发者用之。"[28]297-309

明·孙一奎《赤水玄珠》卷七："杂方……治喘哮。贝母（一两），香附（二两，半生半炒）为末，食后，茶调下二钱。忌盐油煎煿，不拘水哮、咸哮并效。"[28]302-305

明·孙一奎《赤水玄珠》卷七："哮门　丹溪曰：哮喘必用薄滋味，专主于痰，宜大吐，不用凉药，须常带表散，此寒包热也。亦有虚而不可吐者。哮喘遇冷则发者有二：其一属中外皆寒者，治法乃东垣参苏温肺汤，调中益气加吴茱萸汤及紫金丹，劫寒痰者是也。（紫金丹，即砒霜、猪肉煅为末，蒸饼丸者。）其二属寒包热，治法乃仲景趁未寒之时，先用大承气汤下其热，至冬寒时，无热可包，哮自不发也。"[28]309

明·孙一奎《赤水玄珠》卷二十六："哮喘辨　孙仲子泰来曰：哮之于喘，极须分别。……夫哮以声响名，喉中痰盛，胶塞肺窍，气道塞滞，呼吸不畅，喉中如水鸡之声，故气高而喘，心热而烦，抬其肩，撷其项，不能屈体而拾物，贴席而伏枕也。原其痰火内郁，外被风寒，束其皮腠，肺气为之不利，皆上壅胸喉。斯乃有余之疾，虽多日不食，亦不死。治惟调气、豁痰、解表。盖痰出而声自寝也。"[28]963

明·孙一奎《赤水玄珠》卷二十六："明治哮　哮发之原有三：有因惊风之后而得者，由治惊不调气，故痰不尽撤去；有感风寒而得者；有食咸酸呛喉而得者。然皆不外乎利肺、调气、豁痰六字也。……苏合香丸，治哮、调气、豁痰极效。治惊风后而得者尤佳。……九宝汤，大人、小儿素有喘急，遇寒暄不常，发则连绵不已。哮喘咳嗽，夜不得卧。"[28]963-964

明·孙一奎《赤水玄珠》卷二十六："明治喘……九宝汤，风寒哮喘，咳嗽不能伏枕。（方见哮。）黄芩半夏汤，寒包热，哮喘咳嗽。"[28]964

明·吴昆《医方考》卷二："哮喘门第十六　叙曰：膈有胶固之痰，外有非时之感，内有壅塞之气，然后令人哮喘。能温之、汗之、吐之，皆是良法。若逡巡调理，则虚喘宜之；人而羸瘦气弱，则宜灸其背腧。"[29]138-139

明·吴昆《医方考》卷二："麻黄汤……肺部原有风痰，背腧复感寒邪而成哮喘者，此方主之。背腧者，背间之腧穴，主输脏气者也。一受风寒，则脏气为寒邪所闭，不得宣越，故作哮喘。麻黄之辛，能开腠散寒。桂枝之温，能解肌疏表。杏仁微辛，入肺利气。甘草甘平，调中发散。"[29]139

明·吴昆《医方考》卷二："哮喘门……定喘汤……肺虚感寒，气逆膈热，作哮喘者，此方主之。声粗者为哮，外感有余之疾也，宜用表药。气促者为喘，肺虚不足之证也，宜用里药。寒束于表，阳气不得泄越，故上逆。气并于膈，为阳中之阳，故令热。"[29]140

明·龚廷贤《万病回春》卷二："哮吼　专主于痰，宜用吐法，亦有虚而不可吐者。治吼必使薄滋味，不可纯用凉药，必兼发散。哮吼者，肺窍中有痰气也。五虎二陈汤，治哮吼喘急痰盛。……青金丸，治哮喘，用厚味发者用之。"[30]126-127

明·龚廷贤《万病回春》卷七："喘急　喘急者，痰气盛也。……一小儿有哮病，其母遇劳即发，儿饮其乳亦嗽。用六君子、桔梗、桑皮、杏仁治之，母子并愈。方见补益。"[30]403-404

明·杨继洲《针灸大成》卷九："治症总要　一论中风，但未中风时，一两月前，或三四月前，不时足胫上发酸重麻，良久方解，此将中风之候也。……〔第七十九〕哮吼嗽喘：俞府、天突、膻中、肺俞、三里、中脘。问曰：此症从何而得？答曰：皆因好饮热酸鱼腥之物，及有风邪痰饮之类，串入肺中，怒气伤肝，乘此怒气，食物不化，醉酒行房，不能节约。此亦非一也，有水哮，饮水则发；有气哮，怒气所感，寒邪相搏，痰饮壅满则发；咸哮，则食咸物发；或食炙爆之物则发，医当用意推详。"[31]341-351

明·王肯堂《证治准绳·杂病》第二册："诸气门……〔哮〕……丹溪云：……哮喘遇冷则发者有二证：其一属中外皆寒，治法乃东垣参苏温肺汤，调中益气加茱萸汤，及紫金丹劫寒痰者是也。其二属寒包热，治法乃仲景、丹溪用越婢加半夏汤等发表诸剂，及预于八九月未寒之时，先用大承气汤下其热，至冬寒时无热可包，自不发者是也。遇厚味即发者，清金丹主之。"[32]84

明·王肯堂《证治准绳·幼科》集之九："肺脏部　温剂……菖蒲煎，治肺中风邪，喘鸣肩息。"[33]1715

明·万表《万氏济世良方》卷二："痰　凡痰之为患，为喘、为嗽、为呕、为利、为眩、为晕。……法制化痰丸，治男、妇虚火咳嗽、哮喘吐痰，胸膈饱胀，嗳气，一切痰症。……盐醋哮：两手小指头端各灸七壮。一云合灸之。"[34]88,361

明·龚廷贤《寿世保元》卷三："脉大抵浮而滑易治，微细而涩难治。夫哮吼以声响名，喉中如水鸡声者是也，专主于痰，宜用吐法，亦有虚而不可吐者。治之有以紫金丹导痰，小胃丹劫之而愈者。有以六味地黄丸、补中益气汤兼进而愈者。必须量虚实而治之也。……一人哮吼十数年。发则上气喘促。咳嗽吐痰。自汗。四肢发冷。六脉沉细。此气虚脾弱。……一人，自幼患哮吼之病，每遇寒即发，发则上气喘急，咳嗽，痰涎上壅，年久不愈，已成痼疾，百药罔效，予制此方，一料全愈。"[35]143-146

明·马兆圣《医林正印》卷一："哮　哮之为病，喉间如水鸡声，牵引胸背，气不得息，坐卧不安。……凡水哮，因幼时被水停蓄于肺为痰，宜金沸草散、小青龙汤倍防己，或葶苈散、导水丸。凡盐醋哮，秘方用蓖麻树近根尺许，烧灰存性，研末，用不落水豆腐一块，调入食之。"[36]21

明·龚居中《福寿丹书·安养篇》："饮食如虚子曰：夫四气以酒为先者，盖以味甘适口，性悍壮志，宾朋无此，不可申其敬尔。……杯酒下咽，即犹贮烬点以硝黄涸海燎原，其可量乎。盖酒之为性，懦悍升浮，气必随之，痰郁于上，溺涩于下，渴必恣饮寒凉，其热内郁，肺气太伤，轻则咳嗽龂喘，重则肺痿痨瘵。"[37]8-9

明·倪朱谟《本草汇言》卷一："白前　味甘，气温，无毒。手太阴经药也。……治冷哮

久年频发者。"[38]64-65

明·倪朱谟《本草汇言》卷二："白豆蔻 味辛，气温，无毒。味薄气厚，轻清而升，阳也，浮也。入手太阴经。……白豆蔻，温中开胃，消食下气之药也（《开宝》）。凡冷气哮喘（汤济庵稿），痰饮无时，或宿食停中，呕吐腹胀，或瘴疟寒热，久发不休，或中酒中气，眩晕烦闷，或暴发赤眼，翳脉遮睛诸证，皆脾肺二脏之气，寒郁不和之故也。"[38]109

明·倪朱谟《本草汇言》卷九："巴豆 味辛，敛，气热，有大毒，味薄，气厚，降也，阳中阴也，入手足阳明经。……如留饮痰癖，死血败脓，蛊毒飞尸鬼疰，休息结痢，寒痰哮喘，及一切生冷、鱼面、油腻、水果积聚，虫积，或水肿大腹，寒疝，死胎，痞结，症瘕诸证，下咽即行。苟非气壮力强之人，不可轻用。"[38]614

明·张景岳《景岳全书》卷十九："实喘证治（共七条）……一、喘有夙根，遇寒即发，或遇劳即发者，亦名哮喘，未发时以扶正气为主，既发时以攻邪气为主。扶正气者，须辨阴阳，阴虚者补其阴，阳虚者补其阳。攻邪气者，须分微甚，或散其风，或温其寒，或清其痰火。然发久者气无不虚，故于消散中宜酌加温补，或于温补中宜量加消散。此等证候，当惓惓以元气为念，必使元气渐充，庶可望其渐愈，若攻之太过，未有不致日甚而危者。"[39]428-429

明·李梴《医学入门》卷四："哮……挟水挟寒须带表，水哮者，因幼时被水，停蓄于肺为痰，宜金沸草散、小青龙汤倍防己，或古葶枣散、导水丸。"[40]390

明·李梴《医学入门》卷六："杂病用药赋 千缗汤，半夏七枚，皂角、甘草各一寸，生姜二钱，用生绢袋盛水煎顿服，治哮喘不得卧，或风痰壅盛。"[40]539

明·张景岳《类经图翼》卷十一："诸咳喘呕哕气逆……[哮喘]五哮中，惟水哮、乳哮、酒哮为难治。璇玑、华盖、俞府、膻中、肩井（冷风哮妙，有孕勿灸）、肩中俞（风哮妙）……小儿盐哮于男左女右手小指尖上，用小艾炷灸七壮，无不除根，未除再灸。"[41]357-358

明·武之望《济阳纲目》卷三十一："喘急 论……吴氏曰：膈有胶固之痰，外有非时之感，内有壅塞之气，然后令人哮喘。……声粗者为哮，外感有余之疾也，宜用表药。气促者为喘，肺虚不足之证也，宜用里药。气壮则痰行，气虚则痰滞，故令人喘，用六君子汤补气，气利痰行，胡喘之有。或恶人参之补而去之，此不知虚实之妙者也。……李氏曰：呼吸急促者，谓之喘；喉中有响声者，谓之哮。虚者气乏身凉，冷痰如冰；实者气壮胸满，身热便硬。经曰，诸逆冲上皆属火。虚火宜滋补降气，实火宜清肺泻胃。"[42]679-680

明·武之望《济阳纲目》卷三十一："治寒喘方……苏陈九宝饮，治素有喘急，遇寒即发，咳嗽哮喘，夜不得卧。"[42]683

明·武之望《济阳纲目》卷三十二："哮吼论 哮吼，即痰喘甚而常发者，如水鸡之声，牵引背胸，气不得息，坐卧不安，或肺胀胸满，或恶寒肢冷。……久则又宜温补之。丹溪曰：哮专主于痰，宜用吐法，亦有虚而不可吐者。治哮必使薄滋味，不可纯用寒凉药，必兼散表，此寒包热也。李氏曰：……水哮者，因幼时被水停蓄于肺为痰，宜金沸散，小青龙汤倍防己，或古葶苈散、导水丸。有寒包热者，麻黄汤加枳壳、桔梗、紫苏、半夏、黄芩。有风痰者，千缗汤，或用鸡子一枚，略敲壳损勿令膜破，放尿缸中，浸三日夜，取煮食之效。"[42]687

明·李盛春《医学研悦》卷三："闻诊……诊时吁气，知为郁结。坐而气促，痰火喘哮。"[43]78

明·孙志宏《简明医彀》卷四："哮吼 始因风寒伤肺，变生痰饮，复遇外邪闭塞，滞痰郁气不舒，是证作矣。有因咸酸致伤，实人宜吐痰，忌生冷厚味，药忌寒凉。……宁肺丸，哮吼喘急，咳嗽痰涎，抬肩撷肚，不能睡卧，风冷尤甚。"[44]216

明·孙文胤《丹台玉案》卷四："咳嗽门（附哮，附喘） 有声无痰之谓咳，有痰无声之谓嗽，有声有痰者名曰咳嗽。……寒痰嗽者，得于秋冬之交，或为冷雨所淋，或为冷风所侵，

或露卧星月，或寒天入水所致，其嗽必哮喘。"[45]171-172

明·孙文胤《丹台玉案》卷四："咳嗽门（附哮，附喘） 有声无痰之谓咳，有痰无声之谓嗽，有声有痰者名曰咳嗽。……哮者，即痰喘也。甚而常发者，喉中有水鸡声，牵引胸背是也。"[45]171-175

明·李中梓《医宗必读》卷九："喘 喘者，促促气急，喝喝痰声……别有哮证，似喘而非，呼吸有声，呀呷不已，良由痰火郁于内，风寒束于外；或因坐卧寒湿，或因酸咸过食，或因积火熏蒸，病根深久，难以卒除。……哮证发于冬初者，多先于八九月未寒之时，用大承气下其热，至冬寒时无热可包，此为妙法。"[46]362-364

明·李中梓《医宗必读》卷九："医案……文学顾明华，十年哮嗽，百药无功，诊其两寸数而涩，余曰：涩者，痰火风寒，久久盘据，根深蒂固矣。须补养月余，行吐下之法，半年之间，凡吐下十次，服补剂百余，遂愈。更以补中益气为丸，加鸡子、秋石，服年许，永不复发。……清金丹，治食积痰哮喘，遇厚味即发。……水哮方 芫花为末，大水上浮（渗滤过），大米粉，上三味，搜为稞，清水煮熟，恣意食之。"[46]365-368

明·李中梓《医宗必读》卷九："分条治咳法……食咸哮嗽，白面二钱，砂糖二钱，糖饼灰汁捻作饼子，炉内炸熟，划出，加轻粉四钱另炒，将饼切作四椏，掺轻粉在内，令患人吃尽，吐出病根即愈。"[46]356-357

明·庄履严《妇科百辨·产后》："产后 妇人产后阴脱者何……妇人产后忽患哮喘者何？曰：此危候也。产后虚弱，不避风寒，兼瘀血凝于肺脾之故。宜用大宁肺汤兼驱逐瘀血诸药。"[47]28-29

明·肖京《轩岐救正论》卷五："肺脾阳虚哮喘嗽血 甲申春，舍亲钟玄珠，素患哮喘，面目青白，体羸恶寒，冬剧夏愈，遇劳益甚。初服温剂，尚得痊可，辍药年余，因郁复发，哮喘不休，唾血淡黄有沫。余察其六脉浮滑缓弱，谓属阳虚，应须六君主治。"[48]112

明·鲁伯嗣《婴童百问》卷一："脉法第四问（无方） 仲阳云：……有三条或散，是肺生风痰，或似鮈鮈之声。有赤是伤寒及嗽，如红火是泻，有黑相兼主下痢，红多白痢，黑多赤痢。有紫相兼，加渴不虚。虎口脉纹乱，乃气不和也，青惊积，青黑发慢惊。"[49]6-7

明·万密斋《万氏家传保命歌括》卷十八："哮喘 哮为恶候古今传，宿疾绵延却不嫌，五虎苏沉能解急，未闻有药可除根。……人素有哮喘者，遇天寒暄不常则发，发则连绵不已，宜苏沉九宝汤，最捷药也。又经验秘方，可选用之。忌用信砒，恐致杀人。……苏沉九宝汤，治老人小儿素有哮喘，遇寒喧不常，发则连绵不已，咳嗽哮吼，夜不得卧。"[50]285-286

明·秦昌遇《幼科医验》卷下："天哮 乃天气不正，乍寒乍热，小儿感之，遂眼胞浮肿，咳嗽则眼泪、鼻涕涟涟，或乳食俱出者是也。……（案1）一女，天哮，因感冒风邪而起，以致喘咳不已，又多食酸味，嗽愈甚，其气上不能升，下不能降。痰涎壅遏，且善饮食。脾不运化精微，停滞于胸，化而为淡。……（案2）一儿，疟后天哮，又兼腹实发泻，面肿少食。皆脾虚之征也。须健脾温胃，佐以消积之剂。……（案4）一儿，感冒风邪，肺气不清，已成天哮，三四日即愈。至七八日复感风邪，遂鼻流清涕不已。……（案5）一儿，天哮，嗽月余矣。遇嗽则口鼻出血，因吊动痰火，火泛血上也。……（案6）一儿天哮久久，痰涎壅塞，哭不出声……（案7）一儿天哮，甚则吊吐鼻血。此风气传染，气逆上冲。"[51]84-87

明·孙一奎《医旨绪余》卷上："哮 生生子曰：丹溪云：哮者，专主于痰，宜用吐法。……是以气高而哮，抬肩撷项，不得仰卧，面赤头痛，恶寒发热，治宜散表，表散热解，气道流通，庶亦暂可。有饮食厚味伤脾，不能运化而发者，脾伤则津液不得布散而生痰涎，壅塞经隧，肺气为之不利，则胸满腹痛，盗汗潮热，昼夜发哮，声如拽锯，治宜消食健脾，清痰利气，斯亦定矣。……病则下午潮热，哮声如雷，头疼面赤，盗汗烦躁，昼轻夜重，脉数无力。"[52]49-50

明·万密斋《片玉心书》卷五："西江月……哮喘症虽有二，皆由痰火中藏，或被风寒袭外方，内被盐水醋呛。亦有乳呛而得，致令攻朦为殃，用药调理法虽良，断根灸法为上。"[53]433

明·汪机《医学原理》卷九："哮喘门 论 哮喘之症，有实有虚，盖因痰火内郁，厥气上逆所致。但实者气盛而息粗，多系外感；虚者气微而息迟，多由内伤。治疗之法，虚者补之以甘温，实者散之以辛凉，加之以治火治痰之剂，无有不效。学者临症宜深察焉。"[54]413

明·王大纶《婴童类萃》卷中："咳嗽论……苏沉九宝汤 治肺受寒邪，吼哮喘急，咳嗽声重。"[55]121

明·王大纶《婴童类萃》卷中："喘论 诸喘为热者何也？……十六般喘哮方。"[55]128-134

明·赵献可《邯郸遗稿》卷四："产后……产后哮喘，遇产而发者，宜以宁肺汤治之。"[56]68

明·李中梓《里中医案·王遽初哮喘》："王遽初，老于经商，患哮喘者二十年。舟次谈及，余谓年望六十难治，及诊脉尚有神，右寸浮滑，是风痰胶固于太阴之经。以杏仁、防风、甘、桔、白芥子、麻黄，三剂而病状减。因以丹溪治哮丸与之，仍日进六君子汤，连服无间，经年而愈。"[57]770

清·王道纯《脉诀四言举要》卷下："声……坐而气促喉声者痰火哮喘，言语蹇涩者风痰，中年人声浊痰火。"[58]1198-1199

清·潘辑《医灯续焰》卷十九："声 《难经六十一难》曰：闻其五者，以别其病。……声嘶色败，久病不治。坐而气促喉声者，痰火哮喘。言语蹇涩者，风痰。"[59]489-490

清·刘默《证治百问》卷二："喘 问曰：喘本气逆不顺所致，何有易愈，有终身不愈而无恙，有一喘而即死者，何也？……肺经素受寒痰作喘脉症，寒痰久伏于肺窍，或因风寒触发，或因劳苦触发，或因形寒饮冷而触发，发则喘声如沸，抬肩撷肚坐卧不宁，三日内稍去痰涎，其势方定，犯此症者甚多，即俗谓冷哮盐哮者是也，脉多沉而不起或沉滑而急，此为久远本病，须顺气为主，佐以疏解消痰之药治之。"[60]189-191

清·蒋示吉《医宗说约》卷一："哮 喉中为甚水鸡声，哮证原来痰病侵，若得吐痰并发散，远离厚味药方灵。……醋呛哮嗽，用甘草二两，每段切二寸长，两半劈开，用猪胆汁五枚浸三日，火炙为末，蜜丸，茶清吞下二钱，临卧服。食盐哮嗽，方用白面、砂糖各二钱，糖饼灰汁捻作饼子，炉内燥热划出；加轻粉四钱，另炒；将饼切为四擦，掺轻粉在内，令病者吃尽，吐出病根。"[61]73-74

清·王梦兰《秘方集验》卷上："诸症歌诀（计八十八首）中风，中风身湿口多涎……哮吼，哮吼肺窍积寒痰，令人齁喘起居难，豁痰降火加调理，不遇良方病不安。"[62]5-6

清·王梦兰《秘方集验》卷上："痰嗽诸症……盐冷哮，盐哮，清晨服豆腐浆，愈。"[62]40-41

清·罗东逸《古今名医方论》卷二："麻黄汤 太阳风寒在表，头项强痛，发热，身疼，腰痛，骨节痛，恶风寒，无汗，胸满而喘，其脉浮紧，或浮数者，用此发汗。如若脉浮而弱，汗自出，或尺中脉微与迟者，俱不可用。风寒湿成痹，冷风哮，最宜。"[63]54

清·程云来《圣济总录纂要》卷七："咳嗽门，呷嗽 论曰：呷嗽者，而胸中多痰，结于喉间，与气相击，随其吸呼，呀呷有声，故名呷嗽。宜调顺肺经，仍加消痰破饮之剂。射干丸治久呷嗽，喉中常作声，发即偃卧不得。射干一两，半夏，陈皮，百部，款冬，细辛，干姜，五味子，贝母，白茯，皂荚去皮子，炙，郁李仁一两。共末，蜜丸如梧子大。空心饮下二十丸。"[64]604

清·汪昂《医方集解》卷二："麻黄汤……亦治哮证。（哮喘由风寒客于背俞，复感于寒而作，此汤散寒利肺，病哮喘者，虽服麻黄而不作汗）。"[65]28-29

清·汪昂《医方集解》卷七："定喘汤 治肺虚感寒，气逆膈热而作哮喘（膈有胶固之痰，外有非时之感，则令人哮喘。由寒束于表，阳气并于膈中，不得泄越，故膈热气逆。声粗为哮，外感之有余也；气促为喘，肺虚而不足也）。"[65]104

清·李用粹《证治汇补》卷五："哮病　大意　哮即痰喘之久而常发者，因内有壅塞之气，外有非时之感，膈有胶固之痰，三者相合，闭拒气道，搏击有声，发为哮病。《汇补》……（类经）治分虚实，实邪为哮，固宜祛散。然亦有体弱质薄之人，及曾经发散，屡用攻劫，转致脉虚形减者，治当调补之中，兼以清肺利气。《汇补》治分肺脾，哮虽肺病，而肺金以脾土为母，故肺中之浊痰，亦以脾中之湿热为母。倮脾气混浊，则上输浊液，尽变稠痰，肺家安能清净。所以清脾之法，尤要于清肺也。《汇补》……哮症发于初冬者，有二症。一属中外皆寒，乃东垣参苏温肺汤，劫寒痰之捷法也。一属寒包热，乃仲景越婢半夏汤，发散之法是也。此症古人有先于八九月未寒之时，用大承气汤下其蓄热，至冬寒之时，无热可包，而哮不作者。然第可施于北方壮实之人。如体虚屡劫，变为脉虚不足者，六君子汤加桑皮、桔梗。"[66]213-215

清·李用粹《旧德堂医案·咳嗽变成喘哮》："秦商张玉环，感寒咳嗽，变成哮喘，口张不闭，语言不续，呀呷有声，外闻邻里。投以二陈、枳、桔，毫不见减。延余救之，诊之，右手寸关俱见浮紧，重取带滑，断为新寒外束，旧痰内搏，闭结清道，鼓动肺金。"[67]30

清·冯兆张《冯氏锦囊秘录·杂症大小合参》卷十二："论喘（儿科）喘急者，气为火所郁，而积痰在肺胃也……然大抵初喘多属外因，宜从标治。或因风痰壅塞者，必兼壮热、咳嗽、鼻塞、头疼；因痘疹未出者，必兼惊厥、烦躁、身热、足冷；因停滞胀满者，必兼呕吐、恶食、嗳臭、肚疼；因惊痰病热者，必兼抽掣、搐搦、面青、啼叫；因痰哮大喘者，必发秋冬暴冷，张口抬肩。如非前症，继诸病后，非子令母虚，即脾肺两困，多从本治。"[68]337-338

清·冯兆张《冯氏锦囊秘录·杂症大小合参》卷十二："论哮（儿科）哮吼喘者，喉中如拽锯，如水鸡之声者是也……一朱姓儿，三岁，哮喘大作，声闻邻里，二三日不止，身热汗出。一医投以滚痰丸利之，下泻二三次，其势更甚。六脉洪数，胸胁扇动，扶肚抬肩，旦夕无宁刻，粒米不能食，头汗如雨，数日不寐，势甚危迫，乃延余治。余曰：误矣。夫声出于气喉，连喘数日，下元已伤矣。今以峻利药，从食喉下之，伐及无辜，下元更虚极矣，所以有扶肚抬肩，恶候来也。令以人参、麦冬各一钱，五味子七粒，肉桂三分，水煎温服，一日二剂。服后而哮声顿减，至夜复作，次日往视，余曰：此气少夏，而阴未有以配之也。乃以八味之加牛膝、麦冬、五味子者，内熟地，每剂五六钱，桂、附每剂各四分，水煎冷服，午前午后各一剂，服后而竟熟睡，醒来饮食大进，其声悉止。次日往视，喘热俱已，但劳力运动，喘声微有，此未还元之故也。以生脉饮调理三四日，精神全复。……贝母膏治风热天哮。"[68]339-340

清·冯兆张《冯氏锦囊秘录·杂症大小合参》卷十二："方脉喘症合参　喘，有寒，有热，有水病。……夫呼吸急促者，谓之喘，喉中有响声者，谓之哮。然痰盛而喘，则治痰为本，而利气为标；气实而喘，则气反为本，痰反为标。哮喘未发，以扶正为要；已发，以攻邪为主。若自少腹下火气冲于上而喘者，宜补阴以敛之。凡咳不得卧，其脉浮，按之虚而涩者，为阴虚，去死不远，慎勿下之，下之必死，大宜补阴壮火，火归则为气为痰俱不泛上矣。"[68]347

清·冯兆张《冯氏锦囊秘录·杂症大小合参》卷十二："方脉哮症合参　哮者，似喘而非，呼吸有声，呀呷不已，是痰结喉间，与气相系，故口之开闭，尽有音声。此由痰火郁于内，风寒束其外，食味酸咸太过，因积成热得之。必须避风寒，节厚味。若味不节，则其胸中未尽之痰，复与新味相结，哮必更作矣。……禁用凉剂，恐外寒难解；禁用热剂，恐痰火易升。……至有一种真气虚极，无根脱气上冲，似哮似喘，张口环目，其气逆奔而上，出多入少者，法宜峻补，纳气归源，切勿从标，致成不救。肾哮而火急甚者，不可骤用苦寒，宜温劫之。用椒目五六钱，研为细末，作二三次，生姜汤调服。喘止之后，因痰治痰，因火治火，盖火太盛则寒药一时难制，病大敢与药亢，徒增其害。如贼势锋锐太盛，法当暂避其锋，以意取之自胜。《经》

所谓方其盛时必毁，因其衰也，事必大昌。……哮喘者，因膈有胶固之痰，外有非时之感，则寒束于表，阳气并于膈中，不得泄越，壅热气逆。故声粗为哮，外感之有余也；气促为喘，肺虚而不足也。然哮症遇冷则发有二：有属内外皆寒者，治宜温肺以劫寒痰；若属寒包热者，治宜趁八九月未寒之时，先用大承气汤下，其痰热，至冬寒无热可包，哮自不发。"[68]349

清·冯兆张《冯氏锦囊秘录·杂症大小合参》卷十二："方脉哮症合参　哮者，似喘而非，呼吸有声，呀呷不已，是痰结喉间，与气相系，故口之开闭尽有音声。……痰哮方　青瓜蒌一个，白矾五钱，为末。将瓜蒌打碎入明矾在内，置新瓦上阴干，冷调少许，嗽后咽下即愈。"[68]349-350

清·冯兆张《冯氏锦囊秘录·杂症大小合参》卷十二："方脉哮症合参　哮者，似喘而非，呼吸有声，呀呷不已，是痰结喉间，与气相系，故口之开闭尽有音声。……定喘汤　治肺虚感寒，气逆膈热而作哮喘。白果（二十一枚，去壳切碎，炒黄色），麻黄、半夏（姜制）、款冬花（各三钱），桑白皮（蜜炙）、苏子（各二钱），杏仁（去皮尖），黄芩（一钱五分），甘草（一钱）。水三钟，煎二钟，分二服。不用姜，不拘时，徐徐服。"[68]349-350

清·汪昂《本草备要》卷一："前胡（宣，解表，泻，下气，治风痰。）……治痰热哮喘，咳嗽呕逆，痞膈霍乱，小儿疳气，有推陈致新之绩。明目安胎。无外感者忌用（按柴胡、前胡，均是风药。但柴胡性升，前胡性降，为不同。肝胆经风痰，非前胡不能除）。"[69]41-42

清·汪昂《本草备要》卷三："白果（一名银杏，涩，敛肺，去痰。）甘苦而温。性涩而收。熟食温肺益气（色白属金，故入肺），定痰哮，敛喘嗽，缩小便，止带浊。"[69]182-183

清·汪昂《本草备要》卷五："砒石（大燥，劫痰，）辛苦而咸。大热大毒，砒霜尤烈。专能燥痰，可作吐药。疗风痰在胸膈，截疟除哮。"[69]231

清·汪昂《本草易读》卷一："咳嗽部十五……痰哮咳嗽（苎根九十二，验方二。）……哮喘痰嗽（白果二百五十三，验方一。）[70]9

清·汪昂《本草易读》卷四："苎根九十二……痰哮咳嗽，苎根焙末，生豆腐蘸食良效。如未痊，可再以猪肉二三片蘸食甚效。（第二。）"[70]179

清·汪昂《本草易读》卷五："香油　甘，微寒，无毒。凉血解毒，止痛生肌。解诸毒而杀虫，消痈肿而滑肠。……小儿盐哮，脂麻秸瓦上焙末，豆腐蘸食之。（二十一。）"[70]237-238

清·汪昂《本草易读》卷八："鸡卵三百八十八　甘，平，无毒。……年深哮喘，将卵略敲损，浸尿缸中三日，煮食之，能去风痰。（第三。）"[70]342

清·张璐《张氏医通》卷四："喘（短气、少气、逆气、哮）……哮证多属寒包热邪，所以遇寒即发，喉中水鸡声，有积痰在肺络中。必用吐法以提散之，不可纯用寒凉，常须兼带辛散，小青龙汤探吐最妙，年高气弱人忌吐。凡喘未发时，以扶正气为主；既发时，以散邪为主。哮喘遇冷则发，其法有二：一属中外皆寒，温肺汤、钟乳丸、冷哮丸选用，并以三建膏护肺俞穴最妙；一属寒包热，越婢加半夏汤、麻黄定喘汤，表散其邪，平时用芦吸散亦妙。古人治寒包热邪，预于八九月未寒之时，用滚痰丸下其热痰，后至冬无热可包，则不发矣。丹方治冷哮痰喘，用胡椒四十九粒，入活虾蟆腹中，盐泥煅存性。卧时，分三次醇酒服之，赢者凉分五七服，用之辄效。若有伏热者误用，喘逆倍剧，不可不辨。……遇厚味则发者，用莱菔子炒研一两，猪牙皂荚烧存性三钱，共为细末，姜汁调蒸饼为丸，绿豆大，每服五十丸，沸汤或枳实汤下，名清金丹，消其食积，则肺胃自清。仍当薄滋味以清肺胃之气。伤咸冷饮食而喘者，用白面二钱，砂糖二钱，饴糖饼化汁，捻作饼子，炉内炸熟，划出，加轻粉四钱，令患人食尽，吐出病根即愈。年幼体虚者，分三四次服之。盖咸哮肺胃受伤。白面、砂糖、胶饴甘温恋膈，使之留连病所，引领轻粉搜涤淤积之痰上涌。"[71]83-85

清·张璐《张氏医通》卷九："脱　喻嘉言曰：夫人之身，阴阳相抱而不相离，是以百年有常……复有上下俱脱者，良由上盛下虚，精华外脱，其人必嗜肥甘，好酒色，而体肥痰盛，往往有类中之虞。尝见有壮岁无病，一笑而逝者，此上脱也。少年交合，一注而倾者，此下脱也。颠仆遗尿，喘鸣大汗者，此上下俱脱也。"[71]230

清·张璐《张氏医通》卷十三："咳嗽门……芦吸散，治冷哮寒嗽，喘促痰清，但肺热者禁用。……此用桂心、贝母、甘草；彼取无形之气，以散肺中之伏寒，此用有形之散，以搜肺络之伏饮。药虽相类，而用法悬殊，总取钟乳、款冬之温肺利窍也。"[71]356

清·张璐《本经逢原》卷一："人参 （古作覆），甘苦微温，无毒。产高丽者良，反藜芦，畏卤盐，阴虚火炎，咳嗽喘逆者，青盐制之。……参芦能耗气，专入吐剂，涌虚人膈上清饮宜之。盐哮用参芦涌吐最妙。参芦涌吐，参须下泄，与当归、紫菀之头止血，身和血，尾破血之意不殊。"[72]30-32

清·张璐《本经逢原》卷三："胡麻（《本经》名巨胜子，《千金》名乌麻子，即黑芝麻。）……麻茎烧灰点痣去恶肉，又治小儿盐哮，以淡豆腐蘸麻茎灰食之。白麻作油，微寒解毒润肠，主产妇胞衣不落，熬膏生肌长肉，止痛消肿。灯盏油吐风痰食毒。"[72]130

清·张璐《本经逢原》卷三："胶饴（即饧糖），甘温，无毒。白色者良。……拌轻粉熬焦为丸，噙化，疗咸哮喘嗽，大吐稠痰即愈。"[72]132

清·张璐《本经逢原》卷四："鸡 甘平，小毒。诸鸡有五色者，黑鸡白首者，六指者，死足不伸者，并不可食。……以鸡卵略敲损，勿令清漏，浸尿中，冬三、夏一日，取煮食之，治哮喘风痰。"[72]237

清·高世栻《医学真传·喘》："喘者，气短而促，吸不归根，呼吸之气不应皮毛之开合也。……又有冷风哮喘，乃胃积寒痰，三焦火热之气然之不力，火虚土弱，土弱金虚，致中有痰而上咳喘。此缓病也，亦痼疾也，久久不愈，致脾肾并伤，胃无谷神，则死矣。"[73]33-34

清·陈德求《医学传灯》卷上："齁喘 齁喘之病。方书皆名哮吼。……肺有痰热。毛窍常开。热气得以外泄。所以伏而不发。一遇秋冬寒气外束。邪热不得宣通。故令发喘。脉来浮数。滑大者。宜用定喘汤。"[74]27

明·秦景明撰，清·秦之桢编《症因脉治》卷二："哮病 【哮病之症】短息倚肩，不能仰卧，伛偻伏坐，每发六七日，轻则三四日，或一月，或半月，起居失慎，则旧病复发，此哮病之症也。【哮病之因】痰饮留伏，结成窠臼，潜伏于内，偶有七情之犯，饮食之伤，或外有时令之风寒，束其肌表，则哮喘之症作矣。【哮病之脉】多见沉弦，沉数痰火，沉涩湿痰，沉迟寒饮，沉结顽痰。"[75]145-146

清·钱峻《经验丹方汇编·诸症歌诀》："中风，中风身温口多涎，卒然昏倒不能言。急用通关开孔窍，化痰顺气治当先……哮吼，哮吼肺窍积寒痰，令人齁喘起居难。豁痰降火加调理，不遇良方病不安。"[76]6-7

清·钱峻《经验丹方汇编·单方》："万灵九转还丹秘方……冷风哮喘（款冬花紫苏汤下）。"[76]20-21

清·王贤《脉贯》卷九："闻诊 肝呼应角，心言应徵，脾歌应宫，肺哭应商，肾呻应羽。五脏五声以合五音……气促喉声，痰火哮喘；中年声浊，痰火之殃。"[77]164

清·顾靖远《顾松园医镜》卷十二："喘……麻杏甘石汤，治哮喘。……此降气消痰清火而兼散邪之剂。此病禁用热剂，亦不可纯用寒凉，恐外邪难解。盖哮症良由痰火郁于内，风寒束于外而致者居多。或因过食酸咸，或因积火熏蒸，病根深久，难以卒除，宜避风寒，节厚味可也。"[78]203-204

清·何嗣宗《何嗣宗医案·外感》："痰哮有根，发时咳呛，甚至失血。肺虚则风寒易感，脉涩。暂拟疏降。"[79]30

清·林之翰《四诊抉微》卷三："经证考 经证，因望而得者居多，间亦有因问而得者，义难分列，姑存其旧。学者自为领悟可也……手太阴肺经……哮喘发即吐稠痰，盐哮。交秋发哮，多清水，属寒；哮发不时，顿嗽抱首，属热。"[80]56-58

清·林之翰《四诊抉微》卷三："脏诊 大笑不止，……独言独语，言谈无绪，心神他寄，思虑伤神，乃为心病……声嘶色败，久病不治，气促喉声，痰火哮喘，中年声浊，痰火之殃，乃为肺病。怒而骂詈，乃为肝病。气不足息，乃为脾病。欲言不言，语轻多畏，乃为肾病。"[80]61

清·高鼓峰《四明心法》卷下："咳嗽之病形何如？……如咸哮、醋哮，胜金丸主之。时嗽，嗽则涕泪出，一味泻白散加黄芩、桔梗。"[81]92-93

清·魏鉴之《幼科汇诀直解》卷二："哮吼 夫哮吼专主于痰，宜用吐法。亦有虚而不可吐者，此痰寒包乎热也。定喘汤。"[82]714

清·程国彭《医学心悟》卷三："喘 经云：诸病喘满，皆属于热。盖寒则息微而气缓，热则息粗而气急也。由是观之，喘之属火无疑矣……夫外感之喘，多出于肺；内伤之喘，未有不由于肾者。经云：诸痿喘呕，皆属于下。定喘之法，当于肾经责其真水、真火之不足而主之。如或脾气大虚，则以人参、白术为主。参、术补脾土以生肺金，金旺则能生水，乃隔二、隔三之治也。更有哮证与喘相似，呀呷不已，喘息有音，此表寒束其内热，致成斯疾，加味甘桔汤主之，止嗽散亦佳。"[83]123-124

清·王洪绪《外科全生集》卷三："砒石 经制无毒，不伤人畜，同铅入器内，砒放铅底，火熔烟尽为度。铅上刮下者，名金顶砒。取香油一两，生砒一钱，研，入油煎，沫尽烟绝，擦鹅掌风，取红枣去核，以砒代核，发扎，入炭火煅至烟尽，取研细粉，名赤霜。治走马牙疳，久溃不敛者，撒上数次收功。生者可疗冷哮，不伤人者。"[84]25

清·王洪绪《外科全生集》卷三："白豆豉 解砒毒，除痰咳，同生砒为丸，疗冷哮。"[84]28

清·吴谦《订正仲景全书金匮要略注》卷二："肺痿肺痈咳嗽上气病脉证并治第七……咳而上气，喉中水鸡声，射干麻黄汤主之。……风寒外束，火热内郁，喉中水鸡声者，射干麻黄汤，宣通表里之邪。"[85]506-518

清·吴谦《删补名医方论》卷六："删补名医方论（六）……麻黄汤，治太阳风寒在表，头项强痛发热，身疼，腰痛，骨节痛，恶风寒无汗，胸满面喘，其脉浮紧或浮数者，用此发汗。虽有是证，若脉浮而弱，汗自出，或尺中脉微与迟者，俱不可用。风、寒、湿成痹，肺经壅塞，昏乱不语，冷风哮吼最宜。"[86]91-92

清·叶天士《未刻本叶天士医案·保元方案》："旋复花汤……人参 谷芽 宣州 木瓜 茯神 霍斛 鲜莲子肉。冷热不调。阳伤哮喘。"[87]901

清·叶天士《未刻本叶天士医案》："哮喘遇劳即发，发则大便溏泄，责在少阴阳虚。真武丸。"[87]934

清·谢玉琼《麻科活人全书》卷三："齁䶎第五十二 喉中齁齁痰齁齁。毒火不得发越者。未出正出十全一。正收收后难为也……如喉中有痰齁齁而鸣者。其症属痰火之候。此因毒火内结之极。邪热阻逆。不得发越所致也。若见于未出正出之间。治当清肺降火消痰为主。十中可救一二。"[88]123

清·陈复正《幼幼集成》卷三："哮喘证治……凡喉如水鸡声者为实，喉如鼾声者为虚，虽由于痰火内郁，风寒外束，而治之者不可不分虚实也。有因外感而得者，必恶寒发热，面赤唇红，鼻息不利，清便自调，邪在表也。宜发散之，五虎汤。有因热而得者，必口燥咽干，大小便不利。宜葶苈丸微下之。有因宿食而得者，必痰涎壅盛，喘息有声。先用山楂、神曲、麦芽各三钱，煎汤与服，消其食，次千缗汤。素有哮喘之疾，遇天寒暄不时，犯则连绵不已，发过自愈，不须上方。于未发时，可预防之。有一发即能吐痰者，宜服补肾地黄丸加五味、故脂，多服自愈；有发而不吐痰者，宜痰喘方。凡哮喘初发，宜服苏陈九宝汤。"[89]203-204

清·陈复正《幼幼集成》卷三："哮喘简便方……治醋呛成吼，用甘草二两，去赤皮，每段切二寸长，两半劈开，用猪胆二枚取汁，浸甘草三日，取起，火上炙干为末，蜜丸绿豆大。每晚临卧服二钱，茶汤送，神效！哮喘久不止，不拘老小，一服即止，并治小儿奶哮，石膏、半夏、瓜蒌仁、陈皮、麻黄各一钱五分，枳实、杏仁各一钱，甘草七分，生姜五片，水煎，热服。"[89]207-208

清·何梦瑶《医碥》卷二："喘哮……哮者，喉间痰气作响，以胸中多痰，黏结喉间，与呼吸之气相触成声。得之食味酸咸太过，（幼时多食盐醋，往往成此疾，俗谓之盐哮。）渗透气管，痰入结聚，一遇风寒，气郁痰壅即发，其发每在冬初。必须淡饮食，行气化痰；禁凉剂，恐风寒难解；禁热药，恐痰火愈炽；苏子、桑皮、枳壳、青皮、半夏、前胡、杏仁、山栀必用。八九月内用承气预下其热，使冬时无热可包，是妙法。哮久用青皮一个，劈开，入巴豆一粒，扎定，瓦上炙黄，每服三五分，姜酒下。……遇厚味即发者，清金丹。"[90]105-108

清·林开燧《林氏活人录汇编》卷五："喘门，宁嗽百花膏（见咳嗽门风寒痰嗽条） 寒伏于肺窍，遇风寒生冷咸醋诸物，或劳烦形冷触发，耸肩捧腹，坐卧不宁，得痰而缓，俗称冷哮者，以此治之。"[91]136-137

清·吴仪洛《本草从新》卷一："前胡 （眉批：宣，解表，泻下气，治风痰），辛以畅肺解风寒，甘以入脾理胸腹（眉批：气香），苦泄厥阴（眉批：肝）之热，寒散太阳（眉批：膀胱）之邪，性阴而降，功专下气，气下则火降而痰消（眉批：气有余便是火，火则生痰）。能除实热，治痰热哮喘，咳嗽呕逆。"[92]14

清·吴仪洛《本草从新》卷三："麻黄（眉批：轻，发汗）……痰哮气喘（眉批：哮证宜泻肺，然惟气实者、可暂用）。"[92]57-58

清·徐大椿《药性切用》卷一下："麻黄 辛温微苦，入足太阳，兼入手少阴、阳明，而为肺家专药。为发汗散邪、通关利窍，风寒表实者宜之。去节用，不可过剂；蜜炙，痰哮气喘，属邪实病痼者。根节，独能止汗。"[93]94

清·赵学敏《串雅内编》卷三："三奇顶 治小儿天哮神效。经霜天烛子、腊梅花各三钱，水蜒蚰一条，俱预收。水煎服，一剂即愈。"[94]95

清·徐大椿《伤寒约编》卷二："小青龙汤证 伤寒表不解，心下有水气，干呕，发热而咳，或渴，或利，或噎，或小便不利，少腹满，或喘者，小青龙汤主之。……小青龙汤治里寒，且小青龙治水之动而不居，亦与五苓散治水之留而不行者不同，兼治肤胀最捷。又主水寒射肺，冷哮证。"[95]812-813

清·顾世澄《疡医大全》卷七："痈疽肿疡门主方……一、冷风哮喘，紫苏、款冬花汤下。"[96]292-308

清·顾世澄《疡医大全》卷十七："食醋呛喉门主方 甘胆丸，治食醋呛喉哮嗽不止，诸药不效。"[96]668

清·吴仪洛《成方切用》卷三上："麻黄汤（仲景）治伤寒太阳证，邪气在表，发热头痛，身痛，腰痛，骨节痛，项背强，恶寒恶风，（但有一毫头痛恶寒，尚为在表。）无汗而喘，脉浮而紧……亦治哮证。（哮喘由风寒客于背俞，且肺内有胶固之痰，复感寒而作。此汤散寒利肺，然唯气实者可暂用。）"[97]126-127

清·吴仪洛《成方切用》卷九上："定喘汤 治肺虚感寒，气逆膈热而作哮喘。（膈有胶固之痰，外有非时之感，则令人哮喘。由寒束于表，阳气并于膈中，不得泄越，故膈热气逆，声粗为哮，外感之有余也，气促为喘，肺虚而不足也。）"[97]425

清·严洁等《得配本草》卷一："砒石（一名信石，一名人言。生者名砒黄，炼者名砒霜，尤烈。）……治痰癖，除寒哮。外用蚀败肉，杀诸虫。中其毒者，绿豆可解。"[98]21

清·严洁等《得配本草》卷五："芝麻（即胡麻，一名巨胜。秸、花、油）甘，平。入足三阴经血分。补精髓，润五脏，通经络，滑肌肤。……秸，淡，寒。点痣，（烧灰），去恶肉。配豆腐，治盐哮。"[98]149-150

清·严洁等《得配本草》卷七："巴豆（一名刚子），得火良。芫花为之使。畏大黄、藜芦、黄连、芦笋、酱豉、豆汁、冷水。恶蘘草、牵牛。辛，热，有毒。刚猛之性，走气溃坚。荡涤肠胃之积滞，驱除脏腑之阴霾，片刻间靡不奏效。得乳、没、黄、占，治积痢。得硼砂、杏仁、牙皂，水丸服，治痰哮。"[98]224

清·薛雪《扫叶庄医案》卷二："痰饮喘咳水气肿胀……冷哮气喘急数年，根深沉痼，发时以开太阳逐饮，平昔用肾气丸加沉香。"[99]44-46

清·薛雪《扫叶庄医案》卷二："痰饮喘咳水气肿胀……少年背冷夜喘，此为伏饮成哮，痰饮属阴邪，乘夜阳不用事窃发，以辛甘淡微通其阳。"[99]44

清·徐大椿《女科指要》卷三："咳嗽喘哮，选方，定喘汤　治孕妇哮喘，脉浮数者。麻黄钱半，蜜炙，黄芩钱半，半夏钱半，制，款冬五钱，去梗，杏仁二钱，去皮，桑皮钱半，苏子三钱，炒，甘草五分，白果三钱，去心，水煎，去渣温服。妊娠肺受风热，肺气不能分布，故生痰窒塞而哮喘不止焉。麻黄开发肺气以散邪，黄芩清降肺热以定喘；半夏燥湿化痰，杏仁降气化痰；款冬润气以散结，桑皮泻湿热以清金；苏子散郁降痰，白果清肺豁痰；甘草缓中泻火以和脾胃也。水煎温服，使风热两解，则痰化气平，而肺金清肃，安有哮喘窒塞之患，胎孕无不自安矣。"[100]178

清·徐大椿《女科指要》卷三："咳嗽喘哮，选方，千金麦门冬汤　治孕妇哮久伤阴，咳唾有血，脉濡浮数者。生地五钱，麻黄三分，蜜炙，麦冬三钱，去心，桔梗三分，桑皮钱半，半夏钱半，制，紫菀钱半，五味九粒，甘草五分，竹茹三钱，生姜二片，水煎，去渣温服。妊娠风热乘肺哮久，而营阴暗伤，咳唾有血，胎孕因之不安。麻黄开发肺气以散邪，生地滋阴壮水以定血；麦冬清心润肺，桔梗清咽利膈；桑皮泻湿热以肃金，半夏燥湿痰以开胃；紫菀温润肺金，五味收敛耗散；甘草缓中泻火，竹茹清胃解郁；生姜散豁痰涎，以除咳止唾也。水煎温服，使风热两除，则肺金清肃，而营血完固，何致咳唾有血，胎孕不安哉。"[100]178-179

清·徐大椿《女科指要》卷三："咳嗽喘哮，选方，越婢汤　治孕妇哮证，脉洪滑者。麻黄一钱，石膏五钱，甘草五分，大枣三枚，生姜三片，水煎，去渣温服。妊娠寒邪包热，肺气不得升降，故哮发如锯，急暴殊甚焉。麻黄开发肺气以散寒邪，石膏清降膈热以化火邪；甘草缓中泻火，姜枣调和营卫也。水煎温服，使肺寒外解，则膈热自化，而肺气肃清，何有哮发急暴之不瘳者，胎孕无不自安矣。"[100]178

清·胡珏参论《扁鹊心书》卷下："咳嗽病　此证方书名为哮喘，因天寒饮冷，或过食盐物，伤其肺气，故喉常如风吼声，若作劳则气喘而满。须灸天突穴五十壮，重者灸中脘穴五十壮，服五膈散，或研蚯蚓二条，醋调服立愈。（哮证遇冷则作，逢劳则甚，审治得当，愈亦不难，然少有除根者，先生此法甚妙，请尝试之。）"[101]66

清·赵学敏《本草纲目拾遗》卷六："南天竹……小儿天哮《三奇方》用经霜天烛子、腊梅花各三钱，水蜒蚰一条，俱预收，临用，水煎服，一剂即愈。"[102]166

清·赵学敏《本草纲目拾遗》卷八："腐（浆、沫、渣、皮、乳、锅巴、泔水、麻腐）……盐哮《救生苦海》：用豆腐浆点糖少许，日日早服一碗，不间断，过百日自愈。"[102]300

清·赵学敏《本草纲目拾遗》卷九："白松香　汪连仕云：即瓦上多年猫粪，色白，火煅用，治盐哮，蚰厥作痛，更理瘟疫、鼠疮，立刻见效。"[102]375

清·虚白主人《救生集》卷二："咳嗽门……哮喘方 凡天雨阴气触动即发，坐卧不得，饮食不进。……治哮病方 哮有虚实之分，热哮、盐哮、酒哮皆虚症也，寒哮实症也。寒哮遇冷风而发，热哮伤热伤暑而发，治各不同。"[103]95-97

清·叶天士《临证指南医案》卷四："哮……卜（十九），哮喘，当暴凉而发，诊脉左大右平。此新邪引动宿邪。议逐伏邪饮气。小青龙法。徐（四一），宿哮廿年沉痼之病。无奏效之药。起病由于惊忧受寒。大凡忧必伤肺。寒入背俞。内合肺系。宿邪阻气阻痰。病发喘不得卧。……邹（七岁），宿哮肺病。久则气泄汗出。脾胃阳微。痰饮留着，有食入泛呕之状。夏三月。热伤正气。宜常进四君子汤以益气。不必攻逐痰饮。（气虚）"[104]218-219

清·叶天士《临证指南医案》卷五："哮喘伏饮潘（三八），远客路途。风寒外受。热气内蒸。痰饮日聚于脏之外。络脉之中。凡遇风冷。或曝烈日。或劳碌形体。心事不宁。扰动络中宿饮。饮泛气逆。咳嗽。气塞喉底胸膈。不思食物。着枕呛吐稠痰。气降自愈。病名哮喘伏饮。治之得宜。除根不速。到老年岁。仍受其累耳。小青龙汤去细辛。"[104]289

清·尤怡《金匮翼》卷七："齁喘 齁喘者，积痰在肺，遇冷即发，喘鸣迫塞，但坐不得卧，外寒与内饮相搏，宜小青龙汤主之。若肺有积热，热为寒束者，宜越婢汤主之。……丹溪治齁喘之症，未发以扶正气为主，八味肾气，温肾行水之谓也。已发用攻邪气为主，越婢、青龙，泄肺蠲饮之谓也。"[105]256-257

清·魏之琇《续名医类案》卷十四："哮……圣济治一人，饮醋呛喉，喘哮不止，用粉甘草二两去皮，破开以猪胆六七枚取汁，浸三日，炙干为末蜜丸，清茶下三四十丸渐愈。……王宇泰治一人盐哮，用白面二钱，沙糖搜和，以糖饼灰汁捏作饼子，放在炉内煨干，铲出切作四块，以轻粉四钱另炒，掺在饼内食之，吐痰而愈。以上俱《大还》。龚子材治一人，哮喘十数年，发则上气喘促，咳嗽吐痰，自汗，四肢厥冷，六脉沉细。此气虚脾弱，与六君子加黄芪、五味、二冬、杏仁、姜、枣，煎服而愈。一人自幼患哮喘之症，每遇寒即发，发则喘急咳嗽，痰涎上涌，久不瘥，已成痼疾。与甘、桔、芩、连、瓜蒌、贝母、二冬清肺，合六味补肾为方，名清上补下丸，服一料全愈。……施沛然治阮二华室，患哮喘过用凉剂，痰上壅，面目浮黄而肿，每昏晕则形静若死，苏则齁䶎之声，闻于外庭，医者望而却走。诊其六脉沉滑而弱兼紧，病得之冬伤于寒。经云：形寒饮冷则伤肺。古人治此病，必用麻黄轻清辛散之剂。若投以寒凉，则邪气闭痼而不得泄，痰日胶结，上焦之气壅而不宣。乃用通关散涌其痰涎，凡三涌而痰气始清，喘息始定。"[106]423-425

清·魏之琇《续名医类案》卷三十："哮……陈三农治一小儿盐哮，遇阴雨即发，声如曳锯，以白砒一钱，入精猪肉四两内，以盐泥固齐，火煅出清烟，取出研细，入江西豆豉一两，捣和为丸如黍米大，白水下二三丸，忌油腻荤腥，一月而愈。"[106]060

清·魏之琇《柳州医话良方》："哮 醋哮，用粉甘草二两，去皮破开，以猪胆六七枚取汁，浸三日，炙干为末，蜜丸，清茶下三四十丸。"[107]883

清·薛雪《碎玉篇》卷下："咳嗽 寒郁化热，气闭咳嗽。麻黄、杏仁、紫菀、桔梗、橘红、甘草、苏梗、前胡。……受寒哮喘，痰阻气逆，不能着枕，与金匮法。桂枝、干姜、五味子、杏仁、茯苓、炙草、麻黄、白芍。"[108]73-76

清·薛雪《碎玉篇》卷下："咳嗽 寒郁化热，气闭咳嗽。麻黄、杏仁、紫菀、桔梗、橘红、甘草、苏梗、前胡。……饮泛哮喘。五味子、石膏、茯苓、炙甘草、白沙糖、干姜、杏仁。"[108]73-76

清·薛雪《碎玉篇》卷下："咳嗽 寒郁化热，气闭咳嗽。麻黄、杏仁、紫菀、桔梗、橘红、甘草、苏梗、前胡。……脉沉为饮，饮泛哮喘，不得偃息，此因热取凉，故举发不已。宿病难以除根，姑与暂安之计。越脾汤加元米。"[108]73-75

清·沈金鳌《杂病源流犀烛》卷一："咳嗽哮喘源流……哮之一症，古人专主痰，后人谓寒包热，治须表散（宜陈皮汤，冬加桂枝）。窃思之大都感于幼稚之时，客犯盐醋，渗透气脘，一遇风寒，便窒塞道路，气息急促，故多发于冬初，必须淡饮食，行气化痰为主（宜千金汤能治一切哮）。……而又有食哮（宜清金丹），有水哮（宜水哮方），有风痰哮（宜千缗导痰汤），有年久哮（宜皂荚丸、青皮散，若服青皮散愈后，宜用半夏八两，石膏四两，苏子二两，丸服）。皆当随症治之，无不可以断其根也（宜定喘汤）。……《纲目》曰：哮喘遇冬则发者有二症，一由内外皆寒，须用东垣参苏温肺汤，一由寒包热，须用越婢加半夏汤表散之。"[109]19-22

清·沈金鳌《幼科释谜》卷四："咳嗽哮喘　咳嗽哮喘，肺脏所招，为虚为实，有本有标，析而治之，理无或淆……哮喘相近，细核实遥。哮专主痰，与气相撩，或嗜咸醋，膈脘煎熬，口开呵吸，口闭呀嗷，呀呵二音，乃合成哮。"[110]84

清·何惠川《文堂集验方》卷一："咳嗽（附哮喘、痰症）……〔痰哮〕，苎麻根。（火烧存性，研细）用生豆腐蘸食三五钱，或以猪肉二三片，蘸食即效。〔盐哮〕，豆腐浆，每日早晚久服即效。如小儿，用芝麻秸瓦上炙焦存性，出火毒，研细，以生豆腐蘸食即效。"[111]25-28

清·何惠川《文堂集验方》卷一："咳嗽（附哮喘、痰症）【热嗽】有痰面赤，烦热午前更甚。起于夏季者多。……【风寒郁结哮喘气逆】麻黄（去节，二两），炙甘草（二两），御米壳（即罂粟壳，去蒂，炒黄，四两），俱为末，每用二钱，白汤调下，以好为度。"[111]25-28

清·叶天士《种福堂公选良方》卷一："续医案……哮喘久发，小溲频利，此肾虚气不收纳，痰饮从气而上。初病本属外邪，然数年混处，邪附脏腑之外廓，散逐焉得中病。宿哮不发时，用肾气丸三钱；喘哮坐不得卧，议用开太阳之里。……当未发之时，病机潜伏，只宜培土以运痰，土旺则肺气充，壮水纳气以益肾，子气充长，母气自强，此为子母相生之治，守之日久，发作自缓。"[112]8-32

清·俞震《古今医案按》卷五："喘……予忆丹溪有云：凡哮喘火盛者，白虎汤加黄连、枳实有功，正此证对腔法也。与十剂，外以清中丸同双玉丸夜服，调理而安。"[113]200

清·杨璿《伤寒瘟疫条辨》卷五："吴茱萸汤……苏陈九宝汤，治暴感风寒，脉浮无汗而喘，并老幼素有喘急，遇寒暄不节，发则连绵不已，咳嗽哮吼夜不能卧者。"[114]159

清·杨璿《伤寒瘟疫条辨》卷六："消剂类……胆星（九套者佳），味苦，性沉而平。降痰涎因火动如神，疗急惊有痰搐必用。总之有实痰实火壅闭上焦，而气喘烦躁，焦渴胀满者，非此不除。（古方金星散治大人小儿犯咸哮吼者，胆星一钱，紫苏叶一钱，甘草五分，水煎，调鸡内金末七分服。）"[114]219

清·罗国纲《罗氏会约医镜》卷九："脉论　喘脉宜浮迟，不宜急疾。右寸沉实而紧，为肺感寒邪。……以下治哮证：黄芩半夏汤，治寒包热而发为哮病，呼吸有声，日夜不安者。……定喘汤，治肺有风痰而哮者。……抑上补下方（新），治哮喘痰盛，两尺独大而软，为上盛下虚。用八味地黄丸一两，以桔梗三钱，枳壳二钱，甘草一钱，半夏钱半，煎汤送下；数服自安。若左尺脉弱，只用六味地黄丸。……积年哮喘，体实者，用萝卜子一合，研碎，水煎服，神效。"[115]208-213

清·罗国纲《罗氏会约医镜》卷九："平治汤（新）治痰火内郁，风寒外束，气急有声，坐卧不宁。枳壳钱半，桔梗二钱，防风、茯苓各钱半，瓜蒌仁去油，一钱，紫苏子，微炒研，八分，白者不效，甘草一钱，杏仁去皮尖七分，半夏钱半。"[115]213

清·罗国纲《罗氏会约医镜》卷十六："麻黄二五味苦辛温，入心、肺、膀胱、大肠四经……

咳嗽（风寒入肺）、痰哮、气喘。（哮喘宜泻肺气，服麻黄不出汗。）"[115]501

清·罗国纲《罗氏会约医镜》卷十七："白果三二（味甘苦，入肺经。）熟食温肺益气（色白属金，）定痰哮，敛喘嗽，缩小便，止带浊。"[115]599, 600

清·陈杰《回生集》卷上："治哮病方……哮有虚实之分：热哮、盐哮、酒哮，皆虚症也；寒哮，实症也。寒哮遇冷风而发，热哮伤热伤暑而发，治各不同法。"[116]41

清·陈杰《回生集》卷上："断根方　用海螵蛸火煅为末，大人五钱，小儿二钱，黑砂糖拌匀调服，一帖即除根。若不服上煎药，止可得半也。上煎药如热哮加元参三钱。冷哮加干姜一钱。盐哮加饴糖三钱。酒哮加柞木三钱。"[116]41-42

清·陈杰《回生集》卷上："治盐哮方　盐哮每朝清晨服豆腐浆愈。"[116]42

清·郑玉坛《彤园医书·小儿科》卷三："吼喘附法　喘以气息言，肺气膹郁，上促连属，不能以息是也；吼哮以声响言，声如拽锯，胀满暴喘是也。凡喉中如水鸡声者，为实吼；如鼾声者，为虚吼，分别症治于下。九宝汤，治吼哮初起，或久吼遇寒即发者。……千缗汤，治痰闭肺窍，吼喘不得卧者。……夺命散，治心经积火，刑肺灼脾，暴哮者。"[117]1018

清·姜天叙《风劳臌膈四大证治·杂病》："咳嗽……芦吸散治冷哮寒嗽，喘促痰清，但肺热禁用。"[118]105-108

清·青浦诸君子《寿世编》卷下："哮喘门……实哮汤（遇冷气风寒而发为实哮）百部、炙草各二钱，桔梗三钱，茯苓钱半，半夏、陈皮各一钱，水煎服，二剂愈。热哮加元参三钱；寒哮加干姜一钱；盐哮加饴糖三钱，酒哮加柞糖三钱。"[119]104-106

清·吴鞠通《吴鞠通医案》卷三："壬戌正月十三日　觉罗　六十二岁　酒客痰饮哮喘，脉弦紧数，急与小青龙去麻、辛，加枳实橘皮汤不应。右胁痛甚，此悬饮也，故与治支饮之小青龙不应，应与十枣汤，以十枣太峻，降用控涎丹。"[120]352

清·吴鞠通《吴鞠通医案》卷三："痰饮　癸亥二月二十二日，谢氏，二十五岁，痰饮哮喘，咳嗽声重，有汗，六脉弦细，有七月之孕，与小青龙去麻、辛主之。"[120]329

清·黄元御《素灵微蕴》卷三："齁喘解　赵彦威，病齁喘，秋冬病作……二十余岁，初秋晚食后偶因惊恐，遂成此病，自是不敢晚饭。"[121]1348-1349

清·陈修园《南雅堂医案》卷二："喘哮门……案10：深秋感受寒邪，气机被痰所阻，发为哮喘，气粗不能卧，宜从实证治。"[122]50

清·陈修园《南雅堂医案》卷二："喘哮门……案15：痰气素盛，外为风寒所搏，阳气并于膈中，不得泄越，是以气逆声粗，发为哮喘，宜表里兼施，以定喘汤主之。"[122]51

清·陈修园《南雅堂医案》卷二："喘哮门……案18：宿哮痰喘，遇劳频发，阳虚恶寒，姑用镇摄法。炮附子五分，炒白术三钱，白茯苓三钱，炒白芍三钱，细辛五分，五味子五分，生姜三片，水同煎。按：此即真武法加减，为痰饮喘促由少阴阳虚水泛证者深一层立法，与小青龙相为表里。"[122]52

日本·丹波元简《伤寒论辑义》卷二："辨太阳病脉证并治中……麻黄汤方……柯氏曰：予治冷风哮，与风寒湿三气成痹等证，用此辄效，非伤寒一证可拘也。"[123]41-48

清·齐秉慧《齐氏医案》卷三："哮吼齁喘论　夫齁喘何以哮吼名者，喉中有鸡声是也。主于痰，宜用吐法，虚者用紫金丹导之。此证遇天阴欲雨即作，坐卧不安，饮食不进，盖因肺窍中积有冷痰，一遇寒气从背心、鼻孔而入，则肺胀作声，是证有子母相传者，感之则苦至终身，每发如服紫金丹，不过七八次，觉吐出痰涎腥臭，是绝其根也。按之脉浮而滑者易治，微细者难疗……曾治刘天全，年三十二，患齁喘证，每发则饮食不进，坐卧不安，日夜为苦，至三四日痰尽乃平，天将雨，偶感风寒又作，至今十余年矣，诸药不应，请余诊治。按之六脉沉微，惟右寸肺脉大而滑甚。乃与紫金丹九粒，令将欲发以冷茶吞服，一次稍轻，七次而愈。继以六味、补中兼服而康。曾医长邑幕友朱荣光，年二十七，久患鼽喘唾痰，咯血遗精，恶寒喜热，三伏天犹披狐裘，不分春冬，调治七载无功，诸证集剧，饮食不入，不能床褥，日夜作苦，欲寻自尽，忿不欲生，促骑求治。诊之左关沉细而数，右尺沉细而芤。余遂以紫金丹治鼽喘，理脾涤饮送斩关丸温中逐痰，胡巴、故纸收纳肾气以保固元精，兼服补中汤加麦、味、茯神、远志、怀山、熟地摄血归经，继服八味地黄丸去附子加鹿茸壮水补血，三月而康。"[124]120-121

清·王孟英《鸡鸣录·哮喘第五》："热哮（俗名痰火，口渴苔黄，小溲短赤是）莱菔子二两，风化硝一两，共研，蜜丸芡子大，每一丸嚼化。……甘草一二钱煎汤，煮芦菔一二两，候熟下白糖霜，生石膏末各二钱，再滚数沸，连汤吃尽，永不再发，冷哮禁用。……冷哮，姜汁和蜜少许，煎温服，火证忌施。……治饮食化痰，胸膈迷闷，气逆咳呛及哮喘中痰诸证。醋哮（醋抢喉管，哮嗽不止，诸药无效者）生甘草二两作二段，刮去皮，以猪胆五枚取汁，浸三日取出，火上炙干为末，蜜丸绿豆大，临卧清茶下四五十丸。"[125]588

清·黄凯钧《友渔斋医话·上池涓滴》："扁鹊遇异人，饮以上池水，能见人之五脏。……肺为百脉所宗，气之源也。……受邪则病哮喘（风寒之邪，闭塞肺气），畏风身热，鼻流清涕（皆受邪，肺气不宣），或咳嗽，为痧，为疹，为温热，为肺痈；其末也，则为痒、瘰、疥疮（皆寒郁皮毛，肺气不宣以成诸症）。有宜温散，有宜辛凉，视症以用之。"[126]76-84

清·黄凯钧《友渔斋医话·证治指要》："哮喘 哮喘实因肺中有实邪。……华真人曰：哮喘似乎肺实，乃肺虚也。信然。故用补剂，多见其效；用清疏久而愈甚，亦可验矣。凡治肺病，能用补母收功，可谓万全，再不复作。其有肾虚喘而不哮者，宜贞元饮，用熟地、归身二味，其应如响。"[126]145

日本·浅田宗伯《先哲医话》卷下："高阶枳园……哮喘脉数属阴虚火动者，宜滋阴降火汤。若里邪实，大便不通，脉实者，宜承气汤。"[127]716

清·叶天士《叶天士曹仁伯何元长医案·叶天士医案》："（四）疟疾门（五十七方）……（案46）痰哮触外邪而发，坐不得卧，肾病为多，以风寒必客太阳，体弱内侵少阴矣。若夫暑湿热气触自口鼻，背部疡疖乃鼻窍应肺，是手太阴经受邪，辛凉气清之药可解。以肺欲辛，其象上悬，气味沉重则药力下走，而肺邪不解。然夏病入冬，气候迭更，热邪久而深入，气血日被损伤。"[128]44

清·叶天士《叶天士曹仁伯何元长医案·叶天士医案》："（七）痰饮、喘咳、水气、肿胀门……（案29）脉弦为饮，年高下虚，天冷真气少纳，气冲为咳。乃哮嗽之症，最难除根，天暖自安。"[128]74

清·叶天士《叶天士曹仁伯何元长医案·叶天士医案》："（七）痰饮、喘咳、水气、肿胀门……（案46）交深秋暴冷，哮喘并频嗽。虽有新凉外束致病，然色脉素昔遗患，乃肾虚气少藏纳，况曾有失血之症。议用固摄。"[128]79

清·叶天士《叶天士曹仁伯何元长医案·叶天士医案》："（七）痰饮、喘咳、水气、肿胀门……（案49）幼年哮喘，是寒热失和，食味不调，致饮邪聚络。凡有内外感触，必喘逆填噎，夜坐不得卧息，昼日稍可舒展，浊沫稀涎，必变浓痰，斯病势稍缓。今发于秋深冬初，其饮邪为阴邪乘，天气下降，地中一阳未生，人身藏阳未旺，所伏饮邪外凉相召而窃发矣。"[128]79-80

清·曹仁伯《叶天士曹仁伯何元长医案·曹仁伯医案》："（案64）肺为娇脏，不耐邪侵，一伤于悲哀，二伤于发散，从此相傅无权，清肃失职。木寡于畏，怒则为哮，毛窍常开，寒则亦发。当发之时，肺经本贮之痰、脾经所生之痰无不上归于窍，呀呷有声，卧难着枕，如是数数矣。现在不发之时，脉静而细弦。元阳不足，非补不可，非温亦不可。"[128]151

清·何元长《叶天士曹仁伯何元长医案·何元长医案》："喘哮门（十方），（案1）肺虚感寒，喘哮不卧。先宜表散。"[128]198

清·程杏轩《医述》卷十："哮　哲言：哮以声响言，喘以气息言。又喘促而喉中如水鸡声者谓之哮，气促而连续不能以息者谓之喘。（《医学正传》）哮即痰喘之久而常发者。因内有壅塞之气，外有非时之感，膈有胶固之痰，三者相合，闭拒气道，搏击有声，发为哮病。（《证治汇补》）哮与喘相类，但不似喘开口出气之多，而有呀呷之音。呷者口开，呀者口闭，开口闭口，尽有其声，呷呀二音，合成哮字，以痰结喉间，与气相击故也。（《证治准绳》）哮有夙根，遇寒则发，或遇劳而发者，亦名哮喘……若夫哮证，亦由初感外邪，失于表散，邪伏于里，留于肺俞，故频发频止，淹缠岁月，更有痰哮、咸哮、醋哮，过食生冷及幼稚天哮诸证，大概以温通肺脏，下摄肾真为主。久发中虚，又必补益中气。其辛散苦寒，豁痰破气，在所不用。……宿哮沉痼，起病由于寒入背俞，内合肺系，宿邪阻气阻痰……哮喘遇冷则发，其证有二：一者属中外皆寒，治宜参苏温肺汤；二者属寒包热，治宜越婢加半夏汤，或于未寒时先用承气汤下其热，至冬寒时，无热可包，自不发作。（《医学纲目》）别有哮证，似喘而非，呼吸有声，呀呷不已。良由痰火郁于内，风寒束其外，或因坐卧寒湿，或因酸咸过食，或因积火熏蒸，病根深久，难以卒除。避风寒，节厚味，禁用凉剂，恐风邪难解；禁用热剂，恐痰火易升。理气疏风，勿亡根本，为善治也。（《医宗必读》）……选案　文学顾明华，十年哮嗽，百药无功。诊其两寸，数而涩。余曰：涩者，痰火风寒，久久盘踞，根深蒂固矣。须补养月余，行吐下之法。半年之间，凡吐下十次，服补药百余剂，遂愈。更以补中益气汤，加鸡子、秋石为丸，服年许，不复发。"[129]648-649

清·周学霆《三指禅》卷二："哮症脉乱无妨论……又尝见老人患上气咳嗽，喘闷脉急不寐，困顿极矣，问其素有哮症，气无可治者，以二药治其哮，得愈者亦数人。瑶池古冰雪，为肺拟冷痰，斯言近之矣。"[130]72-73

清·周学霆《三指禅》卷二："痫症脉论　诸痫病发，卒倒搐搦，叫吼吐涎。……一方治小儿乳哮：姜虫伴糯米，浸与浮沫，去米焙干，研细末，米汤调服。"[130]71-72

清·吴金寿《三家医案合刻》卷二："痰哮有年。六味加：杏仁霜，川贝，橘红，蛤蚧。"[131]65

清·吴金寿《三家医案合刻》卷三："温胆汤……病之原，由食柿过多，得寒而起，于兹二十余年矣。要知柿为西方之木，其实禀秋金之气而成，其与肺金为同气相求。可知其邪入肺，发为气哮。久则肾水无本，虚而上泛为痰。胃为贮痰之器，所以降气汤、六君子由肺及胃，皆得小效。"[131]101

清·泄峰桂林主人《普济内外全书》卷四："痰结汤饮　古建香苏散 治风类两感，咳嗽喘急，此方顺气化痰圣剂。……治一切痰结痰喘，痰哮痰嗽，无不神效，兼治痰血。消梨汁、萝卜汁、白蜜汁、生姜汁、白茅汁各四两，入瓦罐内，火煎成膏，不拘时日，茶匙挑服，自愈。"[132]189-191

清·吴澄《不居集》上集卷十五："咸哮咳　因食咸物所伤，以致哮嗽不止。"[133]230

清·吴篪《临证医案笔记》卷四："喘促　亚相英煦斋，每早入朝，偶感风寒，及遭凉气，即咳嗽痰喘，气急声粗，呕恶食少，秋冬严寒，喘嗽尤甚。余曰：脉虚浮滑，此肺气虚乏，则腠理不密，易感风邪，以致痰涎壅盛，而为哮喘之羔。"[134]199

清·吴篪《临证医案笔记》卷四："喘促　曹定轩道长，脉浮滑数，此肺感风寒，阳明火盛，以寒包热，故声粗气急而为哮喘也。宜投五虎汤，凉而兼散，自愈。麻黄（一钱），茶叶（二钱），杏仁（三钱），石膏（五钱），甘草（五分）。加姜枣，水煎，温服。"[134]198

清·吴篪《临证医案笔记》卷四："喘促　杨氏，喘急胸胀，呕吐痰涎，不能躺卧，脉浮紧滑。系肺虚感寒，气逆膈热，故致哮喘也。宜投定喘汤，以散寒疏壅，清热降气。"[134]199-200

清·何书田《何书田医案·哮喘》："脉虚，感寒哮喘不卧，先宜表散。麻黄八分，半夏二钱，杏仁三钱，橘红一钱，桂枝五分，川朴八分，苏子三钱，干姜五分。"[135]98

清·喻嘉言《喻选古方试验》卷三："哮喘（有风寒 火郁 痰气 气虚 阴虚） 哮呷有声，卧睡不得。"[136]105-106

清·喻嘉言《喻选古方试验》卷四："小儿诸病……小儿盐哮，脂麻秸瓦内烧存性，出火毒，研末，以淡豆豉蘸食。（同上）"[136]176

清·林珮琴《类证治裁》卷二："哮症论治　哮者，气为痰阻，呼吸有声，喉若拽锯，甚则喘咳，不能卧息。症由痰热内郁，风寒外束，初失表散，邪留肺络。宿根积久，随感辄发，或贪凉露卧，专嗜甜咸，胶痰与阳气并于膈中，不得泄越，热壅气逆，故声粗为哮。须避风寒，节厚味，审其新久虚实而治之。大率新病多实，久病多虚；喉如鼾声者虚，如水鸡者实；遇风寒而发者为冷哮，为实；伤暑热而发者为热哮，为虚。其盐哮、酒哮、糖哮，皆虚哮也。……肾哮火急者，勿骤用苦寒，宜温劫之。……其遇厚味而发者，清金丹消其积食。伤咸冷饮食而发者，白面二钱，沙糖二钱，饴糖化汁捻作饼，炙熟，加轻粉四钱，食尽，吐出病根即愈。年幼体虚者，分三四次服，吐后，用异功散加细辛。脾胃阳微者，急养正，四君子汤。久发中虚者，急补中，益气汤。宿哮沉痼者，摄肾真，肾气丸加减。"[137]95-96

清·林珮琴《类证治裁》卷二："附方　〔冷哮〕温肺汤，见本卷咳嗽。……〔温肺〕，冷哮丸 麻，杏，辛，草，星，夏，川乌，川椒，白矾，牙皂，紫菀茸，款冬，神曲，糊丸。"[137]96

清·林珮琴《类证治裁》卷二："哮脉案……一小儿，冬春久哮，屡服治风痰之剂，不应。诊其脉，知其脾弱，不能化乳湿，用四君子汤加薏苡、山药、谷芽俱炒、制半夏。数服愈。……丹溪治哮专主痰，每用吐法，不用凉剂，谓寒包热也。今弱冠已抱宿根，长夏必发，呼吸短促，咳则汗泄，不能平卧，脉虚，左尺搏大，不任探吐，乃劳力所伤。暂与平气疏痰，俟哮咳定，当收摄真元。……巫妇。梅夏宿哮屡发，痰多喘咳，显系湿痰郁热为寒邪所遏。暂用加减麻黄汤温散。"[137]97

清·林珮琴《类证治裁》卷二："喘脉案……某，肾不纳气则喘息上奔，脾不输精则痰气凝滞。今痰哮不利，呼吸颇促，病本在脾肾，而肺胃其标也。由冬延春，脉候若断若续，忽神烦不寐，语謇舌灰，虚中夹温，治先清降。杏仁、栝蒌、象贝、茯神、潞参，菖蒲汁冲服。一剂嗽定得寐，舌苔稍退，进粳米粥，喘息乃粗，脉见虚促，急用纳气归原，冀根蒂渐固。高丽参、五味、牛膝炭、远志、茯神、杞子、莲子、牡蛎粉，六服。间用七味地黄丸而安。"[137]102-104

清·杨时泰《本草述钩元》卷十七："银杏　花於二月……方书用银杏治喘。盖治喘之哮者。是证缘胸中之痰。随气上升。粘结于喉咙。以及会厌悬雍。致气出入不得快利。与痰引逆相击而作声。是痰得之食味咸酸太过。因积成热。"[138]434

清·叶天士《景岳全书发挥》卷二："实喘证治……喘有夙根，遇寒即发，或遇劳发者，亦名哮喘。未发时，以扶正为主；即发时，以攻邪为主。（此即痰火证，因胃中有积痰，肺中伏火一遇风寒触动，其痰火发越而为喘，宜豁痰清火，少兼发表。愈后以六味丸加降火纳气之药，或健脾加豁痰清火为要。"[139]116-117

清·鲍相璈《验方新编》卷十八："哮喘痰厥　哮喘方：每早空心吃苡仁粥一碗，神效。又，无论远年近日，冷热哮病，于三伏日将生老姜切片，日晒夜露四十九日足，雨天不算，晒露足后，将姜片研细末，瓷瓶收贮听用。……又，痰哮方：川楝子一两，枳壳五钱，制香附一两，生牡蛎七钱，生地栗一两，青盐三钱，共研末，水泛为丸，每早吞服三钱。"[140]155

清·方略《尚友堂医案·论痰饮忌脉》："先慈盛孺人，夙患痰哮，平素畏服煎药，发则气喘痰鸣，呼吸耸肩，水浆不入，手足如废，百苦俱备，七日方苏。……治虚寒痰哮丸药：黄芪酒炒，党参米炒，白术土炒，结茯苓，法半夏，西砂仁，广陈皮，益智仁，绵杜仲，破故纸，炒胡巴，熟附片，肉桂去皮，淮山药，红川椒。其研末，红枣煨姜，煎汤和丸。"[141]57

清·邵杏泉《邵氏方案》卷之礼："四、痰哮……（案 14）胎前痰哮，似属子悬。今产后匝月又发，殊恐不能断根。"[142]24-27

清·王孟英《王氏医案》卷一："朱氏妇，产后恶露不行，而宿哮顿发，专是科者不能下手。孟英以丹参、桃仁、贝母、茯苓、滑石、花粉、桂枝、通草、蛤壳、苡仁、紫菀、山楂、丝瓜子、茺蔚子、旋覆、琥珀出入为方，三日而愈。"[143]260

清·王孟英《王氏医案》卷一："孙午泉进士患哮，痰多气逆，不能著枕。服温散滋纳药皆不效。孟英与北沙参、桂枝、茯苓、贝母、花粉、杏仁、冬瓜仁、丝瓜络、枇杷叶、旋覆、海石、蛤壳等药，覆杯即卧，数日而痊。眉批：此是热痰伏于肺络，故用药如此。"[143]264-265

清·王孟英《王氏医案续编》卷一："鲍继仲患哮，每发于冬，医作虚寒治更剧。孟英诊之：脉滑苔厚，溺赤，痰浓。与知母、花粉、冬瓜子、杏、贝、茯苓、滑石、栀子、石斛而安。孙渭川令侄亦患此，气逆欲死。孟英视之：口渴头汗，二便不行。径与生石膏、橘、贝、桂、苓、知母、花粉、杏、菀、海蛇等药而愈。"[144]301

清·王孟英《王氏医案绎注》卷一："夏令某登厕……朱氏妇产后恶露不行。而宿哮顿发。专是科者不能下手。……（因恶露停而发宿哮。是由血病及气。）"[145]8

清·吴亦鼎《神灸经纶》卷三："中身证略　中身者，外而胸胁腹背腰脐，内而五脏六腑，一有所病，统属于中……喘哮、嗳气。喘有虚实，实者，邪气实也，虚者，正气虚也。实喘者，气长而有余，脉来滑数有力；虚喘者，气短而不续，脉来微弱无神。此脉证之不同，虚实之有明辨也。哮者，喉中声响如水鸡声，凡遇天气欲作雨时便发，甚至坐卧不得，饮食不通，此肺窍中积有冷痰，乘天阴寒气从背自鼻而入，则肺胀作声，或盐水伤肺，气喘不休，有延至终身不愈者，亦有子母相传者，必须量虚实而治之。"[146]125-135

清·徐锦《心太平轩医案·喘》："唐廉访……延诊　案云：咳出于肺，喘出于肾，金水两亏之体，加以痰哮风恶，病发气急，不能偃卧，近更频发，服葶苈泻肺等汤，屡不应效，肌肉化痰，命门骨节疼，肾水日亏，肺金日燥。考昔贤成法，不越脾肺肾三经并治，病发泻肺以治其标，平时金水同源，以治其本，无希速效，久服不辍，自可见功。"[147]42

清·王孟英《潜斋简效方》："痰哮，浸湿海带四两煎汤，调饴糖服。淡豆腐浆每晨饮之。兼治黄疸。漂淡陈海蛇煎汤，生芦菔捣汁和服。兼治诸痰证。"[148]479

清·王孟英《温热经纬》卷五："方论……葶苈大枣泻肺汤，葶苈（熬令黄色，捣丸如鸡子大），大枣（十二枚），水三升，煮枣取二升，去枣内葶苈，煮取一升，顿服……余治虚弱人患实痰哮喘者，用葶苈炒黄，煎汤去渣，以汤煮大枣食之，亦变峻剂为缓剂之一法也。"[149]112

清·王孟英《古今医案按选》卷三："喘　孙文垣治凌绛泉，年已古稀，原有痰火之疾……凡哮喘火盛者，白虎加黄连有功。正此证对腔法也。"[150]769

清·黄朝坊《金匮启钥·幼科》卷二："咳嗽论……更有哮喘一病，乳幼恒多，寻其病源，亦不外乎风寒之闭。大法苏沉九宝丹，但宜生脉大安丸，后进千缗汤。"[151]1225

清·吴芹《吴古年医案·哮喘》："痰阻肺气，宿哮时发，脉濡小，近数近滑。虚人患此，不能除根。杜苏子一钱，北杏仁三钱，旋覆花一钱五分，海石二钱，川贝二钱，茯苓三钱，银杏子肉二十粒，生米仁六钱，冬桑叶三钱，生蛤壳四钱，广橘红一钱，紫菀一钱。"[152]146-147

清·吴师机《理瀹骈文·存济堂药局修合施送方并加药法》："金仙膏……治外感风寒暑湿，头疼发热……内伤饮食……胸膈饱满。……痰喘、痰哮（呼吸急促为喘，喉中有声为哮。哮喘气壮胸满者，为实症。膏贴胸背，文中有凤仙擦背方甚妙，可仿其法用药。……哮多寒包热，

宜带表散，文中有麻黄白果方，可炒熨。)"[153]281-283

清·吴师机《理瀹骈文·存济堂药局修合施送方并加药法》："温肺膏……亦治冷哮、(遇冷而发)、冷瘘(肺有虚寒而瘘者)等症。"[153]296

清·李铎《医案偶存》："东坑傅姓妇，年五旬余，论哮证之发，原因冷痰阻塞肺窍所致，故遇寒即发者居多。盖寒与寒感，痰因感而潮上也，此番加以食冷物糍果，犹滞其痰，肺窍愈闭愈塞，呼吸乱矣，脉亦乱，而哮自加甚。是以旬日来不能安枕，困顿不堪，时际严寒，虽拥衾靠火，难御其寒，非重用麻、杏、细辛猛烈之性不能开其窍而祛其寒，佐以半夏、厚朴、苏子而降气行痰，再加麦芽、神曲消食导滞，引以姜汁利窍除痰，连服四剂，必有效也。"[154]300

清·陈鄂《一见知医》卷三："喘哮　短气，呼吸不能接续，无痰声，不抬肩撷肚，非喘也，乃元气虚乏，治当补气，不可泻肺，真元饮甚佳：熟地、当归、炙草，加人参、鹿茸更妙。……简易方：痰哮咳嗽，苎麻根烧存性，为末，三钱，醮豆腐食。如未愈，可以肥肉二三片醮食甚效。"[155]662-663

清·陈鄂《一见知医》卷五上："哮喘　哮者，喉如拽锯，若水鸡声。喘者，气促连属不能以息。哮为实，喘为虚。……哮喘因宿食，痰涎壅盛，喘息有声，先用山楂、神曲、麦芽煎服，次服千缗汤：法夏二钱，皂角五分，生姜一钱，炙草二钱。以上皆素无痰喘暴发者用。"[155]728

清·陈鄂《一见知医》卷五上："哮喘　哮者，喉如拽锯，若水鸡声。喘者，气促连属不能以息。哮为实，喘为虚。……哮喘热者，口燥咽干，大小便不利，葶苈丸(见咳嗽门)。"[155]728

清·唐宗海《医学见能》卷二："喘齁　[总诀]喘齁二证本多痰，亦有虚时属肾关。开口便言中气弱，那知化气水须捐。气紧喘促，鼻塞声音不利者，风寒闭肺窍也。宜苏子降气汤……齁䶎有声，喉中漉漉不利者，痰气为寒阻也。宜破痰射干丸……歌曰：喘齁痰响总因寒，方用姜辛夏射干。百部陈皮冬味合，贝苓皂郁枳同攒……喘齁气逆，噫咳痰塞溺黄者，肺胃之火逆也。宜清热降逆汤……喘齁痰塞溺兼黄，地芍知膏花粉详。草杏枳苓旋复赭，硼砂加入射干良。"[156]55-56

清·徐养恬《徐养恬方案》卷中："(八)咳嗽……(案18)喘哮不得卧，背恶寒。宜用温通开降肺俞法。"[157]103

清·王乐亭《王乐亭指要》卷三："哮喘……吴左，久哮时发时止，甚则带血脘痛且呕。不特肺有伏邪，且伤及胃矣。先理新感，续商搜逐。……陈左，久哮，纳减气逆，肩臂作痛，六脉细弱。肺家虽有伏寒，然体虚已甚，燥烈温散之药，未便擅投。拟与气血兼培，以救其本。"[158]269-270

清·沈菊人《沈菊人医案》卷下："(四十一)咽痛……(案4)李。下虚上实，积饮，哮喘咳嗽，痰咯白沫，脉迟。寒饮蓄积所致。法当宗生生子。"[159]123

清·沈菊人《沈菊人医案》卷下："(四十二)哮喘……(案2)谢。风痰哮喘，痰鸣气舞，似痫非痫，休息七年。上下交病，当治其中。"[159]126

清·梁廉夫《不知医必要》卷一："哮喘症列方……六君贝母丸(兼补)，治哮喘既发后补方。如虚弱之人，无论已发未发，均宜照服。"[160]14

清·赵晴初《存存斋医话稿》卷二："观治冷哮。用白芥子末涂肺俞、膏肓、百劳等穴。涂后麻瞀疼痛。"[161]23

清·赵濂《医门补要》卷下："医案……一童过食咸成哮者，(或过食甜，亦成哮。)以缓劫法。……一人体虚，劳动而哮作，脉细弱，以宣肺扶土方。即平。"[162]85-87

清·赵濂《医门补要》附载："闻声　新病小病，声不变，久病大病，声乃变。……坐而

气促者，哮喘痰火，久病危。"[162]127-128

清·钱艺等《慎五堂治验录》卷十二："丸方……所以哮喘时发，背寒夜甚，证固是虚。而名医如费、马辈多投参、芪、六君、二陈、六安、三子、旋赭之培补化痰镇降者，不奏肤功。谅由未能求其本而治之也。本者何？肾脏之真水火也。真火以煦和，真水以润濡。道家所谓丹田，乃纳气之原苗也。治法不固其下，无以清上，前哲良规。所以投肾气丸必效焉。"[163]287

清·陈其瑞《本草撮要》卷六："硫磺　味酸。入足太阴少阴厥阴经。……得半夏治久年哮喘。"[164]80

清·陈其瑞《本草撮要》卷八："鸡　味甘温。入手足太阴阳明经。……治年深哮喘风痰。"[164]84

清·徐玉台《医学举要》卷一："六经合论……麻黄汤，治头痛发热，身疼腰痛，骨节疼痛，恶寒无汗而喘之症，乃太阳发汗之峻剂。……凡遇冷风哮喘等症，邪郁肺经而无涉于下焦真元者，麻黄汤又为要剂。……哮喘之证，兼寒则桂枝朴杏，兼热则麻杏甘膏。"[165]1-16

清·张秉成《本草便读·草部》："麻黄　走太阳寒水之经，功先入肺，为发汗轻疏之剂。……痰哮久痼。……故一切咳嗽宿哮等疾，凡属肺中有风寒痰饮者，皆可用之，不必拘拘乎麻黄之但能出汗也。足太阳主一身之表，故入之。"[166]18-19

清·张秉成《本草便读·草部》："风茄花　服食入麻，可止创伤疼痛。……能宣痹着寒哮。"[166]51

清·心禅《一得集》卷中："郑姓子哮吼症治验，宁人郑姓子。甫七岁。患哮吼症。脉形俱实。结喉两旁。青筋突起如笔管。喉中作牛马声。此系果饵杂进。痰浊壅塞。始用苏子降气汤加减。服六七剂。不效。余思病重药轻。遂以苏梗八钱。易本方之苏子。余药分量加重。连服三剂。青筋隐而不露。脉亦和软。鸣声不作矣。凡治病。虽用药不误。而分量不足。药不及病。往往不效。"[167]17

清·汪廷元《广陵医案》："方赞武兄暑月病哮，从淮来扬就医，喉中痰喘，汗出不辍，夜不能上床而卧，医莫能疗。切其脉，右寸浮滑，尺中带洪。因思哮之为病，发时固宜散邪。今气从下逆上，行动则喘甚。盖病久则子母俱虚，肾气不能收摄，亦上冲于肺，是虚为本，而痰为标耳。用人参、熟地黄、北五味、橘红、阿胶、半夏、茯苓，治之不半月而平。"[168]14

清·周学海《读医随笔》卷三："论喘（附哮）……然哮亦有二，皆风寒与痰饮相结，但互有轻重耳！凡不分四时，受寒即发，发即气闭迫塞欲死，滴水不入，彻夜无眠者，此上焦之风寒重于痰饮者也，数日即愈，复如常人矣。凡春暖即愈，秋凉即发，发即呼吸短促，昼夜相等，饮食减少或如常者，此中焦痰饮，因天寒肺气不舒而激发者也。若不新感风寒，其病势未至逼急欲死也。治之之法，上焦之治，从小青龙；中焦之治，从平胃散。"[169]113-117

清·罗越峰《疑难急症简方》卷三："痰饮喘哮……哮喘丁氏，每早吃米仁粥一碗。咸哮冷哮，每早食豆腐浆，愈。年深哮喘《本草》，鸡子数枚敲损，浸尿缸中三四日，煮食，姜汁竹油汤送，能去风痰。小儿咸哮喘嗽《名医》，乌贼骨末，白糖和服，愈。小儿咸哮喘（又），甜瓜蒂（七枚，研细），冷水调，澄清服，即痰涎喘定，次日再服，三度病除。"[170]159-160

清·王泰林《退思集类方歌注·麻黄汤类》："麻黄汤　治太阳病风寒在表，头项强痛，身疼腰痛，骨节疼痛，发热恶寒，恶风无汗，胸满而喘，其脉浮紧或浮数者，宜此发汗。若脉浮弱，汗自出，或尺脉微迟者，俱不可服。若风、寒、湿三气成痹，及冷风哮嗽，最效也。"[171]1

清·王泰林《退思集类方歌注·麻黄汤类》："麻黄加术汤　治湿家身烦疼。麻黄汤原方加白术四两。……冷风哮嗽还堪济。（冷风哮证，由风寒客于背俞，屡止屡作，用此散寒利肺最效。病哮喘，虽服麻黄而不作汗也。）《金匮》麻黄加术汤，湿家身体烦疼谊。（湿外盛者，阳必内郁，故烦疼也。）寒湿在表汗之宜，麻术相须功益济。"[171]1-2

清·王泰林《退思集类方歌注·麻黄汤类》："〔附〕定喘汤（张时彻《摄生众妙方》）治肺虚感寒，气逆膈热而作哮喘。……凡病哮喘，多由寒束于表，阳气并于膈中，不得泄越，故膈间必有痰热胶固，斯气逆声粗而喘作矣。"[171]11

清·丁授堂《丁授堂先生医案》卷一："六十、虚哮 诊脉尺细，右寸口滑而且大，症属上实下虚。下虚者乃少阴肾水不足，上实者是太阴痰火有余。缘虚体坎离不媾，频有遗泄，漏卮不已，下焦肾阴亏虚，龙雷相火无以涵养，焰蒸不潜，上克肺金，与肺中素蕴痰浊互相炼灼，肺金不肃，降令失权，遂令咳呛，吐咯稠痰，痰趋气逆为喘。此哮吼之虚证也，与虚损病咳一途，似是而实非也。调剂之法，宜滋下清上，更须洗剔肺脏胶痰浊沫，虚实兼顾，俯仰同调，庶几可冀奏功。拟用喻氏清燥救肺汤，复景岳先生海蛤方。"[172]29

清·张秉成《成方便读》卷二："定喘汤 定喘汤疗哮病方，款芩白果杏麻黄，苏桑夏草生姜引，寒束金家肺受殃。……治肺虚感寒，气逆膈热，而成哮喘等证。夫肺为娇脏，畏热畏寒，其间毫发不容。其性亦以下行为顺，上行为逆。若为风寒外束。则肺气壅闭。失其下行之令，久则郁热内生，于是肺中之津液，郁而为痰，哮嗽等疾，所由来也。"[173]33

清·柳宝诒《柳选四家医案·评选环溪草堂医案》："咳喘门……喘哮气急。原由寒入肺俞。痰凝胃络而起。久发不已。肺虚必及于肾。胃虚必累于脾。脾为生痰之源。肺为贮痰之器。痰恋不化。气机阻滞。一触风寒。喘即举发。……再诊，喘哮频发。脉形细数。身常恶寒。下焦阴虚。中焦痰盛。上焦肺弱。肺弱故畏寒。阴虚故脉数。喘之频发。痰之盛也。有所感触。病遂发焉。"[174]167-172

清·曹沧洲《曹沧洲医案·咳嗽门》："左升太过右降不及……幼 童哮，近日咳甚，痰中稍带红色，脉数。内热。宜清润肺胃。"[175]174

清·马培之《孟河马培之医案论精要·内科医案及医论》："杂病 哮证 [病例一] 陈左，阴虚肺热，脾有湿痰，又触外寒，引动宿哮，寒热、咳嗽、气喘，当清疏肃肺化痰。青蒿，川贝母，法半夏，橘红，枳壳，茯苓，杏仁，瓜蒌，桑叶，前胡，生姜，枇杷叶。"[176]23

清·马培之《孟河马培之医案论精要·内科医案及医论》："杂病 哮证 [病例二] 俞左，哮喘多年，卧则气升痰上，胸膺闷塞，小溲有时不禁，肺为气之主，肾为气之根，母病及子，气少归窟。痰之标在脾，痰之本在肾，肾气不收，湿痰随之上泛，拟扶脾化饮，兼纳肾气。潞党参，焦白术，款冬花，细辛，炙甘草，橘红，法半夏，茯苓，大白芍，干姜（炒黑），五味子，红枣。"[176]23-24

清·戴天章《重订广温热论》卷一："八、温热夹症疗法 温热，伏邪也。凡言夹者，伏邪夹实、夹虚，二邪夹发者也。如夹痰水、食郁、蓄血等邪属实者，则以夹邪为先……八夹哮喘。哮喘乃肺家所时有，本有寒痰、热痰二症。一受温热，则无非痰火。由其湿热之气，从其类而入肺，发其哮喘。"[177]63

清·凌晓五《凌临灵方·噎膈》："吴左（八月） 痰气交阻，病成噎膈，脉右弦滑，治宜降气豁痰，即老夫自吃风哮之方加川郁金、全栝蒌。"[178]86

清·孙采邻《竹亭医案》卷一："（案7）……又，十二月十五日诊：风痰上壅，喘哮声急，脉象沉细，气逆不能卧，议用代赭旋覆法。旋覆花三钱（生绢包），熟半夏二钱，代赭石三钱（煅），杏仁三钱，海浮石三钱，海蛤粉三钱，前胡一钱半，橘红一钱。加煨姜八分、白萝卜汁半酒杯冲。服后喘定哮平，脉亦渐起，进粥安妥，再剂而痊。"[179]15-16

清·叶天士《叶天士先生方案真本》："江，通州四十四岁，痰饮哮喘，遇寒劳怒即发，小青龙汤去麻黄。"[180]700-701

清·叶天士《叶天士先生方案真本》："王（杭州廿一岁）据述遗精频至，哮喘病发必甚，此肾虚失纳不固，真气散越冲急，少年形瘦，难用温药，当导引入任脉阴海以固之。"[180]709

清·也是山人《也是山人医案·哮》："杨五六　久病痰哮，深秋复发，急宜温通。……凌六一，阳衰痰哮，气喘背寒，拟温通法。"[181]208

清·龚自璋《家用良方》卷六："各种补遗……凡哮有虚实之分，热哮、盐哮、酒哮，皆虚症也。寒哮，遇冷风而发；热哮，伤热伤暑而发，治不同。……虚：麦冬（三钱），桔梗（三钱），甘草（二钱）……实哮：百部（二钱），甘草（二钱），桔梗（三钱），半夏、陈皮、茯苓（各一钱）……又断根方：用海螵蛸火煅为末。……上煎药，如热哮加元参三钱。冷加干姜一钱。盐哮加饴糖三钱。酒哮加柞木三钱。……盐冷哮方　每早清晨，服豆腐浆，愈。冷哮：茯苓（一两），干姜（一两），南星（七钱），石膏（七钱），杏仁（五钱）。"[182]444-445

清·陈修园《医学从众录》卷二："痰饮……海浮石滑石散，治小儿天哮，一切风湿燥热，咳嗽痰喘，并治大人等症。"[183]655-658

清·何书田《医学妙谛》卷上："哮病章　此症初感外邪，失于表散，邪伏于里，留于肺，时发时止，淹缠岁月。更有痰哮、咸哮、醋哮，过食生冷及幼稚之童天哮诸症。喉中为甚水鸡声，哮症原来痰病侵。若得吐痰并发散，远离厚味药方灵。定喘之汤可参用，化痰为主治须明。"[184]436

清·柯琴《伤寒附翼》卷上："太阳方总论……麻黄汤……予治冷风哮与风寒湿三气成痹等证，用此辄效，非伤寒一证可拘也。"[185]551-552

清·郑元良《郑氏家传女科万金方·产后门》："产后问答……问：妇人素有哮喘之疾，遇产而发者何？答曰：大宁肺汤主之。"[186]148-153

清·朱时进《一见能医》卷一："闻声　肝呼应角，心言应徵，脾歌应宫，肺哭应商，肾呻应羽，五脏五声以和五音。……气促喉声，痰火哮喘。"[187]23-24

清·王九峰《王九峰医案》副篇卷一："（七）哮喘……（案3）幼年哮喘，秋冬举发，发则不能安枕，痰豁乃平，脉弦兼滑。风痰郁肺，已历多年，极难脱体。……（案4）脉滑而数，郁热郁痰，清肃不行，大哮痰喘，似宜清燥救肺。但久病肺虚，苦寒虽效，不宜常服，恐伤生发之气……（案5）肺为娇脏，清空之所，内配胸中，为五脏六腑之华盖。六叶两耳，二十四节。按二十四气，主百脉之气、至娇之脏，不耐邪侵，犯之毫毛，必咳寅辰。寒客肺腧，宜服小青龙、小建中，化邪外达。邪郁肺络，变生哮喘，发则声如曳锯，不能安卧。……（案7）哮喘数载，不耐风寒，发则俯仰，坐卧不宁，痰豁咳出乃平，肺有郁邪。饮食不为肌肤，化为痰涎。先治其上。小青龙汤。咳出于肺，喘出于肾。咳则喘息不休，肾不纳肺不降，不能平卧，已延两月。肺肾俱病，极难奏效。"[188]73-77

清·王九峰《王九峰医案》卷上："脉滑而数，肺蕴风痰郁热，清肃不行，哮喘痰鸣，舌燥唇干溲混，巅疼食减，宜先清燥救肺。"[189]19

清·王九峰《王九峰医案》卷上："阴阳两伤，脾肾双亏，以致风伏肺经，哮喘屡发，不扶其土，无以生金，不固其下，无以清上，治宜固肾扶土，清上实下辅之。"[189]20

清·曹仁伯《曹仁伯医案·哮喘》："钱：荡口　咳嗽哮喘，正在窃发之际，脘腹胀满，皮肤浮肿，四肢逆冷，脉息细小，舌苔白腻。元阳不足，肺本虚寒，外不耐风邪，内不耐浊气，交相为患也。恐其塞厥而败。……程：臬桥　形寒饮冷则伤肺，所贮之痰，因此而动，动则呀呷有声，卧难着枕，哮喘作焉，愈发愈勤，甚至生痰之源，源源而来，已昭肾气下虚，不独肺病而已。现在右脉滑大，标病为急，宜先治之。……金：嘉兴　痰饮内留，最为咳嗽之蒂；老痰内伏，又为哮喘之根。哮喘多年，时发时愈，今岁更勤，即咳嗽之症，亦无全愈之日。痰饮老痰，一在于肺，一在于脾，脾肺两经，比之往时则弱，弱则痰饮老痰之窃踞者，毫无向化之期。培养脾肺，最为此症要药，然独治其本，而未及其标，现在属标病者，痰饮也。咳嗽见于老痰哮喘之余，正须着眼治之，以使苟安，未识是否？……朱：吴江　愈发愈勤之哮，肺经病也，肾气虚矣。然究其两经所病，未有不因乎脾衰，衰则所进饮食，生痰生饮，内可以动肾气，外可以招肺风。欲断此哮，必须崇土。况现在咳嗽独甚寅时前后，食积生痰，更宜崇土者乎。……韩：南壕　肺为娇脏，不耐邪侵，若有热伏于中者，则毛窍常开，风邪易感，感则哮喘发焉。……杨：安徽　哮喘时发，发则胸闷咳逆，卧难着枕，病之常也。惟所出之痰，或带红色，口中之味，亦作气秽，肩背痠痛，脉形小数。肺胃两经，必有伏热在里，蒸开毛窍，容易招风，最为累事。现在哮止二日，吐出之痰，粘而且黄，尚从咳出，不能不以清法。……杨：关上　肺俞伏痰，招风则发哮喘，呀呷有声，卧难着枕，甚至寒热分争。近来平善之事，呼吸短气，痰声不利，脉象弦滑。肺胃两经都被痰所贮也，权以导涤法。"[190]108-110

清·卧云山人《剑慧草堂医案》卷上："哮喘，痰火内蒙，肺气膹郁，哮嗽气促，脉沉小弦。法当降肺气，以清痰火。"[191]15

清·卧云山人《剑慧草堂医案》卷上："痰饮，（案1）脾肺气虚，痰饮偏胜。……三诊，中阳不足，湿邪挟饮为患，哮嗽气促，脉沉弦。以《金匮》方。"[191]16-17

清·张聿青《张聿青医案》卷五："咳嗽……张（左）哮喘多年，肺伤吐血，渐至咳嗽痰多，痰色黄稠，兼带青绿，有时腹满，运化迟钝。脉形濡细，左部带涩。肺胃并亏，而湿滞中州。且作缓兵之计。"[192]166

清《孤鹤医案·哮喘》："（案8）肺主金，恶燥，金弱则肾亦虚。表属肺，虚则易感，咳呛多痰，感邪发作，近乎哮喘。此症难于脱根，邪由俞穴而入，其痰有窠，非药力所能达也。素体不足，脉见虚弦。肺肾兼治。"[193]74

清·顾文垣《顾氏医案·喘门》："（案5）本有喘哮，更受严寒，痰如锯声，其势危急。小青龙汤。"[194]83

清·袁焯《丛桂草堂医案》卷一："周珊甫君夫人。年逾五旬。素患肺病。咳嗽哮喘。痰声如拽锯。呼吸几不能通。予视其体胖神强。两手脉滑有神。盖富裕之家。奉养太过。肥甘油腻。蕴酿成痰。"[195]8

清·陈莲舫《陈莲舫先生医案》卷上："秋燥……顾，左，九。会厌为吸门，系七冲之一。痰热内阻，呼吸不利，哮声如锯。脉见弦数。拟宣肺窍而化痰热。"[196]47

清·陈莲舫《陈莲舫先生医案》卷上："哮嗽　痰体本虚，感受寒邪，肺叶积饮发胀，哮嗽始重，痰如曳锯，咽喉窒塞。日后须防失血，治以开降。……左。内有痰饮，外感风寒，哮嗽有根，发而较重，胸次痹闷，气逆喉鸣，脉见细弦。治以和降。"[196]58

清·徐渡渔《徐渡渔先生医案·杂症》："哮喘久年，痰泛作咳，咳剧辄喘，卧不着枕，作于子丑二时，哮乃肺病，久则虚涉于肾。肺主出气，肾主纳气，虽然感风辄发，发则气根不立，须自保下真。现在平善保肺摄肾，以固气根，庶可御外邪之侵。"[197]399

清·顾司马，顾祖同《横山北墅医案》："顾恕堂　陈某，哮发三载，每于隆冬而发。上焦积饮泛溢，极难除根。小青龙汤。复诊：哮发三载，虽缓，积饮未除。苏子，旋复，橘红，款冬，白果，杏仁，半夏，前胡，海石，竹茹。"[198]339-340

清·郑树珏《七松岩集·常见病证辨治》："喘证　或问：喘本气逆而不顺。有易愈者；有终身不愈而无恙者；有喘即死者。其故何也？……如肺经素有寒痰，久伏于肺管之内，或因风寒感触而发，或因劳碌辛苦而发，或因饮食生冷之物而发。发则喉间有声，坐卧不安，抬肩撷肚，如此二三日，痰降则喘势方定。不论男妇小儿，犯此病甚多，俗谓之冷哮、盐哮，此谓哮喘，脉多沉而不起，或沉滑而急，此为久远本病，须顺气为主，佐疏解消痰之药治之。"[199]95-96

　　清·太医《医方配本·痰喘咳嗽门》:"紫金丹　凡天气欲雨即发齁喘,坐卧不得,饮食不进,此肺腔积有冷痰,乘天阴寒气从口鼻而入,则肺胀作声也。此病有苦至终身者,有母子相传者,每病发时服药七八次,始觉痰气腥臭,吐出色白,是绝其根也。生白砒一钱,研,枯矾三钱,研,淡豆豉一两,出江西者佳。先将豆豉浸去皮,蒸研如泥,和砒矾合匀,为丸绿豆大。俟病发时用冷茶送七丸。甚者九丸,以不喘为愈。不可多加丸数为药。小儿服一二丸即可。"[200]58-59

　　清·太医《医方配本·暑湿燥火门》:"秘制清宁丸　盖闻天地之气则随阴阳寒暑之令,人之禀赋亦从生克制化之源。内合五脏,外应五行,则有周流循环不已之数,即人之五脏六腑。使阴阳之气各有升降之理、上下交泰,人身清宁矣。此丸清气宁神,专治男妇老幼、三焦积热、五脏伏火、风热上攻、头目疼痛、咽喉哑痛、痰火吼喘、口燥舌干、脏腑积滞、二便不利、鼻口生疮、牙痛耳聋、嘈杂恶心、红白痢疾、鼻血溺血、肠红下血、热嗽痰实、宿酒停滞、胸膈不开、风瘫蛊胀,一切诸症,并皆治之。每服二钱随证调引。……痰涎哮喘,陈皮半夏茯苓甘草汤下。"[200]40

　　清·费绳甫《孟河费氏医案·费绳甫先生医案》:"二一、咳哮喘……常州瞿梅阁,咳嗽哮喘,举发无常;甚则喉际痰声辘辘,寝食俱废。诊脉沉细而弦。风寒挟痰饮阻肺,清肃之令不能下行。方用薄橘红一钱、云茯苓二钱、制半夏钱半、苏子三钱、紫菀一钱、杏仁三钱、苡仁三钱、当归二钱、煨姜二片、大枣两枚,服六十剂而霍然。"[201]99

　　民国·何廉臣《全国名医验案类编》卷一:"风哮案(儿科),病者　朱姓儿,年九岁,住朱家湾。病名　风哮。原因　素有奶哮,由风伤肺而发。证候　初起恶寒发热,面赤唇红,继则痰涎上壅,喉中齁齁如水鸡声,或如拽锯,鼻扇口干,二便不利。诊断　脉右浮滑搏数,左浮弦,舌苔黄白相兼。脉证合参,此由于痰火内郁,风寒外束。《内经》所谓'肺病者,喘咳逆气,身热不得卧,上为喘呼'是也。"[202]72-73

　　民国·何廉臣《增订通俗伤寒论》第三编:"伤寒夹证……如痰结喉间,咳而上气,或呷或呀,喉中作水鸡声者,此寒痰包热阻塞喉管也,名曰'痰哮'。……并治饮食化痰、胸膈迷闷、气逆咳嗽及哮喘中痰诸证。"[203]333-334

　　民国·何廉臣《增订通俗伤寒论》第三编:"伤寒夹证……夹哮伤寒……外感风寒,内发哮喘,但有夹痰饮寒哮、痰火热哮之异。寒哮较多于热哮,寒包热哮则尤多。……素有痰饮寒哮,猝受风寒大发者,一起即头痛身热,恶寒无汗,喘咳稀痰,喉中作水鸡声,日夜俯几而坐,不得着枕,胸膈痞满,舌苔白滑,中后满布而厚。素有痰火热哮,猝被风寒外束者,一起即头疼发热,畏风恶寒,喘咳浓痰,喉中有痰吼声,日夜坐不得卧,面浮睛突,胸前痞塞,舌苔黄滑,中后满布厚腻。……左弦紧,右弦滑者,风寒夹冷哮痰喘也;左浮弦,右滑数者,风寒夹热哮痰火也。……冷哮痰喘,先用射干麻黄汤,以发表散寒为主,送下冷哮丸……除寒哮以定喘;俟表邪去而哮喘平,即用六君子汤,扶正气以涤饮,外用冷哮涂法以除根。……热哮痰喘,先用白果定喘汤,以宣气豁痰为主,口噙清金丹,除热哮以平喘;若表邪去而喘未平,继用导痰汤加旋覆、海石、苏子、白前,肃肺气以除痰;终用加减玉竹饮子以保肺。总之哮喘一症,寒包火为最多,遇寒即发,饮冷亦发……或由初感寒邪,失于表散,邪伏于里,留于肺俞,此即冷哮痰喘。若因遇冷即发,顽痰结聚者,宜用小青龙汤,送下立除冷哮散……总之感症夹哮,纯寒症固多,寒包热者亦不少,久必实中夹虚,总必色脉合参,随证辨其寒热虚实。"[203]357-361

　　民国·张宗祥《本草简要方》卷六:"皂荚……哮吼门……痰哮。浸湿海带四两。煎汤调饴糖服。……冷哮。扁式老南瓜一个。挖盖去子,入大麦糖二斤,候冬至蒸一个时辰为度,每晨取二调羹滚水冲服。……小儿天哮,咳嗽,痰喘。海浮石、飞滑石、甜杏仁、薄荷各净末四钱。每服二钱，用百部煎汤下。……积年哮喘，体实者。用萝卜子一合。研，碎。水煎服，神效。……年深哮喘。鸡子。略敲损，浸尿缸中三四日。煮食，能去风痰。……积年哮喘体实者。用萝卜子一合。研碎。水煎服，效。年深哮喘。鸡子。略敲损，浸尿缸中三四日，煮食。……予治冷风哮与风寒湿三气合成痹等证，用麻黄汤辄效，非伤寒证可拘也。……遇厚味而发者，用清金丹；遇风寒而发者，用苏子饮；哮而上气喘急，夜不能卧，用阿胶、马兜铃、甘草、半夏、杏仁、人参、桑白皮煎汤服；寒热夹杂之哮，先用麻黄、杏仁、苏子、前胡以豁其痰，再用降气之品，或用越婢加半夏汤治之；胸有停水而哮，酌用十枣汤以行其水；风痰骤升而哮，酌用千缗导痰汤以疏其痰。……清金丹，治食积痰壅，哮喘咳嗽，遇厚味即发者。……苏子饮（自制）治素有哮证，遇风寒则发。……千缗导痰汤，治风痰哮。……姜汁背心，治寒痰壅塞经络，不时发哮。……温热而夹哮喘，热邪引动其哮，惟清热涤痰，频频服之，方可望愈。小儿痰哮……小儿盐哮……哮吼……夫哮吼以声响名。"[204]120-170

民国·张骧孙《临诊医案》："（案2）浦大兄，吴淞南门外，不计日。患久哮喘，数年有余，时发时止，肺胃感寒而发咳嗽，痰多气逆，脉形浮滑，舌滑带腻。此系肺胃受寒即发，拟泄风清肺主治。"[205]2

民国·张骧孙《临诊医案》："（案35）钱老荣，二月十四日。望见城中失火受惊，奔走大劳伤气，哮喘。"[205]20

民国·张骧孙《临诊医案》："（案44）杨姓，常州府无锡县，沙船任合利老大。受感冒风，寒邪入肺，非近时感受所得，因冒雨当风所致，平日积受肺胃两经，每遇西北风高土燥，哮喘气逆难舒，中州迷闷，咳呛黏痰，六脉迟涩，舌苔满布白腻，此系邪传肺胃，哮喘气逆上，坐卧难安，下虚上实。暂拟镇肺疏风为主，三拗汤合旋覆代赭苏子降气汤，泻肺之法主治之。"[205]25-26

民国·张骧孙《临诊医案》："（案74）南仓桥陈焕祥之子。哺年一岁，感受寒客于肺胃，哮喘咳呛，气逆不舒，痰黏不得探吐，风邪内伏未清，脉滑，舌腻。此系寒邪内伏未清，宜泄风定喘降气，候政。"[205]38

民国·张骧孙《临诊医案》："（案75）金印梅先生，住察院场，汪泰兴，二月二十五日，即春分前一日。恙久半月余，湿痰蒙闭，内伏中州，脾阳失运，痰阻脾胃二经，咳嗽痰黏，哮喘气逆不舒，脉形浮滑，舌带白腻。此湿困脾阳未化，拟泄风化痰，利湿降气。"[205]38

民国·张骧孙《临诊医案》："（案88）王姓。年逾五旬，素患哮喘，气逆上冲，伏邪感寒，身热未解，脉形弦滑，舌色白腻，痰阻中州，胸脘满闷，挟食停滞，气不纳运。此系肺脾两经受而所发，拟疏肌化痰定喘，清金通里法。"[205]45

民国·秦子文《玲珑医鉴》卷中："喘证诊治　经云：诸病喘满，皆属于热。盖寒则息微而气缓，热则息粗而气急，由此观之，喘证属热无疑矣。……更有哮证与喘相似，呀呷不已，喘息有音，此表寒束其内热致成斯疾，加味甘桔汤主之，止咳散亦佳。古今治喘哮证方论甚繁，大意总不出此。"[206]125-126

中华中医药学会肺系病专业委员会《支气管哮喘中医证候诊断标准（2016版）》："哮喘的证候分类有基础证和临床常见证。基础证10种，即外寒证、痰饮证、痰浊证、痰热证、肺气虚证、脾气虚证、肾气虚证、肺阳虚证、肾阳虚证、血瘀证。基础证可单独呈现，也常以复合形式出现，基于基础证的认识对于常见证候的辨识具有重要意义。临床常见证包括实证类（外寒内饮证、痰浊阻肺证、风痰阻肺证、痰热壅肺证）、虚证类（肺气虚证、肺脾气虚证、肺肾气虚证、肺肾阳虚证、阳气暴脱证）、兼证类（血瘀证）等3类10证。专家问卷结果显示，外寒内饮证、痰浊阻肺证归属于'冷哮'；风痰阻肺证归属于'风哮'；痰热壅肺证归属于'热哮'；肺气虚证、肺脾气虚证、肺肾气虚证、肺肾阳虚证归属于'虚哮'；阳气暴脱证归属于'喘脱'

危症；血瘀证归属于'瘀哮'。……外寒内饮证主症：喘促，咳嗽，胸闷，气短，咽痒，痰白，痰清稀，流清涕，舌质淡红，舌苔白。……风痰阻肺证主症：喘促，气急，胸闷，气短，遇刺激气味则喘，咳嗽，鼻痒，流清涕，咽痒。……痰热壅肺证主症：喘促，气急，气短，胸闷，咳嗽，痰黄，痰黏稠，舌质红、舌苔黄、舌苔腻，脉数，脉滑。……阳气暴脱证主症：喘促，气急，张口抬肩，不得平卧，脉微，脉细，脉数。"[207]1978-1980

张伯礼，吴勉华《中医内科学》第四章："哮病……哮病的发生为痰伏于肺。……每因外感、饮食、情志、劳倦等诱因引动而触发，致痰阻气道，肺气上逆，气道挛急所致。1.外邪侵袭 气候变化为哮病发作的主要诱因。……2.饮食不当 或过食生冷，寒饮内停；或嗜食酸咸甘肥，积痰蒸热；或禀赋异常者，进食海膻发物，以致脾失健运，痰浊内生，上干于肺，壅塞气道而发。……3.情志刺激……4.体虚病后 体质虚弱，易发哮病。……若病后体弱，如幼年患麻疹、顿咳，或反复感冒、咳嗽日久等，以致肺气亏虚，气不化津痰饮内生；或病后阴虚火旺，热蒸液聚，痰热胶固而致哮。……辨证论治，（一）发作期，1.寒哮 临床表现：呼吸急促，喉中哮鸣有声，胸膈满闷如塞；咳不甚，痰稀薄色白，咳吐不爽，面色晦滞带青，口不渴或渴喜热饮，天冷或受寒易发，形寒畏冷；初起多兼恶寒、发热、头痛等表证；舌苔白滑，脉弦紧或浮紧。……2.热哮 临床表现：气粗息涌，咳呛阵作，喉中哮鸣，胸高胁胀，烦闷不安；汗出口渴喜饮，面赤口苦，咳痰色黄或色白，黏浊稠厚，咳吐不利，不恶寒；舌质红，苔黄腻；脉滑数或弦滑。……（二）缓解期，1.肺虚证……2.脾虚证……3.肾虚证。"[208]53-56

中华中医药学会《中医临床诊疗指南释义·呼吸病分册》："哮病……哮病总属邪实正虚之证，辨证原则需辨清虚实，临证应注意邪正缓急、虚实主次，并区别寒热的相兼、转化等情况而加以处理。……发作期……冷哮证 证候：喉中哮鸣有声，胸膈满闷，咳痰色白，面色晦滞，或有恶寒，发热，身痛，舌质淡，苔白滑，脉浮紧。……热哮证 证候：喉中哮鸣如吼，气粗息涌，胸膈烦闷，呛咳阵作，痰黄黏稠，面红，伴有发热，心烦口渴，舌质红，苔黄腻，脉滑数。……风哮证……病机：风邪夹寒、热、暑湿或秽浊之气侵犯肺卫，肺气上逆。……虚哮证……缓解期……肺脾两虚证……肺肾气虚证。"[209]14-20

中医药学名词审定委员会《中医药学名词》："哮病发作期……冷哮……热哮 内积痰热，熏灼肺胃，引动宿痰，以气促胸高，喉中哮鸣，张口抬肩，不能平卧，痰色黄而胶黏浓稠，呛咳不利，发热，头痛，有汗，胸闷，烦躁不安，面赤，口渴喜饮，大便秘结，舌红，苔黄腻或滑，脉滑数为常见症的哮病证候。……寒包热哮……风哮……痰哮……风痰哮……哮病不发作期又称为"虚哮"。……脾肺气虚证……肺肾气虚证。"[210]32-33

王珍珍等《崔文成教授治疗小儿食哮经验》："2 治疗方法 导师遵循《金匮要略·脏腑经络先后病脉证并治篇》：'诸病在脏欲攻之，当随其所得而攻之'的方法，主张治疗小儿食哮要'攻其所得'，即消除食哮诱因，同时兼顾疏导壅塞之气，消除胶固之痰，应用平胃、化饮、畅气共同达到平喘定哮的目的，提出平胃消食、益肺化饮、平喘定哮的治疗方法，常用平胃化饮方：半夏10g，苍术10g，厚朴3g，陈皮5g，苏子10g，焦六曲10g，炒莱菔子10g，生姜3g，细辛3g，虎杖15g，蒲公英15g，连翘10g，五味子6g，麦冬10g，甘草3g。"[211]8

方芳等《陈四文主任医师内外合治小儿食哮经验》："3 治疗方法 3.1 挑刺四缝六 四锋穴最早出自明·董宿《奇效良方·奇穴篇》：'四缝四穴，在手四内中节是穴，用三棱针出血，治小儿猢狲劳等证。'四缝穴位于手指第2～5指掌面近侧指间关节横纹的中央，一手四穴，共八穴，属经外奇穴。四缝穴具有健脾和胃，消食导滞，化痰祛湿，调和脏腑，通畅百脉的作用。3.2 内服消积止哮方 消积止哮方为陈老师经验方，由蜜麻黄、苦杏仁、焦山楂、炒莱菔子、炒葶苈子、紫苏子、桔梗、枳壳、瓜蒌、射干、地龙、前胡、桑白皮、川芎、甘草组成。"[212]24

第二节　源流考释

历代医家在长期的临床实践中，积累了丰富的哮病辨证经验。根据历代医籍文献的记载，本节分为四诊、辨证分型、证候鉴别诊断三部分，其中四诊分为望诊、闻诊、问诊、切诊四类，辨证分型分为冷哮、热哮、寒包热哮、风哮、痰哮、食哮、虚哮、其他证型等，证候鉴别诊断主要围绕哮病证型的虚实、寒热、脉象等方面加以阐述。以年代为序对各部分进行考释，详述其源流演变过程。

一、四　　诊

1. 望诊

望诊，是指医师有目的地通过视觉观察人体全身和局部的一切可见征象及排出物等方面，了解健康或疾病状态。望诊诊断哮病的相关记载始见于战国至秦汉时期的《黄帝内经》。如《黄帝内经素问·通评虚实论》："喘鸣肩息者，脉实大也，缓则生，急则死。"[1]47 此处载述的症状"肩息"，是哮病发作时通过望诊获得的抬肩以助呼吸之状。西晋·王叔和《脉经》沿用了《黄帝内经》中的"肩息"，如《脉经》卷九"喘鸣而肩息"[2]379。同时，西晋尚记载有通过望诊所获得的"涎出多唾""唾粘"等哮病相关症状。如皇甫谧《针灸甲乙经》卷九："咳逆上气，涎出多唾，呼吸喘悸，坐卧不安，或中主之。"[4]1554-1563 葛洪《肘后备急方》卷三："呷呀息气……唾粘。"[3]64-70 文中"涎出多唾""唾粘"等症状，是医家通过观察患者口中涎、唾等分泌物情况，作为辨治哮病的依据之一。

望小儿指纹的相关记载最早见于宋代，如南宋·刘昉《幼幼新书》卷二："三关锦纹第十二……脉见或青或紫，或红或淡、或黑有纹如锦一直者，是奶伤脾及热惊发。左右手指皆有者是惊与积齐发，有三条：或散是肺生风痰，或躬鲐鸣者。"[11]24-29 元代文献有关哮病望诊的记载有元·曾世荣《活幼口议》卷二十："天南星丸　治小儿痰多，哮呷喘急，咳嗽，天南星丸方。"[15]162 王国瑞《扁鹊神应针灸玉龙经·一百二十穴玉龙歌》："哮喘痰嗽　哮喘咳嗽痰饮多。"[16]145 上述记载均通过望"痰多""痰饮多"等症状进行辨证。

明代有关哮病望诊的记载较前代日益丰富。一方面继承了前人对哮病望诊的认识，另一方面在前人的基础上进行了创新。与前人认识一致的有"痰多""痰唾凝结""喉中痰盛""哮喘吐痰""咳嗽吐痰"等症状的记载。如明·朱橚《普济方》卷三百八十七："咳嗽咽喉作呀呷声（附论）小儿嗽而呀呷作声者，由胸膈痰多。"[19]830 朱橚《普济方》卷一百八十四："痰唾凝结，气道迫促，喘息有声，声如鸡也。"[19]2365 孙一奎《赤水玄珠》卷二十六："哮喘辨……夫哮以声响名，喉中痰盛。"[28]963 万表《万氏济世良方》卷二："痰……法制化痰丸，治男妇虚火咳嗽、哮喘吐痰。"[34]88, 361 龚廷贤《寿世保元》卷三："一人，哮吼十数年，发则上气喘促，咳嗽吐痰。"[35]143-146 此外，明代文献还记载了"摇身滚肚""涎在咽喉间""头汗""抬其肩，擦其项""咳嗽痰涎""抬肩擦肚""面目青白""体羸""唾血淡黄有沫""面肿""鼻流清涕""嗽则口鼻出血""吊吐鼻血""抬肩擦项，不得仰卧，面赤""暴发赤眼，翳脉遮睛"等通过望诊所获得的哮病相关症状。

记载"摇身滚肚""涎在咽喉间""头汗"者，如明·朱橚《普济方》卷一百六十三："哮呴（附论）夫哮嗽者，一名躬鲐。涎在咽喉间，令人喘嗽不宁，甚者摇身滚肚，上气喘急，头汗身冷，或时发作。"[19]1900

　　记载"抬其肩，撷其项""咳嗽痰涎，抬肩撷肚""抬肩撷项，不得仰卧，面赤"者，如明·孙一奎《赤水玄珠》卷二十六："哮喘辨　孙仲子泰来曰：哮之于喘，极须分别。……夫哮以声响名……抬其肩，撷其项。"[28]963 孙志宏《简明医彀》卷四："哮吼……宁肺丸，哮吼喘急，咳嗽痰涎，抬肩撷肚，不能睡卧，风冷尤甚。"[44]216 孙一奎《医旨绪余》卷上："哮……是以气高而哮，抬肩撷项，不得仰卧，面赤头痛。"[52]49-50

　　记载"面目青白""体羸""唾血淡黄有沫""暴发赤眼，翳脉遮睛"者，如明·肖京《轩岐救正论》卷五："肺脾阳虚哮喘嗽血　甲申春，舍亲钟玄珠，素患哮喘，面目青白，体羸恶寒，……唾血淡黄有沫。余察其六脉浮滑缓弱。"[48]112 倪朱谟《本草汇言》卷二："凡冷气哮喘（汤济庵稿），痰饮无时……或暴发赤眼，翳脉遮睛诸证，皆脾肺二脏之气，寒郁不和之故也。"[38]109

　　记载"面肿""鼻流清涕""嗽则口鼻出血""吊吐鼻血"者，如明·秦昌遇《幼科医验》卷下："（案2）一儿，疹后天哮，又兼腹实发泻，面肿少食。……（案4）一儿，感冒风邪，肺气不清……至七八日复感风邪，遂鼻流清涕不已。……（案5）一儿，天哮，嗽月余矣。遇嗽则口鼻出血，因吊动痰火，火泛血上也。……（案7）一儿天哮，甚则吊吐鼻血。"[51]84-87

　　清代文献有关哮病望诊内容的相关记载较为全面，包括对人体全身和局部症状、舌象、小便的观察。其中沿用前人相关认识的有"咳嗽吐痰""痰涎上涌""坐卧不宁""鼻流清涕""痰多"等。如清·魏之琇《续名医类案》卷十四："哮……龚子材治一人，哮喘十数年，发则上气喘促，咳嗽吐痰，自汗，四肢厥冷，六脉沉细。……一人自幼患哮喘之症，每遇寒即发，发则喘急咳嗽，痰涎上涌，久不瘥，已成痼疾。"[106]423-425 黄凯钧《友渔斋医话·上池涓滴》："扁鹊遇异人，饮以上池水，能见人之五脏。……畏风身热，鼻流清涕（皆受邪，肺气不宣）。"[126]76-84 王孟英《王氏医案》卷一："孙午泉进士患哮，痰多气逆，不能著枕。服温散滋纳药皆不效。"[143]264-265 罗国纲《罗氏会约医镜》卷九："平治汤（新）治痰火内郁，风寒外束，气急有声，坐卧不宁。枳壳钱半，桔梗二钱，防风、茯苓各钱半，瓜蒌仁去油，一钱，紫苏子，微炒研，八分，白者不效，甘草一钱，杏仁去皮尖七分，半夏钱半。"[115]213 林珮琴《类证治裁》卷二："哮脉案……巫妇，梅夏宿哮屡发，痰多喘咳，显系湿痰郁热为寒邪所遏。暂用加减麻黄汤温散。"[137]97 张聿青《张聿青医案》卷五："咳嗽……张（左）哮喘多年，肺伤吐血，渐至咳嗽痰多，痰色黄稠，兼带青绿，有时腹满，运化迟钝。"[192]166

　　此外，清代文献还记载了"短息倚肩，不能仰卧，伛偻伏坐""口张不闭""抬肩撷肚坐卧不宁""发即僵卧不得""张口抬肩""张口环目""汗出""有食入泛呕之状""喘促痰清""溺赤""痰浓""痰咯白沫""结喉两旁，青筋突起如笔管""痰中稍带红色""坐卧不宁""舌燥唇干溲混""皮肤浮肿""惟所出之痰，或带红色""痰多，痰色黄稠，兼带青绿""体胖神强""吐血""痰泛""面赤"等通过望诊所获得的哮病相关症状。另，清代医家通过望诊详述了哮病的舌象为"苔厚"等。

　　记载"短息倚肩，不能仰卧，伛偻伏坐""口张不闭""抬肩撷肚，坐卧不宁""发即僵卧不得""张口抬肩""张口环目"者，如清·秦之桢编《症因脉治》卷二："哮病　【哮病之症】短息倚肩，不能仰卧，伛偻伏坐，每发六七日，轻则三四日，或一月，或半月，起居失慎，则旧病复发，此哮病之症也。"[75]145 李用粹《旧德堂医案·咳嗽变成喘哮》："秦商张玉环，感寒咳嗽，变成哮喘，口张不闭，语言不续，呀呷有声，外闻邻里。"[67]30 刘默《证治百问》卷二："喘　问曰：喘本气逆不顺所致，何有易愈，有终身不愈而无恙，有一喘而即死者，何也？……肺经素受寒痰作喘脉症，寒痰久伏于肺窍，或因风寒触发，或因劳苦触发，或因形寒饮冷而触发，发则喘声如沸，抬肩撷肚坐卧不宁，三日内稍去痰涎，其势方定，犯此症者甚多，即俗谓冷哮盐哮者是也。"[60]191 程云来《圣济总录纂要》卷七："咳嗽门，呷嗽 论曰：呷嗽者，而胸中多痰……射干丸 治久呷嗽，喉中常作声，发即偃卧不得。"[64]604 冯兆张《冯氏锦囊秘录·杂症大小合参》卷十二："论喘（儿科）喘急者，气为火所郁，而积痰在肺胃也……因痰哮大喘者，必发秋冬暴冷，张口抬肩。如非前症，继诸病后，非子令母虚，即脾肺两困，多从本治。"[68]337-338 冯兆张《冯氏锦囊秘录·杂症大小合参》卷十二："方脉哮症合参 哮者……张口环目，其气逆奔而上，出多入少者，法宜峻补，纳气归源，切勿从标，致成不救。"[68]349 其他如方略《尚友堂医案·论痰饮忌脉》[141]57 等亦有相关记载。

记载"喘促痰清""溺赤""痰浓""痰咯白沫""痰中稍带红色""惟所出之痰，或带红色""痰多，痰色黄稠，兼带青绿""吐血""痰泛"者，如清·张璐《张氏医通》卷十三："咳嗽门……芦吸散，治冷哮寒嗽，喘促痰清，但肺热者禁用。"[71]356 姜天叙《风劳臌膈四大证治·杂病》："咳嗽……芦吸散治冷哮寒嗽，喘促痰清，但肺热禁用。"[118]105-108 王孟英《王氏医案续编》卷一："鲍继仲患哮……脉滑苔厚，溺赤，痰浓。"[144]301 沈菊人《沈菊人医案》卷下："（四十一）咽痛……（案4）李。下虚上实，积饮，哮喘咳嗽，痰咯白沫，脉迟。寒饮蓄积所致。法当宗生生子。"[159]123 曹沧洲《曹沧洲医案·咳嗽门》："左升太过右降不及……幼童哮，近日咳甚，痰中稍带红色，脉数。内热。宜清润肺胃。"[175]174 曹仁伯《曹仁伯医案·哮喘》："杨：安徽 哮喘时发，发则胸闷咳逆，卧难着枕，病之常也。惟所出之痰，或带红色，口中之味，亦作气秽，肩背疲痛，脉形小数。"[190]108-110 张聿青《张聿青医案》卷五："咳嗽……张（左）哮喘多年，肺伤吐血，渐至咳嗽痰多，痰色黄稠，兼带青绿，有时腹满，运化迟钝。"[192]166 徐渡渔《徐渡渔先生医案·杂症》："哮喘久年，痰泛作咳。"[197]399

记载"汗出""有食入泛呕之状""结喉两旁，青筋突起如笔管""坐卧不宁""舌燥唇干溲混""皮肤浮肿""体胖神强""面赤"者，如清·叶天士《临证指南医案》卷四：哮"邹（七岁） 宿哮肺病。久则气泄汗出。脾胃阳微。痰饮留着。有食入泛呕之状。夏三月。热伤正气。宜常进四君子汤以益气。不必攻逐痰饮。"[104]218-219 心禅《一得集》卷中："郑姓子哮吼症治验，宁人郑姓子，甫七岁，患哮吼症。脉形俱实，结喉两旁，青筋突起如笔管，喉中作牛马声。"[167]17 王九峰《王九峰医案》副篇卷一："（七）哮喘……（案7）哮喘数载，不耐风寒，发则俯仰，坐卧不宁，痰豁咳出乃平，肺有郁邪。"[188]73-77 王九峰《王九峰医案》卷上："脉滑而数，肺蕴风痰郁热，清肃不行，哮喘痰鸣，舌燥唇干溲混，巅疼食减，宜先清燥救肺。"[189]19 曹仁伯《曹仁伯医案·哮喘》："钱：荡口 咳嗽哮喘，正在窃发之际，脘腹胀满，皮肤浮肿，四肢逆冷，脉息细小，舌苔白腻。"[190]108-110 袁焯《丛桂草堂医案》卷一："周珊甫君夫人。年逾五旬。素患肺病。咳嗽哮喘。痰声如拽锯。呼吸几不能通。予视其体胖神强。两手脉滑有神。"[195]8 何惠川《文堂集验方》卷一："咳嗽（附哮喘、痰症）【热嗽】有痰面赤，烦热午前更甚。起于夏季者多。……【风寒郁结哮喘气逆】麻黄（去节，二两），炙甘草（二两），御米壳（即罂粟壳，去蒂，炒黄，四两），俱为末，每用二钱，白汤调下，以好为度。"[111]25-28 其他如林开燧《林氏活人录汇编》卷五[91]136-137、罗国纲《罗氏会约医镜》卷九[115]208-213、郑树珪《七松岩集·常见病证辨治》[199]95-96、太医《医方配本·痰喘咳嗽门》[200]58-59 等亦有相关记载。

记载舌象"苔厚"者，如清·王孟英《王氏医案续编》卷一："鲍继仲患哮……脉滑苔厚，溺赤，痰浓。"[144]301

民国时期文献有关哮病望诊的记载，与前人论述一致的有"痰多""黏痰""坐卧难安"等症状。此外尚有"稀痰""面浮睛突""舌苔白滑，中后满布而厚""舌苔黄滑，中后满布厚腻""面赤唇红""舌苔黄白相兼""舌滑带腻""舌苔满布白腻"等记载，丰富了哮病望诊的内容。如民国·何廉臣《增订通俗伤寒论》第三编："伤寒夹证……素有痰饮寒哮，猝受风寒大发者……喘咳稀痰，喉中作水鸡声。……舌苔白滑，中后满布而厚。素有痰火热哮，猝被风寒外束者……面浮睛突，胸前痞塞，舌苔黄滑，中后满布厚腻。"[203]357-361 何廉臣《全国名医验案类编》卷一："风哮案（儿科）……初起恶寒发热，面赤唇红……舌苔黄白相兼。"[202]72-73 张骧孙《临诊医案》："（案2）浦大兄，吴淞南门外，不计日。患久哮喘，数年有余，时发时止，肺胃感寒而发咳嗽，痰多气逆，脉形浮滑，舌滑带腻。"[205]2 张骧孙《临诊医案》："（案44）杨姓，常州府无锡县，沙船任合利老大。……咳呛黏痰，六脉迟涩，舌苔满布白腻，此系邪传肺胃，哮喘气逆上，坐卧难安，下虚上实。"[205]25-26

2. 闻诊

闻诊是通过对患者发出的声音和病体、病室发出的各种气味的诊察来推断疾病的诊法。听声音包括听辨患者的语声、语言、呼吸、咳嗽、呕吐、呃逆、嗳气、太息、喷嚏、呵欠、肠鸣等各种声响。嗅气味包括嗅病体发出的异常气味、体内的排出物及病室的气味。

与哮病闻诊相关的症状记载最早见于《黄帝内经》，书中载述本病的典型临床表现"喘鸣"和"喘喝"。如《黄帝内经素问·阴阳别论》"使人喘鸣"[1]13，《黄帝内经素问·通评虚实论》"喘鸣肩息者"[1]47，《黄帝内经素问·生气通天论》"烦则喘喝"[1]4。

晋代有关哮病闻诊的记载，有"呼吸喘哮""咳逆上气""喘鸣""上气""鸣息""呷呀""喉中作声"等症状。如晋·皇甫谧《针灸甲乙经》卷九："邪在肺五脏六腑受病发咳逆上气第三……咳逆上气，涎出多唾，呼吸喘悸，坐卧不安，或中主之。"[4]1554-1563 王叔和《脉经》卷九："喘鸣而肩息，脉实大浮缓者，生；小急者，死。"[2]379 葛洪《肘后备急方》卷三："治卒上气，鸣息便欲绝方……又方，治上气咳嗽，呷呀息气，喉中作声。"[3]64-70

隋唐时期有关哮病闻诊症状的记载与前人论述基本一致，主要有"咽喉有声""呼呷有声""喘喝""喘鸣"，如隋·巢元方《诸病源候论》卷十四："痰气相击，随嗽动息，呼呷有声，谓之呷嗽。"[5]82 杨上善《黄帝内经太素》卷三："内伤于肺，故使喘喝。"[6]50 唐·孙思邈《备急千金要方》卷十七："肺脏脉论第一　论曰：肺主魄，魄脏者，任物之精也，……粗理者则肺大，大则虚，虚则寒，喘鸣多饮，善病胸喉痹，逆气。"[7]364-368 新出现的记载有"如水鸡之鸣"，如隋·巢元方《诸病源候论》卷十三："致咽喉有声，如水鸡之鸣也。"[5]75-76

宋元时期与哮病闻诊有关的记载，与前人认识一致的有"喘鸣""哮呷""哮呷有声"等，如宋代《小儿卫生总微论方》卷十四："咳嗽论（附痰饮上气）夫咳嗽者，……菖蒲煎，治肺中风邪，肩息喘鸣，或发咳嗽。"[12]392-401 元·曾世荣《活幼口议》卷二十："天南星丸　治小儿痰多、哮呷、喘急、咳嗽，天南星丸方。"[15]162 危亦林《世医得效方》卷一："和解……气盛或气虚人，痰气上壅，咽喉不利，哮呷有声，气息短急，上盛卜虚，加木瓜半钱，北五味子五粒，干桑白皮七寸。"[17]21-23 此外尚有"咳嗽""咳嗽哮吼""喘急""呴嗽""气息短急""喘急"等新出现的症状记载，如宋·杨士瀛《仁斋直指方论》（附补遗）卷八："附诸方　苏沉九宝汤（《简易方》）治老人小儿素有喘疾，遇寒暄不常，发则连绵不已，咳嗽哮吼，夜不得睡。"[13]294 许叔微《普济本事方》卷二："治多年肺气喘急，呴嗽晨夕不得眠。"[14]25-26 元·王国瑞《扁鹊神应针灸玉龙经·一百二十穴玉龙歌》："哮喘痰嗽　哮喘咳嗽痰饮多，才下金针疾便和。俞府乳根一般刺，气喘风痰渐渐磨。"[16]145

明代医家记载了哮病闻诊的部分症状，如"哮呷作声""嗽动息呀呷声""哮喘咳嗽""咳嗽哮吼""哮吼喘急""喘息有声""声如鸡""喉中水鸡声""喘促喉中如水鸡声""喘急""喘鸣""如水鸡之声""呼吸有声，呀呷不已"等。如明·朱橚《普济方》卷一百六十三："喘嗽（附论）……喘之为病，由痰实而气不散，上激咽喉，哮呷作声，咯不出、咽不下。"[19]1884朱橚《普济方》卷三百八十七："咳嗽咽喉作呀呷声（附论）……上搏于咽喉之间，痰与气相击，嗽动息呀呷声……天南星丸，治小儿痰多哮呷。喘急咳嗽。"[19]830孙一奎《赤水玄珠》卷七："食积痰壅，哮喘咳嗽，清金丹。遇厚味而发者用之。"[28]297-309同书卷二十六中"明治哮……九宝汤，大人、小儿素有喘急，遇寒暄不常，发则连绵不已。哮喘咳嗽，夜不得卧。"[28]963,964和"明治喘……黄芩半夏汤，寒包热，哮喘咳嗽。"[28]964周文采《医方选要》卷三："咳嗽门……苏沈九宝汤，治老人小儿素有喘疾，遇寒暄不常，发则连绵不已，咳嗽哮吼，夜不得睡。"[21]71徐春甫《古今医统大全》卷四十四："发散风寒定喘诸剂……（《易简》），苏陈九宝汤，治老人小儿素有喘急，遇寒暄不常，发则连绵不已，咳嗽哮吼，夜不得卧。"[23]1305-1306万密斋《万氏家传保命歌括》卷十八："哮喘……苏沉九宝汤，治老人小儿素有哮喘，遇寒喧不常，发则连绵不已，咳嗽哮吼，夜不得卧。"[50]285-286龚廷贤《万病回春》卷二："哮吼……五虎二陈汤，治哮吼喘急痰盛。"[30]126-127孙志宏《简明医彀》卷四："哮吼……宁肺丸，哮吼喘急，咳嗽痰涎，抬肩撷肚，不能睡卧，风冷尤甚。"[44]216其他记载还有朱橚《普济方》卷一百八十四[19]2365、虞抟《医学正传》卷二[22]115-116、楼英《医学纲目》卷三十九[24]893、王肯堂《证治准绳·幼科》集之九[33]1715、武之望《济阳纲目》卷三十二[42]687、李中梓《医宗必读》卷九[46]362-364等。

此外，明代文献还记载了"痰咳""痰哮咳嗽""齁喘""息急欲死""呼吸不畅""气高而喘""上气喘促""咳嗽齁喘""声粗者为哮""气促""痰涎壅塞，哭不出声""声如拽锯""气微而息迟""咳嗽声重"等其他症状。如明·李时珍《本草纲目》卷五十一："猫（《蜀本草》）……齁哮痰咳：猫粪烧灰，砂糖汤服一钱。（叶氏《摘玄》）"[26]1172-1173李时珍《本草纲目》卷十五："苎麻（《别录》下品）。……【附方】旧四，新七。痰哮咳嗽：苎根（煅存性），为末，生豆腐蘸三五钱，食即效。"[26]425龚廷贤《种杏仙方》卷一："哮吼 哮吼肺窍积寒痰，令人齁喘起居难。"[27]13孙一奎《赤水玄珠》卷七："丹溪治卒上气喘鸣，息急欲死者，韭汁饮一升，瘥。"[28]301同书卷二十六："哮喘辨……夫哮以声响名，喉中痰盛，胶塞肺窍，气道塞滞，呼吸不畅，喉中如水鸡之声，故气高而喘。"[28]963龚廷贤《寿世保元》卷三："一人，哮吼十数年，发则上气喘促。"[35]143-146龚居中《福寿丹书》："其热内郁，肺气太伤，轻则咳嗽齁喘，重则肺痿痨瘵。"[37]9吴昆《医方考》卷二"声粗者为哮，外感有余之疾也，宜用表药。"[29]140李盛春《医学研悦》卷三："闻诊……诊时吁气，知为郁结。坐而气促，痰火喘哮。"[43]78秦昌遇《幼科医验》卷下："（案6）一儿天哮久久，痰涎壅塞，哭不出声。"[51]84-88朱橚《普济方》卷一百六十三："哮呴（附论）……哮嗽声如拽锯，入半夏三个煎。"[19]1900孙一奎《医旨绪余》卷上："哮……声如拽锯。"[52]49-50汪机《医学原理》卷九："哮喘门……哮喘之证有二：不离痰火。……虚者气微而息迟，多由内伤。"[54]413徐春甫《古今医统大全》卷四十四："发散风寒定喘诸剂……（《和剂》），人参定喘汤，治肺气上喘，哮中有声，坐卧不安，胸膈紧痛，及治肺感寒邪，咳嗽声重。"[23]1305-1306王大纶《婴童类萃》卷中："咳嗽论……苏沉九宝汤，治肺受寒邪，吼哮喘急，咳嗽声重。"[55]121

清代文献与哮病闻诊有关的记载中，与前代医家论述一致的有"坐而气促喉声者""喉中为甚水鸡声""哮喘有声""喉中如拽锯""呼吸有声，呀呷不已""上气喘促""齁鼾有声""喘急咳嗽""近日咳甚""气喘""喘息有音""呀呷有声""咳嗽声重"等。

记载"喉中为甚水鸡声"者，如清·蒋示吉《医宗说约》卷一："哮 喉中为甚水鸡声，哮证原来痰病侵，若得吐痰并发散，远离厚味药方灵。"[61]73-74何书田《医学妙谛》卷上："哮病章……喉中为甚水鸡声，哮症原来痰病侵。"[184]436 陈鄂《一见知医》卷五上："哮喘 哮者，喉如拽锯，若水鸡声。喘者，气促连属不能以息。哮为实，喘为虚。"[155]728

记载"坐而气促喉声者""哮喘有声""喉中如拽锯""呼吸有声，呀呷不已""上气喘促""齁鼾有声"者，如清·潘辑《医灯续焰》卷十九："声……声嘶色败，久病不治。坐而气促喉声者，痰火哮喘。"[59]489-490 王道纯《脉诀四言举要》卷下："声……坐而气促喉声者痰火哮喘，言语塞涩者风痰，中年人声浊痰火。"[58]1199 喻嘉言《喻选古方试验》卷三："哮喘（有风寒 火郁 痰气 气虚 阴虚） 哮呷有声，卧睡不得。"[136]105-106 冯兆张《冯氏锦囊秘录·杂症大小合参》卷十二："论哮（儿科）哮吼喘者，喉中如拽锯，如水鸡之声者是也。"[68]339-340 同书卷十二："方脉哮症合参 哮者，似喘而非，呼吸有声，呀呷不已。"[68]347-349 魏之琇《续名医类案》卷十四："哮……龚子材治一人，哮喘十数年，发则上气喘促，咳嗽吐痰，自汗，四肢厥冷，六脉沉细。"[106]423-425 徐大椿《女科指要》卷三："咳嗽喘哮，选方，越婢汤 治孕妇哮证，脉洪滑者。……妊娠寒邪包热，肺气不得升降，故哮发如锯，急暴殊甚焉。麻黄开发肺气以散寒邪，石膏清降膈热以化火邪；甘草缓中泻火，姜枣调和营卫也。"[100]178 唐宗海《医学见能》卷二："喘齁……齁鼾有声，喉中漉漉不利者，痰气为寒阻也。"[156]55,56

记载"喘急咳嗽""近日咳甚""喉若拽锯"者，如清·魏之琇《续名医类案》卷十四："哮……一人自幼患哮喘之症，每遇寒即发，发则喘急咳嗽，痰涎上涌，久不瘥，已成痼疾。与甘、桔、芩、连、瓜蒌、贝母、二冬清肺，合六味补肾为方，名清上补下丸，服一料全愈。"[106]423-425 曹沧洲《曹沧洲医案·咳嗽门》："左升太过右降不及……幼童哮，近日咳甚，痰中稍带红色，脉数。内热，宜清润肺胃。"[175]174 林珮琴《类证治裁》卷二："哮症论治……哮者，气为痰阻，呼吸有声，喉若拽锯，甚则喘咳，不能卧息。"[137]95-96

记载"气喘"者，如清·吴仪洛《本草从新》卷三："麻黄（眉批：轻，发汗）……痰哮气喘（眉批：哮证宜泻肺，然惟气实者可暂用）。"[92]57,58 徐大椿《药性切用》卷一下："蜜炙，痰哮气喘，属邪实病痼者。根节，独能止汗。"[93]94 胡珏参论《扁鹊心书》卷下："咳嗽病 此证方书名为哮喘……若作劳，则气喘而满。"[101]66 杨璿《伤寒瘟疫条辨》卷六："消剂类……总之有实痰实火壅闭上焦，而气喘烦躁，焦渴胀满者，非此不除。"[114]219 罗国纲《罗氏会约医镜》卷十六："咳嗽（风寒入肺）、痰哮、气喘。（哮喘宜泻肺气，服麻黄不出汗。）"[115]501 吴亦鼎《神灸经纶》卷三："气喘不休，有延至终身不愈者，亦有子母相传者，必须量虚实而治之。"[146]125-135 也是山人《也是山人医案·哮》："凌六一，阳衰痰哮，气喘背寒，拟温通法。"[181]208 其他如方略《尚友堂医案·论痰饮忌脉》[141]57、马培之《孟河马培之医案论精要·内科医案及医论》[176]23 等亦有相关记载。

记载"喘息有音""呀呷有声""咳嗽声重"者，如清·程国彭《医学心悟》卷三："喘……更有哮证与喘相似，呀呷不已，喘息有音，此表寒束其内热，致成斯疾，加味甘桔汤主之，止嗽散亦佳。"[83]123-124 叶大士《叶大士曹仁伯何元长医案·曹仁伯医案》："（案64）……当发之时……呀呷有声，卧难着枕，如是数数矣。"[128]151 曹仁伯《曹仁伯医案·哮喘》："杨：关上 肺俞伏痰，招风则发哮喘，呀呷有声，卧难着枕，甚至寒热分争。……程：皋桥 形寒饮冷则伤肺，所贮之痰，因此而动，动则呀呷有声，卧难着枕，哮喘作焉。"[190]108-110 吴鞠通《吴鞠通医案》卷三："痰饮 癸亥二月二十二日，谢氏，二十五岁，痰饮哮喘，咳嗽声重，有汗，六脉弦细，有七月之孕。"[120]329

此外，清代文献还记载了"喘声如沸""语言不续，呀呷有声""喉如鼾声""喉间痰气作响""喉常如风吼声""胀满暴喘""喘闷""呼吸短促""喉中作牛马声""短气""喘哮声急""哮喘痰鸣""咳呛""气闭咳嗽""咳逆""口中之味，亦作气秽""哮嗽气促""痰如锯声""作咳，咳剧辄喘""气急""短气"等与闻诊有关的症状。

记载"喘声如沸""语言不续,呀呷有声""喉如鼾声""喉间痰气作响""喉常如风吼声""喉中作牛马声""短气"者,如清·刘默《证治百问》卷二:"喘 问曰:喘本气逆不顺所致,何有易愈,有终身不愈而无恙,有一喘而即死者,何也?……肺经素受寒痰作喘脉症,寒痰久伏于肺窍,或因风寒触发,或因劳苦触发,或因形寒饮冷而触发,发则喘声如沸,抬肩撷肚,坐卧不宁,三日内稍去痰涎,其势方定。"[60]189-191 李用粹《旧德堂医案·咳嗽变成喘哮》:"秦商张玉环,感寒咳嗽,变成哮喘,口张不闭,语言不续,呀呷有声,外闻邻里。"[67]30 陈复正《幼幼集成》卷三:"哮喘证治……凡喉如水鸡声者为实,喉如鼾声者为虚。"[89]203-204 林珮琴《类证治裁》卷二:"哮症论治……喉如鼾声者虚,如水鸡者实。"[137]95-96 何梦瑶《医碥》卷二:"喘哮……哮者,喉间痰气作响,以胸中多痰,黏结喉间,与呼吸之气相触成声。"[90]108 胡珏参论《扁鹊心书》卷下:"咳嗽病 此证方书名为哮喘,因天寒饮冷,或过食盐物,伤其肺气,故喉常如风吼声,若作劳则气喘而满。"[101]66 心禅《一得集》卷中:"郑姓子哮吼症治验,宁人郑姓子。……喉中作牛马声。"[167]17 陈鄂《一见知医》 卷三:"喘哮 短气,呼吸不能接续,无痰声,不抬肩撷肚,非喘也,乃元气虚乏,治当补气,不可泻肺,真元饮甚佳:熟地、当归、炙草,加人参、鹿茸更妙。……简易方:痰哮咳嗽,苎麻根烧存性,为末,三钱,醮豆腐食。如未愈,可以肥肉二三片醮食甚效。"[155]662-663

记载"胀满暴喘""喘闷""呼吸短促""喘哮声急""哮喘痰鸣""哮嗽气促"者,如清·郑玉坛《彤园医书·小儿科》卷三:"吼哮以声响言,声如拽锯,胀满暴喘是也。"[117]1018 周学霆《三指禅》卷二:"哮症脉乱无妨论……又尝见老人患上气咳嗽,喘闷脉急不寐,困顿极矣。"[130]73 林珮琴《类证治裁》卷二:"哮脉案……今弱冠已抱宿根,长夏必发,呼吸短促,咳则汗泄,不能平卧。"[137]97 周学海《读医随笔》卷三:"论喘(附:哮)……凡春暖即愈,秋凉即发,发即呼吸短促,昼夜相等。"[169]113-117 孙采邻《竹亭医案》卷一:"(案7)……又,十二月十五日诊:风痰上壅,喘哮声急,脉象沉细,气逆不能卧,议用代赭旋覆法。"[179]15-16 王九峰《王九峰医案》卷上:"脉滑而数,肺蕴风痰郁热,清肃不行,哮喘痰鸣。"[189]19 卧云山人《剑慧草堂医案》卷上:"哮喘,痰火内蒙,肺气膹郁,哮嗽气促,脉沉小弦。"[191]15 卧云山人《剑慧草堂医案》卷上:"痰饮,(案1)脾肺气虚,痰饮偏胜。……三诊,中阳不足,湿邪挟饮为患,哮嗽气促,脉沉弦。以《金匮》方。"[191]16-17

记载"咳呛""气闭咳嗽""咳逆""痰如锯声""作咳,咳剧辄喘""口中之味,亦作气秽""气急"者,如清·何嗣宗《何嗣宗医案·外感》:"痰哮有根,发时咳呛,甚至失血。肺虚则风寒易感,脉涩。暂拟疏降。"[79]30 薛雪《碎玉篇》卷下:"咳嗽 寒郁化热,气闭咳嗽。麻黄、杏仁、紫菀、桔梗、橘红、甘草、苏梗、前胡。……受寒哮喘,痰阻气逆,不能着枕,与金匮法。桂枝、干姜、五味子、杏仁、茯苓、炙草、麻黄、白芍。"[108]73-76 曹仁伯《曹仁伯医案·哮喘》:"杨:安徽 哮喘时发,发则胸闷咳逆,卧难着枕,病之常也。……惟所出之痰,或带红色,口中之味,亦作气秽,肩背疫痛,脉形小数。"[190]108-110 顾文垣《顾氏医案·喘门》:"(案5)本有喘哮,更受严寒,痰如锯声,其势危急。小青龙汤。"[194]83 徐渡渔《徐渡渔先生医案·杂症》:"哮喘久年,痰泛作咳,咳剧辄喘,卧不着枕。"[197]399 罗国纲《罗氏会约医镜》卷九:平治汤(新)治痰火内郁,风寒外束,气急有声,坐卧不宁。枳壳钱半,桔梗二钱,防风、茯苓各钱半,瓜蒌仁去油,一钱,紫苏子,微炒研,八分,白者不效,甘草一钱,杏仁去皮尖七分,半夏钱半。"[115]213 其他如吴篪《临证医案笔记》卷四[134]198,199 等亦有相关记载。

清代有的医家尚提出哮病出现"痰气腥臭"的气味,如清·太医《医方配本·痰喘咳嗽门》:"紫金丹 凡天气欲雨即发齁喘,坐卧不得,饮食不进,此肺腔积有冷痰,乘天阴寒气从口鼻而入，则肺胀作声也。此病有苦至终身者，有母子相传者，每病发时服药七八次，始觉痰气醒臭，吐出色白，是绝其根也。生白砒一钱，研，枯矾三钱，研，淡豆豉一两，出江西者佳。先将豆豉浸去皮，蒸研如泥，和砒矾合匀，为丸绿豆大。俟病发时用冷茶送七丸。甚者九丸，以不喘为愈。不可多加丸数为药。小儿服一二丸即可。"[200]58-59

民国时期医家有关哮病闻诊的论述，与前代医家一致的有"喉中作水鸡声""喘咳""呀呷不已"，如民国·何廉臣《增订通俗伤寒论》第三编："伤寒夹证……如痰结喉间，咳而上气，或呷或呀，喉中作水鸡声者，此寒痰包热阻塞喉管也，名曰'痰哮'。……素有痰饮寒哮，猝受风寒大发者……喘咳稀痰，喉中作水鸡声……舌苔白滑，中后满布而厚。素有痰火热哮，猝被风寒外束者……喘咳浓痰，喉中有痰吼声……舌苔黄滑，中后满布厚腻。"[203]333-361 秦子文《玲珑医鉴》卷中："喘证诊治　　经云：诸病喘满，皆属于热。盖寒则息微而气缓，热则息粗而气急，由此观之，喘证属热无疑矣。……更有哮证与喘相似，呀呷不已，喘息有音，此表寒束其内热致成斯疾，加味甘桔汤主之，止咳散亦佳。古今治喘哮证方论甚繁，大意总不出此。"[206]125-126

民国医家记载的哮病闻诊的相关症状有"喉中齁如水鸡声，或如拽锯""咳嗽，痰喘""哮喘气逆难舒""喉中有痰吼声"等。如民国·何廉臣《全国名医验案类编》卷一："风哮案（儿科）……证候，初起恶寒发热，面赤唇红，继则痰涎上壅，喉中齁齁如水鸡声，或如拽锯，鼻扇口干，二便不利。"[202]72-73 张宗祥《本草简要方》卷六："小儿天哮，咳嗽，痰喘。海浮石、飞滑石、甜杏仁、薄荷各净末四钱。每服二钱，用百部煎汤下。"[204]120-170 张骧孙《临诊医案》："（案44）杨姓，常州府无锡县，沙船任合利老大。……平日积受肺胃两经，每遇西北风高土燥，哮喘气逆难舒，中州迷闷，咳呛黏痰。"[205]25-26 何廉臣《增订通俗伤寒论》第三编："伤寒夹证……喉中有痰吼声。"[203]357-361

3. 问诊

问诊是医生通过对患者或陪诊者进行有目的的询问，了解疾病的发生、发展情况、现在症状和治疗经过等，以诊断疾病的方法。现代有关问诊的内容主要包括一般情况、主诉、现病史、既往史、个人生活史、家族史等方面的内容，但古籍文献中多无主诉、现病史等具体的问诊分类。因此古籍记载中凡属患者既往健康状况、发病经过及自觉痛苦与不适等相关情况，均归属于问诊内容。

与哮病问诊相关的症状最早见于《黄帝内经》，如《黄帝内经素问·生气通天论》："因于暑，汗，烦则喘喝。"[1]4 条文中记载的"汗，烦则喘喝"，指出患者可见"汗出"与"烦"的症状。

宋金元时期通过问诊获得的哮病症状，主要有"因劳即发""遇寒暄不常，发则连绵不已""夜不得睡""晨夕不得眠""咽喉不利"等。如宋·钱乙《钱氏小儿直诀》卷二："咳嗽兼变症治（附喘嗽治验）……一小儿，母有哮病，因劳即发，儿饮其乳亦嗽。"[8]637-638 宋·杨士瀛《仁斋直指方论》（附补遗）卷八："附诸方　苏沉九宝汤（《简易方》）治老人小儿素有喘疾，遇寒暄不常，发则连绵不已，咳嗽哮吼，夜不得睡。"[13]294 宋·许叔微《普济本事方》卷二："肺肾经病……紫金丹，治多年肺气喘急，呴嗽晨夕不得眠。"[14]25-26 元·危亦林《世医得效方》卷一："气盛或气虚人，痰气上壅，咽喉不利，哮呷有声，气息短急。"[17]21-23

明代文献有关哮病问诊的记载，与前人表述一致的有"遇寒暄不常，发则连绵不已""夜不得睡"。如明·周文采《医方选要》卷三："咳嗽门……苏沈九宝汤，治老人小儿素有喘疾，遇寒暄不常，发则连绵不已，咳嗽哮吼，夜不得睡。"[21]71 徐春甫《古今医统大全》卷四十四："发散风寒定喘诸剂……（《易简》），苏陈九宝汤，治老人小儿素有喘急，遇寒暄不常，发则连绵不已，咳嗽哮吼，夜不得卧。"[23]1305-1306孙一奎《赤水玄珠》卷二十六："明治哮……九宝汤，大人、小儿素有喘急，遇寒暄不常，发则连绵不已。哮喘咳嗽，夜不得卧。"[28]963-964万密斋《万氏家传保命歌括》卷十八："哮喘……苏沉九宝汤，治老人小儿素有哮喘，遇寒暄不常，发则连绵不已，咳嗽哮吼，夜不得卧。"[50]285-286

此外，明代医家还记载有"痰饮无时""身冷""喘嗽不宁""多由饮冷水及惊恐所致""遇厚味发""𰁸喘起居难""哮喘遇冷则发""心热而烦""牵引胸背""不能屈体而拾物，贴席而伏枕""哮喘不得卧""夜不得卧""咳嗽不能伏枕""儿饮其乳亦嗽""自汗""久年频发""遇寒即发，或遇劳即发""因幼时被水，停蓄于肺为痰""不能睡卧，风冷尤甚""恶寒，冬剧夏愈，遇劳益甚""因郁复发""乍寒乍热""咳嗽则眼泪、鼻涕涟涟，或乳食俱出""因感冒风邪而起""多食酸味，嗽愈甚""少食""头痛，恶寒发热""胸满腹痛，盗汗潮热""昼夜发哮""遇产而发者""或宿食停中，呕吐腹胀，或瘴疟寒热，久发不休""或中酒中气，眩晕烦闷""实者气壮胸满，身热便硬""胸膈烦闷""咽喉肿痛"等通过问诊获得的症状。

记载"遇厚味发""哮喘遇冷则发""儿饮其乳亦嗽""遇寒即发，或遇劳即发""因幼时被水，停蓄于肺为痰""恶寒。冬剧夏愈，遇劳益甚""因郁复发""遇产而发者"等与哮病发作原因有关者，如明·楼英《医学纲目》卷二十七："喘……哮喘遇冷则发者有二证。……〔丹〕清金丹，治哮嗽遇厚味发者用之。"[24]604孙一奎《赤水玄珠》卷七："哮门……哮喘遇冷则发者有二：其一属中外皆寒者，治法乃东垣参苏温肺汤，调中益气加吴茱萸汤及紫金丹，劫寒痰者是也。"[28]309王肯堂《证治准绳·杂病》第二册："诸气门 喘……哮喘遇冷则发者有二证：其一属中外皆寒，治法乃东垣参苏温肺汤，调中益气加茱萸汤，及紫金丹，劫寒痰者是也。"[32]84龚廷贤《万病回春》卷七："一小儿有哮病，其母遇劳即发，儿饮其乳亦嗽。"[30]403-404张景岳《景岳全书》卷十九："实喘证治（共七条）……喘有夙根，遇寒即发，或遇劳即发者，亦名哮喘。"[39]428-429李梴《医学入门》卷四："哮……水哮者，因幼时被水，停蓄于肺为痰。"[40]390肖京《轩岐救正论》卷五："肺脾阳虚哮喘嗽血 甲申春，舍亲钟玄珠，素患哮喘，面目青白，体羸恶寒，冬剧夏愈，遇劳益甚。初服温剂，尚得痊可，辍药年余，因郁复发。"[48]112赵献可《邯郸遗稿》卷四："产后……产后哮喘，遇产而发者，宜以宁肺汤治之。"[56]68由上述可知，哮病的发作原因多与寒冷、劳累有关，也会因情志抑郁或妇女生产而发。

记载"𰁸喘起居难""心热而烦""不能屈体而拾物，贴席而伏枕""哮喘不得卧""夜不得卧""咳嗽不能伏枕""不能睡卧，风冷尤甚"等与患者日常起居有关者，如明·龚廷贤《种杏仙方》卷一："哮吼 哮吼肺窍积寒痰，令人𰁸喘起居难。"[27]13孙一奎《赤水玄珠》卷二十六："哮喘辨……夫哮以声响名……故气高而喘，心热而烦，抬其肩，擫其项，不能屈体而拾物，贴席而伏枕也。"[28]963李梴《医学入门》卷六："杂病用药赋……千缗汤，半夏七枚，皂角、甘草各一寸，生姜二钱，用生绢袋盛水煎顷服，治哮喘不得卧，或风痰壅盛。"[40]53武之望《济阳纲目》卷三十一："治寒喘方……苏陈九宝饮，治素有喘急，遇寒即发，咳嗽哮喘，夜不得卧。"[42]683孙一奎《赤水玄珠》卷二十六："明治喘……九宝汤，风寒哮喘，咳嗽不能伏枕。"[28]964孙志宏《简明医彀》卷四："哮吼……宁肺丸，哮吼喘急，咳嗽痰涎，抬肩擫肚，不能睡卧，风冷尤甚。"[44]216

在阐释哮病的条文中，有些同时记载了与问诊有关的多种证候，如明·倪朱谟《本草汇言》卷二："凡冷气哮喘（汤济庵稿），痰饮无时，或宿食停中，呕吐腹胀，或瘴疟寒热，久发不休，或中酒中气，眩晕烦闷，或暴发赤眼，翳脉遮睛诸证，皆脾肺二脏之气，寒郁不和之故也。"[38]109条文中同时论述了"痰饮无时""或宿食停中，呕吐腹胀，或瘴疟寒热，久发不休""或中酒中气，眩晕烦闷"等症；朱橚《普济方》卷一百六十三："哮呴（附论）夫哮嗽者，一名𰁸𰁸。

涎在咽喉间，令人喘嗽不宁，甚者摇身滚肚，上气喘急，头汗身冷，或时发作。多由饮冷水及惊恐所致也。"[19]1900 文中同时论述了"喘嗽不宁""身冷""多由饮冷水及惊恐所致"等症；秦昌遇《幼科医验》卷下："天哮乃天气不正，乍寒乍热，小儿感之，遂眼胞浮肿，咳嗽则眼泪、鼻涕涟涟，或乳食俱出者是也。……（案1）一女，天哮，因感冒风邪而起，以致喘咳不已，又多食酸味，嗽愈甚，其气上不能升，下不能降。……（案2）一儿，疟后天哮，又兼腹实发泻，面肿少食。"[51]84-87 文中同时载述了"乍寒乍热""咳嗽则眼泪、鼻涕涟涟，或乳食俱出""因感冒风邪而起""多食酸味，嗽愈甚""少食"等症；孙一奎《医旨绪余》卷上："哮……是以气高而哮，抬肩撷项，不得仰卧，面赤头痛，恶寒发热，治宜散表，表散热解，气道流通，庶亦暂可。有饮食厚味伤脾……则胸满腹痛，盗汗潮热，昼夜发哮，声如拽锯，治宜消食健脾，清痰利气，斯亦定矣。"[52]50 文中同时载述了"头痛，恶寒发热""胸满腹痛，盗汗潮热""昼夜发哮"等症。

记载"牵引胸背""自汗""久年频发""实者气壮胸满，身热便硬"等其他与问诊有关症状者，如明・孙文胤《丹台玉案》卷四："咳嗽门……哮者，即痰喘也。甚而常发者，喉中有水鸡声，牵引胸背是也。"[45]175 龚廷贤《寿世保元》卷三："一人，哮吼十数年，发则上气喘促，咳嗽吐痰，自汗，四肢发冷，六脉沉细，此气虚脾弱。"[35]143-146 马兆圣《医林正印》卷一："哮　哮之为病，喉间如水鸡声，牵引胸背，气不得息，坐卧不安。……凡水哮，因幼时被水停蓄于肺为痰，宜金沸草散、小青龙汤倍防己，或葶苈散、导水丸。凡盐醋哮，秘方用草麻树近根尺许，烧灰存性，研末，用不落水豆腐一块，调入食之。"[36]21 倪朱谟《本草汇言》卷一："白前　味甘，气温，无毒。手太阴经药也。……治冷哮久年频发者。"[38]64-65 武之望《济阳纲目》卷三十一："喘急……实者气壮胸满，身热便硬。"[42]679-680

记载"胸膈烦闷""咽喉肿痛"者，如明・熊宗立《名方类证医书大全》卷五："感寒，款冬花散　治肺感寒邪，咳嗽喘满，胸膈烦闷，痰涎壅盛，喉中哮呷，鼻塞流涕，咽喉肿痛。麻黄去根、节、阿胶炒、贝母去心，炒各二十两，桑叶洗焙、知母、款冬花去梗各十两，甘草炙、半夏汤洗姜制、杏仁去皮炒各二十两，上咬咀，每服三钱，水一盏，姜三片，煎，食后温服。"[20]111

清代文献所记载的与哮病问诊相关的临床表现，与前人认识一致的有"喘起居难""咳不得卧""遇寒即发""哮喘遇冷则发""坐不得卧""饮食不进""食少""水浆不入""自汗""遇劳发者""劳动而哮作""不能著枕""不思食物""呼吸有声，日夜不安""卧不着枕，作于子丑二时"。

记载"遇寒即发""哮喘遇冷则发""遇劳发者""劳动而哮作"等与哮病发作原因有关的临床表现，如清・张璐《张氏医通》卷四："喘（短气、少气、逆气、哮）……哮证多属寒包热邪，所以遇寒即发，喉中水鸡声，有积痰在肺络中。"[71]83-85 魏之琇《续名医类案》卷十四："哮……一人自幼患哮喘之症，每遇寒即发，发则喘急咳嗽，痰涎上涌，久不瘥，已成痼疾。"[106]423-425 郑玉坛《彤园医书・小儿科》卷三："九宝汤　治吼哮初起，或久吼遇寒即发者。"[117]1018 程杏轩《医述》卷十："哮……哮喘遇冷则发，其证有二：一者属中外皆寒，治宜参苏温肺汤。"[129]648-664 叶天士《景岳全书发挥》卷二："实喘证治……喘有夙根，遇寒即发，或遇劳发者，亦名哮喘。"[139]116-117 赵濂《医门补要》卷下："医案……一人体虚，劳动而哮作，脉细弱，以宣肺扶土方。即平。"[162]85-87

记载"喘起居难""咳不得卧""坐不得卧""不能著枕""呼吸有声，日夜不安""卧不着枕，作于子丑二时"等与患者日常起居有关的临床表现，如清・王梦兰《秘方集验》卷上："哮吼　哮吼肺窍积寒痰，令人馰喘起居难。"[62]5-6 钱峻《经验丹方汇编・诸症歌诀》："哮吼　哮吼肺窍积寒痰，令人鼽喘起居难。"[76]6,7 冯兆张《冯氏锦囊秘录·杂症大小合参》卷十二："凡咳不得卧，其脉浮，按之虚而涩者，为阴虚。"[68]347 尤怡《金匮翼》卷七："鼽喘　鼽喘者，积痰在肺，遇冷即发，喘鸣迫塞，但坐不得卧，外寒与内饮相搏，宜小青龙汤主之。"[105]256-257 叶天士《种福堂公选良方》卷一："续医案……宿哮不发时，用肾气丸三钱；喘哮坐不得卧，议用开太阳之里。"[112]8-32 叶天士《叶天士曹仁伯何元长医案·叶天士医案》："（四）疟疾门（五十七方）……（案 46）痰哮触外邪而发，坐不得卧，肾病为多，以风寒必客太阳，体弱内侵少阴矣。"[128]44 叶天士《叶天士曹仁伯何元长医案·叶天士医案》："凡有内外感触，必喘逆填喘噎，夜坐不得卧息，昼日稍可舒展。"[128]79-80 罗国纲《罗氏会约医镜》卷九："脉论……以下治哮证：黄芩半夏汤，治寒包热而发为哮病，呼吸有声，日夜不安者。"[115]208-212 王孟英《王氏医案》卷一："孙午泉进士患哮，痰多气逆，不能著枕。"[143]264-265 徐渡渔《徐渡渔先生医案·杂症》："哮喘久年，痰泛作咳，咳剧辄喘，卧不着枕，作于子丑二时。"[197]399 其他如刘默《证治百问》卷二[60]189-191、程云来《圣济总录纂要》卷七[64]604、薛雪《碎玉篇》卷下[108]73-75、汪廷元《广陵医案》[168]14 等亦有相关记载。

　　记载"饮食不进""不思食物""自汗""食少""水浆不入"等症状者，如清·齐秉慧《齐氏医案》卷三："哮吼鼽喘论……此证遇天阴欲雨即作，坐卧不安，饮食不进，盖因肺窍中积有冷痰……是绝其根也。……曾治刘天全，年三十二，患鼽喘证，每发则饮食不进，坐卧不安，日夜为苦。"[124]120,121 叶天士《临证指南医案》卷五："哮喘伏饮……气塞喉底胸膈，不思食物。"[104]289 魏之琇《续名医类案》卷十四："哮……龚子材治一人，哮喘十数年，发则上气喘促，咳嗽吐痰，自汗，四肢厥冷，六脉沉细。"[106]423-425 吴篪《临证医案笔记》卷四："喘促　亚相英煦斋，每早入朝，偶感风寒，及遭凉气，即咳嗽痰喘，气急声粗，呕恶食少，秋冬严寒，喘嗽尤甚。余曰：脉虚浮滑，此肺气虚乏，则腠理不密，易感风邪，以致痰涎壅盛而为哮喘之恙。"[134]199 方略《尚友堂医案·论痰饮忌脉》："先慈盛孺人，夙患痰哮，平素畏服煎药，发则气喘痰鸣，呼吸耸肩，水浆不入，手足如废，百苦俱备，七日方苏。……治虚寒痰哮丸药：黄芪酒炒，党参米炒，白术土炒，结茯苓，法半夏，西砂仁，广陈皮，益智仁，绵杜仲，破故纸，炒胡巴，熟附片，肉桂去皮，淮山药，红川椒。其研末，红枣煨姜，煎汤和丸。"[141]57 太医《医方配本·痰喘咳嗽门》："紫金丹　凡天气欲雨即发鼽喘，坐卧不得，饮食不进，此肺腔积有冷痰，……小儿服一二丸即可。"[200]58-59

　　此外，清代医家还记载有"卧睡不得""着枕呛吐稠痰""气塞喉底胸膈""饮泛气逆""胀满暴喘""阳虚恶寒""畏风身热""卧难着枕""大便不通""气泄汗出""不寐""因食咸物所伤""食柿过多，得寒而起""每发于冬""口渴""二便不行""头汗""长夏必发""咳则汗泄""不能平卧""劳力所伤""凡遇天气欲作雨时便发""甚至坐卧不得，饮食不通""不得卧，背恶寒""纳减气逆，肩臂作痛""背寒夜甚""遇寒劳怒即发""深秋复发""背寒""秋冬举发，发则不能安枕，痰豁乃平""不耐风寒，发则俯仰""巅疼食减""胸闷""肩背痠痛""腹满""呼吸几不能通""有汗""失血""咳唾有血""神烦""口燥咽干""大小便不利""小溲有时不禁"等通过问诊得到的哮病症状。

　　记载"因食咸物所伤""食柿过多，得寒而起""每发于冬""遇寒劳怒即发""深秋复发"等与哮病发作有关的临床表现者，如清·吴澄《不居集》上集卷十五："咸哮咳　因食咸物所伤，以致哮嗽不止。"[133]230 吴金寿《三家医案合刻》卷三："温胆汤……病之原，由食柿过多，得寒而起，于兹二十余年矣。"[131]101 王孟英《王氏医案续编》卷一："鲍继仲患哮，每发于冬，医作虚寒治，更剧。"[144]301 叶天士《叶天士先生方案真本》："薤白白酒汤　江，通州四十四岁，痰饮哮喘，遇寒劳怒即发，小青龙汤去麻黄。"[180]700-701 也是山人《也是山人医案·哮》："杨

五六　久病痰哮，深秋复发，急宜温通。"[181]208

记载"卧睡不得""着枕呛吐稠痰""卧难着枕""不能平卧""不得卧，背恶寒""秋冬举发，发则不能安枕，痰豁乃平"等与患者起居有关的临床表现者，如清·喻嘉言《喻选古方试验》卷三："哮喘（有风寒　火郁　痰气　气虚　阴虚）　哮呷有声，卧睡不得。"[136]105-106叶天士《临证指南医案》卷五："哮喘伏饮……不思食物，着枕呛吐稠痰。"[104]289曹仁伯《叶天士曹仁伯何元长医案·曹仁伯医案》："当发之时，肺经本贮之痰、脾经所生之痰无不上归于窍，呀呷有声，卧难着枕，如是数数矣。"[128]151曹仁伯《曹仁伯医案·哮喘》："杨：关上　肺俞伏痰，招风则发哮喘，呀呷有声，卧难着枕，甚至寒热分争。"[190]108-110书中还记载有"程（枭桥）形寒饮冷则伤肺，所贮之痰……卧难着枕，哮喘作焉，愈发愈勤……不独肺病而已"。[190]107-110以及"杨（安徽）哮喘时发，发则着枕呛吐稠痰咳逆，卧难着枕，病之常也"。[190]107-110王九峰《王九峰医案》副篇卷一："（七）哮喘……（案3）幼年哮喘，秋冬举发，发则不能安枕，痰豁乃平，脉弦兼滑。……咳出于肺，喘出于肾。咳则喘息不休，肾不纳肺不降，不能平卧，已延两月。"[188]73-77徐养恬《徐养恬方案》卷中："（八）咳嗽……（案18）喘哮不得卧，背恶寒。"[157]103

记载"阳虚恶寒""畏风身热""背寒夜甚""背寒""不耐风寒，发则俯仰"等与寒热有关的临床表现者，如清·薛雪《扫叶庄医案》卷二："痰饮喘咳水气肿胀……少年背冷夜喘，此为伏饮成哮，痰饮属阴邪，乘夜阳不用事窍发，以辛甘淡微通其阳。"[99]44陈修园《南雅堂医案》卷二："喘哮门案18：宿哮痰喘，遇劳频发，阳虚恶寒，姑用镇摄法。……按：此即真武法加减，为痰饮喘促由少阴阳虚水泛证者深一层立法，与小青龙相为表里。"[122]52黄凯钧《友渔斋医话·上池涓滴》："受邪则病哮喘，（风寒之邪闭塞肺气。）畏风身热，鼻流清涕，（皆受邪，肺气不宣）。"[126]76-84钱艺等《慎五堂治验录》卷十二："丸方……所以哮喘时发，背寒夜甚，证固是虚。"[163]287也是山人《也是山人医案·哮》："凌六一，阳衰痰哮，气喘背寒，拟温通法。"[181]208王九峰《王九峰医案》副篇卷一："（七）哮喘……（案7）哮喘数载，不耐风寒，发则俯仰，坐卧不宁，痰豁咳出乃平，肺有郁邪。"[188]77

记载"气塞喉底胸膈""饮泛气逆""胀满暴喘""气泄汗出""纳减气逆，肩臂作痛""呼吸几不能通"等症状者，如叶天士《临证指南医案》卷四："哮　邹（七岁），宿哮肺病，久则气泄汗出。"[104]218-219叶天士《临证指南医案》卷五："哮喘伏饮……饮泛气逆咳嗽，气塞喉底胸膈。"[104]289郑玉坛《彤园医书·小儿科》卷三："吼喘附法……吼哮以声响言，声如拽锯，胀满暴喘是也。"[117]1018王乐亭《王乐亭指要》卷三："哮喘……陈左，久哮，纳减气逆，肩臂作痛，六脉细弱。"[158]270袁焯《丛桂草堂医案》卷一："周珊甫君夫人。年逾五旬。素患肺病。咳嗽哮喘。痰声如拽锯。呼吸几不能通。"[195]8

记载"大便不通""不寐""神烦""口渴""二便不行""头汗""有汗""口燥咽干""大小便不利""小溲有时不禁"等症状者，如日本·浅出崇伯《先哲医话》卷卜："高阶枳园……若里邪实，大便不通，脉实者，宜承气汤。"[127]716清·冯兆张《冯氏锦囊秘录·杂症大小合参》卷十二："论哮（儿科）……一医投以滚痰丸利之，下泻二三次，其势更甚……头汗如雨，数日不寐，势甚危迫，乃延余治。余曰：误矣。"[68]339-340周学霆《三指禅》卷二："哮症脉乱无妨论……又尝见老人患上气咳嗽，喘闷脉急不寐，困顿极矣。"[130]72-73林珮琴《类证治裁》卷二："喘脉案……由冬延春，脉候若断若续，忽神烦不寐，语谵舌灰，虚中夹温，治先清降。"[137]104王孟英《王氏医案续编》卷一："孙渭川令侄亦患此，气逆欲死。孟英视之：口渴头汗，二便不行。"[144]301王孟英《鸡鸣录·哮喘第五》："热哮（俗名痰火，口渴苔黄，小溲短赤者是）莱菔子二两，风化硝一两，共研，蜜丸芡子大，每一丸嚼化。"[125]588吴鞠通《吴鞠通医案》卷三："痰饮 癸亥二月二十二日，谢氏，二十五岁，痰饮哮喘，咳嗽声重，有汗，六脉弦细，有七月之孕，与小青龙去麻、辛主之。"[120]329 陈鄂《一见知医》卷五上："哮喘哮者，喉如拽锯，若水鸡声。喘者，气促连属不能以息。哮为实，喘为虚。……哮喘热者，口燥咽干，大小便不利，葶苈丸（见咳嗽门）。"[155]728 马培之《孟河马培之医案论精要·内科医案及医论》："杂病 哮证 [病例二] 俞左，哮喘多年，卧则气升痰上，胸膺闷塞，小溲有时不禁，肺为气之主，肾为气之根，母病及子，气少归窟。痰之标在脾，痰之本在肾，肾气不收，湿痰随之上泛，拟扶脾化饮，兼纳肾气。"[176]23-24

记载"巅疼食减""胸闷""肩背疫痛""腹满"等症状者，如清·王九峰《王九峰医案》卷上："脉滑而数，肺蕴风痰郁热，清肃不行，哮喘痰鸣，舌燥唇干溲混，巅疼食减，宜先清燥救肺。"[189]19 曹仁伯《曹仁伯医案·哮喘》："杨：安徽 哮喘时发，发则胸闷咳逆，卧难着枕，病之常也。……惟所出之痰，或带红色，口中之味，亦作气秒，肩背疫痛，脉形小数。"[190]108-110 张聿青《张聿青医案》卷五："咳嗽……张（左）哮喘多年，肺伤吐血，渐至咳嗽痰多，痰色黄稠，兼带青绿，有时腹满，运化迟钝。"[192]166

记载"失血""咳唾有血"者，如清·何嗣宗《何嗣宗医案·外感》："痰哮有根，发时咳呛，甚至失血。肺虚则风寒易感，脉涩。暂拟疏降。"[79]30 徐大椿《女科指要》卷三："咳嗽喘哮，选方，千金麦门冬汤 治孕妇哮久伤阴，咳唾有血，……水煎温服，使风热两除，则肺金清肃，而营血完固，何致咳唾有血，胎孕不安哉。"[100]178-179

还有文献同时记载了与哮病问诊有关的多种证候，如清·林珮琴《类证治裁》卷二："哮脉案……丹溪治哮专主痰，每用吐法，不用凉剂，谓寒包热也。今弱冠已抱宿根，长夏必发，呼吸短促，咳则汗泄，不能平卧，脉虚，左尺搏大，不任探吐，乃劳力所伤。暂与平气疏痰，俟哮咳定，当收摄真元。"[137]97 文中记载了"长夏必发""咳则汗泄""不能平卧""劳力所伤"等症状；吴亦鼎《神灸经纶》卷三："中身证略……哮者，喉中声响如水鸡声，凡遇天气欲作雨时便发，甚至坐卧不得，饮食不通。"[146]125-135 文中记载了"凡遇天气欲作雨时便发""甚至坐卧不得，饮食不通"等症状。

民国时期记载与哮病问诊相关的证候文献中，与前人认识一致的有"二便不利""遇寒即发"。此外，民国医家还记载有"恶寒发热""鼻扇口干""中州迷闷""胸脘满闷""日夜俯几而坐，不得着枕""头疼发热，畏风恶寒"等症状。如民国·何廉臣《全国名医验案类编》卷一："风哮案（儿科）……证候，初起恶寒发热，面赤唇红，继则痰涎上壅，喉中齁齁如水鸡声，或如拽锯，鼻扇口干，二便不利。"[202]72-73 张骧孙《临诊医案》："（案44）杨姓，常州府无锡县，沙船任合利老大。……每遇西北风高土燥，哮喘气逆难舒，中州迷闷，咳呛黏痰。"[205]25-26 张骧孙《临诊医案》："（案88）王姓。年逾五旬，素患哮喘……痰阻中州，胸脘满闷，挟食停滞，气不纳运。"[205]45 何廉臣《增订通俗伤寒论》第三编："素有痰饮寒哮，猝受风寒大发者，一起即头痛身热，恶寒无汗，喘咳稀痰，喉中作水鸡声，日夜俯几而坐，不得着枕。……素有痰火热哮，猝被风寒外束者，一起即头疼发热，畏风恶寒。"[203]357-361

4. 切诊

切诊是医生用手指或手掌对患者的某些部位进行触、摸、按、压，从而了解病情的一种诊断方法，主要包括脉诊和按诊。

与哮病脉诊有关的记载最早可见于《黄帝内经》，如《黄帝内经素问·通评虚实论》："喘鸣肩息者，脉实大也，缓则生，急则死。"[1]47 其中"脉实大也，缓则生，急则死"指出了哮病脉象变化与病情转归的关系。此论述被晋代医家王叔和沿用，如《脉经》卷九："喘鸣而肩息，脉实大浮缓者，生；小急者，死。"[2]379

隋代医家通过按诊获得的哮病症状主要有"四肢逆冷"，如隋·杨上善《黄帝内经太素》卷三："四肢逆冷，内伤于肺，故使喘喝。"[6]50

明代记载的有关哮病的脉象主要有"脉浮""六脉沉细""两寸数而涩""其六脉浮滑缓弱""诊脉尚有神，右寸浮滑""脉数无力"等，如明·朱橚《普济方》卷一百八十四："脉浮咳逆，喉中水鸡声。"[19]2365 龚廷贤《寿世保元》卷三："一人，哮吼十数年，发则上气喘促，咳嗽吐痰，自汗，四肢发冷，六脉沉细。"[35]143-146 李中梓《医宗必读》卷九："医案……文学顾明华，十年哮嗽，百药无功，诊其两寸数而涩。"[46]365-368 肖京《轩岐救正论》卷五："肺脾阳虚哮喘嗽血……唾血淡黄有沫。余察其六脉浮滑缓弱，谓属阳虚，应须六君主治。"[48]112 李中梓《里中医案·王鍪初哮喘》："王鍪初，老于经商，患哮喘者二十年。……及诊脉尚有神，右寸浮滑，是风痰胶固于太阴之经。"[57]770 孙一奎《医旨绪余》卷上："哮……病则下午潮热，哮声如雷，头疼面赤，盗汗烦躁，昼轻夜重，脉数无力。"[52]50 在哮病按诊诊断方面，明代文献记载的哮病主要症状有"四肢发冷"，如龚廷贤《寿世保元》卷三："一人，哮吼十数年，发则上气喘促，咳嗽吐痰，自汗，四肢发冷，六脉沉细"。[35]143-146

清代有关哮病脉诊的记载十分丰富，与前人论述一致的脉象记载有"脉象沉细""六脉沉细"等。如清·孙采邻《竹亭医案》卷一："风痰上壅，喘哮声急，脉象沉细，气逆不能卧，议用代赭旋覆法。"[179]15-16 魏之琇《续名医类案》卷十四："哮……龚子材治一人，哮喘十数年，发则上气喘促，咳嗽吐痰，自汗，四肢厥冷，六脉沉细。"[106]423-425 其他如薛雪《碎玉篇》卷下[108]73-75、郑树珪《七松岩集·常见病证辨治》[199]95-96等亦有相关记载。

此外，清代文献中还记载有"右手寸关俱见浮紧，重取带滑""其脉浮，按之虚而涩""左大右平""六脉沉微，惟右寸肺脉大而滑甚""脉实者""脉急""脉滑""脉虚，左尺搏大""六脉细弱""脉迟""脉细弱""脉形俱实""脉数""脉弦兼滑""脉滑而数""右脉滑大""脉息细小""脉形小数""脉沉小弦""脉沉弦""脉形濡细，左部带涩""两手脉滑有神""脉见弦数""六脉弦细""脉亦乱"等哮病的相关脉象。

记载"右手寸关俱见浮紧，重取带滑""六脉沉微，惟右寸肺脉大而滑甚""脉滑""脉弦兼滑""脉滑而数""右脉滑大""两手脉滑有神"等脉象者，如清·李用粹《旧德堂医案·咳嗽变成喘哮》："秦商张玉环，感寒咳嗽，变成哮喘……延余救之，诊之，右手寸关俱见浮紧，重取带滑，断为新寒外束，旧痰内搏，闭结清道，鼓动肺金。"[67]30 齐秉慧《齐氏医案》卷三："哮吼齁喘论……曾治刘天全，年三十二，患齁喘证……按之六脉沉微，惟右寸肺脉大而滑甚。"[124]120-121 王孟英《王氏医案续编》卷一："鲍继仲患哮，每发于冬，医作虚寒治，更剧。孟英诊之：脉滑苔厚，溺赤，痰浓。"[144]301 王九峰《王九峰医案》副篇卷一："（七）哮喘……（案3）幼年哮喘，秋冬举发，发则不能安枕，痰豁乃平，脉弦兼滑……（案4）脉滑而数，郁热郁痰，清肃不行。"[188]73-77 王九峰《王九峰医案》卷上："脉滑而数，肺蕴风痰郁热，清肃不行。"[189]19 曹仁伯《曹仁伯医案·哮喘》："现在右脉滑大，标病为急，宜先治之。"[190]108-110 袁焯《丛桂草堂医案》卷一："周珊甫君夫人。年逾五旬。素患肺病。咳嗽哮喘。痰声如拽锯。呼吸几不能通。予视其体胖神强。两手脉滑有神。……予视其体胖神强。两手脉滑有神。"[195]8 其他如刘默《证治百问》卷二[60]189-191、何嗣宗《何嗣宗医案·外感》[79]30、徐大椿《女科指要》卷三[100]178、吴篪《临证医案笔记》卷四[134]198、吴篪《临证医案笔记》卷四[134]199、汪廷元《广陵医案》[168]14、清·郑树珪《七松岩集·常见病证辨治》[199]95-96等亦有相关论述。

记载"其脉浮，按之虚而涩""脉虚，左尺搏大""六脉细弱""脉迟""脉细弱""脉息细小""脉形小数""脉形濡细，左部带涩"等脉象者，如清·冯兆张《冯氏锦囊秘录·杂症大小合参》卷十二："方脉喘症合参……凡咳不得卧，其脉浮，按之虚而涩者，为阴虚，去死不远，慎勿下之。"[68]347 林珮琴《类证治裁》卷二："哮脉案……今弱冠已抱宿根，长夏必发，呼吸短促，咳则汗泄，不能平卧，脉虚，左尺搏大，不任探吐，乃劳力所伤。"[137]97 王乐亭《王乐亭指要》卷三："哮喘……陈左，久哮，纳减气逆，肩臂作痛，六脉细弱。"[158]270 沈菊人《沈菊人医案》卷下："（四十一）咽痛……（案4）李。下虚上实，积饮，哮喘咳嗽，痰咯白沫，脉迟。"[159]123 赵濂《医门补要》卷下："一人体虚，劳动而哮作，脉细弱，以宣肺扶土方。即平。"[162]85-87 曹仁伯《曹仁伯医案·哮喘》："钱：荡口　咳嗽哮喘，正在窃发之际，脘腹胀满，皮肤浮肿，四肢逆冷，脉息细小，舌苔白腻。……杨：安徽　哮喘时发……惟所出之痰，或带红色，口中之味，亦作气秽，肩背疫痛，脉形小数。"[190]108-110 张聿青《张聿青医案》卷五："咳嗽……张（左）哮喘多年……脉形濡细，左部带涩。"[192]166 其他如徐大椿《女科指要》卷三[100]178-179、丁授堂《丁授堂先生医案》卷一[172]29 等亦有相关记载。

记载"左大右平""脉实""脉急""脉形俱实""脉数""脉沉小弦""脉沉弦""脉见弦数""六脉弦细"等脉象者，如清·叶天士《临证指南医案》卷四："哮……卜（十九），哮喘，当暴凉而发，诊脉左大右平。"[104]218-219 日本·浅田宗伯《先哲医话》卷下："高阶枳园……哮喘脉数，属阴虚火动者，宜滋阴降火汤。若里邪实，大便不通，脉实者，宜承气汤。"[127]716 周学霆《三指禅》卷二："哮症脉乱无妨论……又尝见老人患上气咳嗽，喘闷脉急不寐，困顿极矣。"[130]73-74 心禅《一得集》卷中："郑姓子哮吼症治验，宁人郑姓子。甫七岁。患哮吼症。脉形俱实。"[167]17 柳宝诒《柳选四家医案·评选环溪草堂医案》："咳喘门……肺弱故畏寒。阴虚故脉数。"[174]172 曹沧洲《曹沧洲医案·咳嗽门》："左升太过右降不及……幼童哮，近日咳甚，痰中稍带红色，脉数。"[175]167-174 卧云山人《剑慧草堂医案》卷上："哮喘，痰火内蒙，肺气膹郁，哮嗽气促，脉沉小弦。"[191]15 卧云山人《剑慧草堂医案》卷上："痰饮，（案1）脾肺气虚，痰饮偏胜。……三诊，中阳不足，湿邪挟饮为患，哮嗽气促，脉沉弦。以《金匮》方。"[191]16-17 陈莲舫《陈莲舫先生医案》卷上："秋燥……顾，左，九。……痰热内阻，呼吸不利，哮声如锯。脉见弦数。"[196]47 吴鞠通《吴鞠通医案》卷三："痰饮　癸亥二月二十二日，谢氏，二十五岁，痰饮哮喘，咳嗽声重，有汗，六脉弦细，有七月之孕，与小青龙去麻、辛主之。"[120]329 其他如吴鞠通《吴鞠通医案》卷三[120]352 等亦有相关记载。费绳甫《孟河费氏医案·费绳甫先生医案》："二十一、咳哮喘……常州瞿梅阁，咳嗽哮喘，举发无常；甚则喉际痰声辘辘，寝食俱废。诊脉沉细而弦。风寒挟痰饮阻肺，清肃之令不能下行。方用薄橘红一钱、云茯苓二钱、制半夏钱半、苏子三钱、紫菀一钱、杏仁三钱、苡仁三钱、当归二钱、煨姜二片、大枣两枚，服六十剂而霍然。"[201]99

记载"脉亦乱"者，如清·李铎《医案偶存》："东坑傅姓妇，年五旬余，论哮证之发，原因冷痰阻塞肺窍所致，故遇寒即发者居多。盖寒与寒感，痰因感而潮上也，此番加以食冷物糍果，犹滞其痰，肺窍愈闭愈塞，呼吸乱矣，脉亦乱，而哮自加甚。"[154]300

清代有关哮病按诊的文献记载，与前人论述一致的有"四肢厥冷""四肢逆冷"。如清·魏之琇《续名医类案》卷十四："哮……龚子材治一人，哮喘十数年，发则上气喘促，咳嗽吐痰，自汗，四肢厥冷，六脉沉细。"[106]423-425 曹仁伯《曹仁伯医案·哮喘》："钱：荡口　咳嗽哮喘，正在窃发之际，脘腹胀满，皮肤浮肿，四肢逆冷，脉息细小，舌苔白腻。"[190]108-110 此外，清代还记载有"抟击有声"之症。如李用粹《证治汇补》卷五："哮病……三者相合，闭拒气道，搏击有声，发为哮病。"[66]213-215

民国时期记载的哮病相关脉象，与前人认识一致的有"脉滑"，如民国·张骧孙《临诊医案》："（案74）南仓桥陈焕祥之子。……痰黏不得探吐，风邪内伏未清，脉滑，舌腻。"[205]38

此外，民国医家还记载有"脉形浮滑""脉右浮滑搏数，左浮弦""六脉迟涩""左弦紧，右弦滑""左浮弦，右滑数"等脉象。张骧孙《临诊医案》："（案2）浦大兄，吴淞南门外，不计日。患久哮喘，数年有余，时发时止，肺胃感寒而发咳嗽，痰多气逆，脉形浮滑，舌滑带腻。此系肺胃受寒即发，拟泄风清肺主治。"[205]2 张骧孙《临诊医案》："（案75）金印梅先生，住察院场，汪泰兴……恙久半月余……咳嗽痰黏，哮喘气逆不舒，脉形浮滑，舌带白腻。"[205]38 何廉臣《全国名医验案类编》卷一："风哮案（儿科）……诊断，脉右浮滑搏数，左浮弦，舌苔黄白相兼。"[202]72-73 张骧孙《临诊医案》："（案44）杨姓，常州府无锡县，沙船任合利老大。……每遇西北风高土燥，哮喘气逆难舒，中州迷闷，咳呛黏痰，六脉迟涩，舌苔满布白腻。"[205]25-26 何廉臣《增订通俗伤寒论》第三编："伤寒夹证……左弦紧，右弦滑者，风寒夹冷哮痰喘也；左浮弦，右滑数者，风寒夹热哮痰火也。"[203]357-361

二、辨 证 分 型

哮病病名及病因病机的有关记载可追溯到秦汉时期的《黄帝内经》，但该时期尚无明确的哮病辨证记载。晋代可见有关哮病临床表现的记载，亦无明确的辨证。如晋·皇甫谧《针灸甲乙经》卷九："邪在肺五脏六腑受病发咳逆上气第三……咳逆上气，涎出多唾，呼吸喘哮，坐卧不安，或中之主。"[4]1554-1563 哮病辨证的相关内容萌芽于唐代，如唐·孙思邈《备急千金要方》卷十七："肺脏脉论第一　论曰：肺主魄，魄脏者，任物之精也，……粗理者则肺大，大则虚，虚则寒，喘鸣多饮，善病胸喉痹，逆气。"[7]304 孙思邈首次提出"虚则寒喘鸣"的辨证要点。

宋代医家对哮病辨证的认识有所发展，认为哮病证候与"因劳即发""肺生风痰""肺中风邪""遇寒喧不常"等有关。此外，宋·许叔微明确提出了"痰哮"证型。元代有关哮病辨证的文献虽然较少，但是医家朱丹溪的思想非常具有代表性。朱丹溪在《丹溪心法》一书中首次提出"寒包热哮"证，强调"哮喘必用薄滋味，专主于痰"[18]86，并指出哮病证候有虚实之分，治当不同，朱丹溪关于哮病辨证的思想对后世医家产生了巨大的影响。

明代有关哮病证候学的文献较前大量增多，除继承前人已有的辨证思想外，新的辨证观点也不断涌现。明代医家承前人对哮病"肺中风邪""遇寒喧不常""肺生风痰""遇劳即发"的辨证认识，对不同证型的哮病提出了相关论治。

此外，明代医家朱橚首次在《普济方》卷一百六十三[19]1900 明确从脏腑辨证与病因辨证角度提出"十六件哮嗽病"，并记载有相关证候特点和用药情况。该辨证方法对同时期医家有所影响，如楼英《医学纲目》卷二十六[24]585-594 所论述"十六件般嗽痰"以及王大伦《婴童类萃》卷中[55]128,134 所论述"十六般喘哮方"，均沿用了"十六件哮嗽病"的辨证思想，但《普济方》所提出的包括"心嗽""肝嗽""脾嗽"等"十六件哮嗽病"的辨证方法未成为哮病辨证的主流体系。

明代哮病辨证分型逐渐丰富，出现了"鱼哮嗽""久哮""厚味发者""哮冷""冷气哮喘""痰气哮喘""盐哮""水哮""咸哮""气哮""盐醋哮""乳哮""酒哮""风哮""天哮"等。此外，还有些明代医家进一步指出哮病的病因病机、辨证分型及鉴别，如虞抟认为"寒包热哮"是由于"痰火内郁、风寒外束"，并指出虚哮有"阴虚发喘"及"气虚发喘"[22]115-116；李梴提出哮病有"水哮""寒包热哮"与"风痰哮"；武之望在《济阳纲目》[42]679-680 中较为全面地总结了哮与喘的鉴别与辨证。此外李梴《医学入门》卷四[40]390、龚廷贤《种杏仙方》[27]13、吴昆《医方考》[29]140、倪朱谟《本草汇言·草部》卷二[38]109 等均有相关记载。

清代医家较为全面地继承并总结了哮病的辨证思想。哮病辨证体系趋于完善，医家多按辨证分型论述哮病辨治。如清·沈金鳌《杂病源流犀烛》卷一[109]19-22、程杏轩《医述》卷十[129]648-649、陈杰《回生集》卷上[116]41-42、郑玉坛《彤园医书·小儿科》卷三[117]1018-1021等。

清代医家除继承已有哮病辨证分型外，也提出了新的哮病证型。如清·龚自璋提出"热哮"[182]444-445，冯兆张提出"肾哮"[68]347-349，林珮琴提出了与饮食因素有关的"糖哮"[137]95-96，喻嘉言总结哮病辨证可分为"风寒、火郁、痰气、气虚、阴虚"[136]105-106。李用粹在《证治汇补》[66]213-215中记载哮病与脾相关，首次提出清脾治哮之法。冯兆张首次描述喘脱的证候特点[68]347-349。张璐总结了"冷哮""寒包热哮"与"咸哮"的诊疗方药[71]83-85。林珮琴论述了"冷哮"与"热哮"的鉴别要点[137]95-96。清代医家还丰富了哮病辨证用药，使哮病辨证论治体系更加完善。

综合历代医家对哮病辨证的认识，哮病的主要证型为冷哮、热哮、寒包热哮、风哮、痰哮、食哮、虚哮（气虚哮、阴虚哮、阳虚哮）及其他证型（天哮、水哮、久哮、气哮、产后哮、惊哮）。每种证型源流依次分述如下。

1. 冷哮

1.1 宋明时期

冷哮的有关记载可追溯到宋代，如宋·杨士瀛《仁斋直指方论》（附补遗）卷八："附诸方 苏沉九宝汤（《简易方》）治老人小儿素有喘疾，遇寒暄不常，发则连绵不已，咳嗽哮吼，夜不得睡。"[13]294此处所载"遇寒暄不常，发则连绵不已，咳嗽哮吼"的临床表现，虽未明确表明此证为"冷哮"，但符合冷哮通常遇冷而发的特点。

明代已有医家提出"冷哮""哮冷""冷气哮喘""寒痰哮喘"等与冷哮相关的名称。倪朱谟在《本草汇言》中首次使用"冷哮"一词，如书中卷一："白前……治冷哮久年频发者。"[38]64-65其他名称见于明·楼英《医学纲目》卷三十九："疟……〔世〕万金丹……治哮冷，茶清吞一丸。"[24]893倪朱谟《本草汇言》卷二："白豆蔻……凡冷气哮喘（汤济庵稿）。"[38]109《本草汇言》卷九："巴豆……寒痰哮喘。"[38]614

明代有医家沿用了前人对哮病"遇寒暄不常，发则连绵不已，咳嗽哮吼"的认识，如明·周文采《医方选要》卷三："咳嗽门……苏沈九宝汤，治老人小儿素有喘疾，遇寒暄不常，发则连绵不已，咳嗽哮吼，夜不得睡。"[21]71徐春甫《古今医统大全》卷四十四："发散风寒定喘诸剂……（《易简》）苏陈九宝汤，治老人小儿素有喘急，遇寒暄不常，发则连绵不已，咳嗽哮吼，夜不得卧。"[23]1305-1306万密斋《万氏家传保命歌括》卷十八："哮喘苏沉九宝汤，治老人小儿素有哮喘，遇寒暄不常，发则连绵不已，咳嗽哮吼，夜不得卧。"[50]285-286此外，孙一奎《赤水玄珠》卷二十六[28]963-964亦有相关记载。

明代有医家提出冷哮是因体内素有风痰或寒痰冷饮阻肺，又感风寒之邪而发，奠定了冷哮辨证的理论基础。如明·吴昆《医方考》卷二："麻黄汤……肺部原有风痰，背腧复感寒邪而成哮喘者，此方主之。……一受风寒，则脏气为寒邪所闭，不得宣越，故作哮喘。"[29]139孙志宏《简明医彀》卷四："哮吼 始因风寒伤肺，变生痰饮，复遇外邪闭塞，滞痰郁气不舒，是证作矣。有因咸酸致伤，实人宜吐痰，忌生冷厚味，药忌寒凉。"[44]216孙文胤《丹台玉案》卷四："咳嗽门……寒痰嗽者，得于秋冬之交，或为冷雨所淋，或为冷风所侵，或露卧星月，或寒天入水所致，其嗽必哮喘。"[45]172有医家从寒痰壅积于肺阐释哮病，如龚廷贤《种杏仙方》卷一："哮吼 哮吼肺窍积寒痰，令人齁喘起居难。豁痰降火加调理，不遇良医病不安。"[27]13

冷哮证候方面，明代医家记载了"胸膈紧痛""咳嗽声重""夜不得卧""咳嗽痰涎""抬肩撷肚""风冷尤甚""齁喘起居难"等症状，对后世医家认识冷哮的证候表现具有指导性意义。如明·徐春甫《古今医统大全》卷四十四："发散风寒定喘诸剂……（《和剂》）人参定喘汤，治肺气上喘，哮中有声，坐卧不安，胸膈紧痛，及治肺感寒邪，咳嗽声重。"[23]1305-1306 武之望《济阳纲目》卷三十一："治寒喘方……苏陈九宝饮，治素有喘急，遇寒即发，咳嗽哮喘，夜不得卧。"[42]683 孙志宏《简明医彀》卷四："哮吼……宁肺丸，哮吼喘急，咳嗽痰涎，抬肩撷肚，不能睡卧，风冷尤甚。"[44]216 龚廷贤《种杏仙方》卷一："哮吼 哮吼肺窍积寒痰，令人齁喘起居难。豁痰降火加调理，不遇良医病不安。"[27]13

此外，明代医家楼英将"哮喘遇冷则发者"分为"中外皆寒"或"表寒里热"二证。如《医学纲目》卷二十七："喘……哮喘遇冷则发者有二证。其一属中外皆寒。……其二属寒包热。"[24]604 楼英的认识被同时期医家孙一奎引用，如《赤水玄珠》卷七："哮门……哮喘遇冷则发者有二：其一属中外皆寒者……其二属寒包热。"[28]309

1.2 清代至民国时期

清代医家论述冷哮，有的沿用了前代"冷哮"的证候名称。如清·张璐《张氏医通》卷四："喘（短气、少气、逆气、哮）……丹方治冷哮痰喘。"[71]83 王洪绪《外科全生集》卷三："砒石……生者可疗冷哮，不伤人者。"[84]25 王洪绪《外科全生集》卷三："白豆豉……疗冷哮。"[84]28 陈杰《回生集》卷上："断根方……上煎药如热哮加元参三钱。冷哮加干姜一钱。"[116]41-42 姜天叙《风劳臌膈四大证治·杂病》："咳嗽……芦吸散治冷哮寒嗽，喘促痰清，但肺热禁用。"[118]108 王孟英《鸡鸣录·哮喘第五》："冷哮，姜汁和蜜少许，煎温服，火证忌施。"[125]588 其他如鲍相璈《验方新编》卷十八[140]155、林珮琴《类证治裁》卷二[137]96、吴师机《理瀹骈文·存济堂药局修合施送方并加药法》[153]296、赵晴初《存存斋医话稿》卷二[161]23、罗越峰《疑难急症简方》卷三[170]159-160、龚自璋《家用良方》卷六[182]444-445、刘默《证治百问》卷二[60]189-191、林开燧《林氏活人录汇编》卷五[91]136-137、徐大椿《伤寒约编》卷二[95]812-813、薛雪《扫叶庄医案》卷二[99]44-46 郑树珪《七松岩集·常见病证辨治》[199]95-96 等也均有"冷哮"的相关记载。

有的医家新提出了与本证型相关的证名，如"寒哮""盐冷哮""冷风哮""冷风哮喘""冷风哮嗽""冷风哮吼""受寒哮喘"。

称"寒哮"者，如青浦诸君子《寿世编》卷下："哮喘门……热哮加元参三钱；寒哮加干姜一钱。"[119]104-106 张秉成《本草便读·草部》："风茄花 服食入麻，可止创伤疼痛。……能宣痹着寒哮。"[166]51 龚自璋《家用良方》卷六："各种补遗……寒哮，遇冷风而发。"[182]444-445 严洁等《得配本草》卷一："砒石……治痰癖，除寒哮。"[98]21

称"盐冷哮"者，如清·王梦兰《秘方集验》卷上："痰嗽诸症……盐冷哮，盐哮，清晨服豆腐浆，愈。"[62]41 龚自璋《家用良方》卷六："各种补遗……盐冷哮方，每早清晨，服豆腐浆，愈。"[182]444-445

称"冷风哮"者，如清·罗东逸《古今名医方论》卷二："麻黄汤……风寒湿成痹，冷风哮，最宜。"[63]54 日本·丹波元简《伤寒论辑义》卷二："辨太阳病脉证并治中……麻黄汤方……柯氏曰：予治冷风哮，与风寒湿三气成痹等证，用此辄效，非伤寒一证可拘也。"[123]41-48 柯琴《伤寒附翼》卷上："太阳方总论……麻黄汤……予治冷风哮与风寒湿三气成痹等证，用此辄效，非伤寒一证可拘也。"[185]551-552

称"冷风哮喘"者，如清·高世栻《医学真传·喘》："喘者……又有冷风哮喘。"[73]34 钱峻《经验丹方汇编·单方》："万灵九转还丹秘方……冷风哮喘（款冬花紫苏汤下）。"[76]20-21 顾世澄《疡医大全》卷七："痈疽肿疡门主方……冷风哮喘，紫苏、款冬花汤下。"[96]292-308 徐玉台《医学举要》卷一："六经合论……凡遇冷风哮喘等症，邪郁肺经而无涉于下焦真元者，麻黄汤又为要剂。"[165]1-16

称"冷风哮嗽"者，如清·王泰林《退思集类方歌注·麻黄汤类》："麻黄汤……若风、寒、湿三气成痹，及冷风哮嗽，最效也。"[171]1 该书又曰："麻黄加术汤……冷风哮嗽还堪济。"[171]1-2

称"冷风哮吼"者，如清·吴谦《删补名医方论》卷六："删补名医方论（六）……麻黄汤……风、寒、湿成痹，肺经壅塞，昏乱不语，冷风哮吼最宜。"[86]92

称"受寒哮喘"者，如清·薛雪《碎玉篇》卷下："咳嗽 寒郁化热，气闭咳嗽。……受寒哮喘，痰阻气逆，不能着枕，与金匮法。"[108]73-76

有关冷哮的发病机制，清代有的医家继承了前人感寒或内痰外寒的观点。认为冷哮感受风寒而发者，如清·张璐《张氏医通》卷四："喘（短气、少气、逆气、哮）……哮喘遇冷则发。"[71]83-85 汪昂《医方集解》卷二："麻黄汤……亦治哮证（哮喘由风寒客于背俞，复感于寒而作，此汤散寒利肺，病哮喘者，虽服麻黄而不作汗）。"[65]29 杨璿《伤寒瘟疫条辨》卷五："吴茱萸汤……苏陈九宝汤，治暴感风寒，脉浮无汗而喘，并老幼素有喘急，遇寒暄不节，发则连绵不已，咳嗽哮吼夜不能卧者。"[114]159 叶天士《叶天士曹仁伯何元长医案·何元长医案》："喘哮门（十方），（案1）肺虚感寒，喘哮不卧。先宜表散。"[128]198 黄朝坊《金匮启钥·幼科》卷二："咳嗽论（【附】哮喘 百晬嗽）……更有哮喘一病，乳幼恒多，寻其病源，亦不外乎风寒之闭。"[151]1225 王泰林《退思集类方歌注·麻黄汤类》："麻黄加术汤……冷风哮嗽还堪济。（冷风哮证，由风寒客于背俞，屡止屡作，用此散寒利肺最效。病哮喘，虽服麻黄而不作汗也。）"[171]1-2 喻嘉言《喻选古方试验》卷三："哮喘（有风寒 火郁 痰气 气虚 阴虚） 哮呷有声，卧睡不得。"[136]105-106 其他如林开燧《林氏活人录汇编》卷五[91]136-137、薛雪《碎玉篇》卷下[108]73-76、何惠川《文堂集验方》卷一[111]25-28、陈修园《南雅堂医案》卷二[122]50、何书田《何书田医案·哮喘》[135]98 等亦有相关论述。

少数医家继承了前人冷哮因于寒痰的观点，如清·周学霆《三指禅》卷二："哮症脉乱无妨论……为肺拟冷痰，斯言近之矣。"[130]72-73 此外，王梦兰《秘方集验》卷上[62]5-6 及钱峻《经验丹方汇编·诸症歌诀》[76]6-7 均引用明·龚廷贤《种杏仙方》卷一[27]13 有关"寒痰"的论述。

认为冷哮因"内有风痰或寒痰冷饮，外又感风寒之邪"而发者，如清·齐秉慧《齐氏医案》卷三："哮吼齁喘论……此证遇天阴欲雨即作，坐卧不安，饮食不进，盖因肺窍中积有冷痰，一遇寒气从背心、鼻孔而入，则肺胀作声。"[124]120-121 吴亦鼎《神灸经纶》卷三："中身证略……哮者，喉中声响如水鸡声，凡遇天气欲作雨时便发，甚至坐卧不得，饮食不通，此肺窍中积有冷痰，乘天阴寒气从背自鼻而入，则肺胀作声。"[146]125-135 李用粹《旧德堂医案·咳嗽变成喘哮》："秦商张玉环……断为新寒外束，旧痰内搏，闭结清道，鼓动肺金。"[67]30 吴仪洛《成方切用》卷三上："麻黄汤……亦治哮证。（哮喘由风寒客于背俞，且肺内有胶固之痰，复感寒而作。此汤散寒利肺，然唯气实者可暂用。）"[97]126-127 齐秉慧《齐氏医案》卷三："哮吼齁喘论……此证遇天阴欲雨即作，坐卧不安，饮食不进，盖因肺窍中积有冷痰，一遇寒气从背心、鼻孔而入，则肺胀作声。"[124]120-121 叶天士《叶天士曹仁伯何元长医案·叶天士医案》[128]79-80、吴亦鼎《神灸经纶》卷三[146]125-135、周学海《读医随笔》卷三[169]113-117、陈莲舫《陈莲舫先生医案》卷上[196]58、刘默《证治百问》卷二[60]189-191、陈修园《南雅堂医案》卷二[122]51、李铎《医案偶存》[154]300、顾司马，顾祖同《横山北墅医案》[198]339-340、郑树珪《七松岩集·常见病证辨治》[199]95-96、太医《医方配本·痰喘咳嗽门》[200]58-59均有相似观点的记载。

清代有些医家新提出了冷哮"胃积寒痰，三焦火热之气然之不力，火虚土弱，土弱金虚"及"惊忧受寒"的观点。如清·高世栻《医学真传·喘》："喘者……又有冷风哮喘，乃胃积寒痰，三焦火热之气然之不力，火虚土弱，土弱金虚，致中有痰而上咳喘。"[73]33-34 叶天士《临证指南医案》卷四："哮……起病由于惊忧受寒。大凡忧必伤肺。寒入背俞。内合肺系。宿邪阻气阻痰。病发喘不得卧。"[104]218-219

有关冷哮的证候表现，清代部分医家继承前代医家思想，记载冷哮具有"哮喘""遇寒即发""不得卧"等临床表现。如清·郑玉坛《彤园医书·小儿科》卷三："吼喘附法……九宝汤，治吼哮初起，或久吼遇寒即发者。"[117]1018 尤怡《金匮翼》卷七："齁喘 齁喘者，积痰在肺，遇冷即发，喘鸣迫塞，但坐不得卧，外寒与内饮相搏，宜小青龙汤主之。"[105]256-257 王九峰《王九峰医案》副篇卷一："（七）哮喘……（案5）寒客肺腧，宜服小青龙、小建中，化邪外达。邪郁肺络，变生哮喘，发则声如曳锯，不能安卧。"[188]73-77 其他如刘默《证治百问》卷二[60]189-191、林开燧《林氏活人录汇编》卷五[91]136-137、薛雪《碎玉篇》卷下[108]73-76、陈修园《南雅堂医案》卷二[122]50、陈修园《南雅堂医案》卷二[122]51-52、何书田《何书田医案·哮喘》[135]98、李铎《医案偶存》[154]300、郑树珪《七松岩集·常见病证辨治》[199]95-96 等亦有相关论述。

有的医家则认为，"痰如锯声""喘声如沸""喘促痰清""畏风身热""鼻流清涕""恶寒""无汗""肺叶积饮发胀""抬肩撷肚""耸肩捧腹""痰气腥臭"等均为冷哮的常见症状。如清·顾文垣《顾氏医案·喘门》："（案5）本有喘哮，更受严寒，痰如锯声，其势危急。"[194]83 张璐《张氏医通》卷十三："咳嗽门……芦吸散，治冷哮寒嗽，喘促痰清，但肺热者禁用。"[71]356 姜天叙《风劳臌膈四大证治·杂病》："咳嗽……芦吸散治冷哮寒嗽，喘促痰清，但肺热禁用。"[118]108 黄凯钧《友渔斋医话·上池涓滴》："扁鹊遇异人……受邪则病哮喘，（风寒之邪，闭塞肺气）。畏风身热，鼻流清涕"[126]76-84 徐养恬《徐养恬方案》卷中："（八）咳嗽……（案18）喘哮不得卧，背恶寒。宜用温通开降肺俞法。"[157]103 陈莲舫《陈莲舫先生医案》卷上："哮嗽 痰体本虚，感受寒邪，肺叶积饮发胀，哮嗽始重，痰如曳锯，咽喉窒塞。"[196]58 刘默《证治百问》卷二："喘 问曰：喘本气逆不顺所致……发则喘声如沸，抬肩撷肚坐卧不宁，三日内稍去痰涎，其势方定，犯此症者甚多，即俗谓冷哮盐哮者是也。"[60]189-191 林开燧《林氏活人录汇编》卷五："喘门，宁嗽百花膏……寒痰伏于肺窍，遇风寒生冷咸醋诸物，或劳烦形冷触发，耸肩捧腹，坐卧不宁，得痰而缓，俗称冷哮者，以此治之。"[91]136-137 其他如李铎《医案偶存》[154]300、郑树珪《七松岩集·常见病证辨治》[199]95-96、太医《医方配本·痰喘咳嗽门》[200]58-59 等亦有相关论述。

冷哮证的脉象在前代文献中鲜有记载，清代医家有"右手寸关俱见浮紧，重取带滑""脉左大右平""六脉沉滑而弱兼紧""六脉沉微，惟右寸肺脉人而滑甚""细弦""脉多沉而不起，或沉滑而急""脉亦乱"等脉象记载。如清·李用粹《旧德堂医案·咳嗽变成喘哮》："秦商张玉环，感寒咳嗽，变成哮喘……延余救之，诊之，右手寸关俱见浮紧，重取带滑，断为新寒外束，旧痰内搏，闭结清道，鼓动肺金。"[67]30 叶天士《临证指南医案》卷四："哮……哮喘，当暴凉而发，诊脉左大右平。此新邪引动宿邪，议逐伏邪饮气。"[104]218-219 魏之琇《续名医类案》卷十四："哮……施沛然治阮二华室，患哮喘过用凉剂，痰上壅……诊其六脉沉滑而弱兼紧，病得之冬伤于寒。"[106]423-425 齐秉慧《齐氏医案》卷三："哮吼齁喘论……曾治刘天全，年三十二，患齁喘证……按之六脉沉微，惟右寸肺脉大而滑甚。"[124]120-121 陈莲舫《陈莲舫先生医案》卷上："哮嗽……左。内有痰饮，外感风寒，哮嗽有根，发而较重，胸次痞闷，气逆喉鸣，脉见细弦。"[196]58 刘默《证治百问》卷二："喘　问曰：喘本气逆不顺所致……即俗谓冷哮盐哮者是也，脉多沉而不起或沉滑而急。"[60]189-191 李铎《医案偶存》："东坑傅姓妇，年五旬余，论哮证之发，原因冷痰阻塞肺窍所致，故遇寒即发者居多。盖寒与寒感，痰因感而潮上也，此番加以食冷物糍果，犹滞其痰，肺窍愈闭愈塞，呼吸乱矣，脉亦乱，而哮自加甚。"[154]300 郑树珪《七松岩集·常见病证辨治》："喘证　或问：喘本气逆而不顺。……俗谓之冷哮、盐哮，此谓哮喘，脉多沉而不起，或沉滑而急，此为久远本病，须顺气为主，佐疏解消痰之药治之。"[199]95-96

民国时期的医家多沿用前人的论述，将本证称为"冷哮""冷风哮""寒哮""痰饮寒哮""风寒夹冷哮痰喘"，如民国·张宗祥《本草简要方》卷六："皂荚……哮吼门……冷哮。……予治冷风哮与风寒湿三气合成痹等证，用麻黄汤辄效，非伤寒证可拘也。"[204]120-170 何廉臣《增订通俗伤寒论》第三编："伤寒夹证……寒哮较多于热哮，寒包热哮则尤多。……素有痰饮寒哮，猝受风寒大发者，一起即头痛身热，恶寒无汗，喘咳稀痰，喉中作水鸡声，日夜俯几而坐，不得着枕，胸膈痞满，舌苔白滑，中后满布而厚。……左弦紧，右弦滑者，风寒夹冷哮痰喘也。"[203]357-361

民国时期著作记载的冷哮脉象有"脉形浮滑""脉沉细而弦"，冷哮舌象有"舌滑带腻""舌苔白滑，中后满布而厚"，如民国·张骧孙《临诊医案》："（案2）浦大兄……患久哮喘，数年有余，时发时止，肺胃感寒而发咳嗽，痰多气逆，脉形浮滑，舌滑带腻。"[205]2 何廉臣《增订通俗伤寒论》第三编："伤寒夹证……素有痰饮寒哮……舌苔白滑，中后满布而厚。"[203]357-361

综上所述，冷哮为感受寒邪或寒邪内生而发的哮证。冷哮包含内寒或外寒，以冷和寒为核心特征，可兼夹风、痰等他邪。如宋·杨士瀛《仁斋直指方论》（附补遗）卷八："治老人小儿素有喘疾，遇寒暄不常，发则连绵不已，咳嗽哮吼，夜不得睡。"[13]294 明·吴昆《医方考》卷二："肺部原有风痰，背腧复感寒邪而成哮喘者……一受风寒，则脏气为寒邪所闭，不得宣越，故作哮喘。"[29]139 清·齐秉慧《齐氏医案》卷三："哮吼齁喘论……此证遇天阴欲雨即作，坐卧不安，饮食不进，盖因肺窍中积有冷痰，一遇寒气从背心、鼻孔而入，则肺胀作声。"[124]120-121

冷哮证名的提出见于明代，明代医家提出了"哮冷""冷气哮喘""冷哮痰喘""冷哮"等与冷哮相关的证候名称。清代有些医家继承了前代"冷哮"证名，也有医家提出了与本证型相关证名，如"盐冷哮""冷风哮""冷风哮喘""冷风哮嗽""痰饮寒哮""风寒夹冷哮痰喘"。综合历代医家对于本证证名的认识，以称"冷哮"者居多。

对冷哮证病因的认识，历代医家以"遇寒暄不常"的观点为主，也有医家提出内有风痰或寒痰冷饮，外又感风寒之邪而发的观点。清代有医家提出了胃积寒痰、火虚土弱、土弱金虚及惊忧受寒的观点。综合历代医家的认识，冷哮证病因以感受风寒或寒邪为主。与《支气管哮喘中医证候诊断标准（2016版）》[207]1978-1980 中的"冷哮"外寒内饮证、《中医内科学》教材[208]53-56 及《中医临床诊疗指南释义·呼吸病分册》[209]14-20 中的寒哮证、冷哮证内涵基本一致。

冷哮证典型的证候特点是往往"遇冷则作"。此外，明代医家还提出了胸膈紧痛，咳嗽声重，夜不得卧，咳嗽痰涎，抬肩撷肚，风冷尤甚等表现。清代有医家提出了冷哮痰如锯声，喘促痰清，畏风身热，鼻流清涕，恶寒，无汗，肺叶积饮发胀，胸膈痞满，以及舌滑、苔白滑，脉右手寸关俱见浮紧、重取带滑，左大右平，六脉沉滑而弱兼紧，六脉沉微，惟右寸肺脉大而滑甚，细弦及脉形浮滑等临床表现。《中医内科学》教材[208]53-56 描述本证临床表现为呼吸急促，喉中哮鸣有声，胸膈满闷如塞；咳不甚，痰稀薄色白，咳吐不爽，面色晦滞带青，口不渴或渴喜热饮，天冷或受寒易发，形寒畏冷；初起多兼恶寒、发热、头痛等表证；舌苔白滑，脉弦紧或浮紧。《支气管哮喘中医证候诊断标准（2016版）》[207]1978-1980判定外寒内饮证主症有喘促，咳嗽，胸闷，气短，咽痒，痰白，痰清稀，流清涕，舌质淡红，舌苔白。《中医临床诊疗指南释义·呼吸病分册》[209]14-20描述冷哮证证候为喉中哮鸣有声，胸膈满闷，咳痰色白，面色晦滞，或有恶寒，发热，身痛，舌质淡，苔白滑，脉浮紧。综合历代医家的认识及现代医学冷哮诊断标准，冷哮临床多表现为哮喘遇寒即发或加重，咳嗽哮喘，痰多清稀，恶寒，无汗，鼻流清涕，或夜不得卧，或头痛身热；舌滑、苔白滑；脉浮紧，或沉滑，或浮滑。

2. 热哮

2.1 明代

热哮的相关记载始见于明代，明代医家多称本证为"痰火喘哮"，如李盛春《医学研悦》卷三："闻诊……诊时吁气，知为郁结。坐而气促，痰火喘哮。"[43]78

明代医家认为热哮的病因病机主要有饮酒致内热、肺气损伤，痰火中藏等。如明·龚居中《福寿丹书·安养篇》："饮食　如虚子曰。……杯酒下咽，即犹贮烬点以硝黄涸海燎原，其可量乎。盖酒之为性，懦悍升浮，气必随之，痰郁于上，溺涩于下，渴必恣饮寒凉，其热内郁，肺气太伤，轻则咳嗽舠喘，重则肺痿痨瘵。"[37]8-9万密斋《片玉心书》卷五："哮喘门……哮喘症虽有二，皆由痰火中藏，或被风寒袭外方，内被盐水醋呛。"[53]433

明代有医家认为热哮主要表现为"坐而气促""唇舌多疮""咽喉常肿"，如李盛春《医学研悦》卷三："闻诊……诊时吁气，知为郁结。坐而气促，痰火喘哮。"[43]78万密斋《万氏家传痘疹心法》卷一："赋下　疹属君火，气本少阴……哮喘炎上之象，丹瘤赤熛之形。唇舌多疮兮，门户残烟未熄；咽喉常肿兮，管龠余烬犹存。"[25]8

2.2 清代至民国时期

清代医家对热哮证名的记载，沿用前代"痰火喘哮"者，如清·潘辑《医灯续焰》卷十九："声……声嘶色败，久病不治。坐而气促喉声者，痰火哮喘。言语塞涩者，风痰。"[59]489-490王贤《脉贯》卷九："闻诊……气促喉声，痰火哮喘；中年声浊，痰火之殃。"[77]164此外，林之翰《四诊抉微》卷三[80]61、朱时进《一见能医》卷一[187]23-24等均有"痰火哮喘"的记载。沿用"哮喘火盛"者，如俞震《古今医案按》卷五："喘……予忆丹溪有云：凡哮喘火盛者，白虎汤加黄连、枳实有功，正此证对腔法也。"[113]200其他如王孟英《古今医案按选》卷三[150]769等亦有相关论述。

清代医家新提出的与本证型相关的证名有"痰热哮喘"及"热哮"，其中陈杰在《回生集》中首次提出本证型的名称"热哮"。[116]41

称"痰热哮喘"者，如清·汪昂《本草备要》卷一："前胡……治痰热哮喘，咳嗽呕逆，痞膈霍乱，小儿疳气，有推陈致新之绩。"[69]41-42吴仪洛《本草从新》卷一："前胡……治痰热哮喘，咳嗽呕逆。"[92]14

称"热哮"者，如陈杰《回生集》卷上："治哮病方……寒哮遇冷风而发，热哮伤热伤暑而发，治各不同法。……上煎药如热哮加元参三钱。"[116]41-42王孟英《鸡鸣录·哮喘第五》："热哮（俗名痰火，口渴苔黄，小溲短赤者是）莱菔子二两，风化硝一两，共研，蜜丸芡子大，每一丸嚼化。"[125]588

对于热哮病因病机的认识，清代有的医家沿用前代体内有痰热的认识，如清·喻嘉言《喻选古方试验》卷三："哮喘（有风寒　火郁　痰气　气虚　阴虚）　哮呷有声，卧睡不得。"[136]105-106

戴天章《重订广温热论》卷一："八夹哮喘。哮喘乃肺家所时有，本有寒痰、热痰二症。一受温热，则无非痰火。由其湿热之气，从其类而入肺，发其哮喘。"[177]63

清代有的医家认为本证与"毒火内结""心经积火，刑肺灼脾""热痰伏于肺络""痰郁内热""伤热伤暑""肺受风热"有关。认为是"毒火内结"者，如谢玉琼《麻科活人全书》卷三："齁齡第五十二 喉中齁齁痰齡齡。……如喉中有痰齁齡而鸣者。其症属痰火之候。此因毒火内结之极。邪热阻逆。不得发越所致也。"[88]123 认为是"心经积火，刑肺灼脾"者，如郑玉坛《彤园医书·小儿科》卷三："吼喘附法……夺命散，治心经积火，刑肺灼脾，暴哮者。"[117]1018 认为是"热痰伏于肺络"者，如王孟英《王氏医案》卷一："孙午泉进士患哮，痰多气逆，不能著枕。……眉批：此是热痰伏于肺络，故用药如此。"[143]264, 265 认为是"痰郁内热"者，如清·杨时泰《本草述钩元·山果部》卷十七："银杏……盖治喘之哮者。是证缘胸中之痰。……是痰得之食味咸酸太过。因积成热。"[138]434

指出"热哮"为"伤热伤暑而发"者，如清·陈杰《回生集》卷上："治哮病方……寒哮遇冷风而发，热哮伤热伤暑而发，治各不同法。"[116]41 陈杰"热哮伤热伤暑而发"的认识被同时期医家引用，如林珮琴《类证治裁》卷二："哮症论治……伤暑热而发者为热哮，为虚。"[137]95, 96 龚自璋《家用良方》卷六："各种补遗……凡寒哮，遇冷风而发；热哮，伤热伤暑而发，治不同。……上煎药，如热哮加元参三钱。"[182]444-445 虚白主人《救生集》卷二："咳嗽门……寒哮遇冷风而发，热哮伤热伤暑而发，治各不同。"[103]97 认为是"肺受风热"者，如徐大椿《女科指要》卷三："咳嗽喘哮，选方，定喘汤 治孕妇哮喘，脉浮数者。……妊娠肺受风热，肺气不能分布，故生痰窒塞而哮喘不止焉。"[100]178

对于热哮临床表现的认识，清代有的医家承明代医家"气促喉声，痰火哮喘"的观点，如清·王贤《脉贯》卷九："闻诊……气促喉声，痰火哮喘；中年声浊，痰火之殃。"[77]164 此观点亦载于林之翰《四诊抉微》卷三[80]61、赵濂《医门补要》附载[162]127, 128、朱时进《一见能医》卷一[187]23-24。有的医家承前代"哮嗽声如拽锯"的认识，如陈莲舫《陈莲舫先生医案》卷上："秋燥……顾，左，九。……痰热内阻，呼吸不利，哮声如锯。脉见弦数。拟宣肺窍而化痰热。"[196]47 陈鄂《一见知医》卷五上："哮喘 哮者，喉如拽锯，若水鸡声。"[155]728

清代文献中记载与本证相关的临床表现，有"口渴""小溲短赤""头汗""二便不行""痰中稍带红色""胸闷咳逆，卧难着枕""肩背痠痛""哮嗽气促""咳唾有血""口燥咽干""大小便不利"等症。如清·王孟英《鸡鸣录·哮喘第五》："热哮（俗名痰火，口渴苔黄，小溲短赤者是）莱菔子二两，风化硝一两，共研，蜜丸芡子大，每一丸嚼化。"[125]588 王孟英《王氏医案续编》卷一："鲍继仲患哮，每发于冬，医作虚寒治，更剧。……孟英视之：口渴头汗，二便不行。"[144]301 曹沧洲《曹沧洲医案·咳嗽门》："左升太过右降不及……幼童哮，近日咳甚，痰中稍带红色，脉数。内热，宜清润肺胃。"[175]167-174 曹仁伯《曹仁伯医案·哮喘》："杨：安徽 哮喘时发，发则胸闷咳逆，卧难着枕，病之常也。惟所出之痰，或带红色，口中之味，亦作气秽，肩背痠痛，脉形小数。"[190]108-110 卧云山人《剑慧草堂医案》卷上："哮喘，痰火内蒙，肺气臌郁，哮嗽气促，脉沉小弦。"[191]15 徐大椿《女科指要》卷三："咳嗽喘哮，选方，千金麦门冬汤 治孕妇哮久伤阴，咳唾有血，脉濡浮数者。"[100]178-179 陈鄂《一见知医》卷五上："哮喘哮者，喉如拽锯，若水鸡声。喘者，气促连属不能以息。哮为实，喘为虚。……哮喘热者，口燥咽干，大小便不利，葶苈丸（见咳嗽门）。"[155]728

清代文献中记载与本证相关的舌象有"苔厚"，如清·王孟英《王氏医案续编》卷一："鲍继仲患哮……孟英诊之：脉滑苔厚，溺赤，痰浓。"[144]301

清代文献中记载与本证相关的脉象有"脉数""脉滑""滑数""脉沉小弦""弦数""脉濡

浮数",如清·王孟英《王氏医案续编》卷一:"鲍继仲患哮……孟英诊之:脉滑苔厚,溺赤,痰浓。"[144]301 曹沧洲《曹沧洲医案·咳嗽门》:"左升太过右降不及……幼童哮,近日咳甚,痰中稍带红色,脉数。内热,宜清润肺胃。"[175]167-174 曹仁伯《曹仁伯医案·哮喘》:"杨:安徽 哮喘时发,发则胸闷咳逆,卧难着枕,病之常也。惟所出之痰,或带红色,口中之味,亦作气秽,肩背痠痛,脉形小数。"[190]108-110 王九峰《王九峰医案》副篇卷一:"(七)哮喘……(案4)脉滑而数,郁热郁痰,清肃不行,大哮痰喘,似宜清燥救肺。"[188]73-77 卧云山人《剑慧草堂医案》卷上:"哮喘,痰火内蒙,肺气膹郁,哮嗽气促,脉沉小弦。法当降肺气,以清痰火。"[191]15 陈莲舫《陈莲舫先生医案》卷上:"秋燥……顾,左,九。……痰热内阻,呼吸不利,哮声如锯。脉见弦数。拟宣肺窍而化痰热。"[196]47 徐大椿《女科指要》卷三:"咳嗽喘哮,选方,千金麦门冬汤 治孕妇哮久伤阴,咳唾有血,脉濡浮数者。"[100]178-179

民国时期有的医家沿用前代"热哮"的证型名称,如民国·何廉臣《增订通俗伤寒论》第三编:"伤寒夹证……夹哮伤寒……外感风寒,内发哮喘,但有夹痰饮寒哮、痰火热哮之异。"[203]357-361 有的医家提出了"温热而夹哮喘"的理论,如张宗祥《本草简要方》卷六:"皂荚……温热而夹哮喘,热邪引动其哮,惟清热涤痰,频频服之,方可望愈。"[204]120-170

综上所述,热哮为感受热邪或热邪内生而发的哮证,以热为核心特征,可兼夹痰等他邪。如清·陈杰《回生集》卷上:"热哮伤热伤暑而发"。[116]41 王孟英《鸡鸣录·哮喘第五》:"热哮(俗名痰火,口渴苔黄,小溲短赤者是)"。[125]588

关于本证名称,明代医家提出"痰火哮喘"的相关名称。清代医家最早提出"热哮"的证名,也有医家称本证为"痰热哮喘"。在古籍文献中,本证证名以"热哮"为主。

明代医家对"热哮"病因病机的认识有饮酒致内热、肺气损伤、痰火中藏、肺胃有热、外束风邪等观点。清代有的医家继承了上述认识,有的医家提出"毒火内结""心经积火,刑肺灼脾""热痰伏于肺络""痰郁内热""伤热伤暑"的观点。总体来说,本证以热邪为核心病机。本证型包含《支气管哮喘中医证候诊断标准(2016版)》[207]1978-1980 中的痰热壅肺证、《中医药学名词》中的热哮证[210]32-33,与《中医内科学》教材[208]53-56、《中医临床诊疗指南释义·呼吸病分册》[209]14-20 中的热哮证内涵一致。

热哮的证候表现,明代医籍记载的有坐而气促喉声,唇舌多疮,咽喉常肿,痰涎壅盛,脉沉数。清代医家补充了口渴,头汗,胸闷咳逆,卧难着枕,哮嗽气促,小溲短赤,二便不行及脉滑,数,左手沉弦、右手滑大有力,沉弦等症。《中医内科学》教材[208]53-56 描述热哮证临床表现为气粗息涌,咳呛阵作,喉中哮鸣,胸高胁胀,烦闷不安,汗出口渴喜饮,面赤口苦,咳痰色黄或色白,黏浊稠厚,咳吐不利,不恶寒;舌质红,苔黄腻;脉滑数或弦滑。《支气管哮喘中医证候诊断标准(2016版)》[207]1978-1980 判定痰热壅肺证主症有喘促,气急,气短,胸闷,咳嗽,痰黄,痰黏稠,舌质红、舌苔黄、舌苔腻,脉数,脉滑。《中医临床诊疗指南释义·呼吸病分册》[209]14-20 所载热哮证证候为喉中哮鸣如吼,气粗息涌,胸膈烦闷,呛咳阵作,痰黄黏稠,面红,伴有发热,心烦口渴,舌质红,苔黄腻,脉滑数。综合历代医家观点,痰火哮的临床表现主要有哮喘气促,胸闷,咳嗽,痰多,口渴,小便短赤,大便干结;脉滑数或沉数。

3. 寒包热哮

3.1 元明时期

寒包热型哮病首载于元·朱丹溪《丹溪心法》,如《丹溪心法》卷二:"哮喘十四 哮喘必用薄滋味,专主于痰,宜大吐。药中多用温,不用凉药,须常带表散,此寒包热也。"[18]68-69

明代医家载述本证，均沿用元·朱丹溪的记载，以"寒包热"作为本证名称，如明·楼英《医学纲目》卷二十七："喘……哮喘遇冷则发者有二证。其一属中外皆寒。……其二属寒包热。"[24]604 孙一奎《赤水玄珠》卷七："哮门……哮喘遇冷则发者有二：其一属中外皆寒者……其二属寒包热。"[28]309

明代有的医家从"痰火内郁，风寒外束"或"肺虚感寒，气逆膈热"阐释本证，如明·孙一奎《赤水玄珠》卷二十六："哮喘辨……夫哮以声响名，喉中痰盛，胶塞肺窍，气道塞滞，呼吸不畅，喉中如水鸡之声……原其痰火内郁，外被风寒，束其皮腠，肺气为之不利，皆上壅胸喉。"[28]963 吴昆《医方考》卷二："哮喘门……定喘汤……肺虚感寒，气逆膈热作哮喘者，此方主之。"[29]140 李中梓《医宗必读》卷九："喘　喘者，促促气急，喝喝痰声……别有哮证，似喘而非，呼吸有声，呀呷不已，良由痰火郁于内，风寒束于外。"[46]362-364

明代医家明确指出寒包热哮亦具有"遇冷则发"的特点，丰富了本证的证候表现。如明·楼英《医学纲目》卷二十七："喘……哮喘遇冷则发者有二证。其一属中外皆寒。其二属寒包热。"[24]604 孙一奎《赤水玄珠》卷七："哮门……哮喘遇冷则发者有二：……其二属寒包热。"[28]309 以上两书中的"中外皆寒"与"寒包热"二证皆有"哮喘遇冷则发者"的特性。

此外，明代医家还记载了本证"喉中如水鸡之声""声粗""呼吸不畅""气喘""气促""心热而烦""抬肩撷项""膈热"等症，如明·孙一奎《赤水玄珠》卷二十六："哮喘辨……夫哮以声响名……呼吸不畅，喉中如水鸡之声，故气高而喘，心热而烦，抬其肩，撷其项，不能屈体而拾物，贴席而伏枕也。"[28]963 吴昆《医方考》卷二："哮喘门……定喘汤……肺虚感寒，气逆膈热，作哮喘者，此方主之。声粗者为哮，外感有余之疾也，宜用表药·气促者为喘，肺虚不足之记也，宜用里药。"[29]140

关于本证的脉象，明代有医家记载为"两寸数而涩"，如明·李中梓《医宗必读》卷九："医案……文学顾明华，十年哮嗽，百药无功，诊其两寸数而涩，余曰：涩者，痰火风寒，久久盘据，根深蒂固矣。"[46]365-368

3.2　清代至民国时期

清代医家载述本证多沿用"寒包热"之证名，如清·冯兆张《冯氏锦囊秘录·杂症大小合参》卷十二："方脉哮症合参……若属寒包热者，治宜趁八九月未寒之时，先用大承气汤，下其痰热，至冬寒无热可包，哮自不发。"[68]349 张璐《张氏医通》卷四："喘（短气、少气、逆气、哮）……一属寒包热，越婢加半夏汤、麻黄定喘汤，表散其邪，平时用芦吸散亦妙。"[71]83-85 罗国纲《罗氏会约医镜》卷九："脉论……以下治哮证：黄芩半夏汤，治寒包热而发为哮病，呼吸有声，日夜不安者。"[115]208, 212 吴师机《理瀹骈文·存济堂药局修合施送方并加药法》："金仙膏……治外感风寒暑湿……哮多寒包热，宜带表散，文中有麻黄白果方，可炒熨。"[153]281-283

清代有的医家沿用前人认识，认为寒包热哮为"痰火内郁，风寒外束"，如清·冯兆张《冯氏锦囊秘录·杂症大小合参》卷十二："方脉哮症合参　哮者，似喘而非，呼吸有声，呀呷不已，是痰结喉间，与气相系，故口之开闭尽有音声。此由痰火郁于内，风寒束其外。"[68]349 陈德求《医学传灯》卷上："齁喘　齁喘之病。方书皆名哮吼。……肺有痰热。毛窍常开。热气得以外泄。所以伏而不发。一遇秋冬寒气外束。邪热不得宣通。故令发喘。"[74]27 顾靖远《顾松园医镜》卷十二："喘……麻杏甘石汤，治哮喘……此降气消痰清火而兼散邪之剂。此病禁用热剂，亦不可纯用寒凉，恐外邪难解。盖哮症良由痰火郁于内，风寒束于外而致者居多。"[78]203-204 相关论述亦载于程国彭《医学心悟》卷三[83]123, 124、吴谦《订正仲景全书金匮要略注》卷二[85]506-518、林珮琴《类证治裁》卷二[137]95, 96、罗国纲《罗氏会约医镜》卷九[115]213。

有的医家沿用前代认识，认为寒包热哮为"肺虚感寒，气逆膈热"，如清·汪昂《医方集解》卷三："定喘汤 治肺虚感寒，气逆膈热而作哮喘（膈有胶固之痰，外有非时之感，则令人哮喘。由寒束于表，阳气并于膈中，不得泄越，故膈热气逆。……）。"[65]104 张秉成《成方便读》卷二："定喘汤……治肺虚感寒，气逆膈热，而成哮喘等证。夫肺为娇脏，畏热畏寒，其间毫发不容。其性亦以下行为顺，上行为逆。若为风寒外束。则肺气塑闭。失其下行之令，久则郁热内生，于是肺中之津液，郁而为痰，哮嗽等疾，所由来也。"[173]33 相关论述亦载于吴仪洛《成方切用》卷九上[97]425、王泰林《退思集类方歌注·麻黄汤类》[171]11、冯兆张《冯氏锦囊秘录·杂症大小合参》卷十二[68]349-350、吴篪《临证医案笔记》卷四[134]199-200。

清代有的医家记载本证与"伏饮""胃中有积痰"或"脾有湿痰"有关，如清·叶天士《临证指南医案》卷五："哮喘伏饮 潘（三八），远客路途。风寒外受。热气内蒸。痰饮日聚于脏之外。络脉之中。……病名哮喘伏饮。治之得宜。"[104]289 叶天士《景岳全书发挥》卷二："实喘证治……喘有夙根，遇寒即发，或遇劳发者，亦名哮喘。……（此即痰火证，因胃中有积痰，肺中伏火一遇风寒触动，其痰火发越而为喘，宜豁痰清火，少兼发表。）"[139]116-117 马培之《孟河马培之医案论精要·内科医案及医论》："杂病 哮证[病例一] 陈左，阴虚肺热，脾有湿痰，又触外寒，引动宿哮，寒热、咳嗽、气喘，当清疏肃肺化痰。"[176]23

还有医家提出了"痰寒包乎热""肺感风寒，阳明火盛，以寒包热"的观点，如清·魏鉴之《幼科汇诀直解》卷二："哮吼 夫哮吼专主于痰，宜用吐法。亦有虚而不可吐者，此痰寒包乎热也。定喘汤。"[82]714 吴篪《临证医案笔记》卷四："喘促 曹定轩道长，脉浮滑数，此肺感风寒，阳明火盛，以寒包热，故声粗气急而为哮喘也。"[134]198

在寒包热哮证候方面，清代有的医家沿用了前人的认识，认为本证"遇寒即发"，临床表现为"喉中水鸡声"，如清·张璐《张氏医通》卷四："喘（短气、少气、逆气、哮）……哮证多属寒包热邪，所以遇寒即发，喉中水鸡声，有积痰在肺络中。"[71]83-85 清代有的医家承前代"膈热""气促"的理论，如汪昂《医方集解》卷七："定喘汤 治肺虚感寒，气逆膈热而作哮喘。"[65]104 吴仪洛《成方切用》卷九上："定喘汤 治肺虚感寒，气逆膈热而作哮喘。"[97]425 王泰林《退思集类方歌注·麻黄汤类》[171]1, 11、张秉成《成方便读》卷二[173]33 亦有相关内容记载。

清代医家记载的本证临床表现尚有"哮发如锯""气急有声""坐卧不宁""喘急胸胀""呕吐痰涎"等，如清·徐大椿《女科指要》卷三："妊娠寒邪包热，肺气不得升降，故哮发如锯，急暴殊甚焉。"[100]178 罗国纲《罗氏会约医镜》卷九："平治汤（新）治痰火内郁，风寒外束，气急有声，坐卧不宁。"[115]213 吴篪《临证医案笔记》卷四："喘促 杨氏，喘急胸胀，呕吐痰涎，不能躺卧，脉浮紧滑。系肺虚感寒，气逆膈热，故致哮喘也。"[134]199-200

清代医家记载的与本证有关的脉象有"脉来浮数。滑大""脉洪滑""脉浮滑数""脉浮紧滑"，如清·陈德求《医学传灯》卷上："躺喘……肺有痰热。……脉来浮数。滑大者。宜用定喘汤。"[74]27 徐大椿《女科指要》卷三："咳嗽喘哮，选方，越婢汤 治孕妇哮证，脉洪滑者。"[100]178 吴篪《临证医案笔记》卷四："喘促 曹定轩道长，脉浮滑数，此肺感风寒，阳明火盛，以寒包热，故声粗气急而为哮喘也。……杨氏，喘急胸胀，呕吐痰涎，不能躺卧，脉浮紧滑。系肺虚感寒，气逆膈热，故致哮喘也。"[134]199-200

民国关于本证的记载较少，医家张宗祥提出"寒热夹杂之哮"之证名，如《本草简要方》卷六："皂荚……哮吼门……寒热夹杂之哮，先用麻黄、杏仁、苏子、前胡以豁其痰，再用降气之品，或用越婢加半夏汤治之。"[204]120-170 医家何廉臣认为本证病机为"风寒夹热哮痰火"，如《增订通俗伤寒论》第三编："伤寒夹证……夹哮伤寒……左弦紧，右弦滑者，风寒夹冷哮痰喘也；左浮弦，右滑数者，风寒夹热哮痰火也。"[203]357-361 医家秦子文认为本证病机为"表寒束其内热"，如秦子文《玲珑医鉴》卷中："更有哮证与喘相似，呀呷不已，喘息有音，此表寒束其内热致成斯疾，加味甘桔汤主之，止咳散亦佳。"[206]125-126

综上所述，寒包热哮为内有热或痰热，外感寒或风寒的哮证。如明·李中梓《医宗必读》卷九："别有哮证，似喘而非，呼吸有声，呀呷不已，良由痰火郁于内，风寒束于外。"[46]362-364 吴昆《医方考》卷二："肺虚感寒，气逆膈热作哮喘者，此方主之。"[29]140

寒包热型哮病首记载于元·朱丹溪《丹溪心法》，此后医家对于本证的证名，大多沿用朱丹溪所述"寒包热"的观点。

病因病机方面，明代有的医家阐释哮病"寒包热"的病因病机为"痰火内郁，风寒外束"或"肺虚感寒，气逆膈热"。清代医家继承了上述学术观点，并指出本证与"伏饮"或"胃中有积痰"有关。《中医内科学》教材[208]53-56、《支气管哮喘中医证候诊断标准（2016版）》[207]1978-1980 及《中医临床诊疗指南释义·呼吸病分册》[209]14-20 均未论述寒包热哮，但寒包热哮是古籍中哮病的常见证型之一。王雪慧等[173]指出寒包热哮属于哮喘发作期的证型。

临床证候方面，明代医家指出寒包热哮亦具有遇冷则发的特点，并记载有喉中如水鸡之声，声粗，呼吸不畅，气喘，气促，心热而烦，抬肩撷项，膈热，两寸数而涩的临床表现。清代医家进一步提出本证还具有脉来浮数，滑大，舌苔黄滑等症。纵观古籍文献记载，寒包热哮证可概述为遇冷则发，临床常见哮喘，气促，声粗，心烦，畏风恶寒；舌苔黄滑；脉数涩，或浮数，或滑大。

4. 风哮

4.1　宋元时期

风哮的相关记载最早见于宋代。有关风痰引发哮病的相关记载可追溯到南宋时期，如刘昉《幼幼新书》卷二："三关锦纹第十二发……或散是肺生风痰，或齁齁鸣者。"[11]24-29 此处的"或散是肺生风痰，或齁齁鸣者"符合本证的证候特点，但此时尚未出现相关证名。其后，宋代《小儿卫生总微论方》有风邪引发哮病的相关记载，如《小儿卫生总微论方》卷十四："咳嗽论……菖蒲煎，治肺中风邪，肩息喘鸣，或发咳嗽。"[12]392-401 其所记载的"肺中风邪，肩息喘鸣"符合风哮的特征。元代文献中有"气喘风痰"的记载，与本证相符。如王国瑞《扁鹊神应针灸玉龙经·一百二十穴玉龙歌》："哮喘痰嗽　哮喘咳嗽痰饮多，才下金针疾便和。俞府乳根一般刺，气喘风痰渐渐磨。"[16]145

4.2　明代

明代有的医家沿用前人论述，沿用"肺中风邪，喘鸣肩息"者，如明·王肯堂《证治准绳·幼科》集之九："肺脏部　温剂……菖蒲煎，治肺中风邪，喘鸣肩息。"[33]1715 沿用前代"风痰"一词论述哮病者，如李时珍《本草纲目》卷四十八："鸡（《本经》上品）……年深哮喘：鸡子略敲损，浸尿缸中三、四日，煮食，能去风痰。"[26]1079-1085 李梴《医学入门》卷六："杂病用药赋……千缗汤……治哮喘不得卧，或风痰壅盛。"[40]539 鲁伯嗣《婴童百问》卷一："脉法第四问（无方）仲阳云：……有三条或散，是肺生风痰，或似齁齁之声。"[49]6,7 李中梓《里中医案·王邃初哮喘》："王邃初……患哮喘者二十年。……是风痰胶固于太阴之经。"[57]770

明代有医家明确提出"风哮"之名，但未深入阐述本证，如张景岳《类经图翼》卷十一："诸咳喘呕哕气逆……肩中俞（风哮妙）。"[41]358

明代有的医家记载"天哮"与"感冒风邪"有关，提示部分"天哮"与"风哮"病机相关，如秦昌遇《幼科医验》卷下："天哮乃天气不正，乍寒乍热，小儿感之，遂眼胞浮肿，咳嗽则眼泪、鼻涕涟涟，或乳食俱出者是也。……（案1）一女，天哮，因感冒风邪而起……（案4）一儿，感冒风邪，肺气不清，已成天哮，三四日即愈。至七八日复感风邪，遂鼻流清涕不已。……（案7）一儿天哮，甚则吊吐鼻血。此风气传染，气逆上冲。"[51]84-87

本证临床表现方面，明代有医家记载了"诊脉尚有神，右寸浮滑"，丰富了本证脉象。如李中梓《里中医案·王邃初哮喘》："王邃初……患哮喘者二十年。……及诊脉尚有神，右寸浮滑，是风痰胶固于太阴之经。"[57]770

4.3 清代至民国时期

清代有医家沿用前代"风哮"证名，如清·凌晓五《凌临灵方·噎膈》："吴左（八月）痰气交阻，病成噎膈，脉右弦滑，治宜降气豁痰，即老夫自吃风哮之方加川郁金、全栝蒌。"[178]86清代医家新提出与本证候相关的名称，有"哮喘风痰"与"风痰哮喘"，如张璐《本经逢原》卷四："鸡 甘平，小毒。……治哮喘风痰。"[72]237 陈其瑞《本草撮要》卷八："鸡……治年深哮喘风痰。"[164]84 沈菊人《沈菊人医案》卷下："（四十二）哮喘……（案2）谢。风痰哮喘。"[159]126

清代医家对本证病因病机的认识，多沿用"风痰"的观点，如清·汪昂《本草备要》卷五："砒石……疗风痰在胸膈，截疟除哮。"[69]231 汪昂《本草易读》卷八："鸡卵三百八十八……年深哮喘，将卵略敲损，浸尿缸中三日，煮食之，能去风痰。"[70]342 此外，记载本观点的文献还有张璐《本经逢原》卷四[72]237、罗国纲《罗氏会约医镜》卷九[115]208-213、陈其瑞《本草撮要》卷八[164]84 及罗越峰《疑难急症简方》卷三[170]159-160 等。

清代有医家提出"风哮"病机为"肺蕴风痰郁热"，如清·王九峰《王九峰医案》卷上："脉滑而数，肺蕴风痰郁热，清肃不行，哮喘痰鸣，舌燥唇干溲混，巅疼食减，宜先清燥救肺。"[189]19

风哮证候方面，清代有医家补充了"痰鸣气舞""似痢非痢""喘哮声急""气逆不能卧""舌燥唇干溲混"等症状，如清·沈菊人《沈菊人医案》卷下："（四十二）哮喘……（案2）谢。风痰哮喘，痰鸣气舞，似痢非痢，休息七年。上下交病，当治其中。"[159]126 孙采邻《竹亭医案》卷一："风痰上壅，喘哮声急，脉象沉细，气逆不能卧，议用代赭旋覆法。"[179]15,16 王九峰《王九峰医案》副篇卷一："（七）哮喘……（案3）幼年哮喘，秋冬举发，发则不能安枕，痰豁乃平，脉弦兼滑。风痰郁肺，已历多年，极难脱体。"[188]73-77 王九峰《王九峰医案》卷上："脉滑而数，肺蕴风痰郁热，清肃不行，哮喘痰鸣，舌燥唇干溲混，巅疼食减，宜先清燥救肺。"[189]19

清代有医家丰富了本证的舌象和脉象。言"脉象沉细"者，如孙采邻《竹亭医案》卷一："风痰上壅，喘哮声急，脉象沉细，气逆不能卧，议用代赭旋覆法。"[179]15,16 言"脉弦兼滑"者，如王九峰《王九峰医案》副篇卷一："（七）哮喘……（案3）幼年哮喘，秋冬举发，发则不能安枕，痰豁乃平，脉弦兼滑。风痰郁肺，已历多年，极难脱体。"[188]73-77 言"脉滑而数"者，如王九峰《王九峰医案》卷上："脉滑而数，肺蕴风痰郁热，清肃不行，哮喘痰鸣，舌燥唇干溲混，巅疼食减，宜先清燥救肺。"[189]19

民国时期有医家首次用"风痰哮"定义本证，如民国·张宗祥《本草简要方》卷六："皂荚……哮吼门……千缗导痰汤，治风痰哮。"[204]120-170 民国有医家明确记载"风哮"医案一则，指出本证由"风伤肺而发"，但本案亦有"痰火内郁，风寒外束"的病机，与寒包热哮相关。如何廉臣《全国名医验案类编》卷一："风哮案（儿科），病者 朱姓儿，年九岁，住朱家湾。病名 风哮。原因 素有奶哮，由风伤肺而发。证候 初起恶寒发热，面赤唇红，继则痰涎上壅，喉中齁齘如水鸡声，或如拽锯，鼻扇口干，二便不利。诊断 脉右浮滑搏数，左浮弦，舌苔黄白相兼。脉证合参，此由于痰火内郁，风寒外束。"[202]72, 73

风哮证候方面，民国时期有医家补充了"呛咳""气逆不舒"等症状，如张骧孙《临诊医案》："（案 74）……哺年一岁，感受寒客于肺胃，哮喘咳呛，气逆不舒，痰黏不得探吐，风邪内伏未清，脉滑，舌腻。此系寒邪内伏未清，宜泄风定喘降气，候政。"[205]38 有医家丰富了本证的舌象和脉象，即"脉滑，舌腻"，如张骧孙《临诊医案》："（案 74）……哮喘咳呛，气逆不舒，痰黏不得探吐，风邪内伏未清，脉滑，舌腻。"[205]38

综上所述，风哮是感受风邪或风夹他邪而致的哮病。如宋代《小儿卫生总微论方》卷十四："咳嗽论……菖蒲煎，治肺中风邪，肩息喘鸣，或发咳嗽。"[12]392-401 李中梓《里中医案·王邃初哮喘》："王邃初……患哮喘者二十年。……是风痰胶固于太阴之经。"[57]770

有关风哮记载可追溯至宋代的"或散是肺生风痰，或齁齘鸣者""或肺生风痰，或齁鸣者"，元代文献中有"气喘风痰"的记载，与本证相符。明代出现了本证的证名"风哮"，以及与本证相关的名称"痰气哮喘"，清代医家提出的相关证名有"哮喘风痰"与"风痰哮喘"，民国有医家提出"风痰哮"。

历代医家对于本证病因病机的认识较为统一，有"肺中风邪""肺有风痰"等，综合历代医家的认识，以风邪为主，兼夹他邪为核心病机。本证包含《中医临床诊疗指南释义·呼吸病分册》[209]14-20 中的风哮证，以及《支气管哮喘中医证候诊断标准（2016 版）》[207]1978-1980 中的风痰阻肺证。

风哮证临床表现方面，元代医家记载本证的主要临床表现为哮喘咳嗽痰饮多，明代医家记载本证脉象为右寸浮滑，清代医家进一步丰富了本证的临床表现，如痰鸣气舞，似痢非痢，喘哮声急，气逆不能卧，舌燥唇干溲混，呛咳，气逆，脉象沉细、脉弦兼滑、脉滑而数等。民国时期有医家补充了"呛咳""气逆"等症状，丰富了本证"脉滑，舌腻"的舌象和脉象。《支气管哮喘中医证候诊断标准（2016 版）》[207]1978-1980 中判定风痰阻肺证主症有喘促，气急，胸闷，气短，遇刺激气味则喘，咳嗽，鼻痒，流清涕，咽痒。综合历代医家认识，总结风痰哮常见临床表现有喘哮声急，气逆，呛咳，喉中痰鸣；舌白、腻苔；脉弦滑，或滑数。

5. 痰哮

5.1 宋元时期

宋代已有"痰哮"证名的记载，如宋·许叔微《类证普济本事方续集》卷十："治小儿诸疾……治小儿哮喘……名曰痰哮。"[10]159 元代曾世荣《活幼口议》记载的"痰多、哮呷、喘急、咳嗽"符合痰哮的证候特点，如《活幼口议》卷二十："天南星丸 治小儿痰多，哮呷喘急，咳嗽，天南星丸方。"[15]162

5.2 明代

明代有的医家沿用了"痰哮"证名，如明·李时珍《本草纲目》卷十五："苎麻（《别录》下品）。……痰哮咳嗽：苎根（煅存性），为末，生豆腐蘸三五钱，食即效。"[26]425

明代文献中还记载了与本证候相关的名称"齁哮痰咳"和"痰气哮喘"，如明·李时珍《本草纲目》卷五十一："猫（《蜀本草》）……齁哮痰咳猫粪烧灰，砂糖汤服一钱。"[26]1172-1173 李时珍《本草纲目》卷十三："杜衡……痰气哮喘：马蹄香焙研，每服二、三钱，正发时淡醋调下，少顷吐出痰涎为验。（《普济方》）"[26]355-356

有的医家虽未明确"痰哮"之名，但从病理因素痰浊的角度分析了哮病的产生。从痰气互结阐释哮病，如明·朱橚《普济方》卷一百六十三："喘嗽（附论）……喘之为病，由痰实而气不散，上激咽喉，哮呷作声，咯不出、咽不下，憧憧而急，渴渴而数，张口抬肩，摇身撷肚。"[19]1884 朱橚《普济方》卷三百八十七："咳嗽咽喉作呀呷声（附论）小儿嗽而呀呷作声者，由胸膈痰多。嗽动于痰。上搏于咽喉之间。痰与气相击。"[19]830 吴昆《医方考》卷二："哮喘门第十六　叙曰：膈有胶固之痰，外有非时之感，内有壅塞之气，然后令人哮喘。"[29]138-139 龚廷贤《万病回春》卷二："哮吼……哮吼者，肺窍中有痰气也。"[30]126-127 从脾虚不能运化水液聚而成痰认识哮病，如明·孙一奎《医旨绪余》卷上："哮……有饮食厚味伤脾，不能运化而发者，脾伤则津液不得布散而生痰涎，壅塞经隧，肺气为之不利，则胸满腹痛，盗汗潮热，昼夜发哮，声如拽锯，治宜消食健脾，清痰利气，斯亦定矣。"[52]50

痰哮的证候表现方面，有医家载述"张口抬肩，摇身撷肚""哮喘气促""喉中有水鸡声。牵引胸背""胸满腹痛，盗汗潮热，昼夜发哮，声如拽锯"等症状，补充了本证的主要临床表现。如明·朱橚《普济方》卷一百六十三："喘嗽（附论）……喘之为病，由痰实而气不散，上激咽喉，哮呷作声，咯不出、咽不下，憧憧而急，渴渴而数，张口抬肩，摇身撷肚。"[19]1884 孙文胤《丹台玉案》卷四："咳嗽门（附哮，附喘）……哮者即痰喘也。甚而常发者。喉中有水鸡声。牵引胸背是也。"[45]175 孙一奎《医旨绪余》卷上："哮……肺气为之不利，则胸满腹痛，盗汗潮热，昼夜发哮，声如拽锯，治宜消食健脾，清痰利气，斯亦定矣。"[52]50

5.3　清代至民国时期

清代医家记载本证多沿用"痰哮"之名，如清·汪昂《本草易读》卷一："咳嗽部十五……痰哮咳嗽（苎根九十二，验方二。）"[70]9 汪昂《本草易读》卷四："苎根九十二……痰哮咳嗽，苎根焙末，生豆腐蘸食良效。"[70]179 汪昂《本草备要》卷三："白果……定痰哮，敛喘嗽，缩小便，止带浊。"[69]182, 183 何惠川《文堂集验方》卷一[111]25-28、罗国纲《罗氏会约医镜》卷十七[115]599-600、吴金寿《三家医案合刻》卷二[131]65、鲍相璈《验方新编》卷十八[140]155、张秉成《本草便读·草部》[166]18, 19、何书田《医学妙谛》卷上[184]436、严洁等《得配本草》卷七[98]224、何嗣宗《何嗣宗医案·外感》[79]30、冯兆张《冯氏锦囊秘录·杂证大小合参》卷十二[68]349-350、泄峰桂林主人《普济内外全书》卷四[132]189-191、方略《尚友堂医案·论痰饮忌脉》[141]57、徐锦《心太平轩医案·喘》[147]42、王孟英《潜斋简效方》[148]479、陈鄂《一见知医》卷三[155]662-663 均有"痰哮"证名的记载。

此外，清代有的医家称本证为"痰哮气喘""实痰哮喘""哮喘痰嗽""痰涎哮喘"。称"痰哮气喘"者，如清·吴仪洛《本草从新》卷三："麻黄……痰哮气喘（眉批：哮证宜泻肺，然惟气实者、可暂用）。"[92]57, 58 徐大椿《药性切用》卷一下："麻黄……蜜炙，痰哮气喘，属邪实病痼者。"[93]94 称"实痰哮喘"者，如王孟英《温热经纬》卷五："方论……余治虚弱人，患实痰哮喘者。"[149]112 称"哮喘痰嗽"者，如汪昂《本草易读》卷一："咳嗽部十五……哮喘痰嗽（白果二百五十三，验方一。）"[70]9 称"痰涎哮喘"者，如太医《医方配本·暑湿燥火门》："秘制清宁丸……痰涎哮喘，陈皮半夏茯苓甘草汤下。"[200]40

清代医家对痰哮的认识多沿用前人痰气互结的观点，如清·李用粹《证治汇补》卷五："哮病　大意哮即痰喘之久而常发者，因内有壅塞之气，外有非时之感，膈有胶固之痰，三者相合，闭拒气道，搏击有声，发为哮病。《汇补》"[66]213-215 沈金鳌《幼科释谜》卷四："咳嗽哮喘……哮专主痰，与气相撩，或嗜咸醋，膈脘煎熬，口开呷吸，口闭呀嗽，呀呷二音，乃合成哮。"[110]84 喻嘉言《喻选古方试验》卷三："哮喘（有风寒　火郁　痰气　气虚　阴虚）

哮呷有声，卧睡不得。"[136]105-106

在继承前人观点的基础上，清代医家对于痰哮的认识也有所发展。一方面体现在基于对痰浊形成机制的认识，清代医家认为痰浊的形成不仅与肺相关，还与脾、胃相关，如清·李用粹《证治汇补》卷五："哮病……哮虽肺病，而肺金以脾土为母，故肺中之浊痰，亦以脾中之湿热为母。俾脾气混浊，则上输浊液，尽变稠痰，肺家安能清净。所以清脾之法，尤要于清肺也。"[66]213-215曹仁伯《曹仁伯医案·哮喘》："痰饮老痰，一在于肺，一在于脾，脾肺两经，比之往时则弱，弱则痰饮老痰之窃踞者，毫无向化之期。培养脾肺，最为此症要药，然独治其本，而未及其标，现在属标病者，痰饮也。……杨：关上　肺俞伏痰，招风则发哮喘，呀呷有声，卧难着枕，甚至寒热分争。近来平善之事，呼吸短气，痰声不利，脉象弦滑。肺胃两经都被痰所贮也，权以导涤法。"[190]108-110

另一方面，清代医家还提出了痰哮与阳虚、孕产有关的认识。记载"阳衰痰哮"者，如清·也是山人《也是山人医案·哮》："杨五六　久病痰哮，深秋复发，急宜温通。……凌六一，阳衰痰哮，气喘背寒，拟温通法。"[181]208记载与孕产相关痰哮者，如邵杏泉《邵氏方案》卷之礼："四、痰哮……（案14）胎前痰哮，似属子悬。今产后匝月又发，殊恐不能断根。"[142]24-27

在痰哮证候表现方面，清代医家认识到痰哮常常"遇寒劳怒即发"，表现为"结喉两旁。青筋突起如笔管。喉中作牛马声""气喘背寒""咳嗽声重""有汗""咳呛""失血""不得偃息""胁痛"等，如清·叶天士《叶天士先生方案真本》："江，通州四十四岁，痰饮哮喘，遇寒劳怒即发，小青龙汤去麻黄。"[180]700,701心禅《一得集》卷中："郑姓子哮吼症治验，宁人郑姓子。甫七岁。患哮吼症。脉形俱实。结喉两旁。青筋突起如笔管。喉中作牛马声。此系果饵杂进。痰浊壅塞。"[167]17也是山人《也是山人医案·哮》："杨五六　久病痰哮，深秋复发，急宜温通。……凌六一，阳衰痰哮，气喘背寒，拟温通法。"[181]208吴鞠通《吴鞠通医案》卷三："痰饮　癸亥二月二十二日，谢氏，二十五岁，痰饮哮喘，咳嗽声重，有汗……六脉弦细，有七月之孕，与小青龙去麻、辛主之。"[120]329何嗣宗《何嗣宗医案·外感》："痰哮有根，发时咳呛，甚至失血。肺虚则风寒易感，脉涩。暂拟疏降。"[79]30薛雪《碎玉篇》卷下："咳嗽……脉沉为饮，饮泛哮喘，不得偃息，此因热取凉，故举发不已。宿病难以除根，姑与暂安之计。"[108]75吴鞠通《吴鞠通医案》卷三："壬戌正月十三日　觉罗　六十二岁　酒客痰饮哮喘，脉弦紧数，急与小青龙去麻、辛，加枳实橘皮汤不应。右胁痛甚，此悬饮也，故与治支饮之小青龙不应，应与十枣汤，以十枣太峻，降用控涎丹。"[120]352

清代医家新载的痰哮脉象主要有"脉弦滑""脉滑""脉弦细""脉涩""脉沉""脉弦紧数""脉濡小"，如清·曹仁伯《曹仁伯医案·哮喘》："杨：关上　肺俞伏痰，招风则发哮喘，呀呷有声，卧难着枕，甚至寒热分争。近来平善之事，呼吸短气，痰声不利，脉象弦滑。肺胃两经都被痰所贮也，权以导涤法。"[190]108-110袁焯《丛桂草堂医案》卷一："咳嗽哮喘。痰声如拽锯。呼吸几不能通。予视其体胖神强。两手脉滑有神。"[195]8吴鞠通《吴鞠通医案》卷三："痰饮……痰饮哮喘，咳嗽声重，有汗……六脉弦细，有七月之孕，与小青龙去麻、辛主之。"[120]329何嗣宗《何嗣宗医案·外感》："痰哮有根，发时咳呛，甚至失血。肺虚则风寒易感，脉涩。暂拟疏降。"[79]30薛雪《碎玉篇》卷下："咳嗽……脉沉为饮，饮泛哮喘，不得偃息，此因热取凉，故举发不已。宿病难以除根，姑与暂安之计。"[108]75吴鞠通《吴鞠通医案》卷三："壬戌正月十三日　觉罗　六十二岁　酒客痰饮哮喘，脉弦紧数，急与小青龙去麻、辛，加枳实橘皮汤不应。"[120]352吴芹《吴古年医案·哮喘》："痰阻肺气，宿哮时发，脉濡小，近数近滑。虚人患此，不能除根。"[152]146-147

民国医家沿用了"痰哮"证名，如民国·张宗祥《本草简要方》卷六："皂荚……哮吼门……

痰哮。……小儿痰哮……夫哮吼以声响名。"[204]120-170民国医家论述痰哮的舌象记载主要有"舌色白腻",如张骧孙《临诊医案》:"(案88）王姓。年逾五旬，素患哮喘……脉形弦滑，舌色白腻，痰阻中州。"[205]45民国医家亦提出了"痰哮"与"寒痰包热"有关的论述，如何廉臣《增订通俗伤寒论》第三编:"伤寒夹证……如痰结喉间，咳而上气，或呷或呀，喉中作水鸡声者，此寒痰包热阻塞喉管也，名曰'痰哮'。"[203]333,334

综上所述，痰哮包括痰浊阻肺、痰饮内停、痰气交阻所致的哮证。如明·龚廷贤《万病回春》卷二:"哮吼……哮吼者，肺窍中有痰气也。"[30]126-127心禅《一得集》卷中:"郑姓子哮吼症治验……痰浊壅塞。"[167]17吴鞠通《吴鞠通医案》卷三:"痰饮哮喘，咳嗽声重，有汗。"[120]329

宋代已有"痰哮"的明确记载，宋·许叔微在《类证普济本事方续集》首次明确提出"痰哮"证名[10]159。明代有的医家沿用"痰哮"证名，有的医家称本证为"齁哮痰咳"。清代医家对本证候名称，以沿用"痰哮"为主，也有的医家称"痰哮气喘""实痰哮喘"或"哮喘痰嗽"。历代医家称本证为"痰哮"者居多。

明代有的医家从痰气互结阐释本证，有的着眼于痰浊。清代医家沿用前人痰气互结观点者较多，有的医家更为重视脾胃功能在痰哮中的地位。可见，本证病因病机为内有痰浊，痰气交阻互结。本证与《支气管哮喘中医证候诊断标准（2016版）》[207]1978-1980中痰浊阻肺证内涵基本一致。

元代医家记载本证表现为痰多，哮呷喘急，咳嗽；明代医家提出了张口抬肩，哮喘气促，齁喘起居难，喉中有水鸡声，牵引胸背，胸满腹痛，盗汗潮热，昼夜发哮，声如拽锯等症状；清代医家丰富了遇寒劳怒即发，结喉两旁，青筋突起如笔管，喉中作牛马声，气喘背寒，咳嗽声重，有汗等症状，以及舌色白腻，脉弦滑，脉滑、脉弦细的舌脉象。综合历代医家观点，痰哮常见临床表现有：哮喘，气促，咳嗽，痰多，胸满，舌白腻，脉弦滑或滑。

6. 食哮

6.1 明代

明代医家首次提出与饮食因素有关的哮病有"鱼哮嗽""盐哮（咸哮）（食咸哮嗽）""厚味发者""盐醋哮""食炙爆之物则发""乳哮""酒哮"。其中虽未提出"食哮"一词，但已认识到哮病与食鱼、盐、厚味食物等饮食因素有关。

记载"鱼哮嗽"者，如明·朱橚《普济方》卷一百六十三:"哮呴（附论）……古老饮出仁存方，治鱼哮嗽呴。"[19]1900

记载"盐哮（咸哮）"者，如明·李时珍《本草纲目》卷二十二:"胡麻油（即香油）……小儿盐哮。"[26]517孙一奎《赤水玄珠》卷七:"杂方……治喘哮。……忌盐油煎煿，不拘水哮、咸哮并效。"[28]305杨继洲《针灸大成》卷九。"治症总要……咸哮，则食咸物发；或食炙爆之物则发，医当用意推详。"[31]341-351张景岳《类经图翼》卷十一[41]358亦载有"盐哮"。

记载哮病食"厚味"而发者，如明·龚廷贤《种杏仙方》卷一:"哮吼……一方，治厚味发者。"[27]13孙一奎《赤水玄珠》卷七:"食积痰壅，哮喘咳嗽，清金丹。遇厚味而发者用之。"[28]309龚廷贤《万病回春》卷二:"哮吼……青金丸，治哮喘，用厚味发者用之。"[30]126-127李中梓《医宗必读》卷九:"医案……清金丹，治食积痰哮喘，遇厚味即发。"[46]365-368

记载"盐醋哮"者，如明·孙一奎《赤水玄珠》卷二十六:"明治哮……有食咸酸呛喉而得者。"[28]963,964万表《万氏济世良方》卷二:"痰……盐醋哮：两手小指头端各灸七壮。一云合灸之。"[34]88,361马兆圣《医林正印》卷一:"凡盐醋哮，秘方用萆麻树近根尺许，烧灰存性，研末，用不落水豆腐一块，调入食之。"[36]21

记载哮病"食炙爆之物则发"者，如明·杨继洲《针灸大成》卷九："治症总要……咸哮，则食咸物发；或食炙爆之物则发，医当用意推详。"[31]341-351

记载"乳哮""酒哮"者，如明·张景岳《类经图翼》卷十一："诸咳喘呕哕气逆……（哮喘）五哮中，惟水哮、乳哮、酒哮为难治。"[41]358

6.2　清代

清代有医家明确提出"食哮"证名，如清·沈金鳌《杂病源流犀烛》卷一："咳嗽哮喘源流……而又有食哮（宜清金丹）。"[109]22

与饮食因素有关的哮病，清代有的医家沿用"盐哮（咸哮）""厚味则发者""乳哮（奶哮）""酒哮"的记载。

记载"盐哮（咸哮）"者，如清·喻嘉言《喻选古方试验》卷四："小儿诸病……小儿盐哮，脂麻秸瓦内烧存性，出火毒，研末，以淡豆豉蘸食。（同上）"[136]176 蒋示吉《医宗说约》卷一："哮……食盐哮嗽。"[61]73-74 王梦兰《秘方集验》卷上："痰嗽诸症……盐冷哮，盐哮，清晨服豆腐浆，愈。"[62]41 汪昂《本草易读》卷五："香油……小儿盐哮，脂麻秸瓦上焙末，豆腐蘸食之。"[70]237, 238 张璐《张氏医通》卷四："喘（短气、少气、逆气、哮）……盖咸哮肺胃受伤。"[71]83-85 张璐《本经逢原》卷一："人参……盐哮用参芦涌吐最妙。"[72]30-32 张璐《本经逢原》卷三："胡麻……麻茎烧灰点痣去恶肉，又治小儿盐哮，以淡豆腐蘸麻茎灰食之。"[72]130 张璐《本经逢原》卷三："谷部……胶饴……疗咸哮喘嗽，大吐稠痰即愈。"[72]132 同时，有关"盐哮（咸哮）"的内容亦载于高鼓峰《四明心法·咳嗽》[81]92-93、赵学敏《本草纲目拾遗》卷八[102]300、赵学敏《本草纲目拾遗》卷九[102]375、魏之琇《续名医类案》卷十四[106]423-425、魏之琇《续名医类案》卷三十[106]969、何惠川《文堂集验方》卷一[111]28、杨璿《伤寒瘟疫条辨》卷六[114]219、陈杰《回生集》卷上[116]41-42、青浦诸君子《寿世编》卷下[119]104-106、罗越峰《疑难急症简方》卷三[170]160、龚自璋《家用良方》卷六[182]444, 445、何梦瑶《医碥》卷二[90]108、吴澄《不居集》上集卷十五[133]230、严洁等《得配本草》卷五[98]149-150、刘默《证治百问》卷二[60]191、郑树珪《七松岩集·常见病证辨治》[199]96 等。

记载哮病"厚味则发者"者，如清·张璐《张氏医通》卷四："喘（短气、少气、逆气、哮）……遇厚味则发者……名清金丹，消其食积，则肺胃自清。"[71]83-85

记载"乳哮（奶哮）"者，如清·陈复正《幼幼集成》卷三："哮喘简便方……并治小儿奶哮。"[89]208 周学霆《三指禅》卷二："痫症脉论……一方治小儿乳哮：姜虫伴糯米，浸与浮沫，去米焙干，研细末，米汤调服。"[130]71-72

记载"酒哮"者，如清·陈杰《回生集》卷上："断根方……酒哮加柞木三钱。"[116]41, 42 《寿世编》卷下："哮喘门……酒哮加柞糖三钱。"[119]104-106 龚自璋《家用良方》卷六："各种补遗……酒哮加柞木三钱。"[182]444, 445

清代有的医家还新提出"醋呛哮嗽"或"醋哮"及"过食甜""糖哮""因宿食"，丰富了食哮的证候类型。

记载"醋呛哮嗽"或"醋哮"者，如清·蒋示吉《医宗说约》卷一："哮……醋呛哮嗽。"[61]73-74 高鼓峰《四明心法·咳嗽》："咳嗽之病形何如？……如咸哮、醋哮，胜金丸极妙。"[81]92-93 顾世澄《疡医大全》卷十七："食醋呛喉门主方　甘胆丸，治食醋呛喉哮嗽不止，诸药不效。"[96]668 魏之琇《续名医类案》卷十四："哮……圣济治一人，饮醋呛喉，喘哮不止。"[106]423-425 王孟英《鸡鸣录·哮喘第五》："醋哮（醋抢喉管，哮嗽不止，诸药无效者）。"[125]588 魏之琇《柳州医话良方》："哮　醋哮，用粉甘草二两，去皮破开，以猪胆六七枚取汁，浸三日，炙干为末，蜜丸，清茶下三四十丸。"[107]883

记载哮病"过食甜"或"糖哮"者，如清·林珮琴《类证治裁》卷二："哮症论治……其盐哮、酒哮、糖哮，皆虚哮也。"[137]95,96 赵濂《医门补要》卷下："医案……一童过食咸成哮者，（或过食甜，亦成哮。）"[162]87

记载哮病"因宿食"而发者，如清·陈鄂《一见知医》卷五上："哮喘……哮喘因宿食，痰涎壅盛，喘息有声。"[155]728

民国医家多沿用前人的论述，记载有哮喘"遇厚味即发者"及"盐哮"，如民国·张宗祥《本草简要方》卷六："皂荚……清金丹，治食积痰壅，哮喘咳嗽，遇厚味即发者。……小儿盐哮。"[204]120-170

综上所述，食哮包括各种因饮食而发的哮证。明代医家虽未提出"食哮"一词，但已认识到哮病的发生与饮食因素有关。明代医家首次提出与饮食因素有关的哮病有"鱼哮嗽""盐哮（咸哮）""厚味发者""盐醋哮""食炙爆之物则发者""乳哮""酒哮"。

清代有医家明确提出"食哮"证名。对于引发哮病的饮食因素，有医家沿用前代"盐哮（咸哮）""厚味发者""乳哮""酒哮"的认识。有医家提出了"醋呛哮嗽"或"醋哮"，记载了"过食甜""糖哮"，丰富了食哮的证候类别。民国医家对本证认识与前人一致，记载有哮喘"遇厚味即发者"及"盐哮"。

《中医内科学》教材[208]53-56 及《支气管哮喘中医证候诊断标准（2016版）》[207]1978-1980 均未论述食哮，但《中医内科学》教材[208]53-56 明确将饮食不当作为哮病病因，如或过食生冷，或嗜食酸咸甘肥，或禀赋异常者，进食海膻发物均可诱发哮病。现代文献也有关于食哮的记载，如王珍珍等总结了崔文成教授治疗小儿食哮经验[211]7-8，方芳等总结了陈四文主任内外合治小儿食哮经验[212]23-25。"食哮"的临床特点为其发作与饮食因素有关，常见引发哮病的饮食因素有盐、鱼、醋、厚味、炙爆之物、乳、酒、糖等。

7. 虚哮

"虚哮"的相关记载可追溯至唐代，如唐·孙思邈《备急千金要方》卷十七："肺脏脉论第一……粗理者则肺大，大则虚，虚则寒，喘鸣多饮，善病胸喉痹，逆气。"[7]364-368 孙氏提出肺虚为本证的病机特点。

元代医家也认识到哮病有虚证，如元·危亦林《世医得效方》卷一："和解……气盛或气虚人，痰气上壅，咽喉不利，哮呷有声，气息短急，上盛下虚，加木瓜半钱，北五味子五粒，干桑白皮七寸。"[17]21-23 朱丹溪《丹溪心法》卷二："哮喘十四……亦有虚而不可吐者。一法用二陈汤加苍术、黄芩作汤，下小胃丹，看虚实用。"[18]68-69

明代有的医家承元代医家朱丹溪"哮喘……亦有虚而不可吐者"的观点，如明·虞抟《医学正传》卷二[22]115-116、孙一奎《赤水玄珠》卷七[28]309、龚廷贤《万病回春》卷二[30]126-127。

明代有的医家认识到哮病也与"产后虚弱"有关，如明·庄履严《妇科百辨·产后》[47]29；有的医家认识到哮病与肺虚或肺脾两虚有关，如吴昆《医方考》卷二[29]140、龚廷贤《寿世保元》卷三[35]143-146、肖京《轩岐救正论》卷五[48]112；有的医家提出哮病日久会衍变为虚证的观点，如张景岳《景岳全书》卷十九[39]428,429；明代有医家还提出了哮病虚证与实证的鉴别要点，如武之望《济阳纲目》卷三十一[42]679-680、汪机《医学原理》卷九[54]413。

清代医家对于哮病虚证的认识，有的承前人"肺虚感寒"的观点，如清·汪昂《医方集解》卷三[65]104、吴仪洛《成方切用》卷九上[97]425。

清代有的医家认识到哮病虚证与体质有关，如清·李用粹《证治汇补》卷五[66]213-215；有的医家论述了哮病之气虚、阴虚、阳虚与阳气暴脱等证候，如冯兆张《冯氏锦囊秘录·杂症大小合参》卷十二[68]347,349、叶天士《未刻本叶天士医案》[87]93、喻嘉言《喻选古方试验》卷三[136]105-106；有的医家认为哮有虚实之分，并论述了虚实之证所包含的具体证型，即"热哮、盐哮、酒哮，皆虚症也"，如陈杰《回生集》卷上[116]41、林珮琴《类证治裁》卷二[137]95,96、龚自璋《家用良方》卷六[182]444；有的医家从肺、脾、肾三脏阐释虚哮，如高世栻《医学真传·喘》[73]34、黄凯钧《友渔斋医话·证治指要》[126]145；清代医家进一步阐述了虚哮与实哮的鉴别要点，如陈复正《幼幼集成》卷三[89]203-204、郑玉坛《彤园医书·小儿科》卷三[117]1018、林珮琴《类证治裁》卷二[137]95,96。

《中医内科学》教材[208]53-56以发作期和缓解期分述哮病，其中缓解期常见证型有肺气虚证、脾气虚证及肾气虚证。《支气管哮喘中医证候诊断标准（2016版）》[207]1978-1980中虚证型哮病包括肺气虚证、肺脾气虚证、肺肾气虚证、肺肾阳虚证、阳气暴脱证。《中医临床诊疗指南释义·呼吸病分册》[209]14-20中哮病发作期有虚哮证；缓解期包括肺脾两虚证与肺肾气虚证。可见，哮病虚证的分型尚未统一，但多与肺、脾胃、肾有关。或先天禀赋不足，或形寒饮冷伤肺，或饮食厚味伤脾，或久病及肾；肺肾亏虚、脾胃气虚，致水湿内停，湿酿成痰，发为哮病。也可从气血阴阳理论分析，可见气虚证、阴虚证与阳虚证。

基于历代医家对哮病虚证的认识，下文主要从气虚哮、阴虚哮、阳虚哮分述各证型源流。

7.1　气虚哮

有关气虚哮的论述始见于宋代，文献中载述"因劳即发"的证候表现及治哮方药均符合"肺脾气虚"的特点，但未明确肺脾气虚型哮病。如宋·钱乙《钱氏小儿直诀》卷二："咳嗽兼变症治（附喘嗽治验）……一小儿，母有哮病，因劳即发，儿饮其乳亦嗽。用六君子加桔梗、桑、杏，治其母子，常服数滴而愈。"[8]637-638

明代有的医家沿用了宋·钱乙《钱氏小儿直诀》中有关"肺脾气虚"的记载，如明·龚廷贤《万病回春》卷七："喘急　喘急者，痰气盛也。……一小儿有哮病，其母遇劳即发，儿饮其乳亦嗽。用六君子、桔梗、桑皮、杏仁治之，母子并愈。"[30]403-404

明代医家关于气虚型哮病病因病机的认识，有的医家认为饮酒为哮病"肺气太伤"的病因，如龚居中《福寿丹书·安养篇》："饮食　如虚子曰……杯酒下咽……其热内郁，肺气太伤，轻则咳嗽齁喘，重则肺痿痨瘵。"[37]8-9有的医家明确提出哮病属"气虚脾弱"，如龚廷贤《寿世保元》卷三："脉大抵浮而滑易治，微细而涩难治。……一人，哮吼十数年，发则上气喘促，咳嗽吐痰，自汗，四肢发冷，六脉沉细，此气虚脾弱。"[35]143-146有的医家提出以"补中益气汤"治哮，如龚廷贤《寿世保元》卷三："脉大抵浮而滑易治，微细而涩难治。……有以六味地黄丸、补中益气汤，兼进而愈者。"[35]143-146条文中用到治方补中益气汤，表明哮病伴有脾气虚的证候表现。

明代医家载述的本证临床表现有"上气喘促""咳嗽吐痰""自汗""四肢发冷"等症状，载述的本证脉象有"六脉沉细"，如龚廷贤《寿世保元》卷三："一人，哮吼十数年，发则上气喘促，咳嗽吐痰，自汗，四肢发冷，六脉沉细，此气虚脾弱。"[35]143-146

清代有的医家沿用了前人认为本证属"因劳即发"的认识，如清·赵濂《医门补要》卷下："医案……一人体虚，劳动而哮作，脉细弱，以宣肺扶土方。即平。"[162]87

气虚型哮病病因病机方面，清代有的医家提出"天寒饮冷，或过食盐物"伤及肺气而致哮，如清·胡珏参论《扁鹊心书》卷下："咳嗽病　此证方书名为哮喘，因天寒饮冷，或过食盐物，伤其肺气，故喉常如风吼声，若作劳则气喘而满。"[101]66 有的医家认为系肺气虚感风而致哮，如吴篪《临证医案笔记》卷四："喘促 亚相英煦斋，每早入朝，偶感风寒，及遭凉气，即咳嗽痰喘，气急声粗，呕恶食少，秋冬严寒，喘嗽尤甚。余曰：脉虚浮滑，此肺气虚乏，则腠理不密，易感风邪，以致痰涎壅盛，而为哮喘之恙。"[134]199

有的医家从肾气虚的角度论述哮病，如王九峰《王九峰医案》副篇卷一："（七）哮喘……（案6）……幼年哮喘，病入肺络，延今多载，正气肾气俱亏，不能化邪外达。"[188]73-77 曹仁伯《曹仁伯医案·哮喘》："朱：吴江 愈发愈勤之哮，肺经病也，肾气虚矣。然究其两经所病，未有不因乎脾衰，衰则所进饮食，生痰生饮，内可以动肾气，外可以招肺风。欲断此哮，必须崇土。况现在咳嗽独甚寅时前后，食积生痰，更宜崇土者乎。"[190]108-110 汪廷元《广陵医案》："汪廷元……因思哮之为病，发时固宜散邪。今气从下逆上，行动则喘甚。盖病久则子母俱虚，肾气不能收摄，亦上冲于肺，是虚为本，而痰为标耳。"[168]14 马培之《孟河马培之医案论精要·内科医案及医论》："杂病 哮证 [病例二] 俞左，哮喘多年，卧则气升痰上，胸膺闷塞，小溲有时不禁，肺为气之主，肾为气之根，母病及子，气少归窟。痰之标在脾，痰之本在肾，肾气不收，湿痰随之上泛，拟扶脾化饮，兼纳肾气。"[176]23-24

有医家明确认为哮病的病机为肺肾气虚，如徐渡渔《徐渡渔先生医案·杂症》："哮喘久年……哮乃肺病，久则虚涉于肾。肺主出气，肾主纳气，虽然感风辄发，发则气根不立，须自保下真。现在平善保肺摄肾，以固气根，庶可御外邪之侵。"[197]399

此外，清代有医家提出治疗哮喘复发后应选用补方"六君贝母丸"，而虚弱之人无论已发未发都服用此方。条文中虽未明确肺脾气虚，但通过以方测证，或与本证相关。如梁廉夫《不知医必要》卷一："哮喘症列方……六君贝母丸（兼补），治哮喘既发后补方。如虚弱之人，无论已发未发，均宜照服。"[160]14

清代有的医家记载了"喉常如风吼声""若作劳，则气喘而满""久则气泄汗出""汗出不辍""夜不能上床而卧""卧则气升痰上""胸膺闷塞""小溲有时不禁"等与本证相关的症状，丰富了本证的临床表现。如胡珏参论《扁鹊心书》卷下："咳嗽病 此证方书名为哮喘，因天寒饮冷，或过食盐物，伤其肺气，故喉常如风吼声，若作劳则气喘而满。"[101]66 叶天士《临证指南医案》卷四：哮"邹（七岁）宿哮肺病，久则气泄汗出。脾胃阳微痰饮留着。"[104]218-219 汪廷元《广陵医案》："汪廷元 方赞武兄暑月病哮，从淮来扬就医，喉中痰喘，汗出不辍，夜不能上床而卧，医莫能疗。"[168]14 马培之《孟河马培之医案论精要·内科医案及医论》："杂病哮证 [病例二] 俞左，哮喘多年，卧则气升痰上，胸膺闷塞，小溲有时不禁。"[176]23-24

清代有的医家记载了"脉虚浮滑""右寸浮滑，尺中带洪"等与本证相关的脉象，如清·吴篪《临证医案笔记》卷四："喘促 亚相英煦斋，每早入朝，偶感风寒，及遭凉气，即咳嗽痰喘，气急声粗，呕恶食少，秋冬严寒，喘嗽尤甚。余曰：脉虚浮滑，此肺气虚乏，则腠理不密，易感风邪，以致痰涎壅盛，而为哮喘之恙。"[134]199 汪廷元《广陵医案》："汪廷元 方赞武兄暑月病哮，从淮来扬就医，喉中痰喘，汗出不辍，夜不能上床而卧，医莫能疗。切其脉，右寸浮滑，尺中带洪。因思哮之为病，发时固宜散邪。今气从下逆上，行动则喘甚。盖病久则子母俱虚，肾气不能收摄，亦上冲于肺，是虚为本，而痰为标耳。"[168]14

综上所述，气虚哮是以气虚为主要病机的哮证。本证包含《中医药学名词》[210]32-33 中的哮病脾肺气虚证和肺肾气虚证；包含中华中医药学会肺系病专业委员会发布的《支气管哮喘中医证候诊断标准（2016 版）》[207]1978-1980 中的肺气虚证、肺脾气虚证、肺肾气虚证。古籍文献中对气虚型哮病的记载较少，故本证的临床表现还不够完善，主要有上气喘促，哮嗽痰清，气喘而满，自汗，逢劳则甚，六脉沉细。

7.2 阴虚哮

阴虚哮的记载最早见于明代，文献中记载"外有阴虚发喘"，如明·虞抟《医学正传》卷二："哮喘论……外有阴虚发喘，气从脐下起，直冲清道而上者。"[22]115-116 明代也有医家强调"哮喘……阴虚者补其阴"，如张景岳《景岳全书》卷十九："实喘证治（共七条）……喘有夙根，遇寒即发，或遇劳即发者，亦名哮喘……扶正气者，须辨阴阳，阴虚者补其阴，阳虚者补其阳。"[39]428,429 以上提示哮病有阴虚证。

明代医家首次提出以"六味地黄丸"治哮，虽未明确提出肾阴虚，但符合肾阴虚用药特点，如明·龚廷贤《寿世保元》卷三："脉大抵浮而滑易治，微细而涩难治。……亦有虚而不可吐者。……有以六味地黄丸、补中益气汤兼进而愈者。"[35]143-146 以方测证，此哮病应伴有肾阴虚的证候表现。

清代有医家承前人认识，记载哮病有"阴虚"者，如清·喻嘉言《喻选古方试验》卷三："哮喘（有风寒 火郁 痰气 气虚 阴虚） 哮呷有声，卧睡不得。"[136]105-106 有的医家提出阴虚哮为"少阴肾水不足"，如丁授堂《丁授堂先生医案》卷一："六十、虚哮 诊脉尺细，右寸口滑而且大，症属上实下虚。下虚者乃少阴肾水不足，上实者是太阴痰火有余。缘虚体坎离不媾，频有遗泄，漏卮不已，下焦肾阴亏虚，龙雷相火无以涵养，焰蒸不潜，上克肺金，与肺中素蕴痰浊互相炼灼，肺金不肃，降令失权，遂令咳呛，吐咯稠痰，痰趋气逆为喘。此哮吼之虚证也，与虚损病咳一途，似是而实非也。"[172]29

清代有的医家沿用前代医家对哮病"阴虚发喘，气从脐下起"的认识，记载了"咳不得卧，其脉浮，按之虚而涩"，丰富了哮病阴虚证的表现，如冯兆张《冯氏锦囊秘录·杂症大小合参》卷十二："方脉喘症合参……哮喘未发，以扶正为要；已发，以攻邪为主。若自少腹下火气冲于上而喘者，宜补阴以敛之。凡咳不得卧，其脉浮，按之虚而涩者，为阴虚，去死不远，慎勿下之，下之必死，大宜补阴壮火，火归则为气为痰，俱不泛上矣。"[68]347

清代有的医家记载了阴虚型哮病具有"脉数""脉形细数""脉尺细，右寸口滑而且大"的脉象，如日本·浅田宗伯《先哲医话》卷下："高阶枳园……哮喘脉数，属阴虚火动者，宜滋阴降火汤。"[127]716 柳宝诒《柳选四家医案·评选环溪草堂医案》："咳喘门……再诊：喘哮频发。脉形细数，……阴虚故脉数。"[174]172 丁授堂《丁授堂先生医案》第一卷："六十、虚哮 诊脉尺细，右寸口滑而且大，症属上实下虚。下虚者乃少阴肾水不足，上实者是太阴痰火有余。"[172]29

综上所述，阴虚哮是以阴虚为主要病机的哮证。阴虚型哮病未被纳入《中医内科学》教材[208]53-56、《中医临床诊疗指南释义·呼吸病分册》[209]14-20 及《支气管哮喘中医证候诊断标准（2016 版）》[207]1978-1980 中的哮病常见证候，可能因于本证较为少见，古籍文献中记载也较少，主要描述了哮病阴虚证临床可见气从脐下起、咳不得卧、脉虚涩或细数等表现。

7.3 阳虚哮

有关阳虚哮的记载最早见于明代，文献明确提出"肺脾阳虚哮喘嗽血"，并描述其证候表现有"哮喘""面目青白""体羸恶寒""冬剧夏愈""遇劳益甚""唾血淡黄有沫"，脉象为"浮滑缓弱"，如明·肖京《轩岐救正论》卷五："肺脾阳虚哮喘嗽血 甲申春，舍亲钟玄珠，素患哮喘，面目青白，体羸恶寒，冬剧夏愈，遇劳益甚。初服温剂，尚得痊可。辍药年余因郁复发，哮喘不休，唾血淡黄有沫，余察其六脉浮滑缓弱。"[48]112

清代有的医家提出哮病有因于"元阳不足""少阴阳虚"者，如清·叶天士《叶天士曹仁伯何元长医案·曹仁伯医案》:"（案 64）……木寡于畏，怒则为哮……现在不发之时，脉静而细弦。元阳不足，非补不可，非温亦不可。"[128]151 尤怡《金匮翼》卷七:"齁喘……丹溪治齁喘之症，未发以扶正气为主，八味肾气，温肾行水之谓也。"[105]256-257 曹仁伯《曹仁伯医案·哮喘》:"钱：荡口　咳嗽哮喘……元阳不足，肺本虚寒，外不耐风邪，内不耐浊气，交相为患也。"[190]108-110 叶天士《未刻本叶天士医案》:"哮喘遇劳即发，发则大便溏泄，责在少阴阳虚。真武丸。"[87]934 陈修园《南雅堂医案》卷二:"喘哮门　案 18：宿哮痰喘，遇劳频发，阳虚恶寒，姑用镇摄法。……按：此即真武法加减，为痰饮喘促由少阴阳虚水泛证者深一层立法，与小青龙相为表里。"[122]52

清代有的医家称本证为"阳衰痰哮""阳伤哮喘"，如清·也是山人《也是山人医案·哮》:"杨五六　久病痰哮，深秋复发，急宜温通。……凌六一，阳衰痰哮，气喘背寒，拟温通法。"[181]208 叶天士《未刻本叶天士医案·保元方案》:"旋复花汤……冷热不调。阳伤哮喘。"[87]901

清代有医家承前人观点认为阳虚型哮病与肺脾两脏有关，如清·林珮琴《类证治裁》卷二:"哮症论治……脾胃阳微者，急养正，四君子汤。"[137]95,96 卧云山人《剑慧草堂医案》卷上:"痰饮，（案 1）脾肺气虚，痰饮偏胜。……三诊，中阳不足，湿邪挟饮为患，哮嗽气促，脉沉弦。"[191]16,17 也有医家提出阳虚型哮病与肺肾阳虚有关，如曹仁伯《曹仁伯医案·哮喘》:"钱：荡口　咳嗽哮喘……元阳不足，肺本虚寒，外不耐风邪，内不耐浊气，交相为患也。"[190]108-110 清代也有医家提出哮病属"阴阳两伤，脾肾双亏"者，如王九峰《王九峰医案》卷上:"阴阳两伤，脾肾双亏，以致风伏肺经，哮喘屡发。"[189]20

清代文献中有医案记载了"恶寒喜热，三伏天犹披狐裘""遇劳即发""发则大便溏泄""恶寒"的相关表现，如清·叶天士《未刻本叶天士医案》:"哮喘遇劳即发，发则大便溏泄，责在少阴阳虚。真武丸。"[87]934 陈修园《南雅堂医案》卷二:"喘哮门　案 18：宿哮痰喘，遇劳频发，阳虚恶寒，姑用镇摄法。……按：此即真武法加减，为痰饮喘促由少阴阳虚水泛证者深一层立法，与小青龙相为表里。"[122]52 齐秉慧《齐氏医案》卷三:"哮吼齁喘论……曾医长邑幕友朱荣光，年二十七，久患齁喘唾痰，咯血遗精，恶寒喜热，三伏天犹披狐裘，不分春冬。"[124]120,121，齐氏所载述的医案虽未明确辨为阳虚型哮病，但符合阳虚证的证候特点。

与本证相关的古籍文献记载较少，综合历代医家认识，阳虚哮是以阳虚为主要病机的哮证。阳虚哮常见临床表现有哮喘气促，咳嗽，面目青白，体羸恶寒，冬剧夏愈，遇劳益甚，或有脘腹胀满，或皮肤浮肿，或四肢逆冷；舌苔白腻，脉沉弦或浮滑缓弱。

此外，古代医家对于虚哮的认识，还有上盛下虚、脏腑虚损及哮病日久发生喘脱的相关论述。

哮病"上盛下虚"的相关记载见于清·罗国纲《罗氏会约医镜》卷九:"脉论　喘脉宜浮迟，不宜急疾。……抑上补下方（新），治哮喘痰盛，两尺独大而软，为上盛下虚。用八味地黄丸一两，以桔梗二钱，枳壳二钱，甘草一钱，半夏钱半，煎汤送卜，数服自安。若左尺脉弱，只用六味地黄丸。"[115]208-213 民国时期记载了哮病"下虚上实"的医案，此处"下虚上实"与"上盛下虚"含义相同，如民国·张骧孙《临诊医案》:"（案 44）杨姓，常州府无锡县，沙船任合利老大。受感冒风，寒邪入肺，非近时感受所得，因冒雨当风所致，平日积受肺胃两经，每遇西北风高土燥，哮喘气逆难舒，中州迷闷，咳呛黏痰，六脉迟涩，舌苔满布白腻，此系邪传肺胃，哮喘气逆上，坐卧难安，下虚上实。暂拟镇肺疏风为主，三拗汤合旋覆代赭苏子降气汤，泻肺之法主治之。"[205]25,26

从脏腑虚损角度论述虚哮的记载主要见于清代。清代有医家从肾虚不能纳气的角度论述哮病，如清·叶天士《种福堂公选良方》卷一:"续医案……哮喘久发，小溲频利，此肾虚气不收纳，痰饮从气而上。"[112]8-32 叶天士《叶天士曹仁伯何元长医案·叶天士医案》："（七）痰饮、喘咳、水气、肿胀门……（案 29）脉弦为饮，年高下虚，天冷真气少纳，气冲为咳。……（案 46）交深秋暴冷，哮喘并频嗽。……乃肾虚气少藏纳，况曾有失血之症。议用固摄。"[128]74, 79 林珮琴《类证治裁》卷二："喘脉案……今痰哮不利，呼吸颇促，病本在脾肾，而肺胃其标也。……喘息乃粗，脉见虚促，急用纳气归原，冀根蒂渐固。……哮脉案……暂与平气疏痰，俟哮咳定，当收摄真元。"[137]97, 104 此外，尚有《孤鹤医案·哮喘》提到哮喘与肺肾两虚有关[193]74。

清代尚有医家明确提出哮病多为肺虚的记载，如黄凯钧《友渔斋医话·证治指要》："哮喘哮喘实因肺中有实邪。……华真人曰：哮喘似乎肺实，乃肺虚也。信然。故用补剂，多见其效，用清疏久而愈甚，亦可验矣。"[126]145 王九峰《王九峰医案》副篇卷一："（七）哮喘……但久病肺虚，苦寒虽效，不宜常服，恐伤生发之气。"[188]73-77 清代有的医家认为哮病与肺脾二脏虚有关，如冯兆张《冯氏锦囊秘录·杂症大小合参》卷十二："论喘（儿科）……因痰哮大喘者，必发秋冬暴冷，张口抬肩。如非前症，继诸病后，非子令母虚，即脾肺两困，多从本治。"[68]337, 338 清代有的医家认为哮病与肺胃二脏虚有关，如张聿青《张聿青医案》卷五："咳嗽……张（左）哮喘多年，肺伤吐血，渐至咳嗽痰多，痰色黄稠，兼带青绿，有时腹满，运化迟钝。脉形濡细，左部带涩。肺胃并亏，而湿滞中州。"[192]166

哮病日久发生喘脱证在历代文献中记载较少，最早可追溯至清代，如于清·冯兆张《冯氏锦囊秘录·杂症大小合参》卷十二："方脉哮症合参……至有一种真气虚极，无根脱气上冲，似哮似喘，张口环目，其气逆奔而上，出多入少者，法宜峻补，纳气归源，切勿从标，致成不救。"[68]349 文中虽未明确"喘脱"之名，但所描述的"真气虚极，无根脱气上冲，似哮似喘，张口环目，其气逆奔而上，出多入少"，与喘脱证的证候相符。《冯氏锦囊秘录·杂症大小合参》还载有与喘脱证相关的医案一则，如《冯氏锦囊秘录·杂症大小合参》卷十二："论哮（儿科）……一朱姓儿三岁，哮喘大作，声闻邻里，二三日不止，身热汗出。一医投以滚痰丸利之，下泻二三次，其势更甚。六脉洪数，胸胁扇动，扶肚抬肩，旦夕无宁刻，粒米不能食，头汗如雨，数日不寐，势甚危迫，乃延余治。余曰：误矣。夫声出于气喉，连喘数日，下元已伤矣。……所以有扶肚抬肩，恶候来也。"[68]339, 340 文中详述了喘脱证的临床表现。清代有的医家提出"喘鸣大汗者，此上下俱脱"的观点，如清·张璐《张氏医通》卷九："脱……颠仆遗尿，喘鸣大汗者，此上下俱脱也。"[71]230 该记载与喘脱病机相符。

喘脱证与《支气管哮喘中医证候诊断标准（2016 版）》[207]1978-1980 中的阳气暴脱证内涵一致，《支气管哮喘中医证候诊断标准（2016 版）》[207]1978-1980 判定喘脱证主症有喘促，气急，张口抬肩，不得平卧，脉微，脉细，脉数。古籍文献对喘脱证临床表现记载较少，有医案描述本证临床表现为"恶候"，症见"六脉洪数，胸胁扇动，扶肚抬肩，旦夕无宁刻，粒米不能食，头汗如雨，数日不寐"。

8. 其他证型（天哮、水哮、久哮、气哮、产后哮、惊哮）

哮病的其他证型还有天哮、水哮、久哮、气哮、产后哮、惊哮六种，这些证型在历代文献载述中均较为明确，可作为一个独立的证型。但因其文献记载量不大，因此合并梳理其源流。

8.1　宋明时期

因受惊导致哮病的相关记载始见于宋·王贶《全生指迷方》卷四："喘证……若咳嗽逆，倚息喘急，鼻张，其人不得仰，咽中作水鸡声，时发时止，由惊忧之气蓄而不散，肺气郁。"[9]95

"天哮""水哮""久哮""气哮""产后哮"的最早相关记载均见于明代。

"天哮"的相关记载最早见于明代秦昌遇《幼科医验》，秦昌遇认为"天哮乃天气不正"而致哮者，或与"感冒风邪"有关，或与"疟后"有关。如《幼科医验》卷下："天哮乃天气不正，乍寒乍热，小儿感之，遂眼胞浮肿，咳嗽则眼泪、鼻涕涟涟，或乳食俱出者是也。……（案1）一女，天哮，因感冒风邪而起，以致喘咳不已，又多食酸味，嗽愈甚，其气上不能升，下不能降。……（案2）一儿，疟后天哮，又兼腹实发泻，面肿少食。……（案4）一儿，感冒风邪，肺气不清，已成天哮，三四日即愈。"[51]84-87

"水哮"的首次记载见于明代医家孙一奎的《赤水玄珠》，书中虽未明确阐释"水哮"，但记载有"忌盐油煎煿"，并将"水哮"与"咸哮"并提，或提示"水哮"与饮食因素有关。如明·孙一奎《赤水玄珠》卷七："杂方……治喘哮。……忌盐油煎煿，不拘水哮、咸哮并效。"[28]305 明代承此观点记载"水哮"的文献尚有张景岳《类经图翼》卷十一："诸咳喘呕哕气逆……[哮喘]五哮中，惟水哮、乳哮、酒哮为难治。"[41]358 明代医家杨继洲在《针灸大成》中明确指出水哮为"饮水则发"，如杨继洲《针灸大成》卷九："治症总要……有水哮，饮水则发。"[31]341-351 明代有的医家对"水哮"有不同的观点，认为本证为"因幼时被水，停蓄于肺为痰"而致，如李梴《医学入门》卷四："哮……挟水挟寒须带表，水哮者，因幼时被水，停蓄于肺为痰，宜金沸草散、小青龙汤倍防己，或古葶枣散、导水丸。"[40]390 持此观点的同时期医家尚有武之望、马兆圣，如武之望《济阳纲目》卷三十二："论……水哮者，因幼时被水停蓄于肺为痰，宜金沸散，小青龙汤倍防己，或古葶苈散、导水丸。"[42]681 马兆圣《医林正印》卷一："哮哮之为病，喉间如水鸡声，牵引胸背，气不得息，坐卧不安。……凡水哮，因幼时被水停蓄于肺为痰，宜金沸草散、小青龙汤倍防己，或葶苈散、导水丸。"[36]21 明代有的医家记载有治疗"水哮"的方剂，如李中梓《医宗必读》卷九："医案……水哮方，芫花为末，大水上浮浡（滤过），大米粉，上三味，搜为稞，清水煮熟，恣意食之。"[46]365-368 其他记载"水哮"的著作尚有孙一奎《赤水玄珠》[28]302-305、张景岳《类经图翼》[41]357-358 等。

"久哮""产后哮"的最早相关记载均见于明代朱橚编修的《普济方》。《普济方》中首次记载"久哮"证名，如《普济方》卷一百六十三："哮呴（附论）……治久哮。"[19]1900 此后，明代还有医家称"久哮"为"年深哮喘"，并指出本证与风痰有关，如李时珍《本草纲目》卷四十八："鸡（《本经》上品）……年深哮喘：鸡子略敲损，浸尿缸中三、四日，煮食，能去风痰。（《集成》）"[26]1113

哮病发于产后的相关记载亦最早见于《普济方》，称之为"产后嗽"，如《普济方》卷一百六十三："哮呴（附论）……产后嗽背膊疼痛，甘草一寸、黄蜡少许煎。"[19]1900 其后有文献指出"妇人产后忽患哮喘"为"产后虚弱，不避风寒，兼瘀血凝于肺脾之故"，如庄履严《妇科百辨·产后》："妇人产后阴脱者何……妇人产后忽患哮喘者何？曰：此危候也。产后虚弱，不避风寒，兼瘀血凝于肺脾之故。宜用人宁肺汤兼驱逐瘀血诸药。"[47]79 明代赵献可明确提出"产后哮喘"，如《邯郸遗稿》卷四："产后……产后哮喘，遇产而发者，宜以宁肺汤治之。"[56]68

"气哮"的相关记载始见于明代。明代医家孙一奎在《赤水玄珠》中提出因气机不畅引发哮病，如《赤水玄珠》卷二十六："明治哮　哮发之原有三：有因惊风之后而得者，由治惊不调气，故痰不尽撤去；有感风寒而得者；有食咸酸呛喉而得者。然皆不外乎利肺、调气、豁痰六字也。"[28]963, 964 文中指出由于治疗惊风时未调气，致使气滞，痰未尽撤引发哮病，治疗应以调气、豁痰为主。明代医家杨继洲最早明确提出"气哮"证名，并指出本证为"怒气所感，寒邪相搏，痰饮壅满则发"，如《针灸大成》卷九："治症总要……有气哮，怒气所感，寒邪相搏，

痰饮壅满则发。"[31]341-351

《普济方》中记载哮病由"惊恐所致"者。如《普济方》卷一百六十三："哮呴（附论）夫哮嗽者，一名齁𫚔。……多由饮冷水及惊恐所致也。"[19]1900

8.2　清代至民国时期

清代有的医家沿用明代医家"天哮""水哮""年深哮喘""久哮""产后哮喘"的相关论述。有的医家认为"天哮"与天气有关，提出"风热天哮"一说，如清·冯兆张《冯氏锦囊秘录·杂症大小合参》卷十二："论哮（儿科）……贝母膏，治风热天哮。"[68]340 有的医家沿用前代"水哮"证名，如沈金鳌《杂病源流犀烛》卷一："咳嗽哮喘源流……有水哮（宜水哮方）。"[109]22 有的医家沿用"年深哮喘"之证名，并认为久哮与"风痰"有关，如汪昂《本草易读》卷八："鸡卵三百八十八……年深哮喘，将卵略敲损，浸尿缸中三日，煮食之，能去风痰。"[70]342 罗越峰《疑难急症简方》卷三："痰饮喘哮……年深哮喘（《本草》）……能去风痰。"[170]160 有的医家沿用前人"久哮"证名，认为久哮与"肺有伏寒，气血两虚"或"肺有伏邪，且伤及胃"有关，如王乐亭《王乐亭指要》卷三："哮喘……陈左　久哮，纳减气逆，肩臂作痛，六脉细弱。肺家虽有伏寒，然体虚已甚，燥烈温散之药，未便擅投。拟与气血兼培，以救其本。"[158]270 王乐亭《王乐亭指要》卷三："哮喘……吴左，久哮时发时止，甚则带血脘痛且呕。不特肺有伏邪，且伤及胃矣。"[158]269,270 有的医家沿用前人对"产后哮喘"的论述，提出治疗"遇产发哮"的方药，如郑元良《郑氏家传女科万金方·产后门》："产后问答……问：妇人素有哮喘之疾，遇产而发者何？答曰：大宁肺汤主之。"[186]153

清代医家对"天哮""久哮""气哮""惊哮""产后哮"有新的认识。

清代有的医家未论述"天哮"与气候变化的关系，但记载有"小儿天哮"或"幼稚之童天哮"之说。记载"小儿天哮"者，如清·赵学敏《串雅内编》卷三："三奇顶　治小儿天哮神效。"[94]95 赵学敏《本草纲目拾遗》卷六："南天竹……小儿天哮《三奇方》。"[102]52 陈修园《医学从众录》卷二："痰饮……海浮石滑石散，治小儿天哮。"[183]658 记载"幼稚之童天哮"者，如何书田《医学妙谛》卷上："哮病章……更有痰哮、咸哮、醋哮，过食生冷及幼稚之童天哮诸症。"[184]436

有的医家提出与久哮相关的证候名称"积年哮喘""久年哮喘""久呷嗽"，如清·罗国纲《罗氏会约医镜》卷九："脉论……积年哮喘，体实者。"[115]213 陈其瑞《本草撮要》卷六："硫磺……得半夏治久年哮喘。"[164]80 程云来《圣济总录纂要》卷七："咳嗽门，呷嗽　论曰：呷嗽者，而胸中多痰，结于喉间，与气相击，随其吸呼，呀呷有声，故名呷嗽。宜调顺肺经，仍加消痰破饮之剂。射干丸　治久呷嗽，喉中常作声，发即偃卧不得。"[64]604 有的医家记载"气哮"病因还有"食柿过多，得寒而起"，如吴金寿《三家医案合刻》卷三："温胆汤……病之原，由食柿过多，得寒而起，于兹二十余年矣。要知柿为西方之木，其实禀秋金之气而成，其与肺金为同气相求。可知其邪入肺，发为气哮。"[131]101

有的医家提出哮病与"惊忧受寒"有关，如清·叶天士《临证指南医案》卷四："哮……起病由于惊忧受寒。大凡忧必伤肺。"[104]218-219，有的医家提出哮病因"惊恐"所致，如黄元御《素灵微蕴》卷三："齁喘解　赵彦威，病齁喘，秋冬病作……二十余岁，初秋晚食后偶因惊恐，遂成此病，自是不敢晚饭。"[121]1348-1349

有的医家记载哮病有"胎前痰哮……今产后匝月又发"者，如清·邵杏泉《邵氏方案》卷之礼："四、痰哮……（案 14）胎前痰哮，似属子悬。今产后匝月又发，殊恐不能断根。"[142]24-27 有医籍记载有与"产后哮"相关的医案者，如王孟英《王氏医案》卷一："朱氏妇，产后恶露不行，而宿哮顿发，专是科者不能下手。孟英以丹参、桃仁、贝母、茯苓、滑石、花粉、桂枝、通草、蛤壳、苡仁、紫菀、山楂、丝瓜子、茺蔚子、旋覆、琥珀出入为方，三日而愈。"[143]260有的医家提出"产后哮"是因"恶露停而发宿哮。是由血病及气"，如王孟英《王氏医案绎注》卷一："夏令某登厕……朱氏妇产后恶露不行。而宿哮顿发。专是科者不能下手。……（因恶露停而发宿哮。是由血病及气。）"[145]8

民国时期有的医家沿用清代医家"小儿天哮""积年哮喘""年深哮喘"的论述。如民国·张宗祥《本草简要方》卷六："皂荚……哮吼门……小儿天哮，咳嗽，痰喘。……积年哮喘，体实者。……年深哮喘。"[204]120-170 有的医家记载哮病因受惊所致，如张骧孙《临诊医案》："（案35）钱老荣，二月十四日。望见城中失火受惊，奔走大劳伤气，哮喘。"[205]20

综上所述，"天哮"包括与天气因素有关而发的哮证以及与小儿先天禀赋有关的哮证。历代医家对于"天哮"有不同的认识，一是"天哮"与天气有关；二是"天哮"与小儿先天禀赋有关。"水哮"包括饮水则发的哮证及幼时被水、停蓄于肺为痰而致的哮证。历代医家对于"水哮"的认识具有两种观点，一是"水哮，饮水则发"与饮食有关，可归属于"食哮"范畴；二是"水哮"与"幼时被水，停蓄于肺为痰"有关，可归属于"痰哮"范畴。"久哮"指病程长、时发时止的哮证，历代医家普遍认为"久哮"主要以病程长为临床特点。"气哮"是气机不畅所引发的哮证。"产后哮"是指产后发作的哮证，包括妇人产后虚弱，不避风寒及产后恶露不行所致的哮证。"惊哮"指因受惊吓等情志因素所致的哮证。

三、证候鉴别诊断

证候鉴别诊断是辨证的重要内容之一。元代医家朱丹溪虽提出哮病用药需"看虚实用"，但未明确虚证与实证的鉴别要点，如《丹溪心法》卷二："哮喘十四　哮喘必用薄滋味，专主于痰，宜大吐。……亦有虚而不可吐者。一法用二陈汤加苍术、黄芩作汤，下小胃丹，看虚实用。"[18]68-69

明代医家认识到"哮喘遇冷则发者"有"中外皆寒"和"寒包热"两种情况，但未明确此两者的鉴别要点，如明·楼英《医学纲目》卷二十七："喘……哮喘遇冷则发者有二证。其一属中外皆寒。……其二属寒包热。"[24]604本论述被同时期医家孙一奎、王肯堂引用，分别载于孙一奎《赤水玄珠》卷七[28]309及王肯堂《杂病证治准绳·杂病》第二册[32]84。

明代医家武之望和汪机明确提出哮病"虚者"与"实者"的鉴别要点。如明·武之望《济阳纲目》卷三十一："喘急……虚者气乏身凉，冷痰如冰；实者气壮胸满，身热便硬。经曰，诸逆冲上皆属火。虚火宜滋补降气，实火宜清肺泻胃。"[42]679-680 汪机《医学原理》卷九："哮喘门……论哮喘之症，有实有虚，盖因痰火内郁，厥气上逆所致。但实者气盛而息粗，多系外感；虚者气微而息达，多由内伤。治疗之法，虚者补之以甘温，实者散之以辛凉，加之以治火治痰之剂，无有不效。"[54]413

清代医家进一步完善了哮病证候的鉴别。有医家记载了"寒哮"与"热哮"的鉴别要点，如清·林之翰《四诊抉微》卷三："经证考……哮喘发即吐稠痰，盐哮。交秋发哮，多清水，属寒；哮发不时，顿嗽抱首，属热。"[80]56-58 陈杰《回生集》卷上："治哮病方……寒哮，实症也。寒哮遇冷风而发，热哮伤热伤暑而发，治各不同法。"[116]41 林珮琴《类证治裁》卷二："哮症论治……遇风寒而发者为冷哮，为实；伤暑热而发者为热哮，为虚。"[137]95,96

还有医家进一步阐述了虚哮和实哮的鉴别要点，如清·陈复正《幼幼集成》卷三："哮喘证治……凡喉如水鸡声者为实，喉如鼾声者为虚，虽由于痰火内郁，风寒外束，而治之者不可不分虚实也。"[89]203-204 郑玉坛《彤园医书·小儿科》卷三："吼喘附法……凡喉中如水鸡声者，为实吼；如鼾声者，为虚吼，分别症治于下。"[117]1018 林珮琴《类证治裁》卷二："哮症论治……大率新病多实，久病多虚；喉如鼾声者虚，如水鸡者实；遇风寒而发者为冷哮，为实；伤暑热而发者为热哮，为虚。"[137]95, 96

有的医家论述了哮病"因外感而得者""因热而得者""因宿食而得者"的不同临床表现，如清·陈复正《幼幼集成》卷三："哮喘证治……有因外感而得者，必恶寒发热，面赤唇红，鼻息不利，清便自调，邪在表也。……有因热而得者，必口燥咽干，大小便不利。……有因宿食而得者，必痰涎壅盛，喘息有声。"[89]203-204

第三节 钩 玄 评 述

一、哮 病 分 型

关于哮病的辨证分型，在现代规范或标准类著作如《中医药学名词（2004 版）》[210]32-33、《支气管哮喘中医证候诊断标准（2016 版）》[207]1978-1980、《中医临床诊疗指南释义·呼吸病分册》[209]14-20 及《中医内科学》教材[208]53-56 等文献中均有记载，但认识尚未统一。《中医药学名词》[210]32-33 将哮病分为发作期和不发作期，发作期证型包括冷哮、热哮、寒包热哮、风哮、痰哮、风痰哮，不发作期哮病又称为虚哮，证型包括脾肺气虚证和肺肾气虚证。《中医内科学》教材[208]53-56 亦将哮病分为发作期及缓解期，发作期证型包括寒哮与热哮，缓解期证型包括肺虚证、脾虚证与肾虚证。中华中医药学会肺系病专业委员会发布的《支气管哮喘中医证候诊断标准（2016 版）》[207]1978-1980 将哮喘分为基础证和临床常见证来讨论，基础证包括外寒证、痰饮证、痰浊证、痰热证、肺气虚证、脾气虚证、肾气虚证、肺阳虚证、肾阳虚证、血瘀证；临床常见证包括实证类（外寒内饮证、痰浊阻肺证、风痰阻肺证、痰热壅肺证）、虚证类（肺气虚证、肺脾气虚证、肺肾气虚证、肺肾阳虚证、阳气暴脱证）、兼证类（血瘀证）。

古代医籍记载的哮病证型主要有冷哮、热哮、寒包热哮、风哮、痰哮、食哮、虚哮（包括气虚哮、阴虚哮和阳虚哮）及天哮、水哮、久哮、气哮、产后哮、惊哮等。冷哮为感受寒邪或寒邪内生而发的哮证，包含内寒或外寒，以冷和寒为核心特征，可兼夹风或痰等他邪。热哮为感受热邪或热邪内生而发的哮证，以热为核心特征，可兼夹痰等他邪。寒包热哮为内有热或痰热，外感寒或风寒的哮证。风哮是感受风邪或风夹他邪而致的哮证。痰哮包括痰浊阻肺、痰饮内停、痰气交阻所致的哮证。食哮包括各种因饮食而发的哮证。虚哮是以正虚为主要病机的哮证，包括气虚哮、阴虚哮、阳虚哮等。天哮包括与天气因素有关的哮证及与小儿先天禀赋有关的哮证。水哮包括饮水则发的哮证及幼时被水、停蓄于肺为痰而致的哮证。久哮指病程长、时发时止的哮证。气哮是气机不畅所引发的哮病。产后哮是指产后发作的哮证，包括妇人产后虚弱，不避风寒及产后恶露不行所致的哮证。惊哮是指因受惊吓等情志因素所致的哮证。

其中冷哮、热哮、寒包热哮、风哮、痰哮，气虚哮在现有常用证候标准及参考书如《中医药学名词（2004 版）》[210]32-33、《支气管哮喘中医证候诊断标准（2016 版）》[207]1978-1980《中医临床诊疗指南释义·呼吸病分册》[209]14-20 及《中医内科学》教材[208]53-56 中均有记载，但有的证名不完全相同，有待规范；有的内涵不完全一致，有待进一步探讨。而食哮、阴虚哮、阳虚哮、天哮、水哮、久哮、气哮、产后哮、惊哮等在上述标准、规范或教材中未被纳入常见证型，一是因为上述证型临床确实少见，二是因为将上述证型归入其他证中，对于后者亦待商榷。

二、痰浊阻肺证与冷哮考辨

在《支气管哮喘中医证候诊断标准（2016 版）》[207]1978-1990 中，根据专家问卷结果，外寒内饮证与痰浊阻肺致哮者均归属于"冷哮"。

在古籍文献中，明代医家明确提出了"哮冷""冷气哮喘""冷哮痰喘""寒哮""冷哮"等与冷哮相关的证候名称，如明·楼英《医学纲目》卷三十九："疟……治哮冷，茶清吞一丸。"[24]893 倪朱谟《本草汇言》卷一："白前……治冷哮久年频发者。"[38]64-65 其证候内涵与外寒内饮证基本相同，以内外皆寒为主要病机，以遇冷而发为证候特点。如清·齐秉慧《齐氏医案》卷三："哮吼齁喘论……此证遇天阴欲雨即作，坐卧不安，饮食不进，盖因肺窍中积有冷痰，一遇寒气从背心、鼻孔而入，则肺胀作声。"[124]120, 121 吴师机《理瀹骈文·存济堂药局修合施送方并加药法》："温肺膏……亦治冷哮（遇冷而发）、冷瘘（肺有虚寒而瘘者）等症。"[153]296 依据古籍文献，外寒内饮致哮者可归属于"冷哮"。

有关痰浊阻肺证，在宋代已有"痰哮"的证名，如宋·许叔微《类证普济本事方续集》卷十："治小儿诸疾……治小儿哮喘……名曰痰哮。"[10]159 古籍文献中有关哮病痰浊病机的论述也较为丰富，有的医家从痰气互结阐释本证，有的着眼于痰浊，有的从寒痰或热痰论述，有的医家更为重视脾胃功能在痰哮中的作用。可见，根据古籍文献的相关论述，痰浊阻肺证之痰浊，有寒痰，有热痰，更多的是寒热性质不明的"痰浊"。对于寒痰致哮者，可归属于"冷哮"；而对于寒热性质不明的痰浊、痰饮、痰气交阻致哮者，当归属于"痰哮"。故将痰浊阻肺致哮者归属于"冷哮"欠妥。

三、有关热哮的内涵

中医药学名词审定委员会审定的《中医药学名词》指出热哮的病因为"内积痰热，熏灼肺胃，引动宿痰"，如《中医药学名词》："哮病发作期……热哮 内积痰热，熏灼肺胃，引动宿痰，以气促胸高，喉中哮鸣，张口抬肩，不能平卧，痰色黄而胶黏浓稠，呛咳不利，发热，头痛，有汗，胸闷，烦躁不安，面赤，口渴喜饮，大便秘结，舌红，苔黄腻或滑，脉滑数为常见症的哮病证候。"[210]32-33 文中认为热哮的核心病机为痰热。在古籍文献中，也有"热哮"证名，古代医家对"热哮"的病因有不同的认识。一是认为"热哮"系"伤暑热而发"，如清·林珮琴《类证治裁》卷二："哮症论治……伤暑热而发者为热哮，为虚。"[137]95, 96；二是认为"热哮"俗名"痰火"，如清·王孟英《鸡鸣录·哮喘第五》："热哮（俗名痰火，口渴苔黄，小溲短赤者是）莱菔子二两 风化硝一两 共研，蜜丸芡子大，每一丸噙化。"[125]588 三是以"内热"为哮病病因，如曹仁伯《曹仁伯医案·哮喘》："韩：南壕肺为娇脏，不耐邪侵，若有热伏于中者，则毛窍常开，风邪易感，感则哮喘发焉。"[190]108-110 即在古代记载中，热哮是以热为核心病机，包含外感热邪与内热，痰并非其必备病理因素。因此《中医药学名词》只单纯将"热哮"的病因病机归为痰热，缩小了热哮的范畴，有待进一步商榷。

四、关于哮病的证候鉴别诊断

《中医临床诊疗指南释义·呼吸病分册》[209]14-20指出哮病总属邪实正虚之证，辨证原则需辨清虚实寒热，临证时应注意邪正缓急、虚实主次，并分析寒热的相兼、转化等情况。古籍文献载述本病也以辨清虚实、区别寒热为辨证要点。

关于哮病的鉴别诊断，明代医家已有"虚者"和"实者"之分，并通过"虚者气乏身凉，冷痰如冰；实者气壮胸满，身热便硬"[42]651,652，"但实者气盛而息粗，多系外感；虚者气微而息迟，多由内伤"[54]413来鉴别。

清代医家则进一步指出了"寒哮"与"热哮"的鉴别要点，如"交秋发哮，多清水，属寒；哮发不时，顿嗽抱首，属热"[80]56-58及"寒哮遇冷风而发，热哮伤热伤暑而发"[116]28。有的医家则丰富了哮病虚证与实证的鉴别要点，如"大率新病多实，久病多虚；喉如鼾声者虚，如水鸡者实；遇风寒而发者为冷哮，为实；伤暑热而发者为热哮，为虚"[137]95,96。清代也有医家论述了哮病"因外感而得者""因热而得者""因宿食而得者"的不同临床表现。

古籍文献以辨虚实、寒热为本病的辨证要点。《中医临床诊疗指南释义·呼吸病分册》[209]14-20指出哮病总属邪实正虚之证，辨证原则是辨清虚实，临证应注意邪正缓急、虚实主次，并视寒热的相兼、转化等情况而予以治疗。可见，哮病证候鉴别主要从病因病机、临床表现、病程新久等多方面进行鉴别，尤重辨其虚实、寒热。

参 考 文 献

[1] 黄帝内经素问[M]. 傅景华，陈心智，点校. 北京：中医古籍出版社，1997.

[2] [晋]王叔和. 脉经[M]. 阚宇，冯秀梅，王桐，等，整理. 太原：山西科学技术出版社，2019.

[3] [晋]葛洪. 肘后备急方[M]. 汪剑，邹运国，罗思航，整理. 北京：中国中医药出版社，2016.

[4] [晋]皇甫谧. 针灸甲乙经（校注）[M]. 张灿玾，徐国仟，主编. 北京：人民卫生出版社，1996.

[5] [隋]巢元方. 诸病源候论[M]. 北京：人民卫生出版社，1955.

[6] [隋]杨上善. 黄帝内经太素[M]. 北京：人民卫生出版社，1965.

[7] [唐]孙思邈. 备急千金要方（校释）[M]. 李景荣，苏礼，任娟莉，等，校释. 北京：人民卫生出版社，1998.

[8] [宋]钱乙，[明]薛己. 钱氏小儿直诀[M]//张慧芳，伊广谦. 薛氏医案. 北京：中国中医药出版社，1997.

[9] [宋]王贶. 全生指迷方（校注）[M]. 叶磊，校注. 郑州：河南科学技术出版社，2014.

[10] [宋]许叔微. 类证普济本事方续集[M]//裘庆元. 方书秘本八种：上册. 北京：中国中医药出版社，2019.

[11] [宋]刘昉. 幼幼新书[M]. 幼幼新书点校组，点校. 北京：人民卫生出版社，1987.

[12] [宋]小儿卫生总微论方[M]. 吴康健，点校. 北京：人民卫生出版社，1990.

[13] [宋]杨士瀛. 仁斋直指方论：附补遗[M]. 盛维忠，王致谱，傅芳，等，校注. 福州：福建科学技术出版社，1989.

[14] [宋]许叔微. 普济本事方[M]. 刘景超，李具双，校注. 北京：中国中医药出版社，2007.

[15] [元]曾世荣. 活幼口议[M]. 陈玉鹏，校注. 北京：中国中医药出版社，2015.

[16] [元]王国瑞. 扁鹊神应针灸玉龙经[M]//王耀帅，陈仁寿. 针经三书. 北京：中国中医药出版社，2010.

[17] [元]危亦林. 世医得效方[M]. 王育学，点校. 北京：人民卫生出版社，1990.

[18] [元]朱丹溪. 丹溪心法[M]. 田思胜，校注. 北京：中国中医药出版社，2008.

[19] [明]朱橚. 普济方[M]. 北京：人民卫生出版社，1959.

[20] [明]熊宗立. 名方类证医书大全[M]. 宋咏梅，郑红，刘伟，校注. 北京：中国中医药出版社，2015.

[21] [明]周文采. 医方选要[M]. 王道瑞，申好贞，焦增绵，点校. 北京：中国中医药出版社，1993.

[22] [明]虞抟. 医学正传[M]. 郭瑞华，马湃，王爱华，等，校注. 北京：中国古籍出版社，2002.

[23] [明]徐春甫. 古今医统大全[M]. 崔仲平，王耀廷，主校. 北京：人民卫生出版社，1991.

[24] [明]楼英. 医学纲目[M]. 阿静，闫志安，牛久旺，校注. 北京：中国中医药出版社，1996.

[25] [明]万密斋. 万氏家传痘疹心法[M]. 罗田县万密斋医院，校注. 武汉：湖北科学技术出版社，1985.

[26] [明]李时珍. 本草纲目[M]. 张守康，张向群，王国辰，等，主校. 北京：中国中医药出版社，1998.

[27] [明]龚廷贤. 种杏仙方[M]. 王志洁，点校. 北京：中医古籍出版社，1991.

[28] [明]孙一奎. 赤水玄珠[M]//凌天翼. 赤水玄珠全集. 北京：人民卫生出版社，1986.

[29] [明]吴昆. 医方考[M]. 傅衍魁，崔掃廛，马骥，等，点校. 北京：人民卫生出版社，1990.

[30] [明]龚廷贤. 万病回春[M]. 李秀芹，校注. 北京：中国中医药出版社，1998.

[31] [明]杨继州. 针灸大成[M]. 北京：人民卫生出版社，1963.

[32] [明]王肯堂. 证治准绳：杂病[M]. 吴唯，刘敏，侯亚芬，校注. 北京：中国中医药出版社，1997.

[33] [明]王肯堂. 证治准绳：幼科[M]. 吴唯，刘敏，侯亚芬，校注. 北京：中国中医药出版社，1997.

[34] [明]万表. 万氏济世良方[M]. 齐馨，永清，点校. 北京：中医古籍出版社，1991.

[35] [明]龚廷贤. 寿世保元[M]. 孙冶熙，徐淑凤，李艳梅，等，点校. 北京：中国中医药出版社，1993.

[36] [明]马兆圣. 医林正印[M]. 黄作阵，武亮周，张戬，等，校注. 北京：中国中医药出版社，2016.

[37] [明]龚居中. 福寿丹书[M]. 广诗，点校. 北京：中医古籍出版社，1994.

[38] [明]倪朱谟. 本草汇言[M]. 戴慎，陈仁寿，虞舜，点校. 上海：上海科学技术出版社，2005.

[39] [明]张景岳. 景岳全书[M]. 赵立勋，主校. 北京：人民卫生出版社，1991.

[40] [明]李梴. 医学入门[M]. 金嫣莉，何源，乔占兵，等，校注. 北京：中国中医药出版社，1995.

[41] [明]张介宾. 类经图翼[M]. 北京：人民卫生出版社，1965.

[42] [明]武之望. 济阳纲目[M]//苏礼. 武之望医学全书. 北京：中国中医药出版社，1999.

[43] [明]李盛春. 医学研悦[M]. 田思胜，史兰华，杨崇峰，等，校注. 北京：中国中医药出版社，2009.

[44] [明]孙志宏. 简明医彀[M]. 余瀛鳌，点校. 北京：人民卫生出版社，1984.

[45] [明]孙文胤. 丹台玉案[M]. 竹剑平，欧春，金策，校注. 北京：中国中医药出版社，2016.

[46] [明]李中梓. 医宗必读[M]. 顾宏平，校注. 北京：中国中医药出版社，1997.

[47] [明]庄履严. 妇科百辨[M]. 章勤，赵宏利，张来，等，校注. 北京：中国中医药出版社，2015.

[48] [明]肖京. 轩岐救正论[M]. 刘德荣，陈玉鹏，校注. 北京：线装书局，2011.

[49] [明]鲁伯嗣. 婴童百问[M]. 北京：人民卫生出版社，1961.

[50] [明]万密斋. 万氏家传保命歌括[M]. 罗田县万密斋医院，校注. 武汉：湖北科学技术出版社，1986.

[51] [明]秦昌遇，[清]秦沆. 幼科医验[M]. 张志枫，点校. 上海：上海科学技术出版社，2004.

[52] [明]孙一奎. 医旨绪余[M]. 韩学杰，张印生，校注. 北京：中国中医药出版社，2008.

[53] [明]万密斋. 片玉心书[M]//傅沛藩，姚昌绶，王晓萍. 万密斋医学全书. 北京：中国中医药出版社，1999.

[54] [明]汪机. 医学原理[M]. 储全根，万四妹，校注. 北京：中国中医药出版社，2009.

[55] [明]王大纶. 婴童类萃[M]. 北京：人民卫生出版社，1983.

[56] [明]赵献可. 邯郸遗稿[M]. 2版. 浙江中医杂志编辑部，校点. 杭州：浙江科学技术出版社，1984.

[57] [明]李中梓. 里中医案[M]//包来发. 李中梓医学全书. 北京：中国中医药出版社，1999.

[58] [清]王道纯. 脉诀四言举要[M]//刘文泰. 本草品汇精要. 上海：商务印书馆，1936.

[59] [清]潘楫. 医灯续焰[M]. 杨维益，点校. 北京：人民卫生出版社，1988.

[60] [清]刘默. 证治百问[M]. 上海中医文献研究所古籍研究室，选编. 上海：上海科学技术出版社，1991.

[61] [清]蒋示吉. 医宗说约[M]. 王道瑞，申好真，校注. 北京：中国中医药出版社，2004.

[62] [清]王梦兰. 秘方集验[M]. 王玉英，王作林，点校. 北京：中医古籍出版社，1990.

[63] [清]罗东逸. 古今名医方论[M]. 张慧芳，伊广谦，校注. 北京：中国中医药出版社，1994.

[64] [清]程云来. 圣济总录纂要[M]//曹炳章. 中国医学大成：第10册. 北京：中国中医药出版社，1997.

[65] [清]汪昂. 医方集解[M]. 鲍玉琴，杨德利，校注. 北京：中国中医药出版社，1997.

[66]　[清]李用粹. 证治汇补[M]. 吴唯，校注. 北京：中国中医药出版社，1999.

[67]　[清]李用粹著，唐玉书记录. 旧德堂医案[M]. 路波，董璐，焦振廉，校注. 北京：中国中医药出版社，2015.

[68]　[清]冯兆张. 冯氏锦囊秘录[M]. 王新华，点校. 北京：人民卫生出版社，1998.

[69]　[清]汪昂. 本草备要[M]. 北京：人民卫生出版社，1965.

[70]　[清]汪昂. 本草易读[M]. 吕广振，陶振岗，王海亭，等，点校. 北京：人民卫生出版社，1987.

[71]　[清]张璐. 张氏医通[M]. 李静芳，建一，校注. 北京：中国中医药出版社，1995.

[72]　[清]张璐. 本经逢原[M]. 赵小青，裴晓峰，杜亚伟，校注. 北京：中国中医药出版社，2007.

[73]　[清]高世栻. 医学真传[M]. 宋咏梅，李圣兰，点校. 天津：天津科学技术出版社，2000.

[74]　[清]陈德求. 医学传灯[M]//裘庆元. 珍本医书集成：第 6 册. 上海：上海科学技术出版社，1985.

[75]　[明]秦昌遇，[清]秦之桢. 症因脉治[M]. 冷方南，王奇南，点校. 上海：上海科学技术出版社，1990.

[76]　[清]钱峻. 经验丹方汇编[M]. 赵宝明，点校. 北京：中医古籍出版社，1988.

[77]　[清]王贤. 脉贯[M]. 王道瑞，申好真，校注. 北京：中国中医药出版社，2004.

[78]　[清]顾靖远. 顾松园医镜[M]. 袁久林，校注. 北京：中国医药科技出版社，2014.

[79]　[清]何嗣宗. 何嗣宗医案[M]. 何时希，编校. 上海：上海学林出版社，1982.

[80]　[清]林之翰. 四诊抉微[M]. 北京：人民卫生出版社，1957.

[81]　[清]高鼓峰. 四明心法[M]. 周次请，孙以渭，高洪春，点校. 北京：人民卫生出版社，1991.

[82]　[清]魏鉴. 幼科汇诀直解[M]//欧正武，刘克丽. 湖湘名医典籍精华：儿科卷. 长沙：湖南科学技术出版社，2000.

[83]　[清]程国彭. 医学心悟[M]. 北京：中国中医药出版社，2019.

[84]　[清]王洪绪. 外科全生集[M]. 上海：上海卫生出版社，1956.

[85]　[清]吴谦. 订正仲景全书金匮要略注[M]//医宗金鉴：第 1 册. 北京：人民卫生出版社，1963.

[86]　[清]吴谦. 删补名医方论[M]//医宗金鉴：第 2 册. 北京：人民卫生出版社，1963.

[87]　[清]叶天士. 未刻本叶天士医案[M]//潘华信，朱伟常. 叶天士医案大全. 上海：上海中医学院出版社，1994.

[88]　[清]谢玉琼. 麻科活人全书[M]. 朱礼棠，评注. 上海：上海卫生出版社，1957.

[89]　[清]陈复正. 幼幼集成[M]. 蔡景高，叶奕扬，点校. 北京：人民卫生出版社，1988.

[90]　[清]何梦瑶. 医碥[M]. 吴昌国，校注. 北京：中国中医药出版社，2009.

[91]　[清]林开燧. 林氏活人录汇编[M]. 张琳叶，焦振廉，校注. 北京：中国中医药出版社，2015.

[92]　[清]吴仪洛. 本草从新[M]. 陆拯，赵法新，陈明显，校点. 北京：中国中医药出版社，2013.

[93]　[清]徐大椿. 神农本草经百种录（附）：药性切用[M]. 伍悦，点校. 北京：学苑出版社，2011.

[94]　[清]赵学敏. 串雅内编[M]//赵学敏，鲁照. 串雅全书. 北京：中国中医药出版社，1998.

[95]　[清]徐大椿. 伤寒约编[M]//北京市卫生干部进修学院中医部. 徐大椿医书全集：上册. 北京：人民卫生出版社，1988.

[96]　[清]顾世澄. 疡医大全[M]. 凌云鹏，点校. 北京：人民卫生出版社，1987.

[97]　[清]吴仪洛. 成方切用[M]. 史欣德，整理. 北京：人民卫生出版社，2007.

[98]　[清]严洁，施雯，洪炜. 得配本草[M]. 郑金生，整理. 北京：人民卫生出版社，2007.

[99]　[清]薛雪. 扫叶庄医案[M]//裘庆元. 珍本医书集成：第 13 册. 上海：上海科学技术出版社，1986.

[100]　[清]徐大椿. 女科指要[M]. 田松，张文华，何茜，等，点校. 太原：山西科学技术出版社，2012.

[101]　[宋]窦材辑，[清]胡珏参论. 扁鹊心书[M]. 李晓露，于振宣，点校. 北京：中医古籍出版社，1992.

[102]　[清]赵学敏. 本草纲目拾遗[M]. 闫志安，肖培新，校注. 北京：中国中医药出版社，2007.

[103]　[清]虚白主人. 救生集[M]. 王力，秋晨，由昆，等，点校. 北京：中医古籍出版社，1994.

[104]　[清]叶天士. 临证指南医案[M]. 艾军，戴铭，姚春，等，主校. 北京：中国中医药出版社，2008.

[105]　[清]尤怡. 金匮翼[M]. 2 版. 许有玲，校注. 北京：中国中医药出版社，2005.

[106]　[清]魏之琇. 续名医类案[M]. 黄汉儒，蒙木荣，廖崇文，点校. 北京：人民卫生出版社，1997.

[107]　[清]魏之琇. 柳州医话良方[M]//盛增秀. 王孟英医学全书. 北京：中国中医药出版社，1999.

[108] [清]薛雪. 碎玉篇[M]. 吴鸿洲, 点校. 上海: 上海科学技术出版社, 1989.

[109] [清]沈金鳌. 杂病源流犀烛[M]. 李占永, 李晓林, 校注. 北京: 中国中医药出版社, 1994.

[110] [清]沈金鳌. 幼科释谜[M]. 李晓林, 刘宏, 校注. 北京: 中国中医药出版社, 2009.

[111] [清]何惠川. 文堂集验方[M]//裘庆元. 珍本医书集成: 第10册. 上海: 上海科学技术出版社, 1986.

[112] [清]叶天士. 种福堂公选良方[M]. 华岫云, 编. 北京: 人民卫生出版社, 1960.

[113] [清]俞震. 古今医案按[M]. 苏礼, 洪文旭, 徐伟, 整理. 北京: 人民卫生出版社, 2007.

[114] [清]杨璿. 伤寒瘟疫条辨[M]. 李玉清, 校注. 北京: 中国医药科技出版社, 2011.

[115] [清]罗国纲. 罗氏会约医镜[M]. 王树鹏, 姜钧文, 朱辉, 等, 校注. 北京: 中国中医药出版社, 2015.

[116] [清]陈杰. 回生集[M]//裘庆元. 珍本医书集成: 第9册. 上海: 上海科学技术出版社, 1985.

[117] [清]郑玉坛. 彤园医书: 小儿科[M]//欧正武, 刘克丽. 湖湘名医典籍精华: 儿科卷. 长沙: 湖南科学技术出版社, 2000.

[118] [清]姜天叙. 风劳臌膈四大证治[M]. 南京: 江苏人民出版社, 1957.

[119] [清]青浦诸君子. 寿世编[M]. 张慧芳, 点校. 北京: 中医古籍出版社, 1986.

[120] [清]吴鞠通. 吴鞠通医案[M]. 王绪鳌, 点校. 北京: 人民卫生出版社, 1960.

[121] [清]黄元御. 素灵微蕴[M]//黄元御医书全集: 下册. 北京: 中医古籍出版社, 2016.

[122] [清]陈修园. (重订补注)南雅堂医案[M]. 马昆, 王艳丽, 主编. 北京: 人民军医出版社, 2009.

[123] [日本]丹波元简. 伤寒论辑义[M]//聿修堂医书选. 北京: 人民卫生出版社, 1983.

[124] [清]齐秉慧. 齐氏医案[M]. 2版. 姜兴俊, 毕学琦, 校注. 北京: 中国中医药出版社, 2008.

[125] [清]王孟英. 鸡鸣录[M]//盛增秀. 王孟英医学全书. 北京: 中国中医药出版社, 1999.

[126] [清]黄凯钧. 友渔斋医话[M]. 乔文彪, 张亚密, 马建栋, 注释. 上海: 上海浦江教育出版社有限公司, 2011.

[127] [日本]浅田宗伯. 先哲医话[M]//裘庆元. 三三医书: 第1集. 北京: 中国中医药出版社, 1998.

[128] [清]叶天士, 曹仁伯, 何元长. 叶天士曹仁伯何元长医案[M]. 何新慧, 张苇航, 点校. 上海: 上海科学技术出版社, 2004.

[129] [清]程杏轩. 医述[M]. 王乐匋, 李明回, 校订. 合肥: 安徽科学技术出版社, 1983.

[130] [清]周学霆. 三指禅[M]. 周乐道, 李家和, 刘军, 点校. 北京: 中国中医药出版社, 1992.

[131] [清]吴金寿. 三家医案合刻[M]. 谢诵穆, 校订. 上海: 上海科学技术出版社, 2010.

[132] [清]泄峰桂林主人. 普济内外全书[M]. 刘俊, 校注. 北京: 中国中医药出版社, 2016.

[133] [清]吴澄. 不居集[M]. 达美君, 王荣根, 孙炜华, 等, 校注. 北京: 中国中医药出版社, 2002.

[134] [清]吴篪. 临证医案笔记[M]. 辛智科, 王晓琳, 校注. 北京: 中国中医药出版社, 2015.

[135] [清]何书田. 何书田医案[M]. 何时希, 校. 上海: 上海科学技术出版社, 2010.

[136] [清]喻嘉言. 喻选古方试验[M]//裘庆元. 珍本医书集成: 第11册. 上海: 上海科学技术出版社, 1986.

[137] [清]林珮琴. 类证治裁[M]. 刘荩文, 主校. 北京: 人民卫生出版社, 1988.

[138] [清]刘若金, 杨时泰. 本草述钩元[M]. 上海: 科技卫生出版社, 1958.

[139] [清]叶天士. 景岳全书发挥[M]. 张丽娟, 点校. 北京: 中国中医药出版社, 2012.

[140] [清]鲍相璈. 验方新编[M]. 周光优, 严肃云, 禹新初, 点校. 北京: 人民卫生出版社, 1990.

[141] [清]方略. 尚友堂医案[M]. 陈嘉训, 点校. 上海: 上海中医学院出版社, 1993.

[142] [清]邵杏泉. 邵氏方案[M]. 张苇航, 点校. 上海: 上海科学技术出版社, 2004.

[143] [清]王孟英. 王氏医案[M]//盛增秀. 王孟英医学全书. 北京: 中国中医药出版社, 1999.

[144] [清]王孟英. 王氏医案续编[M]//盛增秀. 王孟英医学全书. 北京: 中国中医药出版社, 1999.

[145] [清]王孟英著, 石念祖注. 王氏医案绎注[M]. 北京: 商务印书馆, 1957.

[146] [清]吴亦鼎. 神灸经纶[M]. 邓宏勇, 许吉, 校注. 北京: 中国中医药出版社, 2015.

[147] [清]徐锦. 心太平轩医案[M]. 卢棣, 卢玉琮, 任杰, 校注. 北京: 中国中医药出版社, 2015.

[148] [清]王孟英. 潜斋简效方[M]//盛增秀. 王孟英医学全书. 北京: 中国中医药出版社, 1999.

[149] [清]王孟英. 温热经纬[M]//盛增秀. 王孟英医学全书. 北京：中国中医药出版社，1999.

[150] [清]王孟英，俞震. 古今医案按选[M]//盛增秀. 王孟英医学全书. 北京：中国中医药出版社，1999.

[151] [清]黄朝坊. 金匮启钥：幼科[M]//欧正武，刘克丽. 湖湘名医典籍精华：儿科卷. 长沙：湖南科学技术出版社，2000.

[152] [清]吴芹. 吴古年医案[M]//陆拯. 近代中医珍本集：医案分册. 2版. 杭州：浙江科学技术出版社，2003.

[153] [清]吴师机. 理瀹骈文[M]. 步如一，张向群，阎莉莉，等，校注. 北京：中国中医药出版社，1995.

[154] [清]李铎. 医案偶存[M]//鲁兆麟，严寄澜，王新佩. 中国古今医案类编·肺系病类. 北京：中国建材工业出版社，2001.

[155] [清]陈鄂. 一见知医[M]//潘远根. 湖湘名医典籍精华：综合卷. 长沙：湖南科学技术出版社，2000.

[156] [清]唐宗海. 医学见能[M]. 李融之，点校. 上海：上海科学技术出版社，1982.

[157] [清]徐养恬. 徐养恬方案[M]. 周铭心，点校. 上海：上海科学技术出版社，2004.

[158] [清]王乐亭. 王乐亭指要[M]. 陈守鹏，查炜，点校. 上海：上海科学技术出版社，2004.

[159] [清]沈菊人. 沈菊人医案[M]. 高毓秋，点校. 上海：上海科学技术出版社，2004.

[160] [清]梁廉夫. 不知医必要[M]//裘庆元. 珍本医书集成：第10册. 上海：上海科学技术出版社，1986.

[161] [清]赵晴初. 存存斋医话稿[M]//裘庆元. 珍本医书集成：第14册. 上海：上海科学技术出版社，1986.

[162] [清]赵濂. 医门补要[M]. 上海：上海卫生出版社，1957.

[163] [清]钱艺，钱雅乐. 慎五堂治验录[M]. 杨杏林，点校. 上海：上海科学技术出版社，2004.

[164] [清]陈其瑞. 本草撮要[M]//裘庆元. 珍本医书集成：第2册. 上海：上海科学技术出版社，1985.

[165] [清]徐玉台. 医学举要[M]. 上海：上海卫生出版社，1957.

[166] [清]张秉成. 本草便读[M]. 上海：上海科学技术出版社，1958.

[167] [清]心禅. 一得集[M]//裘庆元. 珍本医书集成：第14册. 上海：上海科学技术出版社，1986.

[168] [清]汪廷元. 广陵医案[M]. 刻本. 1890（清光绪十六年）.

[169] [清]周学海. 读医随笔[M]. 阎志安，校注. 北京：中国中医药出版社，1997.

[170] [清]罗越峰. 疑难急症简方[M]//裘庆元. 珍本医书集成：第11册. 上海：上海科学技术出版社，1986.

[171] [清]王泰林. 退思集类方歌注[M]//陆晋笙. 王旭高医书六种. 上海：上海科学技术出版社，1965.

[172] [清]丁授堂. 丁授堂先生医案[M]. 毕丽娟，校注. 北京：中国中医药出版社，2015.

[173] [清]张秉成. 成方便读[M]. 杨威，校注. 北京：中国中医药出版社，2002.

[174] [清]柳宝诒. 柳选四家医案[M]. 盛燕江，校注. 北京：中国中医药出版社，1997.

[175] [清]曹沧洲. 曹沧洲医案[M]. 刘学华，点校. 上海：上海科学技术出版社，2005.

[176] [清]马培之. 孟河马培之医案论精要[M]. 吴中泰，汇编. 北京：人民卫生出版社，1985.

[177] [清]戴天章原著，何廉臣重订. 重订广温热论[M]. 张家玮，点校. 福州：福建科学技术出版社，2005.

[178] [清]凌晓五. 凌临灵方[M]//裘庆元. 医案秘本十五种：上册. 北京：中国中医药出版社，2019.

[179] [清]孙采邻. 竹亭医案[M]. 赵善祥，点校. 上海：上海科学技术出版社，2004.

[180] [清]叶天士. 叶天士先生方案真本[M]//潘华信，朱伟常. 叶天士医案大全. 上海：上海中医学院出版社，1994.

[181] [清]也是山人. 也是山人医案[M]. 上海：上海科学技术出版社，2010.

[182] [清]龚自璋. 家用良方[M]. 王唯一，周澎，谢林，点校. 北京：中医古籍出版社，1988.

[183] [清]陈修园. 医学从众录[M]//林慧光. 陈修园医学全书. 北京：中国中医药出版社，1999.

[184] [清]何书田. 医学妙谛[M]//裘庆元. 三三医书：第2集. 北京：中国中医药出版社，1998.

[185] [清]柯琴. 伤寒附翼[M]//曹炳章. 中国医学大成：第2册. 北京：中国中医药出版社，1997.

[186] [清]郑元良. 郑氏家传女科万金方[M]. 何清湖，杨维华，谭英，点校. 北京：中医古籍出版社，1998.

[187] [清]朱时进. 一见能医[M]. 陈熠，郑雪君，点校. 上海：上海科学技术出版社，2004.

[188] [清]王九峰. 王九峰医案[M]. 李其忠，张挺，点校. 上海：上海科学技术出版社，2004.

[189] [清]王九峰. 王九峰医案[M]. 2版. 江一平，胡明灿，贺志炎，校注. 北京：中国中医药出版社，2007.

[190] [清]曹仁伯. 曹仁伯医案[M]//江一平. 吴中珍本医籍四种. 北京：中国中医药出版社，1994.

[191] [清]卧云山人. 剑慧草堂医案[M]. 包来发，点校. 上海：上海科学技术出版社，2004.

[192] [清]张聿青. 张聿青医案[M]. 上海：上海科学技术出版社，1963.

[193] [清]孤鹤医案[M]. 张如青，点校. 上海：上海科学技术出版社，2004.

[194] [清]顾文垣. 顾氏医案[M]. 颜新，千英信，点校. 上海：上海科学技术出版社，2004.

[195] 袁焯. 丛桂草堂医案[M]//裘庆元. 珍本医书集成：第13册. 上海：上海科学技术出版社，1986.

[196] [清]陈莲舫. 陈莲舫先生医案[M]//肖梅华. 陈莲舫医案集. 福州：福建科学技术出版社，2008.

[197] [清]徐渡渔. 徐渡渔先生医案[M]//裘庆元. 医案秘本十五种：上册. 北京：中国中医药出版社，2019.

[198] [清]顾司马，顾祖同. 横山北墅医案[M]//鲁兆麟，严寄澜，王新佩. 中国古今医案类编：肺系病类. 北京：中国建材工业出版社，2001.

[199] [清]郑树珪. 七松岩集[M]. 王满城，陈孟恒，编校. 石家庄：河北人民出版社，1959.

[200] [清]太医. 医方配本[M]. 陶冶，文铸，点校. 天津：天津科学技术出版社，1994.

[201] [清]费伯雄，费绳甫. 孟河费氏医案[M]. 上海：上海科学技术出版社，1964.

[202] 何廉臣. 全国名医验案类编[M]. 王德敏，崔京艳，点校. 福州：福建科学技术出版社，2003.

[203] 何廉臣. 增订通俗伤寒论[M]. 连智华，点校. 福州：福建科学技术出版社，2004.

[204] 张宗祥. 本草简要方[M]. 上海：上海书店出版社，1985.

[205] 张骧孙. 临诊医案[M]. 招萼华，点校. 上海：上海科学技术出版社，2004.

[206] 秦子文. 玲珑医鉴[M]. 赵敬华，校注. 北京：中医古籍出版社，2006.

[207] 李建生，王至婉. 支气管哮喘中医证候诊断标准（2016版）[J]. 中医杂志，2016，57（22）：1978-1980.

[208] 张伯礼，吴勉华. 中医内科学[M]. 4版. 北京：中国中医药出版社，2017.

[209] 张洪春. 中医临床诊疗指南释义：呼吸病分册[M]. 北京：中国中医药出版社，2015.

[210] 中医药学名词审定委员会. 中医药学名词：内科学儿科学妇科学分册[M]. 北京：科学出版社，2010.

[211] 王珍珍，崔文成. 崔文成教授治疗小儿食哮经验[J]. 云南中医中药杂志，2014，35（10）：7-8.

[212] 方芳，陈四文. 陈四文主任医师内外合治小儿食哮经验[J]. 中医儿科杂志，2020，16（3）：23-25.

（马锦地 邓亚南 张艺如 刘 璞 贺亚静）

第四章 治则治法

　　古代医家在长期的医疗实践中积累了丰富的哮病治疗经验，形成了哮病的基本治则，亦提出许多哮病治法。本章基于古代文献的相关记载，对本病治则治法的源流进行考证，为哮病的临床治疗提供借鉴。

第一节　文 献 辑 录

　　《黄帝内经素问·生气通天论》："因于暑，汗，烦则喘喝，静则多言，体若燔炭，汗出而散。" [1]4

　　《黄帝内经素问·阴阳应象大论》："黄帝曰：阴阳者，天地之道也……其高者，因而越之。" [1]7-11

　　《黄帝内经灵枢·卫气失常》："黄帝曰：卫气之留于腹中，搐积不行，菀蕴不得常所，使人肢胁胃中满，喘呼逆息者，何以去之？伯高曰：其气积于胸中者，上取之；积于腹中者，下取之；上下皆满者，旁取之。黄帝曰：取之奈何？伯高对曰：积于上，泻人迎、天突、喉中。" [2]180-181

　　《黄帝内经灵枢·刺节真邪》："黄帝曰：刺节言振埃，夫子乃言刺外经，去阳病，余不知其所谓也，愿卒闻之。岐伯曰：振埃者，阳气大逆，上满于胸中，愤瞋肩息，大气逆上，喘喝坐伏，病恶埃烟，饲不得息，请言振埃，尚疾于振埃。黄帝曰：善。取之何如？岐伯曰：取之天容。" [2]228

　　《神农本草经》卷四："芫花　味辛，温。主咳逆上气，喉鸣，喘，咽肿短气，蛊毒，鬼疟，疝瘕，痈肿，杀虫鱼。一名去水。" [3]86

　　汉·张仲景《金匮要略方论》卷上："肺痿肺痈咳嗽上气病脉证治第七……咳而上气，喉中水鸡声，射干麻黄汤主之。" [4]31

　　东晋·葛洪《肘后备急方》卷三："治卒上气咳嗽方第二十三　治卒上气，鸣息便欲绝方……又方，治上气咳嗽，呷呀息气，喉中作声，唾黏。" [5]64-70

　　晋·皇甫谧《针灸甲乙经》卷八："五脏传病发寒热第一下……咳上气，喘，暴喑不能言，及舌下挟缝青脉，颈有大气，喉痹，咽中干急，不得息，喉中鸣，翕翕寒热，项肿肩痛，胸满，腹皮热，衄，气短哽心痛，隐疹，头痛，面皮赤热，身肉尽不仁，天突主之。" [6]1471

　　隋·巢元方《诸病源候论》卷十四："呷嗽候　呷嗽者，犹是咳嗽也。其胸膈痰饮多者，嗽则气动于痰，上搏喉咽之间，痰气相击，随嗽动息，呼呷有声，谓之呷嗽。其与咳嗽大体虽同，至于投药，则应加消痰破饮之物，以此为异耳。"[7]82

　　唐·孙思邈《备急千金要方》卷十八："咳嗽第五……白前汤，治水，咳逆上气，身体肿，短气胀满，昼夜倚壁不得卧，咽中作水鸡鸣方。[8]394

　　唐·孙思邈《备急千金要方》卷五下："咳嗽第六……紫菀汤，治小儿中冷及伤寒暴嗽，或上气，喉咽鸣，气逆，或鼻塞清水出者方。"[8]105

　　唐·孙思邈《备急千金要方》卷三十："喉咽病……风府、天窗、劳宫，主喉嗌痛。扶突、天突、天溪，主喉鸣，暴忤气哽。少商、太冲、经渠，主喉中鸣。鱼际，主喉中焦干。水突，主咽喉肿。液门、四渎，主呼吸气短，咽中如息肉状。间使，主嗌中如扼。(《甲乙》作行间。)"[8]644

　　唐·王焘《外台秘要方》卷九："呷咳方二首　《病源》呷咳者，犹是咳嗽也。其胸膈痰饮多者，咳则气动于痰，上搏咽喉之间，痰气相击，随咳动息，呀呷有声，谓之呷咳。其与咳嗽大体虽同，至于投药，则应加消痰破饮之物，以此为异耳。(出第十四卷中)"[9]191

　　宋·王怀隐《太平圣惠方》卷四十二："治上气喉中作水鸡声诸方……治上气肺壅，喘息不利，咽喉作水鸡声，宜服款冬花散方。"[10]39

　　北宋·唐慎微《证类本草》卷十二："榆皮味甘，平，无毒。主大小便不通，利水道，除邪气，肠胃邪热气，消肿。……药性论云：榆白皮，滑，能主利五淋，治不眠，疗齁。"[11]351

　　宋·赵佶《圣济总录》卷六十五："呷嗽　论曰：呷嗽者，咳而胸中多痰，结于喉间，与气相击，随其呼吸，呀呷有声，故名呷嗽。宜调肺经，仍加消痰破饮之剂。治久患呷嗽，喉中作声，发即偃卧不得，射干丸方。"[12]693

　　宋·赵佶《圣济总录》卷一百九十一："手阳明大肠经第二……扶突二穴。一名水穴。在人迎后一寸五分。手阳明脉气所发。治咳，多唾上气，咽引喘息，喉中如水鸡鸣。可灸三壮，针入三分。"[12]1822

　　宋·刘昉《幼幼新书》卷十六："咳嗽作呀呷声第四(齁齘附)《圣惠》：夫小儿嗽而呀呷作声者，由胸膈痰多，嗽动于痰上搏于咽喉之间，痰与气相击，随嗽动息，呀呷有声。其咳嗽大体虽同，至于治疗，则加消痰破饮之药，以此为异耳。"[13]601

　　宋代《小儿卫生总微论方》卷十四："咳嗽论(附痰饮上气)夫咳嗽者，内经以为肺感微寒而所作也。……菖蒲煎，治肺中风邪，肩息喘鸣，或发咳嗽。"[14]392-401

　　宋·琼瑶真人《针灸神书》卷二："男女哮喘一百三十一法　哮喘之证要升阳，内外升阳病即康，天突膻中专要泻，三里升阳气下良，若要哮喘即便止，气来战刮即升阴，再用升阴一二次，战战急按要出针。"[15]35

　　宋·琼瑶真人《针灸神书》卷二："男女偏正头风加一百六十三法　偏正头风有两般，中脘下痰按盘盘，膻中哮喘专要泻，印堂头疼出血安，口眼㖞斜气使下，地仓加搓要升阳，㖞左升阳加搓右，㖞右升阴搓指详。"[15]39-40

　　宋·琼瑶真人《针灸神书》卷二："男女哮喘之证二百七法　哮喘之证提摄忙，液门摄提气相当，天突一穴专提泻，膻中一穴泻安康。"[15]45

　　元·曾世荣《活幼心书》卷中："咳嗽十一　咳嗽者，固有数类，但分冷热虚实，随证疏解。初中时，未有不因感冒而伤于肺。……齁齘一证，郭氏曰：小儿此疾，本因暑湿所侵，未经发散，邪传心肺，壅而为热，有热生风，有风生痰，痰实不化，因循日久，结为顽块，丸如豆粒，遂成痰母。细推其原，或啼哭未休，遽与乳食，或饲以酸咸，气郁不利，致令生痰；或节令变迁，风寒暑湿侵袭，或堕水中，水入口鼻，传之于肺，故痰母发动，而风随之，风痰潮紧，气促而喘，乃成痼疾。急宜去风化痰，先以五苓散同宽气饮、宽热饮，用少姜汁和百沸汤

调服；次进知母汤、雄黄散、如意膏、半夏丸。"[16]33-35

元·朱丹溪《脉因证治》卷上："二十七、喘（附：哮）哮，因：哮喘主于内，痰宜吐之。治：哮积丹，鸡子略敲不损膜，浸尿缸内四五日夜，吃之有效。盖鸡子能祛风痰。萝卜子丸，姜汤送下妙。"[17]67

元·朱丹溪《丹溪秘传方诀》卷二："哮 专主于痰，宜吐法。治哮必用薄滋味，不可纯用凉药，必带表散。治哮治积方：鸡子略敲壳、不损膜，浸尿缸内三、四日夜者，吃效。盖鸡子能去风痰。"[18]185

元·朱丹溪《丹溪心法》卷二："痰十三 脉浮当吐……在经络中，非吐不可。吐法中就有发散之义焉。……二陈汤，一身之痰都治管。……小胃丹治膈上痰热、风痰湿痰、肩膊诸痛，能损胃气，食积痰实者用之，不宜多。……善治痰者，不治痰而治气；气顺，则一身之津液亦随气而顺矣。"[19]61-68

元·朱丹溪《丹溪心法》卷二："喘十五……凡久喘之证，未发宜扶正气为主，已发用攻邪为主。……诸喘不止者，用劫药一二服则止。劫之后，因痰治痰，因火治火。"[19]69

元·朱丹溪《丹溪心法》卷二："哮喘十四 哮喘必用薄滋味，专主于痰，宜大吐。药中多用温，不用凉药，须常带表散，此寒包热也。亦有虚而不可吐者。一法用二陈汤加苍术、黄芩作汤，下小胃丹，看虚实用。"[19]68-69

元·朱丹溪《金匮钩玄》卷一："哮（专主于痰，宜吐法。）治哮必用薄滋味，不可纯用凉药，必带表散。治哮方：用鸡子略敲，壳损膜不损，浸于尿缸内，三四日，夜取出。煮熟食之，效。盖鸡子能去风痰。"[20]15

元·朱丹溪《丹溪治法心要》卷二："哮（第二十一）哮专主乎痰，宜吐法。亦有虚而不可吐者。治哮必须薄滋味专主乎痰，必用大吐，吐药中多用醋，不可全用凉药，必带表散，此寒包热也。半夏、枳壳（炒）、桔梗、片黄芩、炒紫苏、麻黄、杏仁、甘草，天寒加桂（《丹溪治法心要》寒包热哮无名方）。一法小胃丹以二陈汤去甘草，加苍术、黄芩，做汤送下，看虚实用之。"[21]47-48

明·朱橚《普济方》卷一百六十："咳嗽门 呷嗽（附论），夫气者肺之所主。若肺虚为风冷搏。则经络否涩。气道不利。嗽而作声也。此由肺气不足。上焦壅滞。痰饮留结。在于胸腹不能消散。嗽则气动于痰。上搏咽喉之间。痰与气相击。随嗽动息。故呀呷有声也。宜调肺经加消痰破饮之剂。"[22]1812

明·楼英《医学纲目》卷二十七："喘 〔丹〕凡治嗽，未发，以扶正气为要；已发，以攻邪气为主。……治哮专主于痰，宜吐法，不可用凉药，必带表散。……〔丹〕紫金丹治哮喘遇冷发者用之。……哮喘遇冷则发者有二证。其一属中外皆寒。治法乃东垣参苏温肺汤、调中益气加茱萸汤及此方紫金丹劫寒痰者是也。其二属寒包热。治法乃仲景、丹溪用越婢加半夏汤等发表诸方之类，及预于八九月未寒之时，先用大承气汤下其热，至冬寒时无热可包，自不发者是也。〔丹〕清金丹，治哮嗽遇厚味发者用之。……哮嗽必用吐法。吐药中用醋多，不用凉药。……〔丹〕哮喘必用薄滋味。凡下痰定喘诸方，施之形实有痰者，神效。若阴虚而脉浮大按之涩者，不可下，下之必反剧而死也。"[23]601-608

明·虞抟《医学正传》卷二："哮喘……河间曰：火气甚为夏热，衰为冬寒，故病寒则气衰而息微，病热则气盛而息粗。又寒水为阴，主乎迟缓，热火为阳，主乎急数，是以寒则息迟气微，热则息数气粗而为喘也。大抵哮以声响名，喘以气息言。夫喘促喉中如水鸡声者，谓之哮；气促而连属不能以息者，谓之喘。虽然未有不由痰火内郁、风寒外束而致之者欤。外有阴虚发喘，气从脐下起，直冲清道而上者。又有气虚发喘，而短气不能以接续者。是故知喘之为证，有实有虚，治法天渊悬隔者也。若夫损不足而益有余者，医杀之耳，学者不可不详辨焉。……丹溪曰：喘急者，气为火所郁而稠痰在肺胃也。有痰者，有火炎者，有阴虚自小腹下火起而上逆者，有气虚而致气短而喘者。哮专主于痰，宜用吐法。亦有虚而不可吐者，谨之。治哮必使薄滋味，不可纯用寒凉药，必兼散表。戴氏曰：痰者，凡喘便有痰声。……又方，治哮顺，用苎麻根和沙糖烂煮，时时嚼咽下，永绝病根，神效。"[24]115-118

明·汪机《医学原理》卷九："论　哮喘之症，有实有虚，盖因痰火内郁，厥气上逆所致。但实者气盛而息粗，多系外感；虚者气微而息迟，多由内伤。治疗之法，虚者补之以甘温，实者散之以辛凉，加之以治火治痰之剂，无有不效。学者临症宜深察焉。"[25]413

明·汪机《医学原理》卷九："治喘大法　哮喘之症多原痰与火，必须患者薄滋味，安心静养。医者不可纯用寒凉药，必兼散表之剂，亦用因吐法而愈者。但虚怯人，其吐法难以概用。而戴元礼又谓有痰喘、气急喘、胃虚喘、火炎喘四者之分，不可不察。"[25]414

明·汪机《医学原理》卷九："丹溪治喘活套　大抵哮喘之症，重在肺经，盖肺主清阳之气，为五脏华盖，而居于上，妙合阴阳，升阳往来，无过不及，命曰平人。苟若六淫七情之侮伤，饮食动作之交会，以致脏气不和，遂使呼吸之气不得宣畅，而哮喘之症作焉。学者在乎各推究其源而疗可也。如因外邪所干而作者，法当驱散外邪，如三拗汤之类。如因气郁而作者，宜调气。如伤脾胃虚而作者，法当温理脾胃。"[25]414-415

明·丁凤《医方集宜》卷四："附齁喘，宜薄滋味治痰为主，不用寒凉，须带发散，此寒包热也。"[26]194

明·徐春甫《古今医统大全》卷四十四："治喘条例　大概气喘急甚者，不可骤用苦寒药，火气盛故也。……治哮喘专主于痰，宜先用吐法，不可骤用凉药，必兼发散。凡哮喘者必须薄滋味，未发以扶正气为要，已发以攻邪气为主。老弱人久病气虚而发喘者，宜阿胶、人参、五味子补之（《古今医统大全》虚哮无名方）。"[27]1304-1305

明·徐春甫《古今医统大全》卷四十四："呷嗽　巢氏曰：呷嗽者，犹咳嗽也。其胸膈痰饮多者，嗽则气动于痰，上搏咽喉之间，痰气相搏，随嗽动息，呼呷有声，谓之呷嗽。（仲景丹溪皆云：喉中作水鸡声，射干麻黄汤之属是也。）其与咳嗽，大抵虽同，至于投药，则应加消痰破饮之物，以此为异耳。"[27]1275

明·孙一奎《医旨绪余》卷上："哮　生生子曰：丹溪云：哮者，专主于痰，宜用吐法。亦有虚而不可吐者，必使薄滋味，不可纯用寒凉，必兼表散。……是以气高而哮，抬肩撷项，不得仰卧，面赤头疼，恶寒发热，治宜散表，表散热解，气道流通，庶亦暂可。有饮食厚味伤脾，不能运化而发者，脾伤则津液不得布散而生痰涎，壅塞经隧，肺气为之不利，则胸满腹痛，盗汗潮热，昼夜发哮，声如拽锯，治宜消食健脾，清痰利气，斯亦定矣。有房劳太过，肾水衰少，不能制火下降，火寡于畏，而侮所胜，肺金受伤，金伤则生化之源绝矣；病则下午潮热，哮声如雷，头疼面赤，盗汗烦躁，昼轻夜重，脉数无力，治当补肾制火，清金润燥，庶或得安。有气逆而发者，《经》曰：怒则气上，有升无降。又曰：大怒则火起于肝。又曰：上升之气，自肝而出，中挟相火。肺虚不能平木，病则胸满胁痛，耳聋眼赤，气出如火，治宜抑肝利气。是疾也，气厚者，当劫而吐之，拔其病根；根拔又当速补中气，中气充实，痰不再作矣。"[28]49-50

明·李梴《医学入门》卷四："痰类喘，喘急先分肺实虚，呼吸急促者，谓之喘；喉中有响声者，谓之哮。……哮，即痰喘甚，而常发者。哮促喉中痰作声，吐法必须量体行；体实者，用紫金丹二十丸，吐去其痰；虚者止服二三丸则不吐，临发时，用此劫之。丹溪方去豆豉更妙。一法：用二陈汤加苍术、黄芩，下小胃丹。体虚者，吐、下俱忌，须带表散之。挟水挟寒须带表，水哮者，因幼时被水，停蓄于肺为痰，宜金沸草散、小青龙汤倍防己，或古葶枣散、导水丸。有寒包热者，麻黄汤加桔梗、紫苏、半夏、黄芩。有风痰者，千缗汤，或用鸡子一枚，略敲壳损，勿令膜破，放尿缸中三日夜，取煮食之，效。凡哮须忌燥药，亦不宜纯凉，须常带表。断根扶正金宜清。欲断根者，必先淡滋味，然后服清肺金、扶正气之剂，如定喘汤、黄芩利膈丸是也。遇厚味发者，清金丸；久不得睡者，兜铃丸。单方：猫儿头骨烧灰，酒调服二三钱，一服即止。"[29]389-390

明·龚信《古今医鉴》卷四："哮吼 证夫哮吼专主于痰，宜用吐法。亦有虚而不可吐者，此疾寒包热也。治 治法必用薄滋味，不可纯用寒凉，须常带表散。"[30]62

明·龚廷贤《种杏仙方》卷一："哮吼 哮吼肺窍积寒痰，令人齁喘起居难。豁痰降火加调理，不遇良医病不安。治哮吼：用核桃肉一两，细茶末五钱，和匀，蜜入三四匙，捣成丸，如弹子大，不拘时嚼化。一方，治哮吼。用鸡子一个。略敲，壳损膜不可损。浸尿缸内三四日夜，取出，煮熟食之。盖鸡能去风痰。一方，治厚味发者。用萝卜子淘净，蒸熟，晒干为末，姜汁浸，蒸饼为丸。每三十丸，津下。一方，治齁喘。用枯矾末一匙，临卧时，滚白汤调下。一方，用鸡子一个，顶上取一孔，入人中白末二厘，调匀，纸糊，煨熟食之。"[31]13

明·万密斋《片玉心书》卷五："西江月 哮喘症虽有二，皆由痰火中藏，或被风寒袭外方，内被盐水醋呛。亦有乳呛而得，致令攻膜为殃，用药调理法虽良，断根灸法为上。哮喘多成宿疾，天阴欲雨连绵，治时发表及行痰，九宝时常灵验。表邪未除五虎，里实葶苈为先，不须砒石作成丸，误了孩儿命短。"[32]433

明·孙一奎《赤水玄珠》卷七："喘门……丹溪曰：哮喘未发，以扶正为要，已发以攻邪为主。阴虚自少腹下火起冲于上而喘者，宜降心火补阴。有阴虚挟痰喘者，四物汤加枳壳、半夏，补阴降火。上气喘而躁者为肺胀，欲作风水症，宜发汗则愈。诸喘不止者，用川椒目研极细，一、二钱，生姜汤调下劫之，气虚不用。又法：用萝卜子蒸为君，皂角烧灰，等分，为末，姜汁加炼蜜为丸，小豆大。每嚼化五、七十丸。劫止之后，因痰治痰，因火治火。气虚者用人参、蜜炙黄柏、麦冬、地骨皮之类。气实人因服参芪过多而喘者，用三拗汤。喘甚者须用阿胶。若久病气虚而发喘者，宜阿胶、人参、五味补之。新病气实而喘者，宜桑白皮、苦葶苈泻之。"[33]293-294

明·孙一奎《赤水玄珠》卷七："东垣调中益气汤加减法……[污血凝滞胸膈者，宜活之]丹溪治卒上气喘鸣，息急欲死者。韭汁饮一升，瘥。盖韭汁能去胸中恶血滞气。又方，治上气咳嗽，胸膈妨闷气喘。桃仁二两，去皮尖，以水一升，研取汁，和粳米二合，煮粥食之。"[33]297-301

明·孙一奎《赤水玄珠》卷七："哮门 丹溪曰：哮喘必用薄滋味，专主于痰，宜大吐，不用凉药，须常带表散，此寒包热也。亦有虚而不可吐者。哮喘遇冷则发者有二：其一属中外皆寒者，治法乃东垣参苏温肺汤，调中益气加吴茱萸汤及紫金丹，劫寒痰者是也。（紫金丹，即砒霜、猪肉煅为末，蒸饼丸者。）其二属寒包热，治法乃仲景趁未寒之时，先用大承气汤下其热，至冬寒时，无热可包，哮自不发是也。食积痰壅，哮喘咳嗽，清金丹，遇厚味发者用之。……压掌散，治男妇哮喘痰嗽。"[33]309-310

明·孙一奎《赤水玄珠》卷二十六："明治哮 哮发之原有三：有因惊风之后而得者，由治惊不调气，故痰不尽撇去；有感风寒而得者；有食咸酸呛喉而得者。然皆不外乎利肺、调气、豁痰六字也。……苏合香丸，治哮、调气、豁痰极效，治惊风后而得者尤佳。"[33]963

明·孙一奎《赤水玄珠》卷二十六："哮喘辨 孙仲子泰来曰：哮之与喘，极须分别。疑似之间，虚实攸系，非细务也。夫哮以声响名，喉中痰盛，胶塞肺窍，气道塞滞，呼吸不畅，喉中如水鸡之声，故气高而喘，心热而烦，抬其肩，撷其项，不能屈体而拾物，贴席而伏枕也。原其痰火内郁，外被风寒，束其皮腠，肺气为之不利，皆上壅胸喉。斯乃有余之疾，虽多日不食，亦不死。治惟调气、豁痰、解表。盖痰出而声自寝也。顾喘以气息言，喉中无痰，气促不相接续，有虚有实。仲景云：汗出如油，喘而不休者死。故前人治法，有补有泻，是故不可与哮同日而语也。"[33]963

明·吴昆《医方考》卷二："哮喘门第十六　叙曰：膈有胶固之痰，外有非时之感，内有壅塞之气，然后令人哮喘。能温之、汗之、吐之，皆是良法。若逡巡调理，则虚喘宜之；人而羸瘦气弱，则宜灸其背腧。今考古方七首，而哮喘之大目可知矣。……瓜蒂散　甜瓜蒂（七枚），为末。大豆煎汤，调下五分。凡病魖龄，气塞不通者，此方三吐之。苦能涌泄，故用瓜蒂以吐之。甘能调胃，故用大豆以和之。"[34]138-139

明·吴昆《医方考》卷二："麻黄汤……肺部原有风痰，背腧复感寒邪而成哮喘者，此方主之。背腧者，背间之腧穴，主输脏气者也。一受风寒，则脏气为寒邪所闭，不得宣越，故作哮喘。麻黄之辛，能开腠散寒。桂枝之温，能解肌疏表。杏仁微辛，入肺利气。甘草甘平，调中发散。"[34]139

明·吴昆《医方考》卷二："定喘汤……肺虚感寒，气逆膈热作哮喘者，此方主之。声粗者为哮，外感有余之疾也，宜用表药。气促者为喘，肺虚不足之证也，宜用里药。寒束于表，阳气不得泄越，故上逆。气并于膈，为阳中之阳，故令热。是方也，麻黄、杏仁、甘草，辛甘发散之物也，可以疏表而定哮。白果、款花、桑皮，清金保肺之物也，可以安里而定喘。苏子能降气，半夏能散逆，黄芩能去热。"[34]140

明·龚廷贤《万病回春》卷二："哮吼　专主于痰，宜用吐法，亦有虚而不可吐者。治吼必使薄滋味，不可纯用凉药，必兼发散。哮吼者，肺窍中有痰气也。……三白丸治诸般咳嗽吼气。白大半夏一两，生用，白砒三钱，白矾三钱，雄黄通明，三钱，巴豆仁去油，三钱。上将白矾熔化入砒末在矾内，焙干取出擂烂，再炒成砂，同前药为细末，面糊为丸，如粟米大。大人服十丸，小儿三五丸，咳嗽茶下；吼气桑白皮汤送下。"[35]126-127

明·孙笙《医学权舆》："哮证主肺由于痰，吐法施之当自安。未治必须扶正气，已发须要辟邪干。黄芩利膈及清金，劫以紫荆必可宽。"[36]634

明·王肯堂《证治准绳·杂病》第二册："[哮]与喘相类，但不似喘开口出气之多。……特哮出喉间之痰去，则声稍息，若味不节，其胸中未尽之痰，复与新味相结，哮必更作，经其候矣。丹溪云：哮主于痰，宜吐法。治哮必用薄滋味，不可纯作凉药，必带表散。治哮方：用鸡子略击破壳，不可损膜，浸尿缸三四日夜，煮吃效。盖鸡子能去风痰。又方：用猫屎烧灰，沙糖汤调下立效。哮喘遇冷则发者有二证：其一属中外皆寒，治法乃东垣参苏温肺汤，调中益气加茱萸汤，及紫金丹，劫寒痰者是也。其二属寒包热，治法乃仲景、丹溪用越婢加半夏汤等发表诸剂，及预于八九月未寒之时，先用大承气汤下其热，至冬寒时无热可包，自不发者是也。遇厚味即发者，清金丹主之。"[37]84

明·马兆圣《医林正印》卷一："哮　哮之为病，喉间如水鸡声，牵引胸背，气不得息，坐卧不安。乃痰结于肺胃间，与气相系，随其呼吸呀呷，于喉中作声。……大法必使薄滋味为主。若不能樽节，其胸中未尽之痰，复与新味相结，哮必更作，乌能愈哉! 治例 凡治哮，体实者，须行吐痰法，若体虚者忌之。又曰：忌燥药，并不宜纯用寒凉药，须兼表散为妥。凡水哮，因幼时被水停蓄于肺为痰，宜金沸草散、小青龙汤倍防己，或葶苈散、导水丸。凡盐醋哮，秘方用草麻树近根尺许（《医林正印》食哮无名方一），烧灰存性，研末，用不落水豆腐一块，调入食之。"[38]21

明·皇甫中《明医指掌》卷三："喘证九……附哮喘，哮喘者，内有痰热，而寒包之，必须薄滋味，用二陈汤加苍术、黄芩，或麻黄汤加紫苏、半夏、枳壳、桔梗、黄芩。天寒时，再加桂枝，以温散之。"[39]76-79

明·李盛春《医学研悦》卷八："哮喘　哮喘多成宿疾，天阴欲雨连绵。治时发表及行痰，九宝将来灵验。表邪未除五虎，里实葶苈为先，不宜砒石作成丸，误了孩儿莫挽。"[40]215

明·张景岳《景岳全书》卷十九："实喘证治……喘有夙根，遇寒即发，或遇劳即发者，亦名哮喘，未发时以扶正气为主，既发时以攻邪气为主。扶正气者，须辨阴阳，阴虚者补其阴，阳虚者补其阳。攻邪气者，须分微甚，或散其风，或温其寒，或清其痰火。然发久者气无不虚，故于消散中宜酌加温补，或于温补中宜量加消散。此等证候，当惓惓以元气为念，必使元气渐充，庶可望其渐愈，若攻之太过，未有不致日甚而危者。"[41]428-429

明·武之望《济阳纲目》卷三十一："喘急论……吴氏曰：膈有胶固之痰，外有非时之感，内有壅塞之气，然后令人哮喘。能温之，汗之，吐之，皆是良法。若虚喘之人，则宜逡巡调理。嬴瘦气弱，则宜灸其背腧。背腧者，背间之腧穴，主输脏气者也。声粗者为哮，外感有余之疾也，宜用表药。……李氏曰：呼吸急促者，谓之喘；喉中有响声者，谓之哮。虚者气乏身凉，冷痰如冰；实者气壮胸满，身热便硬。经曰，诸逆冲上皆属火。虚火宜滋补降气，实火宜清肺泻胃。"[42]679-680

明·武之望《济阳纲目》卷三十二："哮吼论　哮吼，即痰喘甚而常发者，如水鸡之声，牵引背胸，气不得息，坐卧不安，或肺胀胸满，或恶寒肢冷。……治法专以祛痰为先，兼用解散。如九宝汤、三拗汤、苏子降气汤，皆可选用。久则又宜温补之。丹溪曰：哮专主于痰，宜用吐法，亦有虚而不可吐者。治哮必使薄滋味，不可纯用寒凉药，必兼散表，此寒包热也。李氏曰：体实者，用紫金丹二十丸，吐去其痰。虚者止服二三丸则不吐。临发时，用此劫之，丹溪方去豆豉更妙。一法，用二陈汤加苍术、黄芩，下小胃丹。体虚者，吐下俱忌，须带表散之。水哮者，因幼时被水停蓄于肺为痰，宜金沸散，小青龙汤倍防己，或古葶苈散、导水丸。有寒包热者，麻黄汤加枳壳、桔梗、紫苏、半夏、黄芩。有风痰者，千缗汤，或用鸡子一枚，略敲壳损勿令膜破，放尿缸中，浸三日夜，取煮食之效。凡哮须忌燥药，亦不宜纯凉，须常带表。欲断根者，必先淡滋味，然后服清肺金、扶正气之剂，如定喘汤、黄芩利膈丸是也。遇厚味发者清金丸，久不得睡者兜铃丸。单方猫儿头骨烧灰，酒调服二三钱即止。或曰，哮吼者，肺窍中有痰气也。荫按：肺主气，气从肺出，肺窍中有痰封闭，使气不得出，故冲而有声，为哮吼。"[42]687

明·李中梓《医宗必读》卷九："喘　喘者，……哮者与喘相类，但不似喘开口出气之多，而有呀呷之音。呷者口开，呀者口闭，开口闭口，尽有音声。呷呀二音，合成哮字，以痰结喉间，与气相击，故呷呀作声。……别有哮证，似喘而非，呼吸有声，呀呷不已，良由痰火郁于内，风寒束于外；或因坐卧寒湿，或因酸咸过食，或因积火熏蒸，病根深久，难以卒除。避风寒，节厚味，禁用凉剂，恐风邪难解；禁用热剂，恐痰火易升。理气疏风，勿忘根本，为善治也，宜苏子、枳壳、桔梗、防风、半夏、瓜蒌、茯苓、甘草（《医宗必读》哮病无名方）。如冬月风甚，加麻黄；夏月痰多，加石膏；挟寒者多用生姜。哮证发于冬初者，多先于八九月未寒之时，用大承气下其热，至冬寒时无热可包，此为妙法。"[43]362-364

明·吴元溟《儿科方要·诸嗽门》："伤风嗽，痰火嗽，虚嗽，顿呛嗽，附哮喘　伤风嗽者，自汗头痛，面黄发热，咳嗽声重，纹红脉浮缓，宜苏陈九宝饮、十神汤。方见伤风门。……喘嗽者，气急而喘痰如水鸡叫，五拗汤。痰喘嗽急者，宜利痰散。气虚而喘，喘息缓慢，面白脉浮无力，宜益肺汤。哮证大率主乎痰，宜利痰为主，雄黄丸。"[44]435-436

明·秦昌遇《幼科医验》卷下："天哮　天哮乃天气不正，乍寒乍热，小儿感之，遂眼胞浮肿，咳嗽则眼泪、鼻涕涟涟，或乳食俱出者是也。于数日内，宜服发散，如防风、前胡、枳壳、陈皮、紫苏、杏仁、桑皮、麦冬、桔梗、甘草（《幼科医验》天哮无名方一）之属。如气逆加苏子；有痰用胆星、贝母。二十日后，宜保肺清金，紫菀、百合、兜铃、五味、知母、麦冬、贝母、款冬（《幼科医验》天哮无名方二）之属。不应，则诃子之类，俱可择用。"[45]84-85

明·龚廷贤《寿世保元》卷三："哮吼　脉大抵浮而滑易治，微细而涩难治。夫哮吼以声响名，喉中如水鸡声者是也，专主于痰，宜用吐法，亦有虚而不可吐者。治之有以紫金丹导痰、小胃丹劫之而愈者，有以六味地黄丸、补中益气汤兼进而愈者。必须量虚实而治之也。……诸病原来有药方，唯愁齁喘最难当。麻黄桑杏寻苏子，白果冬花更又良，甘草黄芩同半夏，水煎百沸不须姜。病人遇此仙方药，服后方知定喘汤。"[46]143-144

明·虞抟《苍生司命》卷三："哮喘证（十四）肺为五脏华盖，主持诸气。肺气受伤，呼吸之息不得宣通，则哮喘之病生焉。哮以声响言，喘以气息言。喘促喉中如水鸡声者谓之哮，气促而连续不能以息者谓之喘。……凡人喘未发时，以扶正气为主，已发则攻邪为主。哮症专主于痰，实者宜用吐法，亦有虚而不可吐者。治哮必使薄滋味，不可纯用寒凉药，必兼散表，用青州白丸子有效。"[47]94-95

明·虞抟《苍生司命》卷三："哮喘方（附：短气）……青州白丸子，治哮及湿痰作喘。……定喘汤，治肺虚感寒，气逆膈热，作哮作喘。……方考叔曰：膈有胶固之痰，外有非时之感，内有壅寒之气，然后令人哮喘。温之、汗之、吐之，皆良法也。若逡巡调理，则虚喘宜之。人苟羸瘦气弱，则宜灸其背腧。麻黄汤（见伤寒），肺部原有风痰，背腧复感寒邪而成哮喘者，此方主之。背腧者，背间之腧穴，主输脏腑者也。一受风寒，则脏腑为寒邪所闭，不得宣越，故作哮喘。麻黄之辛，能开腠散寒；桂枝之温，宜解肌疏表；杏仁微辛，入肺利气；甘草甘平，调中发散。"[47]96-97

清·刘默《证治百问》卷二："喘　问曰：喘本气逆不顺所致，何有易愈，有终身不愈而无恙，有一喘而即死者，何也？……肺经素受寒痰作喘脉症，寒痰久伏于肺窍，或因风寒触发，或因劳苦触发，或因形寒饮冷而触发，发则喘声如沸，抬肩撷肚坐卧不宁，三日内稍去痰涎，其势方定，犯此症者甚多，即俗谓冷哮盐哮者是也，脉多沉而不起，或沉滑而急，此为久远，本病须顺气为主，佐以疏解消痰之药治之。治哮喘主方，杏仁三钱，桑皮一钱五分，橘红一钱五分，半夏一钱，苏叶一钱，枳壳五分，甘草五分，生姜二片。食远时煎服。喘定即去苏叶、枳壳，加苏子一钱五分，茯苓一钱，减杏仁一钱，桑皮五分，素有伏痰在肺，以杏仁泻气，以橘、半消痰，苏叶泻在表之风寒，枳壳顺在上之逆气。"[48]189-192

清·江之兰《医津一筏》："喘而短气，须别寒、热、虚、实，分类治之。至于哮，则素有之，痰火为风寒所束而发，但看其人之强弱，用药轻重可耳。"[49]11

清·蒋示吉《医宗说约》卷一："哮（附：呛症）　喉中为甚水鸡声，哮证原来痰病侵，若得吐痰并发散，远离厚味药方灵。白果（二十一个去壳，切碎炒黄）、麻黄、苏子（各二钱）、（黄）芩（一钱五分），款冬半夏（各三钱）且为君，桑皮杏仁皆钱半，三碗水煎二碗存，食后徐徐温咽下，更能定喘法如神。"[50]73-74

清·王梦兰《秘方集验》卷上："诸症歌诀……中风　中风身温口多涎，卒然昏倒不能言，急用通关开孔窍，化痰顺气治当先。……哮吼哮吼肺窍积寒痰，令人齁喘起居难，豁痰降火加调理，不遇良方病不安。"[51]5-6

清·李潆《身经通考》卷四："咳嗽门（附哮喘呕逆）……咸物所伤，哮嗽不止，用白面二钱，砂糖二钱，通搜和用，糖饼灰汁，捻作饼子，放在炉内炸热划出，加矾粉四钱，另炒略

熟，将饼切作四牙，掺轻粉在内，令患人吃尽，吐出病根即愈。"[52]217-222

清·罗东逸《内经博议》附录："缪仲醇阴阳脏腑虚实论治……肺虚七证。宜清热降气。酸敛润燥。鮪喘属肺虚有热，因而壅痰，宜降气消痰。辛凉甘寒苦平。"[53]144

清·程云来《圣济总录纂要》卷七："咳嗽门呷嗽，论曰：呷嗽者，而胸中多痰，结于喉间，与气相击，随其吸呼，呀呷有声，故名呷嗽。宜调顺肺经，仍加消痰破饮之剂。"[54]604

清·李用粹《证治汇补》卷五："哮病 大意，哮即痰喘之久而常发者，因内有壅塞之气，外有非时之感，膈有胶固之痰，三者相合，闭拒气道，搏击有声，发为哮病。《汇补》……哮喘分辨，哮以声响言，喘以气息言。又喘促而喉中如水鸡声者，谓之哮。气促而连续不能以息者，谓之喘。《正传》治法，或温散肺寒，或疏利膈热，或发汗祛邪，或探吐痰涎。《汇补》避风寒，节厚味，禁用凉剂。恐风邪难解，禁用热剂。恐痰火易升，理气疏风。勿忘根本，为善也。《类经》治分虚实，实邪为哮，固宜祛散。然亦有体弱质薄之人，及曾经发散，屡用攻劫，转致脉虚形减者，治当调补之中，兼以清肺利气。《汇补》治分肺脾，哮虽肺病，而肺金以脾土为母，故肺中之浊痰，亦以脾中之湿热为母。俾脾气混浊，则上输浊液，尽变稠痰，肺家安能清净。所以清脾之法，尤要于清肺也。《汇补》……治小儿哮症，用海螵蛸刮屑，研细末，以糖蘸吃立愈。服后发者再服……治哮秘方，人言一钱绢包，和川黄连三钱，煮水干为度。后用石中黄三钱，鹅儿不食草三钱，江西淡豆豉一两，研为丸，如绿豆大，每服五丸，温白滚汤下。"[55]213-216

清·周扬俊《金匮玉函经二注》卷七："肺痿肺痈咳嗽上气病脉证治第七……咳而上气，喉中水鸡声，射干麻黄汤主之……莫若主而佐以润燥、下气、开痰四法聚于一方内。"[56]119

清·冯兆张《冯氏锦囊秘录·杂症大小合参》卷十二："论哮（儿科）……夫哮以声响名，喘以气息言耳。喉如鼾声者为虚，喉如水鸡声者为实。丹溪曰：治哮必用薄滋味，专主于痰，宜大用吐药，吐药中宜多用醋，不可纯用凉药，兼当带表散，盖此是寒包热也。亦有虚而不可吐者，慎之！总是痰火内郁，风寒外束而然。亦有过啖咸酸，邪入腠理而致者，治法须审其新久虚实可也。"[57]339

清·冯兆张《冯氏锦囊秘录·杂症大小合参》卷十二："方脉喘症合参……夫呼吸急促者谓之喘，喉中有响声者谓之哮。然痰盛而喘，则治痰为本，而利气为标；气实而喘，则气反为本，痰反为标。哮喘未发，以扶正为要；已发，以攻邪为主。若自少腹下火气冲于上而喘者，宜补阴以敛之。凡咳不得卧，其脉浮，按之虚而涩者，为阴虚，去死不远，慎勿下之，下之必死。大宜补阴壮火，火归则为气为痰俱不泛上矣。"[57]347

清·冯兆张《冯氏锦囊秘录·杂症大小合参》卷十二："方脉哮症合参 哮者，似喘而非，呼吸有声，呀呷不已，是痰结喉间，与气相系，故口之开闭尽有音声。此由痰火郁于内，风寒束其外，食味酸咸太过，因积成热得之。必须避风寒，节厚味。若味不节，则其胸中未尽之痰，复与新味相结，哮必更作矣。治法宜苏子、枳壳、桔梗、防风、半夏、瓜蒌、款冬、桑皮、杏仁、茯苓、甘草、白果（《冯氏锦囊秘录》寒包热哮无名方）之类。禁用凉剂，恐外寒难解；禁用热剂，恐痰火易升。……肾哮而火急甚者，不可骤用苦寒，宜温劫之。用椒目五六钱，研为细末，作二三次，生姜汤调服。喘止之后，因痰治痰，因火治火。盖火太盛则寒药一时难制，病大敢与药亢，徒增其害。如贼势锋锐太盛，法当暂避其锋，以意取之自胜。《经》所谓方其盛时必毁，因其衰也，事必大昌。……哮喘者，因膈有胶固之痰，外有非时之感，则寒束于表，阳气并于膈中，不得泄越，壅热气逆。故声粗为哮，外感之有余也；气促为喘，肺虚而不足也。然哮症遇冷则发有二：有属内外皆寒者，治宜温肺以劫寒痰；若属寒包热者，治宜趁八九月未寒之时，先用大承气汤，下其痰热，至冬寒无热可包，哮自不发。"[57]349

清·张璐《张氏医通》卷四："喘（短气、少气、逆气、哮）……哮　哮证多属寒包热邪，所以遇寒即发，喉中水鸡声，有积痰在肺络中，必用吐法以提散之，不可纯用寒凉，常须兼带辛散，小青龙汤探吐最妙，年高气弱人忌吐。凡喘未发时，以扶正气为主；既发时，以散邪为主。哮喘遇冷则发，其法有二：一属中外皆寒，温肺汤、钟乳丸、冷哮丸选用，并以三建膏护肺俞穴最妙；一属寒包热，越婢加半夏汤、麻黄定喘汤，表散其邪，平时用芦吸散亦妙。古人治寒包热邪，预于八九月未寒之时，用滚痰丸下其热痰，后至冬无热可包，则不发矣。丹方治冷哮痰喘，用胡椒四十九粒，入活虾蟆腹中，盐泥煅存性。卧时，分三次醇酒服之，羸者凉分五七服，用之辄效。若有伏热者误用，喘逆倍剧，不可不辨。……遇厚味则发者，用莱菔子炒研一两，猪牙皂荚（烧存性）三钱，共为细末，姜汁调蒸饼为丸，绿豆大，每服五十丸，沸汤或枳实汤下，名清金丹，消其食积，则肺胃自清，仍当薄滋味以清肺胃之气。伤咸冷饮食而喘者，用白面二钱，砂糖二钱，饴糖饼化汁，捻作饼子，炉内炸熟，划出，加轻粉四钱，令患人食尽，吐出病根即愈。年幼体虚者，分三四次服之。盖咸哮肺胃受伤，白面、砂糖、胶饴甘温恋膈，使之留连病所，引领轻粉搜涤淤积之痰上涌，三涌三补，屡建奇功。补用五味异功稍加细辛服之。……凡哮证见胸凸背驼者，此肺络败，为痼疾，不治。"[58]85

清·张璐《张氏医通》卷十三："咳嗽门……芦吸散，治冷哮寒嗽，喘促痰清，但肺热者禁用。"[58]356

清·张璐《本经逢原》卷一："人参古作薓　甘苦微温，无毒。产高丽者良，反藜芦，畏卤盐，阴虚火炎，咳嗽喘逆者，青盐制之。……王好古所谓肺热还伤肺是也。若误投之，鲜克免者，此皆实实之误，于人参何咎哉。产山西太行山者，名上党人参，虽无甘温峻补之功，却有甘平清肺之力，亦不似沙参之性寒专泄肺气之害。参芦能耗气，专入吐剂，涌虚人膈上清饮宜之。盐哮用参芦涌吐最妙。参芦涌吐，参须下泄，与当归、紫菀之头止血，身和血，尾破血之意不殊。参须价廉，贫乏之人往往用之，其治胃虚呕逆，咳嗽失血等证，亦能获效，以其性专下行也。"[59]29-32

清·景日昣《嵩崖尊生书》卷五："病机部，病机赋……哮　呀呷喉中作声，出入之气若壅。此因痰胶如漆，薄味化痰有功。"[60]113

清·李菩《杂症要略》卷二："喘　喘者，气为火所郁，痰在肺胃也。因火逆上，气不能下，火燥肺气，气衰则喘。……哮喘者，遇寒则发，有积痰在肺，必吐之。禁寒凉，未发时扶正气为主，既发时散邪气为主，宜三拗汤、甘草、麻黄、杏仁等分，姜煎服。量强弱与之。重者，必须每味三五钱。有因气者，若恼便发，脉必沉弦，此气滞其痰也，苏子降气汤加减。"[61]264-265

明·秦昌遇撰，清·秦之桢编《症因脉治》卷二："哮病……【哮病之治】身发热者，外有感冒，先解表，前胡苏子饮、防风泻白散，佐以化痰之药。身无热，无外邪者，消痰理气为主，二陈汤、三子养亲汤、小半夏汤。伏痰留饮，结成窠臼，控涎丹、滚痰丸，量情选用，然必气壮人乃可……哮症乃肺胃二经，痰火盘结，以其发作，则喉中有声，故知其病在肺；发作则不能饮食，故知其胃亦病。痰火伏结肺胃，外邪一束肌表，其病即发；发时如有表邪，用荆防泻白散，先散外邪；若痰涎壅盛，加枳桔半夏；病去之后，宜节斋化痰丸，加枳壳，半夏，兼治肺胃。夫化痰丸，化肺痰，今兼二陈，则化胃痰；若大便硬者，加玄明粉，合指迷丸，兼化大肠之痰，则去痰火之根矣。"[62]145-146

清·钱峻《经验丹方汇编·诸症歌诀》："哮吼　哮吼肺窍积寒痰，令人齁喘起居难。豁痰降火加调理，不遇良方病不安。"[63]7

清·顾靖远《顾松园医镜》卷十二："喘……麻杏甘石汤，治哮喘。……此降气消痰清火而兼散邪之剂。此病禁用热剂，亦不可纯用寒凉，恐外邪难解。盖哮症良由痰火郁于内，风寒束于外而致者居多。或因过食酸咸，或因积火熏蒸，病根深久，难以卒除，宜避风寒，节厚味可也。"[64]204

清·何嗣宗《何嗣宗医案·外感》："痰哮有根，发时咳呛，甚至失血。肺虚则风寒易感，脉涩。暂拟疏降。苏子三钱，象贝三钱，炒枳壳一钱半，炒蒌仁三钱，炙桑皮二钱，薄荷七分，杏仁三钱，法半夏二钱，前胡一钱半，羌活一钱半，橘红八分，防风一钱半，生姜二片，生萝卜一段打汁一小杯（《何嗣宗医案》痰哮无名方）冲服。"[65]30

清·魏鉴《幼科汇诀直解》卷二："哮吼 夫哮吼专主于痰，宜用吐法。亦有虚而不可吐者，此痰寒包乎热也。定喘汤。"[66]714

清·刘渊《医学纂要·吉集汤方活法》："补散寒热和攻六阵，散阵（古方五十一条，新方二十七条）此汗散之法 麻黄汤，治壮实人感寒，太阳经寒伤营血，无汗，发热恶寒证……定吼回生丹（新方）治一切哮喘，实热风痰，食停，积饮老痰之证。胆星一两，蒙石五钱，钟乳粉一两，竺黄八钱，石膏二两，白信二钱（豆粉三制），豆豉（去皮）二两，神曲四两（打糊为丸），朱砂一两（为衣）。丸如菉豆大，每服五分。"[67]440-456

清·叶天士《临证指南医案》卷四："哮……卜（十九），哮喘。当暴凉而发。诊脉左大右平。此新邪引动宿邪。议逐伏邪饮气。小青龙法。徐（四一），宿哮廿年，沉痼之病。无奏效之药。起病由于惊忧受寒，大凡忧必伤肺，寒入背俞，内合肺系，宿邪阻气阻痰，病发喘不得卧。……邹（七岁），宿哮肺病。久则气泄汗出。脾胃阳微，痰饮留着，有食入泛呕之状，夏三月，热伤正气，宜常进四君子汤以益气，不必攻逐痰饮。（气虚）"[68]218-219

清·叶天士《临证指南医案》卷四："喘 中气虚 姜，劳烦哮喘，是为气虚。盖肺主气，为出气之脏，气出太过，但泄不收，则散越多喘，是喘症之属虚。故益肺气药皆甘，补土母以生子。若上气散越已久，耳目诸窍之阻，皆清阳不司转旋之机，不必缕治。人参建中汤去姜。"[68]219-220

清·叶天士《景岳全书发挥》卷二："实喘证治……喘有夙根，遇寒即发，或遇劳发者，亦名哮喘。未发时，以扶正为主；即发时，以攻邪为主。（此即痰火证，因胃中有积痰，肺中伏火一遇风寒触动，其痰火发越而为喘，宜豁痰清火，少兼发表。愈后以六味丸加降火纳气之药，或健脾加豁痰清火为要。若用温补，而以八味金匮等丸，必致热伤其肺。）"[69]116-117

清·叶天士《叶选医衡》卷下："喘哮短气气逆息贲辨……哮者与喘相类，但不似喘开口出气之多，《圣济总录》名为呷嗽是也，以胸中多痰，结于喉间，与气相系，随其呼吸有呀呷之声。得之咸酸太过，积热胶痰，痰去则声少息。倘不节口，而胸中未尽之痰，得新味相结，哮又作矣，治之以吐痰为生。若遇冷而发者，因中外皆寒，宜温其肺金。若寒包其热者，宜清肺药中兼加发散，则自然愈也。……故喘哮诸证，皆在肺金分野，治之亦宜在肺。然属实者，毋庸更论；属虚者，又应变通。如土虚而不能生金者，则治在脾而中枢能运；或肾虚而不能纳气者，治在肾而北门有锁。皆以气味浓药，实其中下二焦之间，不得泥夫壅逆之候，而束手逡巡也。"[70]119-120

清·谢玉琼《麻科活人全书》卷三："齁第五十二 喉中齁齁痰齁齁。毒火不得发越者。未出正出十全一。正收收后难为也。麻属肺胃。如喉中有痰齁齁而鸣者。其症属痰火之候。此因毒火内结之极。邪热阻逆。不得发越所致也。若见于未出正出之间。治当清肺降火消痰为主。十中可救一二。……朱曰，此证余热内攻。肺气受伤。十救一二。医者病者。当预先防之。"[71]123

　　清·谢玉琼《麻科活人全书》卷三："微汗自汗大汗无汗第五十七……因热极火郁而无汗。亦致皮肤干燥而不活泽。麻亦难出。此症外必见唇舌破裂。二便结涩。昏沉壮热。或身痛肚腹胀疼。多发喘促。齁䶎痰鸣。不拘何时。无分迟早。急用寒凉降火清肺之剂。佐以升发之药。以白虎解毒汤（见二十六条）加地骨皮、贝母、元参、牛蒡子、前胡、干葛治之。迟则恐成坏症。"[71]130

　　清·何梦瑶《医碥》卷二："喘哮……哮者，喉间痰气作响，以胸中多痰，黏结喉间，与呼吸之气相触成声。得之食味酸咸太过，（幼时多食盐醋，往往成此疾，俗谓之盐哮。）渗透气管，痰入结聚，一遇风寒，气郁痰壅即发，其发每在冬初。必须淡饮食，行气化痰；禁凉剂，恐风寒难解；禁热药，恐痰火愈炽；苏子、桑皮、枳壳、青皮、半夏、前胡、杏仁、山栀（《医碥》哮病无名方）必用。八九月内用承气预下其热，使冬时无热可包，是妙法。"[72]108

　　清·黄元御《四圣心源》卷七："齁喘根原　齁喘者，即伤风之重者也。其阳衰土湿，中气不运，较之伤风之家倍甚。……而齁喘之家，则上焦之湿热不敌下焦之湿寒，以其阳衰而阴旺，火败而水胜也。此当温中燥土，助其推迁。降戊土于坎中，使浊阴下泄于水道，升己土于离位，使清阳上达于汗孔，中气一转而清浊易位，汗溺一行而郁闷全消，则肺气清降，喘阻不作。若服清润之剂，中脘愈败，肺气更逆，是庸工之下者也。"[73]129-130

　　清·林开燧《林氏活人录汇编》卷五："喘门　定肺膏，或腠理不密，初感风寒，气闭作喘，或肺家素有寒痰，因寒邪触发而哮喘。此膏疏利表里之风寒痰气，无论病之新久，初发用之，以治其标。"[74]136

　　清·吴玉榰等《方症会要》卷二："哮喘……凡人喘未发时，以扶正气为主，已发以攻邪为主。哮喘专主于痰，实者，宜用吐法。亦有虚，而不可吐者。治哮，必使淡滋味，不可纯用寒凉药，必兼散表，用青州白丸子有效。又有短气不足以息者，似喘，但有虚有实，不可作喘治，虚者宜六君子加五味、麦冬，实者，痰气阻碍，导痰汤。肾虚不能摄气者，补肾丸。《金匮要略》云：短气不足以息者，实也，此言痰实。《内经》曰：言而微，终日复言者，此气夺也，是主虚言。"[75]70-71

　　清·徐大椿《女科指要》卷三："咳嗽喘哮……选方……定喘汤，治孕妇哮喘，脉浮数者。麻黄钱半，蜜炙，黄芩钱半，半夏钱半，制，款冬五钱，去梗，杏仁二钱，去皮，桑皮钱半，苏子三钱，炒，甘草五分，白果三钱，去心，水煎，去渣温服。妊娠肺受风热，肺气不能分布，故生痰窒塞而哮喘不止焉。麻黄开发肺气以散邪，黄芩清降肺热以定喘；半夏燥湿化痰，杏仁降气化痰；款冬润气以散结，桑皮泻湿热以清金；苏子散郁降痰，白果清肺豁痰；甘草缓中泻火以和脾胃也。水煎温服，使风热两解，则痰化气平，而肺金清肃，安有哮喘窒塞之患，胎孕无不自安矣。"[76]175-178

　　清·徐大椿《女科指要》卷三："咳嗽喘哮……选方……千金麦门冬汤，治孕妇哮久伤阴，咳唾有血，脉濡浮数者。生地五钱，麻黄三分，蜜炙，麦冬三钱，去心，桔梗三分，桑皮钱半，半夏钱半，制，紫菀钱半，五味九粒，甘草五分，竹茹三钱，生姜二片，水煎，去渣温服。妊娠风热乘肺哮久，而营阴暗伤，咳唾有血，胎孕因之不安。麻黄开发肺气以散邪，生地滋阴壮水以定血；麦冬清心润肺，桔梗清咽利膈；桑皮泻湿热以肃金，半夏燥湿痰以开胃；紫菀温润肺金，五味收敛耗散；甘草缓中泻火，竹茹清胃解郁；生姜散豁痰涎，以除咳止唾也。水煎温服，使风热两除，则肺金清肃，而营血完固，何致咳唾有血，胎孕不安哉。"[76]175-179

　　清·徐大椿《女科指要》卷三："咳嗽喘哮……选方……越婢汤，治孕妇哮证，脉洪滑者。麻黄一钱，石膏五钱，甘草五分，大枣三枚，生姜三片，水煎，去渣温服。妊娠寒邪包热，肺气不得升降，故哮发如锯，急暴殊甚焉。麻黄开发肺气以散寒邪，石膏清降膈热以化火邪；甘草缓中泻火，姜枣调和营卫也。水煎温服，使肺寒外解，则膈热自化，而肺气肃清，何有哮发急暴之不瘳者，胎孕无不自安矣。"[76]175-178

清·薛雪《扫叶庄医案》卷二："痰饮喘咳水气肿胀……冷哮气喘急数年，根深沉痼，发时以开太阳逐饮，平昔用肾气丸加沉香。"[77]44-46

清·薛雪《扫叶庄医案》卷二："痰饮喘咳水气肿胀……少年背冷夜喘，此为伏饮成哮，痰饮属阴邪，乘夜阳不用事窃发，以辛甘淡微通其阳。桂枝，炙草，米仁，茯苓，姜皮（《扫叶庄医案》痰哮无名方）。"[77]44

清·尤怡《金匮翼》卷七："齁喘　齁喘者，积痰在肺，遇冷即发，喘鸣迫塞，但坐不得卧，外寒与内饮相搏，宜小青龙汤主之。若肺有积热，热为寒束者，宜越婢汤主之。……丹溪治齁喘之症，未发以扶正气为主，八味肾气，温肾行水之谓也。已发用攻邪气为主，越婢、青龙，泄肺蠲饮之谓也。"[78]256-257

清·薛雪《碎玉篇》卷下："幼科　稚年渴乳进谷，脾胃气馁少运，腹膨，目翳，是为五疳。夏月中土司令，久病投以补气，恰合调其脾胃。……幼稚哮喘，是寒暄失和，食味不调所致。饮邪聚络，凡值内外感触必喘。逆气填胸臆，夜坐不得安卧，昼日稍可安行。浊沫稀涎，必变浓痰，病势自缓。发于深秋冬月外寒，相召治法宜夏月。阴气在内，艾灸肺俞等穴，更安静护养百日。一交秋分，暖护背部，勿得懈弛。病发时暂用开太阳逐饮，平素食物尤宜谨慎。小青龙汤。"[79]129-131

清·沈金鳌《杂病源流犀烛》卷一："咳嗽哮喘源流……李氏士材曰：喘者，促促气急，噏噏痰声，张口抬肩，摇身撷肚；哮者，与喘相类，但不似喘开口出气之多，而有呀呷之音。……哮之一症，古人专主痰，后人谓寒包热，治须表散（宜陈皮汤，冬加桂枝）。窃思之大都感于幼稚之时，客犯盐醋，渗透气脘，一遇风寒，便窒塞道路，气息急促，故多发于冬初，必须淡饮食，行气化痰为主（宜千金汤能治一切哮）。禁凉剂恐风邪难解也，禁热剂恐痰火易升也……士材谓先于八九月未寒时，用大承气下其热，至冬寒无热可包，此法大妙。而又有食哮（宜清金丹），有水哮（宜水哮方），有风痰哮（宜千缗导痰汤），有年久哮（宜皂荚丸、青皮散，若服青皮散愈后，宜用半夏八两，石膏四两，苏子二两，丸服）。皆当随症治之，无不可以断其根也（宜定喘汤）。……《纲目》曰：哮喘遇冬则发者有二症，一由内外皆寒，须用东垣参苏温肺汤，一由寒包热，须用越婢加半夏汤表散之。"[80]19-22

清·沈金鳌《杂病源流犀烛》卷十六："痰饮源流……由于风寒之邪，郁闭热气在肺，而成痰嗽齁喘，病亦在肺，治宜豁痰除肺热药中加辛热辛温，如麻黄、生姜、干姜之属以散外寒，则药无格拒之患，法忌温补酸收等药。病因不齐药亦宜异，利润，利燥及利发散，各有攸当，非可混而施也。"[80]250

清·沈金鳌《幼科释谜》卷四："哮喘原由症治　张兼善曰：哮喘遇冬则发者，有二症；一由内外兼寒，须用东垣参苏温肺汤。一由寒包热，用越婢汤加半夏。虞抟曰：喘促喉中如水鸡声者，曰哮；气促而连续不能以息者，谓之喘。李梴曰：哮以声响言，喘以气息言。鳌按：哮症，古人专主痰，后人谓寒包热，治须表散。窃思之，大都幼稚多吃咸酸，渗透气脘，一遇风寒，便窒塞道路，气息喘促，故多发于冬初，必须淡饮食，行气化痰为主。禁凉剂，恐风邪难解也；禁热剂，恐痰火易升也。……而又有食哮，宜清金丹。"[81]86-87

清·叶天士《种福堂公选良方》卷一："续医案　李三八，哮喘久发，小溲频利，此肾虚气不收纳，痰饮从气而上。初病本属外邪，然数年混处，邪附脏腑之外廓，散逐焉得中病。宿哮不发时，用肾气丸三钱；喘哮坐不得卧，议用开太阳之里。小青龙汤去麻辛。"[82]9

清·罗国纲《罗氏会约医镜》卷九："论喘、促、哮三证……三证相似，而实不同，须清析方可调治。……哮者，其病似喘，但不如喘出气之多，而有呀、呷之音，呷者口开，呀者口闭，俱有声音，甚则隔壁亦闻，以痰结喉间，与气相击，故出入有声。此由痰火郁于内，风寒束于外。斯时用凉剂，恐外寒难解。用热剂，恐痰火易升。惟有散寒开痰，理气疏风，尤以保扶元气为主，勿忘本根为善治也。"[83]208

清·郑玉坛《彤园医书·小儿科》卷三："湿痰……紫金丹（云林），治痰实结胸，哮吼喘促，用此劫之。"[84]1021

清·郑玉坛《大方脉》卷三："哮吼 俗名马脾风，喉中声响如水鸡之声，甚者声如拽锯。……治哮吼初起，痰涎壅盛，气闭不通，先服三圣散吐之（见涌吐门）。哮吼取吐后，吼仍不止，便秘胀满，服一捻金下之（见攻里门）。哮吼表盛无汗，形气实者，服五虎汤两解之。若喘急不得息，形气虚者，服八仙汤和解之。久吼，遇寒则甚，服九实汤（俱见表里门）。"[85]99

清·吴鞠通《吴鞠通医案》卷三："癸亥二月二十二日 谢氏 二十五岁 痰饮哮喘，咳嗽声重，有汗，六脉弦细，有七月之孕。……二十五日 寒饮误服苦寒坚阴，大用辛温三帖，今日甫能转热，右脉始大，左仍弦细，咳嗽反重者，是温药启其封闭也。再以温药兼滑痰，痰出自然松快。……二十六日 右脉已退，病势稍减，但寒热汗多胸痹，恐成漏汗，则阳愈虚，饮更难愈。议桂枝加附子，去甘草，以肋胀故也，合栝蒌薤白汤意，通中上之清阳，护表阳为急。……二十七日 昨日用桂枝汤加附子，再加薤白法，漏汗已止，表之寒热已和。但咳甚，议与逐饮。"[86]329-330

清·陈修园《南雅堂医案》卷二："喘哮门（案 9）喘哮气急，脉细数，系寒入肺俞，痰凝胃络而起，发之日久，则肺虚必及于肾，胃虚必及于脾。脾肾两虚，寒痰凝滞不化，气机被阻，一触风寒，病即复发，治法在上宜责之肺胃，在下宜责之脾肾。然此症治病非难，除根实难，宜分临时、平时两种治法，临时以肺胃为主，平时以脾肾为主，一标一本，先后并治，庶可冀收全效，兹列二方于后。"[87]50

清·陈修园《南雅堂医案》卷二："喘哮门（案 10）深秋感受寒邪，气机被痰所阻，发为哮喘，气粗不能卧，宜从实证治。桂枝木（一钱，炙），白茯苓（三钱），五味子（一钱），白芍（一钱，炒），干姜（一钱），杏仁（一钱五分，去皮尖），炙甘草（五分），麻黄（五分，去根节）（《南雅堂医案》冷哮无名方一）。"[87]50

清·陈修园《南雅堂医案》卷二："喘哮门（案 13）病哮十余年之久，气泄，汗出必多，脾胃阳微，浊饮伏而时动，是以食入常作泛呕。盛夏热伤正气，中官愈虚，宜先扶正益气，不必用祛痰攻劫之品。"[87]51

清·陈修园《南雅堂医案》卷二："喘哮门（案 15）痰气素盛，外为风寒所搏，阳气并于膈中，不得泄越，是以气逆声粗，发为哮喘，宜表里兼施，以定喘汤主之。"[87]51

清·陈修园《南雅堂医案》卷二："喘哮门（案 18）宿哮痰喘，遇劳频发，阳虚恶寒，姑用镇摄法。炮附子五分，炒白术三钱，白茯苓三钱，炒白芍三钱，细辛五分，五味子五分，生姜三片（《南雅堂医案》虚哮无名方二），水同煎。（按：此即真武法加减，为痰饮喘促由少阴阳虚水泛证者深一层立法，与小青龙相为表里。）"[87]52

清·陈修园《南雅堂医案》卷二："喘哮门（案 28）宿哮痰喘，发则不能着枕，病起于惊忧受寒，失于表散，邪伏于内，留于肺俞，故频发频止，成为痼疾。然久发必虚，当以温通摄纳为主，凡辛散苦寒、劫痰破气之剂，均非所宜，病发治标，病去治本，始为合法。兹列两方于后，按方服之，渐当有效。"[87]54

清·黄元御《素灵微蕴》卷三:"齁喘解 赵彦威,病齁喘,……法当治中以培升降之用,燥土而拨转运之机,所谓发千钧之弩者,由一寸之机,转万斛之舟者,由一枬之木也。南齐·褚澄有言:上病治下。凡病水火分离,下寒上热,不清心火,而温肾水,较之庸工,颇为得矣,而总不如治中。中者,坎阳离阴交媾之媒,此义得之《灵》、《素》,读唐宋以后书,未易生兹妙悟也。齁证即伤风之重者。感冒之初,内有饮食,外有风寒,法宜理中而兼发表。表解后,温燥水土,绝其寒湿之根。盖饮食未消,感袭风寒,湿土埋瘀,肺气不降,风闭皮毛,内郁莫泄,表里皆病,故内外兼医。"[88]1348-1349

清·杨时泰《本草述钩元》卷十七:"银杏……〔论〕方书用银杏治喘。盖治喘之哮者。是证缘胸中之痰。随气上升。粘结于喉咙。以及会厌悬雍。致气出入不得快利。与痰引逆相击而作声。是痰得之食味咸酸太过。因积成热。故丹溪云。治哮必薄滋味。必带表散。而治哮三方。未有能舍麻黄者也。此果经霜乃熟。禀收降之气最专。故气血之凝滞而为痰为浊者。以是摧之陷之。然必合于散剂。使气能疏越。血能宣畅。而后摧之陷之者。乃得收其全功焉。至于消毒杀虫。毋亦以收令太过。俾气血变眚之凝于热而成毒。淫为风而化虫者。胥缘收者疗之欤。"[89]434-435

清·陈修园《金匮要略浅注》卷五:"痰饮咳嗽病脉证治第十二……(饮留而不去,谓之留饮;伏而难攻,谓之伏饮。)膈上(伏饮之)病……此言饮之伏而骤发也。俗谓哮喘,即是此证。当表里并治,如小青龙汤,及木防己汤去石膏加芒硝、茯苓为主治,余著有《公余医录》及《医学实在易》,二书中论之颇详,兹不再赘。……又云:咳嗽俗名曰呛,连嗽不已,谓之顿呛。……大人患此,如同哮喘,小儿患此,谓之时行顿呛,不服药至一个月亦愈。……若一月不愈,必至两月,不与之药,亦不伤身;若人过爱其子,频频服药,医者但治其气,不治其血,但理其肺,不理其肝,顿呛未已,又增他痛,或寒凉过多,而呕吐不食;或攻下过多,而腹满泻泄;或表散过多,而浮肿喘急,不应死而死者,不可胜其计矣。"[90]114-131

清·齐秉慧《齐氏医案》卷三:"哮吼齁喘论 夫齁喘何以哮吼名者,喉中有鸡声是也。主于痰,宜用吐法,虚者用紫金丹导之。……咳而上气,喉中水鸡声,射干麻黄汤主之。(外台。引小品。水上有如字。云。此本仲景伤寒论方。)……〔徐〕凡咳之上气者,皆为有邪也。其喉中水鸡声,乃痰为火所吸不能下。……千金麻黄汤,治上气脉浮。咳逆喉中水鸡声。喘急不通。呼吸欲死。(外台。引深师。同。)……千金厚朴麻黄汤,治咳而大逆上气。胸满喉中不利。如水鸡声。其脉浮者。方与本篇同。案本篇唯云咳而脉浮。恐是脱遗。千金所载。却是旧文。"[91]120

清·王九峰《王九峰医案(二)》卷上:"哮喘……喉间水鸡声,胸左高起一块,有时作痛,至今未平,乃老痰凝结于肺络,即湿痰流注之属。……曁年哮喘,起自风寒,风入于肺,液变为痰,风痰蟠踞清空,每遇秋冬即发,喘兼咳嗽,痰带涎沫红丝,竟夕无寐,齁齄声闻四近,形丰脉软,外强中干,补则风痰愈结,散则正气不支,邪正既不两立,攻补又属两难,少壮若此,年衰何堪,暂以崇土生金,是否观其进退?"[92]17-19

清·曹仁伯《曹仁伯医案·哮喘》:"钱(荡口)咳嗽哮喘,正在窃发之际,脘腹胀满,皮肤浮肿,四肢逆冷,脉息细小,舌苔白腻。元阳不足,肺本虚寒,外不耐风邪,内不耐浊气,交相为患也。恐其塞厥而败。……金(嘉兴)痰饮内留,最为咳嗽之蒂;老痰内伏,又为哮喘之根。哮喘多年,时发时愈,今岁更勤,即咳嗽之症,亦无全愈之日。痰饮老痰,一在于肺,一在于脾,脾肺两经,比之往时则弱,弱则痰饮老痰之窍踞者,毫无向化之期。培养脾肺,最为此症要药,然独治其本,而未及其标,现在属标病者,痰饮也。咳嗽见于老痰哮喘之余,正须着眼治之,以使苟安,未识是否?……杨(关上)肺俞伏痰,招风则发哮喘,呀呷有声,卧难着枕，甚至寒热分争。近来平善之事，呼吸短气，痰声不利，脉象弦滑。肺胃两经都被痰所贮也，权以导涤法。"[93]107-110

清·郭诚勋《证治针经》卷二："喘（附：哮喘）　治喘大法，当别两途。在肺为实，在肾为虚。……阳虚浊饮泛，冲逆妨卧。人参、猪苓、泽泻、附子、茯苓、干姜（《证治针经》虚哮无名方）。补土生金，气虚劳烦哮喘。"[94]53-54

清·程杏轩《医述》卷十："哮　哲言……哮有夙根，遇寒则发，或遇劳而发者，亦名哮喘。未发时以扶正为主，既发时以攻邪为主。扶正须辨阴阳，阴虚者补其阴，阳虚者补其阳。攻邪者须分微甚，或散其风，或温其寒，或清其痰火。然发久者气无不虚，宜于消散中酌加温补，或于温补中量加消散。总须惓惓以元气为念，必使元气渐充，庶可望其渐愈。若攻之太过，未有不日甚而危者。（张景岳）……若夫哮证，亦由初感外邪，失于表散，邪伏于里，留于肺俞，故频发频止，淹缠岁月，更有痰哮、咸哮、醋哮，过食生冷及幼稚天哮诸证，大概以温通肺脏，下摄肾真为主。久发中虚，又必补益中气。……此证若得针灸之医，按穴灸治，尤易除根，然难遇其人耳。……虽治当于病发，投以搜逐，而病去必当养正。（《临证指南》）……别有哮证，似喘而非，呼吸有声，呀呷不已。良由痰火郁于内，风寒束其外，或因坐卧寒湿，或因酸咸过食，或因积火熏蒸，病根深久，难以卒除。避风寒，节厚味，禁用凉剂，恐风邪难解；禁用热剂，恐痰火易升。理气疏风，勿亡根本，为善治也。（《医宗必读》）哮喘一证，古无良方，盖因其病有痰有火，有血虚，有真阴涸竭。若竟消痰清火，病未减而元气日亏。若欲补原，又有助火滞痰之害。惟前明易思兰一方，标本兼治，深得其情。（王协中）"[95]648-649

清·江涵暾《奉时旨要》卷六："喘促……治哮喘，未发时扶正，既发时攻邪，发久则消散中加以温补。……外有哮喘之症，逢时而发，人尽知为寒痰固结，假令终身不食油腻生冷，而长服六君子汤加姜、桂，则新痰无自而生，旧痰日渐以去，又何物足以为患哉。"[96]166-168

清·吴篪《临证医案笔记》卷四："喘促……曹定轩道长，脉浮滑数，此肺感风寒，阳明火盛，以寒包热，故声粗气急而为哮喘也。宜投五虎汤，凉而兼散，自愈。麻黄（一钱），茶叶（二钱），杏仁（三钱），石膏（五钱），甘草（五分）。加姜枣，水煎，温服。"[97]198

清·吴篪《临证医案笔记》卷四："喘促……杨氏，喘急胸胀，呕吐痰涎，不能躺卧，脉浮紧滑。系肺虚感寒，气逆膈热，故致哮喘也。宜投定喘汤，以散寒疏壅、清热降气。"[97]196-200

清·吴篪《临证医案笔记》卷四："喘促　国文恭公，起早受凉，忽喘嗽气急，痰涎壅盛，诊脉浮紧滑。系肺感风邪，气逆痰滞，膈有胶固之痰，外有非时之感，而作哮喘也。宜用辛温甘凉，既以疏内壅，兼以散外寒，则痰喘自痊。"[97]196

清·吴篪《临证医案笔记》卷四："喘促……亚相英煦斋，每早入朝，偶感风寒，及遭凉气，即咳嗽痰喘，气急声粗，呕恶食少，秋冬严寒，喘嗽尤甚。杂曰：脉虚浮滑，此肺气虚乏，则腠理不密，易感风邪，以致痰涎壅盛，而为哮喘之羌。且知喘有夙根，故遇感冒即发，遇劳亦发也。先以华盖散及金水六君煎加减参用，甚效，继以保肺清金、益气固表之剂乃安。按此证未发时以扶正气为主，既发时以祛邪气为先，惟哮喘痼疾，猝难除根耳。"[97]199

清·何书田《何书田医案·哮喘》："脉虚，感寒哮喘不卧，先宜表散。麻黄八分，半夏二钱，杏仁三钱，橘红一钱，桂枝五分，川朴八分，苏子三钱，干姜五分（《何书田医案》冷哮无名方）"[98]98

清·何书田《医学妙谛》卷上："哮病章　此症初感外邪，失于表散，邪伏于里，留于肺，时发时止，淹缠岁月。更有痰哮、咸哮、醋哮，过食生冷及幼稚之童天哮诸症。喉中为甚水鸡声，哮症原来痰病侵。若得吐痰并发散，远离厚味药方灵。定喘之汤可参用，化痰为主治须明。……小青龙汤亦可参用。病举发，葶苈大枣汤。养正，肾气丸去肉桂、牛膝。哮兼痰饮，真武丸、小青龙汤去麻黄、细辛，加赤砂糖、炒石膏。气虚，四君子汤增减。陈曰：治以温通肺脏，下摄肾真为主。又必补益中气。其辛散苦寒、豁痰破气之药俱非所宜，忌用金石药，记之。"[99]436

清·林珮琴《类证治裁》卷二："哮症论治　哮者，气为痰阻，呼吸有声，喉若拽锯，甚则喘咳，不能卧息。……须避风寒，节厚味，审其新久虚实而治之。大率新病多实，久病多虚；喉如鼾声者虚，如水鸡者实；遇风寒而发者为冷哮，为实；伤暑热而发者为热哮，为虚。其盐哮、酒哮、糖哮，皆虚哮也。冷哮有二，一则中外皆寒，宜温肺以劫寒痰；温肺汤、钟乳丸、冷哮丸，并以三建膏护肺俞穴。一则寒包热，宜散寒以解郁热。麻黄汤、越婢加半夏汤。……热哮当暑月火盛痰喘者，桑白皮汤，或白虎汤加芩、枳、栝蒌霜。痰壅气急者，四磨饮、苏子降气汤，气降，痰自清。痰多者吐之，勿纯用凉药，须带辛散。小青龙汤探吐。肾哮火急者，勿骤用苦寒，宜温劫之。用椒目五六钱，细研，分二三次，姜汤调服。俟哮止后，因痰因火治之。……宿哮沉痼者，摄肾真，肾气丸加减。总之，哮既发，主散邪；哮定，则扶正为主也。"[100]95-96

清·林珮琴《类证治裁》卷二："哮脉案……一小儿，冬春久哮，屡服治风痰之剂，不应。诊其脉，知其脾弱，不能化乳湿，用四君子汤加薏苡、山药、谷芽俱炒、制半夏。数服愈。"[100]97

清·徐锦《心太平轩医案》："唐廉访……延诊。案云：咳出于肺，喘出于肾，金水两亏之体，加以痰哮夙恙，病发气急，不能偃卧，近更频发，服葶苈泻肺等汤，屡不应效，肌肉化痰，命门骨节疼，肾水日亏，肺金日燥。考昔贤成法，不越脾肺肾三经并治，病发泻肺，以治其标，平时金水同源，以治其本，无希速效，久服不辍，自可见功。"[101]42

日本·丹波元坚《杂病广要·内因类》："痰涎……由于风寒郁闭，热气在肺，而成痰嗽齁喘，病亦在肺，治宜豁痰除肺热药中，加辛热、辛温如麻黄、生干姜之属，以散外寒，则药无格拒之患，法忌温补酸收等药。病因不齐，药亦宜异，利润利燥及利发散，各有攸当，非可混施也。(《本草经疏》)"[102]222-225

日本·丹波元坚《杂病广要·脏腑类》："喘……是以气高而哮，抬肩拮项，不得仰卧，面赤头疼，恶寒发热。治宜散表，表散热解，气道流通，庶亦暂可。……是疾也，气厚者当劫而吐之，拔其病根，根拔又当速补中气，中气充实，痰不再作矣。(《赤水》)……大抵哮喘，未发以扶正为主，已发以攻邪为主(按：此语出丹溪)。亦有痰气壅盛壮实者，可用吐法。大便秘结，服定喘药不效，而用利导之药而安者。治须使薄滋味，不可纯用凉药，亦不可多服砒毒劫药，倘若受伤，追悔何及。(《统旨》)"[102]857-866

清·王泰林《退思集类方歌注·麻黄汤类》："〔附〕定喘汤(张时彻《摄生众妙方》)治肺虚感寒，气逆膈热而作哮喘。……(此定喘之主方也。凡病哮喘，多由寒束于表，阳气并于膈中，不得泄越，故膈间必有痰热胶固，斯气逆声粗而喘作矣。治之之法，表寒宜散，膈热宜清，气宜降，痰宜消，肺宜润，此方最为合度。白果收涩，二十一枚恐太多，宜减之。)"[103]11

清·吴芹《吴古年医案·哮症》："肺主气，宜清肃。木火挟湿热而阻郁清气，哮症之所由成也。每遇喘急则声如曳锯，痰出日以碗计。脉左濡小弦，右偏滑数。数是有郁火，滑主痰，弦为肝体不足、肝用有余，濡小则阴之虚也。拟以顺降痰气，佐以养肝体、和肝用之法。"[104]141

清·李铎《医案偶存》："东坑傅姓妇，年五旬余，论哮证之发，原因冷痰阻塞肺窍所致……非重用麻、杏、细辛猛烈之性不能开其窍而祛其寒，佐以半夏、厚朴、苏子而降气行痰，再加麦芽、神曲消食导滞，引以姜汁利窍除痰，(《医案偶存》冷哮无名方)连服四剂，必有效也。此方服二剂，即能就诊而卧，可谓奏效之速……但不能即刈其根而不复发也，宜常服药，歼其痰伏之魁，拔其痰踞之窠，庶或能除其根耳。"[105]300

清·陈鄂《一见知医》卷三："喘哮　短气，呼吸不能接续，无痰声，不抬肩撷肚，非喘也，乃元气虚乏，治当补气，不可泻肺，真元饮甚佳：熟地、当归、炙草，加人参、鹿茸更妙。……哮，郁积痰热，一遇风寒便窒塞道路，呼吸急促，故多发于冬初。必须淡饮食，行气化痰。禁凉剂，恐风寒难解；禁热剂，恐痰火易升。"[106]662-663

清·王馥原《医方简义》卷四："茵陈蒿汤　治湿热黄疸。……肺者相传之官。治节出焉。……一遇风寒则咳嗽。风寒在络则喘逆，入胃则哮。叶氏谓喘症与哮症微有不同。喘症在肺为实。在肾为虚。哮症因感邪失表。邪伏于里。而留于肺俞。二症之治。不外开纳二法。开者青龙之品。纳者都气之属。至于邪留不去。酿成肺痈。火灼金伤。致发肺痿。若夫失音之候。皆火克金伤之症也。当以虚实二字消息之。虚火刑金而致者。金破无声也。邪热烁金而致者。金实无声也。实者泄之。虚者补之。又有土衰不能生金者。当培其土而金自生也。……治哮症者宜温养其气。以搜逐其邪也。"[107]98-99

清·汪廷元《广陵医案》："方赞武兄暑月病哮，从淮来扬就医，喉中痰喘，汗出不辍，夜不能上床而卧，医莫能疗。切其脉，右寸浮滑，尺中带洪。因思哮之为病，发时固宜散邪。今气从下逆上，行动则喘甚。盖病久则子母俱虚，肾气不能收摄，亦上冲于肺，是虚为本，而痰为标耳。"[108]14

清·张聿青《张聿青医案》卷五："喘　张左　哮喘多年，肺伤吐血，渐至咳嗽痰多，痰色黄稠，兼带青绿，有时腹满，运化迟钝，脉形濡细，左部带涩。肺胃并亏，而湿滞中州，且作缓兵之计。……二诊　痰饮凭凌于上，肾阴亏损于下，饮聚则成痰，阴虚则生热，热痰交蒸，所以咳血频来，痰黄青绿，热蒸痰郁，痰带臭秽，脉细濡数。腹中不和。将成肺痿重症，再作缓兵之计。"[109]166-167

清·张聿青《张聿青医案》卷五："喘　杨右　感邪失表，邪伏肺腧，以致稍一感触，辄作哮喘。除访择针灸好手按穴针灸外，进以梨膏，以开通肺络，而润肺金。蜜炙麻黄五钱，另煎去沫，冲入，川贝母一两五钱，去心，冬瓜子一两五钱，云茯苓四两，光杏仁三两，洋糖拌石膏五两，苏子水浸打烂绞汁，四两(《张聿青医案》哮病无名方)。"[109]185-186

清·王泰林《王旭高临证医案》卷三："痰喘门　徐，喘哮气急，原由寒入肺俞，痰凝胃络而起。久发不已，肺虚必及于肾，胃虚必累于脾。脾为生痰之源，肺为贮痰之器。痰恋不化，气机阻滞，一触风寒，喘即举发。治之之法，在上治肺胃，在下治脾肾，发时治上，平时治下，此一定章程。若欲除根，必须频年累月，服药不断，倘一暴十寒，终无济于事也。此非虚语，慎勿草草。"[110]135

清·亅授堂《亅授堂先生医案》第一卷："八亅、虚哮　诊脉尺细，右寸口滑而且大，症属上实下虚。下虚者乃少阴肾水不足，上实者是太阴痰火有余。缘虚体坎离不媾，频有遗泄，漏卮不已，下焦肾阴亏虚，龙雷相火无以涵养，焰蒸不潜，上克肺金，与肺中素蕴痰浊互相炼灼，肺金不肃，降令失权，遂令咳呛，吐咯稠痰，痰趋气逆为喘。此哮吼之虚证也，与虚损病咳一途，似是而实非也。调剂之法，宜滋下清上，更须洗剔肺脏胶痰浊沫，虚实兼顾，俯仰同调，庶几可冀奏功。拟用喻氏清燥救肺汤，复景岳先生海蛤方。"[111]29

清·张秉成《成方便读》卷二："定喘汤　定喘汤疗哮病方，款芩白果杏麻黄，苏桑夏草生姜引，寒束金家肺受殃。……治肺虚感寒，气逆膈热，而成哮喘等证。夫肺为娇脏，畏热畏寒，其间毫发不容。其性亦以下行为顺，上行为逆。若为风寒外束。则肺气塑闭。

失其下行之令，久则郁热内生，于是肺中之津液，郁而为痰，哮嗽等疾，所由来也。然寒不去则郁不开，郁不开则热不解，热不解则痰亦不能遽除，哮咳等疾，何由而止？故必以麻黄、杏仁、生姜开肺疏邪，半夏、白果、苏子化痰降浊。黄芩、桑皮之苦寒，除郁热而降肺；款冬、甘草之甘润，养肺燥而益金。数者相助为理，以成其功。宜乎喘哮痼疾，皆可愈也。"[112]33

清·马培之《孟河马培之医案论精要·内科医案及医论》："杂病……哮证 [病例一] 陈左 阴虚肺热，脾有湿痰，又触外寒，引动宿哮，寒热、咳嗽、气喘，当清疏肃肺化痰。青蒿，川贝母，法半夏，橘红，枳壳，茯苓，杏仁，瓜蒌，桑叶，前胡，生姜，枇杷叶（《孟河马培之医案论精要》寒包热哮无名方）。"[113]23

清·马培之《孟河马培之医案论精要·内科医案及医论》："杂病……哮证……[病例二] 俞左 哮喘多年，卧则气升痰上，胸膺闷塞，小溲有时不禁，肺为气之主，肾为气之根，母病及子，气少归窟。痰之标在脾，痰之本在肾，肾气不收，湿痰随之上泛，拟扶脾化饮，兼纳肾气。"[113]23-24

清·马培之《孟河马培之医案论精要·内科医案及医论》："杂病……哮证……[病例四]林左 寒哮举发，当温肺散寒。前胡，桑皮，蚕沙，款冬花，茯苓，甘草，苏子，半夏，秦艽，杏仁，白前，桂枝，麻黄，姜（《孟河马培之医案论精要》冷哮无名方）。"[113]24

清·戴天章《重订广温热论》卷一："八、温热夹症疗法 温热，伏邪也。凡言夹者，伏邪夹实、夹虚，二邪夹发者也。……八夹哮喘。哮喘乃肺家所时有，本有寒痰、热痰二症。一受温热，则无非痰火。由其湿热之气，从其类而入肺，发其哮喘。遇此，当行前五辨法。有伏邪，但治伏邪，而哮喘自除；或于治伏邪药中加栝蒌、川贝、苏子、白前（《重订广温热论》热哮无名方），千金苇茎汤合文蛤散尤捷，二邪并解，法更精密。若哮喘势重，则白果定喘汤、苏子降气汤二方亦可借用以治标。惟麻黄必须蜜炙，沉香亦宜磨汁，再加生石膏、海蛤壳以清镇之，庶免辛燥劫液之弊。"[114]58-64

清·凌晓五《凌临灵方·哮喘》："老夫自服风哮有年，遇寒劳秋而发，咳逆痰稠，甚且不能平卧，脉弦滑浮，治宜降气豁痰。方见肝气痰饮，同王姓之方。肺风痰喘宜从《指掌》。肺伤痰喘之法加羚角犀黄竹沥，或用小青龙汤，麻杏甘石汤，射干麻黄汤。"[115]79

民国·张骧孙《临诊医案》："（案75）金印梅先生，住察院场，汪泰兴，二月二十五日，即春分前一日。恙久半月余，湿痰蒙闭，内伏中州，脾阳失运，痰阻脾胃二经，咳嗽痰黏，哮喘气逆不舒，脉形浮滑，舌带白腻。此湿困脾阳未化，拟泄风化痰，利湿降气。"[116]38

民国·张骧孙《临诊医案》："（案88）王姓。年逾五旬，素患哮喘，气逆上冲，伏邪感寒，身热未解，脉形弦滑，舌色白腻，痰阻中州，胸脘满闷，挟食停滞，气不纳运。此系肺脾两经受而所发，拟疏肌化痰定喘，清金通里法。"[116]45

清·郑树珪《七松岩集·常见病证辨治》："喘证 或问：喘本气逆而不顺。有易愈者；有终身不愈而无恙者；有喘即死者。其故何也？……发则喉间有声，坐卧不安，抬肩撷肚，如此二三日，痰降则喘势方定。不论男妇小儿，犯此病甚多，俗谓之冷哮、盐哮，此谓哮喘，脉多沉而不起，或沉滑而急，此为久远本病，须顺气为主，佐疏解消痰之药治之。杏仁、桔红、半夏、苏叶、枳壳、甘草、桑皮、生姜（《七松岩集·常见病证辨治》哮病无名方）。素有伏痰在肺，以杏仁、桑皮泻气；桔红、半夏消痰；苏叶疏散在表之风寒；枳壳顺至高之肺气。喘定即去苏叶、枳壳，减杏仁、桑皮，加苏子、茯苓。"[117]95-96

清·半读斋主人《养性轩临证医案》卷二："喘咳痰饮 刘左，宿哮四载，遇寒即发，咳喘不时卧。现在气喘虽平，而咳嗽未止，肃肺化痰缓图。苏子，焦白术，前胡，云苓，北五味干姜同打，制半夏，川桂枝，紫菀，炙草，款冬花，银杏（《养性轩临证医案》冷哮无名方）。"[118]68

清·姚古渔《湖州十家医案·姚古渔医案》："哮喘……凤哮复发，痰不爽利，胸满气急，肺气膹郁不舒。甜葶苈，川朴，旋复花，前胡，苏子，橘红，款冬，桑白皮，枳壳，宋半夏，茯苓，杏仁，冬瓜子（《湖州十家医案》热哮无名方二）。[按语]以上两例，都为实热哮喘，痰浊上壅于肺，痰气相搏，致气急胁痛胸满。治以清化痰热、降气平喘。"[119]51

清·姚古渔《湖州十家医案·姚古渔医案》："哮喘　朱　感寒引动凤疾哮喘，咳呛咯痰不爽，肺主一身之气化，肺气不肃降，因致脘闷胁疼，身热便溏，宜理气豁痰。……[按语]以上两例，都为实热哮喘，痰浊上壅于肺，痰气相搏，致气急胁痛胸满。治以清化痰热、降气平喘。"[119]50-51

清·红杏村人《医案》："汤左，积年哮喘频发益剧，倚卧不能着枕，喉间呼吸有声。窃惟喘逆虽出于肺，其源实本乎肾，是肾为本而肺为标也。诊脉右部浮滑带弦，左尺独见细弱，足征肺气散越，肾乏摄纳而成上实下虚之象。治宜肃肺以宣其标，纳肾以固其本。参地，麦冬，补骨脂，胡桃肉，女贞子，川贝，甜葶苈，蛤壳（《医案》虚哮无名方一）。又覆：肺为月脏，不耐寒暄，一有感触则咳喘并作，必俟所人之邪宣泄无遗，痰消气顺，始能息息归元。是以古人治法专以清润通降为主也。"[120]341

清·费绳甫《孟河费氏医案·费绳甫先生医案》："二十一、咳哮喘　东台石品山　患咳嗽哮喘，喉际痰声辘辘，举发无常，发时自觉胸脘热盛，心烦不安，苔黄口干，脉来滑大。此痰火销铄肺阴，清肃无权，辛温逐饮，反劫阴液而助痰火，所以遍治无功。"[121]99

清·陈莲舫《莲舫秘旨·咳呛》："肺肾两失相生，肾不摄肺，肺气为逆，哮嗽有年，近发更甚，痰多气喘，脉滑无力，拟用和降。生绵芪，广蛤蚧，旋覆花，白石英，细白前，炙款冬，北沙参，乌沉香，光杏仁，淮牛膝，炒苏子，广陈皮，枇杷叶（《莲舫秘旨》虚哮无名方）。"[122]155-156

清·陈莲舫《莲舫秘旨·咳呛》："杨　哮嗽，产后感邪复发，脉息细弦，治以和降。旋覆花，家苏子，炙款冬，白石英，炒归身，白茯苓，光杏仁，冬瓜子，炙桑皮，淮牛膝，生白芍，新会皮，枇杷叶（《莲舫秘旨》其他哮无名方）。"[122]155

民国·吴克潜《儿科要略》卷六："杂证咳嗽……重者喉间作水鸡之声，气道不利，呼吸困难，是为哮证，治宜降其痰而肃清其气道，不可过凉，恐风邪难解，不可过热，恐痰火易升。遇厚味而发者，用清金丹；遇风寒而发者，用苏子饮；哮而上气喘急，夜不能卧，用阿胶、马兜铃、甘草、半夏、杏仁、人参、桑白皮煎汤服（《儿科要略》哮病无名方）；寒热夹杂之哮，先用麻黄、杏仁、苏子、前胡（《儿科要略》寒包热哮无名方）以豁其痰，再用降气之品，或用越婢加半夏汤治之；胸有停水而哮，酌用十枣汤以行其水；风痰骤升而哮，酌用千缗导痰汤以疏其痰。凡哮之遍治方用十金汤最妥。"[123]628-629

清·秋田散人《医学说约·杂症分目》："喘哮　喘者，火逆上气不下也。火烁肺气，气衰则喘，其盛者，肺中之火耳。气虚火入肺者，宜补气。阴虚火克金者，宜壮水。风寒宜散，湿气宜渗，暑邪宜驱，肺热宜清，痰壅宜消，气郁宜发，停饮宜吐，火实宜降。其脉浮滑者吉，涩数者凶。气促曰喘，有声曰哮，总由痰火内郁，风寒外束所致，治实相同。"[124]417

民国·吴瑞甫《中西温热串解》卷二："夹哮喘　哮喘乃肺家素有痰火，一受疫邪，其湿热之气从其类而入肺，发为哮喘。遇此当察其色、神、脉、舌苔，有疫但治疫，其哮喘当自除。于治疫药中加贝母、瓜蒌、淡豉、桑皮，疫邪哮喘并解，法更精密。璜按：喘无善症，在方书中几成为口头禅，哮喘更为顽痰，病发数次以后，甚难根除。温热而夹哮喘，热邪引动其哮，惟清热涤痰，频频服之，方可望愈。此条不过言其方治如此，效否非敢必也。"[125]47

清·金子久《和缓遗风》卷上："孙筱庄（媛）前躯胸肋高突，名谓龟胸；后躯背脊高突，名谓龟背。有时痛掣，有时酸楚，咳呛气逆，如哮如喘，目红鼻血，乍有乍无。脉象小弦而数，舌质净白带绛。脏腑之外，又入任督。壮水制火以潜阳，养金柔木以滋阴。"[126]571

清·金子久《金氏门诊方案·吕左三十八岁》："素有哮喘，旧冬增剧，气逆碍卧，痰味带咸，肺实泻之，肾虚纳之。"[127]190

清·雷逸仙著，龚香圃编《逸仙医案》卷下："二、咳喘门 李左 胸满气粗，喉中痰响，此为哮吼，当宣肺邪。杏仁三钱，玉苏子一钱，炒，麻黄八分，甜葶苈子四分，金沸草二钱，包煎，白芍一钱五分，枳壳一钱五分，桔梗一钱二分，加金橘饼三个为引（《逸仙医案》哮病无名方）。"[128]642

民国·巢渭芳《巢渭芳医话》："巢渭芳……某，素体阴液不足，吸烟好色，至中年略为维护，光境裕如，知调摄之得宜也。三年来哮咳频发不已，今春更剧，喘不能卧，卧则言语支离，两目不张，痰亦难咯。用清上纳下之剂，初颇见效，甚则以蛤粉含于口中，喘势始平，汗亦止。不数日又作，痰且胶粘，以某夜甚险，渭以九转灵砂丹一分，兼投清降痰逆而效。后虽屡萌，均投灵砂丹开降痰气而愈，越一载，冒秋燥，引动旧羔而殁。"[129]330

民国·何廉臣《增订通俗伤寒论》第三编："伤寒夹证 夹痰伤寒（一名风寒夹痰）……如痰结喉间，咳而上气，或呷或呀，喉中作水鸡声者，此寒痰包热阻塞喉管也，名曰'痰哮'。法当开肺豁痰，射干麻黄汤（射干钱半，麻黄一钱，姜半夏、款冬花、紫菀各三钱，干姜八分拌捣北五味三分，北细辛五分，大红枣三枚），口噙清金丸（牙皂三钱，拌炒莱菔子一两，研细，姜汁少许，和竹沥捣丸，如芡实大，每用一丸含化）。"[130]326-333

民国·何廉臣《增订通俗伤寒论》第三编："伤寒夹证 夹哮伤寒……总之哮喘一症，寒包火为最多，遇寒即发，饮冷亦发，虽亦有感温暑而发，初治必兼辛散，开发肺气切不可纯用寒凉，使痰壅肺闭，猝致闷毙，惟见胸突背驼者，必为痼疾，不可救药。……总之哮症禁用纯凉剂，恐风邪难解；禁用大热剂，恐痰火易升。宣气疏风，勿忘病根。轻品如杏仁、橘红、薄荷、前胡；重则如麻、桂、细辛、苏、葶。未发时以扶正气为主，《外台》茯苓饮、苓术二陈煎酌用；既发时以攻邪气为主，大概以温通肺脏，古方如小青龙、射干麻黄汤等，时方如白果定喘、苏子降气汤等；继则下摄肾真为要，古方如金匮肾气汤、真武合桂苓甘味汤等，时方如新加八味地黄汤、六味地黄汤加青铅。若久发中虚，又必补益中气，其辛散苦寒，豁痰破气之剂，在所不用。俞氏方法，按症施治，简而得要，可谓治病必求其本矣。……总之感症夹哮，纯寒症固多，寒包热者亦不少，久必实中夹虚，总必色脉合参，随证辨其寒热虚实。而施治法，不必拘于冷痰入肺窍一语，横于胸中，偏执辛散温补之法也。"[130]357-361

民国·贺季衡《贺季衡医案·哮喘》："和尚 哮喘十余年，愈发愈勤，月必两发，发则寒热，无汗，咳喘，痰出间或带血，不得平卧，脉浮数，舌红。寒邪包热，肺络日伤之候，铲根不易。……二诊：进大青龙汤，十余年之哮喘大减，寒热亦清，惟发后痰中仍带血，脉细数，舌红，寒邪包热可知。当润肺气，以安血络。"[131]83-84

清·张山雷《张山雷医案·咳嗽》："程左 病先足肿……宋 五月二十九日：哮喘痰饮，今在缓期，尚难净尽。脉两关尺弦动，舌红无苔，明是肾气无摄纳之权，宜治本。……哮时治标方（备用）：麻黄四分，桂枝一钱五分，甘草四分，宋半夏二钱，杏仁四钱，干姜六分，细辛三分，五味子四分，瓜蒌皮三钱，薤白二钱，射干一钱五分，陈皮一钱，杜兜铃二钱，九孔决

明三钱（《张山雷医案》痰哮无名方一）。[132]936-941

第二节 源流考释

哮病的治则治法散见于不同时期的医籍中。本节基于文献辑录，以时间为序，考释其历代源流及演变过程。

一、秦汉时期

秦汉时期医籍尚未提出哮病病名，但载有"喘喝""喘呼""咳逆上气，喉鸣喘""咳而上气，喉中水鸡声"等哮病的相关症状。针对这些症状特征，该时期医家提出的主要治法为"汗"法及针灸疗法，如《黄帝内经素问·生气通天论》："因于暑，汗，烦则喘喝，静则多言，体若燔炭，汗出而散。"[1]4《黄帝内经灵枢·卫气失常》："黄帝曰：卫气之留于腹中，搐积不行，菀蕴不得常所，使人肢胁胃中满，喘呼逆息者，何以去之？……伯高对曰：积于上，泻人迎、天突、喉中。"[2]180-181《黄帝内经灵枢·刺节真邪》："黄帝曰：刺节言振埃，夫子乃言刺外经，去阳病，余不知其所谓也，愿闻其故。岐伯曰：振埃者，阳气大逆，上满于胸中，愤瞋肩息，大气逆上，喘喝坐伏，病恶埃烟，饲不得息，请言振埃，尚疾于振埃。黄帝曰：善。取之何如？岐伯曰：取之天容。"[2]228此外，该时期医家尚提出了"芫华""射干麻黄汤"等治疗哮病相关症状的具体方药，如《神农本草经》卷四："芫花 味辛，温。主咳逆上气，喉鸣，喘，咽肿短气，蛊毒，鬼疟，疝瘕，痈肿，杀虫鱼。一名去水。"[3]86汉·张仲景《金匮要略方论》卷上："肺痿肺痈咳嗽上气病脉证治第七……咳而上气，喉中水鸡声，射干麻黄汤主之。"[4]31上述记载的治法方药所治疗的症状均符合哮病的发病特征，相关治法即为古代早期治疗哮病的方法。

二、晋唐时期

晋唐时期有医家首次提出"消痰破饮"法治疗哮病，如隋·巢元方《诸病源候论》卷十四："呷嗽候 呷嗽者，犹是咳嗽也。其胸膈痰饮多者，嗽则气动于痰，上搏喉咽之间，痰气相击，随嗽动息，呼呷有声，谓之呷嗽。其与咳嗽大体虽同，至于投药则应加消痰破饮之物，以此为异耳。"[7]82以上所载"呷嗽"为哮病别名，"消痰破饮"即为哮病的治法。唐·王焘《外台秘要方》卷九[9]191沿用上述记载。

晋唐时期医家治疗哮病仍以方药和针灸为主，所载方药有"治卒上气咳嗽方""紫菀汤""白前汤"等。如东晋·葛洪《肘后备急方》卷三："治卒上气咳嗽方……治卒上气，鸣息便欲绝方……又方，治上气咳嗽，呷呀息气，喉中作声，唾黏。"[5]64-70唐·孙思邈《备急千金要方》："咳嗽第六……紫菀汤，治小儿中冷及伤寒暴嗽，或上气，喉咽鸣，气逆，或鼻塞、清水出者方。……咳嗽第五……白前汤治水咳逆上气，身体浮肿，短气胀满，昼夜倚壁不得卧，咽中作水鸡鸣方。"[8]105,394记载治疗哮病的针灸穴位有"天突""少商""太冲""经渠"等，如晋·皇甫谧《针灸甲乙经》卷八："五脏传病发寒热第一下……喉中鸣，翕翕寒热，项肿肩痛……天突主之。"[6]1471唐·孙思邈《备急千金要方》卷三十："喉咽病……少商、太冲、经渠，主喉中鸣。"[8]644

三、宋　代

宋代医家在沿用前代所载哮病治法"消痰破饮"的基础上，进一步提出"宜调肺经"治呷嗽，治疗方法仍以方药和针灸为主。

宋代医家沿用前代哮病治法"消痰破饮"者，如宋·刘昉《幼幼新书》卷十六："《圣惠》：夫小儿嗽而呀呷作声者，……其咳嗽大体虽同，至于治疗，则加消痰破饮之药，以此为异耳。"[13]601 新提出"宜调肺经，仍加消痰破饮之剂"治呷嗽者，如赵佶《圣济总录》卷六十五："呷嗽　论曰呷嗽者，咳而胸中多痰，结于喉间，与气相击，随其呼吸，呀呷有声，故名呷嗽。宜调肺经，仍加消痰破饮之剂。"[12]693 以上所载"呷嗽"为哮病别名，"宜调肺经"即为哮病的治法。

此外，宋代医籍记载治疗哮病的方药有"款冬花散""榆白皮""菖蒲煎"等，如宋·王怀隐《太平圣惠方》卷四十二："治上气喉中作水鸡声诸方……治上气肺壅，喘息不利，咽喉作水鸡声，宜服款冬花散方。"[10]39 唐慎微《证类本草》卷十二："榆皮味甘，平，无毒。主大小便不通，利水道，除邪气，肠胃邪热气，消肿。……药性论云：榆白皮，滑，能主利五淋，治不眠，疗齁。"[11]351《小儿卫生总微论方》卷十四："咳嗽论（附痰饮上气）夫咳嗽者。内经以为肺感微寒而所作也。……菖蒲煎，治肺中风邪，肩息喘鸣，或发咳嗽。"[14]392-401

宋代医籍记载治疗哮病的针灸穴位有"扶突""天突""膻中"等，如宋·赵佶《圣济总录》卷一百九十一："手阳明大肠经第二……扶突二穴。一名水穴。在人迎后一寸五分。手阳明脉气所发。治咳，多唾上气，咽引喘息，喉中如水鸡鸣。可灸三壮，针入三分。"[12]1822 琼瑶真人《针灸神书》卷二："男女哮喘一百三十一法　哮喘之证要升阳，内外升阳病即康，天突膻中专要泻，三里升阳气下良，若要哮喘即便止，气来战刮即升阴，再用升阴一二次，战战急按要出针。……男女偏正头风加一百六十三法　偏正头风有两般，中脘下痰按盘盘，膻中哮喘专要泻，印堂头疼出血安，口眼㖞斜气使下，地仓加搓要升阳，㖞左升阳加搓右，㖞右升阴搓指详。……男女哮喘之证二百七法　哮喘之证提摄忙，液门摄提气相当，天突一穴专提泻，膻中一穴泻安康。"[15]35, 39-40, 45

四、元　代

元代朱丹溪最早提出"未发以扶正气为主，已发以攻邪气为急"的治喘原则[19]69。后世医家多认为此治则为治哮喘的原则，如明·孙一奎《赤水玄珠》卷七："喘门……丹溪曰：哮喘未发，以扶正为要，已发以攻邪为主。"[33]294 徐春甫《古今医统大全》卷四十四："治喘条例　大概气喘急甚者，……凡哮喘者必须薄滋味，未发以扶正气为要，已发以攻邪气为主。"[27]1304-1305 在治法方面，朱丹溪认为哮病"专主于痰"，故主张采用"吐法"，运用哮积丹、二陈汤、小胃丹等治疗。如《脉因证治》卷上："二十七、喘（附：哮）哮，因：哮喘主于内，痰宜吐之。治：哮积丹，鸡子略敲不损膜，浸尿缸内四五日夜，吃之有效。盖鸡子能去风痰。萝卜子丸，姜汤送下妙。"[17]67《丹溪心法》卷二："哮喘十四　哮喘必用薄滋味，专主于痰，宜大吐。药中多用温，不用凉药，须常带表散，此寒包热也。亦有虚而不可吐者。一法用二陈汤加苍术、黄芩作汤，下小胃丹，看虚实用。"[19]68-69 在用药方面，他认为治哮必用薄滋味，如《金匮钩玄》卷一："哮（专主于痰，宜吐法。）治哮必用薄滋味，不可纯用凉药，必带表散。"[20]15 其他如朱丹溪《丹溪秘传方诀》卷二[18]185、《丹溪治法心要》卷二[21]47-48 等著作中亦有相关记载。此外，该时期亦有医家提出齁鮯急宜去风化痰，如曾世荣《活幼心书》卷中："咳嗽十一……齁鮯一证，郭氏曰：小儿此疾，本因暑湿所侵，未经发散，邪传心肺，壅而为热，有热生风，有风生痰，痰实不化，因循日久，结为顽块，丸如豆粒，遂成痰母。……急宜去风化痰，先以五苓散同宽气饮、宽热饮，用少姜汁和百沸汤调服；次进知母汤、雄黄散、如意膏、半夏丸。"[16]33-35

此外，朱丹溪亦提出"不用凉药"的哮病治法禁忌，如《丹溪心法》卷二："哮喘十四 药中多用醋，不用凉药，须常带表散，此寒包热也。亦有虚而不可吐者。"[19]68其他如朱丹溪《丹溪秘传方诀》卷二[18]185、《金匮钩玄》卷一[20]15、《丹溪治法心要》卷二[21]47-48等著作中亦有相关记载。

五、明　代

明代医家著作中对于哮病治法治则的记载逐渐丰富。除沿用前代"消痰破饮""宜调肺经"的哮病治法外，明代大多医家沿用朱丹溪的治哮学说，如汪机、虞抟、孙一奎、吴昆、张景岳等。部分医家在继承前人治疗思想的基础上，亦提出不同的观点。如孙一奎主张治疗哮病在于利肺、调气、豁痰；张景岳则提出在治疗哮病时，扶正气者当辨阴阳，攻邪气者当区分具体邪气等。

明代医家沿用前代哮病治法"宜调肺经""消痰破饮"者，如明·朱橚《普济方》卷一百六十："咳嗽门　呷嗽（附论）……宜调肺经加消痰破饮之剂。"[22]1812徐春甫《古今医统大全》卷四十四："呷嗽……其与咳嗽，大抵虽同，至于投药，则应加消痰破饮之物，以此为异耳。"[27]1275沿用"吐法"治哮者，如虞抟《医学正传》卷二："哮专主于痰，宜用吐法。亦有虚而不可吐者，谨之。"[24]116其他如徐春甫《古今医统大全》卷四十四[27]1304-1305、孙笙《医学权舆》[36]634、楼英《医学纲目》卷二十七[23]601-608、王肯堂《证治准绳·杂病》[37]84、龚廷贤《万病回春》卷二[35]126-127、武之望《济阳纲目》卷三十二[42]687等著作中亦有相关记载。

明代医家沿用前代"治哮必用薄滋味"者，如明·虞抟《医学正传》卷二："哮喘……治哮必使薄滋味，不可纯用寒凉药，必兼散表。"[24]116其他如徐春甫《古今医统大全》卷四十四[27]1304-1305、楼英《医学纲目》卷二十七[23]601-608、孙一奎《赤水玄珠》卷七[33]309-310、王肯堂《证治准绳·杂病》[37]84、马兆圣《医林正印》卷一[38]21、龚廷贤《万病回春》卷二[35]126-127、丁凤《医方集宜》卷四[26]194、武之望《济阳纲目》卷三十二[42]687、龚信《古今医鉴》卷四[30]62、皇甫中《明医指掌》卷三[39]79、孙一奎《医旨绪余》卷上[28]49-50、汪机《医学原理》卷九[25]414-415等著作中亦有相关记载。

明代医家沿用前代"未发以扶正气为主，已发以攻邪气为急"作为哮病治则者，如明·徐春甫《古今医统大全》卷四十四："凡哮喘者必须薄滋味，未发以扶正气为要，已发以攻邪气为主。"[27]1304-1305其他如孙笙《医学权舆》[36]634、楼英《医学纲目》卷二十七[23]601-608、孙一奎《赤水玄珠》卷七[33]294、虞抟《苍生司命》卷三[47]94-95等著作中亦有相关记载。

此外，明代张景岳提出治疗哮病时扶正气者当辨阴阳，攻邪气者当区分具体邪气，如《景岳全书》卷十九："实喘证治……喘有夙根，遇寒即发，或遇劳即发者，亦名哮喘，未发时以扶正气为主，既发时以攻邪气为主。扶正气者，须辨阴阳，阴虚者补其阴，阳虚者补其阳。攻邪气者，须分微甚，或散其风，或温其寒，或清其痰火。然发久者气无不虚，故于消散中宜酌加温补，或于温补中宜量加消散。"[41]428-429上述观点是对"未发以扶正气为主，既发以攻邪气为急"的治哮原则的进一步发挥，亦可作为哮病临证辨治的准则。

明代亦有医家认为哮病治疗时需"发表及行痰""宜利痰为主""豁痰降火"，如明·万密斋《片玉心书》卷五："西江月 哮喘症虽有二，皆由痰火中藏……哮喘多成宿疾，天阴欲雨连绵，治时发表及行痰，九宝时常灵验。表邪未除五虎，里实葶苈为先，不须砒石作成丸，误了孩儿命短。"[32]433 李盛春《医学研悦》卷八："哮喘 哮喘多成宿疾，天阴欲雨连绵。治时发表及行痰，九宝将来灵验。表邪未除五虎，里实葶苈为先，不宜砒石作成丸，误了孩儿莫挽。"[40]215 吴元溟《儿科方要·诸嗽门》："伤风嗽，痰火嗽，虚嗽，顿呛嗽，附哮喘 伤风嗽者，自汗头痛，面黄发热，咳嗽声重，纹红脉浮缓，宜苏陈九宝饮、十神汤。……哮证大率主乎痰，宜利痰为主，雄黄丸。"[44]436 龚廷贤《种杏仙方》卷一："哮吼 哮吼肺窍积寒痰，令人齁喘起居难，豁痰降火加调理，不遇良医病不安。"[31]13

明代孙一奎新提出治疗哮病在于利肺、调气、豁痰、解表，如《赤水玄珠》卷二十六："哮发之原有三：……然皆不外乎利肺、调气、豁痰六字也。"[33]963《赤水玄珠》卷二十六："哮喘辨 孙仲子泰来曰……治惟调气、豁痰、解表。"[33]963 此外，孙一奎亦指出治疗哮病时应辨别不同证型，治以消食健脾或补肾制火或抑肝利气。如《医旨绪余》卷上："治宜消食健脾，清痰利气，斯亦定矣。有房劳太过，肾水衰少，不能制火下降……治当补肾制火，清金润燥，庶或得安。有气逆而发者……治宜抑肝利气。是疾也，气厚者，当劫而吐之，拔其病根；根拔又当速补中气，中气充实，痰不再作矣。"[28]49-50 吴昆指出治疗哮病当温之、汗之、吐之。如《医方考》卷二："叙曰：膈有胶固之痰，外有非时之感，内有壅塞之气，然后令人哮喘。能温之、汗之、吐之，皆是良法。……瓜蒂散 甜瓜蒂（七枚），为末，大豆煎汤，调下五分。凡病齁鲐，气塞不通者，此方三吐之。苦能涌泄，故用瓜蒂以吐之。甘能调胃，故用大豆以和之。"[34]138-139 其他如武之望《济阳纲目》卷三十一[42]679-680、虞抟《苍生司命》卷三[47]97 等著作中亦有相关记载。此外，吴昆亦记载了治哮方药"麻黄汤""定喘汤"，如《医方考》卷二："麻黄汤 肺部原有风痰，背腧复感寒邪而成哮喘者，此方主之。……定喘汤 肺虚感寒，气逆膈热，作哮喘者，此方主之。"[34]139-140 龚廷贤则提出哮病治疗虚不可吐者应"导痰""劫之"，如《寿世保元》卷三："哮吼 脉大抵浮而滑易治，微细而涩难治。夫哮吼以声响名，喉中如水鸡声者是也，专主于痰，宜用吐法，亦有虚而不可吐者。治之有以紫金丹导痰、小胃丹劫之而愈者，有以六味地黄丸、补中益气汤兼进而愈者。必须量虚实而治之也。"[46]143-144

明代李梴指出以吐法治疗哮病应分虚实，量体而行，如《医学入门》卷四："哮促喉中痰作声，吐法必须量体行。体实者，用紫金丹二十丸，吐去其痰；虚者止服二三丸则不吐，临发时，用此劫之。丹溪方去豆豉更妙。一法：用二陈汤加苍术、黄芩，下小胃丹。体虚者，吐、下俱忌，须带表散之。"[29]389-390 此论述亦载于武之望《济阳纲目》卷三十二[42]687。马兆圣提出哮病体虚者禁用吐法，如《医林正印》卷一："哮 哮之为病，喉间如水鸡声，牵引胸背，气不得息，坐卧不安。……治例 凡治哮，体实者，须行吐痰法，若体虚者忌之。"[38]21 汪机则提出哮病有虚实之分，虚者补之，实者散之，如《医学原理》卷九："论 哮喘之症，有实有虚，盖因痰火内郁，厥气上逆所致。但实者气盛而息粗，多系外感；虚者气微而息迟，多由内伤。治疗之法，虚者补之以甘温，实者散之以辛凉，加之以治火治痰之剂，无有不效。学者临症宜深察焉。"[25]413 此外，他亦提出"哮喘之症，重在肺经"的观点，且认为应究其根源而治之，如《医学原理》卷九："丹溪治喘活套 大抵哮喘之症，重在肺经，……学者在乎各推究其源而疗可也。如因外邪所干而作者，法当驱散外邪，如三拗汤之类。如因气郁而作者，宜调气。如伤脾胃虚而作者，法当温理脾胃。"[25]414-415

明代秦昌遇提出天哮的治疗可分为发散寒热表邪及保肺清金两个阶段，并明确指出其对应治疗的中药，如《幼科医验》卷下："天哮　天哮乃天气不正，乍寒乍热，小儿感之，遂眼胞浮肿，咳嗽则眼泪、鼻涕涟涟，或乳食俱出者是也。于数日内，宜服发散，如防风、前胡、枳壳、陈皮、紫苏、杏仁、桑皮、麦冬、桔梗、甘草之属。如气逆加苏子；有痰用胆星、贝母。二十日后，宜保肺清金，紫菀、百合、兜铃、五味、知母、麦冬、贝母、款冬之属。不应，则诃子之类，俱可择用。"[45]84-85

明代医家对哮病治法禁忌的记载多承前人"不用凉药"之观点，如明·徐春甫《古今医统大全》卷四十四："治哮喘专主于痰，宜先用吐法，不可骤用凉药，必兼发散。"[27]1304-1305其他如楼英《医学纲目》卷二十七[23]601-608、王肯堂《证治准绳·杂病》[37]84、马兆圣《医林正印》卷一[38]21、龚廷贤《万病回春》卷二[35]126-127、丁凤《医方集宜》卷四[26]194、龚信《古今医鉴》卷四[30]62等著作中亦有相关记载。此外，明代亦有医家新提出"忌服燥药""避风寒，节厚味""禁用热剂"等新的见解，进一步完善哮病治疗的相关禁忌，如李梴《医学入门》卷四："凡哮须忌燥药，亦不宜纯凉，须常带表。"[29]389-390 李中梓《医宗必读》卷九："避风寒，节厚味，禁用凉剂，恐风邪难解；禁用热剂，恐痰火易升。"[43]362-364

六、清　代

清代有医家沿用前代提出"未发以扶正气为主，既发以攻邪气为急"的哮病治疗原则，并补充阐释了具体治法方药，如清·尤怡《金匮翼》卷七："丹溪治齁喘之症，未发以扶正气为主，八味肾气，温肾行水之谓也。已发用攻邪气为主，越婢、青龙，泄肺涤饮之谓也。"[78]256-257其他如叶天士《景岳全书发挥》卷二[69]116-117、江涵暾《奉时旨要》卷六[96]166-168、李菩《杂症要略》卷二[61]264-265、吴篪《临证医案笔记》卷四[97]199、日本·丹波元坚《杂病广要·脏腑类》[102]857-866等著作中亦有相关记载。此外，林珮琴提出治哮需审其新久虚实而治之，如《类证治裁》卷二："哮症论治　哮者，气为痰阻，呼吸有声，喉若拽锯，甚则喘咳，不能卧息。……须避风寒，节厚味，审其新久虚实而治之。大率新病多实，久病多虚；喉如鼾声者虚，如水鸡者实；遇风寒而发者为冷哮，为实；伤暑热而发者为热哮，为虚。其盐哮、酒哮、糖哮，皆虚哮也。……总之，哮既发，主散邪；哮定，则扶正为主也。"[100]95-96

在哮病治法方面，清代医家在继承前人"消痰""宜吐"的基础上，逐渐认识到哮病发作时证型多样，提出应辨证论治，如"分虚实论治""分痰盛、气盛"等。如清·江之兰《医津一筏》："喘而短气，须别寒热虚实，分类治之。至于哮，则素有之，痰火为风寒所束而发，但看其人之强弱，用药轻重可耳。"[49]11冯兆张《冯氏锦囊秘录·杂症大小合参》卷十二："然痰盛而喘，则治痰为本，而利气为标，气实而喘，则气反为本，痰反为标。"[57]347 此外，清代亦有医家提出"补阴""理气疏风，勿忘根本""温通肺脏，卜摄肾真，补益中气"等哮病治法，如冯兆张《冯氏锦囊秘录·杂症大小合参》卷十二："方脉喘症合参……若自少腹下火气冲于上而喘者，宜补阴以敛之。"[57]347李用粹《证治汇补》卷五："哮病……哮即痰喘之久而常发者……理气疏风，勿忘根本，为善也。"[55]213-216程杏轩《医述》卷十："哮　哲言。……更有痰哮、咸哮、醋哮，过食生冷及幼稚天哮诸证，大概以温通肺脏，下摄肾真为主。久发中虚，又必补益中气。"[95]648-649

清代医家较多继承前代医家"哮专主于痰"的思想，治疗以行气化痰、豁痰降气为主。其中蒋示吉指出哮病以痰为根本，治应吐痰并发散，并列具体治疗方剂，如《医宗说约》卷一："喉中为甚水鸡声，哮证原来痰病侵，若得吐痰并发散，远离厚味药方灵。白果（二十一个去壳，切碎炒黄）、麻黄、苏子（各二钱），黄芩（一钱五分），款冬、半夏（各三钱）且为君，桑皮杏仁皆钱半，三碗水煎二碗存，食后徐徐温咽下，更能定喘法如神。"[50]73-74 王梦兰认为哮病治疗当豁痰降火，如《秘方集验》卷上："哮吼肺窍积寒痰，令人齁喘起居难，豁痰降火加调理，不遇良方病不安。"[51]5-6 沈金鳌则认为治疗哮病以行气化痰为主，如《幼科释谜》卷四："哮症，……故多发于冬初，必须淡饮食，行气化痰为主，禁凉剂，恐风邪难解也，禁热剂，恐痰火易升也。"[81]86-87 罗东逸在《内经博议》附录[53]144 中提出治疗齁喘应降气消痰；程云来《圣济总录纂要》卷七[54]604 提出治呷嗽宜调顺肺经，并加消痰破饮之剂；周扬俊《金匮玉函经二注》卷七[56]119 提出应以射干麻黄汤下逆气、开积痰治喉中水鸡声；景日昣《嵩厓尊生书》卷五[60]113 提出薄味化痰治哮；钱峻《经验丹方汇编·诸症歌诀》[63]7 提出治齁喘应豁痰降火；顾靖远《顾松园医镜》卷十二[64]204 提出麻杏甘石汤降气消痰清火散邪治哮喘；何嗣宗《何嗣宗医案·外感》[65]30 提出以疏降治痰哮；谢玉琼《麻科活人全书》卷三[71]130 提出急用寒凉降火清肺之剂治齁鲐痰鸣；秦之桢编《症因脉治》卷二[62]145-146 提出以化痰丸兼二陈化胃痰治哮病；谢玉琼《麻科活人全书》[71]123 提出治喉中有痰齁而鸣者当以清肺降火消痰为主；沈金鳌《杂病源流犀烛》卷一[80]19-22 提出淡饮食、行气化痰治哮；《杂病源流犀烛》卷十六[80]250 提出豁痰除肺热治齁喘；罗国纲《罗氏会约医镜》卷九[83]208 提出治哮宜散寒开痰、理气疏风；日本·丹波元坚《杂病广要·内因类》[102]222-225 记载豁痰除肺热治齁喘；吴芹《吴古年医案·哮症》[104]141 提出顺降痰气以治哮；何梦瑶在《医碥》卷二[72]108 载有淡饮食、行气化痰治哮；曹仁伯在《曹仁伯医案·哮喘》[93]107-110 中载有导涤法祛痰治哮。以上所载"齁喘"为哮病别名，"喉中水鸡声""喉中有痰齁而鸣"为哮病主要发病症状，上述医家提出的哮病治法，皆继承丹溪哮专主于痰的思想。

清代有的医家沿用前代治哮宜用吐法的思想，亦认为"哮吼专主于痰，宜用吐法。"[66]714 关于探吐治哮的方药，张璐提出以小青龙汤探吐，如《张氏医通》卷四："哮证多属寒包热邪，所以遇寒即发，喉中水鸡声，有积痰在肺络中，必用吐法以提散之，不可纯用寒凉，常须兼带辛散，小青龙汤探吐最妙。……哮喘遇冷则发，其法有二：一属中外皆寒，温肺汤、钟乳丸、冷哮丸选用，并以三建膏护肺俞穴最妙；一属寒包热，越婢加半夏汤、麻黄定喘汤，表散其邪，平时用芦吸散亦妙。"[58]85 盐哮则以参芦涌吐之，如《本经逢原》卷一："人参古作葠……盐哮用参芦涌吐最妙。参芦涌吐，参须下泄，与当归、紫菀之头止血，身和血，尾破血之意不殊。参须价廉，贫乏之人往往用之，其治胃虚呕逆、咳嗽失血等证，亦能获效，以其性专下行也。"[59]29-32 此外，齐秉慧提出虚者用紫金丹导之，如《齐氏医案》卷三："哮吼齁喘论 夫齁喘何以哮吼名者，喉中有鸡声是也。主于痰，宜用吐法，虚者用紫金丹导之。"[91]120 李潆提出可用白面、砂糖等做饼配合矾粉食用探吐，如《身经通考》卷四："咳嗽门（附哮喘呕逆）……咸物所伤，哮嗽不止，用白面二钱，砂糖二钱，通搜和用，糖饼灰汁，捻作饼子，放在炉内炸热划出，加矾粉四钱，另炒略熟，将饼切作四牙，掺轻粉在内，令患人吃尽，吐出病根即愈。"[52]222 郑玉坛则提出治哮以三圣散吐之、一捻金下之、紫金丹劫之，如《大方脉》卷三："哮吼 俗名马脾风，喉中声响如水鸡之声，甚者声如拽锯。……治哮吼初起，痰涎壅盛，气闭不通，先服三圣散吐之（见涌吐门）。哮吼取吐后，吼仍不止，便秘胀满，服一捻金下之（见攻里门）。"[85]99 《彤园医书·小儿科》卷三："湿痰……紫金丹（云林），治疗实结胸，哮吼喘促，用此劫之。"[84]1021 同时，清代尚有医家提出了吐法治哮的禁忌证，认为虚证之人当慎用吐法，如冯兆张《冯氏锦囊秘录·杂症大小合参》卷十二："论哮（儿科）……丹溪曰：治哮必用薄滋味，专主于痰，宜大用吐药，吐药中宜多用醋，不可纯用凉药，兼当带表散，盖此是寒包热也。亦有虚而不可吐者，慎之！总是痰火内郁，风寒外束而然。亦有过啖咸酸，邪入腠理而致者，治法须审其新久虚实可也。"[57]339 吴玉楷等《方症会要》卷二："哮喘……哮喘专主于痰，实者宜用吐法。亦有虚而不可吐者。"[75]70-71

　　清代亦有医家继承前人宣肺散寒的哮病治法，如清·叶天士《种福堂公选良方》卷一："续医案　李三八，哮喘久发，小溲频利，此肾虚气不收纳，痰饮从气而上。初病本属外邪，然数年混处，邪附脏腑之外廓，散逐焉得中病。宿哮不发时，用肾气丸三钱；喘哮坐不得卧，议用开太阳之里。小青龙汤去麻辛。"[82]8-9 以上所载小青龙汤具有解表散寒，温肺化饮之功效。王泰林认为哮病多因寒束于表，阳气并于膈中，不得泄越而起，并提出治法宜散表寒、清膈热，如《退思集类方歌注·麻黄汤类》："〔附〕定喘汤……凡病哮喘，多由寒束于表，阳气并于膈中，不得泄越……治之之法，表寒宜散，膈热宜清，气宜降，痰宜消，肺宜润，此方最为合度。"[103]11 此外，张秉成用定喘汤治肺虚感寒，气逆膈热，如《成方便读》卷二："定喘汤　定喘汤疗哮病方，款芩白果杏麻黄，苏桑夏草生姜引，寒束金家肺受殃。……治肺虚感寒，气逆膈热，而成哮喘等证。"[112]33 该时期亦有医家提出治哮宜用辛温甘凉，如吴箎《临证医案笔记》卷四："喘促　国丈恭公，起早受凉，忽喘嗽气急，痰涎壅盛，诊脉浮紧滑。系肺感风邪，气逆痰滞，膈有胶固之痰，外有非时之感，而作哮喘也。宜用辛温甘凉，既以疏内雍，兼以散外寒，则痰喘自痊。"[97]196

　　清代李用粹在《证治汇补》中详论哮病的治法，根据哮病不同证型论治，且提出祛邪应兼顾病人体质，肺脾同治。如《证治汇补》卷五："实邪为哮，固宜祛散。然亦有体弱质薄之人，及曾经发散，屡用攻劫，转致脉虚形减者，治当调补之中，兼以清肺利气……哮虽肺病，而肺金以脾土为母，故肺中之浊痰，亦以脾中之湿热为母。俾脾气混浊，则上输浊液，尽变稠痰，肺家安能清净。所以清脾之法，尤要于清肺也……治小儿哮症，用海螵蛸刮屑，研细末，以糖蘸吃立愈。服后发者再服……治哮秘方，人言一钱绢包，和川黄连三钱，煮水干为度。后用石中黄三钱，鹅儿不食草三钱，江西淡豆豉一两，研为丸，如绿豆大，每服五丸，温白滚汤下。"[55]214-216 此文中亦载有小儿哮病治法，并载列治哮秘方。此外，王九峰记载了鬈年哮喘的治法，如《王九峰医案（二）》卷上："鬈年哮喘，起自风寒，风入于肺，液变为痰，风痰蟠踞清空，每遇秋冬即发，喘兼咳嗽，痰带涎沫红丝，竟夕无寐，齁齁声闻四近，形丰脉软，外强中干，补则风痰愈结，散则正气不支，邪正既不两立，攻补又属两难，少壮若此，年衰何堪，暂以崇土生金，是否观其进退。"[92]17-19

　　清代医家认为哮和喘在治法上有相同之处，如清·秋田散人《医学说约·杂症分目》："喘哮……气虚火入肺者，宜补气。阴虚火克金者，宜壮水。风寒宜散，湿气宜渗，暑邪宜驱，肺热宜清，痰壅宜消，气郁宜发，停饮宜吐，火实宜降。其脉浮滑者吉，涩数者凶。气促曰喘，有声曰哮，总由痰火内郁，风寒外束所致，治实相同。"[124]417

　　清代医家在继承前代医家从肺论治哮病的基础上，亦提出从肾、从脾论治。其中沿用前代医家从肺论治者，如清·程云来《圣济总录纂要》卷七："呷嗽者，而胸中多痰，给予喉间……宜调顺肺经，仍加消痰破饮之剂。"[54]604 此外，程杏轩提出治哮当以温通肺脏，下摄肾真为主，如《医述》卷十："哮……若夫哮证，亦由初感外邪，失于表散，邪伏于里，留于肺俞，故频发频止，淹缠岁月，更有痰哮、咸哮、醋哮，过食生冷及幼稚天哮诸证，大概以温通肺脏，下摄肾真为主。"[95]648-649 王泰林指出哮病发病部位不同，所治脏腑亦不同，如《王旭高临证医案》卷三："在上治肺胃，在下治脾肾。"[110]135 哮病除从肺、肾论治外，清代医家黄元御亦提出从中焦脾土论治，当温中燥土。如《四圣心源》卷七："齁喘根原　齁喘者，即伤风之重者也。其阳衰土湿，中气不运，较之伤风之家倍甚。……而齁喘之家，则上焦之湿热不敌下焦之湿寒，以其阳衰而阴旺，火败而水胜也。此当温中燥土，助其推迁。"[73]129-130《素灵微蕴》卷三："䐜喘解 赵彦威，病䐜喘……法当治中以培升降之用，燥土而拨转运之机，所谓发千钧之弩者，由一寸之机，转万斛之舟者，由一柈之木也。"[88]1348-1349

此外，清代尚有医家提出冷哮、盐哮、久哮、虚哮、寒包热哮、风哮、肾哮、热哮、痰哮、醋哮，过食生冷及幼稚之童天哮等哮病不同证型的治法。刘默提出冷哮盐哮者须顺气为主[48]189-192；陈修园提出久哮中官虚者宜先扶正益气[87]51；郭诚勋提出补土生金治气虚劳烦哮喘[94]53-54；吴篪提出寒包热哮喘宜投五虎汤，凉而兼散[97]198；凌晓五提出风哮治宜降气豁痰[115]79；林珮琴提出哮病"中外皆寒，宜温肺以劫寒痰""寒包热，宜散寒以解郁热""热哮痰多者吐之，勿纯用凉药，须带辛散""肾哮火急者，勿骤用苦寒，宜温劫之""宿哮沉痼者，摄肾真"[100]95-96；何书田提出治疗痰哮、咸哮、醋哮，过食生冷及幼稚之童天哮诸症时以温通肺脏、下摄肾真为主，又需兼补中气[99]33。其他如陈修园《南雅堂医案》卷二[87]52、何书田《何书田医案·哮喘》[98]98、叶天士《叶选医衡》卷下[70]119-120、林开燧《林氏活人录汇编》卷五[74]136、薛雪《扫叶庄医案》卷二[77]44-46、吴鞠通《吴鞠通医案》卷三[86]329-330、徐锦《心太平轩医案》[101]42、王馥原《医方简义》卷四[107]98-99、张聿青《张聿青医案》卷五[109]166-167、马培之《孟河马培之医案论精要·内科医案及医论》[113]24、郑树珪《七松岩集·常见病证辨治》[117]95-96、半读斋主人《养性轩临证医案》卷二[118]68、红杏村人《医案》[120]341 等著作中亦有治疗不同哮病证型的相关记载。

清代有医家分虚实论治哮病，丁授堂提出哮吼之虚症宜滋下清上，如《丁授堂先生医案》卷一："六十、虚哮 诊脉尺细，右寸口滑而且大，症属上实下虚。……肺金不肃，降令失权，遂令咳呛，吐咯稠痰，痰趋气逆为喘。此哮吼之虚证也，与虚损病咳一途，似是而实非也。调剂之法，宜滋下清上，更须洗剔肺脏胶痰浊沫，虚实兼顾，俯仰同调，庶几可冀奏功。拟用喻氏清燥救肺汤，复景岳先生海蛤方。"[111]29 刘渊提出以汗散之法治哮喘实热风痰，如《医学纂要·吉集汤方活法》："补散寒热和攻六阵，散阵（古方五十一条，新方二十七条）此汗散之法。麻黄汤，治壮实人感寒，太阳经寒伤营血，无汗，……定吼回生丹（新方）治一切哮喘，实热风痰，食停，积饮老痰之证。"[67]456 其他如叶天士《临证指南医案》卷四[68]220、陈修园《南雅堂医案》卷二[87]50-54、汪廷元《广陵医案摘录》[108]14、姚古渔《湖州十家医案·姚古渔医案》[119]50-51 等著作中亦有虚哮实哮治法的相关载述。

清代亦有医家提出孕妇哮喘不同证型的治法，如徐大椿《女科指要》卷三："咳嗽喘哮……选方……定喘汤，治孕妇哮喘，脉浮数者。……千金麦门冬汤，治孕妇哮久伤阴，咳唾有血，脉濡浮数者。……越婢汤，治孕妇哮证，脉洪滑者。"[76]175-179 薛雪则根据小儿的特点，提出小儿哮喘宜采用发汗逐饮之法，如《碎玉篇》卷下："幼科……幼稚哮喘，是寒暄失和，食味不调所致。饮邪聚络，凡值内外感触必喘。逆气填胸臆，夜坐不得安卧，昼日稍可安行。浊沫稀涎，必变浓痰，病势自缓。发于深秋冬月外寒，相召治法宜夏月。阴气在内，艾灸肺俞等穴，更安静护养百日。一交秋分，暖护背部，勿得懈弛。病发时暂用开太阳逐饮，平素食物尤宜谨慎。小青龙汤。"[79]129-131

清代记载哮病治法的著作尚有许多，如吴篪提出肺虚感寒、气逆膈热所致哮喘宜投定喘汤散寒疏壅，清热降气[97]196-200；李铎提出哮病治疗当歼其痰伏之魁，拨其痰踞之窠[105]300；张聿青提出"进以梨膏，以开通肺络，而润肺金"治哮[109]185-186；马培之提出清疏肃肺化痰治哮[113]23；戴天章提出"有伏邪，但治伏邪，而哮喘自除"[114]63-64 等。这些论述对现代治疗哮病均有借鉴意义。

在哮病治法禁忌方面，清代医家在承袭前代医家提出的"不用凉药"的基础上，亦做出进一步发挥。其中李用粹指出治哮"禁用凉剂与热剂"，如《证治汇补》卷五："哮病……避风寒，节厚味，禁用凉剂。恐风邪难解，禁用热剂。恐痰火易升，理气疏风。勿忘根本，为善也。《类经》"[55]213-216。冯兆张沿袭此观点，并提出肾哮"不可骤用苦寒，宜温劫之"，如《冯氏锦囊秘录·杂症大小合参》卷十二："禁用凉剂，恐外寒难解；禁用热剂，恐痰火易升。……肾哮而火急甚者，不可骤用苦寒，宜温劫之。"[57]349 张璐《张氏医通》卷四[58]85、吴玉楫等《方症会要》卷二[75]70-71、陈鄂《一见知医》卷三[106]662-663 皆沿用前人所载有关哮病治法禁忌的观点。此外，张璐亦提出哮病肺热者禁用芦吸散，如《张氏医通》卷十三："咳嗽门……芦吸散，治冷哮寒嗽，喘促痰清，但肺热者禁用。"[58]356 陈修园提出小儿时行顿呛不宜用药，如《金匮要略浅注》卷五："痰饮咳嗽病脉证治第十二……大人患此，如同哮喘，小儿患此，谓之时行顿呛，不服药至一个月亦愈。……若一月不愈，必至两月，不与之药，亦不伤身；若人过爱其子，频频服药，医者但治其气，不治其血，但理其肺，不理其肝，顿呛未已，又增他痛，或寒凉过多，而呕吐不食；或攻下过多，而腹满泻泄；或表散过多，而浮肿喘急，不应死而死者，不可胜其计矣。"[90]114-131

七、民　国

民国时期的医家多将哮与喘区分论治，并根据不同的证型分类治。其中吴克潜详细记载了哮病的各类证治，并将哮与喘作进一步区分，如《儿科要略》卷六："杂证咳嗽……重者喉间作水鸡之声，气道不利，呼吸困难，是为哮证，治宜降其痰而肃清其气道，不可过凉，恐风邪难解，不可过热，恐痰火易升。遇厚味而发者，用清金丹；遇风寒而发者，用苏子饮；哮而上气喘急，夜不能卧，用阿胶、马兜铃、甘草、半夏、杏仁、人参、桑白皮煎汤服；寒热夹杂之哮，先用麻黄、杏仁、苏子、前胡以豁其痰，再用降气之品，或用越婢加半夏汤治之；胸有停水而哮，酌用十枣汤以行其水；风痰骤升而哮，酌用千缗导痰汤以疏其痰。凡哮之通治方用千金汤最妥。若汗出如油，气息上奔，出多入少者是谓之喘，其证与哮盖迥不相同也。"[123]628-629 文中记载治疗哮病宜消痰以肃清气道，其反映出吴氏提出的"痰阻气道是哮病发病关键"的观点。他亦提出治疗哮病用药时不可过凉或过热，其余临证治之。吴瑞甫则对哮病的详细证型进行了辨证施治，如《中西温热串解》卷二："夹哮喘　哮喘乃肺家素有痰火，一受疫邪，其湿热之气从其类而入肺，发为哮喘。遇此当察其色、神、脉、舌苔，有疫但治疫，其哮喘当自除。于治疫药中加贝母、瓜蒌、淡豉、桑皮，疫邪哮喘并解，法更精密。"[125]47

此时期尚有医家记载哮喘的医案及具体治法，如张骧孙《临诊医案》："（案75）金印梅先生，住察院场，汪泰兴，二月二十五日，即春分前一日。恙久半月余，湿痰蒙闭，内伏中州，脾阳失运，痰阻脾胃二经，咳嗽痰黏，哮喘气逆不舒，脉形浮滑，舌带白腻。此湿困脾阳未化，拟泄风化痰，利湿降气。……（案88）土姓。年逾五旬，素患哮喘，气逆上冲，伏邪感寒，身热未解，脉形弦滑，舌色白腻，痰阻中州，胸脘满闷，挟食停滞，气不纳运。此系肺脾两经受而所发，拟疏肌化痰定喘，清金通里法。"[116]38, 45

此外，民国有医家记载了哮病不同证型的治法，贺季衡《贺季衡医案·哮喘》[131]83、雷逸仙《逸仙医案》卷下[128]642、巢渭芳《巢渭芳医话》[129]330、何廉臣《增订通俗伤寒论》第三编[130]333、张山雷《张山雷医案·咳嗽》[132]941 等著作中有相关载述。

在哮病治法禁忌方面，民国时期医籍中相关论述较少，仅记载有继承前人治疗哮病不可过凉过热的观点。如民国·吴克潜《儿科要略》卷六："杂证咳嗽……故哮证一成，往往终身不除，一遇风寒，即便发作；……重者喉间作水鸡之声，气道不利，呼吸困难，是为哮证，治宜降其痰而肃清其气道，不可过凉，恐风邪难解，不可过热，恐痰火易升。"[123]628-629 何廉臣《增订通俗伤寒论》第三编："伤寒夹证　夹哮伤寒……总之哮症禁用纯凉剂，恐风邪难解；禁用大热剂，恐痰火易升。宣气疏风，勿忘病根。"[130]357-361

综上所述，有关哮病主要发病症状治法的最早记载可见于《黄帝内经》。经后代医家逐步完善，哮病具体治法主要有吐之、温之、汗之、泄之、豁痰、调气、解表等。元代朱丹溪最早提出"未发以扶正气为主，已发以攻邪气为急"的喘证治疗原则，后代医家多认为此治则为治哮的基本原则，并在继承此原则的基础上进行完善。如明代张景岳提出在治疗哮病时，扶正气者当辨阴阳，攻邪气者当区分具体邪气，此亦可作为哮病临证辨治的准则。

哮病治法禁忌的记载常见于明清时期，主要为吐法及下法的运用禁忌。吐法与下法在临床上应用非常广泛，用之得当则力专效宏，起到邪去则正安的作用；用之不当则变证蜂起，甚则危及生命。故使用吐法与下法治疗哮病时必须慎重，应在排除有关禁忌情况的前提下，综合分析疾病的病势、病位及病人的虚实情况，灵活选方用药；且应做到得效即止，慎无过剂，以防其正气愈耗，体质愈虚，哮病难以痊愈。

第三节　钩玄评述

历代医家关于哮病治则治法的论述十分丰富。本节基于源流考释的内容，分别论述哮病的治则、治法以及治法禁忌。

一、治　　则

治无定法，但总不离治则。后世医家多沿用朱丹溪"未发以扶正气为主，已发以攻邪气为急"的喘证治则作为哮病治疗的基本原则。明代张景岳则在此基础上对哮病发与未发时的治则有进一步的发挥，如《景岳全书》卷十九："未发时以扶正气为主，既发时以攻邪气为主。扶正气者，须辨阴阳，阴虚者补其阴，阳虚者补其阳。攻邪气者，须分微甚，或散其风，或温其寒，或清其痰火。"[41]428-429 其中所载的"发时攻邪治标，未发扶正固本，扶正以阴阳为分，攻邪以邪气为分，风痰当祛风化痰，寒痰宜温化宣肺，热痰当清化肃肺，病久者当注重标本兼治，防止过攻病危"成为后世医家哮病临证辨治之准则。

综合源流考释的内容，古代医家治疗哮病时常将其分为发作期和缓解期，两期的治疗迥然不同。在发病机制方面，中医认为哮病的病因以痰为根本。现代医学认为支气管哮喘是一种气道慢性炎症性疾病，因此患者可出现气道分泌物增多的症状，即痰多。究其原因，哮病是因宿痰内伏于肺，遇诱因或感邪诱发，以致痰气搏结，气道挛急，肺失肃降，肺气上逆所致。故哮病发作时当攻邪治标，祛痰利气，着重治痰，解除气道痉挛，恢复肺气宣降。若哮病长期反复发作，势必损伤正气，以致病机由实转虚，主要表现为肺、脾、肾等脏器虚弱。因此缓解期当扶正治本，阳气虚者当温补，阴虚者宜滋养，分别通过补肺、健脾、益肾等法调节津液运化，祛除宿痰。

二、治　　法

如上所述，古代医家治疗哮病的原则为发时攻邪治标，祛痰利气，宣肺平喘；未发时扶正治本，祛除宿痰，补益虚损。在此治疗原则的基础上，以下针对不同的哮病证型分述哮病的具体治疗方法。

1. 温肺散寒

温肺散寒之法主要适用于冷哮（外寒内饮证），症见哮喘遇寒即发或加重，咳嗽哮喘，痰多清稀，无汗，鼻流清涕，或夜不得卧，或头痛身热等。如清·冯兆张《冯氏锦囊秘录·杂症大小合参》卷十二："然哮症遇冷则发有二：有属内外皆寒者，治宜温肺以劫寒痰。"[57]349 寒痰伏肺，遇感触发，痰升气阻，以致呼吸急促而哮鸣有声；寒痰郁闭，肺气不得宣畅，则见胸满如塞，咳反不甚，或咯清晰泡沫痰，故治疗当以宣肺散寒、温肺化饮为宜。痰总属阴邪，遇寒则凝，得温则行。因此对于寒痰伏肺触发的冷哮，治疗应不离温散。若久病不愈，发作频繁，阴盛阳虚，本虚标实，当标本同治，治疗上兼顾温阳补虚。

与温肺散寒之法相关的哮病治疗方剂始见于汉代张仲景提出的射干麻黄汤，如《金匮要略方论》卷上云："咳而上气，喉中水鸡声，射干麻黄汤主之。"[4]31 文中虽只言症状而未言病证名，只载方而未言法，但后世医家多以射干麻黄汤治疗寒痰哮取效，并将其作为温肺散寒之法的代表方。此后，清·周扬俊《金匮玉函经二注》卷七[56]119、民国·何廉臣《增订通俗伤寒论》第三编[130]333 中均对此方有沿用。

此外，明·孙一奎提出培土生金法治疗哮病，如《赤水玄珠》卷七云："哮喘遇冷则发者有二：其一属中外皆寒者，治法乃东垣参苏温肺汤，调中益气加吴茱萸汤及紫金丹，劫寒痰者是也。"[33]309-310 文中所载参苏温肺汤中白术培土以生金，此治法主要适用于内外皆寒之哮病。孙氏宗李东垣亦提出补土温补的学术思想，从中焦论治哮喘，充实脾阳以温肺，俾补土生金。中医五行理论认为土生金，治肺之法，正治甚难，可转以治脾。脾气有养，则土自生金；脾土旺盛则肺金强实，邪气难侵。

总之，温肺散寒为治疗冷哮的首要治法。此外，因冷哮常兼有阳虚、肺脾肾虚损，故此法常兼以温补之法。

2. 清热宣肺

清热宣肺之法主要针对热哮证。此证常兼夹痰邪为患，临床表现多为气喘、胸闷、咳嗽、痰多、口渴、小便短赤、大便干结等，故古代医家论治此证时多包含治痰之法。如明·龚廷贤《种杏仙方》卷一："哮吼肺窍积寒痰，令人齁喘起居难，豁痰降火加调理，不遇良医病不安。"[31]13 该论述指出哮病的病因病机与临床表现，并给出豁痰降火加以调理的治法。明·汪机在《医学原理》卷九[25]413 中指出哮病虽有虚实之别，总归是"痰火内郁，厥气上逆所致"。因此他主张在"虚者补之以甘温，实者散之以辛凉"的同时，不论虚实，皆应"加之以治火治痰之剂"，且收效甚显。

此外，清代谢玉琼在《麻科活人全书》卷三[71]130 中提出用寒凉降火清肺之剂治齁齝痰鸣。林珮琴亦提出治热哮应清肺，如《类证治裁》卷二："热哮当暑月火盛痰喘者，桑白皮汤，或白虎汤加芩、枳、瓜蒌霜。"[100]95-96 在此需注意的是，林珮琴所言之热哮特指"伤暑热而发者为热哮"[100]95-96。桑白皮汤具有清肺降气、化痰止咳之功，白虎汤加减具有清热生津、降气化痰之功。相较于桑白皮汤而言，白虎汤清肺之力更强，更适合于"伤暑热"之说，而桑白皮汤现多用于痰热壅肺之痰多喘嗽。

综上所述，热哮证属痰热壅肺，肺失清肃，肺气上逆，常见喘而气粗息涌，痰鸣如吼之症，故其在治疗上当以清热化痰，宣肺定喘为法。若久病痰热伤阴，虚中夹实，气急难续，见阴虚之象，则治疗时亦当养阴清热，敛肺化痰。

3. 散寒泻热

散寒泻热之法主要用于治疗"寒包热"型哮病，即表寒里热之证。外感寒邪束表，肺有郁热，或表寒未解，内已化热，则出现喘息，气粗等。治疗上以散寒泻热为基本治法，临证时亦当区分表寒与里热轻重。若表寒较甚者，可加用解表散寒类中药；若痰热较盛者，则加用清热化痰之品以助药力；若内热伤津，口渴较甚，亦当加重养阴生津之品。

此外，有医家提出哮病未发时可用大承气汤下其热防其发作，如明·孙一奎《赤水玄珠》卷七："其二属寒包热，治法乃仲景趁未寒之时，先用大承气汤下其热，至冬寒时，无热可包，哮自不发是也。"[33]309-310 明·李中梓《医宗必读》卷九[43]362-364 更将此预防哮病发生的方法称为"妙法"。清·张璐则提出用滚痰丸下热痰预防哮病发作，如《张氏医通》卷四："预于八九月未寒之时。用滚痰丸下其热痰。后至冬无热可包。则不发矣。"[58]85 哮病的病理因素以痰为根本，其发生为宿痰伏于肺，触感而发，日久不化郁热。因此祛除宿痰可有效防止哮病的发生，泻下法对寒包热哮所见宿痰有奇效。但泻下法对于哮病体虚者不宜适用，如明·李梴《医学入门》卷四云："哮……体虚者，吐、下俱忌。"[29]389-390 因此临证时当辨明虚实，避免误治。

综合以上对古籍的考释，寒包热哮属表寒里热之病证，因此临证时当准确分辨病机，表里兼治。哮病发作时，一方面可采用清泻肺热之法祛除内热，另一方面可以辛温解表之法驱散表寒，共奏清里解表之效。哮病未发时，可辨明虚实，适当采用泻下法祛除宿痰，以预防哮病的发作。

4. 疏风宣肺

疏风宣肺之法主要针对外风或内风引起的哮证。风邪引起的哮病乃因宿有痰浊伏肺，风邪自口鼻皮毛而入犯肺，或阴虚血少，虚风内动，或肝木郁而化风致风盛痰阻，气道挛急而发病，故治疗风哮当以"薄滋味"行疏风宣肺，化痰解痉之力。如元代朱丹溪《金匮钩玄》卷一提出："治哮必用薄滋味，不可纯用凉药，必带表散……盖鸡子能去风痰。"[20]15 薄味药轻清向上，善于治疗外感类疾病，遂少量多次服用，用以驱除邪气。此外，若外风引发者，治疗上当加强祛风解痉之力；若情志不遂，肝木郁而化风引发者宜疏肝解郁，调畅气机；若因阴血亏虚，虚风内动引发者，治疗上还应注意滋阴养血，潜阳息风。

5. 祛痰理气

祛痰理气之法用于治疗哮病痰浊壅盛而气机阻滞，元·朱丹溪在《脉因证治》卷上[17]67、《丹溪心法》卷二[19]68 中皆提及"哮喘必用薄滋味，专主于痰，宜大吐"，龚廷贤在《寿世保元》卷三[46]143-144 中提出以紫金丹导痰。后代医家在此基础上亦有所发展，如清·张璐《张氏医通》卷四："小青龙汤探吐最妙。"[58]85 此外，元·朱丹溪《丹溪心法》卷二："哮喘十四 哮喘必用薄滋味，专主于痰，宜大吐。药中多用温，不用凉药，须常带表散，此寒包热也。亦有虚而不可吐者。一法用二陈汤加苍术、黄芩作汤，下小胃丹，看虚实用。"[19]68 此吐法与寒包热的证候相应，以吐并治内痰与表邪。但此法仅适用于耐受吐法者，其虚而不能耐受吐法者则予二陈汤加苍术、黄芩，并吞服小胃丹。朱丹溪认为二陈汤"一身之痰都治管"[19]61，并在中和丸中以苍术、黄芩治疗湿痰气热，而小胃丹则"治膈上痰热、风痰湿痰、肩膊诸痛，能损胃气，食积痰实者用之，不宜多"[19]61-62，故曰"看虚实用"。

总之，对于哮病痰浊阻滞气机者，当以祛痰理气为宜。现代医学的排痰技术即是助痰外出，从而使气道通畅，缓解患者气道挛急的症状。

6. 消食健脾

消食健脾之法多用于治疗饮食不节引发的食哮。明代已有医家认识到哮病与饮食因素有关，并提出以消食健脾之法治疗。如明·孙一奎《医旨绪余》卷上："有饮食厚味伤脾，不能运化而发者……治宜消食健脾，清痰利气，斯亦定矣。"[28]49-50 清·沈金鳌明确指出用清金丹治疗食哮，如《幼科释谜》卷四："而又有食哮，宜清金丹。"[81]86 清金丹主要由莱菔子、猪牙皂角构成，二者皆有消食健脾、清痰利气之功。

内外诱因导致脾失健运，饮食不化，水湿不运，痰浊内生，上干于肺，壅阻肺气发为哮病。脾为生痰之源，脾气健运则痰无以生，故治疗"食哮"当以消食健脾为基本治法。

7. 降气利窍

哮病久发，喉中痰鸣如鼾，气不足一息者，为痰气互为壅阻，肺气上逆。古代医家常降气豁痰以平喘止哮，如清·顾靖远《顾松园医镜》卷十二："喘……麻杏甘石汤，治哮喘。此降气消痰清火而兼散邪之剂。"[64]204 以上记载治哮当降气化痰清火，兼祛表邪。林珮琴在《类证治裁》卷二[100]95-96 中指出气降痰自清，并提出以四磨饮、苏子降气汤治疗痰壅气急者。凌晓五《凌临灵方·哮喘》[115]79 中亦有以降气豁痰为治的论述。痰的生成与肺、脾、肾三脏密切相关，但主要在脾。脾为生痰之源，脾气虚弱，运化失司，则体内津液代谢失常，而痰液滋生。因此在降肺气的同时当健运脾气，利于气顺痰消。其次，气之运行正常与否，与哮病的预后亦密切相关。气之运行正常，疾病易愈；反之气逆则痰壅，气滞则痰阻，气结则痰凝。

总之，临床上治疗哮病痰气互阻之证，当以降气利窍为法；因脾为生痰之源，故应兼健运脾气。如元·朱丹溪《丹溪心法》卷二云："善治痰者，不治痰而治气；气顺，则一身之津液亦随气而顺矣。"[19]68 气顺则痰自消而津自布，脾气健运则有利于消除生痰之源，病得痊愈。

8. 散瘀化痰

散瘀化痰之法用于治疗痰瘀互结之哮病。古代文献中有关哮病血瘀为患的记载较少，但久病必瘀，哮病又常见痰邪，故痰瘀互结之证当予以重视。明·孙一奎提出韭菜捣碎成汁服用以活血化瘀，如《赤水玄珠》卷七："东垣调中益气汤加减法……[污血凝滞胸膈者，宜活之]。丹溪治卒上气喘鸣，息急欲死者。韭汁饮一升，瘥。盖韭汁能去胸中恶血滞气。"[33]301 清·杨时泰进一步论述气血之凝滞而为痰为浊者当摧之陷之，如《本草述钩元》卷十七："盖治喘之哮者……故气血之凝滞而为痰为浊者。以是摧之陷之。然必合于散剂。使气能疏越。血能宣畅。而后摧之陷之者。乃得收其全功焉。"[89]434-435 根据历代医家著作的记载，在理气祛痰之品中，加用活血化瘀药，常可提高平喘效果。因气是血液生成和运行的动力，血是气的化生基础和载体，亦有"气为血之帅，血为气之母"之说。活血药可助理气祛痰药达到气血畅行、肺络宣通的目的。血和津液在脉道中的正常运行依赖气的推动，气虚则运行推动无力，水液输布障碍，聚而瘀滞生痰，阻滞脉络。

总之，久病必瘀，无论虚实，都易形成瘀血，而使哮病的病理机制复杂化。因此临证时合理运用散瘀化痰之法，使气血条畅，有利于哮病的治疗。

9. 健脾益肾、补肺养阴

健脾益肾、补肺养阴之法主要用于治疗哮病发作日久，以正气虚损为主者。哮病久病必虚，遵循《黄帝内经》"虚则补之""损则益之"的治疗原则应用此法。关于补法的应用，有的医家从脾论治，如清·叶天士《临证指南医案》卷四：哮"邹（七岁），宿哮肺病，久则气泄汗出。脾胃阳微，痰饮留着。……热伤正气。宜常进四君子汤以益气。"[68]218-219 同时，叶天士尚提出从肺、脾、肾三脏治哮，其中脾肾两脏以补为要，如《叶选医衡》卷下："故喘哮诸证，皆在肺金分野，治之亦宜在肺。然属实者，毋庸更论；属虚者，又应变通。如土虚而不能生金者，则治在脾而中枢能运；或肾虚而不能纳气者，治在肾而北门有锁。"[70]119-120 叶天士注重虚实变通，指出哮病日久，以正气虚损为主者，应以补法治之，并确立了哮病脏腑辨治方法，对后世影响较大。清·冯兆张则提出补阴治疗哮病的观点，如《冯氏锦囊秘录·杂症大小合参》卷十二："哮喘未发，以扶正为要……若自少腹下火气冲于上而喘者，宜补阴以敛之。"[57]347 他认为少腹下火气上冲所致的哮病治疗应补阴敛气，此治法丰富了哮病的论治。此外，清·王馥原认为治哮宜温养其气以搜邪，如《医方简义》卷四记载："治哮症者宜温养其气。以搜逐其邪也。"[107]98-99 此治法贴近于扶正祛邪之说。哮病日久迁延不愈，必致正虚；大发作时邪少虚多，肺肾两虚，痰浊壅盛；甚至出现张口抬肩，鼻翼煽动，面青，汗出，肢冷，脉浮大无根等喘脱危候者，当以喘脱论治。总之，对于正气虚损证见者，当根据辨证所得，对应治之；可从脏腑论治，亦可从阴阳论治，或是二者兼顾等等。正所谓"正气内存，邪不可干"，机体正气充足，则邪不能犯之。

综上所述，哮病的治疗以发时治标、平时治本为基本原则。发时攻邪治标，祛痰利气：寒痰宜温化宣肺，热痰当清化肃肺，痰浊壅肺应去壅泻肺，风痰当祛风化痰，表证明显者兼以祛风解表；反复日久，正虚邪实者又当攻补兼施，不可拘泥；平时扶正治本，阳气虚者应当温补，阴虚者宜滋阴，分别采取补肺、健脾、益肾等法，以冀减少或控制哮病的复发。如寒热错杂者，当兼以治之。自民国以来，临床上多将哮与喘区分论治，并根据证型的不同分类治之，但基本遵从发时治标、平时治本的治疗原则，并在此基础上随证治之，承古拓新。

三、治 法 禁 忌

哮病的治法禁忌记载始见于元代，元·朱丹溪首次提出治哮病"不用凉药"，如《丹溪心法》卷二："药中多用温，不用凉药，须常带表散，此寒包热也。"[19]68 明·虞抟明确指出哮病不可用吐法的情况，如《医学正传》卷二："哮喘论……哮专主于痰，宜用吐法。亦有虚而不可吐者，谨之。"[24]116 此处指出哮病体虚者不可吐之。《黄帝内经素问·阴阳应象大论》云："其高者，因而越之。"[1]11 王冰注："越，谓越扬也。"即吐法，是指运用涌吐药或其他能引起呕吐的物理刺激（如羽毛探喉引吐等），使蓄积的痰饮宿食或毒物随呕吐而排出。吐法适用于某些急症，用当则速效，不当则伤正，故需慎用。下法则是运用泻下、攻逐、润下的药物，以通导大便、消除积滞、荡涤实热、攻逐水饮。众多医家认为宜用下法祛痰治疗哮病，但并非不问人之虚实、证之微剧而一概使用此法，如明·李梴《医学入门》卷四云："哮……体虚者，吐、下俱忌。"[29]389-390 凡胃肠实热积滞，燥屎内结，以及体内蓄水、冷积等邪实之证，而正气未虚者，均可使用此法。由此可知，吐法和下法均为攻邪之道，适用于邪实而正未虚者，故治疗时当先辨明病之虚实，谨慎用之。哮病是由于宿痰伏肺，遇诱因或感邪引触，以致痰阻气道，肺失肃降，痰气搏击所引起的发作性痰鸣气喘疾患。病机总属邪实正虚，发作多因外邪引动宿痰，以邪实为主，宜用吐下之法，涌吐痰涎。因此，应用吐法、下法治疗哮病时须遵循一定的原则，根据疾病规律和患者体质斟酌是否用、何时用及如何用等。

综上所述，吐法和下法治疗哮病应用广泛，历代医家多主张吐法及下法适用于哮病邪实而正气未虚者，体虚者当慎用之的思想。所谓急则主攻，中病即止。哮病专主于痰，发作期以邪实为主，治宜攻邪祛痰，多用吐法与下法。然攻邪之法，药力峻猛，若不辨虚实、证之微剧而一概用之，则易伤及正气。因此，哮病久病正虚者，发时每多虚实错杂，治疗当辨其虚实，不可妄用吐、下之法。

四、涌吐痰浊治法的古今应用

涌吐痰浊法适用于哮病痰浊壅盛者，以吐并治内痰与表邪。哮病专主于痰，故此法治哮在古代有较广泛的应用，如元·朱丹溪《脉因证治》[17]67《丹溪心法》[19]68，明·孙笙《医学权舆》[36]634、楼英《医学纲目》[23]601-608、龚廷贤《寿世保元》[46]143-144，清·张璐《张氏医通》[58]85等著作均有相关记载。对于痰浊阻滞气机且耐受吐法者，当以涌吐痰浊，通畅气机为宜，常用方主要有紫金丹等；而对于虚而不能耐受吐法者则予二陈汤加苍术、黄芩，并吞服小胃丹。由此可见，古代医家应用此法处方用药十分重视因人制宜。现代医学的排痰技术也是助痰外出，从而使气道通畅。现代临床通常运用机器排痰，如利用医用振动机，调整好参数以及患者体位，以适当频率对患者进行治疗。相关临床研究表明，机器排痰可以使哮病有痰者取得良好的疗效。

参 考 文 献

[1] 黄帝内经素问[M]. 傅景华，陈心智，点校. 北京：中医古籍出版社，1997.

[2] 黄帝内经灵枢[M]. 北京：中国医药科技出版社，2018.

[3] 神农本草经[M]. [清]顾观光，重辑. 北京：人民卫生出版社，1955.

[4] [汉]张仲景. 金匮要略方论[M]. 李玉清，黄海量，吴晓青，点校. 北京：中国中医药出版社，2006.

[5] [晋]葛洪. 肘后备急方[M]. 汪剑，邹运国，罗思航，整理. 北京：中国中医药出版社，2016.

[6] [晋]皇甫谧. 针灸甲乙经（校注）[M]. 张灿玾，徐国仟，主编. 北京：人民卫生出版社，1996.

[7] [隋]巢元方. 诸病源候论[M]. 北京：人民卫生出版社，1955.

[8] [唐]孙思邈. 备急千金要方（校释）[M]. 李景荣，苏礼，任娟莉，等，校释. 北京：人民卫生出版社，1998.

[9] [唐]王焘. 外台秘要方[M]. 高文柱，校注. 北京：华夏出版社，2009.

[10] [宋]王怀隐. 太平圣惠方（校注）[M]. 田文敬，赵会茹，蔡小平，等，校注. 郑州：河南科学技术出版社，2015.

[11] [宋]唐慎微. 证类本草[M]. 尚志钧，郑金生，尚元藕，等，校点. 北京：华夏出版社，1993.

[12] [宋]赵佶. 圣济总录（校注）[M]. 王振国，杨金萍，主校. 上海：上海科学技术出版社，2016.

[13] [宋]刘昉. 幼幼新书[M]. 幼幼新书点校组，点校. 北京：人民卫生出版社，1987.

[14] [宋]小儿卫生总微论方[M]. 吴康健，点校. 北京：人民卫生出版社，1990.

[15] [宋]琼瑶真人. 针灸神书[M]. 陆寿康，点校. 北京：中医古籍出版社，1987.

[16] [元]曾世荣. 活幼心书[M]. 田代华，林爱민，田丽莉，点校. 天津：天津科学技术出版社，1999.

[17] [元]朱丹溪. 脉因证治[M]. 闫平，校注. 北京：中国中医药出版社，2008.

[18] [元]朱丹溪. 丹溪秘传方诀[M]//郑金生. 海外回归中医善本古籍丛书：第5册. 北京：人民卫生出版社，2003.

[19] [元]朱丹溪. 丹溪心法[M]. 田思胜，校注. 北京：中国中医药出版社，2008.

[20] [元]朱丹溪. 金匮钩玄[M]. 北京：人民卫生出版社，1980.

[21] [元]朱丹溪. 丹溪治法心要[M]. 张奇文, 朱锦善, 王叙爵, 校注. 济南: 山东科学技术出版社, 1985.

[22] [明]朱橚. 普济方[M]. 北京: 人民卫生出版社, 1959.

[23] [明]楼英. 医学纲目[M]. 阿静, 闫志安, 牛久旺, 校注. 北京: 中国中医药出版社, 1996.

[24] [明]虞抟. 医学正传[M]. 郭瑞华, 马湃, 王爱华, 等, 校注. 北京: 中国古籍出版社, 2002.

[25] [明]汪机. 医学原理[M]. 储全根, 万四妹, 校注. 北京: 中国中医药出版社, 2009.

[26] [明]丁凤. 医方集宜[M]. 魏民, 校注. 北京: 中医古籍出版社, 2017.

[27] [明]徐春甫. 古今医统大全[M]. 崔仲平, 王耀廷, 主校. 北京: 人民卫生出版社, 1991.

[28] [明]孙一奎. 医旨绪余[M]. 韩学杰, 张印生, 校注. 北京: 中国中医药出版社, 2008.

[29] [明]李梴. 医学入门[M]. 金嫣莉, 何源, 乔占兵, 等, 校注. 北京: 中国中医药出版社, 1995.

[30] [明]龚信纂辑, 龚廷贤续编, 王肯堂订补. 古今医鉴[M]. 熊俊, 校注. 北京: 中国医药科技出版社, 2014.

[31] [明]龚廷贤. 种杏仙方[M]. 王志洁, 点校. 北京: 中医古籍出版社, 1991.

[32] [明]万密斋. 片玉心书[M]//傅沛藩, 姚昌绶, 王晓萍. 万密斋医学全书. 北京: 中国中医药出版社, 1999.

[33] [明]孙一奎. 赤水玄珠[M]//凌天翼. 赤水玄珠全集. 北京: 人民卫生出版社, 1986.

[34] [明]吴昆. 医方考[M]. 傅衍魁, 崔掃塵, 马骥, 等, 点校. 北京: 人民卫生出版社, 1990.

[35] [明]龚廷贤. 万病回春[M]. 李秀芹, 校注. 北京: 中国中医药出版社, 1998.

[36] [明]孙笙. 医学权舆[M]//胡文焕. 寿养丛书全集. 北京: 中国中医药出版社, 1997.

[37] [明]王肯堂. 证治准绳: 杂病[M]. 吴唯, 刘敏, 侯亚芬. 校注. 北京: 中国中医药出版社, 1997.

[38] [明]马兆圣. 医林正印[M]. 黄作阵, 武亮周, 张戬, 等, 校注. 北京: 中国中医药出版社, 2016.

[39] [明]皇甫中. 明医指掌[M]. 张印生, 校注. 北京: 中国中医药出版社, 1997.

[40] [明]李盛春. 医学研悦[M]. 田思胜, 史兰华, 杨崇峰, 等, 校注. 北京: 中国中医药出版社, 2009.

[41] [明]张景岳. 景岳全书[M]. 赵立勋, 主校. 北京: 人民卫生出版社, 1991.

[42] [明]武之望. 济阳纲目[M]//苏礼. 武之望医学全书. 北京: 中国中医药出版社, 1999.

[43] [明]李中梓. 医宗必读[M]. 顾宏平, 校注. 北京: 中国中医药出版社, 1997.

[44] [明]吴元溟. 儿科方要[M]//郑金生. 海外回归中医善本古籍丛书: 第12册. 北京: 人民卫生出版社, 2003.

[45] [明]秦昌遇, [清]秦沆. 幼科医验[M]. 张志枫, 点校. 上海: 上海科学技术出版社, 2004.

[46] [明]龚廷贤. 寿世保元[M]. 孙冶熙, 徐淑凤, 李艳梅, 等, 点校. 北京: 中国中医药出版社, 1993.

[47] [明]虞抟. 苍生司命[M]. 王道瑞, 申好真, 校注. 北京: 中国中医药出版社, 2004.

[48] [清]刘默. 证治百问[M]. 上海中医文献研究所古籍研究室, 选编. 上海: 上海科学技术出版社, 1991.

[49] [清]江之兰. 医津一筏[M]//胡跃文, 李晓光, 胡双元, 等. 医津一筏·医经读·内经辨言合集. 太原: 山西科学技术出版社, 2010.

[50] [清]蒋示吉. 医宗说约[M]. 王道瑞, 申好真, 校注. 北京: 中国中医药出版社, 2004.

[51] [清]王梦兰. 秘方集验[M]. 王玉英, 王作林, 点校. 北京: 中医古籍出版社, 1990.

[52] [清]李潆. 身经通考[M]. 李生绍, 赵昕, 刘晓燕, 点校. 北京: 中医古籍出版社, 1993.

[53] [清]罗东逸. 内经博议[M]//裘庆元. 珍本医书集成: 第1册. 上海: 上海科学技术出版社, 1985.

[54] [清]程云来. 圣济总录纂要[M]//曹炳章. 中国医学大成: 第10册. 北京: 中国中医药出版社, 1997.

[55] [清]李用粹. 证治汇补[M]. 吴唯, 校注. 北京: 中国中医药出版社, 1999.

[56] [明]赵以德, [清]周扬俊. 金匮玉函经二注[M]. 周衡, 王旭东, 点校. 北京: 人民卫生出版社, 1990.

[57] [清]冯兆张. 冯氏锦囊秘录: 杂症大小合参[M]. 王新华, 点校. 北京: 人民卫生出版社, 1998.

[58] [清]张璐. 张氏医通[M]. 李静芳, 建一, 校注. 北京: 中国中医药出版社, 1995.

[59] [清]张璐. 本经逢原[M]. 赵小青, 裴晓峰, 杜亚伟, 校注. 北京: 中国中医药出版社, 2007.

[60] [清]景日昣. 嵩崖尊生书[M]. 谷建军, 吕凌, 校注. 北京: 中国中医药出版社, 2015.

[61] [清]李菩. 杂症要略[M]//郑金生. 海外回归中医善本古籍丛书: 第5册. 北京: 人民卫生出版社, 2003.

[62] [明]秦昌遇, [清]秦之桢. 症因脉治[M]. 冷方南, 王奇南, 点校. 上海: 上海科学技术出版社, 1990.

[63] [清]钱峻. 经验丹方汇编[M]. 赵宝明，点校. 北京：中医古籍出版社，1988.

[64] [清]顾靖远. 顾松园医镜[M]. 袁久林，校注. 北京：中国医药科技出版社，2014.

[65] [清]何嗣宗. 何嗣宗医案[M]. 何时希，编校. 上海：上海学林出版社，1982.

[66] [清]魏鉴. 幼科汇诀直解[M]//欧正武，刘克丽. 湖湘名医典籍精华：儿科卷. 长沙：湖南科学技术出版社，2000.

[67] [清]刘渊. 医学纂要[M]. 赖畴，主校. 北京：中国中医药出版社，1999.

[68] [清]叶天士. 临证指南医案[M]. 艾车，戴铭，姚春，等，主校. 北京：中国中医药出版社，2008.

[69] [清]叶天士. 景岳全书发挥[M]. 张丽娟，点校. 北京：中国中医药出版社，2012.

[70] [清]叶天士. 叶选医衡[M]. 张明锐，刘连续，德学慧，等，校注. 北京：人民军医出版社，2012.

[71] [清]谢玉琼. 麻科活人全书[M]. 朱礼棠，评注. 上海：上海卫生出版社，1957.

[72] [清]何梦瑶. 医碥[M]. 吴昌国，校注. 北京：中国中医药出版社，2009.

[73] [清]黄元御. 四圣心源[M]. 孙洽熙，校注. 北京：中国中医药出版社，2009.

[74] [清]林开燧. 林氏活人录汇编[M]. 张琳叶，焦振廉，校注. 北京：中国中医药出版社，2015.

[75] [清]吴玉楫，吴迈. 方症会要[M]. 陆翔，郜峦，卜菲菲，校注. 北京：人民卫生出版社，2018.

[76] [清]徐大椿. 女科指要[M]. 田松，张文华，何茜，等，点校. 太原：山西科学技术出版社，2012.

[77] [清]薛雪. 扫叶庄医案[M]//裘庆元. 珍本医书集成：第13册. 上海：上海科学技术出版社，1986.

[78] [清]尤怡. 金匮翼[M]. 2版. 许有玲，校注. 北京：中国中医药出版社，2005.

[79] [清]薛雪. 碎玉篇[M]. 吴鸿洲，点校. 上海：上海科学技术出版社，1989.

[80] [清]沈金鳌. 杂病源流犀烛[M]. 李占永，李晓林，校注. 北京：中国中医药出版社，1994.

[81] [清]沈金鳌. 幼科释谜[M]. 李晓林，刘宏，校注. 北京：中国中医药出版社，2009.

[82] [清]叶天士. 种福堂公选良方[M]. 华岫云，编. 北京：人民卫生出版社，1960.

[83] [清]罗国纲. 罗氏会约医镜[M]. 王树鹏，姜钧文，朱辉，等，校注. 北京：中国中医药出版社，2015.

[84] [清]郑玉坛. 彤园医书：小儿科[M]//欧正武，刘克丽. 湖湘名医典籍精华：儿科卷. 长沙：湖南科学技术出版社，2000.

[85] [清]郑玉坛. 大方脉[M]//周慎. 湖湘名医典籍精华：内科卷. 长沙：湖南科学技术出版社，1999.

[86] [清]吴鞠通. 吴鞠通医案[M]. 王绪鳌，点校. 北京：人民卫生出版社，1960.

[87] [清]陈修园. （重订补注）南雅堂医案[M]. 马昆，王艳丽，主编. 北京：人民军医出版社，2009.

[88] [清]黄元御. 素灵微蕴[M]//黄元御医书全集：下册. 北京：中医古籍出版社，2016.

[89] [清]刘若金，杨时泰. 本草述钩元[M]. 上海：科技卫生出版社，1958.

[90] [清]陈修园. 金匮要略浅注[M]. 林庆祥，校注. 福州：福建科学技术出版社，1988.

[91] [清]齐秉慧. 齐氏医案[M]. 2版. 姜兴俊，毕学琦，校注. 北京：中国中医药出版社，2008.

[92] [清]王九峰. 王九峰医案[M]. 2版. 江一平，胡明灿，贺志炎，校注. 北京：中国中医药出版社，2007.

[93] [清]曹仁伯. 曹仁伯医案[M]//江一平. 吴中珍本医籍四种. 北京：中国中医药出版社，1994.

[94] [清]郭诚勋. 证治针经[M]. 江一平，校注. 北京：中国中医药出版社，1996.

[95] [清]程杏轩. 医述[M]. 王乐匋，李明回，校订. 合肥：安徽科学技术出版社，1983.

[96] [清]江涵暾. 奉时旨要[M]. 2版. 王觉向，点校. 北京：中国中医药出版社，2007.

[97] [清]吴篯. 临证医案笔记[M]. 辛智科，王晓琳，校注. 北京：中国中医药出版社，2015.

[98] [清]何书田. 何书田医案[M]. 何时希，校. 上海：上海科学技术出版社，2010.

[99] [清]何书田. 医学妙谛[M]//裘庆元. 三三医书：第2集. 北京：中国中医药出版社，1998.

[100] [清]林珮琴. 类证治裁[M]. 刘荩文，主校. 北京：人民卫生出版社，1988.

[101] [清]徐锦. 心太平轩医案[M]. 卢棣，卢玉琼，任杰，校注. 北京：中国中医药出版社，2015.

[102] [日本]丹波元坚. 杂病广要[M]//聿修堂医书选. 2版. 北京：人民卫生出版社，1983.

[103] [清]王泰林. 退思集类方歌注[M]//陆晋笙. 王旭高医书六种. 上海：上海科学技术出版社，1965.

[104] [清]吴芹. 吴古年医案[M]//陆拯. 近代中医珍本集：医案分册. 2版. 杭州：浙江科学技术出版社，2003.

[105] [清]李铎. 医案偶存[M]//鲁兆麟, 严寄澜, 王新佩. 中国古今医案类编·肺系病类. 北京：中国建材工业出版社, 2001.

[106] [清]陈鄂. 一见知医[M]//潘远根. 湖湘名医典籍精华：综合卷. 长沙：湖南科学技术出版社, 2000.

[107] [清]王馥原. 医方简义[M]//裘庆元. 珍本医书集成：第9册. 上海：上海科学技术出版社, 1985.

[108] [清]汪廷元. 广陵医案[M]. 刻本. 1890（清光绪十六年）.

[109] [清]张聿青. 张聿青医案[M]. 上海：上海科学技术出版社, 1963.

[110] [清]王泰林. 王旭高临证医案[M]. 张殿民, 史兰华, 点校. 北京：人民卫生出版社, 1987.

[111] [清]丁授堂. 丁授堂先生医案[M]. 毕丽娟, 校注. 北京：中国中医药出版社, 2015.

[112] [清]张秉成. 成方便读[M]. 杨威, 校注. 北京：中国中医药出版社, 2002.

[113] [清]马培之. 孟河马培之医案论精要[M]. 吴中泰, 汇编. 北京：人民卫生出版社, 1985.

[114] [清]戴天章原著, 何廉臣重订. 重订广温热论[M]. 张家玮, 点校. 福州：福建科学技术出版社, 2005.

[115] [清]凌晓五. 凌临灵方[M]//裘庆元. 医案秘本十五种：上册. 北京：中国中医药出版社, 2019.

[116] 张骧孙. 临诊医案[M]. 招萼华, 点校. 上海：上海科学技术出版社, 2004.

[117] [清]郑树珪. 七松岩集[M]. 王满城, 陈孟恒, 编校. 石家庄：河北人民出版社, 1959.

[118] [清]半读斋主人. 养性轩临证医案[M]. 张喜德, 李莉, 校注. 北京：中国中医药出版社, 2015.

[119] 湖州中医院. 湖州十家医案[M]. 湖州：湖州中医院, 1979.

[120] [清]红杏村人. 医案[M]//鲁兆麟, 严寄澜, 王新佩. 中国古今医案类编：肺系病类. 北京：中国建材工业出版社, 2001.

[121] [清]费伯雄, 费绳甫. 孟河费氏医案[M]. 上海：上海科学技术出版社, 1964.

[122] [清]陈莲舫. 莲舫秘旨[M]. 吴鸿洲, 点校. 上海：上海科学技术出版社, 1989.

[123] 吴克潜. 儿科要略[M]//陆拯. 近代中医珍本集：儿科分册. 2版. 杭州：浙江科学技术出版社, 2003.

[124] [清]秋田散人. 医学说约[M]//裘庆元. 三三医书：第2集. 北京：中国中医药出版社, 1998.

[125] 吴瑞甫. 中西温热串解[M]. 刘德荣, 金丽, 点校. 福州：福建科学技术出版社, 2003.

[126] [清]金子久. 和缓遗风[M]//裘庆元. 三三医书：第2集. 北京：中国中医药出版社, 1998.

[127] [清]金子久. 金氏门诊方案[M]//李殿义, 张清怀, 高慧, 等. 千里医案·金氏门诊方案合集. 太原：山西科学技术出版社, 2012.

[128] [清]雷逸仙. 逸仙医案[M]//陆拯. 近代中医珍本集：医案分册. 杭州：浙江科学技术出版社, 2003.

[129] 巢渭芳. 巢渭芳医话[M]. 鲁瑛, 王新民, 王润平, 等, 校注. 太原：山西科学技术出版社, 2013.

[130] 何廉臣. 增订通俗伤寒论[M]. 连智华, 点校. 福州：福建科学技术出版社, 2004.

[131] 贺季衡. 贺季衡医案[M]. 贺桐孙, 按；许济群, 王新华, 整理. 北京：中国中医药出版社, 2013.

[132] [清]张山雷. 张山雷医案[M]//浙江省中医管理局张山雷医案编委会. 张山雷医集：下册. 北京：人民卫生出版社, 1995.

（王至婉　赵佳璐　马　龙　马唤云　温　淼）

第五章 内服方药

本章通过梳理中医古籍载录治疗哮病的内服方药，以证候为纲系统考释历代医家所用方药的源流及发展演变过程，并探讨方药治疗哮病的应用规律及其特色，以期为现代临床治疗哮病提供参考。

第一节 文献辑录及源流考释

一、冷 哮

1. 中药

1.1 文献辑录

麻黄（明·杜文燮《药鉴》卷二）

明·杜文燮《药鉴》卷二："麻黄……同杏仁，能去寒邪，兼理哮喘。"[1]52

明·倪朱谟《本草汇言》卷三："麻黄……若瘖疹之隐见不明，恶疮之内陷不透，哮喘之壅闭不通，产乳之阻滞不行等证，悉用麻黄，累累奏效。"[2]233

清·黄凯钧《友渔斋医话·上池涓滴》："扁鹊遇异人，饮以上池水，能见人之五脏。……肺为百脉所宗，气之源也。……受邪则病哮喘（风寒之邪闭塞肺气），畏风身热，鼻流清涕（皆受邪，肺气不宣），或咳嗽，为痧，为疹，为温热，为肺痈，其末也则为痒瘰疥疮（皆寒郁皮毛，肺气不宣以成诸症）。有宜温散，有宜辛凉，视症以用之。温散如麻黄（肺有实邪最重者可用）、桂枝（温经通营卫）、苏叶（散寒）、荆芥、白芷、羌活（温散）。"[3]76-84

清·沈文彬《药论·散剂》："散寒 麻黄入肺，治伤寒头疼，疗中风温疟……同半夏，定喘哮，止咳嗽，气闭堪散。秋冬表热为良，营卫虚弱莫投。"[4]12

白豆蔻（明·倪朱谟《本草汇言》卷二）

明·倪朱谟《本草汇言》卷二："白豆蔻……凡冷气哮喘（汤济庵稿），痰饮无时，或宿食停中，呕吐腹胀，或瘴疟寒热，久发不休，或中酒中气，眩晕烦闷，或暴发赤眼，翳脉遮睛诸证，皆脾肺二脏之气，寒郁不和之故也。"[2]109

砒石（清·王洪绪《外科全生集》卷三）

清·王洪绪《外科全生集》卷三："砒石……生者可疗冷哮，不伤人者。"[5]25

清·严洁等《得配本草》卷一："砒石……治痰癖，除寒哮。外用蚀败肉，杀诸虫。中其毒者，绿豆可解。"[6]21

桂枝（清·黄凯钧《友渔斋医话·上池涓滴》）

清·黄凯钧《友渔斋医话·上池涓滴》："扁鹊遇异人，饮以上池水，能见人之五脏。……肺为百脉所宗，气之源也。……受邪则病哮喘，（风寒之邪闭塞肺气）畏风身热，鼻流清涕，（皆受邪肺气不宣）或咳嗽，为痧，为疹，为温热，为肺痈，其末也则为痒瘰疥疮，（皆寒郁皮毛，肺气不宣以成诸症）有宜温散，有宜辛凉，视症以用之……桂枝（温经通营卫）"[3]84

苏叶（清·黄凯钧《友渔斋医话·上池涓滴》）

清·黄凯钧《友渔斋医话·上池涓滴》："扁鹊遇异人，饮以上池水，能见人之五脏。……肺为百脉所宗，气之源也。……受邪则病哮喘，（风寒之邪闭塞肺气）畏风身热，鼻流清涕，（皆受邪肺气不宣）或咳嗽，为痧，为疹，为温热，为肺痈，其末也则为痒瘰疥疮，（皆寒郁皮毛，肺气不宣以成诸症）有宜温散，有宜辛凉，视症以用之。……苏叶、（散寒）"[3]84

荆芥（清·黄凯钧《友渔斋医话·上池涓滴》）

清·黄凯钧《友渔斋医话·上池涓滴》："扁鹊遇异人，饮以上池水，能见人之五脏……受邪则病哮喘，（风寒之邪闭塞肺气）畏风身热，鼻流清涕，（皆受邪肺气不宣）或咳嗽，为痧，为疹，为温热，为肺痈，其末也则为痒瘰疥疮，（皆寒郁皮毛，肺气不宣以成诸症）有宜温散，有宜辛凉，视症以用之。……荆芥、白芷、羌活（温散）"[3]84

白芷（清·黄凯钧《友渔斋医话·上池涓滴》）

清·黄凯钧《友渔斋医话·上池涓滴》："扁鹊遇异人，饮以上池水，能见人之五脏……受邪则病哮喘，（风寒之邪闭塞肺气）畏风身热，鼻流清涕，（皆受邪肺气不宣）或咳嗽，为痧，为疹，为温热，为肺痈，其末也则为痒瘰疥疮，（皆寒郁皮毛，肺气不宣以成诸症）有宜温散，有宜辛凉，视症以用之。……荆芥、白芷、羌活（温散）"[3]84

羌活（清·黄凯钧《友渔斋医话·上池涓滴》）

清·黄凯钧《友渔斋医话·上池涓滴》："扁鹊遇异人，饮以上池水，能见人之五脏……受邪则病哮喘，（风寒之邪闭塞肺气）畏风身热，鼻流清涕，（皆受邪肺气不宣）或咳嗽，为痧，为疹，为温热，为肺痈，其末也则为痒瘰疥疮，（皆寒郁皮毛，肺气不宣以成诸症）有宜温散，有宜辛凉，视症以用之。……荆芥、白芷、羌活（温散）"[3]84

风茄花（清·张秉成《本草便读·草部》）

清·张秉成《本草便读·草部》："风茄花 服食如麻，可止疮疡疼痛，辛温大毒，能宣痹着寒哮。"[7]51

生姜（清·沈文彬《药论·散剂》）

清·沈文彬《药论·散剂》："散寒……生姜，开胃豁痰，呕吐无分寒热；温经发表，哮喘独利寒痰。"[4]13

紫菀（民国·《本草正义》卷三）

民国·张山雷《本草正义》卷三："紫菀……［发明］紫菀……凡风寒外束，肺气壅塞，咳呛不爽，喘促哮吼，及气火燔灼，郁为肺痈，咳吐脓血，痰臭腥秽诸证，无不治之；而寒饮蟠踞，浊涎胶固，喉中如水鸡声者，尤相为宜。"[8]132

1.2 源流考释

在古籍记载中，治疗冷哮的中药主要有麻黄、白豆蔻、砒石、桂枝、苏叶、荆芥、白芷、羌活、风茄花、生姜、紫菀等。

明代医籍记载治疗冷哮的中药主要有麻黄、白豆蔻等。记载麻黄者，如明·杜文燮《药鉴》卷二：“麻黄……同杏仁，能去寒邪，兼理哮喘。”[1]52 倪朱谟《本草汇言》卷三：“麻黄……若瘖疹之隐见不明，恶疮之内陷不透，哮喘之壅闭不通，产乳之阻滞不行等证，悉用麻黄，累累奏效。”[2]233 记载白豆蔻者，如倪朱谟《本草汇言》卷二：“白豆蔻……凡冷气哮喘（汤济庵稿）……用白豆仁，辛温开达，能行能运，能消能磨，流行三焦，荣卫一转，诸证自平矣（李时珍）。”[2]109

清代医家治疗冷哮，在沿用前代麻黄的基础上又提出新的中药。沿用麻黄者，如清·黄凯钧《友渔斋医话·上池涓滴》：“受邪则病哮喘（风寒之邪闭塞肺气）……温散如麻黄（肺有实邪最重者可用）。”[3]76 文中所载的麻黄温散，能够治疗“风寒之邪闭塞肺气”之哮喘。此外，清代有医家认为麻黄与半夏配伍能够定喘哮，如沈文彬《药论·散剂》：“散寒 麻黄入肺……同半夏，定喘哮，止咳嗽，气闭堪散。”[4]12

清代医家新提出治疗冷哮的中药有砒石、桂枝、苏叶、荆芥、白芷、羌活、风茄花、生姜等。记载砒石治疗“冷哮”“寒哮”者，如清·王洪绪《外科全生集》卷三：“砒石……生者可疗冷哮，不伤人者。”[5]25 严洁等《得配本草》卷一：“砒石……治痰癖，除寒哮。外用蚀败肉，杀诸虫。中其毒者，绿豆可解。”[6]21 记载桂枝、苏叶、荆芥、白芷、羌活者，如黄凯钧《友渔斋医话·上池涓滴》：“受邪则病哮喘（风寒之邪闭塞肺气）……有宜温散……温散如麻黄（肺有实邪最重者可用）、桂枝（温经通营卫）、苏叶（散寒）、荆芥、白芷、羌活（温散）。”[3]84 文中记载了上述诸药发挥温散之功效治疗冷哮。记载风茄花治疗“寒哮”者，如张秉成《本草便读·草部》：“风茄花……辛温大毒，能宣痹着寒哮。”[7]51 记载生姜治疗哮喘“寒痰”者，如沈文彬《药论·散剂》：“散寒……生姜，开胃豁痰，呕吐无分寒热；温经发表，哮喘独利寒痰。”[4]13

民国医籍中有关治疗冷哮的中药的记载较少，民国·张山雷记载了紫菀可治疗哮病“风寒外束”，如《本草正义》卷三：“紫菀……［发明］紫菀……凡风寒外束，肺气壅塞，咳呛不爽，喘促哮吼……而寒饮蟠踞，浊涎胶固，喉中如水鸡声者，尤相为宜。”[8]132

2. 方剂

2.1 文献辑录

麻黄汤（唐·孙思邈《备急千金要方》卷十七）

唐·孙思邈《备急千金要方》卷十七：“积气第五……治上气，脉浮，咳逆，喉中水鸡声，喘息不通，呼吸欲死，麻黄汤方：麻黄八两，甘草四两，大枣三十枚，射干（如博棋子）二枚。上四味，㕮咀，以井花水一斗，煮麻黄三沸，去沫纳药，煮取四升。分四服，日三夜一。”[9]376

唐·王焘《外台秘要方》卷十：“上气喉中水鸡鸣方一十二首……又，疗上气，脉浮咳逆，咽喉中水鸡鸣，喘息不通，呼吸欲死。麻黄汤方。麻黄八两（去节），射干二两，甘草四两（炙），大枣三十颗（擘）。上四味，切，以水一斗，先煮麻黄三沸，去上沫，纳诸药，煮。取三升，分三服，已用甚良。忌海藻、菘菜等。”[10]215

宋·赵佶《圣济总录》卷六十七：“上气喉中如水鸡声……治上气脉浮咳逆。喉中如水鸡声。喘息不通呼吸。状甚危者。麻黄汤方：麻黄（去节煮掠去沫焙）八两，甘草（微炙）四两，大枣（去核）三十枚，射干二两。上四味，㕮咀。每服五钱匕。井华水一盏半煎至八分，去滓，温服，日三夜一。”[11]714

明·吴昆《医方考》卷二：“麻黄汤 麻黄（去节）三钱，桂枝（洗净）二钱，杏仁（去皮尖）七枚，甘草一钱。肺部原有风痰，背腧复感寒邪而成哮喘者，此方主之。”[12]139

明·虞抟《苍生司命》卷三："哮喘方（附：短气）……麻黄汤（见伤寒）肺部原有风痰，背腧复感寒邪而成哮喘者，此方主之。"[13]97

清·罗东逸《古今名医方论》卷二："麻黄汤……风寒湿成痹，冷风哮，最宜。"[14]54

清·汪昂《医方集解》卷二："麻黄汤……亦治哮证（哮喘由风寒客于背俞，复感于寒而作，此汤散寒利肺，病哮喘者，虽服麻黄而不作汗）。"[15]29

清·冯兆张《冯氏锦囊秘录·杂症大小合参》卷十："麻黄汤 仲景曰：太阳病头痛发热，身疼腰痛，骨节疼痛，恶风无汗而喘，亦治太阳阳明合病，喘而胸满，脉浮而紧者，麻黄汤主之。并治哮证。"[16]289

清·吴仪洛《成方切用》卷三上："麻黄汤（仲景）治伤寒太阳证，邪气在表……亦治哮证（哮喘由风寒客于背俞，且肺内有胶固之痰，复感寒而作，此汤散寒利肺，然唯气实者，可暂用）"[17]126-127

清·沈金鳌《幼科释谜》卷五："麻黄汤 麻黄，桂枝，杏仁，甘草。治太阳邪在表，发热，头身腰骨节痛，项背强，恶寒恶风，无汗而喘，脉浮而紧，亦治哮症。"[18]126

日本·丹波元简《伤寒论辑义》卷二："辨太阳病脉证并治中……麻黄汤方……柯氏曰：予治冷风哮，与风寒湿三气成痹等证，用此辄效，非伤寒一证可拘也。"[19]46,48

日本·丹波元坚《杂病广要》："喘……膈有胶固之痰，外有非时之感，内有壅塞之气，然后令人哮喘。能温之汗之吐之，皆是良法。……疏肺诸方 麻黄汤，肺部原有风痰，背腧复感寒邪而成哮喘者，此方主之。（《医方考》）"[20]866-877

清·徐玉台《医学举要》卷一："六经合论……麻黄汤，治头痛发热，身疼腰痛，骨节疼痛，恶寒无汗而喘之症，乃太阳发汗之峻剂……凡遇冷风哮喘等症，邪郁肺经而无涉于下焦真元者，麻黄汤又为要剂……哮喘之证，兼寒则桂枝朴杏，兼热则麻杏甘膏。"[21]1-16

清·王泰林《退思集类方歌注·麻黄汤类》："麻黄汤 治太阳病风寒在表，头项强痛，身疼腰痛，骨节疼痛，发热恶寒，恶风无汗，胸满而喘，其脉浮紧或浮数者，宜此发汗。若脉浮弱，汗自出，或尺脉微迟者，俱不可服。若风、寒、湿三气成痹，及冷风哮嗽，最效也。"[22]1

清·吴谦《删补名医方论》卷六："删补名医方论（六）……麻黄汤……风、寒、湿成痹，肺经壅塞，昏乱不语，冷风哮吼最宜。"[23]92

清·柯琴《伤寒附翼》卷上："太阳方总论……麻黄汤：麻黄，桂枝，杏仁，甘草。治风寒在表，头痛项强，发热身痛，腰痛，骨节烦疼，恶风恶寒，无汗，胸满而喘，其脉浮紧浮数者，此为开表逐邪发汗之峻剂也。……予治冷风哮与风寒湿三气成痹等证，用此辄效，非伤寒一证可拘也。"[24]551-552

清·刘常裴《济阴宝筏》卷五："杂症门 麻黄汤，治伤寒太阳症，邪气在表，发热头痛，身痛腰痛，骨节痛，项背强，恶寒恶风，无汗而喘，脉浮而紧。亦治太阳阳明合病，喘而胸满。亦治哮症。麻黄，桂枝，杏仁，甘草，先煮麻黄数沸，去沫，内诸药煎，热服，覆取微汗中病即止，不必尽剂，无汗再服。"[25]111-112

清·刘吉人《伏邪新书》："伏邪病名解……寒邪伏于手太阴肺，轻则咳喘，甚则哮咳，吐寒饮白沫（白沫如水不黏，不能引丝，有丝亦易断），感寒即发，轻者苏杏二陈汤主之。重者麻黄汤。"[26]525

民国·吴克潜《儿科要略》："痧疹概要……（二十）麻黄汤 治伤寒太阳病，无汗，身疼痛，胸满而喘，及肺经咳嗽，喘急胸满，风寒湿痹，肺经壅滞，昏乱哮吼。"[27]558

日本·汤本求真等《中国内科医鉴》后篇："备考……哮喘症大抵一年一二发或五六发，亦有每月一二发者。其发也，大抵由于外感与过食，从外感来者，用麻黄汤、麻杏甘石汤、大青龙汤等。"[28]68

民国·曹颖甫《经方实验录》卷上："第三五案,调胃承气汤证（颖师医案）……柯氏韵伯曰：桂枝汤证惟以脉弱自汗为主耳。粗工妄谓桂枝汤专治中风,印定后人耳目,而所称中风者又与此方不合,故置之不用。愚常以此汤治自汗、盗汗、虚疟、虚痢,随手而愈。又曰：予治冷风哮与风寒湿三气合成痹等证,用麻黄汤辄效,非伤寒证可拘也。"[29]80

按语：麻黄汤是治疗冷哮的典型方剂。其治疗冷哮的记载最早可追溯至唐代,如唐·孙思邈《备急千金要方》："治上气,脉浮,咳逆,喉中水鸡声,喘息不通,呼吸欲死,麻黄汤方。"[9]376此时尚未出现"冷哮"证名,根据文献中的症状描述及以方测证,此论述即为麻黄汤治疗冷哮的最早记载。其后唐·王焘《外台秘要方》卷十[10]215、宋·赵佶《圣济总录》卷六十七[11]714均沿用孙思邈关于麻黄汤的记载。麻黄汤治疗"背腧复感寒邪而成哮喘者"的记载最早见于明代,如明·吴昆《医方考》卷二："麻黄汤……。肺部原有风痰,背腧复感寒邪而成哮喘者,此方主之。"[12]139此论述亦载于虞抟《苍生司命》卷三[13]97。

清代及民国医籍大多沿载麻黄汤治疗冷哮,如清·罗东逸《古今名医方论》卷二[14]54、汪昂《医方集解》卷二[15]29、冯兆张《冯氏锦囊秘录·杂症大小合参》卷十[16]289、吴仪洛《成方切用》卷三上[17]126-127、沈金鳌《幼科释谜》卷五[18]126、日本·丹波元简《伤寒论辑义》卷二[19]46,48、日本·丹波元坚《杂病广要》[20]867-868、徐玉台《医学举要》卷一[21]1-16、王泰林《退思集类方歌注·麻黄汤类》[22]1、吴谦《删补名医方论》卷六[23]92、柯琴《伤寒附翼》卷上[24]551-552、清·刘常棐《济阴宝筏》卷五[25]111-112、刘吉人《伏邪新书》[26]9、民国·吴克潜《儿科要略》[27]558、汤本求真等《中国内科医鉴》后篇[28]68、曹颖甫《经方实验录》卷上[29]80。

钟乳丸（唐·王焘《外台秘要方》卷十）

唐·王焘《外台秘要方》卷十："上气喉中水鸡鸣方一十二首……又,疗咳逆上气,鳞嗽、冷嗽,昼夜甚,喉中水鸡鸣,钟乳丸方。钟乳、人参、桂心、干姜各八分,附子（炮）、款冬花、细辛各六两,紫菀十分,杏仁（去皮尖）四分,上九味,捣、筛,蜜和。酒服如小豆二丸,日三。不知,稍稍加之。忌猪肉、冷水、生葱、生菜等物。"[10]216

清·张璐《张氏医通》卷四："喘（短气、少气、逆气、哮）……哮喘遇冷则发,其法有二：一属中外皆寒,温肺汤、钟乳丸、冷哮丸选用,并以三建膏护肺俞穴最妙；一属寒包热,越婢加半夏汤、麻黄定喘汤,表散其邪,平时用芦吸散亦妙。"[30]85

清·张璐《张氏医通》卷十三："喘门……钟乳丸 治冷哮痰喘,但有血者勿服。滴乳石酒湿研七日,水飞七次,甘草汤煮三伏时,蘸少许捻开,光亮如蠹鱼为度 麻黄醋汤泡,焙干 杏仁拣去双仁,泡,去皮尖 甘草炙,等分。炼白蜜丸,弹子大,五更临卧各嚼化一丸,去枕仰卧,勿开言,数日效。"[30]358

清·林珮琴《类证治裁》卷二："附方 〔冷哮〕 温肺汤 见本卷咳嗽。〔温肺〕钟乳丸 钟乳石甘草汤煮饼 麻黄醋汤泡焙干 杏仁 炙草 蜜丸"[31]96

日本·丹波元坚《杂病广要》："喘……哮喘遇冷则发,其法有二：一属中外皆寒,温肺汤、钟乳丸、冷哮丸选用,并以三建膏护肺俞穴最妙。一属寒包热。"[20]865

华盖散（宋·陈师文等《太平惠民和剂局方》卷四）

宋·陈师文等《太平惠民和剂局方》卷四："治痰饮附咳嗽 【华盖散】 治肺感寒邪,咳嗽上气,胸膈烦满,项背拘急,声重鼻塞,头昏目眩,痰气不利,呀呷有声。紫苏子（炒）、赤茯苓（去皮）、桑白皮（炙）、陈皮（去白）、杏仁（去皮、尖、炒）麻黄（去根、节）各一两,甘草（炙）半两,上七味为末。每服二钱,水一盏,煎至七分,去滓温服,食后。"[32]140

元·危亦林《世医得效方》卷五："大方脉杂医科 咳嗽 寒证 华盖散 治肺感寒邪,

咳嗽上气，胸膈烦满，项背拘急，声重鼻塞，头目眩，痰气不利，呀呷有声。紫苏子（炒）、赤茯苓（去皮）、陈皮（去白）、桑白皮（炙）、杏仁（去皮尖）、麻黄（去根节）各一两，甘草（炙）半两。上剉散。每服二钱，水一盏，煎至七分，食后温服。"[33]158-159

清·李用粹《证治汇补》卷五："喘病……华盖散 治风寒致哮。麻黄、紫苏、杏仁、桑皮、赤茯苓、橘红、甘草，加姜煎。"[34]213

清·吴篪《临证医案笔记》卷四："喘促 亚相英煦斋，每早入朝，偶感风寒，及遭凉气，即咳嗽痰喘，气急声粗，呕恶食少，秋冬严寒，喘嗽尤甚。余曰：脉虚浮滑，此肺气虚乏，则腠理不密，易感风邪，以致痰涎壅盛而为哮喘之羔。且知喘有夙根，故遇感冒即发，遇劳亦发也。先以华盖散及金水六君煎加减参用，甚效。继以保肺清金，益气固表之剂乃安。按此证未发时，以扶正气为主，既发时以祛邪气为先。惟哮喘痼疾，猝难根除耳。"[35]199

人参半夏丸（宋·陈师文等《太平惠民和剂局方》卷十）

宋·陈师文等《太平惠民和剂局方》卷十："治小儿诸疾 【人参半夏丸】治肺胃受冷，咳嗽气急，胸膈痞满，喉中呀呷，呕吐涎沫，乳食不下。半夏（汤洗七次，切，焙）、厚朴（去粗皮）、姜汁（炙）、丁香（各四两），陈皮（去瓤）、人参（去芦）、细辛（去苗各二两）。上为细末，用生姜汁打面糊为丸，如麻子大。三岁儿每服二十丸，生姜汤下，食后服，量儿大小加减。"[32]372-373

肺寒汤（宋·赵佶《圣济总录》卷六十五）

宋·赵佶《圣济总录》卷六十五："咳嗽门 咳嗽……治肺胃虚寒。咳嗽痰盛。呀呷有声。呕吐停饮。咽喉干痛。上气喘满。面目虚浮。自汗恶风。语声嘶破。背寒中冷。心下悸动。哕逆恶心。全不入食。肺寒汤方：款冬花、紫菀（去土）、甘草（炙）、桂（去粗皮）、麻黄（去节）、干姜（炮）、五味子、杏仁（汤浸去皮尖炒）、半夏（汤煮软焙干）各二两，细辛（去苗叶）一两。上一十味。粗捣筛。每服三钱匕。水一盏。生姜五片。大枣三枚劈破。同煎至七分。去滓温服。不计时候。"[11]688

款冬花汤（宋·赵佶《圣济总录》卷六十五）

宋·赵佶《圣济总录》卷六十五："呷嗽……治肺感寒邪。咳嗽不已。呀呷喘闷。胸膈痞满。不欲饮食。款冬花汤方：款冬花、知母（焙）各二两，半夏（白矾水浸七日焙干）、杏仁（汤浸去皮尖双仁麸炒研）各四两，干桑叶二两，麻黄（去根节沸汤掠去沫焙）半斤，甘草（炙剉）、贝母（去心）、阿胶（炒令燥）各四两。上九味。粗捣筛。每服三钱匕。水一盏。入生姜三片。同煎至七分。去滓食后临卧温服。"[11]693-694

明·朱橚《普济方》卷一百六十："咳嗽门 呷嗽（附论）……款冬花汤出圣惠方 治肺感寒邪。咳嗽不已。呀呷喘闷。痰饮作声。胸膈痞满。不欲饮食。"[36]1813

清膈丸（宋·赵佶《圣济总录》卷一百七十五）

宋·赵佶《圣济总录》卷一百七十五："小儿咳嗽……治小儿肺感风寒，呀呷咳嗽。清膈丸方：半夏（汤浸七遍去滑焙）、白矾（熬枯）、铅白霜、滑石、天竺黄各等分，上五味，捣研为细末。面糊丸如绿豆大，每服五丸，量儿大小加减。薄荷汤下。"[11]1662-1664

杏子散（宋·王贶《全生指迷方》卷四）

宋·王贶《全生指迷方》卷四："喘证……若咳嗽逆。倚息喘急。鼻张。其人不得仰。咽中作水鸡声。时发时止。由惊忧之气蓄而不散。肺气郁。或因过饱劳伤。气上行而不能出于肺。复遇寒邪。肺寒则诸气收聚。气缓则息。有所触则发。经久则不能治。杏子散主之。及灸肾腧百壮。杏子散：杏仁（去皮尖。麸炒黄色。研成膏）、麻黄（为末）等分。上研和。煎橘皮汤。调二钱匕。"[37]95

苏陈九宝汤（苏沉九宝汤）（宋·杨士瀛《仁斋直指方论（附补遗）》卷八）

宋·杨士瀛《仁斋直指方论（附补遗）》卷八："附诸方　苏沉九宝汤（《简易方》）治老人小儿素有喘疾，遇寒暄不常，发则连绵不已，咳嗽哮吼，夜不得睡。桑白皮、甘草、大腹皮、麻黄、官桂、薄荷、陈皮、紫苏、杏仁各六分。上咀。每服三钱，水盏半，姜三片，乌梅半个，煎六分服。"[38]294

明·朱橚《普济方》卷一百六十三："喘嗽（附论）……哮呷作声……九宝汤（出澹寮方）治老人小儿妇人室女，素有喘疾，过寒暄不常，发则连绵不已，喘嗽哮吼，夜不得眠。"[36]1897

明·朱橚《普济方》卷二百四十五："脚气心腹胀满附论……素有喘疾，遇寒不当之时，发则连喘不已，夜不能眠，则服九宝汤。用龙脑、薄荷、紫苏叶、大腹皮、麻黄各一两，桑白皮与官桂、杏仁、橘皮、甘草各减半，每服水一盏半，生姜十片，乌梅二个，煎至六分，去滓，专心服。其年高人患嗽喘者，亦宜服之。小儿室女哮喘之患，其效著。"[36]4000

明·熊宗立《名方类证医书大全》卷五："喘嗽　苏沉九宝汤，治老人、小儿素有喘急，遇寒暄不常，发则连绵不已，咳嗽哮吼，夜不得睡。桑白皮、甘草、大腹皮连皮、官桂、麻黄、薄荷、陈皮、紫苏、杏仁去皮各半两。上㕮咀，每服三钱，水盏半，姜三片，乌梅半个，煎六分温服。"[39]116

明·徐春甫《古今医统大全》卷四十四："发散风寒定喘诸剂……（《易简》）苏陈九宝汤　治老人小儿素有喘急，遇寒暄不常，发则连绵不已，咳嗽哮吼，夜不得卧。"[40]1305-1306

明·孙一奎《赤水玄珠》卷二十六："明治哮……九宝汤　大人、小儿素有喘急，遇寒暄不常，发则连绵不已。哮喘咳嗽，夜不得卧。"[41]964

明·孙一奎《赤水玄珠》卷二十六："明治喘……九宝汤　风寒哮喘，咳嗽不能伏枕。（方见哮。）"[41]964

明·张洁《仁术便览》卷二："苏沉九宝汤　治老幼素有喘急，遇寒暄不常，发则连绵不已，咳嗽哮吼，夜不得安。"[42]104

明·张景岳《景岳全书》卷五十六："散阵……《简易》苏陈九宝汤　治老人小儿素有喘急，遇寒暄不常，发则连绵不已，咳嗽哮吼，夜不得卧。"[43]1499

明·武之望《济阳纲目》卷二十八："治感冒咳嗽方……苏陈九宝饮　治老人小儿素有喘急，遇寒暄不常，发则连绵不已，咳嗽哮吼，夜不能眠。"[44]657

明·武之望《济阳纲目》卷三十一："治寒喘方……苏陈九宝饮　治素有喘急，遇寒即发，咳嗽哮喘，夜不得卧。"[44]683

明·王大纶《婴童类萃》卷中："咳嗽论……苏沉九宝汤　治肺受寒邪，吼哮喘急，咳嗽声重。"[45]121

明·李盛春《医学研悦》卷八："哮喘　哮喘多成宿疾，天阴欲雨连绵。治时发表及行痰，九宝将来灵验。表邪未除五虎，里实夺防为先，不宜砒石作成丸，误了孩儿莫挽。"[46]215

明·龚廷贤《寿世保元》卷三："哮吼……一论人素有喘急，遇寒暄不常，发则哮吼不已，夜不能睡者，用此。苏沉九宝汤。"[47]143

明·龚廷贤《济世全书》卷二："哮吼……苏沉九宝汤　治素有喘，急遇寒暄不常，发则不已，哮吼夜不得睡。……按上方，治哮吼遇寒即发者宜之。"[48]891

明·万密斋《幼科发挥》卷四："肺所生病……小儿素有哮喘，遇天雨则发者，苏陈九宝汤主之。如吐痰多者，六味地黄丸主之。"[49]122

明·万密斋《万氏家传保命歌括》卷十八："哮喘……人素有哮喘者，遇天寒暄不常则发，发则连绵不已，宜苏沉九宝汤，最捷药也。又经验秘方，可选用之。忌用信砒，恐致杀人。……

苏沉九宝汤,治老人小儿素有哮喘,遇寒喧不常,发则连绵不已,咳嗽哮吼,夜不得卧。"[50]285-286

明·王宗显《医方捷径指南全书》卷四:"苏沉九宝汤 治老人小儿素有喘急,遇寒喧不常发则连绵不已,咳嗽哮吼夜不得睡。"[51]62

清·周震《幼科医学指南》卷三:"肺所生病 经曰:诸气上逆喘促,皆属于肺。咳嗽有二:有风寒外感者,有痰饮者。……小儿数有哮喘,遇天凉则发嗽者,用苏陈九宝汤主之。如痰吐多者,宜六味地黄丸主之。"[52]107

清·孙伟《良朋汇集经验神方》卷一:"咳嗽门 苏沉九宝汤 治老幼素有咳嗽喘急,无论寒热常发不已,晚间哮吼难睡者,服无不效。"[53]25

清·陈复正《幼幼集成》卷三:"哮喘证治……苏陈九宝汤 治风寒闭肺而作哮喘。"[54]206

清·杨璇《伤寒瘟疫条辨》卷五:"苏陈九宝汤 治暴感风寒,脉浮无汗而喘,并老幼素有喘急,遇寒喧不节,发则连绵不已,咳嗽哮吼夜不能卧者。"[55]159

清·罗国纲《罗氏会约医镜》卷九:"脉论……苏陈九宝汤 治老幼素有哮病,遇寒即发,日夜不得卧者。"[56]212

清·郑玉坛《彤园医书·小儿科》卷三:"吼喘附法……九宝汤 治吼哮初起,或久吼遇寒即发者。"[57]1018

清·王世钟《家藏蒙筌》卷四:"咳嗽 苏陈九宝汤 凡治咳嗽,务须先除去邪实之气,然后可用止嗽之品,如乌梅、诃子、五味、粟壳、五倍子、款冬花之类。苏陈九宝汤治老人小儿素有喘急,遇寒喧不当,发则连绵不已,咳嗽哮吼,夜不得卧。麻黄、紫苏、苏薄荷、桂枝、桑白皮、大腹皮姜水洗、陈皮、杏仁去皮尖,研,各三钱,甘草一钱。"[58]254

日本·丹波元坚《杂病广要》:"喘……哮证喘吼如水鸡之声,牵引背胸,气不得息,坐卧不安,或肺胀胸满,或恶寒肢冷。病者凤有此根,又因感寒作劳气恼,一时暴发,轻者三五日而宁,重者半月或一月而愈。治法专以祛痰为先,兼用解散,如九宝汤、三拗汤、苏子降气汤皆可选用。(《统旨》)"[20]861-862

清·梁廉夫《不知医必要》卷一:"哮喘……苏陈九宝汤 温散 治老人小儿素有喘急之症,发则连绵不已,咳嗽哮吼,夜不得卧。"[59]14

按语:有关苏陈九宝汤治疗冷哮的记载可追溯至宋代,如宋·杨士瀛《仁斋直指方论(附补遗)》卷八:"附诸方 苏沉九宝汤(《简易方》)治老人小儿素有喘疾,遇寒喧不常,发则连绵不已,咳嗽哮吼,夜不得睡。"[38]294 文中虽未出现"冷哮"证名,但"遇寒喧不常"符合冷哮的发病特点。明代医家沿用苏陈九宝汤治疗冷哮,并指出其能治疗哮病"遇寒不当之时""风寒哮喘""遇寒即发""肺经受寒",如明·朱橚《普济方》卷二百四十五[36]4000、孙一奎《赤水玄珠》卷二十六"[41]964、武之望《济阳纲目》卷三十一—[44]683、王大纶《婴童类萃》卷中[45]121、熊宗立《名方类证医书大全》卷五[39]116 等。清代有医家在沿用苏陈九宝汤治疗冷哮时,则指出其可治老人小儿素有喘急之症,如清·梁廉夫《不知医必要》卷一:"哮喘……苏陈九宝汤 温散 治老人小儿素有喘急之症,发则连绵不已,咳嗽哮吼,夜不得卧。"[59]14 其他著作如周震《幼科医学指南》卷三[52]107、孙伟《良朋汇集经验神方》卷一 [53]25、杨璇《伤寒瘟疫条辨》卷五 [55]159、罗国纲《罗氏会约医镜》卷九[56]212、王世钟《家藏蒙筌》卷四[58]254、等亦有相关论述。

紫金丹(元·朱丹溪《丹溪心法》卷二)

元·朱丹溪《丹溪心法》卷二:"哮喘十四 哮喘必用薄滋味,专主于痰,宜大吐。药中多用醋,不用凉药,须常带表散,此寒包热也。……紫金丹 治哮,须三年后可用。"[60]68-69

明·楼英《医学纲目》卷二十七:"喘……〔丹〕紫金丹 治哮喘遇冷发者用之。……哮喘遇冷则发者有二证，其一属中外皆寒，治法乃东垣参苏温肺汤、调中益气加茱萸汤及此方紫金丹劫寒痰者是也。其二属寒包热。……喘不得卧……〔《本》〕治多年肺气喘急，哮嗽，夕不得卧，紫金丹。砒水飞，半钱 豌豆好者，二钱，用水略润少时，以纸挹干研成膏。上用膏子和砒同杵极匀，丸如麻子大。每服十五丸，小儿量大小与之，并用蜡茶清，极冷吞下。临卧，以知为度。有一亲戚妇人患十年，遍求医者皆不效。忽有一道人货此药，漫赎一服，是夜减半，数服顿愈。遂多金丐得此方，予屡用以救人，时为神异。"[61]604-609

明·王肯堂《证治准绳·杂病》第二册："哮……丹溪云：……哮喘遇冷则发者有二证：其一属中外皆寒，治法乃东垣参苏温肺汤，调中益气加茱萸汤，及紫金丹，劫寒痰者是也。其二属寒包热，治法乃仲景、丹溪用越婢加半夏汤等发表诸剂，及预于八九月未寒之时，先用大承气汤下其热，至冬寒时无热可包，自不发者是也。"[62]84

明·王肯堂《证治准绳·类方》第二册："〔哮〕 紫金丹《本事》 治多年肺气喘急哮嗽，夕不得卧。砒水飞，半钱 淡豆豉好者二钱，用水略润少时，以纸挹干，研膏。上用豉膏子和砒同杵极匀，如麻子大。每服五丸至十丸，量大小与之，并用腊茶清极冷吞下，临卧，以知为度。"[63]420

明·孙一奎《赤水玄珠》卷七："哮门……哮喘遇冷则发者有二：其一属中外皆寒者，治法乃东垣参苏温肺汤，调中益气加吴茱萸汤及紫金丹，劫寒痰者是也。（紫金丹，即砒霜、猪肉煅为末，蒸饼丸者。）其二属寒包热。"[41]309

明·龚廷贤《万病回春》卷二："哮吼……紫金丹 凡遇天气欲作雨便发齁喘，甚至坐卧不得，饮食不进，此乃肺窍中积有冷痰，乘天阴寒气从背、口、鼻而入，则肺胀作声。此病有苦至终身者，亦有子母相传者。每发即服，不过七八次，觉痰腥臭，吐出白色，是绝其根也。白砒一钱，生用 枯矾三钱，另研 淡豆豉出江西者一两，水润其皮，蒸研如泥，旋加二味末合匀。上捻作丸，如绿豆大，但觉举发，用冷茶送下七丸。甚者九丸，以不喘为愈，再不必多增丸数，慎之慎之！小儿服一二丸殊效。"[64]126

明·龚廷贤《济世全书》卷二："哮吼……紫金丹 人言赤者一钱，白矾二钱，枯过 淡豆豉一两。共捣烂为丸，如绿豆大，老人、小儿只用五丸，壮者用七丸，不可过用，姜汤下。吐出腥臭痰即效。按上方，治哮吼专攻之剂。虚者不宜服。"[48]891

明·万表《万氏济世良方》卷二："哮……紫金丹 治哮须三年后可用。用精猪肉三十两，切作骰子块，信一两研细末，拌在肉上令匀，用纸筋黄泥包之，令干，白炭火于无人处煅青烟出尽，研细，以汤浸蒸。饼丸如绿豆大。食前茶汤送下，大人二十粒，小儿四五丸，量虚实与之。"[65]89

明·武之望《济阳纲目》卷三十二："治方……紫金丹，治哮，须三年后可用。用精猪肉二斤，细切骰子大，砒一两为细末，拌匀，分作六分，纸筋泥包，火烘干，用炭火于无人处煅令青烟尽，放地上一宿，取出为末，汤浸蒸饼丸绿豆大。大人二十丸，小儿十丸，或四五丸，茶清下，量虚实与之。"[44]687-688

明·朱朝槤《医学新知全书》卷六："哮喘门 哮喘总论 丹溪治法 备用诸方 清肺汤：治火喘。片黄芩（一钱）、山栀子、枳实、桑白皮、陈皮、白茯苓、杏仁、苏子、麦门冬花、贝母（各八分），沉香（磨水）、辰砂（研末二味，临服调入，各五分）。上锉一剂，姜一片，水煎，入竹沥同服。……紫金丹：凡遇天气欲作雨，便发齁喘，甚至坐卧不得、饮食不进，此乃肺窍中积有冷痰，乘天阴寒气，皆从口鼻而入，则肺胀作声。此病有苦至终身者，亦有子母相传者，每发即服，不过七八次，觉痰腥臭，吐出白色，是绝其根也。白砒一钱，生用 枯矾三钱，另研 淡豆豉出江西者，一两，水润去皮，蒸研如泥，旋加二末和用。上捻作丸如绿豆大，但觉举发，冷茶送下七丸，甚者九丸，以不喘为愈。再不必多增丸数，慎之慎之。小儿每服一二丸，大获奇效。"[66]212, 214

清·齐秉慧《齐氏医案》卷三："哮吼齁喘论　夫齁喘何以哮吼名者，喉中有鸡声是也。主于痰，宜用吐法，虚者用紫金丹导之。此证遇天阴欲雨即作，坐卧不安，饮食不进，盖因肺窍中积有冷痰，一遇寒气从背心、鼻孔而入，则肺胀作声，是证有子母相传者，感之则苦至终身，每发如服紫金丹，不过七八次，觉吐出痰涎腥臭，是绝其根也。按之脉浮而滑者易治，微细者难疗。紫金丹，白砒霜（生用）一钱，白明矾（煅枯）三钱，同研细末；淡豆豉（水润去皮，蒸熟捣如泥）一两，和前药合匀，搓如绿豆大。遇证发时，先以冷茶送下七丸，以不喘为愈。不必多增丸数，慎之。小儿止服二三丸，神应之至。"[67]120

清·叶天士《类证普济本事方释义》卷二："治肺肾经病……多年肺气喘急哮嗽，终夕不得卧者，按：七字，宋本作呴嗽晨夕不得，紫金丹。信砒半钱（水飞如面。按：宋本注一钱半，研飞如粉），淡豆豉好者二钱（用水略润少顷时，以纸捣干，研成膏。按：宋本二钱作一两半，捣作泡）。上用豆豉膏子，和砒同杵极匀，圆如麻子大。每服十五圆或十圆。按：三字，宋本无。小儿量大小与之，并用腊茶澄清极冷吞下，临卧，以知为度。服药半月之内，忌进热物。按：十字，宋本无。"[68]26

清·太医《医方配本·痰喘咳嗽门》："紫金丹　凡天气欲雨即发齁喘，坐卧不得，饮食不进，此肺腔积有冷痰，乘天阴寒气从口鼻而入，则肺胀作声也。此病有苦至终身者，有母子相传者，每病发时服药七八次，始觉痰气醒臭，吐出色白，是绝其根也。生白砒一钱，研，枯矾三钱，研，淡豆豉一两，出江西者佳。先将豆豉浸去皮，蒸研如泥，和砒矾合匀，为丸绿豆大。俟病发时用冷茶送七丸。甚者九丸，以不喘为愈。不可多加丸数为药。小儿服一二丸即可。"[69]58-59

民国·秦子文《玲珑医鉴》卷中："喘证诊治　紫金丹　治多年喘急哮嗽，朝夕不得卧，肺窍内积，有冷劳。白砒一钱，生用另研，白矾枯，另研三钱，淡豆豉一两，研如泥，共合匀，为如绿豆大，冷茶送下五丸，以不喘为愈。"[70]128

按语：紫金丹治疗冷哮的相关记载最早见于元代，有医家提出紫金丹可以"治哮"，如元·朱丹溪《丹溪心法》卷二："哮喘十四　哮喘必用薄滋味，专主于痰，宜大吐。药中多用醋，不用凉药，须常带表散，此寒包热也。……紫金丹　治哮，须三年后可用。"[60]68-69 文献中虽未明确提出其可以治疗冷哮证，但根据历代相关文献记载及以方测证，或与本证相关。

明代有医家沿用朱丹溪对紫金丹的论述，如明·万表《万氏济世良方》卷二[65]89 和武之望《济阳纲目》卷三十二[44]688。明代亦有医家记载紫金丹治疗哮病"遇冷发者""中外皆寒""遇天气欲作雨便发"等，如楼英《医学纲目》[61]604-609、孙一奎《赤水玄珠》[41]309、龚廷贤《万病回春》[64]126、王肯堂《证治准绳·杂症》第二册[62]84、龚廷贤《济世全书》卷二[48]891、朱朝樾《医学新知全书》卷六[66]214。此外，明代另有医家提出以紫金丹治疗多年肺气喘急哮嗽，如王肯堂《证治准绳·类方》第二册[63]420。

清代及民国医家沿用紫金丹治疗冷哮者，如清·叶天士《类证普济本事方释义》卷二[68]26、齐秉慧《齐氏医案》卷三[67]120、太医《医方配本·痰喘咳嗽门》[69]58-59、民国·秦子文《玲珑医鉴》卷中[70]128。

款冬花散（明·熊宗立《名方类证医书大全》卷五）

明·熊宗立《名方类证医书大全》卷五："感寒　款冬花散　治肺感寒邪，咳嗽喘满，胸膈烦闷，痰涎壅盛，喉中哮呷，鼻塞流涕，咽喉肿痛。麻黄去根、节、阿胶炒、贝母去心，炒各二十两，桑叶洗焙、知母、款冬花去梗各十两，甘草炙、半夏汤洗姜制、杏仁去皮炒各二十两，上咬咀，每服三钱，水一盏，姜三片，煎，食后温服。"[39]111

泻白散（明·虞抟《医学正传》卷二）

明·虞抟《医学正传》卷二："哮喘论……泻白散 治大人小儿，风寒伤肺，喘急咳嗽。桑白皮一钱，地骨皮一钱，生甘草五分。上细切，作一服，加姜，水煎服。"[71]115

明·秦昌遇撰，清·秦之桢编《症因脉治》卷二："哮病……哮病之治身发热者，外有感冒，先解表，前胡苏子饮、防风泻白散，佐以化痰之药。……防风泻白散，防风，桑白皮，地骨皮，甘草。"[72]145

加减苏苓散（明·叶廷器《世医通变要法》卷上）

明·叶廷器《世医通变要法》卷上："哮病三十四 夫哮者，邪气伏藏，痰涎浮涌，呼吸不得，气促喘急，填塞肺脘，激乱争鸣，如鼎之沸，而喘之形具矣。……加减苏苓散方 见咳嗽门 治肺感寒邪，气上哮喘咳嗽。苏子二两半 赤茯苓、陈皮各二两 桑白皮 杏仁去皮尖 麻黄 甘草 各七钱。上咀，每服五钱，姜三片，水煎。痰盛加半夏、南星，气满加枳壳、桔梗，渴加乌梅、麦门冬。一方加五味子。"[73]46,60

人参定喘汤（明·徐春甫《古今医统大全》卷四十四）

明·徐春甫《古今医统大全》卷四十四："发散风寒定喘诸剂……人参定喘汤 治肺气上喘，哮中有声，坐卧不安，胸膈紧痛，及治肺感寒邪，咳嗽声重。人参、麻黄、阿胶、半夏曲、五味子、罂粟壳、甘草各八分，桑白皮钱半。上水二盏，姜三片，煎八分，食后服。"[40]1306

杏仁煎（明·楼英《医学纲目》卷二十六）

明·楼英《医学纲目》卷二十六："咳嗽……〔世〕杏仁煎 治哮嗽寒热，喜少嚏多，面色不润，食少，脉强紧。杏仁一两（去皮尖），用童便浸，一日一换，夏月一日三换，浸半月，取出洗净焙干，研令极细，每服一枣大，用薄荷一叶，白蜜少许，水一盏煎，食后服。甚不过两剂，永瘥。"[61]587

明·孙一奎《赤水玄珠》卷七："论湿痰生嗽……杏仁煎 哮嗽寒热，嚏多喜少，面色不润，食少，脉弦紧。"[41]272

定喘汤（白果定喘汤）（明·龚廷贤《寿世保元》卷三）

明·龚廷贤《寿世保元》卷三："哮吼……千金定喘汤 治哮吼如神。麻黄（三钱），桑白皮（蜜炙，三钱），杏仁（一钱五分），苏子（二钱），白果（炒，二十一个），款冬花（三钱），黄芩（一钱五分），半夏（甘草水泡，一钱），甘草（一钱）。上剉，白水煎，食后服。诸病原来有药方，唯愁齁喘最难当。麻黄桑杏寻苏子，白果冬花更又良。甘草黄芩同半夏，水煎百沸不须姜。病人遇此仙丹药，服后方知定喘汤。一论人素有喘急，遇寒暄不常，发则不已，哮吼夜不得睡者，用此。"[47]143

明·朱朝樾《医学新知全书》卷六："哮喘门 哮喘总论 丹溪治法 备用诸方 清肺汤：治火喘。片黄芩（一钱）、山栀于、……定喘汤：治哮吼喘急。麻黄二钱 杏仁 钱半 片芩 半夏 桑白皮 苏子 款冬花蕊各三钱 甘草一线 白果二十一个，去壳切碎，炒黄。上剉一剂，白水煎服。"[66]211-213

清·魏之琇《续名医类案》卷十四："喘 金陵一铺治哮喘，名白果定喘汤，服之无不效者。其人以此起家，方用白果二十一个炒黄，麻黄三钱，苏子二钱，款冬花、法制半夏、桑白皮蜜炙各二钱，杏仁去皮尖、黄芩微炒各一钱半，甘草一钱，水三钟，煎二钟，随时分作二服，不用姜。《摄生方》《本草纲目》。文田按：风寒则白果、桑皮为大禁，南省伤寒证少，风热什杂之气多耳。（琇按：此方惟风寒外感者宜用，若上盛下虚，气不归元者，服之立毙，如不问虚实，概行与之，虽起家而杀人多矣。然今之时师执方治病，谬为知脉，其人亦未必不起家，

而其罪则加等矣。）"[74]425-426

清·陈修园《南雅堂医案》卷二："喘哮门……（案15）痰气素盛，外为风寒所搏，阳气并于膈中，不得泄越，是以气逆声粗，发为哮喘，宜表里兼施，以定喘汤主之。炒白果二十一枚，制麻黄三钱，法半夏三钱，苏子二钱，桑白皮二钱（炙），款冬花三钱，黄芩一钱五分，杏仁一钱五分（去皮尖），甘草一钱，加生姜两片，水同煎服。"[75]51

民国·何廉臣《增订通俗伤寒论》："第七节夹哮伤寒……未发时以扶正气为主，《外台》茯苓饮、苓术二陈煎酌用；既发时以攻邪气为主，大概以温通肺脏，古方如小青龙、射干麻黄汤等，时方如白果定喘、苏子降气汤等。"[76]359

哮吼汤（明·龚廷贤《云林神彀》卷一）

明·龚廷贤《云林神彀》卷一："哮吼 哮吼即齁喘，肺窍积寒痰，有至终身者，仙方可拔根……哮吼汤中半芩连，瓜蒌枳桔杏膏先，麻黄紫苏及甘草，生姜茶叶水同煎。（十一味）"[77]67-68

参苏温肺汤（明·王肯堂《证治准绳·杂病》）

明·王肯堂《证治准绳·杂病》第二册："[哮]……丹溪云：……哮喘遇冷则发者有二证：其一属中外皆寒，治法乃东垣参苏温肺汤、调中益气加茱萸汤，及紫金丹，劫寒痰者是也。其二属寒包热，治法乃仲景、丹溪用越婢加半夏汤等发表诸剂。"[62]84

清·李用粹《证治汇补》卷五："哮病……哮症发于初冬者，有二症。一属中外皆寒，乃东垣参苏温肺汤，劫寒痰之捷法也；一属寒包热，乃仲景越婢半夏汤，发散之法是也。"[34]215

清·沈金鳌《杂病源流犀烛》卷一："咳嗽哮喘源流……哮病证治《入门》曰：哮以声响言，喘以气息言。《纲目》曰：哮喘遇冬则发者有二症，一由内外皆寒，须用东垣参苏温肺汤，一由寒包热，须用越婢加半夏汤表散之。"[78]22

清·程杏轩《医述》卷十："哮……哮喘遇冷则发，其证有二：一者属中外皆寒，治宜参苏温肺汤；二者属寒包热，治宜越婢加半夏汤。"[79]649

茱萸汤（明·王肯堂《证治准绳·杂病》）

明·王肯堂《证治准绳·杂病》第二册："[哮]……丹溪云：……哮喘遇冷则发者有二证：其一属中外皆寒，治法乃东垣参苏温肺汤、调中益气加茱萸汤，及紫金丹，劫寒痰者是也。其二属寒包热，治法乃仲景、丹溪用越婢加半夏汤等发表诸剂。"[62]84

白石英（明·倪朱谟《本草汇言》卷十二）

明·倪朱谟《本草汇言》卷十二："白石英……集方（华佗《青囊秘》以下共五方：）……治形寒饮冷，肺气冲逆，作咳作喘，或为哮呛，或为冷怯。用白石英二两，日煎汤饮，一月平复。"[2]757

宁肺丸（明·孙志宏《简明医彀》卷四）

明·孙志宏《简明医彀》卷四："哮吼……宁肺丸 哮吼喘急，咳嗽痰涎，抬肩撷肚，不能睡卧，风冷尤甚。南星（圆小粉团者，泡三次）四两，蛤粉（厚大者煅）、青黛（画家用者）、半夏（泡七次）各一两，兜铃（去梗）、蜂房（炙）各五钱，天竺黄、白矾各三钱，信制法：用明矾，白砒各三钱同研，入小砂罐内，瓦盖铁丝扎，盐泥通身溏好眼，干，炭火煅红，待冷开，止存矾钱半许。各研细末，称和用薄面糊为丸，如粟米大，每服大人三分，小儿分半，临睡萝卜或米汤茶下，忌咸酸生冷。"[80]216-217

五虎汤（明·孙志宏《简明医彀》卷四）

明·孙志宏《简明医彀》卷四："喘证 经曰：诸病喘满，皆属于热。又曰：淫气喘息，痹聚在肺。夫喘急之候，发则张口抬肩，摇身撷肚，而作哮吼之声。痰壅喉中，声如拽锯，或如水鸡之响，此内外邪干而气实也。……五虎汤 治风寒喘急，哮吼不卧。麻黄、杏仁研、软石膏煅各二钱，甘草七分，细茶钱半，加桑皮一钱。上加生姜三片，葱头三个，水煎热服。痰多，合枳桔二陈汤。"[80]217-218

丹溪治痰喘方（明·万密斋《育婴家秘》卷三）

明·万密斋《育婴家秘》卷三："喘……素有哮喘之疾，遇天寒暄不常，犯则连绵不已，发过自愈，不须上方……有发而不吐痰涎者，宜丹溪治痰喘方：南星、半夏、人参、瓜蒌、香附、陈皮去白、皂角炭、萝卜子为末，姜汁煮神曲糊丸，黍米大，每服二十丸，姜汤下。"[81]508

补肾地黄丸（明·万密斋《育婴家秘》卷三）

明·万密斋《育婴家秘》卷三："喘……素有哮喘之疾，遇天寒暄不常，犯则连绵不已，发过自愈，不须上方。但人有苦于此，必欲治之，可预为之防也。有一发而吐痰涎者，宜服补肾地黄丸，加五味子、破故纸（炒）。（方见肾脏）"[81]508

清·陈复正《幼幼集成》卷三："哮喘证治……素有哮喘之疾，遇天寒暄不时，犯则连绵不已，发过自愈，不须上方。于未发时，可预防之。有一发即能吐痰者，宜服补肾地黄丸加五味、故脂，多服自愈；有发而不吐痰者，宜痰喘方。"[54]204

清肺饮子（明·沈与龄《医便初集》卷下）

明·沈与龄《医便初集》卷下："冬月诸症治例　咳嗽　清肺饮子，咳谓有声，肺气伤而不清；嗽谓有痰，脾湿动而生痰。咳嗽者，因伤肺气而动脾湿也。……治风寒郁于肺，夜嗽者，宜此方。取痰清嗽止，亦治喘哮。麻黄不去节梗、杏仁不去皮尖、甘草生减半、知母、贝母各一钱，上用姜三片，水煎服。有热，加黄芩一钱。"[82]133-134

明·吴正伦《养生类要·后集》："清肺饮子……治风寒郁于肺，夜嗽者，宜此方，取痰清嗽止，亦治哮喘。麻黄（不去节根）、杏仁（不去皮尖）、甘草（生减半）、知母、贝母各一钱半。上用姜三片，水煎服。有热加黄芩一钱。"[83]93-95

无名方

清·祝登元《祝茹穹先生医验》："又一气喘久哮极重者，服亦愈。此药真神丹也。明矾四两，明硫黄二两，将二药入罐内，用豆腐浆同煮一昼夜，取去豆腐等渣，其罐子用慢火熬至干燥，罐盛二药，埋在地泥内，深四尺许，三昼夜取出，其矾、硫俱化紫金色，最下一层有泥渣不用，茯神去皮，三两，淮山药三两，二味同在锅内蒸，晒干，露一宿，透为妙，当归，酒洗净，炒燥，四两，白蒺藜，酒浸一宿，炒燥，四两，乌药三两，略炒，杏仁，去皮尖，焙干，一两五钱，半夏，用水浸一宿，次日入姜汁，二两，矾五钱，皂角刺，切碎一两同煮，多用水煎干，三两，陈皮，去白，一两，小茴香炒燥，一两。共为细末，同矾、硫用胶枣肉丸菉豆大（《祝茹穹先生医验》冷哮无名方），每清晨盐汤吞一钱五分，临睡白滚汤吞一钱。范误顾天甫记（丰城）。"[84]83-84

清·何嗣宗《何嗣宗医案·外感》："痰哮有根，发叶咳呛，甚至失血。肺虚则风寒易感，脉涩。暂拟疏降。苏子三钱，象贝三钱，炒枳壳一钱半，炒蒌仁三钱，炙桑皮二钱，薄荷七分，杏仁三钱，法半夏二钱，前胡一钱半，羌活一钱半，橘红八分，防风一钱半，生姜二片，生萝卜一段打汁一小杯冲服（《何嗣宗医案》冷哮无名方）。"[85]30

清·薛雪《碎玉篇》卷下："咳嗽　寒郁化热，气闭咳嗽。麻黄、杏仁、紫菀、桔梗、橘红、甘草、苏梗、前胡。……受寒哮喘，痰阻气逆，不能着枕，与金匮法。桂枝、干姜、五味子、杏仁、茯苓、炙草、麻黄、白芍（《碎玉篇》冷哮无名方）。"[86]73, 76

清·何惠川《文堂集验方》卷一："咳嗽（附哮喘、痰症）【热嗽】有痰面赤，烦热午前更甚。起于夏季者多。……【风寒郁结哮喘气逆】麻黄（去节，二两），炙甘草（二两），御米壳

（即罂粟壳，去蒂，炒黄，四两）（《文堂集验方》冷哮无名方），俱为末，每用二钱，白汤调下，以好为度。"[87]25, 28

清·陈修园《南雅堂医案》卷二："喘哮门……（案10）深秋感受寒邪，气机被痰所阻，发为哮喘，气粗不能卧，宜从实证治。桂枝木（一钱，炙），白茯苓（三钱），五味子（一钱），白芍（一钱，炒），干姜（一钱），杏仁（一钱五分，去皮），炙甘草（五分），麻黄（五分，去根节）（《南雅堂医案》冷哮无名方一）。"[75]50

清·陈修园《南雅堂医案》卷二："喘哮门……（案9）喘哮气急，脉细数，系寒入肺俞，痰凝胃络而起，发之日久，则肺虚必及于肾，胃虚必及于脾。脾肾两虚，寒痰凝滞不化，气机被阻，一触风寒，病即复发，治法在上宜责之肺胃，在下宜责之脾肾。然此症治病非难，除根实难，宜分临时、平时两种治法，临时以肺胃为主，平时以脾肾为主，一标一本，先后并治，庶可冀收全效，兹列二方于后。紫菀二钱，款冬花二钱，苏子一钱），橘红一钱，白茯苓三钱，桑白皮二钱，杏仁二钱（去皮尖），制半夏二钱，淡条芩一钱，沉香五分（研细末冲）（《南雅堂医案》冷哮无名方二），临发时发用此方煎服。熟地黄五钱，五味子一钱，陈皮一钱，薏苡仁三钱，白茯苓三钱，紫石英二钱（煅）牡蛎三钱，胡桃肉二钱，川杜仲二钱（炒），制半夏二钱（《南雅堂医案》冷哮无名方三），平时用些主常服。"[75]50

清·吴篪《临证医案笔记》卷四："喘促 国文恭公，起早受凉，忽喘嗽气急，痰涎壅盛，诊脉浮紧滑。系肺感风邪，气逆痰滞，膈有胶固之痰，外有非时之感，而作哮喘也。宜用辛温甘凉，既以疏内壅，兼以散外寒，则痰喘自痊。苏子，制半夏，前胡，制厚朴，橘红，当归，杏仁，黄芩，款冬花，甘草。加生姜（《临证医案笔记》冷哮无名方一），水煎温服。"[35]196

清·吴篪《临证医案笔记》卷六："齁齡 李亚白孝廉云：小子三岁，月前感冒咳嗽，近则乳食不纳，形气萎顿，病势日甚，幼医皆回难治。余视其上气喘急，面唇青色，痰涎黏如胶漆，喉间若拽锯声者，此为齁齡。按《经济》论齁证，肺经受风寒，因咳嗽，肺停冷血生痰，致使脏腑有热，睡卧不安，故成齁齡，咽喉间如拽锯之声。即用吴子玉方三两服，渐效。白色信石（一字，并下豆粉炮研过用），生南星，枯矾（各一钱），鹅管石，硼砂（各五分），绿豆粉，雄黄（各一钱五分）（《临证医案笔记》冷哮无名方二）。上为末，糊丸如萝卜子，临卧冷茶清吞下五丸。"[35]286-287

清·何书田《何书田医案·哮喘》："脉虚，感寒哮喘不卧，先宜表散。麻黄八分，半夏二钱，杏仁三钱，橘红一钱，桂枝五分，川朴八分，苏子三钱，干姜五分（《何书田医案》冷哮无名方）。"[88]98

清·何书田《医学妙谛》卷上："哮病章 此症初感外邪，失于表散，邪伏于里……寒，桂枝，制麻黄，茯苓，五味，橘红，川朴，干姜，白芥子，杏仁，甘草，半夏（《医学妙谛》冷哮无名方）。小青龙汤亦可参用。"[89]436

清·李铎《医案偶存》："东坑傅姓妇，年五旬余，论哮证之发，原因冷痰阻塞肺窍所致，故遇寒即发者居多。……是以旬日来不能安枕，困顿不堪，时际严寒，虽拥衾靠火，难御其寒，非重用麻、杏、细辛猛烈之性不能开其窍而祛其寒，佐以半夏、厚朴、苏子而降气行痰，再加麦芽、神曲消食导滞，引以姜汁利窍除痰（《医案偶存》冷哮无名方），连服四剂，必有效也。"[90]300

清·马培之《孟河马培之医案论精要·内科医案及医论》："杂病 哮证 [病例四]林左 寒哮举发，当温肺散寒。前胡 桑皮 蚕沙 款冬花 茯苓 甘草 苏子 半夏 秦艽 杏仁 白前 桂枝 麻黄 姜（《孟河马培之医案论精要》冷哮无名方）。"[91]24

清·曹沧洲《曹沧洲医案·咳嗽门》："右 温邪包裹肺气，咽间哮紧，音哑极，舌白口腻，畏寒。经曰：形寒寒饮则伤肺，以肺恶寒也。拟宗六安煎法治之。苏叶一钱，蝉衣七分，去足，陈皮一钱，生米仁三钱，白杏仁四钱，去尖，牛蒡三钱，宋半夏三钱五分，冬瓜子五钱，象贝四钱，去心，赤芍三钱，生蛤壳一两，先煎，通草一钱，加紫菀一钱，生（《曹沧洲医案》冷哮无名方）。"[92]175-176

清·半读斋主人《养性轩临证医案》卷二："喘咳痰饮　刘左，宿哮四载，遇寒即发，咳喘不时卧。现在气喘虽平，而咳嗽未止，肃肺化痰缓图。苏子，焦白术，前胡，云苓，北五味干姜同打，制半夏，川桂枝，紫菀，炙草，款冬花，银杏（《养性轩临证医案》冷哮无名方）。"[93]68

清·费绳甫《孟河费氏医案·费绳甫先生医案》："二十一、咳哮喘　常州瞿梅阁　咳嗽哮喘，举发无常，甚则喉际痰声辘辘，寝食俱废，诊脉沉细而弦。风寒挟痰饮阻肺，清肃之令不能下行。方用薄橘红一钱、云茯苓二钱、制半夏钱半、苏子三钱、紫菀一钱、杏仁三钱、苡仁三钱、当归二钱、煨姜二片、大枣两枚（《孟河费氏医案》冷哮无名方），服六十剂而霍然。"[94]99

平喘仙丹（清·陈士铎《辨证录》卷四）

清·陈士铎《辨证录》卷四："喘门四则　人有偶感风寒，一时动喘，气急抬肩，吐痰如涌，喉中作水鸡声，此外感非内伤也。倘误认内伤，少用补气之味，则气塞而不能言，痰结而不可息矣。治法宜用解表之味，然而纯补之药不可用，而清补之药未尝不可施也。……方用平喘仙丹：麦冬（五钱），枯梗（三钱），甘草（二钱），半夏（二钱），黄芩（一钱），山豆根（一钱），射干（一钱），白薇（一钱），乌药（一钱），苏叶（八分），茯苓（三钱），水煎服。一剂喘平，再剂全愈。不必三剂也。盖外感之喘，乃风寒之邪，从风府而直入于肺，尽祛其痰而涌塞咽喉之间，看其病势似重，然较内伤之喘大轻也。平喘仙丹专消肺邪而不耗肺之正，顺肺气而不助肺之火，故下喉即庆安全也。此症用止声汤甚神。麻黄（一钱），天门冬（三钱），桔梗（三钱），甘草、茯苓（各二钱），山豆根（八分），射干、陈皮、半夏、青黛（各一钱），水煎服，一剂愈。"[95]137

冷哮丸（清·张璐《张氏医通》卷四）

清·张璐《张氏医通》卷四："喘（短气、少气、逆气、哮）……哮……哮喘遇冷则发，其法有二：一属中外皆寒，温肺汤、钟乳丸、冷哮丸选用，并以三建膏护肺俞穴最妙；一属寒包热。"[30]85

清·张璐《张氏医通》卷十三："喘门……冷哮丸　治背受寒气，遇冷即发喘嗽，顽痰结聚，胸膈痞满，倚息不得卧。麻黄（泡）、川乌（生）、细辛、蜀椒、白矾（生）、牙皂（去皮弦子），酥（炙）、半夏曲、陈胆星、杏仁（去双仁者）、连皮尖用、甘草（生），各一两，紫菀茸、款冬花各二两。上为细末，姜汁调神曲末打糊为丸，每遇发时，临卧生姜汤服二钱，羸者一钱，更以三建膏贴肺俞穴中，服后时吐顽痰，胸膈自宽。"[30]358

清·林珮琴《类证治裁》卷二："附方……〔温肺〕冷哮丸　麻　杏　辛　草　星　夏　川乌　川椒　白矾　牙皂　紫菀茸　款冬　神曲　糊丸。"[31]96

日本·丹波元坚《杂病广要》："喘……哮喘遇冷则发，其法有二：一属中外皆寒，温肺汤、钟乳丸、冷哮丸选用，并以三建膏护肺俞穴最妙。一属寒包热。"[20]865

民国·何廉臣《增订通俗伤寒论》："第七节夹哮伤寒……治冷哮痰喘，先用射干麻黄汤，以发表散寒为主，送下冷哮丸（麻黄、川乌、细辛、蜀椒、白矾、牙皂、半夏曲、陈胆星、杏仁、甘草各一两，紫菀、款冬花各二两，上为细末，姜汁调神曲末，打糊为丸，每遇发时，临卧生姜汤服二钱，羸者一钱），除寒哮以定喘。"[76]357

冷哮散（清·张璐《张氏医通》卷四）

清·张璐《张氏医通》卷四："喘（短气、少气、逆气、哮）……丹方治冷哮痰喘，用胡椒四十九粒，入活虾蟆腹中，盐泥煅存性。卧时，分三次醇酒服之，羸者凉分五七服，用之辄效。"[30]85

民国·何廉臣《增订通俗伤寒论》："第七节夹哮伤寒……或由初感寒邪，失于表散，邪伏于里，留于肺俞，此即冷哮痰喘。若因遇冷即发，顽痰结聚者，宜用小青龙汤，送下立除冷哮散（用胡椒四十九粒，入活瘌虾蟆腹中，盐泥裹煅存性，分五七服，若有伏热者忌用）。"[76]358

芦吸散（清·张璐《张氏医通》卷十三）

清·张璐《张氏医通》卷十三："咳嗽门……芦吸散 治冷哮寒嗽，喘促痰清，但肺热者禁用。款冬花、川贝母（去心）、肉桂、甘草（炙）各三钱，鹅管石（煅，即钟乳之最精者）五钱，为极细末，以芦管吸少许，噙化咽之，日五七次。"[30]356

清·姜天叙《风劳臌膈四大证治·杂病》："咳嗽……芦吸散治冷哮寒嗽，喘促痰清，但肺热禁用。款冬花、川贝、肉桂、炙草各三钱，鹅管石煅二钱，鹅管石即钟乳石之最精者，为末，以芦管吸少许，噙化咽之，日三五次。"[96]108

三拗汤（清·李菩《杂症要略》卷二）

清·李菩《杂症要略》卷二："喘 喘者，气为火所郁，淡在肺胃也。因火逆上，气不能下，火燥肺气，气衰则喘。……哮喘者，遇寒则发，有积痰在肺，必吐之。禁寒凉，未发时扶正气为主、既发时散邪气为主、宜三拗汤、甘草、麻黄、杏仁等分，姜煎服。量强弱与之。重者，必须每味三五钱，有因气者，若恼便发，脉必沉弦，此气滞其痰也，苏子降气汤加减。"[97]264-265

日本·丹波元坚《杂病广要》："喘……哮证喘吼如水鸡之声，牵引背胸，气不得息，坐卧不安，或肺胀胸满，或恶寒肢冷。病者夙有此根，又因感寒作劳气恼，一时暴发，轻者三五日而宁，重者半月或一月而愈。治法专以祛痰为先，兼用解散，如九宝汤、三拗汤、苏子降气汤皆可选用。（《统旨》）"[20]861-862

麻黄、生姜、茜草根（清·李菩《杂症要略》卷二）

清·李菩《杂症要略》卷四："明医杂论 凡暴病当从其症，无论其脉；久病当从其脉，无论其病在上则右甚，病在下则左甚，此言脉也。……有风寒郁闭在肺而成痰嗽、哮喘者，病在于肺，宜豁痰开气，如麻黄、生姜、茜草根（《杂症要略》冷哮无名方）之类。忌温补酸收。"[97]315,320

前胡苏子饮（明·秦昌遇著，清·秦之桢编《症因脉治》卷二）

明·秦昌遇著，清·秦之桢编《症因脉治》卷二："哮病论 哮病 前胡苏子饮，前胡，苏子，枳壳，半夏，橘红，桔梗 甘草。伤风，加防风。伤热，加薄荷、石膏。伤寒，加麻黄。身痛，加羌活。口干燥，加葛根。嗽不止，加桑白皮。"[72]145

九转还丹（清·钱峻《经验丹方汇编·单方》）

清·钱峻《经验丹方汇编·单方》："斑痧……秘授万灵一粒九转还丹，善治一切危急等症。开后：……冷风哮喘（款冬花紫苏汤下）"[98]21

清·顾世澄《疡医大全》卷七："痈疽肿疡门主方……秘授万灵一粒九转还丹临济超字辈宝聚和尚）治一切危急等证。真鸦片三两，冬研夏炖。看鸦片真伪法：真者成块，视之如鸦毛片之色，研开加黄泥，嗅之如青草味而带香，嚼之如黄连苦，此为真者。伪者，亦成块，绿色或黑色，研开亦黑色并不香，虽贱无用 犀牛黄、真麝香各一钱二分，去毛 百草霜九钱……汤引开后：一、伤寒头痛发热，生姜、葱白汤下。……一、冷风哮喘，紫苏、款冬花汤下。"[99]306-308

太玄丹（清·陶东亭《惠直堂经验方》卷一）

清·陶东亭《惠直堂经验方》卷一："太玄丹 白犀角、山慈菇、玄明粉、麻黄去节、血竭、甘草、黄连各末一钱，雄黄三分。治伤寒外感，瘟疫痈毒，哮喘，冷气攻心，乳吹，兼治痘疹初起，诚神方也。"[100]4

八仙丹（清·陶东亭《惠直堂经验方》卷二）

清·陶东亭《惠直堂经验方》卷二："八仙丹 治冷喘哮嗽如神。雄黄（水飞一两，一半为衣），鹅管石（煅一两），礞石、硝（各一两，二物合煅如金色），款冬蕊（一两），胆星（二两），半夏（白矾水煮透，一两五钱），天竺黄（五钱），白砒（一两入白矾二两，用银罐二个，一盛一盖，上面钻一大孔出气，煅出青烟尽为度止，重一两，加麝一分）。上共为末，甘草三钱煎汁，和绿豆粉糊丸，如绿豆大。每服八丸，临睡津咽。或桑白皮汤冷透送下。小儿量减。孕妇忌服。"[100]66-67

甘梗汤（清·汪文绮《杂症会心录》卷上）

清·汪文绮《杂症会心录》卷上："喘症 喘者息促，气急不能平卧也。外感邪入而为喘，属肺受风寒，其来暴，其脉实，其人强壮，数日之间，忽然壅气喘咳，不得平卧者是也。如近日哮病居多，乃肺金一经受病，药宜甘梗汤加减，此属实喘也。"[101]26

实哮汤（清·青浦诸君子《寿世编》卷下）

清·青浦诸君子《寿世编》卷下："哮喘门……实哮汤，遇冷气风寒而发为实哮。百部、炙草各二钱，桔梗三钱，茯苓钱半，半夏、陈皮各一钱，水煎服，二剂愈。热哮加元参三钱；寒哮加干姜一钱；盐哮加饴糖三钱，酒哮加柞糖三钱。"[102]105-106

宁嗽百花膏（清·林开燧《林氏活人录汇编》卷五）

清·林开燧《林氏活人录汇编》卷五："喘门 宁嗽百花膏 见咳嗽门风寒痰嗽条 寒伏于肺窍，遇风寒生冷咸醋诸物，或劳烦形冷触发，耸肩捧腹，坐卧不宁，得痰而缓，俗称冷哮者，以此治之。南星三两，蜂房、马兜铃、矾盐矾上盐下碗中煅过三种，各五钱，半夏八钱，蛤粉、青黛各一两。炊饼丸，每服三五七分，量老少虚实加减，荠菜汤调服。"[103]136-137

定肺膏（清·林开燧《林氏活人录汇编》卷五）

清·林开燧《林氏活人录汇编》卷五："喘门 定肺膏 或腠理不密，初感风寒，气闭作喘，或肺家素有寒痰，因寒邪触发而哮喘。此膏疏利表里之风寒痰气，无论病之新久，初发用之，以治其标。杏仁三两，苏叶、前胡、枳壳、桑皮、橘红各一两，款冬花二两，紫菀草二两，麻黄五钱，桂枝五钱，甘草二钱。细末，蜜和，噙化。"[103]136

清气达痰丸（清·林开燧《林氏活人录汇编》卷四）

清·林开燧《林氏活人录汇编》卷四："痰饮门 清气达痰丸 肺属金以应天气，轻清成象，肃而顺下，有输布宣化之能。若或寒邪客于肺俞，郁热闭于上焦，则肺气失之清润，致津液凝滞而为痰为嗽，甚之痰气壅逆而喘急，或咽嗌不利而烦咳，或浊气痞结而不舒，或寒痰久伏而哮嗽。无论远年近日，一切有余痰火悉皆治之。广陈皮、茯苓、杏仁各三两 苏子、嫩桑皮、制半夏、前胡各四两，枳实、南星、白芥子、瓜蒌仁各三两，甘草一两。水叠丸，午后、临睡清茶、白汤吞服二三钱。"[103]94

肾气丸（清·薛雪《扫叶庄医案》）

清·薛雪《扫叶庄医案》卷二："痰饮喘咳水气肿胀……冷哮气喘急数年，根深沉痼，发时以开太阳逐饮，平昔用肾气丸加沉香。"[104]44-46

射干丸（清·庆云阁《医学摘粹·杂病证方歌括》）

清·庆云阁《医学摘粹·杂病证方歌括》："哮证 〔哮证提纲〕肺脏留饮合凝寒，关隘不通呼吸难，此病已成哮喘证，治宜圣济射干丸。圣济射干丸：皂荚偕同郁李仁，射干贝母共苓陈，再加百部兼姜夏，五味款冬合细辛。"[105]229

小青龙汤（清·徐大椿《伤寒约编》卷二）

清·徐大椿《伤寒约编》卷二："小青龙汤证 小青龙汤 伤寒表不解，心下有水气，干呕，发热而咳，或渴，或利，或噎，或小便不利，少腹满，或喘者，小青龙汤主之。……治发热，心下有水气，干呕而咳，脉紧弦细者。桂枝一钱，芍药钱半酒炒，甘草五分，半夏钱半制，麻黄一钱，细辛三分，干姜五分，五味五分。水煎去渣温服。渴者去半夏，加栝蒌实；微利去麻黄，加芫花，熬令赤色；噎者去麻黄，加茯苓；喘者去麻黄，加杏仁，去皮、尖。风寒夹水气浸渍胸中，内侵肺胃则发热干呕而咳，是小青龙主证。……小青龙汤治里寒，且小青龙治水之动而不居，亦与五苓散治水之留而不行者不同，兼治肤胀最捷。又主水寒射肺，冷哮证。"[106]812-813

清·薛雪《碎玉篇》卷下："幼科　稚年渴乳进谷，脾胃气馁少运，腹膨，目翳，是为五疳。夏月中土司令，久病投以补气，恰合调其脾胃。……幼稚哮喘，是寒暄失和，食味不调所致。饮邪聚络，凡值内外感触必喘。逆气填胸臆，夜坐不得安卧，昼日稍可安行。浊沫稀涎，必变浓痰，病势自缓。发于深秋冬月外寒，相召治法宜夏月。阴气在内，艾灸肺俞等穴，更安静护养百日。一交秋分，暖护背部，勿得懈弛。病发时暂用开太阳逐饮，平素食物尤宜谨慎，小青龙汤。"[86]129-131

清·陈修园《金匮要略浅注》卷五："痰饮咳嗽病脉证治第十二……魏念庭云：背为太阳，在《易》为艮止之象，一身皆动，背独常静，静处阴邪常客之，所以阴寒自外入，多中于背，阴寒自内生，亦多踞于背也。（饮留而不去，谓之留饮，伏而难攻，谓之伏饮）膈上（伏饮之）病，（时见）痰满喘咳（病根已伏其中，一值外邪暴中，其内饮与外邪相援，一时）吐（露迅）发，则（以外邪之为）寒热，背痛腰疼，（激出内饮之痰满喘咳大作，以致）目泣自出，其人振振身瞤（诸）剧，（因以断之曰，）必有伏饮。此言饮之伏而骤发也。俗谓哮喘，即是此证。当表里并治，如小青龙汤，及木防己汤去石膏加芒硝、茯苓为主治。"[107]115-116

清·赵濂《医门补要》卷下："医案……一人哮病，冒风寒而发，或劳力而发者，宜小青龙汤。麻黄、桂枝、苏子、细辛、白芍、杏仁、桔梗、干姜。"[108]86-87

清·何书田《医学妙谛》卷上："痰病章……哮喘伏饮，小青龙汤去细辛。"[89]434

清·刘吉人《伏邪新书》："伏邪病名解……寒邪伏于手太阴肺，轻则咳喘，甚则哮咳……兼足三阴症，仲圣小青龙汤，麻黄附子细辛汤，苓桂术甘汤选用（两太阴脉虚缓而迟弦，按之滑者，兼湿痰水饮症也，故用苓桂术甘汤，实土以制水也）。"[26]525

清·何书田《医学妙谛》卷上："哮病章……哮兼痰饮 真武丸、小青龙汤去麻黄、细辛，加赤砂糖、炒石膏。"[89]436

清·尤怡《金匮翼》卷七："齁喘　齁喘者，积痰在肺，遇冷即发，喘鸣迫塞，但坐不得卧，外寒与内饮相搏，宜小青龙汤主之。……　按：仲景云，咳而上气，此为肺胀，其人喘，目如脱状，越婢加半夏汤治之。又肺胀，咳而上气，烦躁而喘，脉浮者，心下有水，小青龙汤加石膏汤主之。"[109]256

民国·何廉臣《增订通俗伤寒论》："第七节夹哮伤寒……或由初感寒邪，失于表散，邪伏于里，留于肺俞，此即冷哮痰喘。若因遇冷即发，顽痰结聚者，宜用小青龙汤，送下立除冷哮散。"[76]358

治冷哮方（清·陈杰《回生集》卷上）

清·陈杰《回生集》卷上："治哮病方　哮有虚实之分。热哮，盐哮，酒哮，皆虚症也。寒哮，实症也。……治冷哮方 茯苓、干姜各一两，南星七钱，石膏七钱，生半夏、杏仁各五钱。上味，共研末。每服三钱，乌梅灯心汤服。"[110]41-42

冷哮方（清·陈杰《回生集》卷上）

清·陈杰《回生集》卷上："治哮病方　哮有虚实之分。热哮，盐哮，酒哮，皆虚症也。

寒哮，实症也。……冷哮方 乳香，芸香，麻黄，细辛，薄荷，各等分，为细末。扑纸上捻作长条，然火令旺，减之即以烟薰口中及鼻内，泪出自痊。凡三次作三日。"[110]41-42

抑郁丸（清·爱虚老人《古方汇精》卷一）

清·爱虚老人《古方汇精》卷一："抑郁丸（三十九）（治寒湿内伤，因而哮喘气促，面黄肌肿，三服取效）。赤苓、猪苓、白术、苡仁各三钱，泽泻二钱，肉桂五分。各取净末，蜜丸，每服四钱，姜一片，煎服。"[111]13

鹅不食草汁（清·喻嘉言《喻选古方试验》卷三）

清·喻嘉言《喻选古方试验》卷三："痰饮（与哮喘门、咳嗽门参看 痰有六：湿热风寒食气也 饮有五：支流伏溢悬也，皆生于湿）……寒痰齁喘，鹅不食草研汁，和酒服即住。"[112]112

八味汤（日本·丹波元坚《杂病广要》）

日本·丹波元坚《杂病广要》："喘……东圃治一少年哮喘者，其性善怒，病发寒天，每用桂附八味地黄汤及黑锡丹而平。一次用之未效，加生铁落于八味汤中，一剂而愈。又治一顿嗽痰甚者，即于桑、杏、枳、桔前、苏、陈、半汤剂中，加而用之，一服遂定。（《药性纂要》）"[20]877

苏子降气汤（日本·丹波元坚《杂病广要》）

日本·丹波元坚《杂病广要》："喘……哮证喘呴如水鸡之声，牵引背胸，气不得息，坐卧不安，或肺胀胸满，或恶寒肢冷。病者凤有此根，又因感寒作劳气恼，一时暴发，轻者三五日而宁，重者半月或一月而愈。治法专以祛痰为先，兼用解散，如九宝汤、三拗汤、苏子降气汤皆可选用。（《统旨》）"[20]861-862

民国·何廉臣《增订通俗伤寒论》："第七节夹哮伤寒……未发时以扶正气为主，《外台》茯苓饮、苓术二陈煎酌用；既发时以攻邪气为主，大概以温通肺脏，古方如小青龙、射干麻黄汤等，时方如白果定喘、苏子降气汤等。"[76]359

麻黄加术汤（清·王泰林《退思集类方歌注·麻黄汤类》）

清·王泰林《退思集类方歌注·麻黄汤类》："麻黄加术汤 治湿家身烦疼。麻黄汤原方加白术四两。……冷风哮嗽还堪济。（冷风哮证，由风寒客于背俞，屡止屡作，用此散寒利肺最效。病哮喘，虽服麻黄而不作汗也。）《金匮》麻黄加术汤，湿家身体烦疼诣。（湿外盛者，阳必内郁，故烦疼也。）寒湿在表汗之宜，麻术相须功益济。"[22]1-2

保金丸（清·曹沧洲《曹沧洲医案》）

清·曹沧洲《曹沧洲医案》："拾遗门（内外并立）……秘制保金丸半夏，云茯苓与贝川母；再加麻黄并白术，哮喘背寒效堪夸。"[92]461

苏子陈皮汤（清·马培之《外科传薪集》）

清·马培之《外科传薪集》："法制半夏……冷哮痰饮，苏子陈皮汤服。"[113]29-30

苏杏二陈汤、麻黄附子细辛汤、苓桂术甘汤（清·刘吉人《伏邪新书》）

清·刘吉人《伏邪新书》："伏邪病名解……寒邪伏于手太阴肺，轻则咳喘，甚则哮咳，吐寒饮白沫（白沫如水不黏，不能引丝，有丝亦易断），感寒即发，轻者苏杏二陈汤主之。重者麻黄汤，兼足三阴症，仲圣小青龙汤，麻黄附子细辛汤，苓桂术甘汤选用（两太阴脉虚缓而迟弦，按之滑者，兼湿痰水饮症也。故用苓桂术甘汤，实土以制水也）。"[26]525

苏子饮（民国·吴克潜《儿科要略》）

民国·吴克潜《儿科要略》："杂证咳嗽……附方……（四）苏子饮（自制）治素有哮证，遇风寒则发。苏子三钱，姜汁制竹沥一两，法半夏、沉香、川朴各一钱，喘逆无汗加麻黄五分。"[27]630

老南瓜（民国·陆锦燧《鲟溪秘传简验方》卷上）

民国·陆锦燧《鲟溪秘传简验方》卷上："哮吼门……冷哮，扁式老南瓜一个，挖盖去子，入大麦糖二斤，候冬至蒸一个时辰为度，每晨取二调羹滚水冲服。"[114]30

射干麻黄汤（民国·何廉臣《增订通俗伤寒论》）

民国·何廉臣《增订通俗伤寒论》："第七节夹哮伤寒……治冷哮痰喘，先用射干麻黄汤，以发表散寒为主，送下冷哮丸，除寒哮以定喘。"[76]357

苓术二陈煎合芦吸散（民国·何廉臣《增订通俗伤寒论》）

民国·何廉臣《增订通俗伤寒论》："第七节夹哮伤寒……或因坐卧寒湿，遇冷则发，此属中外皆寒，苓术二陈煎加麻、杏，调下芦吸散。"[76]358

麻黄二陈汤合加味紫金丹（民国·何廉臣《增订通俗伤寒论》）

民国·何廉臣《增订通俗伤寒论》："第七节夹哮伤寒……廉勘……予治哮症，审其外内皆寒者，每用麻黄二陈汤，迅散外邪以豁痰，送下加味紫金丹：信砒五分（研细，水飞如粉），淡豆豉一两五钱（晒干研末），麻黄四钱（去节），当门子四分，共研细而极匀，真绿豆粉捣和为丸，如芥菜子大，每服十丸，少则五丸，速通内闭以除哮，用以救人，屡多神效。"[76]359

小青龙汤合金匮肾气汤（民国·何廉臣《增订通俗伤寒论》）

民国·何廉臣《增订通俗伤寒论》："第七节夹哮伤寒……廉勘……督脉症与肺常相因，多起于太阳经受风寒，内伤冷饮水果，积成冷痰，日久浸淫于肺脏，乃成哮喘。遇冷即发，背脊恶寒，喘息不得着枕，日夜俯几而坐。初起虽用小青龙汤加减，辛散太阳以温肺，继用金匮肾气汤加减，温通肾阳以煦督。"[76]360

大青龙汤（汤本求真，大塜敬节《中国内科医鉴》后篇）

汤本求真，大塜敬节《中国内科医鉴》后篇："备考……〔类聚方广义〕哮喘症大抵一年一二发或五六发，亦有每月一二发者。其发也，大抵由于外感与过食，从外感来者，用麻黄汤、麻杏甘石汤、大青龙汤等。"[28]68

2.2 源流考释

唐代医籍记载治疗冷哮的方剂较少，主要有麻黄汤和钟乳丸。记载麻黄汤者，如唐·孙思邈《备急千金要方》卷十七："积气第五……治上气，脉浮，咳逆，喉中水鸡声，喘息不通，呼吸欲死，麻黄汤。"[9]376 此时尚未出现"冷哮"证名，根据文献中的症状描述及麻黄汤的方药组成，此论述即为麻黄汤治疗冷哮的最早记载。同时代的王焘沿用孙思邈对于麻黄汤的记载，并提出钟乳丸可治疗冷哮，如《外台秘要方》卷十："上气喉中水鸡鸣方一十二首……又，疗上气，脉浮咳逆，咽喉中水鸡鸣，喘息不通，呼吸欲死。麻黄汤方……又，疗咳逆上气，鳅嗽、冷嗽，昼夜甚，喉中水鸡鸣，钟乳丸方。"[10]215-216

宋代医家在治疗冷哮方面，沿用前代的麻黄汤，又提出新的方剂。其中沿用麻黄汤者，如宋·赵佶《圣济总录》[11]714。宋代医家新提出的治疗冷哮的方剂主要有华盖散、人参半夏丸、肺寒汤、款冬花汤、清膈丸、杏子散、苏陈九宝汤等7首，如陈师文等《太平惠民和剂局方》[32]95-96, 251 记载的华盖散、人参半夏丸，赵佶《圣济总录》[11]688, 694, 1662-1664 记载的肺寒汤、款冬花汤、清膈丸，王贶《全生指迷方》[37]95 记载的杏子散，杨士瀛《仁斋直指方论（附补遗）》[38]294 记载的苏陈九宝汤。

元代医籍记载治疗冷哮的方剂较少，主要沿用前代之华盖散，新提出紫金丹。如元·危亦林《世医得效方》卷五："大方脉杂医科 咳嗽 寒证 华盖散 治肺感寒邪，咳嗽上气，胸膈烦满，项背拘急，声重鼻塞，头目眩，痰气不利，呀呷有声。"[33]158-159 朱丹溪《丹溪心法》卷二："哮喘十四 哮喘必用薄滋味，专主于痰，宜大吐。药中多用醋，不用凉药，须常带表散，

此寒包热也。……紫金丹 治哮，须三年后可用。"[60]68-69

明代医籍记载的治疗冷哮的方剂有 19 首，其中沿用前代治疗冷哮的方剂有麻黄汤、款冬花汤、苏陈九宝汤、紫金丹等 4 首。如明·吴昆《医方考》[12]13、虞抟《苍生司命》[13]97 等记载的麻黄汤，朱橚《普济方》[36]1813 记载的款冬花汤，朱橚《普济方》[36]4000、熊宗立《名方类证医书大全》[39]116、徐春甫《古今医统大全》[40]1306、孙一奎《赤水玄珠》[41]964、张洁《仁术便览》[42]104、张景岳《景岳全书》[43]1499、武之望《济阳纲目》[44]657, 683、王大纶《婴童类萃》[45]121、李盛春《医学研悦》[46]215龚廷贤《寿世保元》[47]144、龚廷贤《济世全书》[48]891、万密斋《幼科发挥》[49]122、万密斋《万氏家传保命歌括》[50]285-286、王宗显《医方捷径指南全书》[51]62 等记载的苏陈九宝汤，楼英《医学纲目》[61]604-609、王肯堂《证治准绳·杂病》第二册[62]84、王肯堂《证治准绳·类方》第二册[63]420、孙一奎《赤水玄珠》[41]309、龚廷贤《万病回春》[64]126、龚廷贤《济世全书》[48]891、万表《万氏济世良方》[65]89、武之望《济阳纲目》[44]688、朱朝槐《医学新知全书》[66]212, 214等记载的紫金丹。其中，苏陈九宝汤和紫金丹是明代医家治疗冷哮的常用方剂，均被多种医籍载述，且被后世医家广泛沿用。

明代医家新提出的治疗冷哮的方剂有款冬花散、泻白散、加减苏苓散、人参定喘汤、杏仁煎等 15 首，如明·熊宗立《名方类证医书大全》[39]111 记载的款冬花散，虞抟《医学正传》[71]115 记载的泻白散，叶廷器《世医通变要法》[73]46, 60 记载的加减苏苓散，徐春甫《古今医统大全》[40]1306 记载的人参定喘汤，楼英《医学纲目》[61]587、孙一奎《赤水玄珠》[41]272 等记载的杏仁煎，龚廷贤《寿世保元》[47]143、朱朝槐《医学新知全书》[66]211-213 记载的定喘汤，龚廷贤《云林神彀》[77]67-68 记载的哮吼汤，王肯堂《证治准绳·杂病》第二册[62]84 记载的参苏温肺汤、茱萸汤，倪朱谟《本草汇言》[2]757 记载的白石英，孙志宏《简明医彀》[80]216-218 记载的宁肺丸、五虎汤，万密斋《育婴秘笈》[81]508 记载的丹溪治痰喘方、补肾地黄丸，沈与龄《医便初集》[82]133-134、吴正伦《养生类要·后集》[83]93-95 记载的清肺饮子。其中泻白散、定喘汤、参苏温肺汤和补肾地黄丸被后世医家沿用。

清代医籍记载的治疗冷哮的方剂有 35 首，其中沿用前代治疗冷哮的方剂有 8 首，如清·罗东逸《古今名医方论》[14]54、汪昂《医方集解》[15]29、冯兆张《冯氏锦囊秘录·杂症大小合参》[16]289、吴仪洛《成方切用》[17]126-127、沈金鳌《幼科释谜》[18]126、日本·丹波元简《伤寒论辑义》[19]46, 48、日本·丹波元坚《杂病广要》[20]877、徐玉台《医学举要》[21]3, 16、王泰林《退思集类方歌注·麻黄汤类》[22]1、吴谦《删补名医方论》[23]92、柯琴《伤寒附翼》[24]551-552、刘常渠《济阴宝筏》[25]111-112、刘吉人《伏邪新书》[26]525 等记载的麻黄汤，张璐《张氏医通》[30]85, 358、林珮琴《类证治裁》[31]96、日本·丹波元坚《杂病广要》[20]865 等记载的钟乳丸，李用粹《证治汇补》[34]210、吴篪《临证医案笔记》[35]199 记载的华盖散，周震《幼科医学指南》[52]107、孙伟《良朋汇集经验神方》[53]25、陈复正《幼幼集成》[54]203、杨璿《伤寒瘟疫条辨》[55]159、罗国纲《罗氏会约医镜》[56]212、郑玉坛《彤园医书·小儿科》[57]1010、王世钟《家藏蒙筌》[58]754、日本·丹波元坚《杂病广要》[20]862、梁廉夫《不知医必要》[59]14 等记载的苏陈九宝汤，叶天士《类证普济本事方释义》[68]26、齐秉慧《齐氏医案》[67]120、太医《医方配本·痰喘咳嗽门》[69]58-59 等记载的紫金丹，秦之桢编《症因脉治》[72]145 记载的泻白散，魏之琇《续名医类案》[74]425-426、陈修园《南雅堂医案》[75]51 记载的定喘汤，李用粹《证治汇补》[34]215、沈金鳌《杂病源流犀烛》[78]22、程杏轩《医述》[79]649 等记载的参苏温肺汤，陈复正《幼幼集成》[54]203 记载的补肾地黄丸。其中，常用的方剂有麻黄汤等、钟乳丸、苏陈九宝汤等，以麻黄汤治疗冷哮应用最为广泛。

清代医家新提出的治疗冷哮的方剂主要有冷哮丸、冷哮散、芦吸散、三拗汤、前胡苏子饮、九转还丹、太玄丹、八仙丹、甘梗汤、实哮汤、宁嗽百花膏、定肺膏、清气达痰丸、肾气丸、射干丸、小青龙汤、八味汤、苏子降气汤、麻黄加术汤、保金丸、苏杏二陈汤、麻黄附子细辛汤、苓桂术甘汤、苏子陈皮汤、射干麻黄汤、苓术二陈煎和芦吸散、麻黄二陈汤和加味紫金丹、小青龙汤和金匮肾气丸等 28 首。其中有 23 首方剂仅载于一种医籍，如清·张璐《张氏医通》[30]85 记载的冷哮散，李菩《杂症要略》[97]315,320 记载的麻黄、生姜、茜草根等，明·秦昌遇著，清·秦之桢整理《症因脉治》[72]145 记载的前胡苏子饮，陶东亭《惠直堂经验方》[100]4,66-67 记载的太玄丹、八仙丹，汪文绮《杂症会心录》[101]26 记载的甘梗汤，青浦诸君子《寿世编》卷下[102]105-106 记载的实哮汤，林开燧《林氏活人录汇编》[103]94,136-137 记载的宁嗽百花膏，定肺膏，清气达痰丸，薛雪《扫叶庄医案》[104]44-46 记载的肾气丸，庆云阁《医学摘粹·杂病证方歌括》[105]229 记载的射干丸，陈杰《回生集》[110]41-42 记载的治冷哮方，爱虚老人《古方汇精》[111]13 记载的抑郁丸，喻嘉言《喻选古方试验》[112]112 记载的鹅不食草汁，日本·丹波元坚《杂病广要》[20]877 记载的八味汤、苏子降气汤，王泰林《退思集类方歌注·麻黄汤类》[22]1-2 记载的麻黄加术汤，曹沧洲《曹沧洲医案》[92]461 记载的保金丸，刘吉人《伏邪新书》[26]525 记载的苏杏二陈汤、麻黄附子细辛汤、苓桂术甘汤，马培之《外科传薪集》[113]29-30 记载的苏子陈皮汤。

此外，另有 5 首方剂则被诸多清代医籍载述治疗冷哮，如记载冷哮丸治疗冷哮的医籍主要有清·张璐《张氏医通》[30]85,358、林珮琴《类证治裁》[31]9、日本·丹波元坚《杂病广要》[20]861-862 等三种，记载芦吸散治疗冷哮的医籍主要有张璐《张氏医通》[30]356、姜天叙《风劳臌膈四大证治·杂病》[96]108 等，记载三拗汤治疗冷哮的医籍主要有李菩《杂症要略》[97]264-265、日本·丹波元坚《杂病广要》[20]861-862 等，记载九转还丹治疗冷哮的医籍主要有钱峻《经验丹方汇编·单方》[98]21、顾世澄《疡医大全》[99]306-308 等，记载小青龙汤治疗冷哮的医籍主要有徐大椿《伤寒约编》[106]812-813、薛雪《碎玉篇》卷下[86]129-131、陈修园《金匮要略浅注》[107]115-116、赵濂《医门补要》[108]86-87、何书田《医学妙谛》[89]434、刘吉人《伏邪新书》[26]525、何书田《医学妙谛》[89]436、尤怡《金匮翼》[109]256 等。

此外，清代医籍祝登元《祝茹穹先生医验》[84]83-84、何嗣宗《何嗣宗医案·外感》[85]30、薛雪《碎玉篇》[86]73,76、何惠川《文堂集验方》[87]25,28、陈修园《南雅堂医案》[75]50、吴篪《临证医案笔记》[35]196,286-287、何书田《何书田医案·哮喘》[88]98、何书田《医学妙谛》[89]436、李铎《医案偶存》[90]300、马培之《孟河马培之医案论精要·内科医案及医论》[91]24、曹沧州《曹沧洲医案·咳嗽门》[92]175-176、半读斋主人《养性轩临证医案》[93]68、费绳甫《孟河费氏医案·费绳甫先生医案》[94]99 等尚记载了 16 首治疗冷哮的无名方。

民国医籍记载治疗冷哮的方剂有 14 首，其中，沿用前代之方 7 首，如民国·吴克潜《儿科要略》[27]558、汤本求真等《中国内科医鉴》[28]68、曹颖甫《经方实验录》[29]80 等记载的麻黄汤，秦子文《玲珑医鉴》[70]128 记载的紫金丹，何廉臣《增订通俗伤寒论》[76]357-362 记载的定喘汤、冷哮丸、冷哮散、小青龙汤、苏子降气汤。

民国医家新提出的治疗冷哮的方剂有苏子饮、老南瓜、射干麻黄汤等 7 首，如民国·吴克潜《儿科要略》[27]630 记载的苏子饮，陆锦燧《鲟溪秘传简验方》[114]30 记载的老南瓜，何廉臣《增订通俗伤寒论》[76]357-362 记载的射干麻黄汤、苓术二陈煎和芦吸散、麻黄二陈汤和加味紫金丹、小青龙汤和金匮肾气汤，汤本求真等《中国内科医鉴》[28]68 记载的大青龙汤。

综上所述，历代医家治疗冷哮的常用方剂有苏陈九宝汤、麻黄汤。二者均被诸多医籍载述，亦被后世医家广泛沿用。其中苏陈九宝汤治疗冷哮在明代应用较广泛，麻黄汤治疗冷哮则在清代应用广泛。

二、热　哮

1. 中药

1.1　文献辑录

前胡（清·汪昂《本草备要·草部》）

清·汪昂《本草备要·草部》："前胡……治痰热哮喘，咳嗽呕逆，痞膈霍乱，小儿疳气，有推陈致新之绩。"[115]41-42

清·吴仪洛《本草从新》卷一："前胡……治痰热哮喘。咳嗽呕逆。"[116]14

清·黄宫绣《本草求真》卷六："前胡……凡因风入肝胆，火盛痰结，暨气实哮喘。（气有余便是火。）咳嗽呕逆。"[117]164

清·罗国纲《罗氏会约医镜》卷十六："前胡（三十）……除哮喘、咳嗽、（肺邪。）呕逆，安胎，霍乱，（安脾。）疗风热头痛、小儿疳热。"[56]503

清·沈文彬《药论·散剂》："散热……前胡入肺、脾。顺气消痰，止嗽安胎。驱肺风，定哮除喘；理肺气，疏膈清胸。"[4]20

贝母（民国·吴瑞甫《中西温热串解》卷二）

民国·吴瑞甫《中西温热串解》卷二："夹哮喘　哮喘乃肺家素有痰火，一受疫邪，其湿热之气从其类而入肺，发为哮喘。遇此当察其色、神、脉、舌苔，有疫但治疫，其哮喘当自除。于治疫药中加贝母、瓜蒌、淡豉、桑皮，疫邪哮喘并解，法更精密。"[118]47

瓜蒌（民国·吴瑞甫《中西温热串解》卷二）

民国·吴瑞甫《中西温热串解》卷二："夹哮喘　哮喘乃肺家素有痰火，一受疫邪，其湿热之气从其类而入肺，发为哮喘。遇此当察其色、神、脉、舌苔，有疫但治疫，其哮喘当自除。于治疫药中加贝母、瓜蒌、淡豉、桑皮，疫邪哮喘并解，法更精密。"[118]47

桑皮（民国·吴瑞甫《中西温热串解》卷二）

民国·吴瑞甫《中西温热串解》卷二："夹哮喘　哮喘乃肺家素有痰火，一受疫邪，其湿热之气从其类而入肺，发为哮喘。遇此当察其色、神、脉、舌苔，有疫但治疫，其哮喘当自除。于治疫药中加贝母、瓜蒌、淡豉、桑皮，疫邪哮喘并解，法更精密。"[118]47

淡豆豉（民国·吴瑞甫《中西温热串解》卷二）

民国·吴瑞甫《中西温热串解》卷二："夹哮喘　哮喘乃肺家素有痰火，一受疫邪，其湿热之气从其类而入肺，发为哮喘。遇此当察其色、神、脉、舌苔，有疫但治疫，其哮喘当自除。于治疫药中加贝母、瓜蒌、淡豉、桑皮，疫邪哮喘并解，法更精密。"[118]47

1.2　源流考释

热哮治疗中药的相关记载仅见于清代及以后，医籍所载热哮治疗中药主要有前胡、贝母、瓜蒌、淡豆豉、桑皮等。

清代医籍载录治疗热哮的中药仅有前胡，记载其可治疗"痰热哮喘""火盛痰结"之哮喘者，如清·汪昂《本草备要·草部》："前胡……治痰热哮喘，咳嗽呕逆，痞膈霍乱，小儿疳气，有推陈致新之绩。"[115]41-42 黄宫绣《本草求真》卷六："前胡……凡因风入肝胆，火盛痰结，暨气实哮喘。（气有余便是火。）咳嗽呕逆。"[117]164 其他如吴仪洛《本草从新》卷一[116]14、罗国纲《罗氏会约医镜》卷十六[56]503、沈文彬《药论·散剂》[4]20 等著作中亦有相关载述。

民国医籍中仅有中药治疗"兼夹热哮"的记载，所载中药主要为贝母、瓜蒌、淡豉、桑皮等。如民国·吴瑞甫《中西温热串解》卷二："夹哮喘　哮喘乃肺家素有痰火，一受疫邪，其湿热之气从其类而入肺，发为哮喘。遇此当察其色、神、脉、舌苔，有疫但治疫，其哮喘当自除。于治疫药中加贝母、瓜蒌、淡豉、桑皮，疫邪哮喘并解，法更精密。"[118]47

2. 方剂

2.1　文献辑录

竹沥化痰丸（导痰小胃丹）（明·龚廷贤《万病回春》卷二）

明·龚廷贤《万病回春》卷二："痰饮……竹沥化痰丸　上可取上之湿痰，下可取肠胃之积痰。一名导痰小胃丹。南星、半夏（二药用皂矾姜水浸煮，干）各二两，陈皮、枳实（二药用皂矾水泡半日，炒）各二两，白术（去芦）二两，苍术（用米泔、皂矾水浸一宿，去黑皮，切，晒干炒）二两，桃仁（去皮）、杏仁（用皂矾水泡去皮尖）各一两，红花（酒蒸）一两，白芥子（炒）一两，大戟（长流水煮一时，晒干）一两，芫花（醋拌湿，过一宿，炒黑）一两，甘遂（面裹煨过）一两，黄柏（炒褐色）一两，大黄（酒湿纸包煨过，再以酒炒）一两半。上为末，姜汁、竹沥打蒸饼糊为丸，如绿豆大。每服三二十丸。极甚者，五七十丸。量人虚实加减，再不可多，恐伤胃气也。一切痰饮，临卧时白汤送下，一日一服，最能化痰、化痞、化积，治中风喉痹极有神效。……一哮吼，乃痰火在膈上，临卧姜汤下二十五丸，每夜服一次，久服自效。"[64]115-116

白虎汤（明·孙一奎《孙文垣医案》卷二）

明·孙一奎《孙文垣医案》卷二："三吴治验……少司空凌绛泉翁，年已古稀，原有痰火之疾，因正月上旬，为令孙大婚过劳，偶占风寒，内热咳嗽，痰中有血，血多而痰少，痰坚不易出，鼻流清水，舌生芒刺，色焦黄，语言强硬不清，大小便不利，喘急不能睡，亦不能仰，惟坐高椅，椅前安棹，棹上安枕，日惟额伏枕上而已。市医环治半月不瘳，敦予诊之。两手脉浮而洪，两关滑大有力。……予忆朱丹溪有云：凡哮喘火盛者，以白虎汤加黄连、枳实有功。此法正绛翁对腔剂也。与十剂，外以清中丸同双玉丸夜服，调理而安。"[119]76-77

民国·涂蔚生《推拿抉微》第三集："喘哮　涂蔚生曰：喘以气息言，气促而连属不能以息者，谓之喘。哮以声响言，喉中如拽锯及水鸡声者，谓之哮。喘者多虚而少实，哮者多实而少虚。喘者多不兼哮，而哮者每多兼喘。……人参白虎汤，加知柏芩连等以治热，至哮症则见周梦觉解。"[120]51-53

五虎汤（明·万密斋《片玉心书》卷五）

明·万密斋《片玉心书》卷五："哮喘门　哮喘之症有二，不离痰火。有卒感风寒而得者，有曾伤盐水而得者，有伤醋汤而得者，至天阴则发，连绵不已。轻则用五虎汤一帖，重则葶苈丸治之。"[121]433

清·陈复正《幼幼集成》卷三："哮喘证治……经曰：诸气膹郁，皆属于肺。喘者，肺之膹郁也。吼者，喉中如拽锯，若水鸡声者是也；喘者，气促而连属，不能以息者是也。故吼以声响言，喘以气息名。凡喉如水鸡声者为实，喉如鼾声者为虚，虽由于痰火内郁，风寒外束，而治之者不可不分虚实也。有因外感而得者，必恶寒发热，面赤唇红，鼻息不利，清便自调，邪在表也。宜发散之，五虎汤。"[54]203

民国·何廉臣《增订通俗伤寒论》："第七节夹哮伤寒……或因积火熏蒸，遇风而发，用五虎汤加竹沥达痰丸，上宣肺气，下逐痰火；再避风寒，节厚味，自能痊愈。"[76]358-359

葶苈丸（明·万密斋《片玉心书》卷五）

明·万密斋《片玉心书》卷五："哮喘门　哮喘之症有二，不离痰火。有卒感风寒而得者，有曾伤盐水而得者，有伤醋汤而得者，至天阴则发，连绵不已。轻则用五虎汤一帖，重则葶苈丸治之。此皆一时急解之法，若要断根，常服五圣丹，外用灸法。"[121]433

清·陈复正《幼幼集成》卷三："哮喘证治……经曰：诸气膹郁，皆属于肺。……有因热而得者，必口燥咽干，大小便不利。宜葶苈丸微下之。"[54]203

清·陈鄂《一见知医》卷五（上）："哮喘　哮者，喉如拽锯，若水鸡声。喘者，气促连属不能以息。哮为实，喘为虚。……哮喘热者，口燥咽干，大小便不利，葶苈丸（见咳嗽门）葶苈（隔纸略炒黑）、牵牛、杏仁、防己、等分为末，杏仁泥、枣肉为丸，姜汤化下。苟不因乳食所伤及怯弱者，去牵牛易苏子。"[122]728

五圣丹（明·万密斋《片玉心书》卷五）

明·万密斋《片玉心书》卷五："哮喘门　哮喘之症有二，不离痰火。有卒感风寒而得者，有曾伤盐水而得者，有伤醋汤而得者，至天阴则发，连绵不已。轻则用五虎汤一帖，重则葶苈丸治之。此皆一时急解之法，若要断根，常服五圣丹，外用灸法。五圣丹：天南星一两（煨）、半夏（泡七次），陈皮一两（去白盐水拌），甘草四钱，杏仁四十九粒（另研）。先以南星、半夏二味研末，姜汁、皂角汁拌匀和作饼。又将甘草、陈皮研末，取竹沥一碗，以药和成饼子，焙干，又浸湿，又焙干，竹沥尽为度。再研杏仁泥，蒸蜜和为丸。临时嚼化一丸，以薄荷汤送下。"[121]433

玉髓丹（明·龚廷贤《济世全书》卷二）

明·龚廷贤《济世全书》卷二："哮吼……玉髓丹　治痰火上涌或流入四肢，结聚胸背，或痰嗽或头目不清，或年久齁嗽喘吼。软石膏三两，半夏泡七次，一两，白矾五钱。上为末，淡姜汤打稀糊为丸，如绿豆大，每三十丸，食远茶清下。按上方，清火化痰定喘殊效。"[48]891-892

化痰丸（明·秦昌遇撰，清·秦之桢编《症因脉治》卷二）

明·秦昌遇撰，清·秦之桢编《症因脉治》卷二："哮病……哮症乃肺胃二经，痰火盘结，以其发作，则喉中有声，故知其病在肺。发作则不能饮食，故知其胃亦病。痰火伏结肺胃，外邪一束肌表，其病即发。发时如有表邪，用荆防泻白散，先散外邪。若痰涎壅盛，加枳桔半夏。病去之后，宜节齐化痰丸，加枳壳，半夏，兼治肺胃。夫化痰丸，化肺痰，今兼二陈，则化胃痰。若大便硬者，加玄明粉，合指迷丸，兼化大肠之痰，则去痰火之根矣。"[72]146

麻杏甘石汤（清·顾靖远《顾松园医镜》卷十二）

清·顾靖远《顾松园医镜》卷十二："喘　喘病无不本于肺。……麻杏甘石汤　治哮喘。麻黄（炒，三、五、七钱），杏仁，甘草，石膏，合二陈加栝蒌（消痰）、苏子、桑皮、枳壳（下气）。此降气消痰清火而兼散邪之剂。此病禁用热剂，亦不可纯用寒凉，恐外邪难解。盖哮症良由痰火郁于内，风寒束于外而致者居多。"[123]204

日本·汤本求真等《中国内科医鉴》后篇："备考……〔类聚方广义〕哮喘症大抵一年一二发或五六发，亦有每月一二发者。其发也，大抵由于外感与过食，从外感来者，用麻黄汤、麻杏甘石汤、大青龙汤等。"[28]68

除热清肺汤（清·谢玉琼《麻科活人全书》卷三）

清·谢玉琼《麻科活人全书》卷三："齁𪘏第五十二　喉中齁齁痰鮎鮎。毒火不得发越者。未出正出十全一。正收收后难为也。麻属肺胃。如喉中有痰齁𪘏而鸣者。其症属痰火之候。此因毒火内结之极。邪热阻逆。不得发越所致也。若见于未出正出之间。治当清肺降火消痰为主。

十中可救一二。以除热清肺汤（见五十条）去赤芍、甘草主之。若见于正收及收后者。必邪热未透。毒火传里。或露风早收。余热内攻。而肺气受伤也。实为难治。此症宜防之未得之先。朱曰 此证余热内攻。肺气受伤。十救一二。医者病者。当预先防之。"[124]123

黄金顶（清·鲁照《串雅补》卷一）

清·鲁照《串雅补》卷一："黄金顶 番本鳖一斤，水浸胀，去毛。拣选大中小三等，用真麻油（一斤），盛于铜勺内，放风炉中炭火上熬滚沸，投入大等木鳖，候其浮起以打碎，黄色为度，如黑色则过于火候，失药之灵性矣。取起。次下中等木鳖，亦如是法。三下小等木鳖，亦如是法，为细末。临用须分年少老幼，用以二分为率。少壮者，可用三四分。或在跌打重伤，又非此例。以陈年老黄米粉糊为丸，卜子大，烈日晒干藏贮。……哮喘痰火，陈皮汤下。"[125]292-293

定喘汤（清·徐大椿《女科指要》卷三）

清·徐大椿《女科指要》卷三："选方 咳嗽喘哮 定喘汤，治孕妇哮喘，脉浮数者。麻黄钱半蜜炙，黄芩钱半，半夏钱半制，款冬五钱去梗，杏仁二钱去皮，桑皮钱半，苏子三钱炒，甘草五分，白果三钱去心，水煎，去渣温服。妊娠肺受风热，肺气不能分布，故生痰窒塞而哮喘不止焉。麻黄开发肺气以散邪，黄芩清降肺热以定喘；半夏燥湿化痰，杏仁降气化痰；款冬润气以散结，桑皮泻湿热以清金；苏子散郁降痰，白果清肺豁痰；甘草缓中泻火以和脾胃也。水煎温服，使风热两解，则痰化气平，而肺金清肃，安有哮喘窒塞之患，胎孕无不自安矣。"[126]178

瓜蒂（清·王桂舟《不药良方续集》卷二）

清·王桂舟《不药良方续集》卷二："咳嗽喘吼 有声无痰为咳，有痰无声为嗽，有声有痰为咳嗽。其症或为风寒、外感，或为痰热伤肺，致气上逆而然，……【哮喘不止】风热在上膈者。瓜蒂七枚，为末，调饮服取吐胶痰，即愈。"[127]41, 44

断根方加元参（清·陈杰《回生集》卷上）

清·陈杰《回生集》卷上："断根方 用海螺蛸火煅为末，大人五钱，小儿二钱，黑砂糖拌匀调服，一帖即除根。若不服上煎药，止可得半也。上煎药如热哮加元参三钱。"[110]41-42

清·龚自璋《家用良方》卷六："各种补遗……又断根方，用海螺蛸火煅为末。大人五钱，小儿二钱，黑沙糖拌匀，调服一贴即除根。若不服上煎药，止可得半也。上煎药，如热哮加元参三钱。"[128]444-445

清·虚白主人《救生集》卷二："咳嗽门……断根方 用海螺蛸火煅为末，大人五钱，小儿二钱，砂糖拌匀，调服，一贴即除根。如不服上煎药止贯得半也。上煎药，如热哮加元参三钱。"[129]98

实哮汤加元参（清·青浦诸君子《寿世编》卷下）

清·青浦诸君子《寿世编》卷下："哮喘门……实哮汤遇冷气风寒而发为实哮。百部、炙草各二钱，桔梗三钱，茯苓钱半，半夏、陈皮各一钱，水煎服，二剂愈。热哮加元参三钱。"[102]105

雪羹方（王孟英《鸡鸣录》哮喘第五）

清·王孟英《鸡鸣录》哮喘第五："热哮……陈海蜇（漂淡，荸荠洗净一两，劈开，二两，无则用芦菔）煎至海蜇烊尽为度，频饮自愈，久服除根。但须忌油腻，生痰诸物，此方兼治胸腹饮癖，及肝火郁结，胃气壅滞，腹中大痛，疳膨食积，滞下瘀停，痢后腹胀，诸证并效。病重倍用，或四倍八倍均可，以皆是食品虽有殊功，而不伤正气也。方名雪羹，王晋三制以清肝热，余为引申触类，应变无穷，凡用成方，皆须识此，自然法古意新。"[130]588

治哮喘方（清·程杏轩《医述》卷十）

清·程杏轩《医述》卷十："哮……附方 治哮喘方 立方本旨，以二陈治痰，栀豉清火，当归养血，熟地滋阴，金沸咸能润下，海石咸以消痰，重以镇下。熟地五钱，当归一

钱，茯苓、橘红、半夏、金沸草、麦冬各钱半，甘草五分，黑山栀一钱，淡豆豉一钱，海石二钱。"[79]649-650

二香白虎饮（清·泄峰桂林主人《普济内外全书》卷四）

清·泄峰桂林主人《普济内外全书》卷四："痰喘汤饮　二香白虎饮　吕祖定喘汤　吕祖定喘汤冬花，桑苏半杏效堪夸，白果麻黄酒芩等，止激定喘遇仙家。治哮吼喘急，风痰逆胸，头晕目眩，服之立效。……二香白虎饮，治火热痰结，声哮气喘，日夜不胀，胸脘闷迷。人参五分，石膏五钱，陈皮一钱，沉香八分，细茶一钱，半夏二钱，麻黄二钱，杏仁一钱五分，木香八分，生姜三片，加葱头五个，水煎，温服。"[131]203-204

久咳清涎丸（清·泄峰桂林主人《普济内外全书》卷四）

清·泄峰桂林主人《普济内外全书》卷四："痰结汤饮　久咳清涎丸　古建香苏散　治风类两感，咳嗽喘急，此方顺气化痰圣剂。……久咳清涎丸，治久咳痰火，哮喘不宁，历年难痊者，宜服此丸。桔梗一两，黄芩一两五钱，阿胶一两，北沙一两，甘草五钱，花粉一两，茯苓二两，杏仁一两五钱，川贝八钱，玄参二两，知母一两，五味四钱，百合二两，天冬一两，麦冬一两，冬花一两五钱，共为末，蜜丸，如梧子大，每服四五十丸，蜜姜汤下。"[131]199

无名方

清·景日昣《嵩厓尊生书》卷七："中身部，肺分，喘哮诸病论等　哮　古人专主痰，后谓寒包热，治须表散。大都感于幼稚之时，客犯盐醋，渗透气脘，郁积痰热，一遇风寒便窒塞道路，呼吸急促，故多发于冬初。必须淡饮食，行气化痰。禁凉剂，恐风邪难解。禁热剂，恐痰火易升。苏子、桑皮、枳壳、青皮、桔梗、半夏、前胡、杏仁、山栀，必用之药（《嵩厓尊生书》热哮无名方）。八九月用承气汤预下其热，使冬时无热可包，是妙法。"[132]242

清·薛雪《碎玉篇》卷下："咳嗽　寒郁化热，气闭咳嗽。麻黄、杏仁、紫菀、桔梗、橘红、甘草、苏梗、前胡。……冷热咳而哮喘。苏梗、前胡、光杏仁、白桔梗、生甘草、橘红、桑叶（《碎玉篇》热哮无名方）。"[86]73

清·吴芹《吴古年医案·哮症》："肺主气，宜清肃。木火挟湿热而阻郁清气，哮症之所由成也。每遇喘急则声如曳锯，痰出日以碗计。脉左濡小弦，右偏滑数。数是有郁火，滑主痰，弦为肝体不足、肝用有余，濡小则阴之虚也。拟以顺降痰气，佐以养肝体、和肝用之法。杏仁三钱，川贝二钱，旋覆花一钱五分，海石二钱，青黛五分，蛤壳五钱，白蒺藜三钱，粉丹皮一钱五分，白芍一钱五分，金铃子一钱五分，生米仁六钱，冬桑叶二钱，枇杷叶三片（《吴古年医案》热哮无名方）。"[133]141

清·陈鄂《一见知医》卷三："喘哮　短气，呼吸不能接续，无痰声，不抬肩撷肚，非喘也，乃元气虚乏，治当补气，不可泻肺，真元饮甚佳：熟地、当归、炙草，加人参、鹿茸更妙。……哮，郁积痰热，一遇风寒便窒塞道路，呼吸急促，故多发于冬初。必须淡饮食，行气化痰。禁凉剂，恐风寒难解；禁热剂，恐痰火易升。宜苏子、桑白、枳壳、青皮、桔梗、半夏、前胡、杏仁、山栀等药（《一见知医》热哮无名方）。八九月间用承气汤预下其热，使冬时无热可包，是妙法。"[122]662-663

清·姚古渔《湖州十家医案·姚古渔医案》："哮喘……夙哮复发，痰不爽利，胸满气急，肺气臃郁不舒。甜葶苈、川朴、旋复花、前胡、苏子、橘红、款冬、桑白皮、枳壳、宋半夏、茯苓、杏仁、冬瓜子（《湖州十家医案》热哮无名方二）。[按语]以上两例，都为实热哮喘，痰浊上壅于肺，痰气相搏，致气急胁痛胸满。治以清化痰热、降气平喘。"[134]51

清·姚古渔《湖州十家医案·姚古渔医案》："哮喘　朱　感寒引动夙疾哮喘，咳呛咯痰不爽，肺主一身之气化，肺气不肃降，因致脘闷胁疼，身热便濡，宜理气豁痰。前胡，杏仁，象贝，苏子，桑白皮，冬瓜子，川郁金，橘红，茯苓，蛤壳，山栀，连翘（《湖州十家医案》热哮无名方一）。……[按语]以上两例，都为实热哮喘，痰浊上壅于肺，痰气相搏，致气急胁痛胸满。治以清化痰热、降气平喘。"[134]50-51

清·费绳甫《孟河费氏医案·费绳甫先生医案》："二十一、咳哮喘 东台石品山 患咳嗽哮喘，喉际痰声辘辘，举发无常，发时自觉胸脘热盛，心烦不安，苔黄口干，脉来滑大。此痰火销铄肺阴，清肃无权，辛温逐饮，反劫阴液而助痰火，所以遍治无功。遂用沙参四钱、麦冬三钱、豆豉二钱、象贝母三钱、栝楼皮三钱、杏仁三钱、石斛三钱、冬瓜子四钱、竹茹一钱、竹沥二两（《孟河费氏医案》热哮无名方），八剂，有卓效。再加女贞子三钱、杜仲三钱，服二十剂，痊愈。"[94]99

民国·傅耜颖《湖州十家医案·傅耜颖医案》："痰饮夹风温 郭 夙有痰饮，咳呛哮喘时作。浃旬前又感风温时邪，曾发斑疹，因之引动夙疾，咳呛气促，渐渐加剧，甚至喉间如拽锯，神志时迷，手肢瘛疭，目赤，舌苔灰黄糙，边有绛刺作痛，大便溏，色如酱。良由新感蕴热，扰动肺胃夙疾，前医已苦降累投无效，按脉小弦，方以：羚羊角，远志，天竹黄，杏仁，川贝，紫菀，炙前胡，银杏，带节麻黄入猪肺管（《湖州十家医案》热哮无名方三）。二诊 服前方，沉沉入睡一小时，再三呼醒，神志不清，语言错乱，举动烦躁，脉来沉小颇难鼓指，已类伏脉，四肢清厥，邪陷厥脱之象，勉以参附救逆回阳。吉林参，附子。[原按]此人素有烟癖，戒后患此哮喘痼疾，肺气久不充足。近因温邪外袭，又不早治，浃旬后始延医服药，邪已据夙饮为巢穴，而酿成狂厥之势，脉象小弦，余仅知其为痰热立方，已颇踌躇，未料有仓猝之复焉。因忆前年周莲说老友之疾，亦因感邪引动夙疾哮喘，嗜酒伤肺，发热日久不解，脉渐小，致汗脱之变，卒不及亟救。临症凡遇新邪而凌夙疾，流连不解，最须防其精气不支而内溃，所谓祸起萧墙也。三诊，次日复来邀诊，据述参附方内某医又加黑锡丹一钱同服，至晚厥回，神志较清，烦躁亦定，唯时有错语耳。脉象殊细弱，舌仍黄腻，大便仍，小便频数而清，是上实下虚。吉林参须一钱五分，蛤蚧一对，戈半夏五分（吞），竹茹一钱五分，化橘红一钱，紫石英五钱，远志肉一钱五分，旋复花三钱，茯神三钱，金匮肾气丸三钱（《湖州十家医案》热哮无名方四）。[鞠按]此症能不闲脱，于投参附之际，服此方后，定可渐入坦途，以人参蛤镇上，以金肾气纳下，上下同治，思虑周到，病无遁形。"[135]130-131

承气汤（日本·浅田宗伯《先哲医话》卷下）

日本·浅田宗伯《先哲医话》卷下："高阶枳园 枳园名经宣，字子顺，高阶氏。文化、方政之间，以医鸣于京师。……哮喘脉数属阴虚火动者，宜滋阴降火汤。若里邪实，大便不通，脉实者，宜承气汤。"[136]713,716

千金苇茎汤合文蛤散（清·戴天章《重订广温热论》卷一）

清·戴天章《重订广温热论》卷一："八、温热夹症疗法 温热，伏邪也。凡言夹者，伏邪夹实、夹虚，二邪夹发者也。如夹痰水、食郁、蓄血等邪属实者，则以夹邪为……八夹哮喘。哮喘乃肺家所时有，本有寒痰、热痰二症。一受温热，则无非痰火。由其湿热之气，从其类而入肺，发其哮喘。遇此，当行前五辨法。有伏邪，但治伏邪，而哮喘自除；或于治伏邪药中加栝蒌、川贝、苏子、白前（《重订广温热论》热哮无名方），千金苇茎汤合文蛤散尤捷，二邪并解，法更精密。"[137]58,63-64

白果定喘汤（清·戴天章《重订广温热论》卷一）

清·戴天章《重订广温热论》卷一："八、温热夹症疗法 温热，伏邪也。凡言夹者，伏邪夹实、夹虚，二邪夹发者也。如夹痰水、食郁、蓄血等邪属实者，则以夹邪为……若哮喘势重，则白果定喘汤、苏子降气汤二方亦可借用以治标。惟麻黄必须蜜炙，沉香亦宜磨汁，再加

生石膏、海蛤壳以清镇之，庶免辛燥劫液之弊。"[137]58,64

民国·何廉臣《增订通俗伤寒论》："第七节夹哮伤寒……热哮痰喘，先用白果定喘汤，以宣气豁痰为主，口噙清金丹，除热哮以平喘。"[76]357

苏子降气汤（清·戴天章《重订广温热论》卷一）

清·戴天章《重订广温热论》卷一："八、温热夹症疗法　温热，伏邪也。凡言夹者，伏邪夹实、夹虚，二邪夹发者也。如夹痰水、食郁、蓄血等邪属实者，则以夹邪为……若哮喘势重，则白果定喘汤、苏子降气汤二方亦可借用以治标。惟麻黄必须蜜炙，沉香亦宜磨汁，再加生石膏、海蛤壳以清镇之，庶免辛燥劫液之弊。"[137]58,64

王氏四黄涤痰丸（民国·何廉臣《增订通俗伤寒论》）

民国·何廉臣《增订通俗伤寒论》："第二节　夹痰伤寒（一名风寒夹痰）……廉勘……如咳嗽不爽，胸中气闷，夜不得眠，烦躁不宁者，此火痰郁遏胸膈也，名曰"痰躁"……甚则吞服王氏四黄涤痰丸（川大黄四两，用竹沥一两、姜汁一钱、朴硝三钱，拌蒸三次，姜炒川连五钱，天竺黄三钱，瓜蒌仁、海蛤壳、广橘红各四两，浙茯苓、杜胆星、炒苍术各三两，明天麻、浮海石、炒芥子各二两，薄荷叶一两六钱，石菖蒲、上沉香、上青黛各一两，竹沥半夏六钱，白蔻仁三钱，梅冰一钱，二十味为细末，以竹沥丸分、姜汁一分，泛丸，如细绿豆大，再用石膏粉五钱、广牛黄二钱、辰砂一钱，三味研细为衣，轻用一钱，重用二钱，开水送下，并治饮食化痰、胸膈迷闷、气逆咳嗽及哮喘中痰诸证。方载孟英《鸡鸣录》）。"[76]333-334

清金丹（民国·何廉臣《增订通俗伤寒论》）

民国·何廉臣《增订通俗伤寒论》："第七节夹哮伤寒……热哮痰喘，先用白果定喘汤，以宣气豁痰为主，口噙清金丹，除热哮以平喘。"[76]357

五虎汤加竹沥达痰丸（民国·何廉臣《增订通俗伤寒论》）

民国·何廉臣《增订通俗伤寒论》："第七节夹哮伤寒……或因积火熏蒸，遇风而发，用五虎汤加竹沥达痰丸，上宣肺气，下逐痰火；再避风寒，节厚味，自能痊愈。"[76]358-359

2.2　源流考释

有关热哮治疗方剂的记载，始见于明代。明代医籍记载的治疗热哮的方剂有竹沥化痰丸、白虎汤、五虎汤、葶苈丸、五圣丹、玉髓丹等 6 首。如明·龚廷贤《万病回春》卷二[64]115-116记载的竹沥化痰丸治疗哮病"痰火在膈上"，孙一奎《孙文垣医案》卷二[119]76-77记载的白虎汤治疗"哮喘火盛"，万密斋《片玉心书》卷五[121]433记载的五虎汤、葶苈丸、五圣丹治疗"痰火"哮病，龚廷贤《济世全书》卷二[48]892记载的玉髓丹治疗哮病"痰火上涌"。

清代医籍记载的治疗热哮的方剂有25首，其中沿用前代治疗热哮的方剂有白虎汤、五虎汤、葶苈丸等 3 首，如民国·涂蔚生《推拿抉微》第三集[120]51-53记载的白虎汤，陈复正《幼幼集成》[54]203记载的五虎汤、葶苈丸，陈鄂《一见知医》[122]728记载的葶苈丸。清代医家新提出治疗热哮的方剂有化痰丸、麻杏石甘汤、除热清肺汤、黄金顶、定喘汤、瓜蒂、断根方加元参、实哮汤加元参、雪羹方、治哮喘方、二香白虎饮、久咳清涎丸、承气汤等16首，如秦之桢编《症因脉治》[72]146记载的化痰丸，顾靖远《顾松园医镜》[123]204记载的麻杏甘石汤，谢玉琼《麻科活人全书》[124]123记载的除热清肺汤，鲁照《串雅补》[125]292-293记载的黄金顶，徐大椿《女科指要》[126]178记载的定喘汤，王桂舟《不药良方续集》[127]41,44记载的瓜蒂，陈杰《回生集》[110]41-42、龚自璋《家用良方》[128]444-445、虚白主人《救生集》[129]98等记载的断根方加元参，青浦诸君子《寿世编》[102]105记载的实哮汤加元参，王孟英《鸡鸣录》[130]588

记载的雪羹方,程杏轩《医述》[79]649-650记载的治哮喘方,泄峰桂林主人《普济内外全书》[131]199,203-204记载的二香白虎饮、久咳清涎丸,日本·浅田宗伯《先哲医话》[136]713,716记载的承气汤,戴天章《重订广温热论》[137]64记载的千金苇茎汤合文蛤散、白果定喘汤、苏子降气汤。

此外清代医籍还记载了6首治疗热哮的无名方,分见于清·景日昣《嵩厓尊生书》[132]242、薛雪《碎玉篇》[86]73、吴芹《吴古年医案·哮症》[133]141、陈鄂《一见知医》[122]662-663、《湖州十家医案·姚古渔医案》[134]50-51、费绳甫《孟河费氏医案·费绳甫先生医案》[94]99。

民国医籍记载的治疗热哮的方剂有7首,其中沿用前代之方有3首,如民国·何廉臣《增订通俗伤寒论》[76]357-358记载的五虎汤、白果定喘汤,汤本求真等《中国内科医鉴》[28]68记载的麻杏甘石汤。新提出的治疗热哮的方剂有3首,如何廉臣《增订通俗伤寒论》[76]333-334,357-358记载的王氏四黄涤痰丸、清金丹、五虎汤加竹沥达痰丸。

此外,民国时期医籍还记载了1首治疗热哮的无名方,见于傅耘颖《湖州十家医案·傅耘颖医案》[135]130-131。

三、寒 包 热 哮

1. 文献辑录

厚朴麻黄汤（唐·孙思邈《备急千金要方》卷十八）

唐·孙思邈《备急千金要方》卷十八:"咳嗽第五（论二首 证七条 方六十首 灸法十四首）论曰:经云五脏六腑皆令咳,肺居外而近上,合于皮毛,皮毛喜受邪,故肺独易为咳也。……咳而大逆上气,胸满,喉中不利如水鸡声,其脉浮者,厚朴麻黄汤方 厚朴（五两）,麻黄（四两）,细辛、干姜（各二两）,石膏（三两）,杏仁、半夏、五味子（各半升）,小麦（一升）。上九味㕮咀,以水一斗二升煮小麦熟,去麦纳药,煮取三升、去滓,分三服,日三。"[9]391-393

民国·何廉臣《增订通俗伤寒论》:"第七节夹哮伤寒……秀按,哮症与喘不同,盖哮症多有兼喘,而喘有不兼哮者,因哮症似喘而非,呼吸有声,呀呷不已,良由痰火郁于内,风寒束其外,古方如厚朴麻黄汤。"[76]358

射干麻黄汤（明·汪机《医学原理》）

明·汪机《医学原理》卷五:"治咳嗽方……射干麻黄汤 治外寒包内热,嗽喘胸高,喉中如水鸡声。其用与华盖散同,但此邪稍甚,故此治法亦宜散外寒为主。是以用麻黄、生姜、细辛等,以散在表之风邪,射干以散胸中之结热,助半夏豁痰以定喘,紫菀茸、五味子、款冬花等润肺止嗽。麻黄（苦辛温,钱半）细辛（辛温,七分）生姜（辛温,三片）射干（辛寒,一钱）紫菀（苦辛平,一钱）五味（甘酸平,五分）款冬（辛甘温,一钱）半夏（辛温,八分）加枣二枚,水煎。温服,取汗。"[138]194

越婢加半夏汤（明·楼英《医学纲目》卷二十七）

明·楼英《医学纲目》卷二十七:"喘……其一属中外皆寒……其二属寒包热。治法乃仲景、丹溪用越婢加半夏汤等发表诸方之类。"[61]604

清·李用粹《证治汇补》卷五:"哮病……哮症发于初冬者,有二症。一属中外皆寒,乃东垣参苏温肺汤,劫寒痰之捷法也。一属寒包热,乃仲景越婢半夏汤,发散之法是也。"[34]215

清·张璐《张氏医通》卷四:"喘（短气、少气、逆气、哮）……哮……哮喘遇冷则发,其法有二:一属中外皆寒……一属寒包热,越婢加半夏汤、麻黄定喘汤,表散其邪,平时用芦吸散亦妙。"[30]85

清·沈金鳌《杂病源流犀烛》卷一:"咳嗽哮喘源流……哮病证治《入门》曰:哮以声响言,喘以气息言。《纲目》曰:哮喘遇冬则发者有二症,一由内外皆寒……一由寒包热,须用越婢加半夏汤表散之。"[78]22

清·程杏轩《医述》卷十:"哮……哮喘遇冷则发,其证有二:一者属中外皆寒,治宜参苏温肺汤;二者属寒包热,治宜越婢加半夏汤,或于未寒时先用承气汤下其热,至冬寒时,无热可包,自不发作。(《医学纲目》)"[79]649

清·尤怡《金匮翼》卷七:"齁喘　齁喘者……若肺有积热,热为寒束者,宜越婢汤主之。小青龙汤(方见前)。越婢加半夏汤:麻黄(六两),石膏(半斤),生姜(三两),甘草(一两),半夏(半升),大枣(五十枚)。上六味以水六升,先煮麻黄去上沫,内诸药,煮取三升,分温三服。"[109]256

日本·丹波元坚《杂病广要·内因类》:"喘……哮喘遇冷则发,其法有二:一属中外皆寒……一属寒包热,越婢加半夏汤、麻黄定喘汤表散其邪,平时用芦吸散亦妙。"[20]865

日本·中川成章《证治摘要》卷上:"痰饮咳嗽……越婢加半夏汤　咳而上气,此为肺胀。其人喘,目如脱状,脉浮大者,干咳者,又哮喘多用之。"[139]40

民国·吴克潜《儿科要略》:"杂证咳嗽……寒热夹杂之哮,先用麻黄、杏仁、苏子、前胡(《儿科要略》寒包热哮无名方)以豁其痰,再用降气之品,或用越婢加半夏汤治之。"[27]629

民国·何廉臣《增订通俗伤寒论》:"第七节夹哮伤寒……秀按,哮症与喘不同,盖哮症多有兼喘,而喘有不兼哮者,因哮症似喘而非,呼吸有声,呀呷不已,良由痰火郁于内,风寒束其外,古方如厚朴麻黄汤、越婢加半夏汤;时方如白果定喘汤、五虎汤加节斋化痰丸,表散寒邪,肃清痰火,此四方最为的对。"[76]358

按语:越婢加半夏汤治疗寒包热哮的记载最早见于明代,如明·楼英《医学纲目》卷二十七:"喘……其一属中外皆寒。……其二属寒包热。治法乃仲景、丹溪用越婢加半夏汤等发表诸方之类。"[61]604清代医家沿用越婢加半夏汤治疗"寒包热"者,如清·李用粹《证治汇补》卷五[34]215、张璐《张氏医通》卷四[30]85、沈金鳌《杂病源流犀烛》卷一[78]22、程杏轩《医述》卷十[79]649、日本·丹波元坚《杂病广要·内因类》[20]865等。

定喘汤(白果定喘汤)(明·李时珍《本草纲目》第三十卷)

明·李时珍《本草纲目》第三十卷:"银杏(《日用》)……附方新十七。……又金陵一铺治哮喘,白果定喘汤,服之无不效者,其人以此起家。其方:用白果二十一个(炒黄),麻黄三钱,苏子二钱,款冬花、法制半夏、桑白皮(蜜炙)各二钱,杏仁(去皮尖)、黄芩(微炒)各一钱半,甘草一钱,水三钟,煎二钟,随时分作二服。不用姜。(并《摄生方》)"[140]764

明·龚廷贤《万病回春》卷二:"哮吼……定喘汤　治哮吼喘急。麻黄三钱,杏仁(去皮尖)一钱半,片芩(去朽)、半夏(姜制)、桑白皮(蜜炙)、苏子(水洗,去土)、款冬花蕊各二钱,甘草一钱,白果(去壳,切碎,炒黄)二十一个,上锉一剂,水煎服。"[64]126

明·万表《万氏济世良方》卷二:"哮　专主于痰,宜用吐法。亦有虚而不可吐者。此疾寒包乎热须常带表散。定喘汤:白果(二十一个,去壳切碎,炒黄色),麻黄(三钱),苏子(二钱),甘草(一钱),款花(三钱),杏仁(去皮尖,一钱半),桑皮蜜(制炒,二钱),黄芩(微炒,一钱半),法制半夏(三钱),水三钟煎二钟,作二服。不用生姜,不拘时徐徐服。"[65]88-89

明·武之望《济阳纲目》卷三十二:"治方　白果定喘汤　治哮吼喘急神方。"[44]687

明·武之望《济阳纲目》卷三十二:"论　哮吼,即痰喘甚而常发者,如水鸡之声……欲断根者，必先淡滋味，然后服清肺金、扶正气之剂，如定喘汤、黄芩利膈丸是也。遇厚味发者清金丸，久不得睡者兜铃丸。单方猫儿头骨烧灰，酒调服二三钱即止。"[44]687

明·龚廷贤《济世全书》卷二："哮吼……定喘汤 治哮吼。"[48]891

明·龚信《古今医鉴》卷四："哮吼……方 定喘汤（诀云）诸病原来有药方，惟愁齁喘最难当。麻黄桑杏寻苏子，白果冬花更又良。甘草黄芩同半夏，水煎百沸不须姜。病人遇此灵丹药，一服从教四体康。"[141]62

明·吴昆《医方考》卷二："哮喘门……定喘汤 白果二十一枚，炒黄色 黄芩炒、杏仁去皮尖，各一钱五分 桑白皮五钱，蜜炙 苏子二钱 甘草一钱 麻黄去节、半夏法制、款冬花各三钱。肺虚感寒，气逆膈热，作哮喘者，此方主之。"[12]140

明·虞抟《苍生司命》卷三："哮喘方（附：短气）……定喘汤 治肺虚感寒，气逆膈热，作哮作喘。"[13]95-96

明·何渊《伤寒海底眼》卷下："手经惟肺经受邪多论 附备用诸方 定喘汤 附备用诸方 华盖散，治肺受风寒，头痛发热，咳嗽痰饮。……定喘汤，治肺虚感寒，气逆膈热，而作哮喘。麻黄三钱，杏仁钱半，苏子二钱，桑皮二钱，半夏，款冬花三钱，甘草一钱，白果三十一枚炒黄，黄芩钱半，加姜煎服。又方：橘红二两，明矾五钱炒香，去矾半夏二两，杏仁一两，麸炒蒌仁一两，炙草七钱，黄芩五钱，酒炒皂角三钱（《伤寒海底眼》寒包热哮无名方）焙存性为末，淡姜汤打蒸饼为丸，绿豆大，每服一钱，食后白汤下，日二次。治稠痰壅盛，体肥而喘，五日后，下痰而愈。虚人减服。"[142]78-79

明·方谷著，清·周京辑《医林绳墨大全》卷二："喘 丹溪曰：喘急者，气为火所郁而生痰在于肺胃也。又曰：非特痰火使然，有阴虚、有气虚、有水气、有食积等症。……定喘汤治有余痰火遇寒即发哮喘。麻黄 桑皮蜜炙 杏仁 苏子 甘草 陈白果二十枚，炒 款冬花 黄芩熟半夏 水煎服。"[143]86

清·汪昂《医方集解》卷七："定喘汤 治肺虚感寒，气逆膈热而作哮喘（膈有胶固之痰，外有非时之感，则令人哮喘。由寒束于表，阳气并于膈中，不得泄越，故膈热气逆。声粗为哮，外感之有余也；气促为喘，肺虚而不足也）"[15]104

清·冯兆张《冯氏锦囊秘·杂症大小合参》卷十二："方脉哮症合参……定喘汤，治肺虚感寒，气逆膈热，而作哮喘。白果（二十一枚，去壳切碎，炒黄色），麻黄、半夏（姜制）、款冬花（各三钱），桑白皮（蜜炙）、苏子（各二钱），杏仁（去皮尖），黄芩（一钱五分），甘草（一钱）。水三钟，煎二钟，分二服。不用姜，不拘时，徐徐服。"[16]349-350

清·王泰林《退思集类方歌注·麻黄汤类》："〔附〕定喘汤（张时彻《摄生众妙方》）治肺虚感寒，气逆膈热而作哮喘。麻黄、半夏、款冬花、桑白皮各三钱（蜜炙），苏子二钱，杏仁、黄芩各一钱五分，甘草一钱，白果二十一枚（炒黄），加姜煎。定喘（汤）白果与麻黄，款冬半夏白皮桑，苏杏黄芩兼甘草，肺寒膈热喘哮尝。（此定喘之主方也。凡病哮喘，多由寒束于表，阳气并于膈中，不得泄越，故膈间必有痰热胶固，斯气逆声粗而喘作矣。）"[22]11

清·汪昂《汤头歌诀·理气之剂》："定喘汤 白果与麻黄，款冬半夏白皮桑。苏杏黄芩兼甘草，肺寒膈热哮喘尝。白果三十枚，炒黄 麻黄、半夏（姜制）、款冬各三钱 桑皮（蜜炙）、苏子各二钱 杏仁、黄芩各钱半 甘草一钱。加姜煎。麻黄、杏仁、桑皮、甘草散表寒而清肺气，款冬温润，白果收涩，定喘而清金，黄芩清热，苏子降气，半夏燥痰，共成散寒疏壅之功。"[144]484

清·吴篪《临证医案笔记》卷四："喘促 杨氏，喘急胸胀，呕吐痰涎，不能躺卧，脉浮紧滑。系肺虚感寒，气逆膈热，故致哮喘也。宜投定喘汤，以散寒疏壅，清热降气。"[35]199-200

清·吴仪洛《成方切用》卷九上："定喘汤 治肺虚感寒，气逆膈热而作哮喘。（膈有胶固之痰，外有非时之感，则令人哮喘。由寒束于表，阳气并于膈中，不得泄越。故膈热气逆。声粗为哮，外感之有余也。气促为喘，肺虚而不足也。）"[17]425

清·徐大椿《兰台轨范》卷五："喘方……定喘汤振生方 治肺寒膈热哮喘。"[145]123

清·张秉成《成方便读》卷二："和解之剂……定喘汤 定喘汤疗哮病方，款芩白果杏麻黄，苏桑夏草生姜引，寒束金家肺受殃。……治肺虚感寒，气逆膈热，而成哮喘等证。"[146]33

清·费伯雄《医醇賸义》卷三："附：咳嗽门诸方……定喘汤 治肺虚感寒，气逆膈热，而作哮喘。"[147]44

清·吴玉楣等《方症会要》卷二："定喘汤 治肺虚感寒气逆，膈热，作哮作喘。"[148]73

清·蒋示吉《医宗说约》卷一："哮 喉中为甚水鸡声，哮证原来痰病侵，若得吐痰并发散，远离厚味药方灵。白果二十一个（去壳，切碎炒黄），麻黄、苏子各二钱，黄芩一钱五分，款冬、半夏各三钱且为君，桑皮、杏仁皆钱半，三碗水煎二碗存，食后徐徐温咽下，更能定喘法如神。"[149]73-74

清·陈德求《医学传灯》卷上："齁喘……脉来浮数，滑大者，宜用定喘汤，发去标邪，再用加减鸡鸣丸，常常服之，自可除根。"[150]27

日本·丹波元坚《杂病广要》："喘……一属寒包热，越婢加半夏汤、麻黄定喘汤表散其邪，平时用芦吸散亦妙。……定喘汤 白果二十一枚，去壳扎碎，炒黄色 黄芩一钱五分，微炒 杏仁一钱五分，去皮尖 桑白皮三钱，蜜炙 苏子二钱 甘草一钱 麻黄三钱 法制半夏三钱，如无，用甘草汤泡七次，去脐用 款冬花三钱。上用水三钟，煎二钟，作二服，每服一钟，不用姜，徐徐服。金陵有一铺舍，用此方专治喘，无不取效，此其真方也。（《众妙方》）肺虚感寒，气逆膈热，作哮喘者，此方主之。（《医方考》）"[20]865,869

清·王泰林《医学刍言》卷十二："咳嗽……哮喘 哮喘以定喘汤为主，只能见效，难许断根。"[151]19

清·魏鉴《幼科汇诀直解》卷二："哮吼 夫哮吼专主于痰，宜用吐法。亦有虚而不可吐者，此痰寒包乎热也。定喘汤 诸病原来有药方，惟愁齁喘最难当。麻黄桑杏寻苏子，白果冬花更用良，甘草陈皮并半夏，水煎百沸不须姜。病人遇此仙丹药，服后方知定喘详。"[152]714

清·何书田《医学妙谛》卷上："哮病章……喉中为甚水鸡声，哮症原来痰病侵。若得吐痰并发散，远离厚味药方灵。定喘之汤可参用，化痰为主治须明。定喘汤 白果 黄芩 苏子 半夏 款冬花 麻黄 杏仁 甘草 桑皮"[89]436

清·戴天章《重订广温热论》卷二："温热验方……白果定喘汤 光杏仁三钱 真川朴八分 姜半夏钱半 麻黄八分 款冬花三钱 桑皮炙，三钱 青子芩钱半 苏子一钱 炙甘草六分 白果七枚，盐水炒按：此方解表清里，降气豁痰，治寒包热邪，哮喘痰嗽，遇冷即发等症颇效。"[137]142

民国·何廉臣《增订通俗伤寒论》："第七节夹哮伤寒……秀按，哮症与喘不同，盖哮症多有兼喘，而喘有不兼哮者，因哮症似喘而非，呼吸有声，呀呷不已，良由痰火郁于内，风寒束其外，古方如厚朴麻黄汤、越婢加半夏汤；时方如白果定喘汤、五虎汤加节斋化痰丸，表散寒邪，肃清痰火，此四方最为的对。"[76]358

民国·何廉臣《增订通俗伤寒论》："第七节夹哮伤寒……廉勘……审其客寒包火者，每用白果定喘汤，调下猴麝二宝散（猴枣一钱、麝香一分，共研细匀，每服二分），用以治哮，屡奏殊功。"[76]359

民国·何廉臣《增订通俗伤寒论》："第七节夹哮伤寒……廉勘……总之感症夹哮，纯寒症固多，寒包热者亦不少，久必实中夹虚，总必色脉合参，随证辨其寒热虚实。而施治法，不必拘于冷痰入肺窍一语，横于胸中，偏执辛散温补之法也。至若但夹喘症，气升而不得降者，多由表寒外束，痰涎内郁，则肺气出入不利，随逼迫而直升，故俗称气急病。每用白果定喘、苏子降气二汤，临证奏效者多。"[76]361-362

民国·秦子文《玲珑医鉴》卷中："喘证诊治　定喘汤，治肺寒膈热哮喘。麻黄、款冬花、半夏、桑白皮各三钱，苏子二钱，杏仁二钱，白果廿颗，研末，黄芩、甘草各一钱，以水煎服。"[70]129

按语：定喘汤治疗寒包热哮的相关载述，始见于明代。如明·李时珍《本草纲目》卷三十："银杏（《日用》）……附方新十七。……又金陵一铺治哮喘，白果定喘汤，服之无不效者，其人以此起家。"[140]764文中虽未言定喘汤可以治疗本证，但同时代医籍中有许多以定喘汤治疗寒包热哮的记载。如万表《万氏济世良方》卷二："哮　专主于痰，宜用吐法。亦有虚而不可吐者。此疾寒包乎热须常带表散。定喘汤。"[65]88-89其他如龚廷贤《万病回春》卷二[64]126、武之望《济阳纲目》卷三十二[44]687、龚廷贤《济世全书》卷二[48]891、龚信《古今医鉴》卷四[141]62、吴昆《医方考》卷二[12]140、虞抟《苍生司命》卷三[13]95-96、何渊《伤寒海底眼》[142]78-79等著作中亦有相关载述。

清代诸多医家均沿用定喘汤治疗寒包热哮，如清·周京辑《医林绳墨大全》[143]86、汪昂《医方集解》卷七[15]104、冯兆张《冯氏锦囊秘录·杂症大小合参》卷十二[16]350、王泰林《退思集类方歌注·麻黄汤类》[22]11、汪昂《汤头歌诀·理气之剂》[144]484、吴簶《临证医案笔记》卷四[35]199-200、吴仪洛《成方切用》卷九上[17]425、徐大椿《兰台轨范》卷五[145]123、张秉成《成方便读》卷二[146]33、费伯雄《医醇賸义》卷三[147]44、吴玉楷等《方症会要》卷二[148]73、蒋示吉《医宗说约》卷一[149]73-74、陈德求《医学传灯》卷上[150]27、日本·丹波元坚《杂病广要》[20]865、869、王泰林《医学刍言》卷十二[151]19魏鉴《幼科汇诀直解》卷二[152]714、何书田《医学妙谛》卷上[89]436、戴天章《重订广温热论》卷二[137]142等。

民国医籍中有关定喘汤治疗寒包热哮的记载均为沿用前代，如民国·何廉臣《增订通俗伤寒论》[76]358-362、秦子文《玲珑医鉴》[70]129。

黄芩半夏汤（明·孙一奎《赤水玄珠》卷二十六）

明·孙一奎《赤水玄珠》卷二十六："明治喘……黄芩半夏汤　寒包热，哮喘咳嗽。半夏，枳壳，酒芩，桔梗，紫苏，麻黄，杏仁，甘草，上姜枣水煎服。天寒加桂枝。"[41]964

清·罗国纲《罗氏会约医镜》卷九："脉论　喘脉宜浮迟，不宜急疾。右寸沉实而紧，为肺感寒邪。……以下治哮证：黄芩半夏汤　治寒包热而发为哮病，呼吸有声，日夜不安者。黄芩酒炒、半夏各二钱，桔梗、枳壳各钱半，紫苏、麻黄去节、甘草各一钱，杏仁十五粒，去皮尖。生姜、红枣引。如天寒，加桂枝。"[56]208、212

麻黄汤（明·武之望《济阳纲目》卷三十二）

明·武之望《济阳纲目》卷三十二："论　哮吼，即痰喘甚而常发者，如水鸡之声……有寒包热者，麻黄汤加枳壳、桔梗、紫苏、半夏、黄芩。"[44]687

明·皇甫中《明医指掌》卷三："喘证九……附　哮喘　哮喘者，内有痰热，而寒包之，必须薄滋味，用二陈汤加苍术、黄芩，或麻黄汤加紫苏、半夏、枳壳、桔梗、黄芩。天寒时，再加桂枝，以温散之。"[153]79

二陈汤（明·皇甫中《明医指掌》卷三）

明·皇甫中《明医指掌》卷三："喘证九……附　哮喘　哮喘者，内有痰热，而寒包之，必须薄滋味，用二陈汤加苍术、黄芩，或麻黄汤加紫苏、半夏、枳壳、桔梗、黄芩。天寒时，再加桂枝，以温散之。"[153]79

麻黄定喘汤（清·张璐《张氏医通》卷四）

清·张璐《张氏医通》卷四："喘（短气、少气、逆气、哮）……一属寒包热，越婢加半夏汤、麻黄定喘汤，表散其邪，平时用芦吸散亦妙。"[30]85

清·张璐《张氏医通》卷十三："喘门……麻黄定喘汤 治寒包热邪，哮喘痰嗽，遇冷即发。麻黄（去节）八分，杏仁（泡去皮尖，研）十四粒，厚朴（姜制）八分，款冬花（去梗）、桑皮（蜜炙）、苏子（微炒，研）各一钱，甘草（生炙）各四分，黄芩、半夏（姜制）各一钱二分。煎成去滓，以生银杏七枚，捣烂入药，绞去滓，乘热服之，去枕仰卧，暖覆取微汗效。"[30]358

日本·丹波元坚《杂病广要·内因类》："喘……哮喘遇冷则发，其法有二：一属中外皆寒，温肺汤、钟乳丸、冷哮丸选用，并以三建膏护肺俞穴最妙。一属寒包热，越婢加半夏汤、麻黄定喘汤表散其邪，平时用芦吸散亦妙。"[20]865

陈皮汤（清·景日昣《嵩厓尊生书》卷七）

清·景日昣《嵩厓尊生书》卷七："中身部，肺分，喘哮诸病论等 哮 古人专主痰，后谓寒包热，治须表散。……喉哮而喘寒束热痰 陈皮汤 陈皮，半夏，茯苓，甘草，紫苏，枳壳，桔梗，苍术，黄芩，天寒加桂枝。"[132]242-244

清·沈金鳌《杂病源流犀烛》卷一："咳嗽哮喘源流……运功《保生秘要》曰：……哮之一症，古人专主痰，后人谓寒包热，治须表散（宜陈皮汤，冬加桂枝）。"[78]22

平治汤（清·罗国纲《罗氏会约医镜》卷九）

清·罗国纲《罗氏会约医镜》卷九："杂症论喘促哮三证（二十四）……平治汤（新）治痰火内郁，风寒外束，气急有声，坐卧不宁。枳壳钱半，桔梗二钱，防风、茯苓各钱半，瓜蒌仁去油，一钱，紫苏子，微炒研，八分，白者不效，甘草一钱，杏仁去皮尖七分，半夏钱半。如冬月加麻黄，夏月石膏，挟寒者多用生姜汁。如冬月加麻黄，夏月加石膏，挟寒者多用生姜汁。"[56]212-213

越婢汤（清·黄凯钧《友渔斋医话·证治指要》）

清·黄凯钧《友渔斋医话·证治指要》："哮喘 哮喘实因肺中有实邪。脉浮紧，喘而无汗，能食不得倒卧，大青龙汤；有汗，越婢汤；其效如神。"[3]145

清·徐大椿《女科指要》卷三："选方 咳嗽喘哮 越婢汤，治孕妇哮证，脉洪滑者。麻黄一钱，石膏五钱，甘草五分，大枣三枚，生姜三片，水煎，去渣温服。妊娠寒邪包热，肺气不得升降，故哮发如锯，急暴殊甚焉。麻黄开发肺气以散寒邪，石膏清降肠热以化火邪；甘草缓中泻火，姜枣调和营卫也。水煎温服，使肺寒外解，则膈热自化，而肺气肃清，何有哮发急暴之不寥者，胎孕无不自安矣。"[126]178

加味甘桔汤（清·江涵暾《奉时旨要》卷六）

清·江涵暾《奉时旨要》卷六："喘促……更有哮症，此表寒束其内热，加味甘桔汤主之。"[154]167

民国·秦子文《玲珑医鉴》卷中："喘证诊治 经云：诸病喘满，皆属于热。盖寒则息微而气缓，热则息粗而气急，由此观之，喘证属热无疑矣。……更有哮证与喘相似，呀呷不已，喘息有音，此表寒束其内热致成斯疾，加味甘桔汤主之，止咳散亦佳。古今治喘哮证方论甚繁，大意总不出此。喘证之脉，宜浮迟，不宜急疾。"[70]126

麻杏豁痰汤（清·泄峰桂林主人《普济内外全书》卷四）

清·泄峰桂林主人《普济内外全书》卷四："痰结汤饮 麻杏豁痰汤 古建香苏散 治风类两感，咳嗽喘急，此方顺气化痰圣剂。……麻杏豁痰汤功高，炙甘石膏两同曹，寒热伏邪生痰气，一扫喘哮乐逍遥。治内感寒热，及邪热伏内，咳嗽哮喘，或顿嗽者。麻黄三钱，炙甘草二钱，杏仁三钱，石膏八钱，加姜三片、枣二枚，水煎，热服。"[131]190

五虎汤（清·吴篪《临证医案笔记》）

清·吴篪《临证医案笔记》卷四："喘促　曹定轩道长，脉浮滑数，此肺感风寒，阳明火盛，以寒包热，故声粗气急而为哮喘也。宜投五虎汤，凉而兼散，自愈。麻黄（一钱），茶叶（二钱），杏仁（三钱），石膏（五钱），甘草（五分）。加姜枣，水煎，温服。"[35]198

芦吸散（日本·丹波元坚《杂病广要》）

日本·丹波元坚《杂病广要》："喘……哮喘遇冷则发，其法有二：一属中外皆寒……一属寒包热，越婢加半夏汤、麻黄定喘汤表散其邪，平时用芦吸散亦妙。"[20]865

五虎汤加节斋化痰丸（民国·何廉臣《增订通俗伤寒论》）

民国·何廉臣《增订通俗伤寒论》："第七节夹哮伤寒……秀按，哮症与喘不同，盖哮症多有兼喘，而喘有不兼哮者，因哮症似喘而非，呼吸有声，呀呷不已，良由火郁于内，风寒束其外……时方如白果定喘汤、五虎汤加节斋化痰丸，表散寒邪，肃清痰火，此四方最为的对。"[76]358

止咳散（民国·秦子文《玲珑医鉴》卷中）

民国·秦子文《玲珑医鉴》卷中："喘证诊治　经云：诸病喘满，皆属于热。盖寒则息微而气缓，热则息粗而气急，由此观之，喘证属热无疑矣。……更有哮证与喘相似，呀呷不已，喘息有音，此表寒束其内热致成斯疾，加味甘桔汤主之，止咳散亦佳。古今治喘哮证方论甚繁，大意总不出此。喘证之脉，宜浮迟，不宜急疾。"[70]126

无名方

清·马培之《孟河马培之医案论精要·内科医案及医论》："杂病　哮证　[病例一]陈左　阴虚肺热，脾有湿痰，又触外寒，引动宿哮，寒热、咳嗽、气喘，当清疏肃肺化痰。青蒿，川贝母，法半夏，橘红，枳壳，茯苓，杏仁，蒌，桑叶，前胡，生姜，枇杷叶（《孟河马培之医案论精要》寒包热哮无名方）。"[91]23

民国·贺季衡《贺季衡医案·哮喘》："和尚。哮喘十余年，愈发愈勤，月必两发，发则寒热，无汗，咳喘，痰出间或带血，不得平卧，脉浮数，舌红。寒邪包热，肺络日伤之候，铲根不易。麻黄八分，生石膏八钱，法半夏一钱五分，川桂枝八分，射干二钱，大杏仁三钱，五味子五分，橘红一钱五分，炙甘草五分，金苏子二钱，包，姜一片，白果七粒（《贺季衡医案》寒包热哮无名方一），取汁冲。二诊：进大青龙汤，十余年之哮喘大减，寒热亦清，惟发后痰中仍带血，脉细数，舌红，寒邪包热可知。当润肺气，以安血络。北沙参三钱，青蛤壳五钱，象贝三钱，橘红一钱五分，瓜蒌皮五钱，淡天冬三钱，大杏仁三钱，小蓟炭三钱，桑叶二钱，子芩二钱，白茅花四钱，枇杷叶三钱（《贺季衡医案》寒包热哮无名方二）。膏方：南沙参四两，蜜桑叶二两，海蛤粉四两，白苏子一两五钱，藕节炭四两，肥玉竹四两，淡天冬三两，枇杷叶三两，大生地五两，海浮石四两，大杏仁三两，瓜蒌皮四两，法半夏一两五钱，云苓三两，旋覆花一两五钱，包，炒苡仁五两，煎浓汁，入清阿胶二两，再白蜜收膏（《贺季衡医案》寒包热哮无名方三）。"[155]82

2. 源流考释

唐代医籍记载的治疗寒包热哮的方剂有厚朴麻黄汤，见于唐·孙思邈《备急千金要方》[9]391-393。

明代医籍记载的治疗寒包热哮的方剂有射干麻黄汤、越婢加半夏汤、定喘汤、黄芩半夏汤、麻黄汤、二陈汤等6首。其中有4首方剂仅载于一种医籍，如明·汪机《医学原理》[138]194记载的射干麻黄汤，楼英《医学纲目》[61]604记载的越婢加半夏汤，孙一奎《赤水玄珠》[41]964记载的黄芩半夏汤，皇甫中《明医指掌》[153]79记载的二陈汤。

此外，另有2首方剂被明代诸多医籍载述治疗寒包热哮。记载定喘汤治疗寒包热哮者，如明·李时珍《本草纲目》卷三十："银杏（《日用》）……附方新十七。……又金陵一铺治哮喘，白果定喘汤，服之无不效者，其人以此起家。"[140]764 文中虽未言定喘汤可以治疗本证，但同时代医籍中有许多以定喘汤治疗寒包热哮的记载。如龚廷贤《万病回春》[64]126、万表《万氏济世良方》[65]88-89、武之望《济阳纲目》[44]687、龚廷贤《济世全书》[48]891、龚信《古今医鉴》[141]62、吴昆《医方考》[12]140、虞抟《苍生司命》[13]95-96、河渊《伤寒海底眼》[142]78-79 等。记载麻黄汤治疗"寒包热"哮病的医籍主要有武之望《济阳纲目》[44]687、皇甫中《明医指掌》[153]79 等。

清代医家治疗寒包热哮的方剂有 12 首，其中沿用前代治疗寒包热哮的方剂有越婢加半夏汤、定喘汤、黄芩半夏汤 3 首，沿用越婢加半夏汤治疗寒包热哮的医籍主要有清·李用粹《证治汇补》[34]215、张璐《张氏医通》[30]85、沈金鳌《杂病源流犀烛》[78]22、程杏轩《医述》[79]649、尤怡《金匮翼》[109]256、日本·丹波元坚《杂病广要·内因类》[20]865、日本·中川成章《证治摘要》[139]40 等 7 种，沿用定喘汤治疗寒包热哮的医籍主要有周京辑《医林绳墨大全》[143]86、汪昂《医方集解》[15]104、冯兆张《冯氏锦囊秘录·杂症大小合参》[16]350、王泰林《退思集类方歌注·麻黄汤类》[22]11、汪昂《汤头歌诀·理气之剂》[144]484、吴篯《临证医案笔记》[35]199-200、吴仪洛《成方切用》[17]425、徐大椿《兰台轨范》[145]123、张秉成《成方便读》[146]33、费伯雄《医醇賸义》[147]44、吴玉楷等《方症会要》[148]73、蒋示吉《医宗说约》[149]73-74、陈德求《医学传灯》[150]27、日本·丹波元坚《杂病广要》[20]865, 869、王泰林《医学刍言》[151]19、魏鉴《幼科汇诀直解》[152]714、何书田《医学妙谛》[89]33、戴天章《重订广温热论》[137]142 等 18 种，沿用黄芩半夏汤治疗寒包热哮的医籍主要有罗国纲《罗氏会约医镜》[56]208, 212。

清代医家新提出治疗寒包热哮的方剂有麻黄定喘汤、陈皮汤、平治汤、越婢汤、加味甘桔汤、麻杏豁痰汤、五虎汤、芦吸散等 8 首，如清·张璐《张氏医通》[30]85, 358、日本·丹波元坚《杂病广要·内因类》[20]865 等记载的麻黄定喘汤，景日昣《嵩厓尊生书》[132]242-244、沈金鳌《杂病源流犀烛》[78]22 记载的陈皮汤，罗国纲《罗氏会约医镜》[56]212-213 记载的平治汤，黄凯钧《友渔斋医话·证治指要》[3]145、徐大椿《女科指要》[126]178 记载的越婢汤，江涵暾《奉时旨要》[154]167 记载的加味甘桔汤，泄峰桂林主人《普济内外全书》[131]190 记载的麻杏豁痰汤，吴篯《临证医案笔记》[35]198 记载的五虎汤，日本·丹波元坚《杂病广要》[20]861-865 记载的芦吸散。此外，清代医籍还记载有 1 首治疗寒包热哮的无名方，见于马培之《孟河马培之医案论精要·内科医案及医论》[91]23。

民国医籍所载治疗寒包热哮的方剂有 7 首，其中沿用前代之方有 4 首，如民国·吴克潜《儿科要略》[27]628-629、何廉臣《增订通俗伤寒论》[76]358 等记载的越婢加半夏汤，何廉臣《增订通俗伤寒论》[76]358 记载的厚朴麻黄汤、定喘汤，秦子文《玲珑医鉴》[70]126,129 记载的定喘汤、加味甘桔汤。此外，民国医家新提出治疗寒包热哮的方剂亦有 2 首，如何廉臣《增订通俗伤寒论》[76]358 记载的五虎汤加节斋化痰丸，秦子文《玲珑医鉴》[70]126 记载的止咳散。此外，民国时期医籍还记载有 1 首治疗寒包热哮的无名方，见于贺季衡《贺季衡医案·哮喘》[155]82。

四、风 哮

1. 中药

1.1 文献辑录

藜芦（宋·苏颂《本草图经》卷八）

宋·苏颂《本草图经》卷八："藜芦……此药大吐上膈风涎，暗风痫病，小儿黇黈。用钱匕一字，则恶吐人。又用通顶，令人嚏。"[156]255

宋·唐慎微《证类本草》卷十："藜芦……图经曰藜芦生泰山山谷，今陕西、山南东西州郡皆有之。……此药大吐上膈风涎，暗风痫病，小儿鲐䶟，用钱匕一字，则恶吐。人又用通顶令人嚏，而古经本草云"疗呕逆"，其效未详。今萱草亦谓之鹿葱，其类全别。主疗亦不同耳。"[157]290

清·张秉成《本草便读·草部》："藜芦……凡风痰在膈，以及蛊毒等证，与夫癫痫不愈，久疟久哮者，皆可用之取吐。"[7]50-51

砒霜（明·龚廷贤《药性四百味歌括》）

明·龚廷贤《药性歌括四百味》："诸药之性，各有奇功，温凉寒热，补泻宣通。……砒霜大毒，风痰可吐，截疟除哮，能消沉痼。"[158]17

明·陈嘉谟《本草蒙筌》卷八："砒霜（一名信石）味苦、酸。有大毒。……截疟除哮，膈上风痰可吐；溃坚摩积，腹内宿食能消。"[159]359

明·龚廷贤《万病回春》卷一："药性歌（共二百四十）……砒霜有毒，风痰可吐，截疟除哮，能消沉痼。"[64]23

清·冯兆张《冯氏锦囊秘录·杂症痘疹药性主治合参》卷五："砒霜……截疟除哮，膈上风痰可吐。溃坚磨积，腹内宿食能消。"[16]820

杏仁、橘红、薄荷、前胡（民国·何廉臣《增订通俗伤寒论》）

民国·何廉臣《增订通俗伤寒论》："第七节夹哮伤寒……总之哮症禁用纯凉剂，恐风邪难解；禁用大热剂，恐痰火易升。宣气疏风，勿忘病根。轻品如杏仁、橘红、薄荷、前胡；重则如麻、桂、细辛、苏、葶。"[76]359

麻黄、桂枝、细辛、紫苏、葶苈子（民国·何廉臣《增订通俗伤寒论》）

民国·何廉臣《增订通俗伤寒论》："第七节夹哮伤寒……总之哮症禁用纯凉剂，恐风邪难解；禁用大热剂，恐痰火易升。宣气疏风，勿忘病根。轻品如杏仁、橘红、薄荷、前胡；重则如麻、桂、细辛、苏、葶。"[76]359

1.2 源流考释

历代医籍所载治疗风哮的中药有藜芦、砒霜、杏仁、橘红、薄荷、前胡、麻黄、桂枝、细辛、紫苏、葶苈子等。

风哮治疗中药的相关记载最早可追溯至宋代，如宋·苏颂《本草图经》卷八："藜芦……此药大吐上膈风涎，暗风痫病，小儿鲐䶟。用钱匕一字，则恶吐人。又用通顶，令人嚏。"[156]255此处所载"鲐䶟"为哮病症状，而"风涎"符合风哮的特征。同时代其他医籍亦有藜芦治疗风哮的相关论述，如唐慎微《证类本草》卷十："藜芦……此药大吐上膈风涎，暗风痫病，小儿鲐䶟，用钱匕一字，则恶吐。"[157]290

明代医家提出砒霜治疗风哮，并指出其可吐"风痰""除哮"，如明·龚廷贤《药性歌括四百味》："诸药之性……砒霜大毒，风痰可吐，截疟除哮，能消沉痼。"[158]17其他如陈嘉谟《本草蒙筌》卷八[159]359、龚廷贤《万病回春》卷一[64]23等著作中亦有相关载述。

清代医家治疗风哮沿用前代之藜芦、砒霜。沿用藜芦者，如清·张秉成《本草便读·草部》："藜芦……凡风痰在膈，以及蛊毒等证，与夫癫痫不愈，久疟久哮者，皆可用之取吐。"[7]50-51此处明确指出藜芦可治疗"风痰在膈"，丰富了藜芦治疗风哮的内容。沿用砒霜者，如冯兆张《冯氏锦囊秘录·杂症痘疹药性主治合参》卷五："砒霜……截疟除哮，膈上风痰可吐。溃坚磨积，腹内宿食能消。"[16]820

晚清民国医家何廉臣载述多种治疗风哮的中药，并根据药性之轻重来应用，如《增订通俗伤寒论》："第七节夹哮伤寒……总之哮症禁用纯凉剂，恐风邪难解；禁用大热剂，恐痰火易升。宣气疏风，勿忘病根。轻品如杏仁、橘红、薄荷、前胡；重则如麻、桂、细辛、苏、葶。"[76]359文中指出哮症轻者可用杏仁、橘红、薄荷、前胡治疗，哮症重者可用麻黄、桂枝、细辛、紫苏、葶苈子等药。

2. 方剂

2.1 文献辑录

坠痰丸（宋·赵佶《圣济总录》卷六十五）

宋·赵佶《圣济总录》卷六十五："呷嗽……治涎嗽。止呀呷。化风痰。利咽膈。坠痰丸方：白矾（八两于瓦器上枯过研细以纸裹埋黄土内一宿出火毒入后药），半夏（汤洗七遍焙干杵末以生姜汁和作饼子再焙干秤二两），槐花（三两炒），甘草（一斤慢火炙剉），上四味。捣罗为末。白面糊和丸。如梧桐子大。每服十五丸。食后生姜汤下。"[11]693-694

明·朱橚《普济方》卷一百六十："咳嗽门 呷嗽（附论）……坠痰丸 治痰嗽。止呀呷。化风痰。利咽膈。白矾（八两于瓦器上枯过研细以纸裹埋黄土内一宿取出火毒入后药），槐花（三两炒），半夏（汤洗七次焙干杵末以生姜汁和作饼子再焙干秤二两），甘草（一斤慢火炙剉），上为末。白面糊为丸。如梧桐子大。每服十五丸。食后生姜汤下。"[36]1814

菖蒲煎（南宋·刘昉《幼幼新书》卷十六）

南宋·刘昉《幼幼新书》卷十六："伤风嗽第七 ……张涣菖蒲煎方 治小儿肺中风邪，喘鸣肩息。石菖蒲（一寸九节者），款冬花，紫菀（去土洗，焙干），人参（去芦头），桂心（各一两），上件捣，罗为细末。炼蜜同石白中捣一、二百下。和皂皂大。每服一粒，煎糯米饮化下。"[160]608

宋《小儿卫生总微论方》卷十四："咳嗽论（附痰饮上气）夫咳嗽者。……菖蒲煎 治肺中风邪，肩息喘鸣，或发咳嗽。石菖蒲（一两，一寸九节者良），款冬花（去枝梗，一两），紫菀（去土，净洗，焙干，一两），人参（去芦，一两），桂心（一两）。上为细末，炼蜜和剂，入石白中，杵一二百下。丸皂子大。每服一粒。煎糯米饮化下。食后临卧服。"[161]401

元·许国桢《御药院方》卷十一："菖蒲煎丸 治小儿肺气壅实，咳嗽痰涎，喘鸣肩息。人参、石菖蒲、款冬花、桂心、紫菀茸（已上各一钱），上为细末，炼蜜和丸，每两作三十丸。每服一丸，煎糯米汤化下，食后服。"[162]230

明·朱橚《普济方》卷一百六十三："喘门 总论 ……菖蒲煎 治肺中风。喘鸣肩息。菖蒲、款冬花、紫菀、人参、桂心各等分。上为细末。炼蜜丸。皂角子大。每服一丸。煎糯米饮化下。"[36]1877

明·王肯堂《证治准绳·幼科》集之九："温剂 菖蒲煎 治肺中风邪，喘鸣肩息。石菖蒲（一寸九节者）、款冬花、紫菀（去土，洗，焙干）、人参（去芦）、桂心（各一两）上件，捣罗为细末，炼蜜同石白中捣一二百下，和如皂子大。每服一粒，煎糯米饮化下。"[163]1715

五苓散同宽气饮、宽热饮（元·曾世荣《活幼心书》卷中）

元·曾世荣《活幼心书》卷中："咳嗽十一 咳嗽者，固有数类，但分冷热虚实，随证疏解。初中时，未有不因感冒而伤于肺。……鸪鸼一证，郭氏曰：小儿此疾，本因暑湿所侵，未经发散，邪传心肺，壅而为热，有热生风，有风生痰，痰实不化，因循日久，结为顽块，丸如豆粒，遂成痰母。……急宜去风化痰，先以五苓散同宽气饮、宽热饮，用少姜汁和百沸汤调服；

次进知母汤、雄黄散、如意膏、半夏丸。"[164]33-35

哮积丹（元·朱丹溪《脉因证治》卷二）

元·朱丹溪《脉因证治》卷二："二十七、喘（附哮）……哮治 哮积丹 鸡子略敲不损膜，浸尿缸内四五日夜，吃之有效。盖鸡子能去风痰。萝卜子丸，姜汤送下妙。"[165]66-67

元·朱丹溪《金匮钩玄》卷一："哮（专主于痰，宜吐法。）治哮必用薄滋味，不可纯用凉药，必带表散。治哮方：用鸡子略敲，壳损膜不损，浸于尿缸内，三四日，夜取出。煮熟食之，效。盖鸡子能去风痰。"[166]15

元·朱丹溪《丹溪心法》卷二："哮喘十四……治哮治积方 用鸡子一个，略敲，壳损膜不损，浸尿缸内三四日，夜取出，煮熟吃之，效。盖鸡子能去风痰。"[60]69

元·朱丹溪《丹溪秘传方诀》卷二："哮 专主于痰，宜吐法。治哮必用薄滋味，不可纯用凉药，必带表散。治哮治积方：鸡子略敲壳、不损膜，浸尿缸内三、四日夜者，吃效。盖鸡子能去风痰。"[167]185

明·叶廷器《世医通变要法》卷上："哮病三十四 夫哮者，邪气伏藏，痰涎浮涌，呼吸不得，气促喘急，填塞肺脘，激乱争鸣，如鼎之沸，而喘之形具矣。……一法 用鸡子，略敲壳，不要损膜，浸尿缸中三四日夜，煮食之，盖鸡子能去风痰。"[73]59-60

明·楼英《医学纲目》卷二十七："喘……治哮亦治积。鸡子略敲，损壳不损膜，浸尿缸内三四日，临夜煮食。（海藏《本草》云：阴不足者，补之以味。）"[61]603

明·李时珍《本草纲目》第四十八卷："鸡（《本经》上品）……年深哮喘：鸡子略敲损，浸尿缸中三四日，煮食，能去风痰。（《集成》）"[140]1085

明·王肯堂《证治准绳·杂病》第二册："哮……丹溪云：哮主于痰，宜吐法。治哮必用薄滋味，不可纯作凉药，必带表散。治哮方：用鸡子略击破壳，不可损膜，浸尿缸内三四日夜，煮吃效。盖鸡子能去风痰。"[62]84

明·缪希雍《神农本草经疏》卷十九："附：鸡子 主除热火疮，痫痉。……《医方集成》：年深哮喘。鸡子略敲损，浸尿缸中三四日，煮食，能去风痰。"[168]247

明·缪希雍《本草单方》卷三："喘……年深哮喘，鸡子略敲损，浸尿缸中三四日，煮食。能去风痰。《医学集成》"[169]399

清·李用粹《证治汇补》卷五："哮病……治风痰致哮，用鸡子略损壳，浸尿中三四日夜，煮食之。"[34]216

清·汪昂《本草易读》卷八："鸡卵三百八十八……年深哮喘，将卵略敲损，浸尿缸中三日，煮食之，能去风痰。（第三。）"[170]342

清·张璐《本经逢原》卷四："鸡……鸡卵治伤寒发狂，咳嗽失音并生食之，以鸡卵略敲损勿令清漏，浸尿中，冬三、夏一日，取煮食之，治哮喘风痰。鸡子清治伏热目赤喉痛。"[171]237

清·吴仪洛《本草从新》卷十六："鸡 补虚温中……用老者。取其阳气充足也，能食百虫，故治蜈蚣、蚯蚓、蜘蛛咬毒。鸡子、甘平镇心。安五脏，益气补血，清咽开音（眉批：年深哮喘、鸡子略敲损、浸尿缸中三四日、煮食、姜汁竹沥汤送、能去风痰）"[116]269-270

清·陈其瑞《本草撮要·禽兽部》："[鸡]……鸡子甘平益气补血，鸡子略敲损，浸尿缸中三日煮熟，姜汁竹沥汤送下，治年深哮喘风痰。"[172]84

清·罗越峰《疑难急症简方》卷三："痰饮喘哮……年深哮喘（《本草》）鸡子数枚敲损，浸尿缸中三四日，煮食，姜汁竹油汤送，能去风痰。"[173]160

清·何梦瑶《医碥》卷二："喘哮……又方，鸡子略击破壳，不可损膜，浸尿缸内三四日夜，煮吃，效，能去风痰也。"[174]108

民国·陆锦燧《鲟溪秘传简验方》卷上："哮吼门……年深哮喘,鸡子,略敲损,浸尿缸中三四日。煮食,能去风痰。"[114]31

按语:哮积丹治疗风哮的有关记载可追溯至元代,如元·朱丹溪在《脉因证治》卷二[165]66-67、《金匮钩玄》卷一[166]15 和《丹溪心法》卷二[60]69《丹溪秘传方诀》卷二[167]185 中均提出"盖鸡子能去风痰"。其后历代医家多承前代之意,诸多医籍中均沿载此方治疗"风痰",如明·叶廷器《世医通变要法》卷上[73]60、楼英《医学纲目》卷二十七[61]603、清·李用粹《证治汇补》卷五[34]216、民国·陆锦燧《鲟溪秘传简验方》卷上[114]31 等。

千缗汤（明·李梴《医学入门》卷四）

明·李梴《医学入门》卷四："痰类 喘,喘急先分肺实虚,呼吸急促者,谓之喘;喉中有响声者,谓之哮……痰喘喉似水鸡吹。痰喘必有痰声。风痰,千缗汤,或合导痰汤。"[175]389

明·李梴《医学入门》卷六："杂病用药赋 ……千缗汤 半夏七枚,皂角、甘草各一寸,生姜二钱,用生绢袋盛水煎顿服,治哮喘不得卧,或风痰壅盛。"[175]539

射干止喘汤（清·陈士铎《辨证玉函》卷二）

清·陈士铎《辨证玉函》卷二："喘症 喘症之有虚实也。喘症遇风而发,此实邪也。或散邪而病辄愈,其症喉作水鸡声,喘必抬肩,气闷欲死,视其势若重而其因实轻,盖外感之病而非内伤之患也。方用射干止喘汤,一剂即愈,不必再剂也。此方虽皆祛邪散风之品,而有补益之味以相制,邪去而正气无亏。倘无补味存乎其中,但有散而不补,风邪虽去,喘亦顿除,后日必有再感之患,不若乘其初起之时,预作绸缪之计也。至于虚喘若何?口中微微作喘,而不至抬肩,盖短气之症,似喘而非喘也。间其症必有气从脐间上冲,便觉喘息不宁。此乃肾虚之极,元阳止有一线之微,牵连未绝而欲绝也。法当大补肾宫之水,而兼补元阳之气,则虚火下潜,而元阳可续,方用生水归源散。此方神而更神,此等之病非此等之方不能回元气于将亡,补真水之乖绝,一剂而喘轻,再剂而喘定,三剂、四剂而安宁矣。庶几身可眠,而气无上冲之患矣。倘不用吾方,自必毙也。或少减乃亦能奏效,然而旷日迟久,徒增困顿,与其后日多服药饵过于吾方之多,何若乘其初起之时,即照吾定之方而多与之痛饮,能去病之为快哉。射干止喘汤 射干(二钱),柴胡(一钱),麦冬(三钱),茯苓(三钱),半夏(三钱),甘草(一钱),天花粉(一钱),黄芩(一钱),苏子(三钱),百部(一钱),水煎服。"[176]459-460

紫苏姜苓汤（清·黄元御《四圣心源》卷七）

清·黄元御《四圣心源》卷七："杂病解下 齁喘根原 齁喘者,伤风之重者也。……紫苏姜苓汤,苏叶,三钱,杏仁,三钱,橘皮,三钱,半夏,三钱,茯苓,三钱,干姜,三钱,甘草,三钱,砂仁,二钱,生姜,三钱。煎大半杯,热服,覆衣。若皮毛闭束,表邪不解,则加麻黄。若言语谵妄,内热不清,则加石膏。"[177]130

金水六君煎（清·汪文绮《杂症会心录》卷下）

清·汪文绮《杂症会心录》卷下："妇人杂症 产后发喘 产后发喘,最为恶候。慎勿论实,多有补不及而毙者。此医家不可不知也。盖肺受脾禀,运气生脉,通水道,顺呼吸,清肃……若其人平素原有哮喘之疾,因胎下偶受外风,旧疾亦作,宜金水六君煎主之。……金水六君煎,熟地三五钱,当归二钱,茯苓二钱,半夏三钱,陈皮一钱五分,甘草一钱,炙。水二盅,姜五七片,煎八分,食远温服。"[101]84-85

千缗导痰汤（清·沈金鳌《杂病源流犀烛》卷一）

清·沈金鳌《杂病源流犀烛》卷一："咳嗽哮喘源流……有风哮(宜千缗导痰汤)"[78]22

民国·吴克潜《儿科要略》："杂证咳嗽……风痰骤升而哮,酌用千缗导痰汤以疏其痰。"[27]629

民国·吴克潜《儿科要略》:"杂证咳嗽……附方……(七)千缗导痰汤 治风哮。半夏七枚,天南星、陈皮、赤茯苓、枳壳各一钱,皂荚(蜜炙)、甘草(蜜炙)各一寸,加生姜五片,清水煎服。"[27]630

定喘汤(清·罗国纲《罗氏会约医镜》卷九)

清·罗国纲《罗氏会约医镜》卷九:"脉论 喘脉宜浮迟,不宜急疾。右寸沉实而紧,为肺感寒邪。……以下治哮证:……定喘汤 治肺有风痰而哮者。他皆不用。白果七粒,去壳,切碎炒黄 麻黄、半夏、款冬花各一钱 桑白皮蜜炙、苏子各七分 杏仁去皮尖、甘草、黄芩各八分。徐徐服。"[56]208, 212

麻黄汤(清·江涵暾《笔花医镜》卷二)

清·江涵暾《笔花医镜》卷二:"肺部……肺实之症,脉右寸必有力,其症为气闭、为痰闭、为暑闭、为水闭。发喘,为风闭。为火闭、为咽痛、为右胁痛、为肺痈。……风闭者,风郁于肺而哮嗽也,麻黄汤主之。"[178]51

清·陈修园《医医偶录》卷二:"肺部(手太阴属脏)……肺实之症,脉右寸必有力,其症为气闭,为痰闭,为暑闭,为水闭,发喘,为风闭,为火闭,为咽痛,为右胁痛,为肺痈。……风闭者,风郁于肺而哮嗽也,麻黄汤主之。"[179]62

清·梁玉瑜等《医学答问》卷一:"十二经各种证候的表现和治法如何?……里有肺实,舌之肺经必有苔腻,右寸脉洪实……风闭者,风郁于肺而哮嗽也,宜麻黄汤。"[180]27

吕祖定喘汤(清·泄峰桂林主人《普济内外全书》卷四)

清·泄峰桂林主人《普济内外全书》卷四:"痰喘汤饮 吕祖定喘汤 吕祖定喘汤冬花,桑苏半杏效堪夸,白果麻黄酒芩等,止激定喘遇仙家。治哮吼喘急,风痰逆胸,头晕目眩,服之立效。款冬花二钱,真苏子三钱,杏仁一钱五分,麻黄二钱,桑白皮一钱五分,制半夏二钱,黄芩二钱,白果七个,加姜煎服。"[131]203

化痰丸、南星丸、紫金丹(清·马氏《大医马氏小儿脉珍科》卷上)

清·马氏《大医马氏小儿脉珍科》卷上:"三十九、咳嗽论治(附鮨、马脾风)……又有鮨鮨一症,盖由啼哭未已,遽与儿食,或饲以酸咸,气郁不利,致令生痰,或受暑湿所侵,未经发散,邪传心肺,郁而为热,热生风,风能生痰,痰实不化,结成顽块,或如豆粒,遂成痰母,故痰母发动而风即随之,风痰潮紧,气促而喘,俗云哮病是也。若不治,乃成痼疾,急服化痰丸、南星丸等药,以去风痰,或紫金丹亦可。"[181]35

青州白丸子(清·太医《医方配本·痰喘咳嗽门》)

清·太医《医方配本·痰喘咳嗽门》:"青州白丸子,此药专治男妇风痰壅盛,呕吐痰沫,痰嗽哮喘,及小儿惊风潮搐,大人口眼歪斜,半身不遂等证。凡初觉中风,便可常服,永无风痰壅膈之患。每服三五十丸,淡姜汤下。瘫痪,温酒下。咳嗽,梨汤下。早晚二服。小儿惊痰,薄荷汤下。生白附二两,生南星、生半夏七两,生川乌五钱去皮。共为细末,绢袋贮之。用井水在内摆出粉末殆尽,再播再摆,以尽为度。注净盆内。日晒夜露,春五夏三秋七冬十日去水晒干,如玉片研细,用米煮粥饮为丸。如绿豆大。"[69]50

2.2 源流考释

在历代文献中,治疗风哮的方剂有坠痰丸、菖蒲煎、哮积丹、千缗汤、千缗导痰汤、定喘汤、麻黄汤、化痰丸、南星丸、紫金丹等。

风哮治疗方剂的有关记载可追溯至宋代,如宋·赵佶《圣济总录》卷六十五:"呷嗽……治涎嗽。止呀呷。化风痰。利咽膈。坠痰丸方。"[11]693-694此时期尚未出现"风哮"证名,但文献中记载的"呀呷""风痰"均符合风哮的特点。此外，宋代亦有医家以菖蒲煎治疗风哮，如刘昉《幼幼新书》卷十六："伤风嗽第七……张涣菖蒲煎方 治小儿肺中风邪，喘鸣肩息。"[160]608 其中"肺中风邪，喘鸣肩息"符合风哮的发病特征，此方亦载于《小儿卫生总微论方》卷十四[161]401。

元代医家在沿用前代菖蒲煎治疗风哮的基础上，新提出哮积丹、五苓散同宽气饮、宽热饮。沿用菖蒲煎者，如元·许国桢《御药院方》卷十一："菖蒲煎丸 治小儿肺气壅实，咳嗽痰涎，喘鸣肩息。"[162]230 新提出哮积丹"盖鸡子能去风痰"者，如朱丹溪《脉因证治》卷二："二十七、喘（附哮）……哮治 哮积丹 鸡子略敲不损膜，浸尿缸内四五日夜，吃之有效。盖鸡子能去风痰。萝卜子丸，姜汤送下妙。"[165]66-67 其他如《金匮钩玄》卷一[166]15、《丹溪心法》卷二[60]69、《丹溪秘传方诀》卷二[167]185 等著作中亦有相关记载。新提出五苓散同宽气饮、宽热饮"去风化痰"者，如曾世荣《活幼心书》卷中[164]33-35。

明代医家沿用前代菖蒲煎、哮积丹，亦新提出千缗汤、射干止喘汤治疗风哮。沿用坠痰丸治疗风哮的医籍有明·朱橚《普济方》[36]1814，沿用菖蒲煎治疗风哮的医籍主要有朱橚《普济方》[36]1877、王肯堂《证治准绳·幼科》集之九[163]1715 等两种，沿用哮积丹治疗风哮的医籍主要有叶廷器《世医通变要法》[73]60、楼英《医学纲目》[61]603、李时珍《本草纲目》[140]1085、王肯堂《证治准绳·杂病》第二册[62]84、缪希雍《神农本草经疏》[168]247、缪希雍《本草单方》[169]399 等 5 种。此外，明代医家新提出千缗汤治风哮者，如李梴《医学入门》："痰喘喉似水鸡吹。痰喘必有痰声。风痰，千缗汤，或合导痰汤。……千缗汤……治哮喘不得卧，或风痰壅盛。"[175]389,539

清代医家治疗风哮沿用前代之哮积丹，新提出紫苏姜苓汤、金水六君煎、千缗导痰汤、定喘汤、麻黄汤、吕祖定喘汤、化痰丸、南星丸、紫金丹、青州白丸子等。

清代诸多医籍均沿载哮积丹治疗风哮，如清·李用粹《证治汇补》[34]216、汪昂《本草易读》[170]342、张璐《本经逢原》[171]237、吴仪洛《本草从新》[116]269-270、陈其瑞《本草撮要·禽兽部》[172]84、罗越峰《疑难急症简方》[173]160、何梦瑶《医碥》[174]108 等。

清代医家新提出的治疗风哮的方剂有 11 首，如陈士铎《辨证玉函》卷二[176]459-460 记载的射干止喘汤，黄元御《四圣心源》[177]130 记载的紫苏姜苓汤，汪文绮《杂症会心录》[101]84-85 记载的金水六君煎，沈金鳌《杂病源流犀烛》[78]22 记载的千缗导痰汤，罗国纲《罗氏会约医镜》[56]208, 212 记载的定喘汤，江涵暾《笔花医镜》[178]51、陈修园《医医偶录》[179]62、梁玉瑜等《医学答问》[180]27 记载的麻黄汤，泄峰桂林主人《普济内外全书》[131]203 记载的吕祖定喘汤，马氏《大医马氏小儿脉珍科》[181]35 记载的化痰丸、南星丸、紫金丹，太医《医方配本·痰喘咳嗽门》[69]50 记载的青州白丸子。

民国医家主要沿用哮积丹、千缗导痰汤治疗风哮。如陆锦燧在其著作《孚溪秘传简验方》[114]31 中沿用哮积丹治疗风哮，言"鸡子"可以"去风痰"；吴克潜在其著作《儿科要略》[27]629-630 中则沿用千缗导痰汤治疗风哮。

五、痰　哮

1.中药

1.1　文献辑录

枇杷（明·兰茂《滇南本草》卷一）

明·兰茂《滇南本草》卷一："枇杷、枇杷叶……果治哮喘、小儿惊风发热效。"[182]169

蛤蜊（明·陈嘉谟《本草蒙筌》卷二）

明·陈嘉谟《本草蒙筌》卷二："蛤蜊者胜真海粉，可多备听用一年（出诸证辩疑方）并主痰喘咳哮，服下神效立获。"[159]84

瓜蒂（明·李时珍《本草纲目》卷三十三）

明·李时珍《本草纲目》卷三十三："瓜蒂（《本经》上品）……齁喘痰气：苦丁香三个，为末。水调服，吐痰即止。（《朱氏集验方》）"[140]801

清·汪昂《本草易读》卷一："喘部十七……齁喘痰气（瓜蒂二百六十三，验方一。）"[170]12

清·黄元御《长沙药解》卷一："瓜蒂……瓜蒂苦寒，泻水涤痰，涌吐腐败，以清气道，荡宿食停饮，消水肿黄疸，通脑闷鼻衄，止咳逆齁喘，湿热头痛，风涎喉阻，一切癫痫蛊胀之病皆医。亡血家忌之。"[183]36

清·齐秉慧《齐氏医案》卷一："原方在痰饮，今移六经篇末。甜瓜蒂如无，以丝瓜蒂代之。……《纲目》云：甜瓜蒂，一名苦丁香（象形），瓜短团者良，白瓜蒂与长如弧瓜勿用。其子曰　；其肉曰瓢；其跗曰环，谓脱花处也；其蒂曰疐，谓系蔓处也。去瓜皮用蒂，约半寸许。俟瓜气长足，采收听用。……有风热牙痛者，瓜蒂七枚，炒研，入麝香少许和之，绵裹咬定患牙，流涎即止，否则再咬。有齁喘痰气者，瓜蒂三个为末，水调服，吐痰即止。"[67]41-44

天花粉（明·杜文燮《药鉴》卷二）

明·杜文燮《药鉴》卷二："天花粉……瓢和明矾粉，并主痰喘咳哮，姜汁糊丸立应。"[1]75-76

石胡荽（明·倪朱谟《本草汇言》卷七）

明·倪朱谟《本草汇言》卷七："石胡荽 利九窍，通鼻气之药也（萧炳）。其味辛烈（《闵效轩集》），其气辛薰，其性升散，能通肺经，上达头脑，故《孟氏方》主齁鲐痰喘，气闭不通，鼻塞鼻痔，胀闷不利。"[2]496

巴豆（明·倪朱谟《本草汇言》卷九）

明·倪朱谟《本草汇言》卷九："巴豆……左氏（皮正东抄）曰：此剂味甚辛敦，气甚热烈，性甚刚猛，攻关拔固，功过牵、黄，摧滞逐实，力浮硝、戟，追逐一切有形、留着、久顽不逊之疾。如留饮痰癖，死血败脓，蛊毒飞尸鬼疰，休息结痢，寒痰哮喘，及一切生冷、鱼面、油腻、水果积聚，虫积，或水肿大腹，寒疝，死胎，痞结，症瘕诸证，下咽即行。"[2]614

清·严洁等《得配本草》卷七："巴豆……得硼砂、杏仁、牙皂，水丸服，治痰哮。"[6]224

砒石（明·李中梓《本草通玄》卷下）

明·李中梓《本草通玄》卷下："砒石……入丸药中，劫哮喘痰疟，诚有立地奇功。"[184]111

清·吴仪洛《本草从新》卷十三："砒石 大燥、劫痰。辛苦而酸，大热大毒，砒霜尤烈（生者名砒黄、炼者名砒霜），颇能燥痰，可作吐药，疗痰在胸膈，除哮截疟。"[116]234

清·黄宫绣《本草求真》卷八："砒石（石）热毒杀人，兼治哮疟顽痰。"[117]250

清·陈其瑞《本草撮要·金石部》："[砒石] 味辛苦酸，大热大毒，砒霜尤烈，入手足太阴明阳经，功专燥痰，作吐药疗痰在胸膈，除哮截疟。"[172]78

清·张秉成《本草便读·金石部》："砒石 热毒且刚，能燥痰而作吐，辛酸兼苦，可截疟以除哮，枯痔杀虫，腐疮蚀肉。"[7]98

白果（银杏）（清·陈士铎《本草新编》卷五）

清·陈士铎《本草新编》卷五："白果……白果，方中所用极少，唯治哮喘方有用白果者，取其能涤胃中饮食之积也。"[185]308, 309

清·汪昂《本草易读》卷一："咳嗽部十五……哮喘痰嗽（白果二百五十三，验方一。）"[170]9

清·汪昂《本草备要·果部》："白果……熟食温肺益气（色白属金，故入肺），定痰哮，

敛喘嗽，缩小便，止带浊。"[115]182-183

清·吴仪洛《本草从新》卷十："银杏（眉批：一名白果）涩，敛肺，去浊痰。甘苦收涩，熟食温肺益气（眉批：色白属金，故入肺）。定痰哮，敛喘嗽，缩小便，止带浊（眉批：带浊赤者、热伤血分、从心小肠来、白者、湿伤气分、从肺大肠来、并有寒热二证、亦有因痰而带浊者、宜二陈、加升柴二术）。"[116]171

清·徐大椿《药性切用》卷四上："白果……熟则温肺定哮，能缩小便。"[186]149

清·严洁等《得配本草》卷六："银杏……生用：降痰，消毒杀虫。配百药煎，治肠风。配麻黄、甘草，治哮喘。"[6]191

清·罗国纲《罗氏会约医镜》卷十七："白果（三二七）（味甘苦，入肺经。）熟食温肺益气，（色白属金）定痰哮，敛喘嗽，缩小便，止带浊。"[56]599-560

清·青浦诸君子《寿世编》卷下："杂录门……白果（熟食温肺益气，定痰哮，敛喘嗽，缩小便，止带浊。生食降痰解酒，消毒杀虫）"[102]170

清·杨时泰《本草述钩元》卷十七："银杏……〔论〕方书用银杏治喘，盖治喘之哮者，是证缘胸中之痰，随气上升，粘结于喉咙，以及会厌悬雍，致气出入不得快利，与痰引逆相击而作声，是痰得之食味咸酸太过，因积成热。"[187]484

清·姚澜《本草分经·手太阴肺》："白果 甘苦涩，生食降浊痰杀虫，熟食敛肺益气，定哮喘、缩小便、止带浊。"[188]26

清·陈其瑞《本草撮要·果部》："[银杏]味甘苦，入手太阴经，功专收涩，熟食温肺益气，定痰哮，敛喘嗽，缩小便，止带浊，杀虫去虱。"[172]50

按语： 白果又称为银杏，可以"定痰哮，敛喘嗽"，如清·汪昂《本草易读》卷一："咳嗽部十五……哮喘痰嗽（白果二百五十三，验方一。）"[170]9《本草备要·果部》："白果……熟食温肺益气（色白属金，故入肺），定痰哮，敛喘嗽，缩小便，止带浊。"[115]182-183其他如吴仪洛《本草从新》卷十[116]171、徐大椿《药性切用》卷四上[186]149、严洁等《得配本草》卷六[6]191、青浦诸君子《寿世编》卷下[102]170、杨时泰《本草述钩元》卷十七[187]484、姚澜《本草分经·手太阴肺》[188]26、陈其瑞《本草撮要·果部》[172]50等著作中亦有相似记载。此外，清代尚有医家提出白果可荡涤胃中的饮食积滞以治疗痰哮，如陈士铎《本草新编》卷五："白果……白果，方中所用极少，唯治哮喘方有用白果者，取其能涤胃中饮食之积也。"[185]308, 309

苎麻根（清·汪昂《本草易读》卷一）

清·汪昂《本草易读》卷一："咳嗽部十五……痰哮咳嗽（苎根九十二，验方二。）"[170]9

清·吴仪洛《本草从新》卷三："苎麻根（眉批：通治血淋）甘，寒，治小便不通（眉批：同蛤粉各半两，为末，每服二钱。摘元方，苎根洗研，摊绢上，贴少腹，连阴际，须臾即通），痰哮咳嗽（眉批：虞搏医学正传方，煅存性为末，生豆腐蘸三五钱食，即效，未全可，以肥猪肉二三片蘸食甚妙）"[116]75

麻黄（清·冯兆张《冯氏锦囊秘录·杂症痘疹药性主治合参》卷一）

清·冯兆张《冯氏锦囊秘录·杂症痘疹药性主治合参》卷一："麻黄……痰哮气喘，并凄神功。"[16]756

清·汪昂《本草备要·草部》："麻黄……治中风伤寒（中，犹伤也），头痛温疟，咳逆上气（风寒郁于肺经。经曰：诸气膹郁，皆属于肺），痰哮气喘（哮证宜泻肺气，虽用麻黄，而不出汗，本草未载）。"[115]42

清·汪昂《本草易读》卷四："麻黄百零二……理温疟而破症结，开毛孔而通九窍，平疹痹而去麻木，消斑毒而退痰哮。"[170]184

清·吴仪洛《本草从新》卷三:"麻黄(眉批:轻、发汗)……温疟,咳逆上气(眉批:风寒郁于肺经。经曰:诸气腈郁、皆属于肺),痰哮气喘(眉批:哮证宜泻肺、然惟气实者、可暂用)"[116]57-58

清·徐大椿《药性切用》卷一下:"麻黄……蜜炙,痰哮气喘,属邪实病痼者。根节,独能止汗。"[186]94

清·黄宫绣《本草求真》卷三:"麻黄……是以风寒郁肺而见咳逆上气,痰哮气喘,则并载其能治。"[117]69

清·罗国纲《罗氏会约医镜》卷十六:"二十五、麻黄……治表实无汗、(脉浮紧者正用)憎寒壮热、头痛身疼,(太阳病)通九窍,开毛孔,(散肺邪)咳嗽、(风寒入肺)痰哮、气喘(哮喘、宜泻肺气,服麻黄不出汗)"[56]501

清·黄凯钧《友渔斋医话·药笼小品》:"……〔麻黄〕……能发汗,去营中寒邪,利九窍,开毛孔,伤寒头痛,恶寒无汗,脉紧者宜之。治咳逆上气,痰哮气喘,皮肉不仁,水肿风肿。"[3]173

清·张秉成《本草便读·草部》:"麻黄……性则偏温,寒饮稽留,藉味辛而宣散,痰哮久痼,仗苦力以搜除。"[7]18-19

民国·张宗祥《本草简要方》卷三:"麻黄 主治发汗、调血脉、开毛孔、通膝理、利九窍、痰哮、气喘、黄疸、水肿风肿、妇人产后血滞腹痛。"[189]147

按语: 麻黄不仅能够治疗冷哮,也能治疗痰哮,其性味辛温微苦,为肺家专药,主治痰哮气喘。清代诸多医籍中均载有麻黄治疗痰哮气喘,如清·冯兆张《冯氏锦囊秘录·杂症痘疹药性主治合参》卷一[16]756、汪昂《本草备要·草部》[115]42、《本草易读》卷四[170]184、吴仪洛《本草从新》卷三[116]57-58、徐大椿《药性切用》卷一下[186]94、黄宫绣《本草求真》卷三[117]69、罗国纲《罗氏会约医镜》卷十六[56]501、黄凯钧《友渔斋医话·药笼小品》[3]173、张秉成《本草便读·草部》[7]18-19、民国·张宗祥《本草简要方》卷三[189]147。

栝楼仁(清·冯兆张《冯氏锦囊秘录·杂症痘疹药性主治合参》卷二)

清·冯兆张《冯氏锦囊秘录·杂症痘疹药性主治合参》卷二:"栝蒌仁……其蒌实通用,或同明矾制,或同蛤粉和,并主咳喘痰哮。"[16]773

前胡(清·冯兆张《冯氏锦囊秘录·杂症痘疹药性主治合参》卷二)

清·冯兆张《冯氏锦囊秘录·杂症痘疹药性主治合参》卷二:"前胡……前胡善消痰壅,哮喘咳嗽,胸胁痞满,心腹结气,伤寒寒热,风寒头痛,去风痰,除实热。"[16]774

石钟乳(清·张璐《本经逢原》卷一)

清·张璐《本经逢原》卷一:"石钟乳……《内经》云:石药之气悍,服之令阳气暴充,形体壮盛。……惟肺气虚寒,咳逆上气,哮喘痰清,下虚脚弱,阴痿不起,大肠冷滑,精泄不禁等疾,功效无出其右。"[171]16

金钱草(清·赵学敏《本草纲目拾遗》卷三)

清·赵学敏《本草纲目拾遗》卷三:"金钱草……按:蒋仪药镜云:佛耳草下痰定喘,能去肺胀,止哮宁嗽,大救金寒,以之烈入热部,岂以其气辛耶。"[190]80

海蜇头(清·王孟英《归砚录》卷二)

清·王孟英《归砚录》卷二:"问:丹溪谓人身阴不足,景岳谓人身阳不足,君以为孰是?……海蜇,妙药也。宣气化痰,消痰行食,而不伤正气。以经盐、矾所制,入煎剂虽须漂净,而软坚开结之勚则固在也。故哮喘、胸痞、腹痛、癥瘕、胀满、便秘、滞下、疳、疸等病,皆可量用。"[191]435

清·赵晴初《存存斋医话稿》卷一："〔一〕医话不知始于何人。……〔三十三〕海蜇（一名海蜇头）……王孟英归砚录曰：海蜇，妙药也。宣气化瘀，消痰行食，而不伤正气，以经矾盐所制，入煎剂虽复漂净，而软坚开结之勋固在也。故哮喘胸痹，腹痛瘕痕，胀满便闭，滞下疳黄等病，皆可量用。"[192]14

芦菔（清·王孟英《随息居饮食谱·蔬食类》）

清·王孟英《随息居饮食谱·蔬食类》："芦菔俗名萝卜 生者辛甘凉。……子 入药，治痰嗽、齁喘、气鼓、头风、溺闭及误服补剂。"[193]28

海螵蛸（清·王孟英《随息居饮食谱·鳞介类》）

清·王孟英《随息居饮食谱·鳞介类》："（附蚕蛹、 螽）鲤鱼 甘温下气，功专行水，通乳，利小便，涤饮，止咳嗽。……卒然吐血，小儿痰齁，并以海螵蛸末二钱，米饮下。"[193]69

白芥子（清·沈文彬《药论·散剂》）

清·沈文彬《药论·散剂》："香散……白芥子入肺，皮里膜外之痰涎非斯不达，胁下胸前之气滞藉此而疏。喘哮与苏子相须，咳嗽与桔梗并济。"[4]22-23

苏子（清·沈文彬《药论·散剂》）

清·沈文彬《药论·散剂》："散寒……苏子入肺，治痰凝胸膈而咳嗽靡宁，理气滞喉咙而喘哮不绝……咳嗽咽疼，协甘草而兼施；喘哮膈胀，求枳壳而相将。"[4]13

佛耳子（清·沈文彬《药论·泻剂》）

清·沈文彬《药论·泻剂》："降痰……佛耳子入肺，下痰作喘，能祛肺胀；止哮发嗽，大救金疮。"[4]46

枳壳（清·沈文彬《药论·散剂》）

清·沈文彬《药论·散剂》："香散……枳壳入肺，除湿气凝于筋骨而屈伸不利，理风气着于皮毛而痛痒难禁。泻肝则膈胀可平，喘哮咳嗽尤利。"[4]23

1.2 源流考释

历代医籍记载治疗痰哮的中药有枇杷、蛤蜊、瓜蒂、天花粉、石胡荽、巴豆、砒石、苎麻根、白果、麻黄、栝楼仁、前胡、石钟乳、金钱草、海蜇头、芦菔、海螵蛸、白芥子、苏子、佛耳子、枳壳等。

明代医籍记载的治疗痰哮的中药有枇杷、蛤蜊、瓜蒂、天花粉、石胡荽、巴豆、砒石等7种。记载枇杷果治疗痰喘咳者，如明·兰茂《滇南本草》卷一："枇杷、枇杷叶……果治哮喘、小儿惊风发热效。"[182]169记载蛤蜊"主痰喘哮咳"者，如陈嘉谟《本草蒙筌》卷二："蛤蜊者胜真海粉，可多备听用一年（出诸证辩疑方）并主痰喘咳哮，服下神效立获。"[159]84记载瓜蒂治疗"齁喘痰气"者，如李时珍《本草纲目》卷三十三："瓜蒂（《本经》上品）……齁喘痰气：苦丁香三个，为末。水调服，吐痰即止。（《朱氏集验方》）"[140]001记载天花粉治疗"痰喘哮咳"者，如杜文燮《药鉴》卷二："天花粉……瓢和明矾粉，并主痰喘咳哮，姜汁糊丸立应。"[1]75-76记载石胡荽、巴豆治疗痰哮者，如倪朱谟《本草汇言》："石胡荽 利九窍，通鼻气之药也（萧炳）。其味辛烈（《闵效轩集》），其气辛薰，其性升散，能通肺经，上达头脑，故《孟氏方》主齁鮎痰喘，气闭不通，鼻塞鼻痔，胀闷不利。……巴豆……如留饮痰癖，死血败脓，蛊毒飞尸鬼疰，休息结痢，寒痰哮喘。"[2]496,614记载砒石可"劫哮喘痰疟"者，如李中梓《本草通玄》卷下："砒石……入丸药中，劫哮喘痰疟，诚有立地奇功。"[184]111

清代医家沿用明代治疗痰哮的中药有瓜蒂、巴豆、砒石。其中沿用瓜蒂治疗痰哮者，如清·汪昂《本草易读》卷一："喘部十七……齁喘痰气（瓜蒂二百六十三，验方一）"[170]12 其他如黄元御《长沙药解》卷一[183]36、齐秉慧《齐氏医案》卷一[67]41-44等著作中亦有相关记载。沿用巴豆治疗痰哮者，如严洁等《得配本草》卷七："巴豆……得硼砂、杏仁、牙皂，水丸服，治痰哮。"[6]224沿用苎麻根治疗痰哮者，如汪昂《本草易读》卷一[170]9、吴仪洛《本草从新》卷三[116]75等。沿用砒石治疗痰哮者，如吴仪洛《本草从新》卷十三[116]234、黄宫绣《本草求真》卷八[117]250、陈其瑞《本草撮要·金石部》[172]78、张秉成《本草便读·金石部》[7]98等。

清代医家新提出的治疗痰哮的中药有白果，苎麻根，麻黄，栝楼仁，前胡，石钟乳，金钱草，海蜇头，芦菔，海螵蛸，白芥子，苏子，佛耳子，枳壳等。

其中记载苎麻根治疗痰哮发作者，如清·汪昂《本草易读》卷一："咳嗽部十五……痰哮咳嗽（苎根九十二，验方二。）"[170]9吴仪洛《本草从新》卷三："苎麻根（眉批：通治血淋）甘，寒，治小便不通（眉批：同蛤粉各半两，为末，每服二钱。摘元方，苎根洗研，摊绢上，贴少腹，连阴际，须臾即通），痰哮咳嗽（眉批：虞搏医学正传方，煅存性为末，生豆腐蘸三五钱食，即效，未全可，以肥猪肉二三片蘸食甚妙）"[116]75

清代有医家认为白果可"定痰哮，敛喘嗽"，如清·汪昂《本草易读》卷一："咳嗽部十五……哮喘痰嗽（白果二百五十三，验方一。）"[170]9《本草备要·果部》："白果……熟食温肺益气（色白属金，故入肺），定痰哮，敛喘嗽，缩小便，止带浊。"[115]182-183其他如吴仪洛《本草从新》卷十[116]171、徐大椿《药性切用》卷四上[186]149、严洁等《得配本草》卷六[6]191、罗国纲《罗氏会约医镜》卷十七[56]599-560、青浦诸君子《寿世编》卷下[102]170、杨时泰《本草述钩元》卷十七[187]484、姚澜《本草分经·手太阴肺》[188]26、陈其瑞《本草撮要·果部》[172]50等著作中亦有相关论述。此外，清代陈士铎指出白果可通过荡涤胃中的饮食积滞治疗痰哮，如《本草新编》卷五："白果……白果，方中所用极少，唯治哮喘方有用白果者，取其能涤胃中饮食之积也。"[185]308, 309

麻黄是清代医籍中记载的治疗痰哮的常用药，如清·冯兆张《冯氏锦囊秘录·杂症痘疹药性主治合参》卷一："麻黄……痰哮气喘，并凄神功。"[16]756其他如汪昂《本草备要·草部》[115]42、《本草易读》卷四[170]184、吴仪洛《本草从新》卷三[116]57-58、徐大椿《药性切用》卷一下[186]94、黄宫绣《本草求真》卷三[117]69、罗国纲《罗氏会约医镜》卷十六[56]501、黄凯钧《友渔斋医话·药笼小品》[3]173、张秉成《本草便读·草部》[7]18-19等著作中亦有麻黄治疗痰哮的相关载述。

清代医家记载栝蒌仁、前胡治疗痰哮者，如清·冯兆张《冯氏锦囊秘录·杂症痘疹药性主治合参》卷二："栝蒌仁……其蒌实通用，或同明矾制，或同蛤粉和，并主咳喘痰哮。……前胡……前胡善消痰壅，哮喘咳嗽，胸胁痞满，心腹结气，伤寒寒热，风寒头痛，去风痰，除实热。"[16]773-774记载石钟乳治疗痰哮者，如张璐《本经逢原》卷一："石钟乳……《内经》云：……惟肺气虚寒，咳逆上气，哮喘痰清，下虚脚弱，阴痿不起，大肠冷滑，精泄不禁等疾，功效无出其右。"[171]16记载金钱草治疗痰哮者，如赵学敏《本草纲目拾遗》卷三："金钱草……按：蒋仪药镜云：佛耳草下痰定喘，能去肺胀，止哮宁嗽，大救金寒，以之烈入热部，岂以其气辛耶？"[190]80记载海蜇治疗痰哮者，主要有王孟英《归砚录》卷二[191]435、赵晴初《存存斋医话稿》卷一[192]13。如王孟英《归砚录》卷二："问：丹溪谓人身阴不足，景岳谓人身阳不足，君以为孰是？……海蜇，妙药也。宣气化痰，消痰行食，而不伤正气。……故哮喘、胸痞、腹痛、癥瘕、胀满、便秘、滞下、疟、疸等病，皆可量用。"[191]435记载芦菔治疗痰哮者，如王孟英《随息居饮食谱·蔬食类》："芦菔俗名萝卜　生者辛甘凉。……子　入药，治痰嗽、齁喘、气鼓、头风、溺闭及误服补剂。"[193]28记载海螵蛸治疗痰哮者，如王孟英《随息居饮食谱·鳞介类》："（附蚕蛹、䗶蟟）鲤鱼　甘温下气，功专行水，通乳，利小便，涤饮，止咳嗽。……卒然吐血，小儿痰齁，并以海螵蛸末二钱，米饮下。"[193]69记载白芥子与苏子治疗哮喘、枳壳治疗喘哮咳嗽者，如沈文彬《药论·散剂》："香散……白芥子入肺……喘哮与苏子相须，咳嗽与桔梗并济。……

枳壳……泻肝则膈胀可平，喘哮咳嗽尤利。"[4]22-23记载佛耳子"止哮发嗽"者，如沈文彬《药论·泻剂》："降痰……佛耳子入肺，下痰作喘，能祛肺胀；止哮发嗽，大救金疮。"[4]46

民国医籍记载治疗痰哮的中药仅有沿用前代的麻黄，如民国·张宗祥《本草简要方》卷三："麻黄 主治发汗、调血脉、开毛孔、通腠理、利九窍、痰哮、气喘、黄疸、水肿风肿、妇人产后血滞腹痛。"[189]147

2. 方剂

2.1 文献辑录

射干麻黄汤（汉·张仲景《金匮要略方论》卷上）

汉·张仲景《金匮要略方论》卷上："肺痿肺痈咳嗽上气病脉证治第七……咳而上气，喉中水鸡声，射干麻黄汤主之。射干麻黄汤方：射干（十三枚。一云三两），麻黄（四两），生姜（四两），细辛（三两），紫菀（三两），款冬花（三两），五味子（半升），大枣（七枚），半夏（大者八枚，洗，一法半升）。上九味，以水一斗二升，先煮麻黄两沸，去上沫，内诸药，煮取三升，分温三服。"[194]31-32

晋·陈延之《小品方》卷一："治咳嗽上气诸气……治咳而上气，咽中如水鸡声，射干麻黄汤方。射干十二枚，麻黄去节、生姜各四两，紫菀三两，款冬花三两，细辛三两，五味子半升，半夏如大钱许，八枚，洗，大枣七枚，擘。上九味，切，以东流水一斗二升，煮取三升，分三服。忌羊肉、饧、生菜。"[195]43, 44

唐·孙思邈《备急千金要方》卷十八："咳嗽第五 ……咳而上气，喉中如水鸡声，射干麻黄汤主之，方：射干、细辛、款冬花、紫菀各三两，麻黄、生姜各四两，半夏、五味子各半升，大枣七枚。上九味，㕮咀，以东流水一斗二升，先煮麻黄去上沫，纳药，煮取三升，去滓。分三服，日三。"[9]393

唐·王焘《外台秘要方》卷十："上气喉中水鸡鸣方一十二首……又，疗咳而上气，咽中如水鸡声，射干麻黄汤方。射干十二枚，麻黄去节、生姜各四两，紫菀三两，款冬花三两，细辛三两，五味子半升，半夏八枚，洗 大枣七枚，擘。上九味，切，以东流水一斗二升，煮。忌羊肉、饧、生菜。《千金》、《古今录验》同。并出卷一卷中。此本仲景《伤寒论》方。"[10]216

清·吴澄《不居集》卷十五："喉中水鸡声 咳而上气，喉中水鸡声者，射干麻黄汤主之。一味白前亦妙。"[196]232

日本·中川成章《证治摘要》卷下："附录……射干麻黄汤 咳而上气。喉中如水鸡声。夏 五味（各六分）麻 生姜（各四分）射干 细辛 紫菀 款冬花（各三分）枣（一分半）"[139]40

民国·何廉臣《增订通俗伤寒论》："第二节 夹痰伤寒（一名风寒夹痰）……廉勘 伤寒为外感六气之通称，凡夹痰症，必先分辨六淫以施治。……如痰结喉间，咳而上气，或呷或呀，喉中作水鸡声者，此寒痰包热阻塞喉管也，名曰'痰哮'。法当开肺豁痰，射干麻黄汤（射干钱半，麻黄一钱，姜半夏、款冬花、紫菀各三钱，干姜八分拌捣北五味三分，北细辛五分，大红枣三枚），口噙清金丸。"[76]328, 333

前胡散（宋·王怀隐《太平圣惠方》卷四十六）

宋·王怀隐《太平圣惠方》卷四十六："治咳嗽喉中作呀呷声诸方……治咳嗽。心胸痰滞。喉中作呀呷声。宜服前胡散方。前胡（三分，去芦头），木通（三分，锉），半夏（半两，汤洗七遍，去滑），旋覆花（半两），紫菀（半两，去苗土），款冬花（半两），枳壳（三分，麸炒微黄，去瓤），杏仁（三分，汤浸去皮尖双仁，麸炒微黄），甘草（半两，炙微赤，锉），桑根白皮（半两，锉）。上件药，捣筛为散。每服三钱，以水一中盏，入生姜半分，煎至六分，去滓，不计时候温服。"[197]216

明·朱橚《普济方》卷一百六十："咳嗽门 呷嗽（附论）……前胡散出圣惠方治痰嗽胸中痰滞。喉中作呀呷声。前胡（六钱去芦头），木通（三钱锉），半夏（半两汤浸七次去滑），旋复花（半两），紫菀（半两去苗土），款冬花（半两），枳壳（三两麸炒去瓤），杏仁（三两汤浸去皮尖双仁炒黄），甘草（半两炙微赤锉），桑白皮（半两锉），上为散。每服三钱。以水一中盏。入生姜三片。煎至五分。去滓。不计时候温服。"[36]1813

赤茯苓丸（宋·王怀隐《太平圣惠方》卷四十六）

宋·王怀隐《太平圣惠方》卷四十六："治咳嗽喉中作呀呷声诸方……治肺气，喉中作呀呷声，痰粘咳嗽，胸膈短气，胁肋坚胀，宜服赤茯苓丸方。赤茯苓（二两），旋复花（半两），桔梗（三分，去芦头），桑根白皮（一两，锉），杏仁（一两，汤浸去皮尖双仁，麸炒微黄，研如膏），百合（半两），熟干地黄（一两），甘草（半两，炙微赤，锉），郁李仁（三分，汤浸去皮，微炒）。上件药，捣罗为末，炼蜜和捣三二百杵，丸如梧桐子大。每服，不计时候，煎枣汤下二十丸。"[197]216

明·朱橚《普济方》卷一百六十："咳嗽门 呷嗽（附论）……赤茯苓丸 治肺气。喉中作呀呷声。痰粘咳嗽。胸膈短气。胁肋坚胀。赤茯苓（三两），旋复花（半两），桔梗（三钱去芦），桑白皮（一两锉），百合（半两），杏仁（一两汤浸去皮尖双仁麸炒研如膏），熟地黄（二两），甘草（半两炙微赤锉），郁李仁（三分汤浸去皮微炒），上为细末。炼蜜和丸。如梧桐子大。每服不计时候。煎枣汤下二十丸。"[36]1813

射干散（宋·王怀隐《太平圣惠方》卷八十三）

宋·王怀隐《太平圣惠方》卷八十三："治小儿咳嗽咽喉作呀呷声诸方……治小儿咳嗽，心胸痰壅，攻咽喉作呀呷声，射干散方。射干、麻黄（去根节）、紫菀（洗去苗土）桂心（以上各半两），半夏（半分，汤洗七遍，去滑），甘草（一分，炙微赤，锉）。上件药，捣粗罗为散。每服一钱，以水一小盏，入生姜少许，煎至五分，去滓，入蜜半茶匙，搅令匀，不计时候，量儿大小，分减温服。"[197]102

南宋·刘昉《幼幼新书》卷十六："咳嗽作呀呷声第四（鮪黐附）……《圣惠》治小儿咳嗽，心胸痰壅攻咽喉，作呀呷声。射干散方：射干、麻黄（去根节）、紫菀（洗去苗土）、桂心（以上各半两），半夏（半分，汤洗七遍，去滑），甘草（炙微赤，锉，一分）。上件药捣，粗罗为散。每服一钱，以水一小盏，入生姜少许，煎至五分，去滓，入蜜半茶匙，搅令匀。不计时候，量儿大小分减温服。"[160]601

明·王肯堂《证治准绳·幼科》集之九："嗽作呀呷声 圣惠射干散 治小儿咳嗽，心胸痰壅，攻咽喉作呀呷声。射干、麻黄（去根节）、紫菀（洗去苗土）、桂心（以上各半两），半夏（半分，汤洗七遍，去滑），甘草（炙微赤，锉，一分）。上件药捣，粗罗为散。每服一钱，以水一小盏，入生姜少许，煎至五分，去滓，入蜜半茶匙，搅令匀，不计时候，量儿大小，分减温服。"[163]1719

清·陈修园《时方妙用》卷二："哮症 圣济总录，名呷。咳嗽而胸中多痰结于喉间。偏与气相击，随其呼吸，呀呷有声。用射干丸，其方用射干、半夏、陈皮、百部、款冬花、细辛、干老姜、五味子、贝母、茯苓、郁李仁各一两，皂荚刮去皮子炙五钱，共为末，蜜丸桐子大，空心以米饮下三十丸，一日两服。"[198]54

清·陈修园《医学从众录》卷二："哮症 《圣济总录》曰：呷嗽者，咳而胸中多痰，结于喉间，与气相系，随其呼吸，呀呷有声，故名呷嗽。宜调顺肺经，仍加消痰破饮之剂。次男元犀按：痰饮咳嗽喘证，俱宜参看。射干丸（方见前用）治久呷嗽，喉中作声，发则偃卧不得。"[199]661

清·唐宗海《医学见能》卷二："歌曰：伤寒咳嗽吐痰清，五味姜辛一剂烹。……齁齁有声，喉中漉漉不利者，痰气为寒阻也。宜破痰射干丸。射干（二钱），半夏（二钱），陈皮（二钱），百部（二钱），冬花（二钱），细辛（五分），五味（五分）干姜（一钱），贝母（二钱），云苓（三钱），郁李（二钱），枳壳（一钱），皂角（打，一钱）。歌曰：喘齁痰响总因寒，方用姜辛夏射干。百部陈皮冬味合，贝苓皂郁枳同攒。（伯未按：痰哮症可用漂淡陈海蜇及海带煎汤，以生萝卜捣汁和服。）"[200]56

蝉壳散（宋·王怀隐《太平圣惠方》卷八十三）

宋·王怀隐《太平圣惠方》卷八十三："治小儿咳嗽咽喉作呀呷声诸方……治小儿心胸痰壅，咳嗽，咽喉不利，常作呀呷声，蝉壳散方。蝉壳（一分，微炒），桔梗（半两，去芦头），陈橘皮（半分，汤浸去白瓤，焙），半夏（一分，汤洗七遍，去滑），汉防己（一分），甘草（一分，炙微赤，锉）。上件药，捣细罗为散。每服，以生姜粥饮调下一字，三岁以上，加之半钱。"[197]103

南宋·刘昉《幼幼新书》卷十六："咳嗽作呀呷声第四（齁齁附）……《圣惠》治小儿心胸痰壅，咳嗽，咽喉不利，常作呀呷声。蝉壳散方：蝉壳（微炒），半夏（汤浸七次，去滑），甘草（炙微赤，锉），汉防己（各一分），桔梗（去芦头），陈橘皮（汤浸，去白瓤，焙。各半分）。上件药捣，细罗为散。每服以生姜粥饮调下一字。三岁以上加之半钱。"[160]602

明·王肯堂《证治准绳·幼科》集之九："嗽作呀呷声　蝉壳散　治小儿心胸痰壅，咳嗽咽喉不利，常作声。蝉壳（微炒），半夏（汤洗七遍，去滑），甘草（炙微赤，锉），汉防己（各一分），桔梗（去芦），陈橘皮（汤浸，去白，焙，各半两）。上件药捣，细罗为散。每服以生姜粥饮调下一字，三岁以上，加之半钱。"[163]1719

辰砂半夏丸（宋·陈师文等《太平惠民和剂局方》卷十）

宋·陈师文等《太平惠民和剂局方》卷十："治小儿诸疾　【辰砂半夏丸】治小儿肺壅痰实，咳嗽喘急，胸膈痞满，心忪烦闷，痰涎不利，呀呷有声。五灵脂微炒，用酒研飞，去砂土　朱砂研飞各一两　葶苈水淘净，日干，别杵成膏　杏仁汤浸，去皮、尖及双仁，麸炒，别杵成膏　半夏汤浸七次，去滑，焙干各半两。上为末，入研药匀，以生姜汁煮面糊和丸，如小麻子大。每服五丸至七丸，淡生姜汤下，食后。"[32]251

南宋·刘昉《幼幼新书》卷十六："咳嗽作呀呷声第四（齁齁附）……《圣惠》又方（太医局方以此治痰嗽名辰砂半夏丸）。半夏（汤浸七遍，去滑）、甜葶苈（隔纸炒令紫色）、杏仁（汤浸，去皮尖、双仁，麸炒微黄。各一分），朱砂（细研，水飞，半两），五灵脂（半分）。上件药捣，罗为末，用生姜自然汁煮面糊和丸如绿豆大。每服煎麻黄汤下五丸，日三服。量儿大小以意加减。"[160]602

明·王肯堂《证治准绳·幼科》集之九："嗽作呀呷声　《圣惠》又方（《太医局方》以此治痰嗽，名辰砂半夏丸）。半夏（汤洗七遍，去滑）、甜葶苈（隔纸炒令紫色）、杏仁（汤浸，去皮尖双仁，麸炒微黄，各一分），朱砂（细研，飞），五灵脂（各半分）。上件药捣，罗为末，用生姜自然汁煮糊和丸，如绿豆大。每服煎麻黄汤下三丸，日三服，量儿大小以意加减。"[163]1719

射干丸（宋·赵佶《圣济总录》卷六十五）

宋·赵佶《圣济总录》卷六十五："呷嗽……治久患呷嗽。喉中作声。射干丸方：射干（一两），半夏（汤洗十遍炒干一两一分），干姜（炮裂）、款冬花（去萼焙干）、皂荚（去皮子炙）、陈橘皮（汤浸去白焙各一两），百部（焙干）、五味子（拣净各一两一分），细辛（去苗叶）、贝母（去心炒令微黄）、白茯苓（去黑皮）、郁李仁（汤退去皮尖双仁研如脂各一两）。上一十二味。先捣前一十一味。细罗为末。与郁李仁同研令匀。空腹饮下七丸。稍加至十五丸。日再。"[11]693

明·朱橚《普济方》卷一百六十："咳嗽门 呷嗽（附论）……射干丸 治久嗽。喉中作声。发即偃卧不得。射干（一两），半夏（汤洗十次炒干一两一钱），干姜（炮裂）、皂荚（去皮子炙）、款冬花（去萼焙干）、陈橘皮（汤洗去白焙各一两），百部（焙干一两一钱）、细辛（去苗叶）、五味子（拣净各用一两一钱），贝母（去心炒令微黄）、白茯苓（去黑皮）、郁李仁（汤浸去皮尖双仁研如脂各一两）。上细罗为末。与郁李仁同研令匀。炼蜜为丸。如梧子大。空心饮下七丸。稍加至十五丸。日再服。"[36]1812

清·陈修园《医学实在易》卷七："哮症 圣济射干丸 治呷嗽。咳而胸中多痰，结于喉间，呀呷有声。射干、半夏（各一两），陈皮、百部、款冬花、贝母、细辛、干姜、茯苓、郁李仁、皂荚（去皮子，炙，各五钱）。共为末。蜜丸梧子大，空心米饮下三四十丸，一日两服。"[201]107

白龙丸（宋·赵佶《圣济总录》卷六十五）

宋·赵佶《圣济总录》卷六十五："呷嗽……治大人小儿。上喘咳嗽。呀呷有声。痰涎痞闷。白龙丸方：半夏（大者十枚汤洗去滑生姜汁制切焙捣末），硇砂（去砂石一钱研）巴豆（八粒去皮心膜研不出油以上三味同用枣肉和搜为剂外以生白面裹烧面熟为度去面不用），腻粉、粉霜（各一钱），龙脑（一字以上三味细研）。上六味同和捣匀。丸如麻子大。每服五丸、至七丸。甘草汤下。小儿一二丸。"[11]693-694

明·朱橚《普济方》卷一百六十："咳嗽门 呷嗽（附论）……白龙丸 治大人小儿。上喘咳嗽。呀呷有声。痰涎痞满。半夏（大者十枚汤洗去滑生姜汁制切焙捣末），硇砂（去砂石一钱研），巴豆（八粒去皮心膜研不出油以上三味同用枣肉和搜为剂外以生面裹烧面熟为度去面不用），腻粉、粉霜（各一钱），龙脑（一字以上三味细研）。上同捣匀。丸麻子大。每五丸至七丸。甘草汤下。小儿一二丸。"[36]1814

犀角丸（南宋·刘昉《幼幼新书》卷十七）

南宋·刘昉《幼幼新书》卷十七："痰实第一……《灵苑》治小儿痰实结滞，时发寒热，胸中涎壅及哮呷喘急，烦躁不得睡眠。犀角丸方：犀角（一钱，醋末），白术、桔梗、陈橘皮（各一钱），金银箔（各用三片，以水银一钱，结成砂子），巴豆（三粒，去皮，以枣子一个裹之烧令香熟，只取巴豆细研）。上件七味，同研令匀，以炼蜜为丸如小豆大。每服一丸至二丸，用薄荷水研下。量儿大小，临时加减丸数。"[160]624

鲫鱼丸（宋·朱佐《类编朱氏集验医方》卷五）

宋·朱佐《类编朱氏集验医方》卷五："喘……鲫鱼丸 治齁喘。鲫鱼（重一斤者，不去鳞肠，只于肚下近头处开一孔，入信石一块重一钱，令深入在内，却以鱼入竹筒，内外以青蒿捣泥固济，候干，火煅竹筒通红，候冷出泥，取鱼去烧不过者，研细，入蚌粉三钱，研得所研，如绿豆大，朱砂为衣）。每服四丸或五六丸，砂糖冷水下，临卧服之，服后忌热物。"[202]114-115

明·朱橚《普济方》卷一百六十三："喘门 哮（附论）……鲫鱼丸出家藏经验方 治肺经久受邪气。嗽喘急。初发则寒从背起。冷如冰雪。渐渐喘促。气不相续。痰涎壅塞。咯吐不出。坐卧不得。莫可支吾。两肩耸竖。曲背弩目。困惫欲绝。宜服。或未效。再服即愈。其效如神。上用鲫鱼重一斤者。不去鳞肠。只于肚下近头处。开一孔。入信石一块。重一钱。令深入在内。却以鱼入竹筒内。外用青蒿捣泥固济。候干。火煅竹筒通红。候冷。出泥取鱼。去烧不过者。研细。入蚌粉三钱。研得所。丸如绿豆大。朱砂为衣。每服四丸。或五六丸。沙糖冷水下。临卧服之。忌热物。一方喘正急时。宜服之。不可过多丸数。欲试此药。先用猪肺一枚吹胀。入数粒于肺脘内。顷刻渐痿。方表其效。"[36]1902

明·王大纶《婴童类萃》卷中："喘论……鲫鱼丸 治肺经久受寒邪，喘齁痰盛。初发其寒从背起，冷如冰雪，渐渐喘促，气不相续，痰涎壅塞，咯吐不出，坐卧不得，莫可支吾，两肩耸竖，背曲如弓，困惫垂死。一服见效，未效再服神验。鲫鱼（重一斤者，不去肠鳞肚，近头处开一孔，入）白砒末（一钱），将鱼入竹管内，外用青蒿捣泥固济，候干，火煅竹管通红存性，去鱼未烧过者，再加蛤粉三钱，绿豆粉丸，麻子大，朱砂五钱为衣。每服七八丸，赤糖汤冷下。忌一切热物，大人服十丸。"[45]133

天南星丸（元·曾世荣《活幼口议》卷二十）

元·曾世荣《活幼口议》卷二十："天南星丸 治小儿痰多，哮呷喘急，咳嗽，天南星丸方。天南星炮、半夏汤洗七次、白矾枯各一钱，雄黄细研一钱。上为末，煎熬皂角膏为丸，入少许面作糊丸，如麻子大，每服二三十丸，淡生姜汤送下。"[203]162

明·朱橚《普济方》卷三百八十七："咳嗽咽喉作呀呷声（附论）……天南星丸 治小儿多哮呷，喘急咳嗽。天南星炮、半夏汤洗七次、白矾枯各一分，雄黄细研一钱。上为末，煎熬皂角膏为丸，入少许麸糊丸，如麻子大，每服二三丸，淡生姜汤下。"[36]830

桃红丸（元·曾世荣《活幼口议》卷二十）

元·曾世荣《活幼口议》卷二十："治诸病杂方 石韦散 治小儿热淋砂淋石淋。石韦散方：石韦（去尾），海金沙，木通，滑石，上为末。水小盏煎至半，通口服。桃红丸 治小儿䶉齁咳嗽痰涎壅盛，或作喘急。桃红丸良方：天南星（一分，炮），白附子（炮）、川乌（炮，各一分），石膏（二钱，煅），地龙（一钱），白矾（枯，一钱）。上为末，自然姜汁搜丸麻子大，朱砂为衣，令半红半白，每服三五十丸，淡生姜汤下。"[203]160

参苏饮（元·危亦林《世医得效方》卷第一）

元·危亦林《世医得效方》卷第一："和解……参苏饮，治一切发热，头疼体痛，服之皆效，不必拘其所因。……气盛或气虚人，痰气上壅，咽喉不利，哮呷有声，气息短急，上盛下虚，加木瓜半钱，北五味子五粒，干桑白皮七寸。"[33]22-23

半夏丸（元·朱丹溪《丹溪心法》卷四）

元·朱丹溪《丹溪心法》卷四："心脾痛七十……又方 治心痛，亦治哮喘。又见痰类。半夏切碎，香油炒 上为末，姜汁炊饼丸。姜汤下二三十丸。"[60]196-197

明·楼英《医学纲目》卷十六："心痛……〔丹〕治心痛，亦能治哮喘。半夏研碎香油炒，姜汁炊饼为丸，姜汤下二十丸。"[61]305

明·万表《万氏济世良方》卷三："心脾痛……半夏丸 治心疼，亦治哮喘，又治痰涎。若痰积者，右手脉必紧实，用半夏一味切碎，香油炒，为末，姜汁炊饼为丸。姜汤下三十丸。"[65]175

明·武之望《济阳纲目》卷七十二："治痰饮心痛方 半夏丸 治心痛，亦能治哮喘。半夏研碎，香油炒。上为末，用生姜汁浸炊饼丸，如桐子大，每服二十丸，姜汤下。"[44]1008

紫金丹（元·朱丹溪《丹溪治法心要》卷二）

元·朱丹溪《丹溪治法心要》卷二："哮（第二十一）哮专主乎痰，宜吐法。外有虚而不可吐者。……治哮紫金丹，以精猪肉三十两，切骰子大，用信一两明者，研极细，拌在肉内，令极匀，分作六分，用纸筋黄泥包之，火烘令干，又用白炭火，于无人远处煅之，以青烟出为度，出火毒放地上一宿，研细，用汤浸蒸饼为丸，如绿豆大，食前茶清下，大人二十丸，小儿十丸，量虚实与之。"[204]48

明·李梴《医学入门》卷四："痰类……哮，即痰喘甚，而常发者。哮促喉中痰作声，吐法必须量体行；体实者，用紫金丹二十丸，吐去其痰；虚者止服二三丸则不吐，临发时，用此劫之。丹溪方去豆豉更妙。一法：用二陈汤加苍术、黄芩，下小胃丹。体虚者，吐、下俱忌，须带表散之。"[175]389

明·龚廷贤《寿世保元》卷三："哮吼 脉大抵浮而滑易治。脉微而涩难治。夫哮吼以声响名，喉中如水鸡声者是也，专主于痰，宜用吐法，亦有虚而不可吐者。治之有以紫金丹导痰，小胃丹劫之而愈者。有以六味地黄丸、补中益气汤兼进而愈者。必须量虚实而治之也。"[47]143-144

清·郑玉坛《彤园医书·小儿科》卷三："湿痰……紫金丹（云林）治痰实结胸，哮吼喘促，用此劫之。白砒霜一块，用湿面包裹，燃灰中煨熟，去面取霜一钱，枯矾三钱，共研极细，先用水浸透，豆豉一两，捣取汁，去渣和匀，前末为丸，绿豆大。茶汤每下三五丸。"[57]1021

二黄丸（明·朱橚《普济方》卷一百六十三）

明·朱橚《普济方》卷一百六十三："喘嗽（附论）……二黄丸（出卫生家宝方）治喘嗽，哮呷气急。"[36]1899

千金丸（明·朱橚《普济方》卷一百六十三）

明·朱橚《普济方》卷一百六十三："哮呴（附论）……千金丸 治哮呴。呴药千两金丸奇，神仙留与故人知。一两雄黄鸡冠色，半两明信煅如灰。一两玄精龟背样，雌黄一两最相宜。一两鹅管如雪色，二两明霜火上飞。二两蛤蚧巴豆炒，去了壳儿六十枚。同炒去豆只用粉，沙糖和蜜捣须时。荷叶乳为极细末，泡糕调糊莫令稀。丸如绿豆颗儿大，每服七丸用冷斋。小儿服时岁加减，吃了忌酒三日期。喉如拽锯声鸣响，审问与药莫差池。此药家传百余载，且莫轻传宝秘之。"[36]1902

三拗汤（明·朱橚《普济方》卷一百六十三）

明·朱橚《普济方》卷一百六十三："喘嗽（附论）……哮呷作声，咯不出，咽不下，憧憧而急，渴渴而数，张口抬肩，摇身肚。……诸方定喘嗽，皆以三拗汤为主，麻黄散冷，杏仁下气，甘草和中故也。"[36]1884

明·武之望《济阳纲目》卷三十二："论 哮吼……治法专以祛痰为先，兼用解散。如九宝汤、三拗汤、苏子降气汤，皆可选用。久则又宜温补之。"[44]687

明·肖京《轩岐救正论》卷三："麻黄 麻黄性辛热，主散善发汗，唯三冬正伤寒，太阳症脉浮紧者宜之，与夫三拗汤之治哮喘实症，暂用无妨。"[205]76

黑马蹄香散（明·朱橚《普济方》卷一百六十三）

明·朱橚《普济方》卷一百六十三："哮呴（附论）……黑马蹄香散 治哮呴上用马蹄香焙干，研为细末，每服二三钱，如正发时，用淡醋调下，少时刻吐出痰涎为效。"[36]1902-1903

明·李时珍《本草纲目》卷十三："杜衡（《别录》中品）……痰气哮喘：马蹄香焙研，每服二、三钱，正发时淡醋调下，少顷吐出痰涎为验。（《普济方》）"[140]356

梅花饮（明·薛铠等《保婴撮要》卷六）

明·薛铠等《保婴撮要》卷六："作喘……哮喘喉声如锯者，梅花饮兼用半夏丸。"[206]151

明·王肯堂《证治准绳·幼科》集之九："喘……哮喘喉声如锯者，梅花饮，兼用半夏丸。"[163]1722

清·杨和《幼科折衷秘传真本》："气喘（附齁）……河间曰：火气盛为夏热，衰为冬寒，故病寒则息衰而气微，病热则气盛而息粗。……又哮吼喘者，喉间如拽锯声，可服梅花饮子。"[207]63

明·秦昌遇《幼科折衷》卷上："喘症……河间曰：火气甚为夏热，衰为冬寒，故病寒则息衰而气微，病热则气盛而息粗。……又有哮吼喘者，喉间如拽锯之声，可服梅花饮子。"[208]51

万金丹（明·楼英《医学纲目》卷三十九）

明·楼英《医学纲目》卷三十九："疟……〔世〕万金丹 治大人小儿疟并哮，痰涎喘急。黑豆四十九粒，信一钱。先以黑豆浸去皮，端午日以乳钵研细拌匀，作一小丸之，黄丹为衣，阴干，治哮冷，茶清吞一丸。治疟，空心井花水吞一丸，忌热物荤腥一月。如食热物即吐。"[61]893

二陈汤（明·吴正伦《脉症治方》卷四）

明·吴正伦《脉症治方》卷四："诸痰……二陈汤痰主方。总治一身之痰。如要上行，加引上药。如要下行，加引下药。……哮喘，加麻黄（一钱五分）、杏仁（一钱）、桔梗、桑白皮（各七分）、贝母（一钱二分）、石膏（二钱五分）。"[209]141-146

明·李梴《医学入门》卷四："痰类……哮，即痰喘甚，而常发者。哮促喉中痰作声，吐法必须量体行；体实者，用紫金丹二十丸，吐去其痰；虚者止服二三丸则不吐，临发时，用此劫之。丹溪方去豆豉更妙。一法：用二陈汤加苍术、黄芩，下小胃丹。体虚者，吐、下俱忌，须带表散之。"[175]389

明·武之望《济阳纲目》卷三十二："论……李氏曰：体实者，用紫金丹二十丸，吐去其痰。虚者止服二三丸则不吐。临发时，用此劫之，丹溪方去豆豉更妙。一法，用二陈汤加苍术、黄芩，下小胃丹。体虚者，吐下俱忌，须带表散之。"[44]687

明·刘全德《考证病源》："十一、二陈汤加减歌（凡二十条）……诸痫肿块共喘哮，皆缘痰积气难调。胆星苏实黄连朴，定喘麻黄杏石膏。"[210]85

清·李用粹《证治汇补》卷五："哮病……哮病选方。二陈汤（方见痰症）"[34]215

明·秦昌遇撰，清·秦之桢编《症因脉治》卷二："哮病……身无热，无外邪者，消痰理气为主，二陈汤、三子养亲汤、小半夏汤。伏痰留饮，结成窠臼，控涎丹、滚痰丸，量情选用，然必气壮人乃可。……二陈汤，见湿痰门，消痰利湿。半夏，白茯苓，广皮，甘草。"[72]145

鸭掌散（明·李时珍《本草纲目》卷三十）

明·李时珍《本草纲目》卷三十："银杏（《日用》）……附方新十七。哮喘痰嗽 鸭掌散：用银杏五个，麻黄二钱半，甘草（炙）二钱。水一钟半，煎八分，卧时服。"[140]764

明·孙一奎《赤水玄珠》卷七："哮门……压掌散 治男妇哮喘痰嗽。麻黄（去节）二钱半，炙甘草二钱，白果五个（打碎）。水煎临卧服。"[41]310

明·王肯堂《证治准绳·类方》第二册："喘……压掌散 治男妇哮喘痰嗽。麻黄（去节）二钱半，炙甘草二钱，白果五个（打碎）。上水煎，临卧服。"[63]421

民国·张宗祥《本草简要方》卷五："银杏……鸭掌散，银杏五个，麻黄二钱半，炙草二钱，水一钟煎至八分，临卧服，治哮喘痰嗽。"[189]22

苎根方（明·李时珍《本草纲目》卷十五）

明·李时珍《本草纲目》卷十五："苎麻（《别录》下品）……附方旧四，新七。痰哮咳嗽：苎根（煅存性），为末，生豆腐蘸三五钱，食即效。未全，可以肥猪肉二三片蘸食，甚妙。（《医学正传》）"[140]425

清·喻嘉言《喻选古方试验》卷三："痰饮（与哮喘门、咳嗽门参看 痰有六：湿热风寒食气也 饮有五：支流伏溢悬也，皆生于湿）……痰哮咳嗽，苎根煅存性，为末，生豆腐蘸三五钱食即效。未效以肥猪肉二三片蘸食甚妙。（《医学正传》）"[112]112

清·汪昂《本草易读》卷四："苎根九十二……痰哮咳嗽，苎根焙末，生豆腐蘸食良效。如未痊，可再以猪肉二三片蘸食甚效。（第二）"[170]179

清·何惠川《文堂集验方》卷一："咳嗽（附哮喘痰症）……〔痰哮〕苎麻根。（火烧存性，研细）用生豆腐蘸食三五钱，或以猪肉二三片，蘸食即效。"[87]28

清·陈鄂《一见知医》卷三："喘哮 短气，呼吸不能接续，无痰声，不抬肩撷肚，非喘也，乃元气虚乏，治当补气，不可泻肺，真元饮甚佳：熟地、当归、炙草，加人参、鹿茸更妙。……

简易方：痰哮咳嗽，苎麻根烧存性，为末，三钱，醮豆腐食。如未愈，可以肥肉二三片醮食甚效。"[122]662-663

民国·陆锦燧《鲟溪秘传简验方》卷上："咳嗽门……痰哮咳嗽，苎根，煅存性，为末。生豆腐醮三五钱食，效。"[114]29

猫粪（明·李时珍《本草纲目》卷五十一）

明·李时珍《本草纲目》卷五十一："猫（《蜀本草》）……齁哮痰咳：猫粪烧灰，砂糖汤服一钱。（叶氏《摘玄》）"[140]1173

代赭石（明·李时珍《本草纲目》卷十）

明·李时珍《本草纲目》卷十："代赭石……附方旧二，新一十四。哮呷有声，卧睡不得：土朱末，米醋调，时时进一、二服。"[140]253

明·倪朱谟《本草汇言》卷十二："代赭石……（《普济方》）治哮呷有声，不得睡卧。用代赭石二钱，为末，每服一钱，醋汤调服。"[2]790-791

无名方

明·殷之屏《医方便览》卷一："齁喘二十三 哮喘当分息与声，寒包肺热鼎潮鸣（哮以声响言，喘以气息言。五脏皆有上气，而肺为之总。……治齁齝气喘，痰壅咳嗽，大人小儿皆治：知母、贝母、滑石、麻黄、诃子、甘草各八分，羌活、葶苈各五分，大黄一钱，小麦二十五粒，姜引（《医方便览》痰哮无名方），水煎、食远服。小儿减半。"[211]72-73

清·薛雪《扫叶庄医案》卷二："痰饮喘咳水气肿胀 少年背冷夜喘，此为伏饮成哮，痰饮属阴邪，乘夜阳不用事窃发，以辛甘淡微通其阳。桂枝，炙草，米仁，茯苓，姜皮（《扫叶庄医案》痰哮无名方）。"[104]44

清·薛雪《碎玉篇》卷下："咳嗽 寒郁化热，气闭咳嗽。麻黄、杏仁、紫菀、桔梗、橘红、甘草、苏梗、前胡。……饮泛哮喘。五味子、石膏、茯苓、炙甘草、白沙糖、干姜、杏仁（《碎玉篇》痰哮无名方）。"[86]73,76

清·吴鞠通《吴鞠通医案》卷三："癸亥二月二十二日 谢氏 二十五岁 痰饮哮喘，咳嗽声重，有汗，六脉弦细，有七月之孕。与小青龙去麻、辛主之。桂枝五钱，小枳实二钱，干姜三钱，炙甘草一钱，半夏五钱，五味子一钱，广皮一钱五分，白芍三钱，甘澜水五杯，煮取两杯，分二次服，渣再煮一杯服。二十三日 其人本渴，服桂枝、干姜热药当更渴，今渴反止者，饮也。恶寒未罢。仍用小青龙法，胸痹痛加薤白。按饮为阴邪，以误服苦寒坚阴，不能速愈。桂枝八钱，小枳实二钱，半夏六钱，炒白芍四钱，薤白三钱，干姜五钱，制五味一钱，厚朴三钱，炙甘草二钱，广皮二钱。甘澜水五杯，煮取两杯，渣再煮二杯，分四次服。二十四日 胃不和则卧不安，亥子属水，故更重，胀也，痛也，皆阴病也，无非受苦寒药之累。姜半夏八钱，桂枝八钱，杏仁泥三钱，炒白芍三钱，茯苓块五钱，干姜五钱，五味子一钱五分，苦桔梗三钱，生薏仁五钱，厚朴三钱，炙甘草一钱，薤白三钱（《吴鞠通医案》痰哮无名方一），甘澜水八碗，煮取三碗，分三次服，渣再煮一碗服。二十五日 寒饮误服苦寒坚阴，大用辛温三帖，今日甫能转热，右脉始大，左仍弦细，咳嗽反重者，是温药启其封闭也。再以温药兼滑痰，痰出自然松快。桂枝五钱，杏仁泥三钱，厚朴三钱，小枳实二钱，半夏八钱，茯苓五钱，炒白芍三钱，薤白三钱，制五味一钱五分，干姜三钱，苡仁五钱，栝蒌二钱（《吴鞠通医案》痰哮无名方二）。甘澜水八碗，煮取三碗，分三次服，渣再煮一碗服。二十六日 右脉已退，病势稍减，但寒热汗多胸痹，恐成漏汗，则阳愈虚，饮更难愈。议桂枝加附子，去甘草，以肋胀故也，合栝蒌薤白汤意，通中上之清阳，护表阳为急。桂枝六钱，厚朴二钱，小枳实一钱五分，炒白芍四钱，熟附子二钱，薤白三钱，大枣去核，二枚，生姜三片。甘澜水五杯，煮取两杯，渣再煮一杯，分三次服。其第一杯服后，即啜稀热粥半碗，令微汗佳；第二、三次不必啜粥。二十七日 昨日用桂枝汤加附子，再加薤白法，漏汗已止，表之寒热已和。但咳甚，议与逐饮。桂枝六钱，姜半夏五钱，葶苈子炒，研细，二钱，茯苓六钱，生薏仁五钱，大枣去核，五枚（《吴鞠通医案》痰哮无名方三）。甘澜水八杯，煮取三杯，分三次服。”[212]329-330

清·吴芹《吴古年医案·哮喘》：“痰阻肺气，宿哮时发，脉濡小，近数近滑。虚人患此，不能除根。杜苏子一钱，北杏仁三钱，旋覆花一钱五分，海石二钱，川贝二钱，茯苓三钱，银杏子肉二十粒，生米仁六钱，冬桑叶三钱，生蛤壳四钱，广橘红一钱，紫菀一钱（《吴古年医案》痰哮无名方）。”[133]146-147

清·沈菊人《沈菊人医案》卷下：“四十一、咽痛（案4）李。下虚上实，积饮，哮喘咳嗽，痰咯白沫，脉迟。寒饮蓄积所致。法当宗生生子。白芥子，苏子，桂皮，海浮石，银杏肉，前胡，莱菔子，法夏，橘红，炒归身，炙草（《沈菊人医案》痰哮无名方一）。服丸方：羊肺（一具，洗净，入生姜汁二两，麻黄一两，两味入肺管中，扎管口煎熟，待汤干切片，烘干研细末），桂枝，干姜，细辛，法夏，白芍，炙草，五味，沉香，白芥子，莱菔子，紫苏子，茯苓（《沈菊人医案》痰哮无名方二）。共为细末，用银杏肉四两煎汤泛丸，每日开水送下。”[213]123

清·金子久《金氏门诊方案·杨左》：“向有哮喘，近加欬呛，痰滞气机，脘宇遏塞。旋覆，苏子，甘草，冬瓜子皮，海石，芥子，橘红，云苓，瓦楞，杏仁，法夏，二青（《金氏门诊方案》痰哮无名方）。”[214]190

清·张山雷《张山雷医案·咳嗽》：“程左 病先足肿……宋 五月二十九日：哮喘痰饮，今在缓期，尚难净尽。脉两关尺弦动，舌红无苔，明是肾气无摄纳之权，宜治本。龙骨二钱，牡蛎八钱，萸肉三钱，巴戟肉一钱，磁石三钱，熟地五钱，紫石英三钱，远志二钱，橘红络各一钱，姜竹茹二钱，细辛三分，五味四分，砂仁二粒（《张山雷医案》痰哮无名方二）。哮时治标方（备用）：麻黄四分，桂枝一钱五分，甘草四分，宋半夏二钱，杏仁四钱，干姜六分，细辛三分，五味子四分，瓜蒌皮三钱，薤白二钱，射干一钱五分，陈皮一钱，杜兜铃二钱，九孔决明三钱（《张山雷医案》痰哮无名方一）。”[215]941

白玉饼（明·殷之屏《医方便览》卷四）

明·殷之屏《医方便览》卷四：“急慢惊风天钓内钓二痓五痫夜啼客忤九十二 急惊暴发咎归肝，积热生风惊与痰（诸风掉眩，皆属肝木，小儿真水未壮，心火自炎，肺金受制，而无以平肝，故肝木常有余，而脾土常不足。……白玉饼 小儿惊搐，齁喘痰嗽。巴豆（去油，三钱），滑石（一两），大半夏（十二个），白面（一两），窑脑（一两），白附（五钱）。滴水丸如茄子大，量大小虚实用之。”[211]301-304

苏合香丸（明·孙一奎《赤水玄珠》卷二十六）

明·孙一奎《赤水玄珠》卷二十六：“明治哮……苏合香丸，治哮、调气、豁痰极效。”[41]963

劫痰方（明·孙一奎《赤水玄珠》卷七）

明·孙一奎《赤水玄珠》卷七：“杂方……《本事》劫痰方 治痨嗽及哮喘痰涌。青黛三钱，辰砂、雄黄、明矾、信石（生用，各一钱）。上俱为细末，淡豆豉一百粒，汤浸去壳，研如膏入药，丸如梧子大，临卧冷茶吞一丸。”[41]292

五虎二陈汤（明·龚廷贤《万病回春》卷二）

明·龚廷贤《万病回春》卷二：“哮吼 专主于痰，宜用吐法，亦有虚而不可吐者。治吼必使薄滋味，不可纯用凉药，必兼发散。哮吼者，肺窍中有痰气也。五虎二陈汤，治哮吼喘急痰盛。麻黄、杏仁各一钱，石膏二钱，陈皮一钱，半夏一钱（姜汁炒），茯苓（去皮）二钱，人参八分，细茶一撮，沉香、木香各五分，另水磨入。上锉一剂，生姜三片、葱白三根，水煎服。”[64]126

明·武之望《济阳纲目》卷三十二："治方……五虎二陈汤 治哮吼喘急痰盛。"[44]687

明·龚信《古今医鉴》卷四："哮吼……五虎二陈汤（云林制）〔批〕（按此方发表之剂）治哮吼喘急痰盛。麻黄（去节）一钱，杏仁十四粒（泡），石膏（煅过）一钱，橘皮一钱，半夏（姜制）一钱，茯苓（去皮）八分，甘草八分，人参八分，木香七分，沉香七分，细茶一钱。上锉一剂，生姜三片，葱白三茎，蜜三匙，水煎服。"[141]62

竹沥化痰丸（导痰小胃丹）（明·龚廷贤《万病回春》卷二）

明·龚廷贤《万病回春》卷二："哮吼……竹沥化痰丸 治哮吼十数年不愈，宜久久服之奏效（方见痰饮）"[64]126

明·武之望《济阳纲目》卷二十四："治五饮方……导痰小胃丹 最能化痰，化痞，化积，治中风眩晕，喉痹，头风哮吼等证，上可取膈上之湿痰，下可利肠胃之积痰，极有神效。南星、半夏（二味用白矾皂角姜汁水煮十五次）各二两半，陈皮、枳实（二味白矾皂角水浸半日，去白焙干）各一两，苍术（米泔白矾皂角水浸一宿，去黑皮晒干炒）一两，黄柏（炒褐色）一两，桃仁、杏仁（二味同用皂角白矾水泡去皮尖）各一两，白术（去芦炒）一两，红花（酒蒸）、白芥子（炒）、大戟（长流水煮一时晒干）、芫花（醋拌一宿炒黑）、甘遂（面裹煨）各一两，大黄（酒湿纸裹煨，焙干再以酒炒）一两半。上为细末，姜汁竹沥煮蒸饼糊为丸，如绿豆大，每服二三十丸，极甚者五七十丸，量虚实加减，不可大过，恐损胃气也。一切痰饮，卧时白汤下。……哮吼乃痰在膈上，临卧姜汤下二十五丸，每夜一次。喉痹肿痛，食后白汤下。"[44]618

明·朱朝樾《医学新知全书》卷六："哮喘门 哮喘总论 丹溪治法 备用诸方 清肺汤：治火喘。片黄芩（一钱）、山栀子、枳实……竹沥化痰丸：治哮吼十数年不愈，宜久服之奏效。方见痰门。"[66]214

明·龚廷贤《寿世保元》卷三："哮吼 脉大抵浮而滑易治。脉微而涩难治。夫哮吼以声响名，喉中如水鸡声者是也，专主于痰，宜用吐法，亦有虚而不可吐者。治之有以紫金丹导痰，小胃丹劫之而愈者。有以六味地黄丸、补中益气汤兼进而愈者。必须量虚实而治之也。"[47]143-144

明·龚信《古今医鉴》卷四："哮吼……导痰小胃丹（方见痰门）治哮吼，不问新久。"[141]62

明·龚信《古今医鉴》卷四："痰饮……导痰小胃丹 〔批〕（按此方治湿痰峻攻之剂）治中风眩晕，喉痹，头风，哮吼等症。上可取胸膈之顽痰，下可利胃肠之坚结。天南星、半夏（二味，用白矾、皂荚、姜汁，水煮透熟）各二两半，陈皮、枳实（二味，用白矾、皂荚，水泡半日，去白矾，晒干，炒）各一两，白术（炒）一两，苍术（米泔，白矾，皂荚，水浸一宿，去黑皮，晒干，炒）一两，桃仁、杏仁（二味，同白矾、皂荚水，泡去皮、尖）各一两，红花（酒蒸）一两，大戟（长流水煮一时，晒干）一两，白芥子（炒）一两，芫花（醋拌一宿，炒黑）一两，甘遂（面裹煨）一两，黄柏（炒褐色）一两，大黄（酒蒸，纸裹煨，焙干，再以酒炒）一两半。上为细末，姜汁，竹沥煮，蒸饼糊为丸，如绿豆大。每服二、三十丸，极甚者，五七十丸，量虚实加减。再不可太多，恐损胃气也。"[141]59

法制化痰丸（明·万表《万氏济世良方》卷二）

明·万表《万氏济世良方》卷二："痰……法制化痰丸 治男妇虚火咳嗽、哮喘吐痰，胸膈饱胀，嗳气，一切痰症。南星、半夏各一两，用猪牙皂角、白矾、生姜各五钱，水三碗同浸一宿，秋冬二宿，煮熟去皂角、生姜，只用星、半二味晒干听用。瓜蒌仁（去壳），白术，黄连（姜汁炒），香附（童便浸炒），陈皮（去白），山楂，萝卜子，白茯苓（去皮），紫苏子，片芩（酒炒），枳实（炒）各五钱。上为末，竹沥一钟，姜汁一盏入神曲末一两五钱，丸如绿豆大。每服六七十丸，淡姜汤或白滚汤送下，食远服。"[65]88

苏陈九宝汤（九宝汤）（明·武之望《济阳纲目》卷三十二）

明·武之望《济阳纲目》卷三十二："论 哮吼，即痰喘甚而常发者，如水鸡之声，牵引背胸，气不得息，坐卧不安，或肺胀胸满，或恶寒肢冷。病者夙有此根，又因感寒作劳气恼，一时暴发，轻者三五日而安，重者半月，或一月而愈。治法专以祛痰为先，兼用解散。如九宝汤、三拗汤、苏子降气汤，皆可选用。久则又宜温补之。"[44]687

清·陈复正《幼幼集成》卷三："哮喘证治……凡哮喘初发，宜服苏陈九宝汤。盖哮喘为顽痰闭塞，非麻黄不足以开其肺窍，放胆用之，百发百中。"[54]204

清·泄峰桂林主人《普济内外全书》卷六："肺大肠汤饮 苏陈九宝汤 古建参苏饮 治肺受感冒，鼻塞咳嗽，头晕目眩，手足不遂，口眼㖞斜。……苏陈九宝汤和平，麻黄甘草并杏仁，桑皮苏子同会和，官桂薄荷腹皮亲。治老幼素有痰火喘急，一遇冷热，暴作不均，感发连绵不已。嗽咳哮吼，夜卧不眠。苏叶一钱，麻黄二钱，陈皮一钱五分，甘草三分，杏仁二钱，桑皮一钱五分，苏子二钱，官桂一钱，薄荷八分，腹皮一钱五分。加姜三片，乌梅一个，水煎，温服。"[131]323

苏子降气汤（明·武之望《济阳纲目》卷三十二）

明·武之望《济阳纲目》卷三十二："论 哮吼，即痰喘甚而常发者，如水鸡之声，牵引背胸，气不得息，坐卧不安，或肺胀胸满，或恶寒肢冷。病者夙有此根，又因感寒作劳气恼，一时暴发，轻者三五日而安，重者半月，或一月而愈。治法专以祛痰为先，兼用解散。如九宝汤、三拗汤、苏子降气汤，皆可选用。久则又宜温补之。"[44]687

清·李用粹《证治汇补》卷二："气症……气症选方……苏子降气汤（和剂）治虚阳上攻，气不升降，痰涎壅盛。苏子二钱半，厚朴一钱，陈皮一钱，半夏二钱半，前胡二钱，沉香七分，甘草一钱。生姜水煎服。虚冷人加肉桂五分，当归、黄芪各一钱。一法：去肉桂，加桑白皮、白术，治哮喘嗽症。愚意哮喘嗽症初起，不宜用白术，当以茯苓代之，若久而易感常发者，丸方中竟用白术以治痰之源。"[34]51

清·唐宗海《医学见能》卷二："歌曰：伤寒咳嗽吐痰清，五味姜辛一剂烹。……喘齁 [总诀]喘齁二证本多痰，亦有虚时属肾关。开口便言中气弱，那知化气水须捐。气紧喘促，鼻塞声音不利者，风寒闭肺窍也。宜苏子降气汤。苏子（二钱）、半夏（一钱）、当归（二钱）、陈皮（二钱）、生姜（二钱）、厚朴（一钱）、沉香（一钱）、前胡（三钱）、柴胡（二钱）、甘草（一钱）。"[200]55

五虎汤（明·朱朝樾《医学新知全书》卷六）

明·朱朝樾《医学新知全书》卷六："哮喘门 哮喘总论 丹溪治法 备用诸方 清肺汤：治火喘。片黄芩（一钱）、山栀子、枳实、桑白皮、陈皮、白茯苓、杏仁、苏子、麦门冬花、贝母（各八分），沉香（磨水）、辰砂（研末二味，临服调入，各五分）。上锉一剂，姜一片，水煎，入竹沥同服。……五虎汤：治伤寒喘急。麻黄 杏仁各三钱 石膏五钱 甘草一钱 细茶一钱 桑白皮一钱。有痰哮吼，合二陈汤。姜三片、葱白三茎，煎热服。若虚喘急，先用五虎汤表散，后用小青龙汤加杏仁。"[66]212-213

清·李用粹《证治汇补》卷五："哮病……哮病选方。二陈汤（方见痰症）参苏温肺汤（方见喘病）越婢半夏汤（方见咳嗽）。五虎汤 痰哮用之如神，但为劫剂，不宜久服，虚人自汗，禁用。麻黄，杏仁，石膏，甘草，桑皮，细辛，生姜。"[34]215

清·朱时进《一见能医》卷九："喘急门……五虎汤。痰哮用之如神，但为劫剂，不宜久服，虚人自汗禁用。麻黄三分，杏仁三钱，石膏三钱，甘草三分，桑皮三钱，细辛三分，生姜三片。"[216]341

四陈散（明·孙文胤《丹台玉案》卷四）

明·孙文胤《丹台玉案》卷四："立方 四陈散 治痰哮。陈芥茶、陈薄荷、陈皮、陈紫苏各二钱，姜十片，煎熟，温服。"[217]175

雄黄丸（明·吴元溟《儿科方要·诸嗽门》）

明·吴元溟《儿科方要·诸嗽门》："伤风嗽，痰火嗽，虚嗽，顿呛嗽，附哮喘 伤风嗽者，自汗头痛，面黄发热，咳嗽声重，纹红脉浮缓，宜苏陈九宝饮、十神汤。方见伤风门。……哮证大率主乎痰，宜利痰为主，雄黄丸。"[218]436

螺蛳（明·缪希雍《本草单方》卷十五）

明·缪希雍《本草单方》卷十五："诸疾……小儿痰哮。向南墙上年久螺蛳为末，日晡时以水调成，日落时以手合掌皈依，吞之即效。叶氏《摘玄方》"[169]576

千金定吼丸（明·龚廷贤《济世全书》卷二）

明·龚廷贤《济世全书》卷二："哮吼……千金定吼丸 治哮吼如神。南星四两 半夏四两，用牙皂、白矾、生姜煎水浸一夜，次日切片随水煮干去皂、姜 贝母 枳实麸炒 黄连姜炒 黄芩酒炒 连翘 天麻 僵蚕炒 桔梗去芦，各二两 大黄酒拌九蒸九晒，一两 沉香五钱 青磁石硝煅，五钱 白附子二两。上为细末，竹沥、姜汁为丸，绿豆大。每服七十丸，临卧，白水一口送下效。"[48]891

青州白丸子（明·虞抟《苍生司命》卷三）

明·虞抟《苍生司命》卷三："哮喘证（十四）……哮症专主于痰，实者宜用吐法，亦有虚而不可吐者。治哮必使薄滋味，不可纯用寒凉药，必兼散表，用青州白丸子有效。"[13]94

明·虞抟《苍生司命》卷三："哮喘方（附：短气）……青州白丸子 治哮及湿痰作喘。半夏七两，南星、白附子各三两，川乌去皮脐五钱，上为末，以绢袋盛之，用井花水浸数日，摆渣末出，以手揉再摆，渣尽为度，置磁盆中日晒夜露，春五、夏三、秋七、冬十日夜，去水晒干候如玉饼，研细以占米打清粥为丸绿豆大。初服五丸，如至十丸、十五丸，姜汤送下，不拘时服。"[13]96

清·吴玉榰等《方症会要》卷二："哮喘……哮喘专主于痰，实者宜用吐法，亦有虚而不可吐者。治哮必使淡滋味，不可纯用寒凉药，必兼散表，用青州白丸子有效。"[148]70-71

三子养亲汤（清·潘辑《医灯续焰》卷五）

清·潘辑《医灯续焰》卷五："附方 仲景麻黄汤见第十六……三子养亲汤 治年高痰盛气实，并气壅哮喘等证。紫苏子沉水者、白芥子、萝卜子各三钱。上水二钟，姜二片，煎七分，食后服。"[219]117

明·秦昌遇撰，清·秦之桢编《症因脉治》卷二："哮病……身无热，无外邪者，消痰理气为主，二陈汤、三子养亲汤、小半夏汤。伏痰留饮，结成窠臼，控涎丹、滚痰丸，量情选用，然必气壮人乃可。……三子养亲汤，见食积痰门，治食痰。山楂子，莱菔子，白芥子。"[72]145

滚痰丸（明·秦昌遇著，清·秦之桢编《症因脉治》卷二）

明·秦昌遇著，清·秦之桢编《症因脉治》卷二："哮病论 哮病 前胡苏子饮，前胡，苏子，枳壳，……滚痰丸，见悬饮门。青礞石，大黄，沉香，黄芩。"[72]145

控涎丹（明·秦昌遇著，清·秦之桢编《症因脉治》卷二）

明·秦昌遇著，清·秦之桢编《症因脉治》卷二："哮病论 哮病 前胡苏子饮，前胡，苏子，枳壳，……控涎丹，甘遂，大戟，白芥子。"[72]145-146

清·吴鞠通《吴鞠通医案》卷三："壬戌正月十三日 觉罗 六十二岁 酒客痰饮哮喘，脉弦紧数，急与小青龙去麻、辛，加枳实橘皮汤不应。右胁痛甚，此悬饮也，故与治支饮之小青龙不应，应与十枣汤。以十枣太峻，降用控涎丹。甘遂五钱，大戟五钱，白芥子五钱。共为细末，神曲糊丸梧子大，先服十三丸不知，渐加至二十一丸，以得快便下黑绿水为度。三服而水下喘止，继以和胃收功。"[212]352

小半夏汤（明·秦昌遇著，清·秦之桢编《症因脉治》卷二）

明·秦昌遇著，清·秦之桢编《症因脉治》卷二："哮病论　哮病　前胡苏子饮，前胡，苏子，枳壳，……小半夏汤，见支饮门，半夏，生姜。上二味，以水七升，煮一升服。"[72]117,145

白果汤（清·李用粹《证治汇补》卷五）

清·李用粹《证治汇补》卷五："哮病……白果汤　治哮喘痰盛。半夏、麻黄、款冬花、桑皮、甘草各三钱，白果二十一个，黄芩、杏仁各一钱五分，苏子二钱，御米壳一钱。水煎，分二服。"[34]215

痰哮方（清·冯兆张《冯氏锦囊秘录·杂证大小合参》卷十二）

清·冯兆张《冯氏锦囊秘录·杂证大小合参》卷十二："方脉哮症合参　哮者，似喘而非，呼吸有声，呀呷不已，是痰结喉间，与气相系，故口之开闭尽有音声。……痰哮方　青瓜蒌一个，白矾五钱，为末。将瓜蒌打碎入明矾在内，置新瓦上阴干，冷调少许，嗽后咽下即愈。"[16]349-350

壬水金丹（清·陶东亭《惠直堂经验方》卷一）

清·陶东亭《惠直堂经验方》卷一："壬水金丹　专治痰迷风瘫，蛊膈虚损，立止痰火，哮喘痰壅，噫气吞酸，降火宽中，消滞，噙丹舌下，满口生津，并治各般风症，羊颠，醉醒，消渴诸项大病。至于下元虚弱者，尤宜常用。绵纹川大黄五斤，切薄片，滴烧酒一斤，白蜜四两，拌匀，用柳木甑，一口下。铺柳叶寸余厚，以绿豆二升，水浸一夜，黑铅二斤，打作薄片剪碎，同绿豆拌匀，一半铺柳叶上，盖新夏布一块，将大黄铺上，又盖新夏布一块，将所留一半铅豆铺，上面再将柳叶盖满，蒸七炷大线香，待冷起甑，去柳叶铅豆不用，只将大黄晒干露之，如此九次听用。再用乌梅肉一两，薄荷叶一两，枳壳麸炒，一两，广木香不见火，一两，陈皮一两，九制胆星一两，文蛤去穰炒黄，四两，贝母去心，二两，檀香不见火，一两，枸杞子一两，沉香不见火，五钱，茯苓五钱。水十数斤熬汁，约三斤去渣，取净汁浸前九制大黄，至汁尽晒干，以磁罐收贮，听配后药。九制玄明粉八钱，七制青礞石五钱，官白硼砂五钱，真血琥珀八钱，角沉香净末八钱，郁金五钱，乌犀角二钱，羚羊角净末五钱，钟乳粉研细末水飞净，三钱。上药九味，共为极细末，将前九制大黄秤准一斤研末和匀，用文蛤膏捣为丸，金箔和朱砂为衣。如遇前症，用药一丸，噙舌下化咽，大病即愈。"[100]16

清·太医院《太医院秘藏膏丹丸散方剂》卷二："壬水大金丹……凡一切痰迷瘫痪，虫膈哮喘诸症，噙化一丸，立效。"[220]80

乌巴丸（清·吴澄《不居集》卷十七）

清·吴澄《不居集》卷十七："附：杂证各种痰　伏痰　略有感冒，便发哮嗽，呀呷有声。乌巴丸。"[196]288

千缗汤（清·陈复正《幼幼集成》卷三）

清·陈复正《幼幼集成》卷三："哮喘证治……经曰：诸气膹郁，皆属于肺。喘者，肺之膹郁也。……有因宿食而得者，必痰涎壅盛，喘息有声。先用山楂、神曲、麦芽各三钱，煎汤与服，消其食，次千缗汤。"[54]203-204

痰喘方（清·陈复正《幼幼集成》卷三）

清·陈复正《幼幼集成》卷三："哮喘证治……痰喘方　治哮喘无痰者，盖痰入于肺窍，不能出故也。官拣参、制南星、制半夏、栝蒌霜、香附米、皂角灰、真广皮炒、萝卜子炒，俱等分。共为末，姜汁煮神曲糊丸麻子大。每服一钱，姜汤化下。"[54]206

陈氏神效小红丸（清·赵学敏《串雅内编》卷一）

清·赵学敏《串雅内编》卷一："陈氏神效小红丸 治小儿一切咳嗽，惊痫发搐，发热齁喘，痰涎上壅，痰厥猝倒等症。全蝎（一两，去刺洗净炒），南星（一两），朱砂（四钱五分），珠子（一钱），巴豆霜（去油净炒，二钱五分）。上为细末，糯米糊为丸，如菜子大。周岁者，每服五十丸，二周者百丸。看小儿大小壮实，用灯心煎汤送服。此吴中陈氏治急惊风秘方也。"[221]52

威喜丸（清·薛雪《碎玉篇》卷下）

清·薛雪《碎玉篇》卷下："幼科 稚年渴乳进谷，脾胃气馁少运，腹膨，目翳，是为五疳。夏月中土司令，久病投以补气，恰合调其脾胃。……稚年哮喘不得卧，与大方。内饮外饮不同，若非寒热，外塞肺系，定然浊沫阻痹。流行之气不宜苦寒辛热之治，淡薄滋味适其寒湿。威喜丸嚼化。"[86]129-130

实哮方（清·陈杰《回生集》卷上）

清·陈杰《回生集》卷上："治哮病方 哮有虚实之分。热哮，盐哮，酒哮，皆虚症也。寒哮，实症也。……实哮方 百部二钱，炙草二钱，桔梗三钱，半夏一钱，陈皮一钱，茯苓一钱五分，水煎服，二帖即愈。"[110]41-42

痰顶（清·鲁照《串雅补》卷一）

清·鲁照《串雅补》卷一："痰顶 治哮喘。白信布包，绿豆煮过用，巴霜各一钱，雄黄三钱，枯矾四钱，制半夏五钱。为细末，绿豆粉糊丸，绿豆大。临卧时，冷茶送下一丸。"[125]309

六陈顶（清·鲁照《串雅补》卷一）

清·鲁照《串雅补》卷一："六陈顶 治哮喘痰症。巴霜一钱，白土豆腐制，二钱，雄黄三钱，枯矾四钱，半夏五钱，南星六钱。上细末，绿豆粉为丸，每服三分，冷茶送下。"[125]315

齁喘痰积方（清·赵学敏《串雅内编》卷三）

清·赵学敏《串雅内编》卷三："砒霜顶……齁喘痰积方：凡天雨便发。坐卧不得，饮食不进，乃肺窍久积冷痰，遇阴气触动则发也。用后方一服即愈，服至七八次，即吐恶痰数升，药性亦随而出，即断根矣。江西淡豆豉一两（蒸捣如泥），入砒霜末一钱，枯矾三钱，丸绿豆大。每用冷茶冷水送下七丸，甚者九丸。小儿五丸。即高枕仰卧，忌食热物等。以上二方，体虚者千万忌用。"[221]96

茶叶顶（清·鲁照《串雅补》卷一）

清·鲁照《串雅补》卷一："茶叶顶 治虫积并哮喘虫胀。茶叶五钱，青盐一钱，洋糖三钱，三棱三钱，雷丸三钱。为末。将上盐、糖煎好，后入二味调匀。每服三钱，白汤送下。治哮症痰喘，除根不发。"[125]308

海蜇（清·魏之琇《续名医类案》卷三十）

清·魏之琇《续名医类案》卷三十："疳……小儿积滞，海蜇、凫茈，常煮食之，兼治大人痰哮，及肝乘胃痛。"[74]975

越脾汤加元米（清·薛雪《碎玉篇》卷下）

清·薛雪《碎玉篇》卷下："咳嗽 寒郁化热，气闭咳嗽。麻黄、杏仁、紫菀、桔梗、橘红、甘草、苏梗、前胡。……脉沉为饮，饮泛哮喘，不得偃息，此因热取凉，故举发不已。宿病难以除根，姑与暂安之计。越脾汤加元米。"[86]73,75

治喘息或痰喘哮吼方（日本·元伦维亭等《名家方选·上部病》）

日本·元伦维亭等《名家方选·上部病》："咳嗽喘急……治喘息或痰喘哮吼方。桂枝 香附子 甘草 干姜 蜀羊泉 香薷一钱 丁香二分 葛粉一分 粳米寒制 南烛药阴各一钱。上十味为末。白汤送下。"[222]3

铁角散（清·杨璿《伤寒瘟疫条辨》卷六）

清·杨璿《伤寒瘟疫条辨》卷六："吐剂类……《宣明》酒打面糊丸如桐子大，温酒下二钱，又方铁角散，治痰喘咳逆，及哮吼神验。长皂角三条，一条入半夏十粒，一条入杏仁十粒，一条入巴豆十粒，用蜜炙入半夏条，姜汁炙入杏仁条，麻油炙入巴豆条，俱黄色为度，去皮子研为末，每服二三分，安手心以姜汁调之，舌舐咽下。"[55]234-235

定喘止嗽降痰噙化方（清·陈杰《回生集》卷上）

清·陈杰《回生集》卷上："治哮病方 哮有虚实之分。热哮，盐哮，酒哮，皆虚症也。寒哮，实症也。……定喘止嗽降痰噙化方 孩儿茶、白檀香、白豆蔻、桔梗、麦冬去心、蛤粉各一两，川贝母一两去心、南薄荷、天门冬各五钱，木香三钱，麝香二分，真冰片五分。上药，共为末。甘草四两，熬膏为丸，如梧子大。每噙化一丸，去痰降气止嗽，如神，不可借述。"[110]41-42

五汁清痰饮（清·泄峰桂林主人《普济内外全书》卷四）

清·泄峰桂林主人《普济内外全书》卷四："痰结汤饮 五汁清痰饮 古建香苏散 治风类两感，咳嗽喘急，此方顺气化痰圣剂。……五汁清痰饮，治一切痰结痰喘，痰哮痰嗽，无不神效，兼治痰血。消梨汁、萝卜汁、白蜜汁、生姜汁、白茅汁各四两，入瓦罐内，火煎成膏，不拘时日，茶匙挑服，自愈。"[131]191

久嗽导痰汤（清·泄峰桂林主人《普济内外全书》卷四）

清·泄峰桂林主人《普济内外全书》卷四："痰结汤饮 久嗽导痰汤 古建香苏散 治风类两感，咳嗽喘急，此方顺气化痰圣剂。……久嗽导痰汤花粉，陈半杏芩桑茯苓，知柏川贝并百部，淡竹冬花兜铃清。治久嗽痰饮，哮喘不平，卧不及席，昼夜不宁，服之神效。玄参一钱，花粉一钱五分，半夏二钱，黄芩二钱，茯苓二钱，黄柏一钱五分，人参八分，陈皮八分，杏仁一钱五分，桑皮一钱，知母二钱，川贝二钱，百部一钱，冬花二钱，淡竹八分，兜铃一钱，姜、枣煎服。"[131]198

鲫鱼导痰丸（清·泄峰桂林主人《普济内外全书》卷四）

清·泄峰桂林主人《普济内外全书》卷四："痰喘汤饮 鲫鱼导痰丸 吕祖定喘汤 吕祖定喘汤冬花，桑苏半杏效堪夸，白果麻黄酒芩等，止激定喘遇仙家。治哮吼喘急，风痰逆胸，头晕目眩，服之立效。……鲫鱼导痰丸，治远年哮吼，顽喘痰结，痞块寒咳，冷嗽，服之并效。大鲫鱼一个重十数两佳，白人言二两，雄黄一两，款冬花一两，青黛一两。将鲫鱼剖腹去肠，人言研细，入鱼腹中，粽箸包紧，外又湿粗纸重包，纸外裹以盐泥，入火上烘干，焙在猛火中，一日一夜，止有二两重，以烟尽为度，炼蜜入姜汁为丸，如绿豆大，一日一丸，二日二丸，至十丸乃止，后可一日服十丸，姜茶汤下。"[131]207

平肺清金散（清·泄峰桂林主人《普济内外全书》卷六）

清·泄峰桂林主人《普济内外全书》卷六："肺入肠汤饮 平肺清金散 古建参苏饮 治肺受感冒，鼻塞咳嗽，头晕目眩，手足不遂，口眼㖞斜。……平肺清金散，治老幼痰化，气急哮喘，服之气渐自平。生石膏一两，熟石膏一两，麻黄七钱，杏仁一两，广皮一两，半夏一两，黄芩七钱，甘草五钱。共为细末，每服三钱，姜茶汤调服。"[131]322

白果定喘汤（清·王世钟《家藏蒙筌》卷四）

清·王世钟《家藏蒙筌》卷四："喘吼……白果定喘汤 白果定喘汤专治肺气哮喘痰嗽。白果二十一枚去壳，炒黄，研，麻黄三钱，苏子三钱研，半夏二钱，款冬花二钱，蜜水炒，秦皮二钱，蜜水炒，甘草一钱，杏霜、黄芩各一钱。白果，一名银杏。其气薄味厚，性涩而收，色白属金，故能入肺。益肺气，定喘嗽，缩小便，有去痰浊之功，但不宜多用，多则令人壅胀昏顿。又，《三元延寿书》言：白果食满千个者，死。"[58]263

九仙散（清·喻嘉言《喻选古方试验》卷三）

清·喻嘉言《喻选古方试验》卷三："痰饮（与哮喘门、咳嗽门参看 痰有六：湿热风寒食气也 饮有五：支流伏溢悬也，皆生于湿）……齁喘痰嗽，九仙散：九尖蓖麻叶三钱，入飞过白矾二钱，猪肉四两，薄批掺药在内，荷叶裹之，文武火煨熟，细嚼，白汤送下。(《儒门事亲》)"[112]112

痰哮方（清·鲍相璈《验方新编》卷十八）

清·鲍相璈《验方新编》卷十八："哮喘痰厥……又，痰哮方：川楝子一两，枳壳五钱，制香附一两，生牡蛎七钱，生地栗一两，青盐三钱，共研末，水泛为丸，每早吞服三钱。"[223]155

滚痰丸（清·鲍相璈《验方新编》卷十八）

清·鲍相璈《验方新编》卷十八："咳嗽诸方……又，多年哮喘痰多咳嗽，明矾一两，朱砂四钱，共为细末，饭糊为丸。每晚临卧送下七丸，药完自愈。名滚痰丸，并治伤风咳嗽。"[223]153

虚寒痰哮丸（清·方略《尚友堂医案·论痰饮忌脉》）

清·方略《尚友堂医案·论痰饮忌脉》："先慈盛孺人，夙患痰哮，平素畏服煎药，发则气喘痰鸣，呼吸耸肩，水浆不入，手足如废，百苦俱备，七日方苏。……治虚寒痰哮丸药：黄芪酒炒，党参米炒，白术土炒，结茯苓，法半夏，西砂仁，广陈皮，益智仁，绵杜仲，破故纸，炒胡巴，熟附片，肉桂去皮，淮山药，红川椒。其研末，红枣煨姜，煎汤和丸。治哮痰结胸服补药气促宜进此丸：制硫黄，熟附片，黑沉香，炒胡巴，法半夏，西砂仁，白蔻仁，小茴香，破故纸，益智仁，结茯苓，上肉桂，青礞石取金星者，用焰硝打碎拌匀，入砂锅内，煅至硝尽、石色如金为度，研末，水飞去硝（《尚友堂医案》痰哮无名方）。共研末，姜汤和丸，小豆大。临晚开水吞服二钱。"[224]57

葶苈泻肺汤（清·徐锦《心太平轩医案》）

清·徐锦《心太平轩医案》："唐廉访延诊 案云：咳出于肺，喘出于肾。金水两亏之体，加以痰哮，夙恙病发，气急不能偃卧，近更频发，服葶苈泻肺等汤，屡不应效。肌肉化痰，命门骨节疼，肾水日亏，肺金日燥。考昔贤成法，不越脾肺肾三经并治，病发泻肺以治其标，平时金水同源以治其本，无希速效，久服不辍，自可见功。煎方：沙参，甜杏仁，半夏，熟地，桑皮，橘红，杜仲，枳壳，茯苓。膏方：人参，熟地，坎脐，牡蛎，阿胶，麦冬，五味子，蛤蚧，胡桃肉，半夏放胖，海参，官燕去毛，炼熟白蜜熬膏。"[225]42

海带（清·王孟英《潜斋简效方》）

清·王孟英《潜斋简效方》："痰哮 浸湿海带四两煎汤，调饴糖服。"[226]479

民国·陆锦燧《鲟溪秘传简验方》卷上："哮吼门……痰哮，浸湿海带四两，煎汤调饴糖服。"[114]30

淡豆腐浆（清·王孟英《潜斋医话·痰哮》）

清·王孟英《潜斋医话·痰哮》："痰哮……淡豆腐浆每晨饮之。兼治黄疸。"[227]479

陈海蛇（清·王孟英《潜斋医话·痰哮》）

清·王孟英《潜斋医话·痰哮》："痰哮……漂淡陈海蛇煎汤，生芦菔捣汁和服。兼治诸痰证。"[227]479

六君子汤（清·江涵暾《奉时旨要》卷六）

清·江涵暾《奉时旨要》卷六："喘促……笔花氏曰：喘，危症也。……外有哮喘之症，逢时而发，人尽知为寒痰固结，假令终身不食油腻生冷，而长服六君子汤加姜、桂，则新痰无自而生，旧痰日渐以去，又何物足以为患哉。"[154]168

平安丸（清·太医《医方配本·补益虚损门》）

清·太医《医方配本·补益虚损门》："平安丸 平安丸，治男妇七情六郁，痰火湿食，气滞血瘀，食积水聚，一切之证，无不治之。蜜为丸，重三钱，每服一丸，随证调引。白蔻二两 红蔻二两 草蔻二两 肉蔻二两 沉香二两 木香二两 檀香二两 丁香二两 厚朴二两 陈皮二两 苍术二两 甘草二两 神曲二两 山楂二两 麦芽二两 枳实二两，此系大内配方。如感冒风寒，生姜五片，葱白连须五根，煎汤下。伤风喘嗽，紫苏一钱，桑皮一钱，煎汤下。哮喘痰急，麻黄三分，白芥子八分，煎汤下。伤食饱闷，焦三仙煎汤下。疟疾，豨莶草煎汤下，或加黑豆生姜为引。痢疾，红用黄芩、川连下；白用生姜、川连下。霍乱吐泻，藿香、生姜、灯芯煎汤下。膈食翻胃，淡姜汤下。嗳食吞酸，煨姜下。气虚中满，损伤脾胃，人参下。心腹疼痛，煨姜下。两肋串疼，青皮、白芥子下。小肠疝气，小茴、橘核下。九种气疼，煨姜下。妇女行经腹痛，以及腰肋肩背作疼，牛膝、益母草下。新产红白痢疾，红白糖、益母草下。孕妇勿服。"[69]100-101

秘制清宁丸（清·太医《医方配本·暑湿燥火门》）

清·太医《医方配本·暑湿燥火门》："秘制清宁丸，盖闻天地之气则随阴阳寒暑之令，人之禀赋亦从生克制化之源。内合五脏，外应五行，则有周流循环不已之数，即人之五脏六腑。使阴阳之气各有升降之理、上下交泰，人身清宁矣。此丸清气宁神，专治男妇老幼、三焦积热、五脏伏火、风热上攻、头目疼痛、咽喉哑痛、痰火吼喘、口燥舌干、脏腑积滞、二便不利、鼻口生疮、牙痛耳聋、嘈杂恶心、红白痢疾、鼻血溺血、肠红下血、热嗽痰实、宿酒停滞、胸膈不开、风瘫蛊胀，一切诸症，并皆治之。每服二钱随证调引。头脑疼痛牵连两眉额骨痛者，姜皮灯芯汤送下，两太阳疼，白芷石膏蒿本汤下。眼目赤痛，归尾菊花汤下。膨胀，小水不利，腹皮灯芯汤送下。四肢浮肿，车前子汤下。咽喉哑痛，甘桔汤下，痰涎哮喘，陈皮半夏茯苓甘草汤下。口舌生疮，石膏清茶汤下。大便燥结，红蜜汤下。"[69]40

小青龙汤（清·顾司马等《横山北墅医案》）

清·顾司马等《横山北墅医案》："顾恕堂 陈某，哮发三载，每于隆冬而发。上焦积饮泛溢，极难除根。小青龙汤。复诊：哮发三载，虽缓，积饮未除。苏子，旋复，橘红，款冬，白果，杏仁，半夏，前胡，海石，竹茹（《横山北墅医案》痰哮无名方）。"[228]339-340

四君子汤（清·汪喆，民国·徐召南评注《评注产科心法·下集》）

清·汪喆，民国·徐召南评注《评注产科心法·下集》："喘促 新产气急喘促，因荣血暴竭，卫气无依，名曰孤阳，极险危之症，急用六味地黄汤加人参以益其阴。……如外感嗽喘，或素有痰哮症者，则无妨，用四君子汤加苏梗、陈皮、炮姜、归、芎治愈。"[229]615

十枣汤（民国·吴克潜《儿科要略》）

民国·吴克潜《儿科要略》："杂证咳嗽……胸有停水而哮，酌用十枣汤以行其水。"[27]629

海螺蛸（民国·陆锦燧《鲟溪秘传简验方》卷上）

民国·陆锦燧《鲟溪秘传简验方》卷上："哮吼门……小儿痰齁多年，海螺蛸，末，米饮服一钱。"[114]30

2.2 源流考释

2.2.1 汉唐时期

有关痰哮治疗方剂的记载最早见于汉代，如汉·张仲景《金匮要略方论》卷上："肺痿肺痈咳嗽上气病脉证治第七……咳而上气，喉中水鸡声，射干麻黄汤主之。"[194]31-32 此时期虽未出现痰哮之证名，但"喉中水鸡声"符合哮病发病时的症状，且后世医家明确指出可用射干麻黄汤治疗痰哮。晋唐时期医籍中有关痰哮治疗方剂的记载多为沿用仲景之射干麻黄汤，如晋·陈延之《小品方》[195]43,44、唐·孙思邈《备急千金要方》卷十八[9]393、王焘《外台秘要方》卷十[10]216。

2.2.2　宋代

宋代医家新提出治疗痰哮的方剂有前胡散、赤茯苓丸、射干散、蝉壳散、辰砂半夏丸、射干丸、白龙丸、犀角丸、鲫鱼丸等。

其中记载前胡散、赤茯苓丸治疗痰哮者，如宋·王怀隐《太平圣惠方》卷四十六："治咳嗽喉中作呀呷声诸方……治咳嗽。心胸痰滞。喉中作呀呷声。宜服前胡散方。……治肺气，喉中作呀呷声，痰粘咳嗽，胸膈短气，胁肋坚胀，宜服赤茯苓丸方。"[197]216记载射干散、蝉壳散治疗痰哮者，主要有王怀隐《太平圣惠方》卷八十三[197]102-103、刘昉《幼幼新书》卷十六[160]601-602。如王怀隐《太平圣惠方》卷八十三："治小儿咳嗽咽喉作呀呷声诸方……治小儿咳嗽，心胸痰壅，攻咽喉作呀呷声，射干散方。……治小儿心胸痰壅，咳嗽，咽喉不利，常作呀呷声，蝉壳散方。"[197]102-103记载射干丸、白龙丸治疗痰哮者，如赵佶《圣济总录》卷六十五："呷嗽……治久患呷嗽。喉中作声。射干丸方……呀呷有声。痰涎痞闷。白龙丸方。"[11]693-694

此外，记载辰砂半夏丸治疗"胸膈痞满，喉中呀呷"者，主要有宋·陈师文等《太平惠民和剂局方》卷十[32]251、刘昉《幼幼新书》卷十六[160]602。如陈师文等《太平惠民和剂局方》卷十："治小儿诸疾　【辰砂半夏丸】治小儿肺壅痰实，咳嗽喘急，胸膈痞满，心忪烦闷，痰涎不利，呀呷有声。"[32]251记载犀角丸治疗"胸中涎壅及哮呷喘急"者，如刘昉《幼幼新书》卷十七："痰实第一……《灵苑》治小儿痰实结滞，时发寒热，胸中涎壅及哮呷喘急，烦躁不得睡眠。"[160]624记载鲫鱼丸"治齁喘"者，如朱佐《类编朱氏集验医方》卷五："喘……鲫鱼丸 治齁喘。鲫鱼（重一斤者，不去鳞肠，只于肚下近头处开一孔，入信石一块重一钱，令深入在内，却以鱼入竹筒，内外以青蒿捣泥固济，候干，火煅竹筒通红，候冷出泥，取鱼去烧不过者，研细，入蚌粉三钱，研得所研，如绿豆大，朱砂为衣）每服四丸或五六丸，砂糖冷水下，临卧服之，服后忌热物。"[202]114-115

2.2.3　元代

元代医家新提出天南星丸、桃红丸、参苏饮、半夏丸、紫金丹等方治疗痰哮。其中记载天南星丸治疗痰哮者，如元·曾世荣《活幼口议》卷二十："天南星丸 治小儿痰多，哮呷喘急，咳嗽，天南星丸方。"[203]162记载桃红丸治疗"小儿齁鮚咳嗽痰涎壅盛"者，如曾世荣《活幼口议》卷二十："治诸病杂方……桃红丸 治小儿齁鮚咳嗽痰涎壅盛，或作喘急。"[203]160记载参苏饮治疗"哮呷有声"者，如危亦林《世医得效方》卷一："和解……参苏饮，治一切发热，头疼体痛，服之皆效，不必拘其所因。……气盛或气虚人，痰气上壅，咽喉不利，哮呷有声，气息短急，上盛下虚，加木瓜半钱，北五味子五粒，干桑白皮七寸。"[33]22-23

此外，元·朱丹溪提出以半夏丸治疗"哮喘，又见痰类"，如《丹溪心法》卷四："心脾痛七十……又方 治心痛，亦治哮喘，又见痰类。半夏切碎，香油炒上为末，姜汁炊饼丸。姜汤下二三十丸。"[60]196-197他亦提出以紫金丹"治哮"，如《丹溪治法心要》卷二："哮（第二十一）……治哮紫金丹，以精猪肉三十两，切骰子大，用信一两明者，研极细，拌在肉内，令极匀，分作六分，用纸筋黄泥包之，火烘令干，又用白炭火，于无人远处煅之，以青烟出为度，出火毒放地上一宿，研细，用汤浸蒸饼为丸，如绿豆大，食前茶清下，大人二十丸，小儿十丸，量虚实与之。"[204]48

2.2.4　明代

明代医籍记载治疗痰哮的方剂有37首，其中沿用前代治疗痰哮的方剂共11首，如明·朱橚《普济方》[36]1813-1814 记载的前胡散、赤茯苓丸、射干丸、白龙丸，王肯堂的《证治准绳·幼科》集之九[163]1719 记载的射干散、蝉壳散、辰砂半夏丸，朱橚《普济方》[36]1902、王大纶《婴童类萃》[45]133 等记载的鲫鱼丸，朱橚《普济方》[36]830 记载的天南星丸，楼英《医学纲目》[61]305、万表《万氏济世良方》[65]175、武之望《济阳纲目》[44]1008 等记载的半夏丸，李梴《医学入门》[175]389、龚廷贤《寿世保元》[47]143-144 等记载的紫金丹。其中常用的方剂主要有鲫鱼丸、半夏丸、紫金丹，三首方均被明代诸多医籍载述，紫金丹亦被后世医家广泛沿用。

明代医家新提出的治疗痰哮的方剂有二黄丸、千金丸、三拗汤、黑马蹄香散、梅花饮、万金丹、二陈汤、鸭掌散、苎根方、猫粪、代赭石、白玉饼、苏合香丸、劫痰方、五虎二陈汤、竹沥化痰丸、法制化痰丸、苏陈九宝汤、苏子降气汤、五虎汤、四陈散、雄黄丸、螺蛳、千金定吼丸、青州白丸子等 25 首。

其中有 17 首痰哮治疗方剂仅载于一种医籍，如明·朱橚《普济方》[36]1899, 1902 记载的二黄丸、千金丸，楼英《医学纲目》[61]893 记载的万金丹，李时珍《本草纲目》[140]425, 1773 记载的苎根方、猫粪，孙一奎《赤水玄珠》[41]292, 963 记载的劫痰方、苏合香丸，殷之屏《医方便览》[211]301-304 记载的白玉饼，万表《万氏济世良方》[65]88 记载的法制化痰丸，武之望《济阳纲目》[44]687 记载的苏陈九宝汤、苏子降气汤，朱朝樾《医学新知全书》[66]213 记载的五虎汤，孙文胤《丹台玉案》[217]175 记载的四陈散，吴元溟《儿科方要·诸嗽门》[218]436 记载的雄黄丸，缪希雍《本草单方》[169]576 记载的螺蛳，龚廷贤《济世全书》[48]891 记载的千金定吼丸，虞抟《苍生司命》[13]94-96 记载的青州白丸子。以上所载方剂，仅苎根方、苏陈九宝汤、苏子降气汤、五虎汤、青州白丸子等 5 首痰哮治疗方剂被后世医家沿用。

此外，另有 8 首方剂则被明代诸多医籍载述治疗痰哮，如记载三拗汤治痰哮的医籍主要有明·朱橚《普济方》[36]1884、武之望《济阳纲目》[44]687、肖京《轩岐救正论》[205]76 三种，记载黑马蹄香散治痰哮的医籍主要有朱橚《普济方》[36]1902-1903、李时珍《本草纲目》[140]356 两种，记载梅花饮治痰哮的医籍主要有薛铠等《保婴撮要》[206]151、王肯堂《证治准绳·幼科》集之九[163]1722、秦昌遇《幼科折衷》[208]51 三种，记载二陈汤治痰哮的医籍主要有吴正伦《脉症治方》[209]67、李梴《医学入门》[175]389、武之望《济阳纲目》[44]687、刘全德《考证病源》[210]85 四种，记载鸭掌散治痰哮的医籍主要有李时珍《本草纲目》[140]764、孙一奎《赤水玄珠》[41]310、王肯堂《证治准绳·类方》第二册[63]421 三种，记载代赭石治痰哮的医籍主要有李时珍《本草纲目》[140]253、倪朱谟《本草汇言》[2]790-791 两种，记载五虎二陈汤治痰哮的医籍主要有龚廷贤《万病回春》[64]126、武之望《济阳纲目》[44]687、龚信《古今医鉴》[141]62 三种，记载竹沥化痰丸治痰哮的医籍主要有龚廷贤《万病回春》[64]126、武之望《济阳纲目》[44]618、朱朝樾《医学新知全书》[66]214、龚廷贤《寿世保元》[47]143-144、龚信《古今医鉴》[141]59, 62 五种。

此外，明代医家还记载了 1 首治疗痰哮的无名方，见于明·殷之屏《医方便览》[211]72-73。

2.2.5 清代

清代医籍记载治疗痰哮的方剂有 55 首，其中沿用前代治疗痰哮的方剂共 10 首，如清·吴澄《不居集》[196]232、日本·中川成章《证治摘要》[139]40 等记载的射干麻黄汤，陈修园《时方妙用》[198]54、陈修园《医学从众录》[199]661、唐宗海《医学见能》[200]56 等记载的射干散，陈修园《医学实在易》[201]107 记载的射干丸，郑玉坛《彤园医书·小儿科》[57]1021 记载的紫金丹，李用粹《证治汇补》[34]215、秦之桢编《症因脉治》[72]145 记载的二陈汤，喻嘉言《喻选古方试验》[112]112、汪昂《本草易读》[170]179、何惠川《文堂集验方》[87]28、陈鄂《一见知医》[122]662-663 等记载的苎根方，陈复正《幼幼集成》[54]204、泄峰桂林主人《普济内外全书》[131]323 记载的苏陈九宝汤，李用粹《证治汇补》[34]51、唐宗海《医学见能》[200]55 等记载的苏子降气汤，李用粹

《证治汇补》[34]215、朱时进《一见能医》[216]341 记载的五虎汤，吴玉楮等《方症会要》[148]70-71 记载的青州白丸子。其中常用方剂有射干散、二陈汤、苎根方，均被诸多医籍记载。

清代医家新提出的治疗痰哮的方剂有三子养亲汤、滚痰丸、控涎丹、小半夏汤、白果汤、痰哮方、壬水金丹、乌巴丸、千缗汤、痰喘方、陈氏神效小红丸、威喜丸、实哮方、痰顶、六陈顶、驹喘痰积方、茶叶顶、海蜇、越脾汤加元米、治喘息或痰喘哮吼方、铁角散、定喘止嗽降痰噙化方、久嗽导痰汤、平肺清金散、五汁清痰饮、白果定喘汤、鲫鱼导痰丸、九仙散、痰哮方、滚痰丸、虚寒痰哮丸、葶苈泻肺汤、海带、淡豆腐浆、陈海蛇、六君子汤、平安丸、秘制清宁丸、小青龙汤、四君子汤等 40 首。如清·潘辑《医灯续焰》[219]117、秦之桢编《症因脉治》[72]145 记载的三子养亲汤、秦之桢编《症因脉治》[72]117, 145-146 记载的滚痰丸、小半夏汤，秦之桢编《症因脉治》[72]145-146、吴鞠通《吴鞠通医案》[212]352 等记载的控涎丹，李用粹《证治汇补》[34]215 记载的白果汤，冯兆张《冯氏锦囊秘录·杂证大小合参》[16]349-350 记载的痰哮方，陶东亭《惠直堂经验方》[100]16、太医院《太医院秘藏膏丹丸散方剂》[220]80 等记载的壬水金丹，吴澄《不居集》[196]288 记载的乌巴丸，陈复正《幼幼集成》[54]203-204 记载的千缗汤，陈复正《幼幼集成》[54]206 记载的痰喘方，赵学敏《串雅内编》[221]52 记载的陈氏神效小红丸，薛雪《碎玉篇》[86]129-130 记载的威喜丸，陈杰《回生集》[110]41-42 记载的实哮方，赵学敏《串雅内编》[221]96 记载的驹喘痰积方，鲁照《串雅补》[125]308, 309,315 记载的痰顶、六陈顶、茶叶顶，魏之琇《续名医类案》[74]975 记载的海蜇，薛雪《碎玉篇》[86]75 记载的越脾汤加元米。日本·元伦维亭等《名家方选·上部病》[222]3 记载的治喘息或痰喘哮吼方，杨璿《伤寒瘟疫条辨》[55]234-235 记载的铁角散，喻嘉言《喻选古方试验》卷三[112]112 记载的九仙散，陈杰《回生集》[110]41-42 记载的定喘止嗽降痰噙化方，泄峰桂林主人《普济内外全书》[131]191, 198, 207, 322 记载的五汁清痰饮、久嗽导痰汤、鲫鱼导痰丸、平肺清金散，王世钟《家藏蒙筌》[58]163 记载的白果定喘汤，鲍相璈《验方新编》[223]153-155 记载的滚痰丸、痰哮方，方略《尚友堂医案·论痰饮忌脉》[224]57 记载的虚寒痰哮丸，徐锦《心太平轩医案》[225]42 记载的葶苈泻肺汤，王孟英《潜斋简效方》[226]479 记载的海带，《潜斋医话》[227]479 记载的淡豆腐浆、陈海蛇，江涵暾《奉时旨要》[154]168 记载的六君子汤，太医《医方配本·补益虚损门》[69]100-101 记载的平安丸、秘制清宁丸，顾司马，顾祖同《横山北墅医案》[228]339-340 记载的小青龙汤，汪喆《评注产科心法·下集》[229]80-81 记载的四君子汤。其中常用方剂有五虎汤、壬水金丹，二者均被诸多医籍记载。

此外，清代医家还记载了 5 首治疗痰哮的无名方，分见于清·薛雪《扫叶庄医案》[104]44、薛雪《碎玉篇》[86]73, 76、吴鞠通《吴鞠通医案》[212]329-330、吴芹《吴古年医案·哮喘》[133]146-147、沈菊人《沈菊人医案》[213]123。

2.2.6 民国

民国医家较多沿用前代射干麻黄汤、鸭掌散、苎根方、海带等方治疗痰哮。其中沿用射干麻黄汤者，如民国·何廉臣《增订通俗伤寒论》[76]328, 333；沿用鸭掌散者，如张宗祥《本草简要方》卷五[189]22；沿用"苎根方"治疗"痰哮咳嗽"、"海带"治疗"痰哮"者，如陆锦燧《鲟溪秘传简验方》卷上[114]29-31。

此外，民国亦有医家提出用"海螺蛸"治疗"小儿痰驹多年"，如民国·陆锦燧《鲟溪秘传简验方》卷上："哮吼门……小儿痰驹多年，海螺蛸，末，米饮服一钱。"[114]30 提出十枣汤治疗"胸有停水而哮"者，如吴克潜《儿科要略》："杂证咳嗽……胸有停水而哮，酌用十枣汤以行其水。"[27]629

此外，民国时期医家还记载了 1 首治疗痰哮的无名方，见于张山雷《张山雷医案·咳嗽》[215]941。

六、食 哮

1. 中药

1.1 文献辑录

乌桕根白皮（明·李时珍《本草纲目》卷三十五）

明·李时珍《本草纲目》卷三十五："乌桕木（《唐本草》）……根白皮……盐齁痰喘：柏树皮去粗捣汁，和飞面作饼烙熟。早晨与儿吃三四个，待吐下盐涎乃佳。如不行，热茶催之。（《摘玄方》）"[140]873-874

清·吴仪洛《本草从新》卷八："乌桕木根皮泻热毒。……盐齁痰喘（柏树去粗皮捣汁，和飞面作饼烙熟，早晨与儿吃三四个，待吐下盐涎乃住，如不行，热茶催之)。"[116]141

清·严洁等《得配本草》卷七："乌桕根白皮……和面作饼，治盐齁痰喘。慢火炙黄，亦可捣用。切勿多用久用。"[6]223

清·黄凯钧《友渔斋医话·药笼小品》："〔乌桕根皮〕性能泻下，故通肠利水，功胜大戟，治咸齁痰喘。"[3]184

清·喻嘉言《喻选古方试验》卷四："小儿诸病……盐齁痰喘，柏树皮去粗，捣汁，和飞面作饼，烙熟，早晨与儿吃三四枚，待吐下盐涎，乃佳，如不行，热茶催之。（《摘元》）"[112]176

鼠粪（明·李时珍《本草纲目》卷五十一）

明·李时珍《本草纲目》卷五十一："鼠（《别录》下品）……粪……小儿盐齁：鼠屎烧研，水酒空心服之。一岁一钱。"[140]1184

人参（清·张璐《本经逢原》卷一）

清·张璐《本经逢原》卷一："人参……参芦能耗气，专入吐剂，涌虚人膈上清饮宜之。盐哮用参芦涌吐最妙。"[171]32

胡麻（清·张璐《本经逢原》卷三）

清·张璐《本经逢原》卷三："胡麻……麻茎烧灰点痣去恶肉，又治小儿盐哮，以淡豆腐蘸麻茎灰食之。"[171]138

1.2 源流考释

有关治疗食哮的中药的记载始见于明代，明代医籍中载有乌桕根白皮和鼠粪，如明·李时珍《本草纲目》："乌桕木（《唐本草》）……根白皮……盐齁痰喘：柏树皮去粗捣汁，和飞面作饼烙熟。早晨与儿吃三四个，待吐下盐涎乃佳。如不行，热茶催之。（《摘玄方》）……鼠（《别录》下品）……粪……小儿盐齁：鼠屎烧饼，水酒空心服之。一岁一钱。"[140]873-874,1184 上述文献中虽无"食哮"证名，但"盐齁痰喘""盐齁"均符合盐哮的特点。

清代有医家沿用乌桕根白皮治疗"盐齁痰喘"，如清·吴仪洛《本草从新》卷八[116]141、严洁等《得配本草》卷七[6]223、喻嘉言《喻选古方试验》卷四[112]176；亦有医家提出用乌桕根白皮治疗"咸齁痰喘"，如黄凯钧《友渔斋医话·药笼小品》："〔乌桕根皮〕性能泻下，故通肠利水，功胜大戟，治咸齁痰喘。"[3]184此外，清代医籍中尚有人参、胡麻治疗盐哮的记载，如张璐《本经逢原》："人参……参芦能耗气，专入吐剂，涌虚人膈上清饮宜之，盐哮用参芦涌吐最妙。……胡麻……麻茎烧灰点痣去恶肉，又治小儿盐哮，以淡豆腐蘸麻茎灰食之。"[171]32,138

2. 方剂

2.1　文献辑录

治奶駒齘方（南宋·刘昉《幼幼新书》卷十六）

南宋·刘昉《幼幼新书》卷十六：“咳嗽作呀呷声第四（駒齘附）……《吉氏家传》治奶駒齘方。天竺黄，蚌粉（炒）。上件等分研匀，蜜调，涂奶头与吃。”[160]606

甜瓜蒂方（宋·朱佐《类编朱氏集验医方》卷十五）

宋·朱佐《类编朱氏集验医方》卷十五：“拾遗门……治駒喘　甜瓜蒂（七枚，研为粗末）用冷水少许，调澄取清汁，呷一小呷，如其吐，才饮竟即吐痰，若胶稠状，胸次既宽，駒亦定。少再作，又服之，随手而愈。”[202]355-356

明·龚廷贤《济世全书》卷二：“哮吼……治哮喘方……一女子因食盐、虾过多，遂得駒喘之疾，乳食不进。甜瓜蒂七个，研为粗末，用冷水一茶脚许，调澄取清汁，呷一小呷即吐痰涎。若胶粘状，胸次既宽，駒喘亦定，迟日再作，又服之，随手愈。凡三进药，病根如扫。此药味最苦，极难吞咽，俗谚所谓瓜甘蒂苦也。”[48]892

清·罗越峰《疑难急症简方》卷三：“痰饮喘哮……小儿咸駒喘（又）甜瓜蒂（七枚，研细）冷水调，澄清服，即痰涎喘定，次日再服，三度病除。”[173]160

古老饮（明·朱櫹《普济方》卷一百六十三）

明·朱櫹《普济方》卷一百六十三：“哮呴（附论）……古老饮出仁存方 治鱼哮嗽呴。古老钱、白梅肉各七个。上水一大盏，浸二宿，每服一茶脚许，空心服，良久吐出恶物。”[36]1902

明·胡濙《卫生易简方》卷三：“喘急……治駒喘　用盐梅五个，古铜钱七文，置碗内，以滚汤浸。春、秋三日，夏一日，冬七日。壮大饮一口，小弱饮半口，饮毕，男左女右，手在胸前揉搓，少时必吐。”[230]60

清金丹（明·楼英《医学纲目》卷二十七）

明·楼英《医学纲目》卷二十七：“喘……〔丹〕清金丹 治哮嗽遇厚味发者用之。……萝卜子淘净，蒸令熟，晒干为末，一两，猪牙皂角为烧过，以碗覆地上，作灰末，三钱。上为末，拌匀，用姜汁浸蒸饼丸，如萝卜子大。每服三十粒，慢咽下。一方劫喘，用姜汁蜜炼丸，桐子大。每七八十丸，嚼下，止之。……哮嗽必用吐法。吐药中用醋多，不用凉药。”[61]604

明·孙一奎《赤水玄珠》卷七：“哮门……食积痰壅，哮喘咳嗽，清金丹。遇厚味发者用之。萝卜子淘净，蒸熟，晒干为末，一两，猪牙皂角烧存性，三钱。用生姜汁浸蒸饼丸，如小绿豆大。每服三五十丸，咽下。劫喘以姜汁炼蜜，如梧子大，每服七八十丸，嚼下止之。”[41]305

明·王肯堂《证治准绳·杂病》第二册：“[哮]……丹溪云：……遇厚味即发者，清金丹主之。”[62]84

明·王肯堂《证治准绳·类方》第二册：“喘……清金丹 治食积痰壅，哮喘咳嗽，遇厚味发者用之。”[63]420

明·武之望《济阳纲目》卷三十二：“治方……清金丹 治哮喘，遇厚味发者用之。”[44]688

明·李中梓《医宗必读》卷九：“医案……清金丹 治食积痰哮喘，遇厚味即发。萝卜子淘净，蒸熟，晒干，为末，一两，猪牙皂角烧存性，三钱。上以生姜汁浸蒸饼丸。绿豆大，每服三、五十丸，咽下。”[231]368

清·沈金鳌《杂病源流犀烛》卷一：“咳嗽哮喘源流……清金丹 〔食哮〕萝卜子蒸晒为末一两 猪牙皂角烧存性三钱 姜汁糊丸。”[78]19-27

清·何梦瑶《医碥》卷二：“喘哮……遇厚味即发者，清金丹。”[174]108

民国·吴克潜《儿科要略》:"杂证咳嗽……附方……(三)清金丹 治食积痰壅,哮喘咳嗽,遇厚味即发者。莱菔子(蒸熟晒干)一两,猪牙皂角(烧存性)三钱。共研细末,生姜汁浸蒸饼为丸,如绿豆大。"[27]630

按语: 清金丹治疗食哮的相关记载可追溯至明代,如明·楼英《医学纲目》卷二十七:"喘……〔丹〕清金丹 治哮嗽遇厚味发者用之。"[61]604 文中虽未出现"食哮"证名,但"哮嗽遇厚味发者"符合食哮的特点。同时期医家王肯堂在其著作《证治准绳·杂病》[62]84 中有相同载述,并在《证治准绳·类方》中提出清金丹治疗"食积痰壅"[63]420。其他如孙一奎《赤水玄珠》卷七[41]305、武之望《济阳纲目》卷三十二[44]688、李中梓《医宗必读》卷九[231]368 等著作中亦有相似载述。清代有医家沿用此方治疗"食哮""遇厚味即发"之哮喘,如清·沈金鳌《杂病源流犀烛》卷一[78]27、何梦瑶《医碥》卷二 [174]108 等。民国医家吴克潜在其《儿科要略》[27]630 中亦记载了清金丹治疗哮喘"遇厚味即发者"。

无名方

明·薛铠等《保婴撮要》卷六:"咳嗽 一小儿有哮病,其母遇劳即发,儿饮其乳亦嗽。用六君、桔梗、桑皮、杏仁治之,母子并愈。"[206]144

明·龚廷贤《寿世保元》卷三:"哮吼 脉大抵浮而滑易治,微细而涩难治。夫哮吼以声响名,喉中如水鸡声者是也,专主于痰,宜用吐……一论喘气哮吼,上喘不休,或是盐创水创肺窍,俗谓之喘气病,用此秘方。小蓟草一把,用精猪肉四两(《寿世保元》食哮无名方),入水同煮,令熟,食肉并汤。立已其草三月生,七八月有四棱,茎叶尖,杪有花子。"[47]143-145

明·马兆圣《医林正印》卷一:"哮 哮之为病,喉间如水鸡声,牵引胸背,气不得息,坐卧不安。乃痰结于肺胃间,与气相系,随其呼吸呀呷,于喉中作声。是痰或得之停水,或得之风寒,或得之食味咸酸所抢,因积成热,由来远矣。故胶如漆,粘于肺系,有触即发。大法必使薄滋味为主。若不能樽节,其胸中未尽之痰,复与新味相结,哮必更作,乌能愈哉!治例……凡盐醋哮,秘方用草麻树近根尺许(《医林正印》食哮无名方一),烧灰存性,研末,用不落水豆腐一块,调入食之。又方:用鸡子,头上打一孔,入蜒蚰一条(《医林正印》食哮无名方二),封好,饭锅上蒸熟,去蚰食之,不过三四枚,愈。"[232]21-22

小儿盐哮方(明·李时珍《本草纲目》卷二十二)

明·李时珍《本草纲目》卷二十二:"胡麻……麻秸……附方新二。小儿盐哮:脂麻秸,瓦内烧存性,出火毒,研末。以淡豆腐蘸食之。(《摘玄方》)"[140]617

明·缪希雍《本草单方》卷十五:"诸疾……小儿盐哮。芝麻秸瓦内烧存性,出火毒,研末,以淡豆腐蘸食之。《摘玄方》"[169]576

清·喻嘉言《喻选古方试验》卷四:"小儿诸病……小儿盐哮,脂麻秸瓦内烧存性,出火毒,研末,以淡豆豉蘸食。(同上)"[112]176

清·汪昂《本草易读》卷五:"香油……小儿盐哮,脂麻秸瓦上焙木,豆腐蘸食之。(二一一)"[170]237-238

清·何惠川《文堂集验方》卷一:"咳嗽(附哮喘痰症)……〔盐哮〕 豆腐浆,每日早晚久服即效。如小儿,用芝麻秸瓦上炙焦存性,出火毒,研细,以生豆腐蘸食即效。"[87]28

清金丸(萝卜子)(明·李时珍《本草纲目》卷二十六)

明·李时珍《本草纲目》卷二十六:"莱菔(音来北唐本草)……子……齁喘痰促遇厚味即发者。萝卜淘净,蒸熟晒研,姜汁浸蒸饼丸绿豆大。每服三十丸,以口津咽下,日三服。名清金丸。医学集成。"[140]686

明·龚廷贤《万病回春》卷二:"哮吼……青金丸,治哮喘,用厚味发者用之。萝卜子淘净蒸熟晒干为末，姜汁浸，蒸饼为细丸。每服二十粒，津送下。"[64]217

明·万表《万氏济世良方》卷二："哮……青金丸 治哮喘。遇厚味发者，用萝卜子淘净蒸熟晒干，为末，姜汁浸蒸为丸，每服三十粒，津下。"[65]89

明·武之望《济阳纲目》卷三十二："论……遇厚味发者清金丸，久不得睡者兜铃丸。"[44]687

明·缪希雍《神农本草经疏》卷二十七："莱菔（音蔔）……《医学集成》：齁喘痰促，遇厚味即发者。用蔔子淘净，蒸熟晒研，姜汁浸，蒸饼丸绿豆大。每服三十丸，以口津咽下，日三服。"[168]294

明·江瓘《名医类案》卷七："一富儿厚味发哮喘，以萝蔔子淘净蒸熟晒干为末，姜汁蒸饼为丸（即清金丹），每服三十丸，津咽下。"[233]337

明·朱朝槻《医学新知全书》卷六："哮喘门 哮喘总论 丹溪治法 备用诸方　清肺汤：治火喘。片黄芩（一钱）、山栀子、枳实、桑白皮、陈皮、白茯苓、杏仁、苏子、麦门冬花、贝母（各八分），沉香（磨水）、辰砂（研末二味，临服调入，各五分）。上锉一剂，姜一片，水煎，入竹沥同服。……青金丸：治哮喘因厚味发者用之。萝卜子淘净蒸熟晒干为末，姜汁浸蒸饼为细丸，每服三十粒，津下。"[66]212,214

明·缪希雍《本草单方》卷三："喘……齁喘痰促，遇厚味即发者。萝卜子淘净，蒸熟，晒，研，姜汁浸，蒸饼为丸绿豆大。每服三十丸，以口津咽下，日三服。名清金丸。《医学集成》"[169]399

清·汪昂《本草易读》卷六："莱菔子……齁喘痰促，时发时止，莱菔子蒸熟，晒干为末，再姜汁浸蒸饼，丸绿豆大，每三十丸，口津咽下，日三。（二十。）"[170]261

清·杨时泰《本草述钩元》卷十五："莱菔即菘菜也。似蔓菁而稍大。……齁喘痰促。遇厚味即发者。萝卜子淘净。蒸熟晒碾。姜汁浸蒸饼丸。绿豆大。每服三十丸。口津咽下。日三服。"[187]397

清·黄光霁《本草衍句》："莱菔子（辛甘）入肺下气而定喘，入脾消食以除胀，生则能升，故吐风痰而宽胸膈。熟则能降，故疗后重而攻积坚（治痰有倒壁冲墙之功）。　齁喘痰促，遇厚味即发。菔子淘净，蒸饼丸，每服三十丸，津液下。久嗽痰喘，用菔子、杏仁，等分，丸服。"[234]353-354

三白饼子（明·王肯堂《证治准绳·杂病》第二册）

明·王肯堂《证治准绳·杂病》第二册："咳嗽……咸物所伤，哮嗽不止，用白面二钱，砂糖二钱，通搜和，用糖饼灰汁捻作饼子，放在炉内煤熟，铲出，加轻粉四钱，另炒略熟，将饼切作四亚，掺轻粉在内，令患人吃尽，吐出病根即愈。"[62]76-78

明·李中梓《医宗必读》卷九："分条治咳法……食咸哮嗽，白面二钱，砂糖二钱，糖饼灰汁捻作饼子，炉内炸熟，划出，加轻粉四钱另炒，将饼切作四楂，掺轻粉在内，令患人吃尽，吐出病根即愈。"[231]356-357

民国·何廉臣《增订通俗伤寒论》："第七节夹哮伤寒……或因酸盐过食，遇冷饮食而发者，宜用三白饼子（用白面粉、白糖各二钱，饴糖饼化汁，捻作饼子，炉内炸熟，划出，加轻粉四钱捣匀，分作二三服。令病人食尽，吐出病根即愈。体虚及年幼者，分四五次服之），搜涤淤积以涌痰；继用异功散加细辛，补助宗气以保肺，三涌三补，屡建奇功。"[76]358

甘胆丸（明·李中梓《医宗必读》卷九）

明·李中梓《医宗必读》卷九："分条治咳法……醋呛而嗽，甘草二两，去皮，作二寸段，中半劈开，用猪胆汁五枚，浸三日，火炙为末，蜜丸，清茶吞二钱，临卧时服之。"[231]356-357

清·蒋示吉《医宗说约》卷一："哮……醋呛哮嗽，用甘草二两，每段切二寸长，两半劈

开，用猪胆汁五枚浸三日，火炙为末，蜜丸，茶清吞下二钱，临卧服。"[149]73-74

清·冯兆张《冯氏锦囊秘录·杂症大小合参》卷十二："方脉咳嗽合参……食醋呛喉，哮嗽不止，诸药不效者，甘胆丸妙。用甘草（去皮）二两，作二段劈开，用猪胆五个浸三日取出，火上炙干，为末，蜜丸，每服四五十丸，临卧茶清送下。"[16]344

清·张璐《张氏医通》卷四："喘（短气、少气、逆气、哮）……醋呛而嗽，甘草二两，中半劈开，用猪胆汁五枚，浸五日，火炙为末，蜜丸，茶清吞二钱，临卧服之。"[30]85

清·顾世澄《疡医大全》卷十七："食醋呛喉门主方 甘胆丸 治食醋呛喉哮嗽不止，诸药不效。甘草（去皮，二两作二段，用猪胆五个浸三日取出，火上炙干），为末蜜丸，每服四五十丸，临卧茶清送下。"[99]668

清·魏之琇《柳州医话良方·附方》："哮 醋哮，用粉甘草二两，去皮破开，以猪胆六七枚取汁，浸三日，炙干为末，蜜丸，清茶下三四十丸。"[235]883

清·黄朝坊《金匮启钥·幼科》卷二："咳嗽论（附哮喘 百晬嗽）……一方，治吃醋呛喉成哮，用甘草三两去皮、劈开，猪胆汁浸三日炙干，研末蜜丸，临卧茶送下。"[236]1228

清·张鹏飞增补《增补神效集》增补："哮喘：甘草（一两，每段切三寸长，劈开）以猪胆五个取汁浸甘草三日，火炙为末，蜜丸，清茶吞下，每服二钱，临卧服。"[237]41

清·陈鄂《一见知医》卷五上："哮喘 哮者，喉如拽锯，若水鸡声。喘者，气促连属不能以息。哮为实，喘为虚。……一方：治醋呛成吼，甘草二两（去赤皮，切断二寸长），劈开，猪胆汁浸三日，火上炙干为末，每晚临卧服二钱，茶下，神效。"[122]728-729

豆腐浆（清·王梦兰《秘方集验》）

清·王梦兰《秘方集验》："痰嗽诸症……盐冷哮 盐哮，清晨服豆腐浆，愈。"[238]41

清·赵学敏《本草纲目拾遗》卷八："腐 浆、沫、渣、皮、乳、锅巴、泔水、麻腐……盐哮 救生苦海：用豆腐浆点糖少许，日日早服一碗，不间断，过百日自愈。"[190]300

清·何惠川《文堂集验方》卷一："咳嗽（附哮喘痰症）……〔盐哮〕豆腐浆，每日早晚久服即效。"[87]28

清·陈杰《回生集》卷上："治盐哮方 盐哮每朝清晨服豆腐浆愈。"[110]42

清·罗越峰《疑难急症简方》卷三："痰饮喘哮……咸哮冷哮，每早食豆腐浆，愈。"[173]160

清·龚自璋《家用良方》卷六："各种补遗……盐冷哮方 每早清晨，服豆腐浆，愈。"[128]445

清·虚白主人《救生集》卷二："咳嗽门……又盐冷哮方 每早清晨服豆腐浆，愈。"[129]98

民国·陆锦燧《鲟溪秘传简验方》卷上："哮吼门 哮，每晨饮豆腐浆，以愈为度。"[114]30

胶饴（清·张璐《本经逢原》卷三）

清·张璐《本经逢原》卷三："谷部……胶饴，即饧糖，甘温，无毒……拌轻粉熬焦为丸，噙化，疗咸哮喘嗽，大吐稠痰即愈。"[171]132

胜金丸（清·高鼓峰《四明心法》卷下）

清·高鼓峰《四明心法》卷下："咳嗽 咳嗽之病形何如？……如咸哮、醋哮，胜金丸主之。醋哮，甘胆丸亦妙。"[239]93-94

清·杨乘六《医宗己任编》卷三："咳嗽……如咸哮醋哮，胜金丸主之。（醋哮甘胆丸亦妙）。"[240]70

甘胆丸（清·高鼓峰《四明心法》卷下）

清·高鼓峰《四明心法》卷下："咳嗽之病形何如？……如咸哮、醋哮，胜金丸主之。醋哮，甘胆丸亦妙。"[239]93-94

清·杨乘六《医宗己任编》卷三："咳嗽……如咸哮醋哮，胜金丸主之。（醋哮甘胆丸亦妙）。"[240]70

白松香（清·赵学敏《本草纲目拾遗》卷九）

清·赵学敏《本草纲目拾遗》卷九："白松香 汪连仕云：即瓦上多年猫粪，色白，火煅用。治盐哮，蛔厥作痛，更理瘟疫、鼠疮，立刻见效。"[190]375

金星散（清·杨璿《伤寒瘟疫条辨》卷六）

清·杨璿《伤寒瘟疫条辨》卷六："消剂类……古方金星散治大人小儿犯咸哮吼者，胆星一钱，紫苏叶一钱，甘草五分，水煎，调鸡内金末七分服。"[55]219

断根方（清·陈杰《回生集》卷上）

清·陈杰《回生集》卷上："断根方 用海螺蛸火煅为末，大人五钱，小儿二钱，黑砂糖拌匀调服，一帖即除根。若不服上煎药，止可得半也。上煎药如热哮加元参三钱。冷哮加干姜一钱。盐哮加饴糖三钱。酒哮加柞木三钱。"[110]41-42

清·罗越峰《疑难急症简方》卷三："痰饮喘哮……小儿咸哮喘嗽（《名医》）乌贼骨末，白糖和服，愈。"[173]160

清·龚自璋《家用良方》卷六："各种补遗……又断根方。用海螺蛸火煅为末。大人五钱，小儿二钱，黑沙糖拌匀，调服一贴即除根。若不服上煎药，止可得半也。上煎药，如热哮加元参三钱。冷加干姜一钱。盐哮加饴糖三钱。酒哮加柞木三钱。"[128]444-445

清·虚白主人《救生集》卷二："咳嗽门……断根方 用海螺蛸火煅为末，大人五钱，小儿二钱，砂糖拌匀，调服，一贴即除根。如不服上煎药止贯得半也。上煎药，如热哮加元参三钱，冷哮加干姜一钱，盐哮加饴糖三钱，酒哮加柞木三钱。"[129]98

人参芦煎汤（日本·丹波元坚《杂病广要》）

日本·丹波元坚《杂病广要》："喘……咸哮，喉中痰声不绝，以人参芦煎汤饮之，探吐。（《原病集》）"[20]876

千缗汤（清·陈鄂《一见知医》卷五上）

清·陈鄂《一见知医》卷五上："哮喘 哮者，喉如拽锯，若水鸡声。喘者，气促连属不能以息。哮为实，喘为虚。……哮喘因宿食，痰涎壅盛，喘息有声，先用山楂、神曲、麦芽（《一见知医》食哮无名）方煎服，次服千缗汤，法夏二钱，皂角五分，生姜一钱，炙草二钱。以上皆素无痰喘暴发者用。"[122]728

2.2　源流考释

有关食哮治疗方剂的记载始见于宋代，如南宋·刘昉《幼幼新书》卷十六："咳嗽作呀呷声第四（齁䶎附）……《吉氏家传》治奶齁䶎方。"[160]606 文中虽未提出"食哮"一词，但所载"齁䶎"为哮病别名，"奶"与食相关。宋代亦有医家提出以甜瓜蒂方治疗齁喘，如朱佐《类编朱氏集验医方》卷十五："……治齁喘 甜瓜蒂（七枚，研为粗末）用冷水少许，调澄取清汁，呷一小呷，如其吐，才饮竟即吐痰，若胶黏状，胸次既宽，齁亦定。少再作，又服之，随手而愈。"[202]355-356 文中虽未明确指出甜瓜蒂方治疗食哮，然后世医家均以此方治疗食哮。

明代医家治疗食哮的方剂有10首，其中有医家沿用前代甜瓜蒂方治疗盐哮，并指出"因食盐、虾过多"可致哮，如明·龚廷贤《济世全书》卷二："哮吼……治哮喘方……一女子因食盐、虾过多，遂得齁喘之疾……甜瓜蒂七个，研为粗末，用冷水一茶脚许，调澄取清汁，呷一小呷即吐痰涎。"[48]892

明代医家新提出的食哮治疗方剂有古老饮、清金丹、小儿盐哮方、清金丸、三白饼子、甘胆丸等 9 首。记载古老饮治疗"鱼哮嗽"的医籍主要有明·朱橚《普济方》[36]1902、胡濙《卫生易简方》[230]60，记载清金丹治疗食哮的医籍主要有楼英《医学纲目》[61]604、孙一奎《赤水玄珠》[41]305、王肯堂《证治准绳·类方》[63]420、《证治准绳·杂病》[62]84、武之望《济阳纲目》[44]688、李中梓《医宗必读》[231]264 等六种，记载小儿盐哮方的医籍主要有李时珍《本草纲目》[140]617、缪希雍《本草单方》[169]576，记载清金丸治疗食哮的医籍主要有李时珍《本草纲目》[140]686、龚廷贤《万病回春》[64]217、万表《万氏济世良方》[65]89、武之望《济阳纲目》[44]657、缪希雍《神农本草经疏》[168]294、江瓘《名医类案》[233]337、朱朝樾《医学新知全书》[66]214、缪希雍《本草单方》[169]399，记载三白饼子治疗盐哮的医籍主要有王肯堂《证治准绳·杂病》[62]76-78、李中梓《医宗必读》[231]356-357，记载甘胆丸治疗"醋呛哮嗽"的医籍主要有李中梓《医宗必读》[231]356-357。此外，薛铠等《保婴撮要》卷六[206]144 记载了治疗"小儿有哮病，其母遇劳即发，儿饮其乳亦嗽"的方剂；龚廷贤《寿世保元》卷三[47]143-145 载有喘气哮吼治疗秘方；马兆圣《医林正印》卷一[232]21-22 则载有盐醋哮治疗秘方。

清代医家治疗食哮的方剂有 14 首，其中沿用前代治疗食哮的方剂共有甜瓜蒂方、清金丹、小儿盐哮方、清金丸、甘胆丸 5 首。沿用甜瓜蒂方治疗咸哮的医籍主要有清·罗越峰《疑难急症简方》[173]160，沿用清金丹治疗"食哮"、"遇厚味即发"的医籍主要有沈金鳌《杂病源流犀烛》[78]27、何梦瑶《医碥》[174]108，沿用小儿盐哮方治疗盐哮的医籍主要有喻嘉言《喻选古方试验》[112]176、汪昂《本草易读》[170]237-238、何惠川《文堂集验方》[87]28 等，沿用清金丸治疗食哮的医籍主要有汪昂《本草易读》[170]261、杨时泰《本草述钩元》[187]397、黄光霁《本草衍句》[234]353-354 等，沿用甘胆丸治疗"醋呛哮嗽"的医籍主要有蒋示吉《医宗说约》[149]73-74、冯兆张《冯氏锦囊秘录·杂症大小合参》[16]344、张璐《张氏医通》[30]85、顾世澄《疡医大全》[99]668、魏之琇《柳州医话良方·附方》[235]883、黄朝坊《金匮启钥·幼科》[236]1228、张鹏飞增补《增补神效集》增补[237]41、陈鄂《一见知医》[122]728-729 等。

清代医家新提出的治疗食哮的方剂有豆腐浆、胶饴、胜金丸、白松香、金星散、断根方、人参芦煎汤等 9 首。记载豆腐浆治疗"盐哮""咸哮"的医籍主要有清·王梦兰《秘方集验》[238]4、赵学敏《本草纲目拾遗》[190]300、何惠川《文堂集验方》[87]28、陈杰《回生集》[110]42、罗越峰《疑难急症简方》[173]160、龚自璋《家用良方》[128]445、虚白主人《救生集》[129]98 等，记载胶饴治疗"咸哮"的医籍主要有张璐《本经逢原》[171]132，记载胜金丸治疗"咸哮、醋哮"的医籍主要有高鼓峰《四明心法》[239]93-94、杨乘六《医宗己任编》[240]70，甘胆丸治疗醋哮的医籍主要有高鼓峰《四明心法》[239]93-94、杨乘六《医宗己任编》[240]70，记载白松香治疗盐哮的医籍主要有赵学敏《本草纲目拾遗》[190]375，记载金星散治疗"咸哮"的医籍主要有杨璿《伤寒瘟疫条辨》[55]219，记载断根方治疗"盐哮""咸哮"的医籍主要有陈杰《回生集》[110]41-42、罗越峰《疑难急症简方》[173]160、龚自璋《家用良方》[128]444-445、虚白主人《救生集》[129]98 等，记载人参芦煎汤治疗"咸哮"的医籍主要有日本·丹波元坚《杂病广要》[20]076，记载千缗汤治疗宿食痰哮的医籍主要有陈鄂《一见知医》[122]728。

民国医籍记载治疗食哮的方剂均为沿用前代。民国医家吴克潜沿用清金丹治疗哮病"遇厚味即发者"，如《儿科要略》："杂证咳嗽……清金丹 治食积痰壅，哮喘咳嗽，遇厚味即发者。"[27]630 陆锦燧沿用豆腐浆治疗食哮，如《鲟溪秘传简验方》卷上："哮吼门哮，每晨饮豆腐浆，以愈为度。"[114]30 此外，民国亦有医家沿用三白饼子治疗食哮，如何廉臣《增订通俗伤寒论》："第七节夹哮伤寒……或因酸盐过食，遇冷饮食而发者，宜用三白饼子。"[76]358。

综上所述，治疗食哮的方剂的相关记载始见于宋代刘昉《幼幼新书》[160]606 所载"治奶飼鮯方"。其后医家逐步认识到哮病与饮食因素有关，新提出的食哮治疗方剂明显增多，这些方剂治疗的哮病范围包括"鱼哮嗽""盐哮（咸哮）（食咸哮嗽）""厚味发者""盐醋哮"等。

七、虚　哮

虚哮主要分为阴虚哮、阳虚哮，其中涉及的证型主要有肺气虚证、肺脾两虚证、肺肾两虚证等。

1. 文献辑录

无名方

宋·陈素庵《陈素庵妇科补解》卷三："妊娠喘急胁痛方论　【全书】妊娠喘急，两胁刺痛，胸膈胀满者，因受孕后血气虚羸，或风寒伤肺，或怒郁伤肝，或生冷伤胃。……【补按】如旧有哮症，因寒则发，因劳伤则发。重者，宜补虚药中加理气之药佐之，人参、木香、甘草、橘红、杏仁、白豆蔻（《陈素庵妇科补解》虚哮无名方）皆可酌用。"[241]157-158

清·魏之琇《续名医类案》卷十四："喘……张司阍年六十余，嗜饮病喘，吐痰无算，动则飼鮯，抬肩倚息，或与杏仁、枳壳、苏子、前胡之类，十余剂喘益甚，枯瘠如鬼，辞不治矣。余与二地、二冬、米仁、蒌仁、沙参、杞子、枳棋子、女贞子（《续名医类案》虚哮无名方），八剂全愈。戒其勿饮。初稍节，久仍纵恣，年余复作，左脉如按琴瑟弦，此真脏见也。不与药，月余而殁。"[74]434

清·陈修园《南雅堂医案》卷二："喘哮门……（案13）病哮十余年之久，气泄，汗出必多，脾胃阳微，浊饮伏而时动，是以食入常作泛呕。盛夏热伤正气，中宫愈虚，宜先扶正益气，不必用祛痰攻劫攻之品。人参（二钱），白茯苓（二钱），炒白术（二钱），炙甘草（一钱），加生姜（三片），大枣（二枚）（《南雅堂医案》虚哮无名方一），同煎服。"[75]51

清·陈修园《南雅堂医案》卷二："喘哮门……（案18）宿哮痰喘，遇劳频发，阳虚恶寒，姑用镇摄法。炮附子五分，炒白术三钱，白茯苓三钱，炒白芍三钱，细辛五分，五味子五分，生姜三片（《南雅堂医案》虚哮无名方二），水同煎。（按：此即真武法加减，为痰饮喘促由少阴阳虚水泛证者深一层立法，与小青龙相为表里。）"[75]52

清·陈修园《南雅堂医案》卷二："喘哮门……（案28）宿哮痰喘，发则不能着枕，病起于惊忧受寒，失于表散，邪伏于内，留于肺俞，故频发频止，成为痼疾。然久发必虚，当以温通摄纳为主，凡辛散苦寒、劫痰破气之剂，均非所宜，病发治标，病去治本，始为合法。兹列两方于后，按方服之，渐当有效。干地黄六钱，山茱萸三钱，怀山药三钱，粉丹皮二钱，白茯苓二钱，泽泻二钱，炮附子五分，肉桂五分，车前子一钱，牛膝一钱（《南雅堂医案》虚哮无名方三），此方平时常服。"[75]54

清·郭诚勋《证治针经》卷二："喘（附：哮喘）　治喘大法，当别两途。在肺为实，在肾为虚。……阳虚浊饮泛，冲逆妨卧。人参、猪苓、泽泻、附子、茯苓、干姜（《证治针经》虚哮无名方）。补土生金，气虚劳烦哮喘。"[242]54

清·吴芹《吴古年医案·哮》："嗜酒多湿，湿郁蒸热，热酿为痰，三者阻痹肺气，咳逆时作，纠缠中年之久，肺阴肺气皆受其伤，哮症成矣。哮作而时或谵语梦遗，心体虚而心用恣可知。脉沉小涩，左寸数于诸部。病非一端，不能除根。珠儿参一钱五分，橘红一钱，宋制半夏一钱五分，茯苓五钱，旋覆花一钱五分，海石二钱，生蛤壳一两，北杏仁三钱，川贝二钱，生

米仁六钱，车前子三钱，水炒淡竹茹一钱（《吴古年医案》虚哮无名方）。"[133]151-152

清·汪廷元《广陵医案》："汪廷元 方赞武兄暑月病哮，从淮来扬就医，喉中痰喘，汗出不辍，夜不能上床而卧，医莫能疗。切其脉，右寸浮滑，尺中带洪。因思哮之为病，发时固宜散邪。今气从下逆上，行动则喘甚。盖病久则子母俱虚，肾气不能收摄，亦上冲于肺，是虚为本，而痰为标耳。用人参、熟地黄、北五味、橘红、阿胶、半夏、茯苓（《广陵医案》虚哮无名方），治之不半月而平。"[243]14

清·张聿青《张聿青医案》卷五："喘 张左 哮喘多年，肺伤吐血，渐至咳嗽痰多，痰色黄稠，兼带青绿，有时腹满，运化迟钝，脉形濡细，左部带涩。肺胃并亏，而湿滞中州，且作缓兵之计。海蛤粉三钱，川贝母二钱，冬瓜子三钱，炙款冬二钱，淡秋石一钱，炙紫菀一钱五分，牛膝炭三钱，云茯苓三钱，煨磁石三钱（《张聿青医案》虚哮无名方一），金水六君丸六钱，二次服。二诊 痰饮凭凌于上，肾阴亏损于下，饮聚则成痰，阴虚则生热，热痰交蒸，所以咳血频来，痰黄青绿，热蒸痰郁，痰带臭秽，脉细濡数。腹中不和。将成肺痿重症，再作缓兵之计。南沙参三钱，川贝母二钱，橘红八分盐水炒，冬瓜子三钱，海蛤粉三钱，炒枳壳一钱，沉香曲一钱五分，炙款冬二钱，清阿胶二钱，炒天冬二钱，生谷芽一钱五分（《张聿青医案》虚哮无名方二）。"[244]166-167

清·马培之《孟河马培之医案论精要·内科医案及医论》："杂病 哮证 [病例二] 俞左 哮喘多年，卧则气升痰上，胸膺闷塞，小溲有时不禁，肺为气之主，肾为气之根，母病及子，气少归窟。痰之标在脾，痰之本在肾，肾气不收，湿痰随之上泛，拟扶脾化饮，兼纳肾气。潞党参 焦白术 款冬花 细辛 炙甘草 橘红 法半夏 茯苓 大白芍 干姜（炒黑） 五味子 红枣（《孟河马培之医案论精要》虚哮无名方）。"[91]24

清·红杏村人《医案》："汤左，积年哮喘频发益剧，倚卧不能着枕，喉间呼吸有声。窃惟喘逆虽出于肺，其源实本乎肾，是肾为本而肺为标也。诊脉右部浮滑带弦，左尺独见细弱，足征肺气散越，肾乏摄纳而成上实下虚之象。治宜肃肺以宣其标，纳肾以固其本。参、地、麦冬、补骨脂、胡桃肉、女贞子、川贝、甜葶苈、蛤壳（《医案》虚哮无名方一）。又覆：肺为月脏，不耐寒暄，一有感触则咳喘并作，必俟所人之邪宣泄无遗，痰消气顺，始能息息归元。是以古人治法专以清润通降为主也。鲜沙参，麦冬，瓜蒌霜，川贝，茯苓，杏仁，知母，生蛤壳，枇杷叶（《医案》虚哮无名方二）。"[245]341

清·陈莲舫《莲舫秘旨·咳呛》："肺肾两失相生，肾不摄肺，肺气为逆，哮嗽有年，近发更甚，痰多气喘，脉滑无力，拟用和降。生绵芪，广蛤蚧，旋覆花，白石英，细白前，炙款冬，北沙参，乌沉香，光杏仁，淮牛膝，炒苏子，广陈皮，枇杷叶（《莲舫秘旨》虚哮无名方）。"[246]155-156

清·金子久《金氏门诊方案·吕左》："三十八岁 素有哮喘，旧冬增剧，气逆碍卧，痰味带咸，肺实泻之，肾虚纳之。旋覆花，杏仁，夏曲，茯苓，干姜，捣五味子，麻黄，贝母，淮牛膝，橘红，葶苈，竹（《金氏门诊方案》虚哮无名方）。"[214]190

清·金子久《和缓遗风》卷上："孙筱庄（媛）前躯胸肋高突，名谓龟胸；后躯背脊高突，名谓龟背。有时痛掣，有时酸楚，咳呛气逆，如哮如喘，目红鼻血，乍有乍无。脉象小弦而数，舌质净白带绛。脏腑之外，又入任督。壮水制火以潜阳，养金柔木以滋阴。西洋参，冬虫草，白芍，炙龟板，牡蛎，粉丹皮，炙鳖甲，女贞子，橘红，杞子，川贝，丝瓜络（《和缓遗风》虚哮无名方）。"[247]571

民国·巢渭芳《巢渭芳医话》："本城张林成，年甫四旬，哮喘十年，正值暑天亢热，感温一候，彼兄偕渭诊之。神烦气粗，脉大而芤，口渴，苔白满布少津，汗多不粘，不能着枕安卧，自问必死。当以西洋参、川贝母、蛤粉、麦冬、五味子、瓜蒌皮、生熟牡蛎、熟石膏、藕汁五大杯、鲜枇杷叶露四两（《巢渭芳医话》虚哮无名方），药汁并进。次晨彼兄来谓大势已平，可啜粥汤否？谓改以藕粉汤进之。复诊：再减轻洋参，以霍石斛、扁豆等调肺胃而痊。"[248]330-331

紫菀杏仁煎（宋·赵佶《圣济总录》卷六十五）

宋·赵佶《圣济总录》卷六十五："呷嗽……治肺脏气积，喉中呷嗽不止，皆因虚损肺脏，致劳气相侵，或胃中冷、膈上热者并宜服，紫菀杏仁煎方：紫菀（去苗土一两半），杏仁（半升去皮尖双仁别细研），生姜汁（三合），地黄汁（五合），酥（二两），蜜（一升），大枣肉（半升），贝母（去心三两），白茯苓（去黑皮），五味子（炒），人参，甘草（炙剉），桔梗（剉炒），地骨皮（各一两）。上一十四味。捣罗八味为末，调和诸自然汁并酥、蜜、杏仁等，同于铜银器中以文武火煎，频搅令匀，煎百十沸成煎后，再于甑上蒸三五遍。每服食后服一匙头，便仰卧少时。渐渐咽药，夜再服。"[11]693-694

明·朱橚《普济方》卷一百六十："咳嗽门 呷嗽（附论）……紫菀杏仁煎 治肺脏气积。喉中呷嗽不止。皆因虚损肺脏。致劳气相侵。或胃中冷。膈上热。并宜服。紫菀（一两半去苗土）杏仁（半升去皮尖双仁别细研）生姜汁（三合）酥（二两）地黄汁（三合）蜜（一升）大枣肉（半斤）贝母（去心三两）白茯苓（去黑皮）五味子（炒）人参 甘草（炙剉）桔梗（剉炒）地骨皮（各一两）上捣罗八味为末。调和诸自然汁。并酥蜜杏仁等。同于银器中。以文武火煎。频搅令匀。煎百十沸。成煎后。在于甑上蒸三五遍。每服食后服一匙头。便仰卧少时。渐渐咽药。夜再服。"[36]1812

清·陈修园《医学从众录》卷二："哮症……紫菀杏仁煎《圣济》 治肺脏气积，呷嗽不止，因肺虚损，致劳疾相侵，或胃冷膈上热者。紫菀 酥（各二两）贝母 姜汁（各三两）大枣（去皮核，半斤）五味 人参 茯苓 甘草 桔梗 地骨皮（洗，各一两）白蜜（一斤）生地汁（六两）。共末，与蜜、生地汁同煎百沸，器盛三五次，成饴煎，仰卧含化一匙，日二服。"[199]661

阿胶散（明·龚廷贤《小儿推命方脉活婴秘旨全书》卷二）

明·龚廷贤《小儿推命方脉活婴秘旨全书》卷二："奏效方……阿胶散，治嗽，喘，咆哮，昏沉，肺虚症也。阿胶一两，面粉炒 甘草三钱 黍粘子一钱，炒 杏仁七个，去皮尖 糯米一两 马兜铃五钱。上为粗末，每服二钱，白水煎服。"[249]1131

椒目（清·冯兆张《冯氏锦囊秘录·杂症大小合参》卷十二）

清·冯兆张《冯氏锦囊秘录·杂症大小合参》卷十二："方脉哮症合参……肾哮而火急甚者，不可骤用苦寒，宜温劫之，用椒目五六钱，研为细末，作二三次，生姜汤调服。"[16]349

六君子汤（清·陈德求《医学传灯》卷上）

清·陈德求《医学传灯》卷上："齁喘……齁病属热者固多，而肺寒者亦有，不可泥定是热。凡脾胃虚寒，气不能运，积成冷痰，上注于肺，亦成齁喘。其人四肢厥冷，脉沉细缓，按之无力，即其候也。宜用六君子汤，加款冬金沸杏仁炮姜治之，但热者多，而寒者少，又不可不察耳。"[150]27

日本·下津寿泉《幼科证治大全》卷四："咳嗽（附喘急）经曰：秋伤于湿，冬必咳嗽……回春六君子汤 小儿有哮病，其母遇劳即发，儿饮其乳，亦嗽，依本方，加桔梗、杏仁、桑白皮，治之，子母并服。"[250]53

姜汁雪梨百花膏（清·吴世昌等《奇方类编》卷上）

清·吴世昌等《奇方类编》卷上："久嗽痰火 生姜一两，雪梨四两。共捣汁去渣，加蜜四两，共煎一滚，入瓷瓶内封固，不拘时服。治肺痿声哑，气急哮喘久嗽，名曰姜汁雪梨百花膏。无病可服，能滋阴降火。忌萝卜。"[251]23

人参建中汤（清·叶天士《临证指南医案》卷四）

清·叶天士《临证指南医案》卷四："喘……中气虚 姜 劳烦哮喘，是为气虚。盖肺主气，为出气之脏，气出太过，但泄不收，则散越多喘，是喘症之属虚。故益肺气药皆甘，补土母以生子。若上气散越已久，耳目诸窍之阻，皆清阳不司转旋之机，不必缕治。人参建中汤去姜。"[252]220

真武丸（清·叶天士《未刻本叶天士医案》）

清·叶天士《未刻本叶天士医案》："哮喘遇劳即发，发则大便溏泄，责在少阴阳虚。真武丸。"[253]934

都气丸（清·叶天士《未刻本叶天士医案》）

清·叶天士《未刻本叶天士医案》："哮止，阴亏内热，气逆。都气丸。"[253]902

温肺汤（清·吴楚《吴氏医验录全集·初集》卷上）

清·吴楚《吴氏医验录全集·初集》卷上："喘证 癸亥年九月，汪石老一仆妇，年二十余，极瘦弱，咳嗽、气喘促、不能卧，并一步不能移动，已经七日。所服之药，皆系防风、杏仁、麦冬、贝母、桑皮之类（《吴氏医验录全集》虚哮无名方），愈服愈剧。偶过潜里，石老邀为视之。脉极数乱，却极绵软无力。其数乱者，乃气喘促之故，其软而无力，则脉之真象也。余断为肺气虚寒，宜用温肺汤：炮姜、肉桂、白术、半夏、黄芪、人参、茯苓、甘草、橘红、桔梗。服一剂，是夜遂不喘，可以安卧。次日即能行走，再剂痊愈。愈后数日，小腹下肿出一块，行路有碍，其夫恐生外患，来告余。余曰："前证原属气虚，此证当亦是气虚下陷，非外患也。"用补中益气二剂，提之上升而肿遂消。喘嗽之有温肺汤，乃气虚肺寒的对之药，投之得安，无不立效。前此里中有一仆人，时发哮喘。发时一连二十余夜不能卧，遇寒更甚。余以此汤投之，彼下人无参，重用黄芪二三钱，一剂立愈。嗣后将方时刻佩带身边，间一发时照方市药一剂即愈。又梅村叶兰友兄，亦有此症。壬戌冬月正发，余投以前药，当夜即安卧。连服八剂，半年不发。后一发时，照方服药即愈。后兰老以余方夸示医者，医者茫然不解。未几往雄村治病，病正相合。见前诸医所用之药，悉是黄芩、麦冬之类，喘嗽月余，终不能卧。因以余方试之，一剂取效，始自叹服云："吾行医一世，从不知有此治法。"[254]116-117

六味类方、八味类方（清·罗国纲《罗氏会约医镜》卷九）

清·罗国纲《罗氏会约医镜》卷九："脉论……凡哮证必有夙根，遇寒即发。未发时，以扶正气为主；既发时，以攻邪气为急。扶正气者，须辨阴阳。阴虚者补其阴，如六味、八味之类；阳虚者补其阳，如六君、补中之类。"[56]213

民国·何廉臣《增订通俗伤寒论》："第七节夹哮伤寒……秀按……继则下摄肾真为要，古方如金匮肾气汤、真武合桂苓甘味汤等，时方如新加八味地黄汤、六味地黄汤加青铅。若久发中虚，又必补中益气，其辛散苦寒，豁痰破气之剂，在所不用。"[76]359

加味八味汤（清·罗国纲《罗氏会约医镜》卷九）

清·罗国纲《罗氏会约医镜》卷九："杂症 二十四、论喘促嗲二证……加味八味汤，治病后痘后，忽声如拽锯，寸脉强，两尺无力者。熟地四钱，山药、枣皮、茯苓各钱半，丹皮一钱，泽泻八分，附子、肉桂各钱半，牛膝一钱，五味子十五粒。早晚各一服。"[56]213

虚哮方（清·陈杰《回生集》卷上）

清·陈杰《回生集》卷上："治哮病方 哮有虚实之分。热哮，盐哮，酒哮，皆虚症也。寒哮，实症也。……虚哮方 麦冬三钱，桔梗三钱，甘草二钱，水煎服，一帖即愈。不必加去痰之药，加则不效矣。不能断根另有药。"[110]41

白果定喘汤（清·王世钟《家藏蒙筌》卷四）

清·王世钟《家藏蒙筌》卷四："喘吼……白果定喘汤 专治肺气哮喘痰嗽。……溪常治病后，不拘男妇大小，虚气上冲，似喘似哮，喉有痰声，其脉寸强尺弱，悉用八味汤加牛膝、五味，连服数剂而安。此救本培元之至理，所以屡臻神效。"[58]263

四君子汤（清·何书田《医学妙谛》卷上）

清·何书田《医学妙谛》卷上："哮病章 此症初感外邪，失于表散，邪伏于里……气虚，四君子汤增减。"[89]436

金匮肾气丸（清·徐锦《心太平轩医案》）

清·徐锦《心太平轩医案》："某 肾虚哮喘经久，百药不效，气不化水，终无济于阴也。金匮肾气丸加减。"[225]42

清·王孟英《古今医案按选》卷三："喘……缪松心治嘉善范某，哮喘已久，向服金匮肾气，时效时不效。缪曰：伏饮内踞有年，明是阳衰浊泛，但绵延日久，五旬外痰中杂以血点，阴分亦渐损伤，偏刚偏柔，用药两难措置。"[255]769

民国·何廉臣《增订通俗伤寒论》："第七节夹哮伤寒……秀按……继则下摄肾真为要，古方如金匮肾气汤、真武合桂苓甘味汤等，时方如新加八味地黄汤、六味地黄汤加青铅。若久发中虚，又必补中益气，其辛散苦寒，豁痰破气之剂，在所不用。"[76]359

清燥救肺汤（清·丁授堂《丁授堂先生医案》卷一）

清·丁授堂《丁授堂先生医案》卷一："六十、虚哮 诊脉尺细，右寸口滑而且大，症属上实下虚。下虚者乃少阴肾水不足，上实者是太阴痰火有余。缘虚体坎离不媾，频有遗泄，漏卮不已，下焦肾阴亏虚，龙雷相火无以涵养，焰蒸不潜，上克肺金，与肺中素蕴痰浊互相炼灼，肺金不肃，降令失权，遂令咳呛，吐咯稠痰，痰趋气逆为喘。此哮吼之虚证也，与虚损病咳一途，似是而实非也。调剂之法，宜滋下清上，更须洗剔肺脏胶痰浊沫，虚实兼顾，俯仰同调，庶几可冀奏功。拟用喻氏清燥救肺汤，复景岳先生海蛤方。"[256]29

灵砂丹（民国·巢渭芳《巢渭芳医话》）

民国·巢渭芳《巢渭芳医话》："巢渭芳 某，素体阴液不足，吸烟好色，至中年略为维护，光境裕如，知调摄之得宜也。三年来哮咳频发不已，今春更剧，喘不能卧，卧则言语支离，两目不张，痰亦难咯。用清上纳下之剂，初颇见效，甚则以蛤粉含于口中，喘势始平，汗亦止。不数日又作，痰且胶粘，以某夜甚险，渭以九转灵砂丹一分，兼投清降痰逆而效。后虽屡萌，均投灵砂丹开降痰气而愈。越一载，冒秋燥，引动旧恙而殁。"[248]330

真武合桂苓甘味汤（民国·何廉臣《增订通俗伤寒论》）

民国·何廉臣《增订通俗伤寒论》："第七节夹哮伤寒……秀按……继则下摄肾真为要，古方如金匮肾气汤、真武合桂苓甘味汤等，时方如新加八味地黄汤、六味地黄汤加青铅。若久发中虚，又必补中益气，其辛散苦寒，豁痰破气之剂，在所不用。"[76]359

2. 源流考释

在历代医籍载录中，治疗虚哮的方剂有紫菀杏仁煎、阿胶散、椒目、六君子汤、姜汁雪梨百花膏、六味类方、八味类方、金匮肾气丸、真武合桂苓甘味汤等，其中常用方剂为紫菀杏仁煎等。

紫菀杏仁煎始载于宋代，用以治疗因肺脏虚损所致的呷嗽（哮病），如宋·赵佶《圣济总录》卷六十五："呷嗽……治肺脏气积，喉中呷嗽不止，皆因虚损肺脏，致劳气相侵，或胃中冷、膈上热者并宜服。紫菀杏仁煎方：紫菀（去苗土一两半），杏仁（半升去皮尖双仁别细研），生姜汁（三合），地黄汁（五合），酥（二两），蜜（一升），大枣肉（半升），贝母（去心三两），白茯苓（去黑皮），五味子（炒），人参，甘草（炙锉），桔梗（锉炒），地骨皮（各一两），上一十四味，捣罗八味为末，调和诸自然汁并酥、蜜、杏仁等，同于铜银器中以文武火煎，频搅令匀，煎百十沸成煎后，再于甑上蒸三五遍。每服食后服一匙头，便仰卧少时，渐渐咽药，夜再服。"[11]693-694 此外，宋代亦有医家记载治疗"旧有哮症，因寒则发，因劳伤则发，重者"，如陈素庵《陈素庵妇科补解》卷三："妊娠喘急胁痛方论　【全书】妊娠喘急，两胁刺痛，胸膈胀满者，因受孕后血气虚羸，或风寒伤肺，或怒郁伤肝，或生冷伤胃。……【补按】如旧有哮症，因寒则发，因劳伤则发。重者，宜补虚药中加理气之药佐之，人参、木香、甘草、橘红、杏仁、白豆蔻皆可酌用。"[241]157-158

明代有的医家沿用前代紫菀杏仁煎治疗虚哮，如明·朱橚《普济方》卷一百六十："咳嗽门　呵嗽（附论）……紫菀杏仁煎　治肺脏气积。喉中呵嗽不止。皆因虚损肺脏。致劳气相侵。或胃中冷。膈上热。并宜服。"[36]1812 此外，龚廷贤明确指出阿胶散可以治疗"肺虚症"，如《小儿推命方脉活婴秘旨全书》卷二："奏效方……阿胶散，治嗽，喘，咆哮，昏沉，肺虚症也。"[249]1131

清代医籍载录的虚哮治疗方剂逐渐丰富，其中有医家沿用紫菀杏仁煎，如清·陈修园《医学从众录》卷二："哮症……紫菀杏仁煎《圣济》　治肺脏气积，呵嗽不止，因肺虚损，致劳疾相侵，或胃冷膈上热者。"[199]661 此外，清代亦有医家新提出以椒目、六君子汤、姜汁雪梨百花膏、六味类方、八味类方、金匮肾气丸治疗虚哮。

清代医家新提出虚哮的治疗方剂有28首，其中六君子汤被诸多医籍载录，应用较广泛。记载六君子汤治疗脾胃虚寒、气不能运致哮者，如清·陈德求《医学传灯》卷上："齁喘……齁病属热者固多，而肺寒者亦有，不可泥定是热。凡脾胃虚寒，气不能运，积成冷痰，上注于肺，亦成齁喘。其人四肢厥冷，脉沉细缓，按之无力，即其候也。宜用六君子汤，加款冬、金沸、杏仁、炮姜治之。"[150]27 记载六君子汤治疗"小儿有哮病，其母遇劳即发，儿饮其乳，亦嗽"者，如日本·下津寿泉《幼科证治大全》卷四："咳嗽（附喘急）经曰：秋伤于湿，冬必咳嗽……回春六君子汤　小儿有哮病，其母遇劳即发，儿饮其乳，亦嗽，依本方，加桔梗、杏仁、桑白皮，治之，子母并服。"[250]53 记载金匮肾气丸治疗"哮喘已久""夹哮伤寒"的医籍主要有徐锦《心太平轩医案》[225]42、王孟英《古今医案按选》[255]769-770。此外，清代尚有虚哮治疗方剂仅被一本医籍载述，如冯兆张《冯氏锦囊秘录·杂症大小合参》[16]349 记载的用椒目治疗肾哮而火急甚者；吴世昌等《奇方类编》[251]23 记载的姜汁雪梨百花膏治肺痿声哑、气急哮喘久嗽；叶天士《临证指南医案》[252]220 记载的人参建中汤治疗劳烦哮喘；叶天士《未刻本叶天士医案》[253]902,934 记载的真武丸治疗哮喘遇劳即发，都气丸治疗哮止，阴亏内热，气逆；吴楚《吴氏医验录全集·初集》[254]116-117 记载的温肺汤治疗哮喘肺气虚寒；罗国纲《罗氏会约医镜》卷九[56]213 记载的六味类方、八味类方治疗"阴虚者"，加味八味汤治哮；陈杰《回生集》[110]41 记载的虚哮方；王世钟《家藏蒙筌》[58]263 记载的白果定喘汤专治肺气哮喘痰嗽；何书田《医学妙谛》[89]436 记载的四君子汤治哮病；丁授堂《丁授堂先生医案》[256]29 记载的清燥救肺汤治疗虚哮。

此外，清代尚有医家提出其他的虚哮治疗方剂，此类方剂未有明确命名，如清·魏之琇《续名医类案》[74]434 记载的治疗"嗜饮病喘，吐痰无算，动则齁齁"的方剂；陈修园《南雅堂医案》[75]51-54，记载的治疗"宿哮痰喘，病起于惊忧受寒""宿哮痰喘，遇劳频发""病哮十余年之久，脾胃阳微"的方剂；郭诚勋《证治针经》[242]54 记载的治疗哮病"阳虚浊饮泛，冲逆妨卧"的方剂；吴芹《吴古年医案·哮》[133]151-152 记载的治疗"哮症肺阴肺气皆受伤"的方剂；张聿青《张聿青医案》[244]166-167 记载的治疗"哮喘多年，肺胃并亏，而湿滞中州""哮喘多年，将成肺痿重症"的方剂；马培之《孟河马培之医案论精要·内科医案及医论》[91]24 记载的治疗

"哮喘多年，肾气不收，湿痰随之上泛"的方剂；汪廷元《广陵医案》[243]14记载的治疗哮病喉中痰喘；红杏村人《医案》[245]341记载的治疗积年哮喘的方剂。

民国医籍载录治疗虚哮的方剂多为沿用前代，如民国·何廉臣《增订通俗伤寒论》[76]359记载的六味类方、八味类方、金匮肾气丸。此外，何廉臣亦提出以真武合桂苓甘味汤治疗"夹哮伤寒"，如《增订通俗伤寒论》："第七节夹哮伤寒……秀按……继则下摄肾真为要，古方如金匮肾气汤、真武合桂苓甘味汤等，时方如新加八味地黄汤、六味地黄汤加青铅。若久发中虚，又必补益中气，其辛散苦寒，豁痰破气之剂，在所不用。"[76]359民国亦有医家记载其他的虚哮治疗方剂，此类方剂未有明确命名，如巢渭芳《巢渭芳医话》[248]330-331记载的治疗哮喘的方剂。

此外，民国尚有医家提出新的虚哮治疗方剂。巢渭芳提出用灵砂丹治疗虚哮，如民国·巢渭芳《巢渭芳医话》："巢渭芳 某，素体阴液不足，吸烟好色，至中年略为维护，光境裕如，知调摄之得宜也。三年来哮咳频发不已，今春更剧，喘不能卧，卧则言语支离，两目不张，痰亦难咯。用清上纳下之剂，初颇见效，甚则以蛤粉含于口中，喘势始平，汗亦止。不数日又作，痰且胶粘，以某夜甚险，渭以九转灵砂丹一分，兼投清降痰逆而效。后虽屡萌，均投灵砂丹开降痰气而愈，越一载，冒秋燥，引动旧恙而殁。"[248]330

综上所述，虚哮证型不同，治疗方剂亦有差异，尚可出现单方加减、多个方子合用的情况。故临床治疗应辨证分型，随证治之。

八、其他证型

基于历代医家对哮病的载述，将古代医籍中载述较少的哮病证型统一归为其他证型，并对其治疗方药的源流进行考释。

1. 文献辑录

白前汤（晋·葛洪《肘后备急方》卷三）

晋·葛洪《肘后备急方》卷三："治卒上气咳嗽方第二十三 附方……《深师方》疗久咳逆上气，体肿短气胀满，昼夜倚壁不得卧，常作水鸡声者，白前汤主之：白前二两，紫菀、半夏（洗）各三两，大戟七合（切）。四物以水一斗，渍一宿，明日煮取三升，分三服。禁食羊肉饧，大佳。"[257]70

唐·王焘《外台秘要方》卷十："上气喉中水鸡鸣方一十二首……又，疗久咳逆上气，体肿、短气、胀满，昼夜倚壁不得卧，喉常作水鸡鸣，白前汤方 白前二两 紫菀 半夏洗，各三两 大戟切，七合。上四味，切，先以水一斗，渍之一宿，明旦煮。取三升，分三服。忌羊肉、饧。《千金》、《古今录验》同。并出第十八卷中。此方四味，《千金方》见水肿、咳、上气中。"[10]216

宋·苏颂《本草图经》卷七："白前……深师疗久咳逆上气，体肿、短气、胀满，昼夜倚壁不得卧，常作水鸡声者，白前汤主之：白前二两，紫菀、半夏，洗，各三两，大戟七合，切，四物以水一斗，渍一宿，明旦煮取三升，分三服。禁食羊肉、饧，大佳。"[156]199

宋·唐慎微《证类本草》卷九："白前……深师疗久咳逆上气，体肿，短气胀满，昼夜倚壁不得卧，常作水鸡声者，白前汤主之：白前二两，紫菀、半夏洗各三两，大戟七合切，四物以水一斗，渍一宿，明旦煮取三升，分三服。禁食羊肉、饧，大佳。"[157]265

宋·赵佶《圣济总录》卷八十："水肿咳逆上气……治水咳逆上气。通身肿满短气，昼夜倚壁不得卧，喉中水鸡鸣，大小便不通，饮食不下而不甚渴，白前汤方 白前（三两）紫菀（去苗土四两）半夏（汤洗七遍五两）生泽漆根（三两）桂（去粗皮三两）人参（一两半）白术（五两）干姜（炮二两）赤茯苓（去黑皮四两）吴茱萸（汤洗焙炒五两）杏仁（三两去双仁皮尖研）葶苈（炒二两）栝蒌实（三两）。上一十三味。细剉如麻豆。每服五钱匕。水一盏半。枣三枚劈破。同煎至八分。去滓温服。小便微利。气下肿减。"[11]817

明·朱橚《普济方》卷一百六十："咳嗽门　咳逆（附论）……白前汤出肘后方　治久咳逆，上气体肿，短气胀满，昼夜倚壁不得卧，常作水鸡声。此汤主之：白前［二（四）两（钱）］　紫菀（二钱）半夏［洗各二（三）两（钱）］　大戟［七（一）合（钱）］。上切四物。以水一斗渍一宿。明旦煮取三升。分三服。忌羊肉饧。大佳。"[36]1825

明·楼英《医学纲目》卷二十六："咳嗽……咳嗽喉中作声……〔《千》〕白前汤　咳逆上气，身体浮肿，短气肿满，旦夕倚壁不得卧，喉中水鸡鸣。白前　紫菀　半夏　大戟（各三两）。上㕮咀，以水一斗，浸一宿，明旦煮取三升，分三服。"[61]598

明·李时珍《本草纲目》卷十三："白前（《别录》中品）……久咳上气体肿，短气胀满，昼夜倚壁不得卧，常作水鸡声者，白前汤主之：白前二两，紫菀、半夏各三两，大戟七合，以水一斗，渍一宿，煮取三升，分作数服。禁食羊肉、饧糖大佳。（《深师方》）"[140]358

明·缪希雍《神农本草经疏》卷九："白前……《深师方》治久咳上气，体肿短气，昼夜倚壁不得卧，常作水鸡声者，白前汤主之：白前二两，紫菀、半夏各三两，大戟七合，以水一斗，渍一宿，煮取三升，分作数十服。第进一服勿相继，以须药力之行。"[168]140

明·武之望《济阳纲目》卷二十八："治咳嗽喉中作声……白前汤　治咳逆上气，身体浮肿，短气肿满，旦夕倚壁不得眠，喉中水鸡鸣。白前　紫菀　半夏　大戟（各三两）。上㕮咀，以水一斗浸一宿，明旦煮取三升，分三服。"[44]598

明·朱朝櫆《医学新知全书》卷六："哮喘门　哮喘总论　丹溪治法　备用诸方　清肺汤：治火喘。片黄芩（一钱）、山栀子、枳实、桑白皮、陈皮、白茯苓、杏仁、苏子、麦门冬花、贝母（各八分），沉香（磨水）、辰砂（研末二味，临服调入，各五分）。上剉一剂，姜一片，水煎，入竹沥同服。……白前汤：治呃逆喘促，及水肿短气、胀满，喉中常作水鸡声。白前二两紫菀　半夏各三两　大戟七合　上水十盏浸一宿，明日煎至三盏，分三服。忌羊肉。"[66]212,216

清·黄宫绣《本草求真·上编》卷五："白前（山草）搜肺中风水。白前（专入肺）。甘辛微温，为降气祛风除痰要药。……（《深师方》体肿短气胀满，昼夜倚壁不得卧，常作水鸡声者，白前汤主之：白前二两，紫菀、半夏各三两，大戟七合，煮取温服，禁食羊肉、饴糖。）皆取降肺除痰之意。"[117]152

治卒上气咳嗽方附方十八（晋·葛洪《肘后备急方》卷三）

晋·葛洪《肘后备急方》卷三："治卒上气咳嗽方第二十三　附方……《梅师方》治久患暇呷咳嗽，喉中作声不得眠。取白前捣为末，温酒调二钱匕服。"[257]70

宋·唐慎微《证类本草》卷九："白前……梅师方治久患暇呷咳嗽，喉中作声，不得眠：取白前捣为末，温酒调二钱匕服。"[157]266

明·朱橚《普济方》卷一百六十："咳嗽门　呷嗽（附论）……治久患呀呷咳嗽。喉中作声不得眠。出本草。用白前捣为末，温酒调二钱匕服。"[36]1815

明·楼英《医学纲目》卷二十六："咳嗽……咳嗽喉中作声……〔梅〕治久患暇呷咳嗽，喉中作声不得眠，取白前捣为末，温酒调二钱匕。（《衍义》云：白前保定肺气。）"[61]598

明·李时珍《本草纲目》卷十三："白前（《别录》中品）……久患暇呷咳嗽，喉中作声，不得眠。取白前焙捣为末，每温酒服二钱。（《深师方》）"[140]358

明·武之望《济阳纲目》卷二十八："治咳嗽喉中作声……一方　治久患暇呷咳嗽，喉中作声，不得眠。白前为末，温酒调二钱匕。(《衍义》云：白前保定肺气)"[44]671

小投杯汤（唐·王焘《外台秘要方》卷十）

唐·王焘《外台秘要方》卷十："上气喉中水鸡鸣方一十二首　深师：疗久逆上气胸满，喉中如水鸡鸣，小投杯汤方　小麦一升　麻黄四两，去节　厚朴五两　石膏如鸡子大一枚，碎，绵裹　杏仁五合（去皮尖两仁者，切）。上五味，以水一斗，煮取小麦熟，去麦，纳药，煮。取三升，分三服。咳嗽甚者，加五味子、半夏洗各半升、干姜三累，经用甚良。"[10]215

宋·赵佶《圣济总录》卷六十七："上气喉中如水鸡声……治久逆上气，胸满，喉中如水鸡声，小投杯汤方：麻黄（去节四两），厚朴（去粗皮生姜汁炙五两），石膏（四两碎），杏仁（汤浸去皮尖双仁三两）。上四味，㕮咀。每服五钱匕，水一盏半，先入小麦半合煎，候小麦熟即去麦，入药末煎至八分，去滓，温服，日三夜一。咳嗽甚者，加五味子、半夏各三两，干姜二两。"[11]714

投杯汤（唐·王焘《外台秘要方》卷十）

唐·王焘《外台秘要方》卷十："上气喉中水鸡鸣方一十二首……又，投杯汤，疗久咳嗽上气，胸中寒冷，不得息食，卧不安席，每牵绳而起，咽中如水鸡声方。款冬花四十颗　细辛一两　紫菀三两　甘草炙　桂心　麻黄去节　干姜各二两　五味子半升　杏仁四十枚，去皮尖两仁者　半夏半升，洗。上十味，切，以水八升，煮。取二升，分再服。卧，汗出即愈。忌海藻、菘菜、生葱、生菜、羊肉、饧。并出第九卷中。"[10]217

贝母散（唐·王焘《外台秘要方》卷十）

唐·王焘《外台秘要方》卷十："上气喉中水鸡鸣方一十二首……又，疗久咳上气，喉中鸣，昼夜不得卧，贝母散方　贝母三两　麻黄去节　干姜各二两　桂心　甘草炙，各一两。上五味，捣、筛。平旦酒服方寸匕，日二，不知增之，至二七。大剧可至再服，酒随能多少。忌海藻、菘菜、生葱等。"[10]216

莨菪子散（治喉中久呀呷咳嗽方）（宋·王怀隐《太平圣惠方》卷四十六）

宋·王怀隐《太平圣惠方》卷四十六："治咳嗽喉中作呀呷声诸方……治喉中久呀呷咳嗽方　莨菪子（一分，水淘去浮者，水煮令芽出，候干即炒令黄黑色）木香（一分）雄黄（一分，细研）。上件药，捣细罗为散，入雄黄同研令匀，以羊脂涂青纸一张，以散药摊于纸上，用细箸捲纸，烧一头令烟出，当口熏之，每熏，咽十余口，日三四度，差。"[197]218

宋·赵佶《圣济总录》卷六十五："呷嗽……治三十年呷嗽，莨菪子散方：莨菪子新者，木香，雄黄（无石者研）。各半两。上三味，先捣前二味，细罗为散，与雄黄同研令匀。用青纸一张，先以羊脂涂，次以散药再糁脂上卷裹之。早晨空腹，烧令烟出，吸十咽，日三度。"[11]693-694

明·朱橚《普济方》卷一百六十二："喘嗽门　咳嗽熏法……莨菪子散　治十年呷嗽。莨菪子（新者）木香　雄黄（无石者研各半两）。上为散。与雄黄同研令匀。用青纸一张。先以羊脂涂。次以散药再糁脂上。卷裹之。早晨空腹。烧令烟出吸十咽。每日三度。"[36]1871

治咳嗽喉中作呀呷声方九（宋·王怀隐《太平圣惠方》卷四十六）

宋·王怀隐《太平圣惠方》卷四十六："治咳嗽喉中作呀呷声诸方……治咳嗽，喉中呀呷作声，积季不差者，宜服此方。鲎鱼壳（半两）猪牙皂荚（一分，去黑皮，涂酥炙焦黄，去子）贝母（一分，煨微黄）桔梗（一分，去芦头）。上件药，捣罗为末，炼蜜和丸，如小弹子大。每含一丸，旋咽其汁，服三丸即吐出恶涎，便瘥。"[197]217-218

明·朱橚《普济方》卷一百六十："咳嗽门　呷嗽（附论）……治咳嗽。喉中作呀呷声。积年不瘥者。宜服此方。出圣惠方　鲎鱼壳（半两）猪牙皂荚（一梃去黑皮涂酥炙焦黄去子）

贝母（一两煨微黄）桔梗（一钱去芦头）上为末。炼蜜和丸。如小弹子大。每含一丸。旋咽其汁。服三丸。即吐出恶涎。便瘥。"[36]1814-1815

清·张璐《本经逢原》卷四："介部　鲎　辛咸平，微毒。……《圣惠方》治积年咳嗽呀呷作声，用鲎鱼壳半两、贝母、桔梗、入牙皂末少许，蜜丸，噙一丸咽汁，服三丸即吐出恶涎而瘥。"[171]231

治咳嗽喉中作呀呷声方十（宋·王怀隐《太平圣惠方》卷四十六）

宋·王怀隐《太平圣惠方》卷四十六："治咳嗽喉中作呀呷声诸方……又方。水牛鼻尖（以慢火炙令干）。上件药，捣细罗为散。每服，用茶清调下一钱，不遇五服差。"[197]218

明·朱橚《普济方》卷一百六十："咳嗽门　呷嗽（附论）……治咳嗽。喉中呀呷作声。积年不瘥者。宜服此方。出圣惠方　上用水牛鼻尖。以慢火炙令干为散。每服以清茶调下一钱。不过五服愈。"[36]1815

芫根白皮丸（宋·赵佶《圣济总录》卷六十五）

宋·赵佶《圣济总录》卷六十五："呷嗽……治久患呷嗽，喉中作声，芫根白皮丸方：芫花根白皮（剉碎炒干），半夏（汤洗五遍炒干），射干，百部，五味子（拣净各一两一分），干姜（炮裂），紫菀（去苗土），款冬花（去萼），白茯苓（去黑皮），皂荚（酥炙去皮子），细辛（去苗叶），贝母（去心微炒各一两）。上一十二味，捣罗为末，炼蜜为丸如梧桐子大。空腹粥饮下三丸，渐加至五丸，以知为度。如泻多，用防风甘草汤解之。"[11]693

明·朱橚《普济方》卷一百六十："咳嗽门　呷嗽（附论）……芫根白皮丸　治久患呷嗽。喉中作声。芫花根白皮（剉碎炒干）半夏（汤洗五次炒干）射干　百部　五味子（拣净各一两一分）干姜（炮裂）紫菀（去苗土）款冬花（去萼）白茯苓（去黑皮）皂荚（酥炙去皮子）细辛（去苗叶）贝母［去心微炒各三（一）两］。上为细末。炼蜜为丸。如梧子大。空心粥饮下三丸。渐至五丸。以知为度。如泻多。用防风甘草汤解之。"[36]1812-1813

软肺丸（南宋·刘昉《幼幼新书》卷十六）

南宋·刘昉《幼幼新书》卷十六："咳嗽作呀呷声第四（齁齘附）……《吉氏家传》软肺丸　治小儿久年齁齘。衡砒（一钱），豆豉（半两，蒸，去皮）。上为细末，汤浸蒸饼为丸如此大。每服二丸至三丸，嚼鱼鲊吞下。"[160]606

定喘丹（宋·严用和《严氏济生方》）

宋·严用和《严氏济生方》："咳喘痰饮门　喘门　定喘丹（《续方》）治男子妇人，久患咳嗽，肺气喘促，倚息不得睡卧，齁齘嗽亦宜服之。杏仁（去皮尖，炒，别研）马兜铃　蝉蜕（洗去土并足翅，炒）各一两　煅砒一钱（别研）。上件为末，蒸枣肉为丸，如葵子大。每服六七丸，临睡用葱、茶清放冷送下。忌热物。"[258]35

治远年日近哮嗽妙方（宋·许叔微《类证普济本事方续集》卷五）

宋·许叔微《类证普济本事方续集》卷五："治诸喘嗽等患……治远年日近哮嗽妙方　砒一钱　面一钱　海螵蛸一钱。上三味，为末，水调作饼子。漫火炙黄，再研令细。每服一字，用井花水调一大呷，空心服。良久吐出为度。小儿加减与之，忌食毒物。"[259]116-118

明·朱橚《普济方》卷一百六十三："哮呴（附论）……治远年近日哮嗽妙方，出本事方　砒一钱，面一钱，海螵蛸一钱。上为末，水调作饼子，慢火炙黄，再研令细，每服一字，用井花水调一大钟，呷空心服，良久吐出为度。小儿加减与之，忌食毒物。"[36]1901

明·楼英《医学纲目》卷二十六："咳嗽……〔《本》〕治远年近日哮嗽妙方　砒、面、海螵蛸各一钱。上三味为末，水调作饼子，慢火炙黄，再研令细。每服一字，用井花水调一大呷，空心服，良久吐出为度。小兄加减与之。忌食毒物。"[61]595

青金丹（明·朱橚《普济方》卷一百六十三）

明·朱橚《普济方》卷一百六十三："哮呴（附论）夫哮呴嗽者。一名鮯齁，涎在咽喉间，令人喘嗽不宁，甚者摇身滚肚，上气喘急，头汗身冷，或时发作，多由饮冷水及惊恐所致也，方青金丹治呴。天南星一两，人参二钱半，半夏一两半，款冬花三钱，杏仁二两（去皮尖），螺青半钱，百药煎二两，五味子五钱，僵蚕二个，白矾半钱，诃子五钱，皂角一两。上为细末，姜汁糊为丸，如梧桐子大，每服二十丸，临卧清茶送下。"[36]1900

韭汁饮（明·楼英《医学纲目》卷二十七）

明·楼英《医学纲目》卷二十七："喘……〔丹〕治卒上气喘鸣息便欲死者，研韭汁饮一升，瘥。盖韭去胸中恶血滞气。"[61]605

明·孙一奎《赤水玄珠》卷七："喘门 东垣调中益气汤加减法……丹溪治卒上气喘鸣，息急欲死者，韭汁饮一升，瘥。盖韭汁能去胸中恶血滞气。"[41]301

大效雄珠化痰丸（明·孙一奎《赤水玄珠》卷二十六）

明·孙一奎《赤水玄珠》卷二十六："明治哮……大效雄珠化痰丸 治因惊后哮喘，逆触心肺，气急口张，虚烦神困。雄黄、朱砂、蝉蜕、全蝎焙、僵蚕炒、南星、白附子炒，各一钱 轻粉五分。上末，面糊为丸麻子大，每服二十丸，薄荷、茶清任下。"[41]963

紫金丹（明·熊宗立《山居便宜方》卷四）

明·熊宗立《山居便宜方》卷四："治喘急（附喘急论）……橘苏汤 治上气喘急。……紫金元 治久年肺气喘急呴嗽，晨多不歇。信矾一钱半细末，淡豆豉一两半，水润少时，研成膏。上用膏和矾同杵极匀，元如麻子大。每服十五元，小儿量大小与之，并用冷茶清，临睡时吞下。"[260]51

明·龚廷贤《云林神彀》卷一："哮吼……紫金丹 治久哮吼，一钱生信三枯矾，淡豉一两蒸捣烂，入药同研如豆丸。但觉举发冷茶下，七丸妙药似神仙。"[77]68-69

明·王大纶《婴童类萃》卷中："喘论……紫金丹 治年久齁喘，日夜不卧，只一二服可愈。淡豆豉（一两），白信石（一钱五分）。同碾成膏，丸绿豆大，每服七丸、十丸，冷茶汤下。"[45]132

金沸草散、小青龙汤倍防己、古葶枣散、导水丸（明·李梴《医学入门》卷四）

明·李梴《医学入门》卷四："痰类……挟水挟寒须带表，水哮者，因幼时被水，停蓄于肺为痰，宜金沸草散、小青龙汤倍防己，或古葶枣散、导水丸。"[175]390

明·马兆圣《医林正印》卷一："哮 哮之为病，喉间如水鸡声，牵引胸背，气不得息，坐卧不安。乃痰结于肺胃间，与气相系，随其呼吸呀呷，于喉中作声。是痰或得之停水，或得之风寒，或得之食味咸酸所抢，因积成热，由来远矣。……凡水哮，因幼时被水停蓄于肺为痰，宜金沸草散、小青龙汤倍防己，或葶苈散、导水丸。"[232]21-22

明·武之望《济阳纲目》卷三十二："论……水哮者，因幼时被水停蓄于肺为痰，宜金沸散，小青龙汤倍防己，或古葶枣散、导水丸。"[44]687

清金丸（萝卜子）（明·李梴《医学入门》卷六）

明·李梴《医学入门》卷六："杂病用药赋……清金紫金，远年近日止哮呼。清金丸 单萝卜子半升（蒸熟晒干为末，姜汁浸）。蒸饼为丸梧子大，每三四十丸，津液或淡姜汤下，治哮喘。"[175]539

清·罗国纲《罗氏会约医镜》卷九："脉论……备采古来治喘促哮证至简至稳神方于后，以便取用。积年哮喘，体实者，用萝卜子一合，研碎，水煎服，神效。"[56]213

民国·陆锦燧《鲟溪秘传简验方》卷上："喘促门……积年哮喘，体实者，用萝卜子一合，研碎，水煎服，效。"[114]32

民国·陆锦燧《鲟溪秘传简验方》卷上："哮吼门……积年哮喘，体实者，用萝卜子一合。研，碎。水煎服，神效。"[114]31

必胜饮（明·孙文胤《丹台玉案》卷四）

明·孙文胤《丹台玉案》卷四："立方……必胜饮 治哮症久久不愈。一服即止。半夏、枳实各二钱，石膏煅三钱，杏仁（去皮尖），茶叶，麻黄，栝蒌霜（去油），甘草（各一钱），姜五片，不拘时服。"[217]175

水哮方（明·李中梓《医宗必读》卷九）

明·李中梓《医宗必读》卷九："医案……水哮方 芫花为末 大水上浮渟滤过 大米粉。上三味，搜为粿，清水煮熟，恣意食之。"[231]365-368

清·沈金鳌《杂病源流犀烛》卷一："治哮方九……水哮方〔水哮〕芫花 大水上浮萍 米粉 三味搜为粿，清水煮熟，恣意食之。"[78]27

清·沈金鳌《杂病源流犀烛》卷一："咳嗽哮喘源流……有水哮（宜水哮方）"[78]22

清上补下丸（明·龚廷贤《济世全书》卷二）

明·龚廷贤《济世全书》卷二："哮吼……清上补下丸 治哮吼新久不已，空心服此药，临卧服千金定吼丸，各一料。拔去病根，永不再发。大怀生地黄砂锅内酒拌蒸黑，四两 生地黄酒洗，一两半 石枣酒蒸去核，二两 怀山药二两 白茯苓去皮，一两半 牡丹皮一两半 泽泻一两半 辽五味子一两 天门冬去心，一两半 麦门冬去心，一两半 枳实麸炒，一两半 贝母一两 桔梗去芦，一两 黄连姜炒，一两 杏仁去皮尖，一两 半夏姜炒，一两。上为细末，炼蜜为丸，如梧子大，每服三钱，淡姜汤下。按上方，治哮吼年久不愈，二方兼济，久服除根，屡试屡验。"[48]891

夺命丹（明·龚廷贤《济世全书》卷二）

明·龚廷贤《济世全书》卷二："哮吼……夺命丹 治上气喘急，经岁咳嗽齁鼽久不愈。人言一钱 白矾二钱 白附子三钱 南星四钱，生 半夏五钱，洗。上先将人言与白矾一处于磁器内火煅红，出火黄色为度，切不可犯铁器，却和半夏、南星、白附子为末，生姜汁煮，面糊为丸，黍米大，朱砂为衣。每服七丸，小儿三丸，井花水下。忌食热物。"[48]891

神秘芦吸散（明·龚廷贤《济世全书》卷二）

明·龚廷贤《济世全书》卷二："咳嗽……神秘芦吸散 治年久咳嗽，哮吼喘急等症。鹅管石火煅好醋淬七次，一钱 余粮石火煅醋淬七次，一钱 官桂三分 粉草三分 枯矾五分 款冬花五分 石膏煅，五分。上为细末，每服三厘，准秤。至夜食后静坐片时，将药放纸上，以竹管五寸长，直插喉内，用力吸药，速亦不怕，吸药令尽为度，以细茶一口漱而咽之。忌鸡、鱼、羊、鹅，一切动风发物，并生冷诸物，惟食白煮猪肉、鸡子。戒三七日。日宜用公猪肺一副加肉半斤，栀子一岁一个，炒成炭，桑白皮不拘多少，用水同煨至熟烂去药，至五更病人不要开口言语，令人将汤、肺喂之，病人嚼吃任用，余者过时再食，神效。"[48]890-891

导痰小胃丹（明·龚廷贤《寿世保元》卷三）

明·龚廷贤《寿世保元》卷三："哮吼……导痰小胃丹（方见痰饮。）治哮吼经年不愈，宜久久服之，断根。"[47]145

宁肺汤（明·赵献可《邯郸遗稿》卷四）

明·赵献可《邯郸遗稿》卷四："产后……产后哮喘，遇产而发者，宜以宁肺汤治之。"[261]68

明·庄履严《妇科百辨》："产后……妇人产后忽患哮喘者何？曰：此危候也。产后虚弱，不避风寒，兼瘀血凝于肺脾之故。宜用大宁肺汤兼驱逐瘀血诸药。"[262]29

清·郑元良《郑氏家传女科万金方·产后门》："产后问答……问：妇人素有哮喘之疾，遇产而发者何？答曰：大宁肺汤主之。大宁肺汤 紫苏 杏仁 桑皮 半夏 五味 橘红 甘草 阿胶 枳壳 黄芩 细辛 粟壳。加姜五片，煎服。"[263]153

兜苓丸（明·朱朝槭《医学新知全书》卷六）

明·朱朝槭《医学新知全书》卷六："哮喘门 哮喘总论 丹溪治法 备用诸方 清肺汤：治火喘。片黄芩（一钱）、山栀子、枳实、桑白皮、陈皮、白茯苓、杏仁、苏子、麦门冬花、贝母（各八分），沉香（磨水）、辰砂（研末二味，临服调入，各五分）。上锉一剂，姜一片，水煎，入竹沥同服。……兜苓丸：治男妇久患咳嗽，肺气喘促，倚息不得睡卧，鼽鼽咳嗽亦效。马兜苓 杏仁 蝉退各二两 人言煅，六钱，为末，枣肉为丸葵子大，每六七丸，临卧，葱茶清放冷送下。忌热物半日。"[66]212, 217

无名方

清·景日昣《嵩厓尊生书》卷七："中身部，肺分，喘哮诸病论等……哮 古人专主痰，后谓寒包热，治须表散。……年久哮喘 皂夹（去皮弦子，蜜炙，二钱），明矾（一钱），杏仁（一钱），紫菀、桑皮、炙草、石菖蒲、半夏（各二钱），白丑（头末，一钱），胆星（一钱五分）（《嵩厓尊生书》久哮无名方一）。百部熬膏，丸绿豆大，每服七十丸。"[132]242-243

清·景日昣《嵩厓尊生书》卷七："中身部，肺分，喘哮诸病论等……哮 古人专主痰，后谓寒包热，治须表散。……哮久，用青皮一个劈开，纳巴豆一粒扎定，瓦上炙黄，每服三分或五分，姜酒下。愈后用半夏八两，石膏四两，苏子二两（《嵩厓尊生书》久哮无名方二），丸服。"[132]242

清·王桂舟《不药良方续集》卷二："咳嗽喘吼 有声无痰为咳，有痰无声为嗽，有声有痰为咳嗽。其症或为风寒、外感，或为痰热伤肺，致气上逆而然，……【年久哮吼】黄鸡鸡蛋（《不药良方续集》久哮无名方），略敲损，浸尿缸中三四日，煮食之即愈。"[127]41, 45

清·陈莲舫《莲舫秘旨·咳呛》："杨 哮嗽，产后感邪复发，脉息细弦，治以和降。旋覆花，家苏子，炙款冬，白石英，炒归身，白茯苓，光杏仁，冬瓜子，炙桑皮，淮牛膝，生白芍，新会皮，枇杷叶（《莲舫秘旨》产后哮无名方）。"[246]155

射干丸（清·程云来《圣济总录纂要》卷七）

清·程云来《圣济总录纂要》卷七："咳嗽门 呷嗽 论曰：呷嗽者，而胸中多痰，结于喉间，与气相击，随其吸呼，呀呷有声，故名呷嗽。宜调顺肺经，仍加消痰破饮之剂。射干丸 治久呷嗽，喉中常作声，发即偃卧不得。射干一两，半夏，陈皮，百部，款冬，细辛，干姜，五味子，贝母，白茯，皂荚去皮子炙，郁李仁一两。共末，蜜丸如梧子大。空心饮下二十丸。"[264]604

清·程云来《圣济总录纂要》卷七："咳嗽门 呷嗽 射干丸 治久呷嗽，喉中常作声，发即偃卧不得。"[264]604

琼林散（清·钱峻《经验丹方汇编》）

清·钱峻《经验丹方汇编》："咳嗽……琼林散 治远近哮嗽，其效如神。桑皮四两 五味、甘草炙、陈皮各二两 粟壳一斤，去蒂膜，醋浸三夜晒干，再入醋浸晒干。冷蜜调服。（《赤水玄珠》）"[98]43

修制长生仙丹（清·孙伟《良朋汇集经验神方》卷二）

清·孙伟《良朋汇集经验神方》卷二："补益门……修制长生仙丹 治遍身疼痛、体顽麻、泻痢、米粮不纳、翻胃噎呕、瘫痪、色痨、久嗽哮嗄。清晨一服实堪夸，百病即时消化。丁香、砂仁、官桂、白豆蔻、陈皮各三钱，小麻尖一斤（六七月采阴干）。共为末，每服三钱，空心白滚水调服。"[53]50

贝母膏（清·冯兆张《冯氏锦囊秘录·杂症大小合参》卷十二）

清·冯兆张《冯氏锦囊秘录·杂症大小合参》卷十二："论哮儿科……贝母膏 治风热天哮。黑玄参焙、山栀炒、天花粉焙、川贝母焙、枳壳焙、橘红、百部炒、黄芩焙、杏仁去皮、尖、炒，各一两 桔梗焙、粉甘草焙，各五钱 薄荷焙，七钱净叶。蜜丸，弹子大，灯心汤，或淡竹叶汤化下。"[16]340

三奇顶（清·赵学敏《串雅内编》卷三）

清·赵学敏《串雅内编》卷三："三奇顶 治小儿天哮神效。经霜天烛子、腊梅花各三钱，水蜒蚰一条，俱预收。水煎服一剂，即愈。"[221]95

清·赵学敏《本草纲目拾遗》卷六："南天竹……小儿天哮《三奇方》用经霜天烛子、腊梅花各三钱，水蜒蚰一条，俱预收，临用，水煎服，一剂即愈。"[190]166-167

硫磺方（清·严洁等《得配本草》卷一）

清·严洁等《得配本草》卷一："石硫黄……去冷积，止水胀，杀脏虫，除鬼魅。得半夏，治久年哮喘。得艾叶，治阴毒伤寒。"[6]29

清·陈其瑞《本草撮要·金石部》："硫黄 味酸，入足太阴少阴厥阴经，功专驱寒燥湿，补火壮阳，得半夏治久年哮喘。"[172]80

千金麦门冬汤（清·徐大椿《女科指要》卷三）

清·徐大椿《女科指要》卷三："选方 咳嗽喘哮……千金麦门冬汤，治孕妇哮久伤阴，咳唾有血，脉濡浮数者。生地五钱，麻黄三分蜜炙，麦冬三钱去心，桔梗三分，桑皮钱半，半夏钱半制，紫菀钱半，五味九粒，甘草五分，竹茹三钱，生姜二片，水煎，去渣温服。妊娠风热乘肺哮久，而营阴暗伤，咳唾有血，胎孕因之不安。麻黄开发肺气以散邪，生地滋阴壮水以定血；麦冬清心润肺，桔梗清咽利膈；桑皮泻湿热以肃金，半夏燥湿痰以开胃；紫菀温润肺金，五味收敛耗散；甘草缓中泻火，竹茹清胃解郁；生姜散豁痰涎，以除咳止唾也。水煎温服，使风热两除，则肺金清肃，而营血完固，何致咳唾有血，胎孕不安哉。"[126]178-179

皂荚丸（清·沈金鳌《杂病源流犀烛》卷一）

清·沈金鳌《杂病源流犀烛》卷一："咳嗽哮喘源流……有年久哮（宜皂荚丸、青皮散，若服青皮散愈后，宜用半夏八两，石膏四两，苏子二两，丸服）"[78]22

清·沈金鳌《杂病源流犀烛》卷一："咳嗽哮喘源流……皂荚丸〔久哮〕皂荚去皮子弦蜜丸二钱 明矾、杏仁、白丑头末各一钱 紫菀、炙甘草、桑皮、石菖蒲、半夏各二钱 胆星一钱半 百部一两二钱。煎膏丸前药。"[78]27

日本·中川成章《证治摘要》卷上："喘哮……皂荚丸 哮喘不得卧者。"[139]42

海浮石滑石散（清·陈修园《医学从众录》卷二）

清·陈修园《医学从众录》卷二："痰饮……海浮石滑石散 治小儿天哮，一切风湿燥热，咳嗽痰喘，并治大人等症。海浮石、飞滑石、杏仁各四钱 薄荷二钱。上为极细末，每服二钱，用百部煎汤调下。"[199]658

民国·陆锦燧《鲟溪秘传简验方》卷上："哮吼门……小儿天哮，咳嗽，痰喘。海浮石、飞滑石、甜杏仁、薄荷各净末四钱，每服二钱，用百部煎汤下。"[114]30

平气定喘散（清·泄峰桂林主人《普济内外全书》卷四）

清·泄峰桂林主人《普济内外全书》卷四："痰结汤饮 古建香苏散 治风类两感，咳嗽喘急，此方顺气化痰圣剂。……平气定喘散 治历年哮喘气急，坐卧不宁，服之神验。真苏子二钱，半夏二钱五分，麻黄三钱，甘草五分，白果二十个去壳生研，桑白皮一钱五分，黄芩一钱五分，冬花二钱，杏仁二钱，共为末，将白果瓦上炙干，同入药，每服三钱，姜汤下。"[131]200

续气养荣汤（清·高淑濂《高淑濂胎产方案》卷三）

清·高淑濂《高淑濂胎产方案》卷三："产后上……产后气短发喘……续气养荣汤 人参二钱 黄芪一钱 炮姜五分 川芎二钱 当归四钱 甘草五分，炙 熟地、酸枣仁砂)，山药炒，各一钱 陈皮三分……宗岳曰：'先严昔治此症，喘哮不止，以原方减熟地、甘草、山药，加诃子、款冬花各三钱，紫苏子一钱（研）。'此处遗，今补之。"[265]78

2. 源流考释

2.1 晋唐时期

晋代医籍载录治疗哮病其他证型的方剂较少，仅有晋·葛洪《肘后备急方》记载了以白前汤疗久咳逆上气、以治卒上气咳嗽方治久患嗄呷咳嗽，如《肘后备急方》卷三："治卒上气咳嗽方第二十三 附方……《深师方》疗久咳逆上气，体肿短气胀满，昼夜倚壁不得卧，常作水鸡声者，白前汤主之。……治卒上气咳嗽方第二十三 附方……《梅师方》治久患嗄呷咳嗽，喉中作声不得眠。取白前捣为末，温酒调二钱匕服。"[257]70

唐代医籍载录哮病其他证型的治疗方剂较前代逐渐丰富。唐·王焘在《外台秘要方》中沿用白前汤，亦新提出以小投杯汤疗久逆上气胸满、投杯汤疗久咳嗽上气、贝母散疗久咳上气。如《外台秘要方》卷十："上气喉中水鸡鸣方一十二首 深师：疗久逆上气胸满，喉中如水鸡鸣，小投杯汤方。……又，投杯汤，疗久咳嗽上气，胸中寒冷，不得息食，卧不安席，每牵绳而起，咽中如水鸡声方。……又，疗久咳上气，喉中鸣，昼夜不得卧，贝母散方。……又，疗久咳逆上气，体肿、短气、胀满，昼夜倚壁不得卧，喉常作水鸡鸣，白前汤方。"[10]215-217

2.2 宋代

宋代医籍载录治疗哮病其他证型的方剂较前代更为丰富。医家在沿用前代白前汤、治卒上气咳嗽方附方十八、小投杯汤的基础上，新提出以莨菪子散、治咳嗽喉中作呀呷声方九、治咳嗽喉中作呀呷声方十、芫根白皮丸、软肺丸、定喘丹、治远年日近哮嗽妙方等方治疗哮病。

其中沿用前代治疗久哮的方剂有3首，如沿载白前汤治久哮的医籍有宋·苏颂《本草图经》[156]199、唐慎微《证类本草》[157]265。此外，赵佶提出以白前汤治水咳逆上气，如《圣济总录》卷八十："水肿咳逆上气……治水咳逆上气。通身肿满短气，昼夜倚壁不得卧，喉中水鸡鸣，大小便不通，饮食不下而不甚渴，白前汤方。"[11]817 以上所载白前汤被诸多医籍记载，然尚有久哮治疗方剂仅被一种宋代医籍沿载。如唐慎微《证类本草》[157]266 记载的治卒上气咳嗽方附方十八；赵佶《圣济总录》[11]714 记载的小投杯汤。

宋代医家提出新的久哮治疗方剂有7首。其中有1首方剂被诸多医籍载录，应用较广泛。如记载莨菪子散治"喉中久呀呷咳嗽""三十年呷嗽"的医籍有宋·王怀隐《太平圣惠方》[197]217-218、赵佶《圣济总录》[11]693-694。此外，尚有久哮治疗方剂仅被一种医籍载录。如王怀隐《太平圣惠方》[197]217-218 记载的治咳嗽喉中作呀呷声方九、治咳嗽喉中作呀呷声方十；赵佶《圣济总录》[11]693 记载的芫根白皮丸治久患呷嗽；刘昉《幼幼新书》[160]606 记载的软肺丸治小儿久年齁䶎；严用和《严氏济生方》[258]35 记载的定喘丹治男子妇人久患咳嗽；许叔微《类证普济本事方续集》[259]116-118 记载的治远年日近哮嗽妙方。以上所载方剂，莨菪子散、治咳嗽喉中作呀呷声方九、治咳嗽喉中作呀呷声方十、芫根白皮丸、治远年日近哮嗽妙方均被后世医家沿用。

2.3 明代

明代医籍记载哮病其他证型的治疗方剂最为丰富，共载有 23 首。医家在沿用前代久哮治疗方剂的基础上提出新的久哮治疗方剂，亦新提出惊哮、水哮、产后哮的治疗方剂。

其中沿用久哮的治疗方剂有 7 首。如沿载白前汤的医籍有明·朱橚《普济方》[36]1825、楼英《医学纲目》[61]598、李时珍《本草纲目》[140]358、缪希雍《神农本草经疏》[168]140、武之望《济阳纲目》[44]598、朱朝櫗《医学新知全书》[66]216；沿载治卒上气咳嗽方附方十八的医籍有朱橚《普济方》[36]1815、楼英《医学纲目》[61]598、李时珍《本草纲目》[140]358、武之望《济阳纲目》[44]671；沿载治远年日近哮嗽妙方的医籍有朱橚《普济方》[36]1901、楼英《医学纲目》[61]595。此外，尚有久哮治疗方剂仅被一本明代医籍沿用载述。如朱橚《普济方》[36]1812-1815, 1871记载的莨菪子散、治咳嗽喉中作呀呷声方九、治咳嗽喉中作呀呷声方十、芫根白皮丸。

明代有医家新提出惊哮的治疗方剂。提出青金丹治疗惊哮者，如明·朱橚《普济方》卷一百六十三："哮呴（附论）夫哮呴嗽者。一名鮐鮪，涎在咽喉间，令人喘嗽不宁，甚者摇身滚肚，上气喘急，头汗身冷，或时发作，多由饮冷水及惊恐所致也，方青金丹治呴。天南星一两，人参二钱半，半夏一两半，款冬花三钱，杏仁二两（去皮尖），螺青半钱，百药煎二两，五味子五钱，僵蚕二个，白矾半钱，诃子五钱，皂角（一两）。上为细末，姜汁糊为丸，如梧桐子大，每服二十丸，临卧清茶送下。"[36]1900提大效雄珠化痰丸治因惊后哮喘者，如孙一奎《赤水玄珠》卷二十六："明治哮……大效雄珠化痰丸 治因惊后哮喘，逆触心肺，气急口张，虚烦困。雄黄、朱砂、蝉蜕、全蝎焙、僵蚕炒、南星、白附子炒，各一钱 轻粉五分。上末，面糊为丸麻子大，每服二十丸，薄荷、茶清任下。"[41]963

明代亦有医家新提出水哮的治疗方剂。提出金沸草散、小青龙汤倍防己、古葶枣散、导水丸治水哮的医籍主要有明·李梴《医学入门》[175]390、马兆圣《医林正印》[232]21-22、武之望《济阳纲目》[44]687，如李梴《医学入门》卷四："痰类……挟水挟寒须带表，水哮者，因幼时被水，停蓄于肺为痰，宜金沸草散、小青龙汤倍防己，或古葶枣散、导水丸。"[175]390提出水哮方者，如李中梓《医宗必读》卷九："医案……水哮方 芫花为末 大水上浮淳滤过 大米粉 上三味，搜为稞，清水煮熟，恣意食之。"[231]365-368

明代尚有医家新提出以宁肺汤治产后哮喘，如明·赵献可《邯郸遗稿》卷四："产后……产后哮喘，遇产而发者，宜以宁肺汤治之。"[261]68 庄履严《妇科百辨》："产后……妇人产后忽患哮喘者何？曰：此危候也。产后虚弱，不避风寒，兼瘀血凝于肺脾之故。宜用大宁肺汤兼驱逐瘀血诸药。"[262]29 提出以韭汁饮治卒上气喘鸣息便欲死者，如楼英《医学纲目》卷二十七："喘……〔丹〕治卒上气喘鸣息便欲死者，研韭汁饮一升，瘥。盖韭去胸中恶血滞气。"[61]605 孙一奎《赤水玄珠》卷七："喘门　东坦调中益气汤加减法……丹溪治卒上气喘鸣，息急欲死者，韭汁饮一升，瘥。盖韭汁能去胸中恶血滞气。"[41]301

此外，明代有医家提出新的久哮治疗方剂。提出以紫金丹治疗"久哮吼"者，主要有明·熊宗立《山居便宜方》[260]51、龚廷贤《云林神彀》卷一[77]68-69、王大纶《婴童类萃》卷中[45]132。如龚廷贤《云林神彀》卷一："哮吼……紫金丹 治久哮吼，一钱生信三枯矾，淡豉一两蒸捣烂，入药同研如豆粒。但觉举发冷茶下，七丸妙药似神仙。"[77]68-69提出以清金丸（萝卜子）治疗"远年近日止哮呼"者，如李梴《医学入门》卷六："杂病用药赋……清金紫金，远年近日止哮呼。清金丸 单萝卜子半升（蒸熟晒干为末，姜汁浸）蒸饼为丸梧子大，每三四十丸，津液或淡姜汤下，治哮喘。"[175]539 此条虽未明确指出治疗久哮，但根据文献载述"远年"，或与本证相关。提出以必胜饮治疗"哮症久久不愈"者，如孙文胤《丹台玉案》卷四："立方……必胜饮　治哮症久久不愈。一服即止。"[217]175 提出兜苓丸治男妇久患咳嗽者，如朱朝樾《医学新知全书》卷六："哮喘门　哮喘总论　丹溪治法　备用诸方　清肺汤：治火喘。片黄芩（一钱）、山栀子、枳实、桑白皮、陈皮、……兜苓丸：治男妇久患咳嗽，肺气喘促，倚息不得睡卧，齁齁咳嗽亦效。马兜苓　杏仁　蝉退各二两　人言煅，六钱，为末，枣肉为丸葵子大，每六七丸，临卧，葱茶清放冷送下。忌热物半日。"[66]212, 217 提出以清上补下丸治疗"哮吼新久不已"者，如龚廷贤《济世全书》卷二："哮吼……清上补下丸　治哮吼新久不已，空心服此药，临卧服千金定吼丸，各一料。拔去病根，永不再发。"[48]891 龚廷贤亦提出以夺命丹治疗"上气喘急，经岁咳嗽齁齁久不愈"，如《济世全书》卷二："哮吼……夺命丹　治上气喘急，经岁咳嗽齁齁久不愈。"[48]891 文中虽未明确指出其治疗久哮，但根据文献载述"经岁"，夺命丹可用于治疗久哮。同一书中，他还提出以神秘芦吸散治疗"年久咳嗽，哮吼喘急"，如《济世全书》卷二："咳嗽……神秘芦吸散　治年久咳嗽，哮吼喘急等症。"[48]890-891 此外，龚廷贤其他著作中亦记载了以导痰小胃丹治疗"治哮吼经年不愈"，如《寿世保元》卷三："哮吼……导痰小胃丹（方见痰饮。）治哮吼经年不愈，宜久久服之，断根。"[47]145

2.4　清代

清代医籍载录的哮病其他证型及其治疗方剂较为丰富。医家在沿用前代水哮、久哮、产后哮的治疗方剂的基础上提出新的久哮、产后哮治疗方剂，亦新提出天哮的治疗方剂。

其中沿用前代水哮治疗方剂者，如清·黄宫绣《本草求真·上编》[117]152 记载的白前汤；沈金鳌《杂病源流犀烛》[78]22, 27 记载的水哮方。沿用前代久哮治疗方剂者，如张璐《本经逢原》[171]231 记载的治咳嗽喉中作呀呷声方九；罗国纲《罗氏会约医镜》[56]213 记载的清金丸（萝卜子）。沿用前代产后哮治疗方剂者，如郑元良《郑氏家传女科万金方·产后门》[263]153 记载的宁肺汤。

清代有医家新提出天哮的治疗方剂。提出贝母膏治风热天哮者，如清·冯兆张《冯氏锦囊秘录·杂症大小合参》卷十二："论幼儿科……贝母膏　治风热天哮。黑玄参焙、山栀炒、天花粉焙、川贝母焙、枳壳焙、橘红、百部炒、黄芩焙、杏仁去皮、尖，炒，各一两　桔梗焙、粉甘草焙，各五钱　薄荷焙，七钱净叶　蜜丸，弹子大，灯心汤，或淡竹叶汤化下。"[16]340 提出三奇顶治小儿天哮者，如赵学敏《串雅内编》卷三："三奇顶　治小儿天哮神效。经霜天烛子、腊梅花各三钱，水蜒蚰一条，俱预收。水煎服一剂，即愈。"[221]95《本草纲目拾遗》卷六："南天竹……小儿天哮《三奇方》：用经霜天烛子、腊梅花各三钱，水蜒蚰一条，俱预收，临用，水煎服，一剂即愈。"[190]166-167 提出海浮石滑石散治小儿天哮者，如陈修园《医学从众录》卷二："痰饮……海浮石滑石散治小儿天哮，一切风湿燥热，咳嗽痰喘，并治大人等症。"[199]658

清代亦有医家提出新的久哮治疗方剂。提出射干丸治久呷嗽者，如清·程云来《圣济总录纂要》卷七："咳嗽门　呷嗽　射干丸　论曰：呷嗽者，而胸中多痰，结于喉间，与气相击，随其吸呼，呀呷有声，故名呷嗽。宜调顺肺经，仍加消痰破饮之剂。射干丸　治久呷嗽，喉中常作声，发即偃卧不得。射干一两，半夏，陈皮，百部，款冬，细辛，干姜，五味子，贝母，白茯，皂荚去皮子炙，郁李仁一两。共末，蜜丸如梧子大。空心饮下二十九。"[264]604 程云来《圣济总录纂要》卷七："咳嗽门　呷嗽　射干丸　治久呷嗽，喉中常作声，发即偃卧不得。"[264]604 提出琼林散治疗"远近哮嗽"者，如钱峻《经验丹方汇编》："咳嗽……琼林散，治远近哮嗽，其效如神。桑皮四两　五味、甘草炙、陈皮各二两　栗壳一斤，去蒂膜，醋浸三夜晒干，再入醋浸晒干　冷蜜调服。（《赤水玄珠》）"[98]43 提出修制长生仙丹治疗　"久哮嗽"者，如孙伟《良朋汇集经验神方》卷二："补益门……修制长生仙丹　治遍身疼痛、体顽麻、泻痢、米粮不纳、翻胃噎呕、瘫痪、色痨、久嗽哮呷。"[53]50 提出硫黄得半夏治久年哮喘者，如严洁等《得配本草》卷一："石硫黄……去冷积，止水胀，杀脏虫，除鬼魅。得半夏，治久年哮喘。得艾叶，治阴毒伤寒。"[6]29 陈其瑞《本草撮要·金石部》："硫黄　味酸，入足太阴少阴厥阴经，功专驱寒燥湿，补火壮阳，得半夏治久年哮喘。"[172]80 提出皂荚丸治疗"久哮"者，主要有沈金鳌《杂病源流犀烛》卷一[78]22, 27、日本·中川成章《证治摘要》卷上[139]42。如沈金鳌《杂病源流犀烛》卷一："咳嗽哮喘源流……有年久哮（宜皂荚丸、青皮散，若服青皮散愈后，宜用半夏八两，石膏四两，苏子二两，丸服）。"[78]22 提出平气定喘散治历年哮喘气急者，如泄峰桂林主人《普济内外全书》卷四："痰结汤饮　平气定喘散　古建香苏散　治风类两感，咳嗽喘急，此方顺气化痰圣剂。……平气定喘散　治历年哮喘气急，坐卧不宁，服之神验。真苏子二钱，半夏二钱五分，麻黄三钱，甘草五分，白果二十个去壳生研，桑白皮一钱五分，黄芩一钱五分，冬花二钱，杏仁二钱，共为末，将白果瓦上炙干，同入药，每服三钱，姜汤下。"[131]200 此外，清代尚有医家提出其他的久哮治疗方剂，此类方剂未有明确命名。如景日昣《嵩厓尊生书》[132]242-243 记载的治疗"年久哮喘""哮久"的方剂；王桂舟《不药良方续集》[127]41, 45 记载的治疗"年久哮吼"的秘方。

清代尚有医家提出新的产后哮治疗方剂，提出千金麦门冬汤治孕妇哮久伤阴者，如清·徐大椿《女科指要》卷三："选方　咳嗽喘哮……千金麦门冬汤，治孕妇哮久伤阴，咳唾有血，脉濡浮数者。生地五钱，麻黄三分蜜炙，麦冬三钱去心，桔梗三分，桑皮钱半，半夏钱半制，紫菀钱半，五味九粒，甘草五分，竹茹三钱，生姜二片，水煎，去渣温服。妊娠风热乘肺哮久，而营阴暗伤，咳唾有血，胎孕因之不安。麻黄开发肺气以散邪，生地滋阴壮水以定血；麦冬清心润肺，桔梗清咽利膈；桑皮泻湿热以肃金，半夏燥湿痰以开胃；紫菀温润肺金，五味收敛耗散；甘草缓中泻火，竹茹清胃解郁；生姜散豁痰涎，以除咳止唾也。水煎温服，使风热两除，则肺金清肃，而营血完固，何致咳唾有血，胎孕不安哉。"[126]178-179 提出续气养荣汤治产后气短发喘者，如高淑濂《高淑濂胎产方案》卷三："产后上……产后气短发喘……续气养荣汤　人参二钱　黄芪一钱　炮姜五分　川芎二钱　当归四钱　甘草五分，炙　熟地、酸枣仁砂）、山药炒，各一钱　陈皮三分。"[265]78

此外，清代有医家提出治疗"哮嗽，产后感邪复发"的方剂，如陈莲舫《莲舫秘旨·咳呛》："杨　哮嗽，产后感邪复发，脉息细弦，治以和降。旋覆花，家苏子，炙款冬，白石英，炒归身，白茯苓，光杏仁，冬瓜子，炙桑皮，淮牛膝，生白芍，新会皮，枇杷叶。"[246]155

2.5　民国

民国医籍载录哮病其他证型的治疗方剂较少，大多为沿用前代的方剂。其中沿用前代久哮治疗方剂清金丸（萝卜子）者，如民国·陆锦燧《鲟溪秘传简验方》卷上："喘促门……积年哮喘，体实者，用萝卜子一合，研碎，水煎服，效。……哮吼门……积年哮喘，体实者，用萝卜子一合。研，碎。水煎服，神效。"[114]31-32 沿用前代天哮治疗方剂海浮石滑石散者，如《鲟溪秘传简验方》卷上："哮吼门……小儿天哮，咳嗽，痰喘。海浮石、飞滑石、甜杏仁、薄荷各净末四钱，每服二钱，用百部煎汤下。"[114]30

综上所述，历代关于哮病其他证型的记载颇多。其治疗方剂的记载始见于晋代，常用方剂有白前汤、治卒上气咳嗽方、治咳嗽喉中作呀呷声方九等。其中白前汤、治卒上气咳嗽附方十八始载于晋代，被沿用至明清时期，应用较为广泛。

九、通治方药

古代医籍所载治疗哮病的方药中,除上述明确治疗某种证型者外,尚有一些只言治疗哮病,而未述及何证型或相关症状的方药。此类方药一般治疗范围较广,可用于治疗哮病的几种或各种证型,故将此类方药归为通治方药。

1. 中药

1.1 文献辑录

石苋(宋·苏颂《本草图经》卷十九)

宋·苏颂《本草图经》卷十九:"石苋……彼土人与甘草同服,治齁齁及吐风涎。"[156]623

宋·唐慎微《证类本草》卷三十:"图经曰石苋生筠州,多附河岸沙石上生。味辛、苦,有小毒。春生苗叶,茎青,高一尺已来,叶如水柳而短。八月、九月采,彼土人与甘草同服,治齁齁及吐风涎。"[157]638

明·倪朱谟《本草汇言》卷七:"石苋 善吐风涎之药也(宋《图经》)。《苏氏方》同甘草等分煎服(吴养元稿),治齁齁屡效。"[2]495

榆皮(宋·唐慎微《证类本草》卷十二)

宋·唐慎微《证类本草》卷十二:"榆皮……药性论云:榆白皮,滑。能主利五淋,治不眠,疗齁。取白皮阴干后,焙杵为末。每日朝夜用水五合,末二钱,煎如胶服,差。"[157]351

明·李时珍《本草纲目》卷三十五:"榆(俞、由二音。《本经》上品)……白皮……齁喘不止:榆白皮阴干焙为末。每日旦夜用水五合,末二钱,煎如胶,服。(《食疗本草》)。"[140]869-870

清·闵钺《本草详节》卷六:"榆皮……主利大小便,五淋,肠胃邪热气,治齁喘,疗不眠,滑胎及妒乳。"[266]109

清·汪昂《本草易读》卷七:"榆白皮三百零九 甘,平,滑利,无毒。通二便而利水道,滑胎孕而解齁喘,治头疮而敷癣疥,消乳肿而退痈肿。通经利窍,渗湿除热;最行津液,善治淋沥。齁喘不止,煎如胶,日二服。(验方第一。)"[170]302-303

清·黄元御《玉楸药解》卷二:"木部……榆白皮清金利水,滑胎催生,行血消肿,痈疽发背,瘰疬秃疮诸疡。"[267]1405-1410

清·沈金鳌《要药分剂》卷九:"榆白皮 味甘,性滑。禀春阳之气而生。可升可降,阳也。白者为粉。【主治】主大小便不通,利水道,除邪气,久服断谷不饥,其实尤良。(本经)疗肠胃邪热气,消肿,治小儿头疮痂疥。(别录)通经脉,捣涎可敷癣。(大明)滑胎,利五淋,治齁喘,疗不眠。(甄权)生皮捣,和三年醋,滓封暴患赤肿,女人妒乳肿,日六七易。(孟诜)利窍渗湿热,行津液,消痈肿。(时珍)[榆叶]嫩者作羹食,消水肿,利小便,下石淋。[榆荚仁]作糜羹食,令人多睡。(弘景)【归经】入大小肠、膀胱三经。为滑泄之品。(能下有形留着之物)"[268]1035

白前(明·胡濙《卫生易简方》卷二)

明·胡濙《卫生易简方》卷二:"咳嗽 治暇呷咳嗽,喉中作声不得眠。用白前为末,温酒调二钱匕服。"[230]56

清·罗国纲《罗氏会约医镜》卷十六:"白前(味甘辛,微温,入肺经。甘草汤泡去须,焙用。形似白薇,特脆而易折,不若白薇之软而难折也。)甘能缓,辛能散,温能下气。治气逆咳嗽,不能睡卧(气壅膈也),疗喘呼欲绝(气冲喉也)、喉中作水鸡声(气塞咽嗌)。

总之，能清肺家湿痰停饮、体肿胀满，大有神功。按：白前无补益，肺实邪壅者宜之，否则忌用。"[56]530

清·黄凯钧《友渔斋医话·药笼小品》："〔白前〕微寒。治肺气壅实，喉中作水鸡声者，服之立愈。"[3]169

鲫鱼（明·倪朱谟《本草汇言》卷十九）

明·倪朱谟《本草汇言》卷十九："鲫鱼味甘，气温，无毒。……《集简方》：治小儿齁喘。用活鲫鱼二个，养粪缸内半日取出，清水养半日，淡水煮熟，食之。"[2]1113-1114

明·缪希雍《本草单方》卷十五："诸疾 小儿齁喘。活鲫鱼七个，以器盛，令儿自便尿养之，待红，煨熟，食。甚效。《集简方》"[169]576

清·陈杰《回生集》卷下："小儿门 小儿齁喘 活鲫鱼七个，以儿自尿养器中，待红煨熟食。"[110]87-88

清·虚白主人《救生集》卷三："小儿门……小儿齁喘 活鲫鱼七个，以儿自尿养器中待红，煨熟食。"[129]187

清·喻嘉言《喻选古方试验》卷四："小儿诸病……小儿齁喘，活鲫鱼七尾，以器盛，令儿自便尿养之。待红，煨熟食，甚效。（《集简》）"[112]176

民国·陆锦燧《鲟溪秘传简验方》卷上："喘促门……小儿齁喘。活鲫七个。器盛，儿自便尿养之，待红煨熟。"[114]32

螺蛳（明·李时珍《本草纲目·介部》卷四十六）

明·李时珍《本草纲目·介部》卷四十六："蜗螺（《别录》）……烂壳……小儿哮疾：向南墙上年久螺蛳为末，日晡时以水调成，日落时举手合掌皈依，吞之即效。叶氏《摘玄方》"[140]1065

清·闵钺《本草详节》卷十一："螺蛳（附：烂壳）……附：烂壳，主痰饮积及胃脘痛，小儿哮疾，软疖。"[266]236

清·王道纯等《本草品汇精要续集》卷七上："蜗蠃……小儿哮疾，向南墙上年久螺蛳为末，日晡时，以水调成，日落时，举手合掌皈依，吞之即效。（谈野翁方）"[269]1107

海螵蛸（清·陈士铎《本草新编》卷五）

清·陈士铎《本草新编》卷五："海螵蛸……治哮症最神效。"[185]369

白矾（清·汪昂《本草易读》卷八）

清·汪昂《本草易读》卷八："白矾四百五十九 煅枯者名枯矾。甘草为使，恶牡蛎。又畏麻黄诸味。酸，寒，无毒。燥湿坠痰，解毒生津，除虱杀虫，止血定痛。通二便而蚀恶肉，疗诸疮而止白痢。……齁喘，枯矾，白汤下。（十三。）"[170]376

代赭石（清·顾靖远《顾松园医镜》卷二）

清·顾靖远《顾松园医镜》卷二："金石部……代赭石〔甘苦寒，入心、肝二经。煅赤以醋淬二次，研细水飞〕止反胃，治呃逆，哮病能除，疝气可埋。"[123]33

清·黄元御《长沙药解》卷一："代赭石……代赭重坠之性，驱浊下冲，降摄肺胃之逆气，除哕噫而泄郁烦，止反胃呕吐，疗惊悸哮喘，兼治吐衄，崩漏、痔瘘、泄利之病。"[183]30

清·吴仪洛《本草从新》卷十三："代赭石……除血热，治吐衄崩带，胎动产难，翻胃噎膈（眉批：仲景治伤寒汗吐下后，心下痞硬，噫气，用代赭旋复汤，取其重以镇压虚逆，赤以养阴血也）哮呷有声（眉批：卧睡不得，土朱末调服）"[116]233

野苎麻（清·赵学敏《本草纲目拾遗》卷三）

清·赵学敏《本草纲目拾遗》卷三："野苎麻 采药志：天青地白草，又名川绵葱。即野苎麻也……治诸毒，活血止血，功能发散止渴，安胎，涂小儿丹毒，通蛊胀，崩淋哮喘，白浊滑精，牙痛，喉闭骨哽，疝气，火丹疖毒，胡蜂毒蛇咬，发背疔疮，跌打损伤。"[190]77

万年青（清·赵学敏《本草纲目拾遗》卷五）

清·赵学敏《本草纲目拾遗》卷五："万年青……王安采药方：治中满蛊胀，黄疸心疼，哮喘咳嗽，跌打伤。"[190]158

洋虫（清·赵学敏《本草纲目拾遗》卷十）

清·赵学敏《本草纲目拾遗》卷十："洋虫……哮喘，用九个，薄荷汤送。眼胀，用七个，薄荷汤送。"[190]412

淡豆豉（清·杨时泰《本草述钩元》卷十四）

清·杨时泰《本草述钩元》卷十四："淡豆豉……主春夏头痛寒热，时行热疾，烦躁满闷，并伤寒吐下后虚烦，劳复食复及余毒，止暴痢血痢，方书治喘哮渴证。"[187]383

防风（清·沈文彬《药论·散剂》）

清·沈文彬《药论·散剂》："散风……防风入脾、肺。风剂之总使，风病之主司。泄肺金，除喘哮咳嗽。"[4]16

1.2　源流考释

中药治疗的哮病证型及相关症状并未在医籍中明确提及，只言"治哮"者，皆归为通治药。在历代医籍记载中，哮病通治药的种类颇多，但每一种药物沿用均较少。宋代医籍载录的哮病通治药有石苋、榆皮，明代医籍载录的哮病通治药有石苋、榆皮、白前、鲫鱼、螺蛳，清代医籍载录的哮病通治药有榆皮、白前、鲫鱼、海螵蛸、白矾、代赭石、野苎麻、万年青、洋虫、淡豆豉、防风等，民国医籍载录的哮病通治药仅有鲫鱼。

宋代医籍所载哮病的通治药有石苋和榆皮。如宋·苏颂《本草图经》卷十九："石苋……彼土人与甘草同服，治齁船及吐风涎。"[156]623 唐慎微《证类本草》："榆皮……药性论云：榆白皮，滑。能主利五淋，治不眠，疗齁。取白皮阴干后，焙杵为末。每日朝夜用水五合，末二钱，煎如胶服，差。……图经曰石苋生筠州，多附河岸沙石上生。味辛、苦，有小毒。春生苗叶，茎青，高一尺已来，叶如水柳而短。八月、九月采，彼土人与甘草同服，治齁船及吐风涎。"[157]351, 638

明代有医家沿用前代哮病通治药，其中沿用石苋者，如明·倪朱谟《本草汇言》卷七："石苋　善吐风涎之药也（宋《图经》）。《苏氏方》同甘草等分煎服（吴养元稿），治齁船屡效。"[2]495 沿用榆皮者，主要有李时珍《本草纲目》卷三十五[140]869-870。如李时珍《本草纲目》卷三十五："榆（俞、由二音。《本经》上品）……白皮……齁喘不止：榆白皮阴干焙为末。每日旦夜用水五合，末二钱，煎如胶，服。（《食疗本草》）。"[140]869-870

此外，明代亦有医家新提出哮病通治药白前、鲫鱼、螺蛳等。其中新提出白前治㕮呷咳嗽者，如明·胡濙《卫生易简方》卷二："咳嗽　治㕮呷咳嗽，喉中作声不得眠　用白前为末，温酒调二钱匕服。"[230]56 提出鲫鱼治齁喘者，如倪朱谟《本草汇言》卷十九："鲫鱼味甘，气温，无毒。……《集简方》：治小儿齁喘。用活鲫鱼二个，养粪缸内半日取出，清水养半日，淡水煮熟，食之。"[2]1113-1114 缪希雍《本草单方》卷十五："诸疾　小儿齁喘。活鲫鱼七个，以器盛，令儿自便尿养之，待红，煨熟，食。甚效。《集简方》"[169]576 提出螺蛳治哮疾者，主要有李时珍《本草纲目·介部》卷四十六[140]1065、闵钺《本草详节》卷十一[266]236。如李时珍《本草纲目·介部》卷四十六："蜗螺（《别录》）……烂壳……小儿哮疾：向南墙上年久螺蛳为末，日晡时以水调成，日落时举手合掌皈依，吞之即效。叶氏（《摘玄方》）"[140]1065

清代医家在继承前代榆皮、白前、鲫鱼、螺蛳的基础上，新提出海螵蛸、白矾、代赭石、野苎麻、万年青、洋虫、淡豆豉、防风等通治哮病的药物。

其中沿用榆皮者，主要有清·汪昂《本草易读》卷七[170]302-303、黄元御《玉楸药解》卷二[267]1405-1410、沈金鳌《要药分剂》卷九[268]1035。如汪昂《本草易读》卷七："榆白皮三百零九甘，平，滑利，无毒。通二便而利水道，滑胎孕而解痀喘，治头疮而敷癣疮，消乳肿而退痈肿。通经利窍，渗湿除热；最行津液，善治淋沥。痀喘不止，煎如胶，日二服。（验方第一。）"[170]302-303沿用白前者，主要有罗国纲《罗氏会约医镜》卷十六[56]530、黄凯钧《友渔斋医话·药笼小品》[3]169。如罗国纲《罗氏会约医镜》卷十六："白前……治气逆咳嗽，不能睡卧（气壅膈也），疗喘呼欲绝（气冲喉也）、喉中作水鸡声（气塞咽嗌）。"[56]530沿用鲫鱼者，主要有陈杰《回生集》卷下[110]87-88、虚白主人《救生集》卷三[129]187、喻嘉言《喻选古方试验》卷四[112]176。如虚白主人《救生集》卷三："小儿门……小儿痀喘 活鲫鱼七个，以儿自尿养器中待红，煨熟食。"[129]187沿用螺蛳者，如王道纯，汪兆元《本草品汇精要续集》卷七上："小儿哮疾，向南墙上年久螺蛳为末，日晡时，以水调成，日落时，举手合掌皈依，吞之即效。"[269]1107

此外，清代亦有医家新提出海螵蛸治哮症，如清·陈士铎《本草新编》卷五："海螵蛸……治哮症最神效。"[185]369提出白矾治痀喘者，如汪昂《本草易读》卷八："白矾四百五十九 煅枯者名枯矾。甘草为使，恶牡蛎。又畏麻黄诸味。酸，寒，无毒。燥湿坠痰，解毒生津，除虮杀虫，止血定痛。通二便而蚀恶肉，疗诸疮而止白痢。……痀喘，枯矾，白汤下。（十三。）"[170]376提出代赭石治哮者，主要有顾靖远《顾松园医镜》卷二[123]35、黄元御《长沙药解》卷一[183]30、吴仪洛《本草从新》卷十三[116]233。如顾靖远《顾松园医镜》卷二："金石部……代赭石……止反胃，治呃逆，哮病能除，疝气可理。"[123]35此外，另有医家新提出野苎麻、万年青、洋虫治哮喘，如赵学敏《本草纲目拾遗》："野苎麻 采药志：……性凉，治诸毒，活血止血，功能发散止渴，安胎，涂小儿丹毒，通蛊胀，崩淋哮喘，白浊滑精，牙痛，喉闭骨哽，疝气，火丹疖毒，胡蜂毒蛇咬，发背疔疮，跌打损伤。……万年青……王安采药方：治中满蛊胀，黄疸心疼，哮喘咳嗽，跌打伤。……洋虫……哮喘，用九个，薄荷汤送。"[190]77,158,412提出淡豆豉治喘哮者，如杨时泰《本草述钩元》卷十四："淡豆豉……方书治喘哮渴证。"[187]383提出防风除喘哮咳嗽者，如沈文彬《药论·散剂》："散风……泄肺金，除喘哮咳嗽；疏关节，祛瘫痪挛痹。"[4]16

民国医籍所载哮病的通治药仅有沿用前代的鲫鱼，如民国·陆锦燧《鲟溪秘传简验方》卷上："喘促门……小儿痀喘。活鲫七个。器盛，儿自便尿养之，待红煨熟。"[114]32明·倪朱谟提出鲫鱼治疗小儿痀喘的方法一直沿用至民国，应用较为广泛。

综上所述，历代医籍中所载常用的哮病通治药有榆皮、白前、鲫鱼等。其均被诸多著作载述，并被后世医家广泛沿用。其余药物载述较少，并未得到传承与广泛应用。

2. 方剂

2.1 文献辑录

治卒上气咳嗽方附方十九（晋·葛洪《肘后备急方》卷三）

晋·葛洪《肘后备急方》卷三："治卒上气咳嗽方第二十三 附方……又方，治上气咳嗽，呷呀息气，喉中作声，唾黏。以蓝实叶水浸良久，捣，绞取汁一升，空腹顿服。须臾，以杏仁研取汁，煮粥食之，一两日将息，依前法更服，吐痰尽，方瘥。"[257]70

宋·唐慎微《证类本草》卷七："蓝实……又方治上气咳嗽，呷呀息气，喉中作声，唾黏：以蓝实叶水浸良久，捣绞取汁一升，空腹频服。须臾以杏人研取汁，煮粥食之。一两日将息，依前法更服，吐痰尽方差。"[157]186

投杯汤（东晋·范汪《范汪方》卷五）

东晋·范汪《范汪方》卷五："治卒上气咳嗽方 上气方《范汪方》疗上气，二物散。（本司马大将军方）麻黄（一斤，去节）杏仁（一百枚）……治咳嗽方《范汪方》治咳，紫菀牙上丸方：紫菀（一分。一方一两），干姜（一分），附子（一分），桂心（一分），款冬花（一分），细辛（一分）。凡六物，治筛，和蜜丸，如小豆，先食，以二丸著牙上，稍咽，日再，不知稍增。又云：投杯汤，治久咳上气，胸中寒冷，不能得食饮，卧不安床，牵绳而起，咽中如水鸡声方：款冬花（四十枚。一方二十枚），细辛（一两），紫菀（二两。一方一两），五味（半升。一方大枣二十枚），杏仁（四十枚），半夏（半升，洗。一方三两），桂心（二两），麻黄（二两。一方四两），干姜（二两）。凡十物，㕮咀，以水八升，煮得二升，先食，适寒温，再服，温卧汗出即愈。"[270]694-695

唐·王焘《外台秘要方》卷十："上气喉中水鸡鸣方一十二首……又，疗咳逆上气，胸中塞，不得息，卧不安席，牵绳而起，咽中如水鸡声，投杯汤方。款冬花二十分 杏仁四十颗，去两仁者及尖皮 甘草一两，炙 大枣二十颗，擘 桂心二两 麻黄四两，去节 生姜 半夏洗，各三两 紫菀 细辛各一两。上十味，切，以水八升，煮。取二升，顿服之。一方分再服，卧令汗出。食粥数口，勿饱食，神良。忌海藻、菘菜、羊肉、饧、生葱、生菜。"[10]215-216

宋·赵佶《圣济总录》卷六十七："上气喉中如水鸡声……治咳逆上气。胸中痞塞。卧不安席。咽中如水鸡声。投杯汤方 款冬花 甘草（炙剉各一两）桂（去粗皮）麻黄（去节各二两）干姜（炮三两）紫菀（去苗土）细辛（去苗叶各一两）半夏（生姜汁一宿汤洗切焙二两）杏仁（汤浸去皮尖双仁炒半两）。上九味。粗捣筛。每服五钱匕。水一盏半。入大枣五枚去核。同煎至八分。去滓温服。日再。服讫卧。令汗出。数日内勿饱食。"[11]714

贝母汤（晋·陈延之《小品方》卷一）

晋·陈延之《小品方》卷一："治咳嗽上气诸方……治咳逆，喉中如水鸡声，贝母汤方。贝母 甘草炙，各二两 麻黄去节 桂心各四两 半夏洗 干姜各三两 杏仁十枚，去尖皮两人者熬。上七味，切，以水二斗三升，先煮麻黄，得十沸，内药，煮取三升，温服七合，日三。忌海藻、菘菜、生葱、羊肉、饧。"[195]43

唐·王焘《外台秘要方》卷十："上气喉中水鸡鸣方一十二首……《小品》：疗咳逆，喉中如水鸡声。贝母汤方。贝母 甘草炙，各二两 麻黄去节 桂心各四两 半夏洗 干姜各三两 杏仁七十枚，去尖皮两仁者，熬。上七味，切，以水二斗三升，先煮麻黄得十沸，纳药煮。取三升，温服七合，日三。忌海藻、菘菜、生葱、羊肉、饧。《古今录验》同。"[10]216

宋·赵佶《圣济总录》卷六十七："上气喉中如水鸡声……治咳逆喉中如水鸡声。贝母汤方 贝母去心炒一两 麻黄去节剉二两 桂去粗皮二两 半夏汤洗七遍去滑生姜汁制炒干 干姜炮各一两半 甘草微炙剉一两。上六味。粗捣筛。每服三钱匕。水一盏。煎至六分。去滓温服。日三。"[11]714

明·朱橚《普济方》卷一百八十四："上气喉中如水鸡声附论……贝母汤出圣济总录 治咳逆。喉中水鸡声。贝母去心炒一两 麻黄去根节 桂去粗皮二两 半夏汤洗七次去滑姜汁制焙干 干姜泡各一两 甘草微炒剉一两。上为散。每服三钱。水一盏。煎至六分。去滓温服日二。"[36]2367-2368

沃雪汤（晋·陈延之《小品方》卷一）

晋·陈延之《小品方》卷一："治咳嗽上气诸方……沃雪汤，治上气不得息卧，喉中如水鸡声，气欲绝方 麻黄四两 细辛二两 五味子半升 干姜四两 半夏四两 桂心一两。凡六物，以水一半，煮取三升，分服一升，投杯即得卧，一名投杯汤。令得汗，汗多喜不得眠，汗者一服，消息后服。"[195]44

北周·姚僧垣《集验方》卷四："治咳喘上气方　治久患气嗽，发时奔喘……沃雪汤，治上气不得息卧，喉中如水鸡声，气欲绝方。麻黄四两去节，细辛二两，五味子半升，桂心、干姜各一两，半夏八枚洗去滑，一方四两。上六味，切，以水一斗，煮取三升，绞去滓，适寒温服一升，投杯则卧，一名投杯麻黄汤。令人汗出不得卧，勿怪。亦可从五合，不知稍增，日再。凡煮麻黄先煎二沸，去上沫，又内余药。忌生葱、生菜、羊肉、饧。"[271]70-71

唐·王焘《外台秘要方》卷十："上气喉中水鸡鸣方一十二首……《古今录验》：沃雪汤，疗上气不得息卧，喉中如水鸡声，气欲绝方。麻黄四两，去节 细辛二两 五味子半升 桂心 干姜各一两 半夏如博棋子八枚，洗，去滑，一方四两。上六味，切，以水一斗，煮。取三升，绞去滓，适寒温，服一升，投杯则卧。一名投杯麻黄汤，令人汗出不得卧，勿怪。亦可从五合，不知稍增，日再。凡煮麻黄，先煎二沸，去上沫，又纳余药。忌生葱、生菜、羊肉、饧。《集验》、《经心录》、范汪同。"[10]216-217

射干汤（唐·孙思邈《备急千金要方》卷五下）

唐·孙思邈《备急千金要方》卷五下："咳嗽第六 方十四首 ……射干汤 治小儿咳逆，喘息如水鸡声方：射干一两 半夏五枚 桂心五寸 麻黄 紫菀 甘草 生姜各一两 大枣二十枚。上八味，㕮咀，以水七升，煮取一升五合，去滓，纳蜜五合，煎一沸。分温服二合，日三。又方 半夏（四两），紫菀（二两），款冬花（二合），蜜（一合），桂心、生姜、细辛、阿胶、甘草（各二两）。上九味，㕮咀，以水一斗煮半夏取六升，去滓，纳诸药煮取二升五合。五岁儿服一升，二岁服六合，量大小多少加减之。"[9]105-106

唐·孙思邈《千金翼方》卷十一："小儿杂治第二 ……射干汤 主小儿咳逆，喘息如水鸡声方。射干二两 麻黄二两，去节 紫菀一两 甘草一两，炙 桂心五寸 半夏五枚，洗去滑 生姜一两，切 大枣四枚，擘。上八味㕮咀，以水三升煮取一升半，去滓，纳蜜半斤，更煮一沸，饮三合，日三服。"[272]238

唐·王焘《外台秘要方》卷三十六："小儿咳逆上气方七首……又，射干汤，主小儿咳逆，喘息如水鸡声方。吴射干二两 麻黄去节 紫菀 甘草炙 生姜各一两 桂心五寸 半夏五枚，洗 大枣二十枚，去核。上八味，切，以水七升，煮。取一升半，内蜜五合，去滓，分温服二合，忌饧、羊肉、生葱。"[10]732

宋·庞安时《伤寒总病论》卷五："小儿伤寒证……小儿伤寒，咳嗽，胸膈痰壅，喉中呀呷声，射干汤。射干、麻黄、紫菀、桂心、半夏各半两，甘草一分。粗末，每服三钱，水一盏半，生姜汁少许，煎六分，去滓，入蜜半匕烊化匀，温作二服。"[273]142

宋·赵佶《圣济总录》卷六十七："上气喉中如水鸡声……治咳而上气。喉中如水鸡声。射干汤方 射干（二两）麻黄（去节）细辛（去苗叶各四两）五味子（炒）紫菀（去苗土）半夏（汤洗七遍生姜制炒干各三两）生干地黄（焙四两）款冬花（三两）。上八味。粗捣筛。每服五钱匕。水一盏半。入大枣三枚去核。同煎至八分。去滓温服、日三。"[11]714

南宋·刘昉《幼幼新书》卷十六："咳逆第二……《千金》射干汤 治小儿咳逆，喘息如水鸡声方。射干 麻黄（去节根）紫菀 甘草（炙）生姜（各一两）半夏（五个，洗）桂心（五寸）大枣（二十枚）。上八味㕮咀，以水七升，煮取一升五合，去滓，内蜜五合，煎一沸。分温服二合，日三。"[160]590

耆婆万病丸（唐·孙思邈《备急千金要方》卷十二）

唐·孙思邈《备急千金要方》卷十二："万病丸散第七 ……耆婆万病丸 治七种癖块，

五种癫病……及上气咳嗽，喉中如水鸡声……此药以三丸为一剂，服药不过三剂，万病悉除，说无穷尽，故称万病丸；以其牛黄为主，故一名牛黄丸；以耆婆良医，故名耆婆丸。方：牛黄 麝香 犀角一方云一株，今各一分 朱砂 雄黄 黄连 禹余粮 大戟 芫花 芫青六枚 人参 石蜥蜴一寸 茯苓 干姜 桂心 当归 芎䓖 芍药 甘遂 黄芩 桑白皮 蜀椒 细辛 桔梗 巴豆 前胡 紫菀 蒲黄 葶苈 防风各一分 蜈蚣三节。上三十一味《崔氏》无黄芩、桑白皮、桔梗、防风为二十七味，并令精细，牛黄、麝香、犀角、朱砂、雄黄、禹余粮、巴豆别研，余者合捣，重绢下之，以白蜜和，更捣三千杵，密封之。破除日平旦，空腹酒服三丸如梧子，取微下三升恶水为良。"[9]276

唐·王焘《外台秘要方》卷三十一："古今诸家丸方一十七首 ……《千金》：耆婆万病丸，疗七种癖块，五种癫病……及上气咳嗽，喉中如水鸡声，不得卧……万病悉除，说无穷尽，故称万病丸；以其牛黄为主，故一名牛黄丸；以耆婆良医，故名耆婆丸方。牛黄 麝香 犀角 朱砂 雄黄并研 芫青去翅足，熬，本方七枚 黄连 人参 禹余粮 大戟炙 芫花熬 茯苓 干姜 桂心 桑白皮 当归 芎䓖 芍药 甘遂熬 黄芩 蜀椒汗 细辛 巴豆去皮心，别熬，捣 前胡 桔梗 紫菀 蒲黄 葶苈子熬 防风各一分 蜈蚣三节，炙 石蜥蜴一寸，炙。上三十一味，并令精细，上牛黄、麝香、犀角、朱砂、雄黄、禹余粮、巴豆别研，余者合捣筛之，以白蜜和，更捣三千杵极熟，密封之。除破日平旦空腹以酒服三丸如梧子，微下三五升恶物良。"[10]616-617

宋·陈师文等《太平惠民和剂局方》卷八："治杂病 【耆婆万病丸】 治七种癖块，五种癫病……及上气咳嗽，喉中如水鸡声，不得卧……服此药，以三丸为一剂，服不过三剂，万病悉除，说无穷尽，故以万病丸名之。疟病，未发前服一丸，未瘥，如前更服。芍药 肉桂去粗皮 芎䓖不见火 川椒去目及闭口者，微炒去汗 干姜炮 防风去芦 巴豆去心、膜，炒 当归去芦 生屑角镑 桔梗 芫花醋炒赤 茯苓去皮 桑白皮炒 人参去芦 黄芩 黄连去须 禹馀粮醋淬，研飞 蒲黄微炒 前胡去芦 大戟剉，炒 葶苈炒 麝香研 细辛去苗 雄黄研飞 朱砂研飞 紫菀去芦 甘遂 牛黄研，各一两 蜈蚣十二节，去头、足，炙 芫青二十八枚，入糯米同炒，候米色黄黑，去头、足、翅用 石蜥蜴去头、尾、足，炙四寸。上为细末，入研药匀，炼蜜为丸，如小豆大，若一岁以下小儿有疾者，令乳母服两小豆大，亦以吐利为度。"[32]178

明·朱橚《普济方》卷二百五十五："杂病附论……耆婆万病丸出千金方 治七种痞块。五种癫病。及上气咳嗽。喉中如水鸡声。不得眠卧。……此药万病悉除。故称万病丸。以牛黄为主。故一名牛黄丸。以耆婆良医。故名耆婆丸。牛黄 麝香 犀角（各一分）茯苓 桑白皮 干姜 桂心 当归 芎䓖 芍药 甘遂 黄芩蜀椒 细辛 桔梗 巴豆 前胡 紫菀 蒲黄 葶苈 防风（各一分）蜈蚣（三节）人参（一寸）朱砂（一分）石蜥蜴（一寸）雄黄 黄连 大戟 芫花 禹余粮 芫青（以上各一分）。上并令精细。除牛黄麝香犀角朱砂雄黄禹余粮巴豆别研。余者合捣重绢下筛。以白蜜更捣三千杵。密封下破除日旦。空腹酒服三丸。如梧桐子。取微下三升恶水为良。"[36]4256-4257

明·楼英《医学纲目》卷二十五："积块癥瘕 万病丸 疗八种痞病，五种痫病……及上气咳嗽，喉中如水鸡声不得卧……服此药以三丸为一剂，不过三剂，其病悉除。说无穷尽，故称万病丸。牛黄（研细）黄芩（去芦）芫花（醋炒赤）禹余粮（醋淬，研飞）雄黄（研飞）芎䓖 人参（去芦）紫菀（去芦头，醋炒）蒲黄（微炒）麝香（研）当归（去芦）桔梗（去芦）大戟（铧，炒）干姜（炮）防风（去芦）黄连（去须）朱砂（研飞）犀角（镑）前胡（去芦）巴豆（去皮心膜，炒）细辛（去苗）葶苈（炒）肉桂（去粗皮）茯苓（去皮）桑白皮（炒）芍药 川椒（去目及闭口者，微炒出汗）甘遂（各一两）蜈蚣（一十二节，去头足，炙）芫青（二十八枚，入大米同炒黄色，去头足）石蜥蜴（去头尾足，炙，四寸）。上为细末，入研药匀，炼蜜为丸，如豆大。"[61]556

明·武之望《济阳纲目》卷四十一："治久积方 万病丸 疗八种痞病……及上气咳嗽，喉中如水鸡声，不得卧……此药以三丸为一剂，不过三剂，其病悉除。说无穷尽，故称万病丸。牛黄（研细）黄芩（去芦）芫花（醋炒赤）禹余粮（醋淬研飞）雄黄（研飞）川芎 人参（去芦）紫菀（去芦头醋炒）蒲黄（微炒）麝香（研）当归（去芦）桔梗（去芦）大戟（锉炒）干姜（炮）防风（去芦）黄连（去须）朱砂（研飞）犀角（镑）前胡（去芦）巴豆（去皮心膜炒）细辛（去苗）葶苈（炒）肉桂（去粗皮）茯苓（去皮）桑白皮（炒）芍药 川椒（去目及闭口微炒出汗）甘遂（各一两）蜈蚣（二十二节，即去头足炙）石蜥蜴（去头尾足炙，四寸）芫青（二十八枚，入大米同炒黄色去头足）。上为细末，入研药匀，炼蜜为丸，如豆大，近病及卒病多服，积病久疾即少服。"[44]784

肥皂荚丸（唐·王焘《外台秘要方》卷十）

唐·王焘《外台秘要方》卷十："上气喉中水鸡鸣方一十二首……《必效》：疗瘕病，喘息气急，喉中如水鸡声者，无问年月远近方。肥皂荚两挺 好酥用大秤一两。上二味，于火上炙，去火高一尺许，以酥细细涂之。数翻覆，令得所，酥尽止，以刀轻刮去黑皮，然后破之，去子、皮、筋脉，捣、筛，蜜和为丸。每日食后，服一丸如熟豆，日一服讫。取一行微利，如不利，明旦细细量加，以微利为度。日止一服。忌如药法。出第一卷中。"[10]216

宋·王怀隐《太平圣惠方》卷四十二："治上气喉中作水鸡声诸方……治上气喘急，喉中作水鸡声，无问年月远近方。肥皂荚（五挺）酥（二两）。上件皂荚刮去黑皮，旋旋涂酥，以慢火炙令酥尽，候焦黄，去子，捣罗为末，炼蜜和丸，如梧桐子大。每于食后，以粥饮下七丸。"[197]39-40

明·朱橚《普济方》卷一百六十："咳嗽门 呷嗽（附论）……肥皂荚丸出圣惠方 治咳嗽喘急。喉中作呀呷声。肥皂荚（二梃刮去黑皮）好酥（一两）上取肥皂荚。以慢火上炙。以酥细细涂之。仍数数翻复。以酥尽为度。炙令焦黄。捣罗为末。炼蜜和丸。如梧桐子大。每服不计时候。以温粥饮下十丸。"[36]1815

大枣汤（北宋·丹波康赖《医心方》卷九）

日本·丹波康赖《医心方》卷九："治喘息方第二……《录验方》大枣汤，治上气胸塞，咽中如水鸡声方：款冬花三十枚 细辛四分 桂心四分 麻黄四两 大枣廿枚 甘草四两 杏仁四十枚 紫菀四分 生姜十两 半夏三分。十味，以水八升，煮取二升，顿服，卧令汗。食糜粥数日，余皆禁，便愈。"[274]394

治喘息方八（北宋·丹波康赖《医心方》卷九）

日本·丹波康赖《医心方》卷九："治喘息方第二……《新录方》治上气、喉中水鸡鸣方：桑根白皮一升 生姜合皮切，一升。以水四升，煮取一升六合，二服。"[274]394

麻黄散（宋·王怀隐《太平圣惠方》卷四十二）

宋·王怀隐《太平圣惠方》卷四十二："治上气喉中作水鸡声诸方 ……治上气，喉中作水鸡声，宜服麻黄散方。麻黄（一两，去根节）紫菀（一两，洗去苗土）射干（一两）款冬花（一两）细辛（三分）五味子（三分）半夏（半两，汤洗七遍，去滑）。上件药，捣筛为散。每服五钱，以水一大盏。入生姜半分、枣三枚，煎至五分，去滓，温服，日三四服。"[197]39

款冬花散（宋·王怀隐《太平圣惠方》卷四十二）

宋·王怀隐《太平圣惠方》卷四十二："治上气喉中作水鸡声诸方 ……治上气肺壅，喘息不利，咽喉作水鸡声，宜服款冬花散方。款冬花（三分）杏仁（一两，汤浸去皮尖双仁，麸炒微黄）紫菀（三分，洗去苗土）木通（一两，锉）桔梗（一两，去芦头）马兜铃（三分）赤茯苓（三分）。上件药，捣筛为散。每服四钱，以水一中盏，入生姜半分，煎至六分，去滓，不计时候温服。"[197]39

宋·陈师文等《太平惠民和剂局方》卷四："治痰饮附咳嗽 【款冬花散】 治寒壅相交，肺气不利，咳嗽喘满，胸膈烦闷，痰实涎盛，喉中呀呷，鼻塞清涕，头痛眩冒，肢体倦疼，咽嗌肿痛。款冬花去梗 知母 桑叶洗焙各十两 半夏汤洗七遍，姜汁制 甘草爁各二十两 麻黄去根、节四十两 阿胶碎炒如珠子 杏仁去皮、尖，麸炒 贝母去心，麸炒，各二十两。上为粗末。每服二钱，水一盏，入生姜三片，同煎至七分，去滓，食后温服。"[32]95

元末·危亦林《世医得效方》卷五："大方脉杂医科 咳嗽 通治 款冬花散 治寒热相交，肺气不利，咳嗽喘满，胸膈烦闷，痰实涎盛，喉中呀呷，鼻塞清涕，头痛眩冒，肢体倦痛，咽嗌痛。知母（一两）麻黄（去根节，四两）桑白皮（洗焙）半夏（各一两）阿胶（蚌粉炒，去粉）贝母（去心麸炒。各四两）杏仁（去皮尖，面炒）甘草（爁，二两）款冬花（去梗，一两）。又剉散。每服二钱，水一盏，姜三片，煎至七分，去渣，食后温服。"[33]165

治上气喉中作水鸡声方三（宋·王怀隐《太平圣惠方》卷四十二）

宋·王怀隐《太平圣惠方》卷四十二："治上气喉中作水鸡声诸方……治上气不得喘息，喉中作水鸡声方。桂心（半两）赤茯苓（一两）半夏（一两，汤洗七遍，去滑）细辛（半两）麻黄（二两，去根节）五味子（一两）。上件药，捣粗罗为散。每服五钱，以水一大盏，入生姜半分，煎至五分，去滓，不计时候温服。"[197]39

治上气喉中作水鸡声方五（宋·王怀隐《太平圣惠方》卷四十二）

宋·王怀隐《太平圣惠方》卷四十二："治上气喉中作水鸡声诸方……又方。腊月猪尾（烧为灰）。上件药，细研，每服，以温水调下二钱，日三四服。"[197]40

白前散（宋·王怀隐《太平圣惠方》卷四十六）

宋·王怀隐《太平圣惠方》卷四十六："治咳嗽喉中作呀呷声诸方……治咳嗽，坐卧不得，喉中作呀呷声，宜服白前散方。白前（一两）紫菀（一两，去苗土）半夏（一两，汤洗七遍，去滑）大戟（一分，锉碎，微炒）麻黄（一两，去根节）甘草（半两，炙微赤，锉）。上件药，捣粗罗为散。每服二钱，以水一中盏，入生姜半分，煎至五分，去滓，不计时候温服。"[197]216

明·朱橚《普济方》卷一百六十："咳嗽门 呷嗽（附论）……白前散出圣惠方 治咳嗽坐卧不得。喉中作呀呷声。白前（一两）紫菀（一两去苗土）半夏（一两汤洗七次去滑）大戟（一分剉碎）麻黄（一两去根节）甘草（半两炙剉炒微黄）上为散。每服二钱。以水一中盏。入生姜半分。煎至五分。去滓。不拘时候温服。"[36]1814

香墨丸（宋·王怀隐《太平圣惠方》卷四十六）

宋·王怀隐《太平圣惠方》卷四十六："治咳嗽喉中作呀呷声诸方……治咳嗽，喉中呀呷声，香墨丸方。细香墨（半两）甘遂（半两，煨令黄）甜葶苈（半两，隔纸炒令紫色）前胡（一两，去芦）川大黄（二两，锉碎，微炒）巴豆（半两，去皮心研，纸裹压去油）。上件药，捣罗为末，入巴豆更研令匀，炼蜜和丸，如梧桐子大。每于临卧，以粥饮下三丸。"[197]217

宋·赵佶《圣济总录》卷六十五："呷嗽……治呷嗽。相引作声。香墨丸方 墨（烧烟尽）甘遂 葶苈子（炒紫各半两）前胡（去芦头）大黄（剉炒各一两一分）巴豆（去皮心炒别研如脂半两）。上六味，先捣前五味，细罗为末，与巴豆同研令匀，炼蜜和丸如梧桐子大。以白粳米饮下，空腹服三丸。三日以后，更一服。如吐利不止，以冷白饮止之。吐利止后，宜食白

粥。"[11]693-694

明·朱橚《普济方》卷一百六十："咳嗽门 呷嗽（附论）……香墨丸出圣惠方 治呷嗽相引作声。墨（烧烟尽）甘遂 葶苈子（炒紫各二两）前胡（去芦头）大黄（剉炒各一两一分）巴豆（去皮心炒别研如脂半两）上先捣前五味。细罗为末。与巴豆同研令匀。炼蜜和丸。如梧桐子大。以白粳米饮下。空腹服三丸。三日以后更一服。如吐利不止。以冷白饮止之。吐利止后。宜食白粥。"[36]1813

天门冬丸（宋·王怀隐《太平圣惠方》卷四十六）

宋·王怀隐《太平圣惠方》卷四十六："治咳嗽喉中作呀呷声诸方……治咳嗽上气，喉中呀呷及大小肠不利，宜服此方。天门冬（一两半，去心，焙）木通（一两，剉）桑根白皮（一两，剉）川大黄（二两，剉碎，微炒）杏仁（三分，汤浸去皮尖双仁，麸炒微黄）大麻仁（一两，别研如膏）郁李仁（三分，汤浸去皮，微炒）紫菀（三分，去苗土）。上件药，捣罗为末，炼蜜和捣三二百杵，丸如梧桐子大。煎桑枝汤，下二十丸，日三服。"[197]217

明·朱橚《普济方》卷一百六十："咳嗽门 呷嗽（附论）……天门冬丸出圣惠方 治咳嗽上气。喉中作呀呷声。及大小肠不利。宜服。天门冬（一两半去心微焙）木通（一两剉）桑白皮（一两剉）川大黄［三（二）两剉碎微炒］大麻仁（一两别研如膏）杏仁（三两汤浸去皮尖双仁炒微黄）郁李仁［三（五）分（钱）汤浸去皮微炒］ 紫菀（三分去苗土）上为细末。炼蜜和捣二三百杵。丸如梧桐子大。煎桑枝汤下二十丸。日三服。"[36]1813

桂心丸（宋·王怀隐《太平圣惠方》卷四十六）

宋·王怀隐《太平圣惠方》卷四十六："治咳嗽喉中作呀呷声诸方……治咳嗽，喉中呀呷声，宜服此方。桂心（一两）不蛀皂荚（五梃，去黑皮，涂酥炙黄焦，去子）栝蒌（一枚，全者，炙令干）甜葶苈（一两，隔纸炒令紫色）。上件药，捣罗为末，炼蜜和丸，如梧桐子大。不计时候，以粥饮下十五丸。"[197]217

明·朱橚《普济方》卷一百六十："咳嗽门 呷嗽（附论）……桂心丸出圣惠方 治咳嗽。喉中呀呷声。宜服。桂心（一两）不蛀皂荚（五梃去黑皮涂酥炙黄焦去子）栝蒌（一枚全者炙令干）甜葶苈（一两隔纸炒令紫色）上为末。炼蜜和丸。如梧桐子大。不计时。以粥饮下十五丸。"[36]1814

诃黎勒丸（宋·王怀隐《太平圣惠方》卷四十六）

宋·王怀隐《太平圣惠方》卷四十六："治咳嗽喉中作呀呷声诸方……治咳嗽，喉中呀呷作声，无问季月远近，悉治之方。诃黎勒皮（一两）黄连（一两，去须）露蜂房（一两，炙微黄）。上件药，捣罗为末，炼蜜和丸，如梧桐子大。每服，不计时候，以温浆水下三十丸。"[197]217

明·朱橚《普济方》卷一百六十："咳嗽门 呷嗽（附论）……诃黎勒丸出圣惠方 治咳嗽。喉中呷呀作声。无问年月远近悉治。诃黎勒皮（一两）黄连（一两去须）露蜂房（一两炙微黄）上为末。炼蜜和丸。如梧桐子大。每服三丸。不计时候。以温浆水下三十丸。"[36]1815

治咳嗽喉中作呀呷声方十一（宋·王怀隐《太平圣惠方》卷四十六）

宋·王怀隐《太平圣惠方》卷四十六："治咳嗽喉中作呀呷声诸方……又方。蝉壳（七枚，碾末）。上以粥饮调服之。"[197]218

明·朱橚《普济方》卷一百六十："咳嗽门 呷嗽（附论）……又一方出圣惠方 上用蝉壳七枚。研末。以粥饮调下一钱。一方用井花水调服之。"[36]1815

陈橘皮散（宋·王怀隐《太平圣惠方》卷八十三）

宋·王怀隐《太平圣惠方》卷八十三："治小儿咳嗽咽喉作呀呷声诸方……治小儿咳嗽，

咽中作呀呷声，陈橘皮散方。陈橘皮（汤浸，去白瓤，焙）杏仁（汤浸去皮尖双仁，麸炒令黄）桑根白皮（锉）甜葶苈（隔纸炒令黄色）甘草（炙微赤，锉，以上各一分）。上件药，捣粗罗为散。每服一钱，以水一小盏，煎至五分，去滓，放温，量儿大小，加减服之。"[197]102

南宋·刘昉《幼幼新书》卷十六："咳嗽作呀呷声第四（齁齘附）……《圣惠》治小儿咳嗽，咽中作呀呷声。陈橘皮散方 陈橘皮（汤浸，去白瓤，焙）桑根白皮（锉）杏仁（汤浸，去皮尖、双仁，麸炒令黄）甘草（炙微赤，锉）甜葶苈（隔纸炒令紫色。以上各一分）。上件药捣，粗罗为散。每服一钱，以水一小盏，煎至五分，去滓放温。量儿大小加减服之。"[160]602

明·王肯堂《证治准绳·幼科》集之九："嗽作呀呷声 陈橘皮散 治小儿咳嗽，咽中作呀呷声。陈橘皮（汤浸，去白，焙）桑根白皮（锉）杏仁（汤浸，去皮尖，麸炒黄）甘草（炙微赤，锉）甜葶苈（隔纸炒令紫色。以上各一分）。上件药捣，粗罗为散，每服一钱，以水一小盏，煎至五分，去滓放温，量儿大小加减服。"[163]1719

萝卜子散（宋·王怀隐《太平圣惠方》卷八十三）

宋·王怀隐《太平圣惠方》卷八十三："治小儿咳嗽咽喉作呀呷声诸方……治小儿咳嗽，喘急作呀呷声，萝卜子散方。萝卜子（一分，微炒）皂荚子（十枚，煨去皮）灯芯（一束）麻黄（一分，去根节）甘草（半分，炙微赤，锉）。上件药，捣粗罗为散。每服一钱，以水一小盏，煎至五分，去滓，不计时候，量儿大小，以意分减温服。"[197]102

南宋·刘昉《幼幼新书》卷十六："咳嗽作呀呷声第四（齁齘附）……《圣惠》治小儿咳嗽喘急，作呀呷声。萝卜子散方 萝卜子（微炒）麻黄（去根节。各一分）灯心（一大束）皂荚子（十枚，煨，去皮）甘草（炙微赤，锉，半分）。上件药捣，粗罗为散。每服一钱，以水一小盏，煎至五分，去滓，不计时候。量儿大小以意分减，温服。"[160]602

明·王肯堂《证治准绳·幼科》集之九："嗽作呀呷声 萝卜子散 治小儿咳嗽喘急，作呀呷声。萝卜子（微炒）麻黄（去根节。各一分）灯心（一大束）皂荚子（十枚，煨，去皮）甘草（炙微赤，锉，半分）。上件药捣，粗罗为散。每服一钱，以水一小盏，煎至五分，去滓，不计时候，量儿大小，以意分减温服。"[163]1719

润肺丸（宋·王怀隐《太平圣惠方》卷八十三）

宋·王怀隐《太平圣惠方》卷八十三："治小儿咳嗽咽喉作呀呷声诸方……又方。半夏（一分，汤洗七遍，去滑）朱砂（半两，细研，水飞过）甜葶苈（一分，隔纸炒令紫色）五灵脂（半分）杏仁（一分，汤浸去皮尖双仁，麸炒微黄）。上件药，捣罗为末，用生姜自然汁，煮面糊和丸，如绿豆大。每服，煎麻黄汤下三丸，日三服，量儿大小，以意加减。"[197]103

元·许国桢《御药院方》卷五："治痰饮门 润肺丸 治肺气不调，咳嗽声重，日久不止，痰涕结搏，咽嗌不利，心神烦躁，头目昏重，精神不爽，心忪烦悸，喉中呀呷，逐气有声，一切痰实并皆治之。朱砂（水飞）五灵脂（微炒。各二两）苦葶苈（隔纸炒）杏仁（去皮尖。麸炒）半夏曲（各一两）。上为细末，生姜汁面糊为丸，如梧桐子大。每服四十丸，食后生姜汤送下。"[162]74

治小儿咳嗽咽喉作呀呷声方七（宋·王怀隐《太平圣惠方》卷八十三）

宋·王怀隐《太平圣惠方》卷八十三："治小儿咳嗽咽喉作呀呷声诸方……又方。甜葶苈（一分，隔纸炒令紫色）杏仁（半两，汤浸去皮尖双仁，麸炒微黄）麻黄（半两，去根节）。上件药，捣粗罗为散。每服一钱，以水一小盏，煎至五分，去滓，放温，量儿大小，分减频服。"[197]103

南宋·刘昉《幼幼新书》卷十六："咳嗽作呀呷声第四（齁齘附）……《圣惠》又方 甜

葶苈（一分，隔纸炒令紫色）麻黄（去根节）杏仁（汤浸，去皮尖、双仁，麸炒微黄。各半两）。上件药捣，粗罗为散。每服一钱，以水一小盏，煎至五分，去滓放温。量儿大小分减顿服。"[160]602

桃仁丸（宋·王怀隐《太平圣惠方》卷八十三）

宋·王怀隐《太平圣惠方》卷八十三："治小儿咳嗽咽喉作呀呷声诸方……治小儿多咳嗽。咽中如呀呷声。桃仁丸方。桃仁（二十九枚汤浸去皮尖双仁麸炒微黄）琥珀末（二分）甜葶苈（一分隔纸炒令黄色）。上件药，先捣葶苈桃仁如泥，次下琥珀末，更捣令匀，同丸如绿豆大。每服，煎桑根白皮汤化破五丸服，日三服，三岁以上加丸数服之。"[197]103-104

南宋·刘昉《幼幼新书》卷十六："咳嗽作呀呷声第四（齁䶎附）……《圣惠》治小儿多咳嗽，咽中如呀呷声。桃仁丸方 桃仁（四十九枚，汤浸，去皮尖、双仁，麸炒微黄）琥珀（末）甜葶苈（隔纸炒令紫色。各秤一分）。上件药，先捣葶苈、桃仁如泥，次下琥珀末，更捣令匀，丸如绿豆大。每服煎桑根白皮汤化破五丸服，日三服。三岁以上，加丸数服之。"[160]603

治小儿咳嗽咽喉作呀呷声方十（宋·王怀隐《太平圣惠方》卷八十三）

宋·王怀隐《太平圣惠方》卷八十三："治小儿咳嗽咽喉作呀呷声诸方……又方。上用大栝蒌一枚，和面溲瓢作饼子，烧熟和杵为末。每服，以清粥饮调下半钱，量儿大小，以意加减。"[197]104

南宋·刘昉《幼幼新书》卷十六："咳嗽作呀呷声第四（齁䶎附）……《圣惠》又方 上用大瓜蒌一枚，白面搜瓢作饼子烧熟，却杵为末。每服以清粥饮调下半钱。量儿大小以意加减。"[160]603

肉丸汤（北宋·王衮《博济方》卷四）

北宋·王衮《博济方》卷四："杂病　肉丸汤　治小儿瘕，呷咳不止。铜青　大黄　猪牙皂角各为末，各炒一钱。上三味同研令细，用油饼面和为丸，如小豆大。每服五七丸，煎猪肉汤下，忌酸咸。"[275]167

南宋·刘昉《幼幼新书》卷十六："咳嗽作呀呷声第四（齁䶎附）……《博济方》治小儿瘕呷，咳嗽不止。肉汤丸 铜青　大黄　猪牙皂角（炒，并为末。各一分）。上件三味，同研令至细。用油饼面和为丸如小豆大。每服五、七丸。煎猪肉汤下，忌醋、咸。"[160]603

金镞散（北宋·王衮《博济方》卷四）

北宋·王衮《博济方》卷四："杂病　金镞散　治大人、小儿众疾。白附子炮　木香　肉豆蔻去皮　肉桂取心　大黄生　桔梗　吴茱萸麸炒　白芜荑取仁　芍药　川芎净　知母　白茯苓　当归　猪牙皂角去皮，生　白僵蚕二分，直者　槟榔二个，一个生，一个熟　巴豆去皮，日日换汤，浸二七日，又用麦麸水煮一日，细研　黄连取净，各二两。上十八味同杵罗为细末，入巴豆于乳钵内，同研令匀，然后入瓷器中密封，候一七日后，每用一字汤使如后……小儿齁，蜜汤卜。"[273]170-171

荠苨汤（宋·赵佶《圣济总录》卷五）

宋·赵佶《圣济总录》卷五："肺中风……治肺中风。项强鼻塞。语声不出。喘鸣肩息。胸满短气。荠苨汤方　荠苨（二两）防风（去叉）人参（各一两半）独活（去芦头）细辛（去苗叶）赤箭　芎劳　羚羊角（镑各半两）麻黄（去根节二两）桔梗（剉炒三分）前胡（去芦头）甘草（炙剉）石膏（碎各一两）蔓荆实　白藓皮（各半两）。上一十五味。粗捣筛。每服三钱匕。水一盏。煎至七分。去滓温服。食后临卧服。"[11]120-121

半夏丸（宋·赵佶《圣济总录》卷六十七）

宋·赵佶《圣济总录》卷六十七："上气喉中如水鸡声……治上气咳嗽。喉中作声。坐卧不得。半夏丸方　半夏（汤浸去滑生姜汁制切焙）紫菀（去苗土）桑根白皮（剉各一两）款冬花　射干　陈橘皮（汤浸去白焙）百部　五味子（各三分）细辛（去苗叶半两）赤茯苓（去黑皮）贝母（炒去心各三分）皂荚（酥炙黄去皮子三分）杏仁（汤浸去皮尖双仁一两半）。上一十三味。捣罗为末。炼蜜和杵数百下。丸如梧桐子大。每服三十丸。食后前灯心生姜枣汤下。日再服。"[11]714

厚朴石膏汤（宋·赵佶《圣济总录》卷六十七）

宋·赵佶《圣济总录》卷六十七："上气喉中如水鸡声……治上气胸满，喉中不利如水鸡声，其脉浮者，厚朴石膏汤方：厚朴（去粗皮，生姜汁炙，五两），石膏（碎。一两），麻黄（去节四两）杏仁（汤浸去皮尖双仁炒四两）细辛（去苗叶）半夏（汤洗七遍生姜制炒干）干姜（炮各二两）五味子（二两半炒）。上八味，粗捣筛。每服五钱匕，水一盏，更用水研小麦取汁一小盏，同煎至一盏，去滓温服，日二。"[11]714

前胡丸（宋·赵佶《圣济总录》卷六十七）

宋·赵佶《圣济总录》卷六十七："上气喉中如水鸡声……治上气呀嗽，喉中如水鸡声，前胡丸方：前胡（去苗一两一分）葶苈（隔纸炒紫色，研如膏）巴豆（去皮心研各三分），大黄（剉炒一两一分），甘遂（炒），墨（炙各半两）。上六味。除葶苈、巴豆外。捣罗为末，再研匀，炼蜜和丸如梧桐子。每日空腹粥饮下三丸，吐利痰涎为度。若吐利多，即减九数，三日一服。"[11]714

治小儿呀呷不止方（宋·赵佶《圣济总录》卷一百七十五）

宋·赵佶《圣济总录》卷一百七十五："小儿咳嗽……治小儿呀呷不止方　猪肠（一截）郁金末　蚌粉（各一两）。上三味。将二味纳肠中。系两头。慢火炙干。细罗。每服半钱匕。夜卧熟水调下。三服顿服尽。永不发。"[11]1664

黄芪丸（宋·赵佶《圣济总录》卷六十五）

宋·赵佶《圣济总录》卷六十五："呷嗽……治呷嗽。声音不出。喉中作声。黄芪丸方　黄芪（剉碎）栝蒌根（剉各一两一分）甘草（炙剉二两）大黄（蒸过剉碎炒干一两）杏仁（汤退去皮尖双仁研如脂二两）马牙硝（熬研细一两一分）。上六味。先捣前四味。细罗为末。与杏仁马牙硝同研令匀。炼蜜为丸。如梧桐子大。空腹温水下十五丸。日再。"[11]693

明·朱橚《普济方》卷一百六十："咳嗽门　呷嗽（附论）……黄芪丸　治呷嗽声音不出。喉中作声。黄芪（剉碎）栝蒌根（剉各一两一钱）甘草（炙剉二两）大黄（蒸透剉碎炒干一两）杏仁（汤退去皮尖双仁研如脂二两）马牙硝（熬研细一两一钱）上先捣前四味。细罗为末。与杏仁、马牙硝。通研令匀。炼蜜为丸。如梧桐子大。空心服。温水下十五丸。日再。"[36]1813

杏仁丸（宋·赵佶《圣济总录》卷六十五）

宋·赵佶《圣济总录》卷六十五："呷嗽……治呷嗽。喉中作声。杏仁丸方　杏仁（汤退去皮尖双仁炒干研如脂一两）马牙硝（熬研细半两）甘草（炙剉一两）大黄（蒸过剉碎炒干半两）。上四味。先捣甘草大黄为末。与杏仁马牙硝。同研令匀。炼蜜为丸。如梧桐子大。每服空腹、温水下十五丸。日再。"[11]693-694

明·朱橚《普济方》卷一百六十："咳嗽门　呷嗽（附论）……杏仁丸　治呷嗽。喉中作声。杏仁（汤退去皮尖双仁炒干研如脂一两）马牙硝（熬研细半两）大黄（蒸过剉碎炒干半两）甘草（炙剉一两）上先捣甘草大黄为末。与杏仁、马牙硝。通研令匀。炼蜜为丸。如梧桐子大。每服十五丸。空心温水下。日再服。"[36]1814

清·陈修园《医学从众录》卷二："哮症……治久呷嗽，喉中作声，发即偃卧不得。杏仁丸《圣济》　治呷嗽有声。杏仁（去皮尖，炒）甘草（炙，各一两）大黄（蒸）牙硝（熬，各五钱）。共为末，炼蜜丸如桐子大，空心姜汤送下二十丸。"[199]661

雄黄丸（宋·赵佶《圣济总录》卷六十五）

宋·赵佶《圣济总录》卷六十五："呷嗽……治大人小儿。呀呷嗽。雌黄丸方 雌黄（半两研）丹砂 铅霜 腻粉（各一钱研）。上四味。再同研细。糯米粥和丸。如绿豆大。每服三丸。用蛤粉汤下。日三。"[11]693-694

明·朱橚《普济方》卷一百六十："咳嗽门 呷嗽（附论）……雌黄丸 治大人小儿呀呷嗽。雌黄（半两研）丹砂 铅霜 腻粉（各一两研）上同研细。糯米粥和丸。绿豆大。每服三丸。用蛤粉汤下。日三服。"[36]1814

明·李盛春《医学研悦·治杂症验方》卷九："痢疾 雄黄丸，痢因瘀积湿热而成，亦由夏月生冷所致，但热症腹痛，寒湿腹不痛，为异耳……雄黄丸，治喘嗽盐醋等齁喘。雄黄五钱，白砒三钱，半夏三钱，枯矾三钱，巴豆去油一钱。上将信凡末糊丸，粟米大，朱砂为衣，每服五七丸，临卧桑白皮煎汤下。"[46]233-234

明·王大纶《婴童类萃》卷中："喘论……雄黄丸 治症如前，并盐醋等齁哮吼。雄黄五钱 半夏一两 白矾三钱 信石一钱 巴豆一钱，去油。将矾信同炒干，研细，再入前药，姜汁糊丸，绿豆大，辰砂为衣。每服五六丸，茶清冷下。"[45]133

胡黄连汤（宋·赵佶《圣济总录》卷六十五）

宋·赵佶《圣济总录》卷六十五："呷嗽……治呀呷咳。胡黄连汤方 胡黄连 皂荚（去皮涂酥炙令黄）白槟榔 郁李仁（汤退去皮尖双仁炒干研如粉各一两）。上四味。粗捣筛。每服三钱匕。水一盏。煎至七分。去滓温服、日三。不拘时候。"[11]693-694

明·朱橚《普济方》卷一百六十："咳嗽门 呷嗽（附论）……胡黄连汤 治呀呷咳嗽。胡黄连 皂荚（去皮涂酥炙令黄）白槟榔 郁李仁（汤浸去皮尖双仁炒干研如粉各一两）上粗捣筛。每服三钱。水一盏。煎七分。去滓温服。日三。不拘时。"[36]1814

浑金丹（茅先生治小儿齁鮯嗽）（南宋·刘昉《幼幼新书》卷十六）

南宋·刘昉《幼幼新书》卷十六："咳嗽作呀呷声第四（齁鮯附）……茅先生治小儿齁鮯嗽浑金丹 巴豆（粉，不出油）砒霜（末）白丁香（末。各等分）。上为末。用皂角揉水浓煎膏，相合为丸如此○大。看儿大小，每服三丸、五丸，用鲫鱼淡煎汤吞下。"[160]603

桔梗汤（南宋·刘昉《幼幼新书》卷十六）

南宋·刘昉《幼幼新书》卷十六："咳嗽作呀呷声第四（齁鮯附）……张涣桔梗汤方 治小儿咳嗽呀呷，咽膈不利。桔梗（去芦头）半夏（汤洗七遍，焙干）紫苏叶（微炒）石膏 甘草（炙。各半两）皂荚（烧炭存性，一分）。上件捣，罗为细末。每服一钱。水一盏，入生姜三片，煎至五分，去滓。放温，时时与服。"[160]604

青铜散（南宋·刘昉《幼幼新书》卷十六）

南宋·刘昉《幼幼新书》卷十六："咳嗽作呀呷声第四（齁鮯附）……《九籥卫生》 青铜散 疗小儿瘕，呷涎、嗽，癖病。海浮石 甘锅子（曾销银多者。各等分）。上同为细末。每服半钱，生粟米泔调下。不拘时候。"[160]604

贝母丸（南宋·刘昉《幼幼新书》卷十六）

南宋·刘昉《幼幼新书》卷十六："咳嗽作呀呷声第四（齁鮯附）……《玉诀》 贝母丸 治小儿齁鮯。贝母 天南星（姜汁制）人参 茯苓 甘草（炙）白附子（各等分）皂角子（七个，炮）。上末之，炼蜜丸。每服五、七丸，薄荷汤吞下。"[160]604

油滚丸（南宋·刘昉《幼幼新书》卷十六）

南宋·刘昉《幼幼新书》卷十六："咳嗽作呀呷声第四（齁鮯附）……《玉诀》 油滚丸 治

小儿齁齡及虫积。雷丸 五灵脂（各一分）巴豆（十五粒，取霜）。上末之，滴水丸。每三、五丸麻油滚过，井水吞下。"[160]604

浑金丹（《惠眼观证》）（南宋·刘昉《幼幼新书》卷十六）

南宋·刘昉《幼幼新书》卷十六："咳嗽作呀呷声第四（齁齡附）……《惠眼观证》浑金丹 治大人、小儿齁齡、咳嗽方。黄丹 信砒（末。各抄二钱）飞罗面（炒，一钱）。上再研极细，滴水为丸如此○大。每服三丸，用糖冷水五更初吞下。如天明不吐，再进一、二丸。小儿一丸。"[160]604

甘瓜散（南宋·刘昉《幼幼新书》卷十六）

南宋·刘昉《幼幼新书》卷十六："咳嗽作呀呷声第四（齁齡附）……《惠眼观证》甘瓜散 治小儿齁齡。瓜蒂 甘草（炙。各二钱）。上为末。每服一大钱，五更初用茶清调下，小儿半字。"[160]604

犀角散（南宋·刘昉《幼幼新书》卷十六）

南宋·刘昉《幼幼新书》卷十六："咳嗽作呀呷声第四（齁齡附）……《惠眼观证》治小儿齁齡嗽。犀角散 犀角屑 人参 甘草（炙）杏仁（各一两）白术（一分）肉桂（春夏一分，秋冬半两）。上为末。每服一大钱，水五分盏，煎两、三分，通口服，此药大效。儿小分减服。"[160]605

内金丸（南宋·刘昉《幼幼新书》卷十六）

南宋·刘昉《幼幼新书》卷十六："咳嗽作呀呷声第四（齁齡附）……《惠眼观证》内金丸 治小儿齁齡、咳嗽。鸡内金 雌黄（细研，水飞过，去水露，三日方使）半夏（生）延胡索。上各等分为末，以枣肉为丸如此○大。周岁三丸至四丸，灯心汤下。（与咳嗽门中茅先生雌黄丸同。为各有牵引，故兼存之）"[160]605

治小儿齁齡方（南宋·刘昉《幼幼新书》卷十六）

南宋·刘昉《幼幼新书》卷十六："咳嗽作呀呷声第四（齁齡附）……《吉氏家传》治小儿齁齡。鸡内金（七个）黄丹（少许）砒霜（半钱，生用）豆蔻（四十九粒，汤浸，焙干为末）。上件研为末。豆蔻入三钱匕，滴水丸如○大。每服三丸至五丸，茶清汤下。儿小一丸至二丸。"[160]605

治小儿呷病方（南宋·刘昉《幼幼新书》卷十六）

南宋·刘昉《幼幼新书》卷十六："咳嗽作呀呷声第四（齁齡附）……《吉氏家传》治小儿呷病。青矾（二两）鱼茗子（七粒）。上末。每服半钱，茶点下。"[160]605

芫花散（南宋·刘昉《幼幼新书》卷十六）

南宋·刘昉《幼幼新书》卷十六："咳嗽作呀呷声第四（齁齡附）……长沙医者刘之才传芫花散 治小儿齁齡、喘嗽。芫花（醋拌匀，炒干，黄色为度）地龙（去土，微炒。各半两）羊消花（一分）。上件同为末。半钱，鸡子清少许，蒸熟。临卧匙抄与孩儿服。"[160]607

鸡头丸（南宋·刘昉《幼幼新书》卷十六）

南宋·刘昉《幼幼新书》卷十六："咳逆第二……《婴孺》治少小咳逆，喉中鸣，款款喝喝如水鸡声。鸡头丸方 东门上鸡头（一个，炙）。上杵末，以乳服一刀圭，日三。不知，稍加之。"[160]594

清肺汤、杏参散（宋·陈无择《三因极一病证方论》卷十三）

宋·陈无择《三因极一病证方论》卷十三："喘脉症治 杏参散 治上气喘满，倚息不能卧。……清肺汤治上气脉浮，咳逆，喉中如鸡声，喘息不通，呼吸欲绝。紫菀茸、杏仁去皮尖、诃子煨去核各二两，汉防己一两。上为剉散。每服四钱，水一盏半，鸡子白皮一片，煎七分，去滓，食后服。"[276]155

黄明胶散（宋·许叔微《类证普济本事方续集》卷五）

宋·许叔微《类证普济本事方续集》卷五："治诸喘嗽等患……治十六般哮嗽 黄明胶二两，锉炙 马兜铃、甘草炙、半夏姜汁浸三日、杏仁去皮尖，已上各一两人参半两。上为末，每服一大钱，水一盏，随病有汤使煎至七分，临睡食后服汤使于后……哮嗽声如移锯，入半夏二个同煎。"[259]116-118

明·朱橚《普济方》卷一百六十三："哮呴（附论）……黄明胶散出本事方，治十六般哮嗽。黄明胶一两（炒），马兜铃仁、甘草各一两，半夏一两（姜汁浸三日重），杏仁一两（去皮尖），人参（半两）。上为末，每服一大钱，水一盏，随病汤使，煎至七分，临卧后服。……哮嗽声如拽锯，入半夏三个煎。"[36]1900-1901

明·楼英《医学纲目》卷二十六："咳嗽……〔《本》〕治十六般哮嗽。黄明胶一两，炙 马兜铃 甘草炙 半夏姜汁浸，三日 人参半两 杏仁去皮尖，以上各一两。上为细末，每服一大钱，水一盏，煎至七分，临卧食后服，随病有汤使为引。……哮嗽喉如拽锯，入半夏三枚同煎。"[61]593

明·王肯堂《证治准绳·幼科》集之九："通治……总治十六般哮嗽。出《本事方》 阿胶锉，炒 马兜铃 甘草炙 半夏姜汁浸三日 杏仁去皮尖，各一两 人参半两。上锉散，每服二钱，水一盏，随病汤使，煎至七分，临卧食后服。汤使于后。……哮喘声如拽锯，入半夏二个同煎。"[163]1725

明·武之望《济阳纲目》卷二十八："通治诸咳嗽方……一方，治十六般咳嗽。黄明胶炙 马兜铃 半夏姜汁浸三日 杏仁去皮尖 甘草炙各一两 人参半两。上为细末，每服一大钱，水一盏，煎七分，临卧食后服，随病有汤使为引。……哮嗽喉如拽锯，入半夏三枚同煎。"[44]655

明·鲁伯嗣《婴童百问》卷六："喘急第五十六问……总治十六般哮喘方（出本事方）

阿胶一两、碎、蛤粉炒成珠 马兜铃一两 甘草炙，一两 半夏一两，姜汁浸三日，炒杏仁一两、去皮 人参半两。上为末，每服一钱，水一盏，随病有汤使，煎至七分，临卧食后服。汤使开后。……哮嗽声如拽锯，入半夏二枚同煎。"[277]82

明·王大纶《婴童类萃》卷中："喘论……十六般喘哮方 阿胶一两，蛤粉炒 马兜、甘草、半夏、杏仁各一两 人参五钱。为末，每服一二钱，临睡用后引调下……喉中拽锯，生姜、半夏汤下。"[45]134

清·吴澄《不居集》卷十五："咳嗽例方……《本事》方 治十六般咳嗽。……哮嗽如拽锯，加半夏。"[196]239

按语：黄明胶散治疗哮病的记载始见于宋代，如宋·许叔微《类证普济本事方续集》卷五："治诸喘嗽等患……治十六般哮嗽 黄明胶二两，锉炙 马兜铃、甘草炙、半夏姜汁浸三日、杏仁去皮尖，已上各一两人参半两。上为末，每服一大钱，水一盏，随病有汤使煎至七分，临睡食后服汤使于后……哮嗽声如移锯，入半夏二个同煎。"[259]116-118 明代有医家沿用黄明胶散治疗哮病，如明·朱橚《普济方》卷一百六十三："哮呴（附论）……黄明胶散出本事方，治十六般哮嗽。……哮嗽声如拽锯，入半夏三个煎。"[36]1900-1901 其他如楼英《医学纲目》卷二十六[61]593、王肯堂《证治准绳·幼科》集之九[163]1925、武之望《济阳纲目》卷二十八[44]655、鲁伯嗣《婴童百问》卷六[277]82、王大纶《婴童类萃》卷中[45]134 等著作中亦相似载述。清代医家继续沿用《本事》方中的黄明胶散，如清·吴澄《不居集》卷十五[196]239。

知母汤（元·曾世荣《活幼心书》卷下）

元·曾世荣《活幼心书》卷下："汤散门 汤类 日生汤一 治吐泻痢后，将传慢惊慢脾，神昏脉弱，饮食不进，睡露扬睛，昼轻夜重，急宜投解。……知母汤九，治齁䶎气喘，痰鸣发热，咳嗽恶风。知母、甘草（二味各半两），贝母、羌活、滑石（别研），大黄、小麦子（五味各三钱），麻黄（如前制），苦葶苈、诃子肉（三味各一钱半），薄荷（去梗，二钱）。上件㕮咀。每服二钱，水一盏，姜二片，煎七分，无时温服。"[164]78-80

清·沈金鳌《幼科释谜》卷六："诸病应方 千金藿香汤，藿香一两，生姜三两，青竹茹，炙草各半两……知母汤，知母 甘草，各半两，贝母，羌活，滑石，大黄，小麦各三钱，麻黄，苦葶苈，诃子肉各一钱半，薄荷二钱。每㕮咀二钱，加姜二片，煎。治齁䶎气喘，痰鸣发热，咳嗽恶风。"[18]140,153

雄黄丹（元·曾世荣《活幼口议》卷十九）

元·曾世荣《活幼口议》卷十九："喘急证候方议 小儿有困惊，暴触心肺，气虚发喘，有伤寒，肺气壅盛发喘。有感风咳嗽，肺虚发喘。有因食咸蹉，伤肺气，发虚痰作喘。……雄黄丹 治小儿齁䶎，喘满咳嗽、心胸烦闷，伤热触毒、雄黄丹，良方。雄黄、朱砂（各一钱，另研），杏仁（十四粒，炒），巴豆（七粒），豉（淡者，二十一粒）。杏巴豉三味，用米醋半盏、干姜一片，指大，煮令干，研成膏，皂角一寸、蜜炙焦、先去子与皮，法制牛胆一分，同雄朱与杏膏研，令细。上和入杏膏，面糊为丸，麻子大。每服一岁儿五丸，壮者七丸，三岁十丸，淡生姜汤下。"[203]152-154

紫金泥（元·朱丹溪《丹溪心法》卷五）

元·朱丹溪《丹溪心法》卷五："小儿九十四……紫金泥 治小儿哮喘不止，端午日修合。黑椒四十九粒，浸透去皮，研如泥次入 人言一钱 鹅管石一钱。上为末，丸如黍米大，朱砂为衣。每一丸或二丸，量儿大小，空心冷茶清下。当日忌生冷荤腥热物。"[60]262

马兜铃散（明·朱橚《普济方》卷二十七）

明·朱橚《普济方》卷二十七："肺气喘急（附论）……马兜铃散出圣惠方 治肺气喘急。时坐卧不得。喉中鸣。心胸满闷。马兜铃（三分）桑根白皮（三分剉）汉防己（半两）麻黄（三分去根节）白茯苓（一两）柴胡（三分去芦）白前（半两）大腹皮（三分剉）陈橘皮（一两汤浸去白瓤焙）桔梗（三分去芦）五味子（半两）甘草（一分炙微赤剉）紫菀（半两汤洗去苗土）杏仁（五十枚汤浸去皮尖双仁麸炒微黄）。上为散。每服三钱。以水一中盏。入生姜半分。煎至六分去滓。不计时候。温服。忌炙爆、热面。"[36]702

红散子（明·朱橚《普济方》卷一百六十三）

明·朱橚《普济方》卷一百六十三："哮呴（附论）……红散子 治诸呀呷有声，睡卧不得。上吐砅不拘多少，极为细末，米醋调。时时进一二服。治一切齁䶎。"[36]1902

汲涎法（明·熊宗立《山居便宜方》卷四）

明·熊宗立《山居便宜方》卷四："治咳嗽（附咳嗽论）汲涎法 治一切咳嗽方 枇杷叶去毛，以蜜炙过，煎汤服，不以时。……汲涎法 治大人、小儿喘嗽齁䶎。糯米泔少许，粗茶子滴入鼻中，令吸入口内，吞服之，口横咬竹管片时，则口与鼻中涎出如线，当日即愈，不过三两次绝根。"[260]48

清·王桂舟《不药良方续集》卷二："咳嗽喘吼 有声无痰为咳，有痰无声为嗽，有声有痰为咳嗽。其症或为风寒、外感，或为痰热伤肺，致气上逆而然，……【喘嗽哮吼】糯米泔水少许，磨茶子滴鼻中令吸入，口服之，口咬竹筒少顷，涎出如线，不过二三次痊愈，屡验。小儿同方。"[127]41,45

郭公刺（明·李时珍《本草纲目·草部》卷二十一）

明·李时珍《本草纲目·草部》卷二十一："郭公刺……时珍曰：一名光骨刺，取叶捣细，油调敷天泡疮。虞抟《医学正传》：治哮喘，取根锉，水煎服，即止。"[140]611

清·王道纯、汪兆元《本草品汇精要续集》卷二："杂草……郭公刺（本草纲目）[名]光骨刺[治]（李时珍曰）取叶捣细油调敷天泡疮（虞博医学正传）治哮喘取根锉水煎服即止。"[269]1020

砒霜顶（明·叶廷器《世医通变要法》卷上）

明·叶廷器《世医通变要法》卷上："哮病三十四　夫哮者，邪气伏藏，痰涎浮涌，呼吸不得，气促喘急，填塞肺脘，激乱争鸣，如鼎之沸，而喘之形具矣。……主方经验　治哮，用精猪肉二斤，细切骰子大，砒一两为末，拌匀，分作六分，纸筋泥包，火烘干，于无人处炭火煅，令青烟尽，放地上一宿，取出为末，汤浸，蒸饼为丸，如绿豆大。大人服二十丸，小儿服十丸，茶清下，看虚实。"[73]59-60

清·赵学敏《串雅内编》卷三："砒霜顶　治哮，须三年后可用。精猪肉三十两（切作骰子块），白信一两研细末，拌在肉上令匀，用纸筋黄泥包之，令干。白炭火于无人处煅，俟青烟出尽，研细，以汤浸蒸和丸如绿豆大。食前茶汤送下，大人二十粒，小儿四、五粒，量虚实服之。"[221]96

神应丹（明·徐春甫《古今医统大全》卷四十四）

明·徐春甫《古今医统大全》卷四十四："治喘通用诸方……神应丹　治呴哮喘嗽。绿豆一合　人言一钱　上二味入砂锅内，水煮豆烂熟，研为糊，焙干再研为末，神曲糊丸，麻子大。大人服三十丸，小儿十五丸，七岁以下六七丸，冷茶临卧送下，忌热物一日，此方神效。"[40]1310

清金丹（清·陈复正《幼幼集成》卷三）

清·陈复正《幼幼集成》卷三："哮喘证治　《经》曰：犯贼风虚邪者阳受之，阳受之则入六腑，入六腑则身热不得卧，上为喘呼。……清金丹　治一切吼疾，或痰或食，遇厚味即发者尤妙。萝卜子蒸熟晒干为末，猪牙皂烧存性，等分。共为细末，姜汁打面糊丸绿豆大。每服一二十丸，姜汤送下。"[54]203, 209

紫金丸（明·殷之屏《医方便览》卷四）

明·殷之屏《医方便览》卷四："肿胀腹痛哮喘疟痢九十六　肿胀皆因胃与脾，腹疼因食或因蛔（脾胃虚弱，不能运化精微而虚肿者，白术散。水气浮肿者，胃苓汤。身面黄肿者，茵陈五苓散。……紫金丸　哮喘不止。端午日合。黑豆（四十九粒，浸，去皮，研如泥）、鹅管石（研）、人言（各二钱）。丸如黍米大，朱砂衣，每一丸，空心冷茶下。忌生冷荤腥。"[211]319-321

苏陈九宝汤（明·殷之屏《医方便览》卷一）

明·殷之屏《医方便览》卷一："呴喘二十三　哮喘当分息与声，寒包肺热鼎潮鸣（哮以声响言，喘以气息言。五脏皆有上气，而肺为之总。……苏陈九宝汤　经年喘嗽。麻黄去节　橘红　薄荷各一两　辣桂　紫苏　桑白炒　杏仁去皮、尖　连皮大腹子　甘草炙，各半两　每服五钱，姜五片，乌梅一个，入童便半盏煎，卧时服。常用此方加牙皂五分，煎调夺命散，治小儿呴鲅神效。夺命散：焰硝，煅青礞石，细研，或五分或一钱，量儿大小加减用之。"[211]72-74

清·陈鄂《一见知医》卷五上："哮喘　哮者，喉如拽锯，若水鸡声。喘者，气促连属不能以息。哮为实，喘为虚。……哮喘初发，苏陈九宝汤：麻黄、云皮、薄荷、肉桂、苏叶、桑白皮、腹皮、杏仁、炙草、生姜，临服加童便少许。"[122]728

瓜蒂散（明·吴昆《医方考》卷二）

明·吴昆《医方考》卷二："哮喘门第十六　叙曰：膈有固之痰，外有非时之感，内有壅塞之气，然后令人哮喘。能温之、汗之、吐之、皆是良法。……瓜蒂散　甜瓜蒂（七枚），为末，大豆煎汤，调下五分。凡病呴鲅，气塞不通者，此方三吐之。苦能涌泄，故用瓜蒂以吐之。甘能调胃，故用大豆以和之。"[12]138-139

日本·丹波元坚《杂病广要》："喘……膈有胶固之痰，外有非时之感，内有壅塞之气，然后令人哮喘。能温之汗之吐之，皆是良法。……瓜蒂散，凡病齁齃气塞不通者，此方三吐之。（《医方考》）"[20]875

定喘汤（明·孙一奎《赤水玄珠》卷七）

明·孙一奎《赤水玄珠》卷七："哮门……定喘汤 白果（二十一枚，去壳切碎，炒黄）麻黄 款冬花 桑皮（蜜炙）法制半夏（如无以甘草汤泡七次，去皮用。各三钱）甘草（一钱）苏子（二钱）杏仁（一钱半）黄芩（炒，一钱半）。上用水三盏，煎二盏，分二服，不用姜，不拘时，徐徐服。诗曰：诸病原来有药方，惟愁齁喘最难当。麻黄桑叶寻苏子，白果冬花更又良。甘草黄芩同半夏，水煎百沸不须姜。病人遇此仙丹药，服后方知定喘汤。金陵有一浦舍，用此方专治齁疾，无不取效，此其真方也。"[41]310

明·李梴《医学入门》卷六："杂病用药赋 定喘汤 白果肉二十一枚，研碎炒黄色，麻黄、款冬花、桑白皮、蜜炙、法制半夏各三钱，苏子二钱，黄芩炒、杏仁各一钱半，甘草一钱，水三盏，煎至二盏，不用姜，不拘时，徐徐服之，治齁喘神方。"[175]539

清·冯兆张《冯氏锦囊秘录·杂症大小合参》卷十二："定喘汤 治齁嗽无不取效。"[16]340

兜铃丸（明·李梴《医学入门》卷六）

明·李梴《医学入门》卷六："杂病用药赋 ……兜铃丸 马兜铃、杏仁、蝉蜕各二两，人言煅六钱，为末，枣肉为丸葵子大。每六七丸，临卧葱茶清放冷送下，忌热物半日。治男妇久患咳嗽，肺气喘促，倚息不得睡卧，齁齃咳嗽亦效。"[175]539

明·武之望《济阳纲目》卷三十二："论……遇厚味发者清金丸，久不得睡者兜铃丸。"[44]687

兜铃丸（明·李盛春《医学研悦》卷九）

明·李盛春《医学研悦》卷九："痢疾……兜铃丸 总治十般嗽。马兜铃一两 阿胶麦麸炒，一两 甘草炙一两 半夏姜汁浸三日，一两 杏仁去皮尖一两 人参七钱。上为末，每服二钱，水一钟，随病症同后加药，煎至七分，临卧时服。……哮嗽，声如拽锯，入半夏二个同煎。"[46]238

猫头骨（明·武之望《济阳纲目》卷三十二）

明·武之望《济阳纲目》卷三十二："论……遇厚味发者清金丸，久不得睡者兜铃丸。单方猫儿头骨烧灰，酒调服二三钱即止。"[44]687

明·缪希雍《本草单方》卷三："喘 痰齁发喘。猫头骨烧灰，酒服三钱，便止。《医学正传》"[169]399

三白丸（明·龚廷贤《万病回春》卷二）

明·龚廷贤《万病回春》卷二："哮吼 专主于痰，宜用吐法，亦有虚而不可吐者。治吼必使薄滋味，不可纯用凉药，必兼发散。哮吼者，肺窍中有痰气也。……三白丸治诸般咳嗽吼气。白大半夏一两，生用，白砒三钱，白矾三钱，雄黄通明，三钱，巴豆仁去油，三钱。上将白矾熔化入砒末在矾内，焙干取出擂烂，再炒成砂，同前药为细末，面糊为丸，如粟米大。大人服十丸，小儿三五丸，咳嗽茶下；吼气桑白皮汤送下。"[64]126-127

明·朱朝槐《医学新知全书》卷六："哮喘门 备用诸方 清肺汤：治火喘。片黄芩（一钱）、山栀子、枳实、桑白皮、陈皮、白茯苓、杏仁、苏子、麦门冬、贝母（各八分），沉香（磨水）、辰砂（研末二味，临服调入，各五分）。上锉一剂，姜一片，水煎，入竹沥同服。……三白丸：治诸般咳嗽吼气。白大半夏一两生用 白砒三钱 白矾三钱 通明雄黄三钱巴豆仁去油三钱 上将白矾溶化，入砒末在矾内焙干，取出擂烂，再炒成砂，同煎药为细末，面糊为丸如粟米大。大人服十丸，小儿三五丸。咳嗽，茶下，吼气，桑白皮汤下。"[66]212,214

二仙丹（明·孙文胤《丹台玉案》卷四）

明·孙文胤《丹台玉案》卷四："立方……二仙丹 治一切哮症。沉香一两 莱菔子淘净，蒸熟，晒干，五两。上为细末，生姜汁为细丸，每服八分，白滚汤送下。"[217]175

压掌散（明·李中梓《医宗必读》卷九）

明·李中梓《医宗必读》卷九："医案……压掌散 治男妇哮喘。麻黄去节，二钱五分 炙甘草二钱 白果五枚，打碎。水煎，临卧服。"[231]365-368

杏仁丸（清·程云来《圣济总录纂要》卷七）

清·程云来《圣济总录纂要》卷七："咳嗽门 呷嗽"……杏仁丸 治呷嗽有声。杏仁去皮尖炒，甘草炙一两，大黄蒸，牙硝熬五钱。共末，蜜丸如梧子大。空心姜汤下二十丸。"[264]604

苧麻根（明·龚廷贤《济世全书》卷二）

明·龚廷贤《济世全书》卷二："哮吼……治哮吼秘方 用苧麻根和砂糖烂煮，时时嚼咽下，永绝病根。"[48]892

清·姚俊《经验良方全集》卷二："咳嗽……治哮嗽 苧麻根煅存性，为末，生豆腐蘸食，三五钱，效。未愈，以肥猪肉蘸食，甚妙。"[278]86

民国·陆锦燧《鲆溪秘传简验方》卷上："哮吼门……哮嗽，苧麻根，煅存性，为末。生豆腐蘸食三五钱，效。"[114]31

六味地黄丸（明·龚廷贤《寿世保元》卷三）

明·龚廷贤《寿世保元》卷三："哮吼……如除根，须修合六味地黄丸，加黄柏、知母、人参、紫菀、五味子、百合各二两，浮小麦粉、熟蜜四两，糊为丸，每服百丸，空心，柿饼汤送下，饼随食之。"[47]144

清·李冠仙《知医必辨》："杂论（十一条）……兼治哮症多年，肾气上逆，予用六味地黄加减为丸，每服五钱，以芝麻荄一支，煎汤下，竟能渐愈，久不发矣。"[279]45

均气八仙汤（明·龚廷贤《寿世保元》卷三）

明·龚廷贤《寿世保元》卷三："哮吼……论哮喘气急，而不息者，宜用：均气八仙汤

麻黄二钱 杏仁二钱 石膏三钱 桔梗一钱 片芩二钱 贝母一钱，用北细辛三分，煎汤拌炒二母 生甘草一钱 知母二钱。上到一剂，水煎温服。"[47]145

日本·丹波元坚《杂病广要》："喘……均气八仙汤，哮喘气急而不得息者，宜用。麻黄二钱 杏仁二钱 石膏三钱 桔梗一钱 片芩二钱 知母二钱 贝母一钱用北细辛三分煎汤拌炒二母 生甘草一钱。上到一剂，水煎温服。（《寿世》）"[20]873

清·郑玉坛《大方脉》卷五："医方表里门 八仙汤 治哮吼不止，脉浮大者。"[280]152

清·郑玉坛《大方脉》卷三："哮吼……哮吼表盛无汗，形气实者，服五虎汤两解。若喘急不得息，形气虚者，服八仙汤和解之。"[280]99

哮喘奇方（明·丁凤《医方集宜》卷八）

明·丁凤《医方集宜》卷八："哮喘奇方 雄黄一钱 寒水石二钱 鹅管石一钱五分 半夏三钱 信石五分 绿豆粉五钱。上为末，用姜糊丸如麻子人。临卧用茶清送下，量人小用。"[281]425

治哮喘方（明·龚廷贤《济世全书》卷二）

明·龚廷贤《济世全书》卷二："哮吼……治哮喘方（余太乙传）连翘一两 归尾一两 石膏五钱 威灵仙一两。上锉水煎，烧香一炷，香尽半炷则服。按上方，清火定喘有效。"[48]892

二母丸（明·龚廷贤《寿世保元》卷三）

明·龚廷贤《寿世保元》卷三："哮吼……二母丸 治哮喘。知母去皮毛，二两 贝母去心，二两 百药煎一两。上为细末，将乌梅肉蒸熟，捣烂为丸，如梧桐子大，每服三十丸，临卧或食后，连皮姜汤送下。"[47]144

哮吼灵秘丹（明·龚廷贤《寿世保元》卷三）

明·龚廷贤《寿世保元》卷三："哮吼……哮吼灵秘丹 海上异人传。胆南星二两 大半夏二两，用白矾五钱，牙皂五钱，同煅一夜，不见白星 赤茯苓去皮，二两 苦葶苈二两 大贝母三两 沉香一两 青礞石硝煅，五钱 天竺黄二钱 珍珠三钱，豆腐煮 羚羊角二支，剉末 乌犀角三钱 白矾一两 硼砂一两 风化硝五钱 花蕊石火煅，五钱 孩儿茶五钱 款冬花一两 铅白霜五钱。上为细末，炼蜜为丸，如梧子桐大，每服二三十丸，临卧，淡姜汤送下。外制六味地黄丸，空心服。百发百中，真仙方也。"[47]145-146

治哮喘神验方（明·虞抟《苍生司命》卷三）

明·虞抟《苍生司命》卷三："哮喘方（附：短气）……治哮喘神验方 天麻、桔梗、防风、半夏、枳壳各七钱 朱砂二钱 雄黄、礞石火炼存性，各二钱胆星一两 巴豆霜去油，五分。上末，清水丸粟米大。小儿每用三分，大人七分，姜汤下，忌诸荤肥腻。"[13]96-97

治哮喘主方（清·刘默《证治百问》卷二）

清·刘默《证治百问》卷二："喘 问曰：喘本气逆不顺所致，何有易愈，有终身不愈而无恙，有一喘而即死者，何也?……肺经素受寒痰作喘脉症，寒痰久伏于肺窍，或因风寒触发，或因劳苦触发，或因形寒饮冷而触发，发则喘声如沸，抬肩擷肚坐卧不宁，三日内稍去痰涎，其势方定，犯此症者甚多，即俗谓冷哮盐哮者是也，脉多沉而不起或沉滑而急，此为久远本病，须顺气为主，佐以疏解消痰之药治之。治哮喘主方，杏仁三钱，桑皮一钱五分，橘红一钱五分，半夏一钱，苏叶一钱，枳壳五分，甘草五分，生姜二片。食远时煎服。喘定即去苏叶、枳壳，加苏子一钱五分，茯苓一钱，减杏仁一钱，桑皮五分，素有伏痰在肺，以杏仁泻气，以橘、半消痰，苏叶泻在表之风寒，枳壳顺在上之逆气。"[282]191

橄榄（清·陈士铎《本草新编》卷五）

清·陈士铎《本草新编》卷五："橄榄……或问梦中有神告曰：橄榄能治哮病。可信乎?不可信乎? 曰：余亦梦内父鄂仍张公告予曰：橄榄治哮病最有效，但用新鲜者捣汁，饮半瓯，其哮立定，干者不能取汁，煎汤饮之，则无益矣。余试之神效，后一人患哮症，无生橄榄，取干者煎汤服，果无功，亦一奇也。因附载之。"[185]308

紫菀杏仁煎（清·程云来《圣济总录纂要》卷七）

清·程云来《圣济总录纂要》卷七："咳嗽门 呷嗽 射干丸 治久呷嗽，喉中常作声，发即偃卧不得。……紫菀杏仁煎，治肺脏气积，呷嗽不止。因肺虚损，致劳疾相侵；或胃中冷膈上热者。紫菀酥炙二两 杏仁去皮尖半升，贝母姜汁三两，大枣去皮核半斤，五味子，人参，白茯，甘草，桔梗，地骨皮洗一两，白蜜一斤，生地汁五合。共末，与蜜汁同煎百沸，器盛蒸三五次，成饴煎。仰卧含化一匙，日二。"[264]604

断根散（清·李用粹《证治汇补》卷五）

清·李用粹《证治汇补》卷五："哮病……治小儿哮症，用海螵蛸刮屑，研细末，以糖蘸吃立愈。服后发者再服。"[34]215

清·青浦诸君子《寿世编》卷下："哮喘门……断根散 海螵蛸火煅为末，大人五钱，小儿二钱，黑砂糖拌匀，滚水调服，即可断根。"[102]106

清·鲍相璈《验方新编》卷三："治哮吼妙法……又方：海螵蛸（瓦上焙枯）为末，大人五钱，小人二钱，红砂糖拌匀调服，数次断根。"[223]93

清·胡增彬《经验选秘》卷一："治哮吼妙法……又方 海螵蛸瓦上焙枯为末，大人五钱，小人二钱，红砂糖拌匀，调服数次断根。"[283]29

清·曾懿《曾懿集-医学篇》二卷："杂症 中风论治。中风一症，经曰：由正气虚，外风乘。间由表入里，卫气不能捍外，则风入肌肉。……【治哮吼妙方】海螵蛸瓦上焙干为末，大人五钱，小人二钱，红砂糖拌匀调服，数次断根。"[284]71

民国·陆锦燧《鲟溪秘传简验方》卷上："哮吼门……海螵蛸。焙，末。大人五钱，小儿二钱，红砂糖调服。"[114]30

治哮秘方（清·李用粹《证治汇补》卷五）

清·李用粹《证治汇补》卷五："哮病……治哮秘方。人言一钱绢包，和川黄连三钱，煮水干为度。后用石中黄三钱、鹅儿不食草三钱、江西淡豆豉一两，研为丸，如绿豆大，每服五丸，温白滚汤下。"[34]216

千金汤（清·景日昣《嵩厓尊生书》卷七）

清·景日昣《嵩厓尊生书》卷七："中身部，肺分，喘哮诸病论等 哮 古人专主痰，后谓寒包热，治须表散。……一切喘哮 千金汤 桑白、冬花（各二钱），麻黄、苏子（各二钱），杏仁、白果（各一钱五分），甘草、半夏（各一钱）。"[132]242-243

清·沈金鳌《杂病源流犀烛》卷一："咳嗽哮喘源流……窃思之大都感于幼稚之时，客犯盐醋，渗透气脘，一遇风寒，便窒塞道路，气息急促，故多发于冬初，必须淡饮食，行气化痰为主（宜千金汤能治一切哮）。"[78]22

清·沈金鳌《杂病源流犀烛》卷一："咳嗽哮喘源流……千金汤〔总治〕麻黄 桑皮 苏子 杏仁 白果 黄芩 半夏 甘草 款冬花"[78]27

民国·吴克潜《儿科要略》："杂证咳嗽……凡哮之通治方用千金汤最妥。"[27]629

民国·吴克潜《儿科要略》："杂证咳嗽……附方……（八）千金汤 治哮。麻黄，桑白皮，苏子，杏仁，白果，黄芩，半夏，甘草，款冬花。清水煎服。"[27]630

无名方

清·魏祖清《村居救急方》卷二："内伤门 虚损劳瘵 用浴池水，待人浴，昼时取一罐，澄清去脚，用清者六碗，煮红枣二两，煮至三碗，连汤枣服，早午晚三次，每日不脱，其病即愈。……哮喘神验。……又方 鸡子一枚，顶开一孔，入人口白末三厘（《村居救急方》哮病无名方），调匀纸糊，煨熟食之。"[285]453-457

清·叶天士《未刻本叶天士医案》："寒暖不调，邪阻肺卫，哮喘，痰血。旋覆花，米仁，橘红，霜蒌仁，苏子，浙苓（《未刻本叶天士医案》哮病无名方）。"[253]883

清·泄峰桂林主人《普济内外全书》卷四："六郁汤饮 和剂六郁汤 和剂六郁汤芎陈，曲枳苏苍贝茯苓，香附连翘甘栀子，开胸解郁效分明。治一切诸郁，清火化痰，顺气宽胸，第一主方。……木香调气散 治寒热不均，中气郁结，胸胁胀疼，哮喘不息。木香八分，陈皮一钱五分，枳壳二钱，砂仁一钱，川芎八分，苍术一钱五分，青皮一钱五分，厚朴一钱五分，香附二钱，乌药二钱，官桂一钱五分，甘草五分。加姜三片，灯心一丸，水煎，空心温服。"[131]211

清·王孟英《四科简效方·甲集》："上部诸证 哮 每晨饮豆浆，以愈为度。白前（研末），温酒调服二钱匕。芦菔子一合，研，煎汤频服。"[286]26

日本·浅田宗伯《先哲医话》卷上："后藤艮山 近世古方之学，以名古屋玄医并河天民为翘楚，而未免金元陋习。……喘哮甚者，与木香效、沉香亦可。仲景专用厚朴、杏子，此系无癖气者之治。在今世则多属癖气，故沉香、木香奏效也。余为制一方，茯苓、枳实、半夏、干姜、木香（《先哲医话》哮病无名方），共五味。"[136]675,677

清·张聿青《张聿青医案》卷五："喘 杨右 感邪失表，邪伏肺腧，以致稍一感触，辄作哮喘。除访择针灸好手按穴针灸外，进以梨膏，以开通肺络，而润肺金。蜜炙麻黄五钱，另煎去沫，冲入，川贝母一两五钱，去心，冬瓜子一两五钱，云茯苓四两，光杏仁三两，洋糖拌石膏五两，苏子水浸打烂绞汁，四两。上药煎为浓汁，用秋梨四斤，去核切片绞汁，同以上诸药汁及苏子汁，炭火收膏，将成时加入白冰糖三两（《张聿青医案》哮病无名方），以滴水成珠为度，每服一调匙，晚间或临卧服。"[244]185-186

清·赖元福《赖氏脉案》卷上："六十、哮喘咳呛　王右　哮喘得平，咳呛亦减，按脉沉数，再以和中降气为法。炒潞党（钱半），杜苏子（三钱），粉前胡（钱半），新会皮（钱半），光杏仁（三钱），真川贝（钱半），白茯苓（四钱），款冬花（炙，钱半），甘草（三分），加银杏肉（三钱），炒竹茹（钱半）（《赖氏脉案》哮病无名方）。"[287]38

清·曹沧州《曹沧洲医案·咳嗽门》："左　哮喘稍愈，拟守前意增损。桑白皮三钱五分，蜜炙，全瓜蒌四钱，切，白杏仁四钱，去尖，冬瓜子五钱，泽泻三钱，紫菀三钱五分，蜜炙，薤白头三钱五分，去苗酒浸，象贝四钱，去心，五加皮三钱，款冬花蜜炙，盐半夏三钱五分，竹茹三钱，加生蛤壳一两（《曹沧洲医案》哮病无名方一），先煎。寒热得解，胸闷气急，咳嗽不流利，脉濡，口干腻。治在肺胃。桑叶三钱五分，紫菀一钱，蜜炙，川石斛四钱，滑石四钱，白杏仁四钱，去尖，枳壳三钱五分，橘白一钱，赤芍三钱五分，象贝四钱，去心，桔梗七分，竹茹三钱五分，青蒿子三钱五分，加枇杷露一两（《曹沧洲医案》哮病无名方二），温服。"[92]166-167

清·郑树珪《七松岩集·常见病证辨治》："喘证　或问：喘本气逆而不顺。有易愈者，有终身不愈而无恙者，有喘即死者。其故何也？……如肺经素有寒痰，久伏于肺管之内，或因风寒感触而发，或因劳碌辛苦而发，或因饮食生冷之物而发。发则喉间有声，坐卧不安，抬肩撷肚，如此二三日，痰降则喘势方定。不论男妇小儿，犯此病甚多，俗谓之冷哮、盐哮，此谓哮喘，脉多沉而不起，或沉滑而急，此为久远本病，须顺气为主，佐疏解消痰之药治之。杏仁、桔红、半夏、苏叶、枳壳、甘草、桑皮、生姜（《七松岩集》哮病无名方）。素有伏痰在肺，以杏仁、桑皮泻气；桔红、半夏消痰；苏叶疏散在表之风寒；枳壳顺至高之肺气。喘定即去苏叶、枳壳，减杏仁、桑皮，加苏子、茯苓。"[288]96

清·陈莲舫《莲舫秘旨·咳呛》："本镇　毛　哮嗽，渐肿，恐肿势随气而升。川桂枝，细白前，白茯苓，粉草薢，炙款冬，沉香屑，生白芍，家苏子，冬瓜皮，木防己，广橘红，荷叶（《莲舫秘旨》哮病无名方）。"[246]158

清·雷逸仙著，龚香圃编《逸仙医案》卷下："二、咳喘门　李左　胸满气粗，喉中痰响，此为哮吼，当宣肺邪。杏仁三钱，玉苏子一钱，炒，麻黄八分，甜葶苈子四钱，金沸草二钱，包煎，白芍一钱五分，枳壳一钱五分，桔梗一钱二分，加金橘饼三个为引（《逸仙医案》哮病无名方）。"[289]642

清·刘子维撰，民国·李俊诠解《圣余医案诠解》卷四："幼科类　四十四、某小儿，五六岁，发烧咳嗽，喉间哮吼，一遇外邪。法夏五钱，薄荷二钱，红泽兰四钱，陈皮三钱，生姜五钱，细辛一钱，橘叶五片，紫苏三钱，干姜一钱，冬花三钱，紫菀二钱，五味八分，金沸草三钱（《圣余医案诠解》哮病无名方），三付。此哮喘也。肺主气而为水之上源，外合皮毛，内覆脏腑，皮毛外郁则发烧，气与水内郁，壅塞不利，搏击有声，则咳嗽哮吼。一遇外邪即发者，内有宿根也，盖其先皮毛受邪，失于表散，入留肺俞，或食寒饮冷及酸咸等物，以致血脉凝滞，"调经论"曰：血气者，喜温而恶寒，寒则泣不能流，"五脏生成篇"曰：多食咸，则脉凝泣而变色，此其致宿根之由也。有此宿根，则相傅之官，早失治节，故一触即发耳。外郁治以生姜、紫苏、薄荷。内郁则有内寒及气郁、血郁、水郁之别，内寒治以生姜、干姜、细辛、冬花、紫菀，气郁治以陈皮、橘叶，血郁治以紫菀、泽兰，水郁治以细辛、半夏、金沸草。"五脏别论"曰：五脏者，藏精气而不泻。"脏气法时论"曰：肺欲收。诸辛开药得五味，则发中有收，以保肺之精气也。紫菀、冬花善治寒咳痰结，干姜、细辛善治寒咳水结，据方药以察时令，此病必在冬天者，春夏则当酌为变通也。"[290]245

《村居救急方》哮喘方（清·魏祖清《村居救急方》）

清·魏祖清《村居救急方》："内伤门……哮喘方 白鸡冠花，经霜打者，焙为末，酒下三钱，数次即愈。"[285]457

七粒金丹（鸽粪）（清·魏祖清《村居救急方》）

清·魏祖清《村居救急方》："内伤门……哮喘神验 鸽粪一撮，将瓦烧红，放鸽粪在上，自然成灰，研细，好酒下，立止。"[285]457

清·陈杰《回生集》卷上："七粒金丹 治哮吼之症神效。将瓦放火上烧红，放鹁鸽粪于红瓦上，自然成灰，研细，好酒送下二三钱即愈。"[110]41

清·龚自璋《家用良方》卷六："各种补遗 哮吼神效方 将瓦放炭火上烧红，放鹁鸽粪于红瓦上，成灰研细，好酒送下一、二钱，即愈。"[128]444

清·虚白主人《救生集》卷二："咳嗽门……七粒金丹及治哮吼之症神效。将瓦放火上烧红，放鹁鸽粪于红瓦上自然成灰，研细。好酒送下二三钱，即愈。"[129]97

加味甘桔汤（清·程国彭《医学心悟》卷三）

清·程国彭《医学心悟》卷三："喘……加味甘桔汤 治喘，定哮。甘草五分 桔梗、川贝母、百部、白前、橘红、茯苓、旋复花各一钱五分。水煎服。"[291]150

清·江涵暾《笔花医镜》卷二："肺部……肺实之症，脉右寸必有力，其症为气闭、为痰闭、为暑闭、为水闭。发喘，为风闭。为火闭、为咽痛、为右胁痛、为肺痈。……风闭者，风郁于肺而哮嗽也，麻黄汤主之。……肺部列方……加味甘桔汤 治肺郁哮喘等症。甘草五分 桔梗、川贝、百部、白前、橘红、旋复花、茯苓各一钱五分"[178]51

清·陈修园《医医偶录》卷二："肺部列方……加味甘桔汤 治肺郁哮喘等症。甘草五分 桔梗、川贝、百部、白前、橘红、旋覆花、茯苓各一钱五分"[179]64

清·梁玉瑜等《医学答问》卷四："54．常用古方的组成和适应证是什么？……加味甘桔汤 治肺郁哮喘。甘草五分 桔梗、川贝、百部、白前、橘红、旋覆花、茯苓各一钱五分"[180]113

黑龙丹（清·陶东亭《惠直堂经验方》卷一）

清·陶东亭《惠直堂经验方》卷一："黑龙丹 珍珠（一钱）蜜蜡（二钱）沉香（三钱）白丑（四两）黑丑（四两，二味俱各生半炒，各研细，取第一次细末各二两，余不用）槟榔（取第一次细末一两）茵陈（五两，将叶研细末五钱，余留后熬膏用）三棱（一两，去皮毛，醋浸一宿，锉炒，研末，取五钱）莪术（一两，制同上，亦取末五钱）。上药各照分秤过，不可多少，共为末。将剩下茵陈，用水三碗半煎两碗，以好纸滤过渣，再煎成膏量调前药。临调加醋一小杯，丸如梧子大，合药须用辰戌丑未日，疗病日，端午日更妙。如合好，即用炭火烘干。服时每药一钱，加丹砂一厘。此药能治五劳七伤，山岚瘴气，水肿腹痛，脾胃心肺诸疾。鮹鮯咳嗽，痰涎壅滞，酒食气积，气块，翻胃吐食，十膈五噎，呕逆恶心……此药泻几次，不用解补自止，不伤元气。种种功效，不能尽述。但服药之日，终日不可进饮食，亦不得饮米汤等物。务要饿一周时，至次日黎明，方可进稀粥一碗，午间吃饭一碗。只可吃素，忌荤腥油腻并烟，三日方好。孕妇忌服。"[100]12-13

定吼回生丹（清·刘渊《医学纂要》）

清·刘渊《医学纂要》："吉集（第六集）汤方活法，补散寒热和攻六阵，散阵（古方五十一条，新方二十七条）此汗散之法。麻黄汤，治壮实人感寒，太阳经寒伤营血，无汗，发热恶寒证……定吼回生丹（新方）治一切哮喘，实热风痰，食停，积饮老痰之证。胆星一两，礞石五钱，钟乳粉一两，竺黄八钱，石膏二两，白信二钱（豆粉三制），豆豉（去皮）二两，神曲四两（打糊为丸），朱砂一两（为衣）。丸如菉豆大，每服五分。"[292]456

法制清宁丸方（清·云川道人《绛囊撮要·通治》）

清·云川道人《绛囊撮要·通治》："法制清宁丸方 锦纹大黄或十斤或百斤。米泔水浸半日，切片晒干，入无灰酒浸三日，取出晾大半干。第一次将大黄入甑内，用侧柏叶垫底，蒸一炷香，取出晒干。每次俱用侧柏叶悉要换过。二次绿豆熬浓汁，将大黄拌透晒干，蒸照前晒干。三次大麦熬浓汁，将大黄拌透晒干，蒸照前晒干。四次黑豆熬浓汁，将大黄拌透晒干，蒸照前晒干。五次槐叶熬浓汁，将大黄拌透晒干，蒸照前晒干。六次桑叶熬浓汁，将大黄拌透晒干，蒸照前晒干。七次桃叶熬浓汁，将大黄拌透晒干，蒸照前晒干。八次鲜车前草熬浓汁，将大黄拌透晒干，蒸照前晒干。九次每大黄一斤，用厚朴一两，煎汁拌透晒干，蒸照前晒干。十次每大黄一斤，用新会皮一两，煎汁拌透晒干，蒸照前晒干。十一次每大黄一斤，用半夏一两，煎汁拌透晒干，蒸照前晒干。十二次每大黄一斤，用白术一两，煎汁拌透晒干，蒸照前晒干。十三次每大黄一斤，用香附一两，煎汁拌透晒干，蒸照前晒干。十四次每大黄一斤，用黄芩一两，煎汁拌透晒干，蒸照前晒干。十五次用无灰陈酒，拌透晒干，蒸照前晒干。以上如法制度磨为细末，每末一斤，加黄牛乳二两，童便二两，姜汁二两，拌匀捣千下，丸如弹子大。每干重一钱，小儿酌减。照后开病症。依法服下。头痛不发热，口渴薄荷汤下。……哮喘。大腹皮汤送下。"[293]52-54

桂苓五味甘草汤（清·叶天士《未刻本叶天士医案》）

清·叶天士《未刻本叶天士医案》："哮逆不得卧，脉弦。桂苓五味甘草汤。"[253]912

姜苓五味细辛汤（清·黄元御《四圣心源》卷五）

清·黄元御《四圣心源》卷五："杂病解上 咳嗽根原咳嗽者，肺胃之病也。……姜苓五味细辛汤，茯苓，三钱，甘草，二钱，干姜，三钱，半夏，三钱，细辛，三钱，五味，一钱，研。煎大半杯，温服。咳证缘土湿胃逆……其甚者，则为齁喘，可加橘皮，杏仁，以利肺气。"[177]88

哮喘主方、百花膏（清·林开燧《林氏活人录汇编》卷五）

清·林开燧《林氏活人录汇编》卷五："喘门 哮喘主方 杏仁三钱，桑皮、橘红各一钱五分，半夏，苏叶各一钱，枳壳五分，甘草二分，生姜二片，水煎，食远服。伏痰在肺，以杏仁之辛以散之，苦以利之；佐桑皮泻本经滞气，苏叶散在表之风寒，橘、半清胃腑之痰气，枳壳能破结滞，姜、草温中和胃。喘定，即去枳壳、苏叶，加苏子一钱五分，茯苓一钱，减杏仁二钱，桑皮五分。百花膏不时噙化。"[103]136

青州白丸子（清·吴玉榰等《方症会要》卷二）

清·吴玉榰等《方症会要》卷二："青州白丸子 治哮 半夏七两 南星三两 白附子二两 川乌五钱，去皮脐生用。上末以绢袋盛之，井水摆渣尽为度置瓷盆中，日晒夜露，春晒五日夏三秋七冬十日，去水晒干，候至，饼研细以占，米糊丸如绿豆大，每服十丸至十五丸，止姜汤下，不拘时服，如瘫痪风湿酒下，若小儿惊风及发哮或用薄荷或荆芥汤下三五丸。"[148]72

雀子顶（清·鲁照《串雅补》卷一）

清·鲁照《串雅补》卷一："雀子顶 四季可服。白信一钱，制如前 麻黄一钱 雄精一钱 寒水石煅通红，一钱 鹅管石一钱。为细末。每服一分，早空心冷水送下。隔五日一服，不可多吃。夜空心服亦可。忌烟、酒、茶、饭一日。十五服除根不发。不论冷热风痰、热哮喘

等症。" [125]310

鬼头顶（清·鲁照《串雅补》卷一）

清·鲁照《串雅补》卷一："鬼头顶 治四日两头疟，亦治哮喘。白信五钱，用豆腐一大方块，中挖一池，放信于池内，以原豆腐盖好，煮一炷香，去腐 用信、雄黄五钱 陀僧五钱 生半夏一两。为细末，炼蜜为丸，绿豆大。每服六丸，姜汤下。壮者七丸，弱者四五丸。" [125]306

三白顶（清·鲁照《串雅补》卷一）

清·鲁照《串雅补》卷一："三白顶 专治哮病。生明矾三钱 枯矾三钱 生月石三钱 飞月石三钱 昆山豆豉一两 白信一钱，制如前。为末。神曲糊丸，绿豆大。每日清晨白汤送下五分，至眼角红即愈。" [125]307

麦冬汤《金匮》（清·徐大椿《兰台轨范》卷四）

清·徐大椿《兰台轨范》卷四："咳嗽方……麦冬汤《金匮》见哮喘。" [145]118

八味肾气（清·尤怡《金匮翼》卷七）

清·尤怡《金匮翼》卷七："齁喘……丹溪云：肺胀而咳者，用诃子、青黛、杏仁，佐以海石、香附、瓜蒌、半曲，蜜丸噙化。……丹溪治齁喘之症，未发以扶正气为主，八味肾气，温肾行水之谓也。" [109]256-257

定喘丸（清·尤怡《金匮翼》卷七）

清·尤怡《金匮翼》卷七："齁喘……丹溪云：肺胀而咳者，用诃子、青黛、杏仁，佐以海石、香附、瓜蒌、半曲，蜜丸噙化。……定喘丸 治虚人痰多咳嗽，胸满气逆，行坐无时，连年不已。" [109]256-257

小青龙汤（清·薛雪《碎玉篇》卷下）

清·薛雪《碎玉篇》卷下："喘逆 汗出而喘无大热者，与张长沙法。麻杏石甘汤营卫少和，时时喘逆。仲圣云：喘家，作桂枝汤加厚朴、杏子佳。……哮喘，气逆不卧。小青龙去麻辛，加杏仁。" [86]78-79

陈皮汤（清·沈金鳌《杂病源流犀烛》卷一）

清·沈金鳌《杂病源流犀烛》卷一："咳嗽哮喘源流……治哮方九 陈皮汤〔表散〕陈皮 半夏 茯苓 甘草 枳壳 紫苏 桔梗 苍术 黄芩。冬加桂枝。" [78]27

补纳肾气方（清·叶天士《种福堂公选良方》卷一）

清·叶天士《种福堂公选良方》卷一："续医案……顾 幼稚哮喘，由外来风寒，必从肺治，因过食甘腻，必兼理胃，久发不已，病气蔓延，不独在肺胃间矣。……早上服补纳肾气方：姜汁制熟地，生白芍，怀山药，丹皮，云苓，紫衣胡桃肉，咸秋石，泽泻，蜜丸桐子大。" [294]32

健中运湿方（清·叶天士《种福堂公选良方》卷一）

清·叶天士《种福堂公选良方》卷一："续医案……午后服健中运湿方：人参 熟半夏 新会皮 茯苓 枳实 地栗粉 金石斛 汤法丸" [294]32

薯蓣膏（清·周士祢《婴儿论》）

清·周士祢《婴儿论》："辨上焦病脉证并治第六……体瘦肌燥，喘哮休作，若痰咳咯血，夜卧不安者，薯蓣膏主之。" [295]73-74

茯杏甘橘枳姜汤（清·周士祢《婴儿论》）

清·周士祢《婴儿论》："辨上焦病脉证并治第六……论曰：病有喘有哮，短气息迫，名曰喘也。喉内致响声，名曰哮也，宜茯杏甘橘枳姜汤主之。" [295]73-74

夺命散（清·郑玉坛《彤园医书·小儿科》卷三）

清·郑玉坛《彤园医书·小儿科》卷三："吼喘附法……夺命散 治心经积火，刑肺灼脾，暴哮者。酒炒大黄、面炒枳壳各五钱，黑丑三钱半，生半夏（炒）。共研极细，姜汤每下一钱，取下为度。"[57]1018

红灵丹（清·齐秉慧《齐氏医案》卷六）

清·齐秉慧《齐氏医案》卷六："传授灵丹……红灵丹 明雄、朱砂、礞石、火硝、月石各六钱 麝香、洋片各二分 佛金四十张。各制合研极细末，磁瓶收贮，勿令泄气，轻重量用。此丹或烧酒、冷水打丸，梧子大。专治……九种心疼、腹痛、哮喘、痰嗽，温茶送下。"[67]251

大青龙汤、越婢汤（清·黄凯钧《友渔斋医话·证治指要》）

清·黄凯钧《友渔斋医话·证治指要》："哮喘 哮喘实因肺中有实邪。脉浮紧，喘而无汗，能食不得倒卧，大青龙汤；有汗，越脾汤；其效如神。稍遇挟虚，祸不旋踵。予每仿其制而轻其剂。用苏叶、前胡、防风、杏仁、连翘、黄芩。若热甚者，用石膏、橘红、甘草。痰多加浮海石、半夏、莱菔子、枳壳等味。宜加减各味列于下：如桑皮、地骨皮、花粉、青黛、芦根、茅根、桑叶、竹叶、枇杷叶、川贝、象贝、款冬花、紫菀、马兜铃、茯苓、泽泻、苡仁、通草诸味。随其症而采入之可也。"[3]145

太乙紫金丹（清·泄峰桂林主人《普济内外全书》卷四）

清·泄峰桂林主人《普济内外全书》卷四："痰喘汤饮 吕祖定喘汤 吕祖定喘汤冬花，桑苏半杏效堪夸，白果麻黄酒芩等，止嗽定喘遇仙家。治哮吼喘急，风痰逆胸，头晕目眩，服之立效。……太乙紫金丹，治吼哮喘急，彷徨不宁，床枕难安，服此神奇。桑白皮一两，白人言三钱，淡豆豉一两，枯白矾五钱。共为末，早米饭为丸，如绿豆大，大人每服七丸，小儿四丸，冷茶汤送下。"[131]204

哮喘方（清·虚白主人《救生集》卷二）

清·虚白主人《救生集》卷二："咳嗽门……哮喘方 凡天雨阴气触动即发，坐卧不得，饮食不进。淡豆豉一两，去皮尖 明矾三钱，煅用 白砒一钱，煅过。共捣如泥，将此药约做丸五百粒。用温茶半盏，每服九粒、十一粒、十三粒、十五粒为止，量病轻重。孕妇忌服。"[129]96

小青龙汤、真武丸（清·何书田《医学妙谛》卷上）

清·何书田《医学妙谛》卷上："哮病章……哮兼痰饮 真武丸、小青龙汤去麻黄、细辛，加赤砂糖、炒石膏。"[89]436

葶苈大枣汤、肾气丸（清·何书田《医学妙谛》卷上）

清·何书田《医学妙谛》卷上："哮病章 此症初感外邪，失于表散，邪伏于里……病举发，葶苈大枣汤。养正，肾气丸去肉桂、牛膝。"[89]436

代赭石（清·喻嘉言《喻选古方试验》卷三）

清·喻嘉言《喻选古方试验》卷三："哮喘（有风寒 火郁 痰气 气虚 阴虚）哮呷有声，卧睡不得。代赭石末米醋调，时进一二服。（《普济》）"[112]105

《喻选古方试验》哮喘方（清·喻嘉言《喻选古方试验》卷三）

清·喻嘉言《喻选古方试验》卷三："哮喘……治哮喘方：用旱翠鸟一只，去肠肝等物，取桂圆肉纳入，用线缝好，清水煮熟淡食，嘴脚烧灰，开水送下，服一二只，立愈，永远不发。"[112]106

蓖麻仁（清·喻嘉言《喻选古方试验》卷三）

清·喻嘉言《喻选古方试验》卷三："咳嗽（有风寒 痰湿 火热 燥郁）……齁喘咳嗽，蓖麻仁去壳，炒熟，拣甜者食之，须多服见效，终身不可食炒豆。（《卫生方》）"[112]104

《验方新编》哮喘方（清·鲍相璈《验方新编》卷十八）

清·鲍相璈《验方新编》卷十八："哮喘痰厥 哮喘方：每早空心吃苡仁粥一碗，神效。"[223]155

清·罗越峰《疑难急症简方》卷三："痰饮喘哮……哮喘丁氏 每早吃米仁粥一碗。"[173]160

清·龚自璋《家用良方》卷一："风寒头痛……哮喘 每早空心吃薏苡仁粥一碗，神效。或每早空心吃豆腐浆一碗，效。"[128]36

僵蚕（清·鲍相璈《验方新编》卷十八）

清·鲍相璈《验方新编》卷十八："哮喘痰厥……又，哮吼奇方：僵蚕七个，焙黄研末，米汤送下，其效如神。"[223]155

盐蝙蝠（清·卢荫长《信验方正续编·续信验方》）

清·卢荫长《信验方正续编·续信验方》："内科 治哮方，取盐蝙蝠一个，去毛焙为末，黄酒冲服。"[296]56

清·鲍相璈《验方新编》卷十八："哮喘痰厥……又方：取盐蝙蝠一个，去毛焙燥研细末，黄酒冲服。"[223]155

清·龚自璋《家用良方》卷一："风寒头痛……哮病 盐蝙蝠（一个（去皮），焙研末，黄酒冲服。"[128]36

遇仙丹（清·虚白主人《救生集》卷四）

清·虚白主人《救生集》卷四："通治诸病门……遇仙丹 白牵牛头末（炒半生）四两半，白槟榔一两，茵陈五钱，逢术（醋煮）五钱，三棱（醋煮）五钱，牙皂（炙，去皮）五钱。上为细末，醋糊为丸如绿豆大，凡经数服后，或以粥啖之。忌食他物。此丸能治邪热上攻，痰涎壅滞，翻胃吐食，十膈五噎，齁哈酒积，虫疾血积，气块诸般痞疾，疮热肿疼，或大小便不利，妇人女子面色痿黄，鬼产症瘕，吞食铜铁物银，悉皆治之。五更时，用冷茶送下三钱，天明可看去后之物。此药有疾去疾，有虫去虫，不伤元气，亦不伤脏腑，功效不能尽述。小儿减半，孕妇勿服，宝之宝之。"[129]220

清·孟文瑞《春脚集》卷四："内科……观音大士救苦神膏 偏正头风，左患贴左，右患贴右，正患贴印堂，兼卷条塞鼻孔中，服甘草水。……遇仙丹即走方，鼎窜之一。治邪热上攻，痰涎壅盛，反胃吐食，十膈五噎，齁喘酒积，虫蛊积，血积气块，诸般痞疾，疼垫痛肿，或大小便不利，或妇人女子面色萎黄，儿胎症瘕，食吞铜铁银物之类，悉皆治之。五更时用冷茶送下三钱，天明看所下之物，此药有病去病，有虫去虫，不伤元气，不损脏腑，功效不能尽述。小儿减半，孕妇忌服。白丑（炒，令半生，取头末，四两）白槟榔（一两，炒）铃儿茵陈（五钱，炒）牙皂角（五钱，去皮核，炙用）蓬莪术（五钱，醋炙）京三棱（五钱，醋炙）。上依法制末和匀，以醋和糊丸，如绿豆大。依前法服之，大便行过之后，随以温粥啖之。忌食他物。"[297]87-93

瓜藤（清·王孟英《潜斋简效方》）

清·王孟英《潜斋简效方》："肺病……立秋后择粗大丝瓜藤或南瓜藤，掘起根三四寸，剪断插瓶中，其汁滴贮瓶内，封埋土中，年久愈佳。兼治喉蛾哮喘。"[226]479

民国·陆锦燧《鲜溪秘传简验方》卷上："哮吼门……哮喘，立秋后择粗大丝瓜藤，或南瓜藤，掘起根三四寸。剪断，插瓶中，其汁滴贮瓶内，封埋土中，年久愈佳。又方：常食陈海蜇。"[114]31

轻粉丸（日本·中川成章《证治摘要》卷上）

日本·中川成章《证治摘要》卷上："喘哮……哮喘轻粉丸有效。（小言）"[139]43

五虎汤（清·陈鄂《一见知医》卷五上）

清·陈鄂《一见知医》卷五上："哮喘 哮者，喉如拽锯，若水鸡声。喘者，气促连属不能以息。哮为实，喘为虚。哮因外感，必恶寒发热，面赤唇红，鼻息不利，清便自调，五虎汤：麻黄、杏仁、陈茶、石膏、炙草。"[122]728

麻黄苏子汤（清·梁廉夫《不知医必要》卷一）

清·梁廉夫《不知医必要》卷一："哮喘　哮喘症列方　麻黄苏子汤　温散　治哮喘既发。陈皮一钱　半夏制、竹黄各一钱五分　麻黄先煎去沫，七分　苏子六分　沉香研末，冲药，四分　细辛五分　炙草六分。加生姜二片煎。"[59]14

六君贝母丸（清·梁廉夫《不知医必要》卷一）

清·梁廉夫《不知医必要》卷一："哮喘……六君贝母丸　兼补　治哮喘既发后补方。如虚弱之人，无论已发未发，均宜照服。党参去芦，米炒　贝母姜汁炒、半夏制，各一两五钱　茯苓一两二钱　陈皮一两　白术净炒，二两　炙草五钱。用竹沥水一茶杯，老生姜汁半茶杯，与各药和匀，晒干后，再和竹沥、姜汁，二次晒干，研细末，炼蜜为丸，如绿豆大，每服三钱，白汤下。"[59]14

都气加桂汤（清·王馥原《医方简义》卷四）

清·王馥原《医方简义》卷四："都气加桂汤（自制）治喘哮之欲愈者。以纳肾气之法。熟地八钱　茯苓、泽泻、怀山药各四钱　丹皮、山萸肉各二钱　五味子九粒　肉桂四分。冲水煎。"[298]100-101

苏子降气汤（清·王馥原《医方简义》卷四）

清·王馥原《医方简义》卷四："苏子降气汤　治喘哮之缓者。生苏子二钱　橘红一钱　姜半夏一钱　归身三钱　前胡一钱五分　桂枝五分　厚朴一钱　炙甘草五分。加姜三片，竹茹一丸。"[298]100-101

民国·汤本求真，大塚敬节《中国内科医鉴》后篇："备考……苏子降气汤（苏子　半夏　陈皮　厚朴　前胡　桂枝　当归　甘草　生姜　大枣）此方治痰喘气急或小便不利而肿。然在哮喘变为水肿者多难治。"[28]67

冰糖达摩方（清·太医《清宫医案研究第一册》）

清·太医《清宫医案研究第一册》："康熙朝医案，康熙皇帝，有关咳嗽病治疗方药之朱批康熙四十六年二月　日，朱批：治疗联之咳嗽、吐痰之硫磺药制作得如何?联每年逢大寒季节仍有咳嗽症，今又复发，用西洋大夫裕吴实之冰糖达摩方，但朕服后未见效；再若有好药方，问后具奏下房。……张诚等又告曰：此药在医治由感冒引起咽喉堵塞感，咳吐清痰，及由咳嗽引起之各种肺胸等疾病，均有疗效，很好。对治疗哮喘、痨病亦有益。此药一日可服二至三次，每服一丸，将药放入口中，使之化完服下。大约服后八日，方可觉察药力之功效。故谨将肺胸舒丸二十四丸是上。再，将龙涎香一两、冰糖一两、麝香二钱五分，三种药研成很细粉状，用一斤玉泉酒露搅拌之，置于银制胆瓶中，再用一个银制胆瓶将口盖封，固定在热炭上，用微火煮三天三夜，将药过滤后，可得龙涎香露九两五钱。张诚等又告曰：此药亦适用于补心健脑，心者，乃运血之器官也；脑者，乃生气之器官也。因此，此药有健脑补心之功效。"[299]3-4

阳和汤（清·钱敏捷《医方絜度》卷三）

清·钱敏捷《医方絜度》卷三："来复丹（《局方》）……阳和汤（真君）主寒痰，疽疬，哮喘，一切阴凝之证。熟地一两　白胶三钱　麻黄五分　肉桂、甘草各一钱　白芥子炒，二钱　炮姜炭五分。水煎服。"[300]146

中九丸（清·张觉人《外科十三方考·下编》）

清·张觉人《外科十三方考·下编》："十三方的总结（1）中九丸纯以金石质药品为主，杀菌消炎，镇静镇痉，收敛腐蚀，诸种功能毕具，凡阴疽恶毒，及阴阳夹杂症之偏于阴者，都可使用，惟阳性病则不相宜。适用于漫肿无头，昼轻夜重，皮色不变，顽麻木硬等症，未成者能消，已成者速溃。据编者临床上的应用，对瘰疬结核（勿论梅毒性、结核性），疽骨流痰，杨梅、下疳，疟疾、哮喘、痔核、瘘管等症，均有相当疗效，是祖国极早流行民间的一种化学疗法。"[301]131

白果（民国·陆锦燧《鲟溪秘传简验方》卷上）

民国·陆锦燧《鲟溪秘传简验方》卷上："喘促门……哮喘气急，白果三十二个，杵碎。米泔煎汤饮。"[114]32

款冬花（民国·陆锦燧《鲟溪秘传简验方》卷上）

民国·陆锦燧《鲟溪秘传简验方》卷上："哮吼门……小儿吼嗽，款冬花三钱，晶糖五钱。茶壶内泡汤当茶，验。"[114]31

《外台》茯苓饮、苓术二陈煎（民国·何廉臣《增订通俗伤寒论》）

民国·何廉臣《增订通俗伤寒论》："第七节夹哮伤寒……秀按……未发时以扶正气为主，《外台》茯苓饮、苓术二陈煎酌用；既发时以攻邪气为主，大概以温通肺脏，古方如小青龙、射干麻黄汤等，时方如白果定喘、苏子降气汤等。"[76]358-362

金水六君煎（民国·何廉臣《增订通俗伤寒论》）

民国·何廉臣《增订通俗伤寒论》："第七节夹哮伤寒……廉勘……予仿吴门缪松心治范某哮喘案法，初用金水六君煎加减 熟地炭四钱，当归炭、青盐陈皮各一钱，川贝二钱，（盐水炒）光杏仁、浙茯苓、生苡仁各三钱，炙甘草四分"[76]360-361

通补肺督丸（民国·何廉臣《增订通俗伤寒论》）

民国·何廉臣《增订通俗伤寒论》："第七节夹哮伤寒……廉勘……继则晨用通补肺督丸 生芪皮、杏仁霜、姜半夏各两半，生於术（米泔水浸晒）、云茯苓、黄羊脊骨（炙）、菟丝子（生晒）各三两，嫩毛鹿角镑二两，桂枝木七钱，麻黄（蜜炙）、北细辛各三钱，广皮红一两，甘草（炙黑）五钱，共研为末，用生苡仁煮浆糊丸，每服三钱，以治病之本。"[76]361

加味苓桂术甘丸（民国·何廉臣《增订通俗伤寒论》）

民国·何廉臣《增订通俗伤寒论》："第七节夹哮伤寒……廉勘……晚用加味苓桂术甘丸 生於术（米泔浸）、浙茯苓、鹿脊骨（用麻黄四钱煎汤炙）各三两，桂枝木八钱，竹沥半夏二两，杏仁霜两半，北细辛三钱，甘草（炙）六钱，水泛丸，每服钱半至二钱，淡姜盐汤送下。以治病之标。"[76]361

纳肾通督丸（民国·何廉臣《增订通俗伤寒论》）

民国·何廉臣《增订通俗伤寒论》："第七节夹哮伤寒……廉勘……终用纳肾通督丸 熟地四两（水煮），归身、嫩毛鹿角、泽泻、姜半夏（炒黄）各一两五钱，茯苓、生白术（米泔浸晒干）、羊脊骨（炙黄打碎）、杏仁霜各三两，橘红一两晒，甘草（炙黑）五钱，熟附子七钱，怀牛膝一两四钱，生牡蛎二两（研细水飞），北细辛三钱（晒），蛤蚧两对（去头足炙为末），薏苡煮浆捣丸，每服三钱，早晚空肚，淡姜盐汤送下。摄纳肾阳，温通督脉，疏刷肺气，开豁浊痰，标本兼顾，每多宿疾全瘳。"[76]361

新加金水六君丸（民国·何廉臣《增订通俗伤寒论》）

民国·何廉臣《增订通俗伤寒论》："第七节夹哮伤寒……廉勘……病势稍轻者，酌用新加金水六君丸 熟地四两，姜半夏、归身各两半，茯苓三两，广橘红一两，甘草（炙黑）五钱，淡附子七钱，北细辛三钱，五味子二钱，煮米仁浆糊丸，外用水澄生半夏、生姜二粉为衣，每服三钱，早晚空心，淡姜盐汤送下，以治积虚哮喘，效亦如神。此外若能按穴灸治，外贴膏药，尤易除根。"[76]361

木防己汤（民国·汤本求真等《中国内科医鉴》后篇）

日本·汤本求真等《中国内科医鉴》后篇："备考……木防己汤 平野屋某之内人患哮喘数

年，每发时用小青龙加石膏汤或麻杏甘石汤四五日而得安。近来前症发动，亦用前汤四五日不治，气促倍于前，因仔细摸其腹，心下痞坚宛然，即投以木防己，一二日间，心下痞散，诸症亦消。"[28]67

射干麻黄汤（民国·汤本求真等《中国内科医鉴》后篇）

日本·汤本求真等《中国内科医鉴》后篇："备考……续方 射干麻黄汤，哮吼发咳，不解之兆者用此方有效。"[28]67

生脉散（民国·汤本求真等《中国内科医鉴》后篇）

日本·汤本求真等《中国内科医鉴》后篇："备考……生脉散（麦门冬 人参 五味子）此方治哮喘之坏症虚候。"[28]67

桂枝加厚朴杏子汤（民国·汤本求真等《中国内科医鉴》后篇）

日本·汤本求真等《中国内科医鉴》后篇："备考……〔原南阳哮喘之说〕哮喘古但称喘，今别为二证，仲景用桂枝加厚朴杏子汤之喘即哮喘也。"[28]68

陷胸丸、紫丸（民国·汤本求真等《中国内科医鉴》后篇）

日本·汤本求真等《中国内科医鉴》后篇："备考……〔类聚方广义〕哮喘症大抵一年一二发或五六发，亦有每月一二发者。其发也，大抵由于外感与过食，从外感来者，用麻黄汤、麻杏甘石汤、大青龙汤等。因过食或大便不利而发者，先取陷胸丸、紫丸等吐下之剂，以疏荡宿滞，然后用对证之方。"[28]68

治哮丸（民国·丁甘仁《丁甘仁先生家传珍方·丹方》卷四）

民国·丁甘仁《丁甘仁先生家传珍方·丹方》卷四："治哮丸 豆豉一两 白信一钱。研细末，用饭三钱，糊为丸，如绿豆大，每服一粒，多者二粒。"[302]69

2.2 源流考释

方剂治疗的哮病证型及相关症状并未在文献中明确提及，只言"治哮"者，皆归为哮病通治方。历代医籍中有关哮病通治方的载录颇多，根据其载录的时间顺序进行追源溯流，考释如下。

2.2.1 晋唐时期

晋代医籍载录的哮病通治方有治卒上气咳嗽方，如晋·葛洪《肘后备急方》卷三："治卒上气咳嗽方第二十三 附方……又方，治上气咳嗽，呷呀息气，喉中作声，唾黏。以蓝实叶水浸良久，捣，绞取汁一升，空腹顿服。须臾，以杏仁研取汁，煮粥食之，一两日将息，依前法更服，吐痰尽，方瘥。"[257]70范汪提出投杯汤，治久咳上气，胸中寒冷，不能得食饮，卧不安床，牵绳而起，咽中如水鸡声方，如《范汪方》卷五："治卒上气咳嗽方 上气方《范汪方》疗上气，二物散。（本司马大将军方）麻黄（一斤，去节）杏仁（一百枚）……又云：投杯汤，治久咳上气，胸中寒冷，不能得食饮，卧不安床，牵绳而起，咽中如水鸡声方：款冬花（四十枚。一方二十枚），细辛（一两），紫菀（二两。一方一两），五味（半升。一方大枣二十枚），杏仁（四十枚），半夏（半升，洗。一方三两），桂心（二两），麻黄（二两。一方四两），干姜（二两）。凡十物，㕮咀，以水八升，煮得二升，先食，适寒温，再服，温卧汗出即愈。"[270]694-695此外，陈延之在《小品方》[195]43-44中亦记载了贝母汤治咳逆、沃雪汤治上气不得息卧，如《小品方》卷一："治咳嗽上气诸方……治咳逆，喉中如水鸡声，贝母汤方。……沃雪汤，治上气不得息卧，喉中如水鸡声，气欲绝方。"[195]43,44

北周时期医籍载录的哮病通治方仅有沿用前代的沃雪汤，如北周·姚僧垣《集验方》卷四："治咳喘上气方 治久患气嗽，发时奔喘……沃雪汤，治上气不得息卧，喉中如水鸡声，气欲绝方。麻黄四两去节，细辛二两，五味子半升，桂心、干姜各一两，半夏八枚洗去滑，一方四两。上六味，切，以水一斗，煮取三升，绞去滓，适寒温服一升，投杯则卧，一名投杯麻黄汤。令人汗出不得卧，勿怪。亦可从五合，不知稍增，日再，凡煮麻黄先煎二沸，去上沫，又内余药。忌生葱、生菜、羊肉、饧。"[271]70-71

唐代医籍载录的哮病通治方逐渐丰富。其中有医家沿用前代哮病通治方投杯汤，贝母汤、沃雪汤，如唐·王焘《外台秘要方》卷十："上气喉中水鸡鸣方一十二首……又，疗咳逆上气，胸中塞，不得息卧不安席，牵绳而起，咽中如水鸡声，投杯汤方。……《小品》：疗咳逆，喉中如水鸡声。贝母汤方。……《古今录验》：沃雪汤，疗上气不得息卧，喉中如水鸡声，气欲绝方。"[10]215-217

此外，唐代亦有医家新提出射干汤、耆婆万病丸、投杯汤、上气喉中水鸡鸣方等哮病通治方。记载射干汤治小儿咳逆者，主要有唐·孙思邈《备急千金要方》卷五下[9]106、《千金翼方》卷十一[272]238、王焘《外台秘要方》卷三十六[10]732。如孙思邈《备急千金要方》卷五下："咳嗽第六 方十四首 ……射干汤 治小儿咳逆，喘息如水鸡声方：射干一两 半夏五枚 桂心五寸 麻黄 紫菀 甘草 生姜各一两 大枣二十枚 上八味，㕮咀，以水七升，煮取一升五合，去滓，纳蜜五合，煎一沸。"[9]106记载耆婆万病丸治上气咳嗽者，如孙思邈《备急千金要方》卷十二："万病丸散第七 ……耆婆万病丸 治七种癖块，五种癫病……及上气咳嗽，喉中如水鸡声……此药以三丸为一剂，服药不过三剂，万病悉除，说无穷尽，故称万病丸；以其牛黄为主，故一名牛黄丸；以耆婆良医，故名耆婆丸。"[9]276王焘《外台秘要方》卷三十一："古今诸家丸方一十七首 ……《千金》：耆婆万病丸，疗七种癖块，五种癫病……及上气咳嗽，喉中如水鸡声，不得卧……万病悉除，说无穷尽，故称万病丸；以其牛黄为主，故一名牛黄丸；以耆婆良医，故名耆婆丸方。"[10]616-617此外，尚有哮病通治方仅载述于一本唐代医籍，如王焘《外台秘要方》[10]216记载的肥皂荚丸疗瘕病、喘息气急。

2.2.2 宋元时期

宋代医籍载录的哮病通治较为丰富，共载有51首。其中沿用前代所载的哮病通治方 有6首，如宋·唐慎微《证类本草》[157]186记载的治卒上气咳嗽方附方十九；赵佶《圣济总录》[11]714记载的投杯汤，贝母汤；陈师文等《太平惠民和剂局方》[32]178记载的耆婆万病丸；王怀隐《太平圣惠方》[197]39-40记载的肥皂荚丸。此外，尚有哮病通治方被诸多医籍沿用载述，如记载射干汤的医籍有庞安时《伤寒总病论》[273]142、赵佶《圣济总录》[11]714、刘昉《幼幼新书》[160]590。

宋代医家新提出的哮病通治方有大枣汤、治喘息方第八、麻黄散、款冬花散、治上气喉中作水鸡声方第三、治上气喉中作水鸡声方五、白前散、香墨丸、天门冬丸、桂心丸、诃黎勒丸、治咳嗽喉中作呀呷声方十一、陈橘皮散、萝卜子散、润肺丸、治小儿咳嗽咽喉作呀呷声方七、桃仁丸、治小儿咳嗽咽喉作呀呷声方十、肉丸汤、金镟散、茅苏汤、半夏丸、厚朴石膏汤、前胡丸、治小儿呀呷不止方、黄芪丸、杏仁丸、雄黄丸、胡黄连汤、浑金丹（茅先生治小儿鮈鮠嗽）、桔梗汤、青铜散、贝母丸、油滚丸、浑金丹（《惠眼观证》）、甘瓜散、犀角散、内金丸、治小儿鮈鮠方、治小儿呷病方、芫花散、鸡头丸、黄明胶散、清肺汤、杏参散等45首。

其中有8首哮病通治方被宋代诸多医籍载述。如记载款冬花散治"咽喉作水鸣声""喉中呀呷"的医籍有宋·王怀隐《太平圣惠方》[197]39、陈师文等《太平惠民和剂局方》[32]95；记载香墨丸治"喉中呀呷声""呷嗽"的医籍有王怀隐《太平圣惠方》[197]217、赵佶《圣济总录》[11]693-694；记载陈橘皮散、萝卜子散治小儿咳嗽，桃仁丸治小儿多咳嗽，治小儿咳嗽咽喉作呀呷声方七，治小儿咳嗽咽喉作呀呷声方十的医籍有王怀隐《太平圣惠方》[197]102-104、刘昉《幼幼新书》[160]602-603；记载肉丸汤治小儿瘕，呷咳不止的医籍有王衮《博济方》[275]167、刘昉《幼幼新书》[160]603。以上所载方剂，仅有款冬花散、香墨丸、陈橘皮散、萝卜子散 4 首哮病通治方被后世医家沿用。

此外，宋代有 37 首新提出的哮病通治方仅被一本医籍载述。如日本·丹波康赖《医心方》[274]394 记载的大枣汤治上气胸塞、咽中如水鸡声，喘息方第八治上气、喉中水鸡鸣；王怀隐《太平圣惠方》[197]39-40, 103, 216-218 记载的麻黄散治上气、喉中作水鸡声，治上气喉中作水鸡声方第三，治上气喉中作水鸡声方五，白前散治咳嗽、喉中作呀呷声，天门冬丸，桂心丸，诃黎勒丸，治咳嗽喉中作呀呷声方十一，润肺丸；王衮《博济方》[275]170-171 记载的金镞散治小儿齁者；赵佶《圣济总录》[11]120-121, 693-694, 714, 1664 记载的茅苊汤治喘鸣肩息，半夏丸治上气咳嗽、喉中作声，厚朴石膏汤治喉中不利、如水鸡声者，前胡丸治上气呀嗽、喉中如水鸡声者，治小儿呀呷不止方，黄芪丸治呷嗽，杏仁丸治呷嗽，雄黄丸治大人小儿呀呷嗽，胡黄连汤治呀呷咳；刘昉《幼幼新书》[160]594, 603-607 记载的浑金丹（茅先生治小儿齁𰿆嗽）治小儿齁𰿆嗽，桔梗汤治小儿咳嗽呀呷，青铜散疗小儿呷涎、嗽，贝母丸治小儿齁𰿆，油滚丸治小儿齁𰿆及虫积，浑金丹（《惠眼观证》）治大人、小儿齁𰿆，甘瓜散治小儿齁𰿆，犀角散治小儿齁𰿆嗽，内金丸治小儿齁𰿆、咳嗽，治小儿齁𰿆方，治小儿呷病方，芫花散治小儿齁𰿆、喘嗽，鸡头丸治少小咳逆、喉中鸣；陈无择《三因极一病证方论》[276]155 记载的清肺汤、杏参散治上气脉浮，咳逆，喉中如鸡声；许叔微《类证普济本事方续集》[259]116-118 记载的黄明胶散治哮嗽。以上所载方剂，仅有白前散、天门冬丸、桂心丸、诃黎勒丸、治咳嗽喉中作呀呷声方十一、润肺丸、黄芪丸、杏仁丸、雄黄丸、胡黄连汤、黄明胶散 11 首哮病通治方被后世医家沿用。

元代医籍载录的哮病通治方仅有 5 首。有医家沿用前代哮病通治方，如元·危亦林《世医得效方》[33]165 记载的款冬花散；许国桢《御药院方》[162]74 记载的润肺丸。此外，元代有医家新提出用紫金泥治小儿哮喘，如朱丹溪《丹溪心法》卷五："小儿九十四……紫金泥 治小儿哮喘不止，端午日修合。"[60]262 然此方仅被一种医籍载述，且未被后代医家沿用。此时期亦有医家提出雄黄丹治小儿齁𰿆，如曾世荣《活幼口议》卷十九："喘急证候方议 小儿有困惊，暴触心肺，气虚发喘，有伤寒，肺气壅盛发喘。……雄黄丹 治小儿齁𰿆，喘满咳嗽、心胸烦闷，伤热触毒、雄黄丹，良方。雄黄、朱砂（各一钱，另研），杏仁（十四粒，炒），巴豆（七粒），豉（淡者，二十一粒）。杏巴豉三味，用米醋半盏、干姜一片，指大，煮令干，研成膏，皂角一寸、蜜炙焦、先去子与皮，法制牛胆一分，同雄朱与杏膏研，令细。上和入杏膏，面糊为丸，麻子大。每服一岁儿五丸，壮者七丸，三岁十丸，淡生姜汤下。"[203]152-154 提出知母汤治哮者，如曾世荣《活幼心书》卷下："汤散门 汤类 日生汤一 治吐泻痢后，将传慢惊慢脾，神昏脉弱，饮食不进，睡露扬睛，昼轻夜重，急宜投解。……知母汤九，治齁𰿆气喘，痰鸣发热，咳嗽恶风。知母、甘草（二味各半两），贝母、羌活、滑石（别研），大黄、小麦子（五味各三钱），麻黄（如前制），苦葶苈、诃子肉（三味各一钱半），薄荷（去梗，二钱）。上件㕮咀。每服二钱，水一盏，姜二片，煎七分，无时温服。"[164]78-80

2.2.3 明代

明代医籍载录的哮病通治方共有 41 首，沿用前代的治哮方剂有 16 首，其中有 3 首方剂被诸多医籍沿用载述。如记载耆婆万病丸的医籍主要有明·朱橚《普济方》[36]4256-4257、楼英《医学纲目》[61]556、武之望《济阳纲目》[44]784；记载雄黄丸的医籍有朱橚《普济方》[36]1814、李盛春《医学研悦·治杂症验方》[46]233-234、王大纶《婴童类萃》[45]133；记载黄明胶散的医籍有朱橚《普济方》[36]1900-1901、楼英《医学纲目》[61]593、王肯堂《证治准绳·幼科》[163]1725、武之望《济阳纲目》[44]655、鲁伯嗣《婴童百问》[277]82、王大纶《婴童类萃》[45]134。此外，尚有哮病通治方仅被一种明代医籍沿用记载。如朱橚《普济方》[36]1813-1815, 2367-2368 记载的贝母汤、肥皂荚丸、白前散、香墨丸、天门冬丸、桂心丸、诃黎勒丸、治咳嗽喉中作呀呷声方十一、黄芪丸、杏仁丸、胡黄连汤；王肯堂《证治准绳·幼科》[163]1719记载的陈橘皮散、萝卜子散。

明代医家新提出的哮病通治方有马兜铃散、红散子、郭公刺、神应丹、定喘汤、哮喘奇方、兜铃丸、猫头骨、二仙丹、压掌散、苎麻根、六味地黄丸、均气八仙汤、治哮喘方、二母丸、哮吼灵秘丹、治哮喘神验方、雄黄丸等25首。其中有4首方剂被诸多医籍记载，如记载定喘汤治齁疾的医籍有明·孙一奎《赤水玄珠》[41]370、李梴《医学入门》[175]539；记载兜铃丸治哮的医籍有李梴《医学入门》[175]539、武之望《济阳纲目》[44]687；记载猫头骨治哮的医籍有武之望《济阳纲目》[44]687、缪希雍《本草单方》[169]399；记载三白丸治疗诸般咳嗽吼气的医籍有龚廷贤《万病回春》[64]126-127、朱朝樾《医学新知全书》[66]214。以上所载方剂，仅有定喘汤被后世医家沿用。

此外，明代尚有新提出的哮病通治方仅被一种医籍记载。如明·李时珍《本草纲目·草部》[140]611记载的郭公刺治哮喘；朱橚《普济方》[36]702, 1902记载的马兜铃散治肺气喘急、喉中鸣，红散子治诸呀呷有声；熊宗立《山居便宜方》[260]48记载的汲涎法治大人、小儿喘嗽齁䶌；叶廷器《世医通变要法》[73]59-60记载的砒霜顶治哮；徐春甫《古今医统大全》[40]1310记载的神应丹治咆哮喘嗽；殷之屏《医方便览》[211]319-321记载的紫金丸治疗哮喘不止；殷之屏《医方便览》[211]72-74记载的苏陈九宝汤治疗经年喘嗽；吴昆《医方考》卷二[12]138-139记载的瓜蒂散治齁䶌；丁凤《医方集宜》[281]425记载的哮喘奇方；李盛春《医学研悦》[46]238记载的兜铃丸治哮嗽；孙文胤《丹台玉案》[217]175记载的二仙丹治一切哮症；李中梓《医宗必读》[231]365-368记载的压掌散治男妇哮喘；程云来《圣济总录纂要》卷七[264]604记载的杏仁丸治呷嗽有声；龚廷贤《济世全书》[48]892记载的苎麻根治哮吼，治哮喘方；龚廷贤《寿世保元》[47]144-146记载的六味地黄丸治哮吼，均气八仙汤治哮喘，二母丸治哮喘，哮吼灵秘丹；虞抟《苍生司命》[13]96-97记载的治哮喘神验方。以上所载方剂，仅有汲涎法、砒霜顶、苏陈九宝汤、苎麻根、六味地黄丸、均气八仙汤被后世医家沿用。

2.2.4 清代

清代医籍所载哮病通治方种类较为丰富，共载有83首。其中沿用前代的方剂较少，且多数哮病通治方仅被清代医籍载述，未被后世沿用。

清代沿用前代的哮病通治方有12首，其中有1首被诸多医籍载述，如沿用载述均气八仙汤的医籍有清·郑玉坛《大方脉》[280]99, 152、日本·丹波元坚《杂病广要》[20]873。此外，尚有哮病通治方仅被一本清代医籍沿用记载。如王道纯，汪兆元《本草品汇精要续集》[269]1020记载的郭公刺；陈修园《医学从众录》[199]661记载的杏仁丸；吴澄《不居集》[196]239记载的黄明胶散；王桂舟《不药良方续集》[127]41, 45记载的汲涎法；赵学敏《串雅内编》[221]96记载的砒霜顶；陈鄂《一见知医》[122]728记载的苏陈九宝汤；日本·丹波元坚《杂病广要》[20]875记载的瓜蒂散；冯兆张《冯氏锦囊秘录·杂症大小合参》[16]340记载的定喘汤；姚俊《经验良方全集》[278]86记载的苎麻根；李冠仙《知医必辨》[279]45记载的六味地黄丸；沈金鳌《幼科释谜》[18]140, 153记载的知母汤。

清代医家新提出的哮病通治方有橄榄、断根散、治哮秘方、鸽粪、加味甘桔汤、黑龙丹、法制清宁丸方、青州白丸子、雀子顶、鬼头顶、三白顶、砒霜顶、麦冬汤、八味肾气、定喘丸、陈皮汤、千金汤、补纳肾气方、健中运湿方、薯蓣膏、茯杏甘橘枳姜汤、夺命散、红灵丹、白鸡冠花末、苡仁粥、真武丸、小青龙汤、代赭石、哮喘方、蓖麻仁、僵蚕、盐蝙蝠、遇仙丹、瓜藤、轻粉丸、麻黄苏子汤、六君贝母丸、都气加桂汤、苏子降气汤、阳和汤、中九丸等71首。其中有7首方剂被诸多医籍记载，如记载断根散治哮病的医籍有清·李用粹《证治汇补》[34]215、青浦诸君子《寿世编》[102]106、鲍相璈《验方新编》[223]93、胡增彬《经验选秘》[283]29、曾懿《曾懿集·医学篇》[284]71；记载千金汤治哮的医籍有景日昣《嵩厓尊生书》[132]242-243、沈金鳌《杂病源流犀烛》[78]22,27；记载鸽粪治哮的医籍有魏祖清《村居救急方》[285]457、陈杰《回生集》[110]41、龚自璋《家用良方》[128]444、虚白主人《救生集》[129]97；记载加味甘桔汤治疗哮病"肺郁哮喘"的医籍有程国彭《医学心悟》[291]150、江涵暾《笔花医镜》[178]51、陈修园《医医偶录》[179]64、梁玉瑜等《医学答问》[180]113；记载食用苡仁粥治哮喘的医籍有鲍相璈《验方新编》[223]155、罗越峰《疑难急症简方》[173]160、龚自璋《家用良方》[128]36；记载盐蝙蝠治哮病的医籍有卢荫长《信验方正续编·续信验方》[296]56、鲍相璈《验方新编》[223]155、龚自璋《家用良方》[128]36；记载遇仙丹治齁喘的医籍有虚白主人《救生集》[129]220、孟文瑞《春脚集》[297]87-93。

此外，清代尚有 50 首新提出的哮病通治方仅被一种医籍载述。如清·陈复正《幼幼集成》[54]203,209记载的清金丹治一切吼疾；刘默《证治百问》[282]191记载的治哮喘主方；陈士铎《本草新编》[185]308记载的新鲜橄榄捣汁治哮病；程云来《圣济总录纂要》[264]604记载的紫菀杏仁煎治肺脏气积，呷嗽不止；李用粹《证治汇补》[34]216记载的治哮秘方；魏祖清《村居救急方》[285]457记载的酒下白鸡冠花末治哮喘；陶东亭《惠直堂经验方》[100]12-13记载的黑龙丹治齁鲐咳嗽；刘渊《医学纂要》[292]456记载的定吼回生丹治一切哮喘；云川道人《绛囊撮要·通治》[293]52-54记载的法制清宁丸方治哮喘；黄元御《四圣心源》[177]88记载的姜苓五味细辛汤治疗齁喘；林开燧《林氏活人录汇编》[103]136记载的哮喘主方、百花膏；吴玉楢等《方症会要》[148]72记载的青州白丸子治哮；鲁照《串雅补》[125]306,307,310记载的雀子顶治哮，鬼头顶治哮喘，三白顶治哮病；徐大椿《兰台轨范》[145]118记载的麦冬汤治哮喘；尤怡《金匮翼》[109]256-257记载的八味肾气治齁喘，定喘丸治虚人痰多咳嗽；薛雪《碎玉篇》[86]78-79记载的小青龙去麻辛，加杏仁治哮喘；沈金鳌《杂病源流犀烛》[78]27记载的陈皮汤咳嗽哮喘；叶天士《种福堂公选良方》[294]32记载的补纳肾气方治幼稚哮喘，健中运湿方治哮；周士祢《婴儿论》[295]73-74记载的薯蓣膏治喘哮，茯杏甘橘枳姜汤治哮喘；叶天士《未刻本叶天士医案》[253]912记载的桂苓五味甘草汤治疗哮逆不得卧；郑玉坛《彤园医书·小儿科》[57]1018记载的夺命散治暴哮；齐秉慧《齐氏医案》[67]251记载的红灵丹治哮喘；黄凯钧《友渔斋医话·证治指要》[3]145记载的大青龙汤、越脾汤治哮喘；泄峰桂林主人《普济内外全书》[131]204记载的太乙紫金丹治吼哮喘急；虚白主人《救生集》[129]96,215-219记载的哮喘方；何书田《医学妙谛》[89]436记载的葶苈大枣汤、肾气丸治哮，小青龙汤、真武丸治疗哮喘；喻嘉言《喻选古方试验》[112]104-106记载的代赭石、哮喘方治哮喘，蓖麻仁治疗齁喘咳嗽；鲍相璈《验方新编》[223]155记载的僵蚕治哮喘痰厥；王孟英《潜斋简效方》[226]479记载的瓜藤治喉蛾哮喘；日本·中川成章《证治摘要》[139]43记载的轻粉丸治哮喘；陈鄂《一见知医》[122]728记载的五虎汤治哮；梁廉夫《不知医必要》[59]14记载的麻黄苏子汤、六君贝母丸治哮喘既发；王馥原《医方简义》[298]100-101记载的都气加桂汤治喘哮之欲愈，苏子降气汤治喘哮；太医《清宫医案研究第一册》[299]3-4记载的冰糖达摩方治哮；钱敏捷《医方絜度》[300]146记载的阳和汤治哮喘；张觉人《外科十三方考·下编》[301]131记载的中九丸治哮喘。

此外，清代尚有医籍记载其他的哮病通治方，此类方剂未有明确命名，如清·魏祖清《村居救急方》[285]453-457记载的哮喘神验方；叶天士《未刻本叶天士医案》[253]883记载的治疗"寒暖不调，邪阻肺卫，哮喘"的方剂；泄峰桂林主人《普济内外全书》[131]211记载的治疗"寒热不均，中气郁结，胸胁胀疼，哮喘不息"的方剂；王孟英《四科简效方·甲集》[286]26记载的每晨饮豆浆治哮；日本·浅田宗伯《先哲医话》[136]675,677记载的治疗喘哮甚者的方剂；张聿青《张聿青医案》[244]185-186记载的治疗"感邪失表，邪伏肺腧，以致稍一感触，辄作哮喘"的方剂；赖元福《赖氏脉案》[287]38记载的治疗哮喘咳呛的方剂；曹沧州《曹沧洲医案·咳嗽门》[92]166-167 记载的治疗哮喘的方剂；郑树珏《七松岩集·常见病证辨治》[288]96 记载的治疗冷哮、盐哮的方剂。

2.2.5 民国

民国医籍所载哮病通治方种类较少，仅载有 26 首。其中沿用前代的治哮方剂有 5 首，如民国·陆锦燧《鲟溪秘传简验方》[114]30-31 记载的苎麻根、断根散、瓜藤；吴克潜《儿科要略》[27]555, 629-630 记载的千金汤；汤本求真等《中国内科医鉴》[28]67 记载的苏子降气汤。

民国医家新提出的哮病通治方有白果、款冬花、《外台》茯苓饮、苓术二陈煎、金水六君煎、通补肺督丸、加味苓桂术甘丸、纳肾通督丸、新加金水六君丸、木防己汤、射干麻黄汤、生脉散、桂枝加厚朴杏子汤、陷胸丸、紫丸、治哮丸等 16 首，均仅被一本医籍载述。如民国·陆锦燧《鲟溪秘传简验方》[114]31-32 记载的白果治"哮喘气急"，款冬花治疗"小儿吼嗽"；何廉臣《增订通俗伤寒论》[76]358-362 记载的《外台》茯苓饮、苓术二陈煎治夹哮伤寒，金水六君煎治哮喘，通补肺督丸治夹哮伤寒，加味苓桂术甘丸治夹哮伤寒，纳肾通督丸治夹哮伤寒，新加金水六君丸治夹哮伤寒；汤本求真等《中国内科医鉴》[28]67-68 记载的木防己汤治哮喘，射干麻黄汤治哮吼发咳，生脉散治哮喘，桂枝加厚朴杏子汤治哮喘，陷胸丸、紫丸治哮喘；丁甘仁《丁甘仁先生家传珍方·丹方》[302]69 记载的治哮丸。

民国医家陆锦燧在其《鲟溪秘传简验方》卷上中提出历代医籍中关于哮病通治方药的记载较多，然其沿用较少。或因哮病的发生与患者体质、饮食等多方面因素有关，治疗方药因人而异，不能一概而论。

此外，民国尚有医籍记载其他的哮病通治方，此类方药未有明确命名，如清·雷逸仙著，民国·龚香圃编《逸仙医案》[289]642 记载的治疗哮吼的方剂；清·刘子维撰，民国·李俊诠解《圣余医案诠解》[290]245 记载的治疗哮喘，咳嗽哮吼，喉间哮风的方剂。

十、哮病用药禁忌

1. 文献辑录

明·虞抟《医学正传》卷二："哮喘 论……丹溪曰：喘急者，气为火所郁而稠痰在肺胃也。有痰者，有火炎者，有阴虚自小腹下火起而上逆者，有气虚而致气短而喘者。哮专主于痰，宜用吐法。亦有虚而不可吐者，谨之。治哮必使薄滋味，不可纯用寒凉药，必兼散表。"[71]116

明·薛己《本草约言》卷一："白术 味苦、甘、微辛，气温，无毒，阴中之阳，可升可降，入足阳明、太阴经。……奔豚积忌煎。因燥消肾，痈疽毒禁用，为多生脓。驱胃脘食积痰涎，消脐腹水肿胀满。哮喘误服，壅窒难当。"[303]407

明·龚信《古今医鉴》卷四："哮吼 证 夫哮吼专主于痰，宜用吐法。亦有虚而不可吐者，此疾寒包热也。治 治法必用薄滋味，不可纯用寒凉，须常带表散。"[141]62

明·龚廷贤《万病回春》卷二："哮吼 专主于痰，宜用吐法，亦有虚而不可吐者。治吼必使薄滋味，不可纯用凉药，必兼发散。"[64]126

明·丁凤《医方集宜》卷四："苏沉九实饮……附齁喘，宜薄滋味治痰为主不用寒凉须带发散此寒包热也。"[281]194

明·马兆圣《医林正印》卷一："哮 哮之为病，喉间如水鸡声，牵引胸背，气不得息，坐卧不安。乃痰结于肺胃间，与气相系，随其呼吸呀呷，于喉中作声。是痰或得之停水，或得之风寒，或得之食味咸酸所抢，因积成热，由来远矣。故胶如漆，粘于肺系，有触即发。大法必使薄滋味为主。若不能樽节，其胸中未尽之痰，复与新味相结，哮必更作，乌能愈哉! 治例 凡治哮，体实者，须行吐痰法，若体虚者忌之。又曰：忌燥药，并不宜纯用寒凉药，须兼表散为妥。"[232]21-22

明·武之望《济阳纲目》卷三十二："论 哮吼，即痰喘甚而常发者，……病者夙有此根，又因感寒作劳气恼，一时暴发，轻者三五日而安，重者半月，或一月而愈。治法专以祛痰为先，兼用解散。……丹溪曰：哮专主于痰，宜用吐法，亦有虚而不可吐者。治哮必使薄滋味，不可纯用寒凉药，必兼散表，此寒包热也。……凡哮须忌燥药，亦不宜纯凉，须常带表。欲断根者，必先淡滋味，然后服清肺金、扶正气之剂。"[44]687

明·李盛春《医学研悦·附小儿形症研阅》卷八："哮喘 哮喘多成宿疾，天阴欲雨连绵。治时发表及行痰，九宝将来灵验。表邪未除五虎，里实葶苈为先，不宜砒石作成丸，误了孩儿莫挽。"[46]215

清·李用粹《证治汇补》卷五："哮病……哮即痰喘之久而常发者，因内有壅塞之气，外有非时之感，膈有胶固之痰，三者相合，闭拒气道，抟击有声，发为哮病。皮毛者，肺之合也，（内经）肺经素有火邪，毛窍常疏，故风邪易入。调之寒包热。（玉册）由痰火郁于内，风寒束于外，或因坐卧寒湿，或因酸咸过度，或因积火熏蒸，病根深入，难以卒除。（介宾）……（汇补）避风寒，节厚味，禁用凉剂，恐风邪难解。禁用热剂，恐痰火易升。理气疏风，勿忘根本，为善也。（类经）"[34]213-214

清·冯兆张《冯氏锦囊秘录·杂症大小合参》卷十二："论哮（儿科）哮吼喘者，喉中如拽锯，如水鸡之声者是也。如气促而连属不能以息者，即谓之喘。夫哮以声响名，喘以气息言耳。喉如鼾声者为虚，喉如水鸡声者为实。丹溪曰：治哮必用薄滋味，专主于痰，宜大用吐药，吐药中宜多用醋，不可纯用凉药，兼当带表散，盖此是寒包热也。亦有虚而不可吐者，慎之。总是痰火内郁，风寒外束而然，亦有过啖咸酸，邪入腠理而致者，治法须审其新久虚实可也。"[16]339

清·张璐《张氏医通》卷十三："咳嗽门……芦吸散 治冷哮寒嗽，喘促痰清，但肺热者禁用。"[30]356

清·张璐《张氏医通》卷十三："喘门……麻黄定喘汤 治寒包热邪，哮喘痰嗽，遇冷即发。……钟乳丸 治冷哮痰喘，但有血者勿服。"[30]358

清·李潆《身经通考》卷四："小儿门……人参、白茯苓、陈皮、甘草、厚朴、草果仁、苏子（微炒）、木香（不见火磨汁亦可）……此即四君子汤减白术加味也。四君子原为补脾气之正药，所以减白术者，以哮吼禁服白术，以其噤口故减之……所以用痰药独多者，以噤口皆风所制也，此方最对症，是为继治其本。……又有齁 一症，盖由啼哭未已，遽与儿食，或饲以酸咸，气郁不利，致令生痰，或受暑湿所侵，未经发散，邪传心肺，郁而为热，热生风，风能生痰，痰实不化，结成顽块，或如豆粒，遂成痰母，故痰母发动而风即随之，风痰潮紧，气促而喘，俗云哮病是也。若不治，乃成痼疾，急服化痰丸、南星丸等药，以去风痰，或紫金丹亦可。"[304]287

清·汪文绮《杂症会心录》卷上："时气咳嗽……则用六味汤加枸杞、杜仲、炙甘草、胡桃肉之属。甘润养阴，甘温养阳，方为两全。倘素有咳血之患，哮咳之疾，及产后老人病人，而忽感此症，表散妄用，则无有不丧命者也。"[101]29

日本·伊豫专安《中国药物学大纲·白术》："（本经上品）【功用】味苦而甘，性温味厚气薄，可升可降，阳中之阴也。入手太阳少阴、足太阴阳明、少阴厥阴经。防风、地榆为使。忌桃李、菜、青鱼、雀肉。痈疽毒，禁用，为多生脓。白术得中宫中和之气，为除风痹之上品。然脾虚无湿者，用之却致燥渴津液。大抵阴虚燥渴，少血骨蒸，痰嗽哮喘，唇燥咽塞，便闭滞

下，肝肾攻药。腹满动气者，切须忌之。"[305]8-9

清·吴玉楷等《方症会要》卷二："哮喘……凡人喘未发时以扶正气为主，已发以攻邪为主，哮喘专主于痰实者宜用吐法，亦有虚而不可吐者，治哮必使淡滋味不可纯用寒凉药必兼散表。"[148]70-71

清·魏之琇《续名医类案》卷十四："喘　金陵一铺治哮喘，名白果定喘汤，服之无不效者。其人以此起家，方用白果二十一个炒黄，麻黄三钱，苏子二钱，款冬花、法制半夏、桑白皮蜜炙各二钱，杏仁去皮尖、黄芩微炒各一钱半，甘草一钱，水三钟，煎二钟，随时分作二服，不用姜。《摄生方》、《本草纲目》。文田按：风寒则白果、桑皮为大禁，南省伤寒证少，风热什杂之气多耳。（琇按：此方惟风寒外感者宜用，若上盛下虚，气不归元者，服之立毙，如不问虚实，概行与之，虽起家而杀人多矣。然今之时师执方治病，谬为知脉，其人亦未必不起家，而其罪则加等矣。）"[74]425-426

清·沈金鳌《杂病源流犀烛》卷十六："痰饮源流痰饮，湿病也。……由于风寒之邪，郁闭热气在肺，而成痰嗽齁喘，病亦在肺，治宜豁痰除肺热药中加辛热辛温，如麻黄、生姜、干姜之属以散外寒，则药无格拒之患，法忌温补酸收等药。病因不齐药亦宜异，利润，利燥及利发散，各有攸当，非可混而施也。"[78]250

清·王孟英《鸡鸣录·哮喘第五》："热哮（俗名痰火，口渴苔黄，小溲短赤是）莱菔子（二两），风化硝（一两）（《鸡鸣录》热哮无名方一），共研，蜜丸芡子大，每一丸嚼化。……但须忌油腻，生痰诸物，此方兼治胸腹饮癖，及肝火郁结，胃气壅滞，腹中大痛，疝膨食积，滞下瘀停，痢后腹胀，诸证并效。……甘草一二钱煎汤，煮芦菔一二两，候熟下白糖霜，生石膏末各二钱（《鸡鸣录》热哮无名方二），再滚数沸，连汤吃尽，永不再发，冷哮禁用。……冷哮　姜汁和蜜少许（《鸡鸣录》冷哮无名方），煎温服，火证忌施。"[130]588

清·何书田《医学妙谛》卷上"哮病章……喉中为甚水鸡声，哮症原来痰病侵。若得吐痰并发散，远离厚味药方灵……陈曰：治以温通肺脏，下摄肾真为主。又必补益中气。其辛散苦寒、豁痰破气之药俱非所宜，忌用金石药，记之。"[89]436

清·陈鄂《一见知医》卷三："喘哮　短气，呼吸不能接续，无痰声，不抬肩撷肚，非喘也，乃元气虚乏，治当补气，不可泻肺，真元饮甚佳：熟地、当归、炙草，加人参、鹿茸更妙。……哮，郁积痰热，一遇风寒便窒塞道路，呼吸急促，故多发于冬初。必须淡饮食，行气化痰。禁凉剂，恐风寒难解；禁热剂，恐痰火易升。宜苏子、桑白、枳壳、青皮、桔梗、半夏、前胡、杏仁、山栀（《一见知医》冷哮无名方）等药。八九月间用承气汤预下其热，使冬时无热可包，是妙法。"[122]662-663

清·沈文彬《药论·补剂》："温中……白术入脾、肺经，强胃加餐，固脾除湿。虚膨虚胀，助以参、芪；虚晕虚眩，济以麻、半。久痢固可以投，久疟非斯莫截。君枳实，有消痞之功；佐条芩，为安胎之剂。敛虚汗，拟似芪能；补中气，几如参力（《药论》哮病无名方）。喘哮难施，血虚毋忌。"[4]2

清·喻嘉言《喻选古方试验》卷三："咳嗽（有风寒　痰湿　火热　燥郁）……齁喘咳嗽，蓖麻仁去壳，炒熟，拣甜者食之，须多服见效，终身不可食炒豆。（《卫生方》）"[112]104

2. 源流考释

哮病用药禁忌的相关记载始见于明代，有医家认为哮病用药"不可纯用寒凉药"。如明·虞抟《医学正传》卷二："哮喘　论……丹溪曰：喘急者，气为火所郁而稠痰在肺胃也。……治哮必使薄滋味，不可纯用寒凉药，必兼散表。"[71]116其他如龚信《古今医鉴》卷四[141]62、龚廷贤

《万病回春》卷二[64]126 及丁凤《医方集宜》卷四[281]194、马兆圣《医林正印》卷一[232]21-22 等著作中亦有相关载述。

明代薛己提出哮病忌服白术，如《本草约言》卷一："白术　味苦、甘、微辛，气温……因燥消肾，痈疽毒禁用，为多生脓。驱胃脘食积痰涎，消脐腹水肿胀满。哮喘误服，壅塞难当。"[303]407 武之望则明确提出哮病忌燥药的观点，如《济阳纲目》卷三十二："论 哮吼，即痰喘甚而常发者……凡哮须忌燥药，亦不宜纯凉，须常带表。欲断根者，必先淡滋味，然后服清肺金、扶正气之剂。"[44]687 此外，李盛春详细论述了小儿哮病应禁服砒石丸剂，如《医学研悦·附小儿形症研阅》卷八载："哮喘 哮喘多成宿疾，天阴欲雨连绵。治时发表及行痰，九宝将来灵验。表邪未除五虎，里实葶苈为先，不宜砒石作成丸，误了孩儿莫挽。"[46]215

清代医家在沿用前人治哮"禁用凉剂"的基础上，亦提出"禁用热剂"的观点，如清·李用粹《证治汇补》卷五："哮病……（汇补）避风寒，节厚味。禁用凉剂，恐风邪难解。禁用热剂，恐痰火易升。理气疏风，勿忘根本，为善也。（类经）。"[34]213-214 陈鄂《一见知医》 卷三："喘哮　短气，呼吸不能接续，无痰声，不抬肩撷肚，非喘也，……哮，郁积痰热，一遇风寒便窒塞道路，呼吸急促，故多发于冬初。必须淡饮食，行气化痰。禁凉剂，恐风寒难解；禁热剂，恐痰火易升。宜苏子、桑白、枳壳、青皮、桔梗、半夏、前胡、杏仁、山栀等药。八九月间用承气汤预下其热，使冬时无热可包，是妙法。"[122]662-663 清代尚有医家沿用前人治哮"必使薄滋味，不可纯用寒凉药，必兼散表"，如冯兆张《冯氏锦囊秘录·杂症大小合参》卷十二："论哮（儿科）……丹溪曰：治哮必用薄滋味，专主于痰，宜大用吐药，吐药中宜多用醋，不可纯用凉药，兼当带表散，盖此是寒包热也。"[16]339 吴玉楷等《方症会要》卷二："哮喘……哮喘专主于痰实者宜用吐法，亦有虚而不可吐者，治哮必使淡滋味不可纯用寒凉药必兼散表。"[148]70-71

同期日本·伊豫专安提出哮病腹满动气者忌用白术，如《中国药物学大纲·白术》："（本经上品）【功用】味苦而甘，性温味厚气薄，可升可降，阳中之阴也。……白术得中宫中和之气，为除风痹之上品。然脾虚无湿者，用之却致燥渴津液。大抵阴虚燥渴，少血骨蒸，痰嗽哮喘，唇燥咽塞，便闭滞下，肝肾攻药。腹满动气者，切须忌之。"[305]9 此后，清·李漼《身经通考》卷四[304]287 和沈文彬《药论·补剂》[4]2 等著作中均引述明代医家治哮"忌服白术等燥药"的观点。何书田则进一步指出哮病患者远离厚味药，如《医学妙谛》卷上"哮病章……喉中为甚水鸡声，哮症原来痰病侵。若得吐痰并发散，远离厚味药方灵……陈曰：治以温通肺脏，下摄肾真为主。又必补益中气。其辛散苦寒、豁痰破气之药俱非所宜，忌用金石药，记之。"[89]33-34

此外，清代诸多医家尚对哮病肺热者、有血者以及产后和老年病人的用药禁忌进行了论述。如清·张璐《张氏医通》卷十三载："咳嗽门……芦吸散 治冷哮寒嗽，喘促痰清，但肺热者禁用。……喘门……麻黄定喘汤 治寒包热邪，哮喘痰嗽，遇冷即发。……钟乳丸 治冷哮痰喘，但有血者勿服。"[30]356,358 汪文绮《杂症会心录》卷上："时气咳嗽……则用六味汤加枸杞杜仲炙甘草胡桃肉之属。甘润养阴，甘温养阳，方为两全。倘素有咳血之患，哮咳之疾，及产后老人病人，而忽感此症，表散妄用，则无有不丧命者也。"[101]29 另有医家提出哮病上盛下虚，气不归元者禁服白果定喘汤，如魏之琇《续名医类案》卷十四："喘　金陵一铺治哮喘，名白果定喘汤，服之无不效者。……文田按：风寒则白果、桑皮为大禁，南省伤寒证少，风热什杂之气多耳。（琇按：此方惟风寒外感者宜用，若上盛下虚，气不归元者，服之立毙，如不问虚实，概行与之，虽起家而杀人多矣。然今之时师执方治病，谬为知脉，其人亦未必不起家，而其罪则加等矣。）"[74]425-426 尚有医家论述哮病有关证型的治疗方药及禁忌证，对后世辨证论治有较大影响。如沈金鳌《杂病源流犀烛》卷十六："痰饮源流痰饮，湿病也。……由于风寒之邪，郁闭热气在肺，而成痰嗽鼽喘，病亦在肺，治宜豁痰除肺热药中加辛热辛温，如麻黄、生姜、干姜之属以散外寒，则药无格拒之患，法忌温补酸收等药。病因不齐药亦宜异，利润，利燥及利发散，各有攸当，非可混而施也。"[78]250 王孟英《鸡鸣录·哮喘第五》："热哮（俗名痰火，口渴苔黄，小溲短赤是）莱菔子（二两）风化硝（一两）共研，蜜丸芡子大，每一丸噙化……甘草一二钱煎汤，煮芦菔一二两，候熟下白糖霜，生石膏末各二钱，再滚数沸，连汤吃尽，永不再发，冷哮禁用。……冷哮 姜汁和蜜少许，煎温服，火证忌施。"[130]588 此外，清代尚有医家指出齁喘咳嗽患者"终身不可食炒豆"，如喻嘉言《喻选古方试验》卷三："咳嗽（有风寒 痰湿 火热 燥郁）……齁喘咳嗽，蓖麻仁去壳，炒熟，拣甜者食之，须多服见效，终身不可食炒豆。（《卫生方》）"[112]104

第二节 钩 玄 评 述

一、中 药

根据历代医籍文献的记载，古代医家治疗哮病的中药主要有麻黄、白豆蔻、砒石、桂枝、苏叶、荆芥、白芷、羌活等 60 余种。按照以上源流考释证候分型，治疗冷哮的中药有麻黄、白豆蔻、砒石等 11 种，其中麻黄最为常用；治疗热哮的中药有前胡、贝母、瓜蒌等 5 种；治疗风哮的中药有藜芦、砒霜、杏仁等 11 种，常用中药为藜芦、砒霜；治疗痰哮的中药有枇杷、蛤蜊、瓜蒂等 21 种，常用中药为瓜蒂、石胡荽、巴豆、砒石、苎麻根、白果、麻黄；治疗食哮的中药有乌桕根白皮、鼠粪、人参等 4 种，常用中药为乌桕根白皮；哮病通治中药有石苋、榆皮、白前等 13 种，常用中药为石苋、榆皮、白前、鲫鱼。上述所载中药中，麻黄、前胡、海螵蛸、淡豆豉、桂枝等在哮病多种证候类型中均有应用。

历代医籍载录的治哮中药中，藜芦、石苋、榆皮 3 种治哮中药最早出现在宋代。其中藜芦治疗风哮；石苋、榆皮则是哮病通治药。麻黄、白豆蔻、砒霜、枇杷、蛤蜊、瓜蒂、天花粉、石胡荽、巴豆、砒石、苎麻根、白果（银杏）、乌桕根白皮、鼠粪、白前、鲫鱼、螺蛳 17 种治哮中药最早出现在明代。其中麻黄可用于治疗冷哮、风哮、痰哮；白豆蔻治疗冷哮；砒霜治疗风哮；枇杷、蛤蜊、瓜蒂、天花粉、石胡荽、巴豆、砒石、苎麻根、白果（银杏）治疗痰哮；乌桕根白皮、鼠粪治疗食哮；白前、鲫鱼、螺蛳则是哮病通治药。砒石、桂枝、苏叶、荆芥、白芷、羌活、风茄花、生姜、前胡、砒霜、栝楼仁、石钟乳、金钱草、海蜇头、芦菔、海螵蛸、白芥子、苏子、佛耳子、枳壳、人参、胡麻、白矾、代赭石、野苎麻、万年青、洋虫、淡豆豉、防风 29 种治哮中药最早出现在清代。其中前胡可用于治疗热哮、风哮、痰哮；海螵蛸既能治疗痰哮，亦是哮病通治药；淡豆豉既能治疗热哮，亦是哮病通治药；桂枝可以治疗冷哮、风哮；砒石、苏叶、荆芥、白芷、羌活、风茄花、生姜治疗冷哮；栝楼仁、石钟乳、金钱草、海蜇头、芦菔、白芥子、苏子、佛耳子、枳壳治疗痰哮；人参、胡麻治疗食哮；白矾、代赭石、野苎麻、万年青、洋虫、淡豆豉、防风则是哮病通治药。紫菀、贝母、瓜蒌、桑皮、杏仁、橘红、薄荷、细辛、紫苏、葶苈子 10 种治哮中药见载于民国。紫菀治疗冷哮；贝母、瓜蒌、桑皮主要用于治疗热哮；杏仁、橘红、薄荷、细辛、紫苏、葶苈子治疗风哮。

二、方 剂

有关哮病治疗方剂的记载，最早可追溯至汉代张仲景《金匮要略方论》[194]31-32 载述的射干麻黄汤治疗痰哮的相关论述。

晋代医籍记载的治疗哮病的方剂主要有射干麻黄汤、治卒上气咳嗽方附方十九、贝母汤、沃雪汤、白前汤、治卒上气咳嗽方附方十八、投杯汤等7首。其中射干麻黄汤、白前汤是后世医家沿用较多的方剂。射干麻黄汤是痰哮的常用方剂，也可治疗冷哮、寒包热哮等，白前汤多被用来治疗久哮。

唐代医籍记载的治疗哮病的方剂主要有麻黄汤、钟乳丸、厚朴麻黄汤、射干麻黄汤、白前汤、贝母汤、沃雪汤、射干汤、耆婆万病丸、投杯汤、肥皂荚丸、小投杯汤、贝母散等13首。其中麻黄汤治疗哮病首载于唐代，主要治疗冷哮，同时也是后世医家沿用较多的治疗冷哮的常用方剂。

宋代医籍记载的治疗哮病的方剂主要有白前汤、麻黄汤、华盖散、耆婆万病丸、苏陈九宝汤、菖蒲煎、黄明胶散等84首。其中苏陈九宝汤是宋代医籍新载录的治疗冷哮的方剂，同时也是后世医家治疗冷哮的常用方剂。以上方剂多载于《太平圣惠方》《圣济总录》《幼幼新书》等宋代医籍。这些医籍所载方剂数量多，但论述比较简略，主治证候类型不甚明确，故多收录在通治方中。

元代医籍记载的治疗哮病的方剂主要有款冬花散、润肺丸、华盖散、菖蒲煎、哮积丹、天南星丸、参苏饮、半夏丸、紫金丹、紫金泥、五苓散同宽气饮合宽热饮、桃红丸、知母汤、雄黄丹等14首。其中哮积丹和紫金丹最早由朱丹溪提出，多被后世医家沿用。哮积丹是治疗风哮的常用方；而紫金丹在元代时主要治疗痰哮、久哮，后世医家扩展了紫金丹的治疗范围，用其治疗冷哮、痰哮、久哮，配合其他方药亦可治疗风哮。

明代医籍记载的治疗哮病的方剂多达150首，其中近百首是由明代医家新提出的，然而其中多数方剂仅被一本医籍载述，且未被后世医家沿用。如明代新提出的治疗冷哮的方剂有16首，其中泻白散、定喘汤、参苏温肺汤、补肾地黄丸4首被清代医家沿用治疗冷哮；明代新提出的治疗痰哮的方剂有26首，其中二陈汤、苎根方、苏陈九宝汤、苏子降气汤、五虎汤、三子养亲汤、青州白丸子、控涎丹8首被清代医家沿用治疗痰哮。明代医家治疗哮病最常用的方剂主要有麻黄汤、苏陈九宝汤、紫金丹、定喘汤、哮积丹、黄明胶散、竹沥化痰丸、清金丹、清金丸等，但其应用范围有所不同。麻黄汤的主治证为冷哮和寒包热哮，苏陈九宝汤的主治证为冷哮和痰哮，紫金丹的主治证为冷哮、痰哮、久哮等，定喘汤的主治证为冷哮、寒包热哮等，竹沥化痰丸的主治证为热哮、痰哮等，以上5首方剂均应用于哮病多种证候类型。哮积丹主治风哮，清金丹、清金丸主治食哮，这三首方剂主治的哮病证候类型相对明确。此外，黄明胶散主治的哮病证型不甚明确，其仍为通治方。

清代医籍记载的治疗哮病的方剂多达309首，其中由清代医家新提出的方剂有100余首。清代医家治疗哮病最常用的方剂有麻黄汤、苏陈九宝汤、紫金丹、定喘汤、越婢加半夏汤、哮积丹、黄明胶散、小儿盐哮方、清金丹、清金丸、甘胆丸等，其应用范围有所不同：主治证为一种的方剂共5首，如哮积丹主治风哮，小儿盐哮方、甘胆丸、清金丹、清金丸主治食哮；主治证为两种以上的方剂共5首，如越婢加半夏汤的主治证为痰哮、寒包热哮，麻黄汤的主治证为冷哮、风哮，苏陈九宝汤的主治证为冷哮、痰哮，紫金丹的主治证为冷哮、痰哮、久哮，定喘汤的主治证为寒包热哮、风哮。此外，黄明胶散主治的哮病证型仍不甚明确，其归为为通治方。值得注意的是，麻黄汤和苏陈九宝汤均是治疗冷哮的常用方剂，但通过分析明清载录二方的相关医籍可知，明代医家大多以苏陈九宝汤治疗冷哮，清代医家则多以麻黄汤治疗冷哮。

三、与中药和方剂应用相关的几个问题

1. 中药

1.1　砒石与砒霜

砒石为矿物砷华矿石等含砷矿物为原料的加工制成品，砒霜为砒石经过高温升华的精制品。砒石与砒霜治疗哮病的相关记载最早见于元·朱丹溪《丹溪治法心要》[204]48 的紫金丹药物组成，明代之后，其应用日渐增多。古人认为这两味药大热大毒，治疗哮病可除寒祛痰，效果立竿见影，但不可久服。明代医籍记载砒石可除寒哮及痰哮，砒霜在明清时期皆为治疗风痰哮与冷哮的常用药，常用其作为吐药，吐出胸膈中痰饮。现代研究认为砒石与砒霜主要含三氧化二砷，毒性剧烈，可杀灭微生物、螺旋体和原虫；可抑制活体细胞所含巯基酶的活性，杀灭活体细胞或使其崩坏。味辛大热，有大毒，现代临床多利用其蚀疮去腐，攻毒杀虫的功效，外用以治疗疥癣、疮疡等外科疾病。内服能去寒劫痰平喘，治疗寒痰喘咳。但因其有剧毒，口服5mg 以上即可中毒，现已鲜少内服以治疗哮病。至于古籍记载的作为吐药以吐出胸膈痰饮的功效，也已弃用。

1.2　藜芦

藜芦性寒，味苦、辛，其用于治疗哮病的载录始见于宋代。宋代医家用藜芦治疗风哮，认为风痰在膈与久哮皆可用其取吐。如宋·苏颂《本草图经》卷八："藜芦……此药大吐上膈风涎，暗风痫病，小儿鮯齁。用钱匕一字，则恶吐人。又用通顶，令人嚏。"[156]255 此后清代医家张秉成在《本草便读·草部》[7]50 中沿用此药通过涌吐治疗风痰在膈。然而藜芦的治疗量与中毒量接近，使用不当或者过量容易导致患者中毒，严重者甚至会因呼吸、心脏停止而死亡。并且外用也可能出现皮肤及黏膜灼痛等中毒症状，故现代临床已不再将藜芦作为涌吐药使用。

1.3　人参

人参，众所周知是一味补益药，主要用以治疗虚证，后世并无其治疗哮喘的记载。而在清代有一位医家载录，人参有定喘的功效，如清·杨乘六《医宗己任编》卷七："咳嗽　伤寒以咳嗽为轻。……而于哮喘喉声如齁之症，与独参大剂。诚千古之卓识，今之昧此义者。盖多多矣。本草人参有定喘之功能。惜读者漫不经心而忽之也。"[240]188-189 究其原因，人参具有大补元气的功效，通过补益肺气而定喘治哮。此种方法为后世医家治疗哮喘喘脱提供了新的思路。

1.4　麻黄

麻黄辛、微苦、温，其用于治疗哮病的记载始见于明代。明代医家用麻黄治疗冷哮，主要发挥其发汗散寒、宣肺平喘之功效，如明·杜文燮《药鉴》卷二："麻黄……同杏仁，能去寒邪，兼理哮喘。"[1]52 此后，清代诸多医家沿用此药治疗夹哮伤寒，可见麻黄治哮在古代应用广泛。此外，清代亦有医家用麻黄治疗痰哮，如冯兆张《冯氏锦囊秘录·杂症痘疹药性主治合参》卷一[16]756、汪昂《本草备要·草部》[115]42、《本草易读》卷四[170]184、吴仪洛《本草从新》卷三 [116]57-58、徐大椿《药性切用》卷一下 [186]94 等著作中均有相关载述。

1.5　鲫鱼

鲫鱼味甘、气温、无毒，其用于治疗哮喘的载述始见于明代。明代医家倪朱谟在《本草汇言》卷十九[2]1113-1114中提出"用活鲫鱼二个，养粪缸内半日取出，清水养半日，淡水煮熟，食之"，可治小儿齁喘。此后，清代民国均有医家沿用此法治疗小儿齁喘，如清·虚白主人《救生集》卷三[129]187、喻嘉言《喻选古方试验》卷四[112]174-176、民国·陆锦燧《鲟溪秘传简验方》卷上[114]23等著作中均有相关记载。可见此法治疗小儿齁喘在古代应用较广泛。然现代临床沿用此法治哮者较少，究其原因，鲫鱼需用小儿便尿养之，患者恐难以接受。

1.6　忌用药物

哮病的重要病理因素为伏痰，痰为阴邪，遇寒则凝，得温则行，得阳则运。《金匮要略》首次提到"病痰饮者，当以温药和之"。温属阳，温性药物可使深伏之宿痰化。而寒凉药物易伤中阳，故哮病用药不可纯用寒凉，另有表证明显者兼以解表。如明·虞抟《医学正传》卷二："治哮必使薄滋味，不可纯用寒凉药，必兼散表。"[71]116

此外在中药选择方面，明·薛己提出哮病忌服白术，如《本草约言》卷一："白术　味苦、甘、微辛，气温……因燥消肾，痈疽毒禁用，为多生脓。驱胃脘食积痰涎，消脐腹水肿胀满。哮喘误服，壅塞难当。"[303]407白术味苦性燥，因燥消肾，过服可致肾脏虚惫，蒸腾气化失司，而痰饮更甚。此后有医家明确指出哮病治疗不仅须忌寒凉药，还应忌燥药。如明·武之望《济阳纲目》卷三十二："论　哮吼，即痰喘甚而常发者……凡哮须忌燥药，亦不宜纯凉，须常带表。"[44]687此外尚有医家提出哮病患者终身不可食炒豆的观点，如清·喻嘉言《喻选古方试验》卷三："咳嗽（有风寒　痰湿　火热　燥郁）……齁喘咳嗽，蓖麻仁去壳，炒熟，拣甜者食之，须多服见效，终身不可食炒豆。（《卫生方》）"[112]104此观点亦与炒豆性燥有关。

综上所述，古代医籍记载的哮病禁忌药物较多，对现代临床有一定借鉴意义。除此之外，临床还当根据患者的病因病机以及证候特点慎辨用药，以防药不对证，贻误病情。如肾阴虚火旺者，不可骤用苦寒之法，治当温通肺脏，下摄肾真为主；外寒内热之哮病，治宜清肺豁痰，辛温散寒，忌温补酸收等药物。

2. 方剂

2.1　苏陈九宝汤

苏陈九宝汤由桑白皮、甘草、大腹皮、麻黄、官桂、薄荷、陈皮、紫苏、杏仁组成，应用时以"水盏半，姜三片，乌梅半个"，煎煮分服。其主要功效为祛痰解表散寒，此外也有医家认为其可治疗顽痰闭肺型哮病，因该方中的麻黄可开肺窍。该方自宋代首载后，历代医家均将苏陈九宝汤作为治疗冷哮的常用方；但至清代，医家较多运用麻黄汤治疗冷哮，苏陈九宝汤的应用逐渐减少。究其原因，或为麻黄汤具有发散外邪，宣肺平喘的功效。从组成来看，麻黄汤中的主药麻黄，是治疗冷哮的常用药。从配伍来看，麻、桂相须，则发汗解表之功益彰；麻、杏相使，则宣肺平喘之效甚著。现代临床运用苏陈九宝汤治疗小儿外感风寒型哮喘的案例逐渐增多。由于临床上小儿哮喘外感风寒者多，风热者少，故发作期慎用寒凉，善用辛温。苏陈九宝汤药性温和，功效较全，因此治疗小儿风寒型哮病有独特疗效。

2.2　哮积丹与古老饮

哮积丹的组成为"鸡子略敲不损膜，浸尿缸内四五日夜"，不少医籍均有其治疗风痰哮的记载。因鸡子能去风痰，鸡子即鸡卵，甘，平，益气补血。但需浸尿缸内四五日夜，其目的在于增加鸡子的药效。古老饮为治疗食哮的方剂，主要组成为古老钱，《本草纲目》中的记载为

"五百年前"的古币。虽为古币，但主要发挥药性的是铜锈——硫酸铜，辛温大毒，具有催吐之功效。古老饮正是通过催吐痰涎恶物来治疗食哮。以上两方因组成和用法特殊，现代临床已鲜见应用。然作为古代医家应用有效的方剂，有待进一步的研究。

2.3 麻黄汤

麻黄汤主要用于治疗外感风寒表实证。在古代文献中，其治疗哮病的记载颇多，并且可以治疗冷哮和寒包热哮。治疗冷哮时，即发挥麻黄汤发汗解表，平喘止咳之功效。治疗寒包热哮时，主要为麻黄汤加减以治之，常配伍枳壳、桔梗、紫苏、半夏、黄芩等清热之品，如明·武之望《济阳纲目》卷三十二："论 哮吼，即痰喘甚而常发者，如水鸡之声……有寒包热者，麻黄汤加枳壳、桔梗、紫苏、半夏、黄芩。"[44]687 由此可见，麻黄汤可以治疗多种证型之哮病，临床应用时应根据患者的证候特征，辨证用药。

参 考 文 献

[1] [明]杜文燮. 药鉴[M]. 陈仁寿，王明强，苏文文，校注. 北京：中国中医药出版社，2016.

[2] [明]倪朱谟. 本草汇言[M]. 戴慎，陈仁寿，虞舜，点校. 上海：上海科学技术出版社，2005.

[3] [清]黄凯钧. 友渔斋医话[M]. 乔文彪，张亚密，马建栋，注释. 上海：上海浦江教育出版社有限公司，2011.

[4] [清]沈文彬. 药论[M]. 童舜华，点校. 上海：上海科技出版社，2004.

[5] [清]王洪绪. 外科全生集[M]. 上海：上海卫生出版社，1956.

[6] [清]严洁，施雯，洪炜. 得配本草[M]. 郑金生，整理. 北京：人民卫生出版社，2007.

[7] [清]张秉成. 本草便读[M]. 上海：上海科学技术出版社，1958.

[8] [清]张山雷. 本草正义[M]. 程东旗，点校. 福州：福建科学技术出版社，2006.

[9] [唐]孙思邈. 备急千金要方（校释）[M]. 李景荣，苏礼，任娟莉，等，校释. 北京：人民卫生出版社，1998.

[10] [唐]王焘. 外台秘要方[M]. 高文柱，校注. 北京：华夏出版社，2009.

[11] [宋]赵佶. 圣济总录（校注）[M]. 王振国，杨金萍，主校. 上海：上海科学技术出版社，2016.

[12] [明]吴昆. 医方考[M]. 傅衍魁，崔扫麈，马骥，等，点校. 北京：人民卫生出版社，1990.

[13] [明]虞抟. 苍生司命[M]. 王道瑞，申好真，校注. 北京：中国中医药出版社，2004.

[14] [清]罗东逸. 古今名医方论[M]. 张慧芳，伊广谦，校注. 北京：中国中医药出版社，1994.

[15] [清]汪昂. 医方集解[M]. 鲍玉琴，杨德利，校注. 北京：中国中医药出版社，1997.

[16] [清]冯兆张. 冯氏锦囊秘录[M]. 王新华，点校. 北京：人民卫生出版社，1998.

[17] [清]吴仪洛. 成方切用[M]. 史欣德，整理. 北京：人民卫生出版社，2007.

[18] [清]沈金鳌. 幼科释谜[M]. 李晓林，刘宏，校注. 北京：中国中医药出版社，2009.

[19] [日本]丹波元简. 伤寒论辑义[M]//聿修堂医书选. 北京：人民卫生出版社，1983.

[20] [日本]丹波元坚. 杂病广要[M]//聿修堂医书选. 2版. 北京：人民卫生出版社，1983.

[21] [清]徐玉台. 医学举要[M]. 上海：上海卫生出版社，1957.

[22] [清]王泰林. 退思集类方歌注[M]//陆晋笙. 王旭高医书六种. 上海：上海科学技术出版社，1965.

[23] [清]吴谦. 删补名医方论[M]//医宗金鉴：第2册. 北京：人民卫生出版社，1963.

[24] [清]柯琴. 伤寒附翼[M]//曹炳章. 中国医学大成：第2册. 北京：中国中医药出版社，1997.

[25] [清]刘常棐. 济阴宝筏[M]. 甘慧娟，校注. 北京：中国中医药出版社，2015.

[26] [清]刘吉人. 伏邪新书[M]//曹炳章. 中国医学大成：第4册. 北京：中国中医药出版社，1997.

[27] 吴克潜. 儿科要略[M]//陆拯. 近代中医珍本集：儿科分册. 2版. 杭州：浙江科学技术出版社，2003.

[28] [日本]汤本求真，大塚敬节. 中国内科医鉴[M]//陈存仁. 皇汉医学丛书：第5册. 上海：上海中医学院出版社，1993.

[29] 曹颖甫. 经方实验录[M]. 邹运国, 点校. 北京：人民军医出版社, 2015.

[30] [清]张璐. 张氏医通[M]. 李静芳, 建一, 校注. 北京：中国中医药出版社, 1995.

[31] [清]林佩琴. 类证治裁[M]. 刘荩文, 主校. 北京：人民卫生出版社, 1988.

[32] [宋]太平惠民和剂局. 太平惠民和剂局方[M]. 陈庆平, 陈冰鸥, 校注. 北京：中国中医药出版社, 1996.

[33] [元]危亦林. 世医得效方[M]. 王育学, 点校. 北京：人民卫生出版社, 1990.

[34] [清]李用粹. 证治汇补[M]. 吴唯, 校注. 北京：中国中医药出版社, 1999.

[35] [清]吴篪. 临证医案笔记[M]. 辛智科, 王晓琳, 校注. 北京：中国中医药出版社, 2015.

[36] [明]朱橚. 普济方[M]. 北京：人民卫生出版社, 1959.

[37] [宋]王贶. 全生指迷方（校注）[M]. 叶磊, 校注. 郑州：河南科学技术出版社, 2014.

[38] [宋]杨士瀛. 仁斋直指方论：附补遗[M]. 盛维忠, 王致谱, 傅芳, 等, 校注. 福州：福建科学技术出版社, 1989.

[39] [明]熊宗立. 名方类证医书大全[M]. 宋咏梅, 郑红, 刘伟, 校注. 北京：中国中医药出版社, 2015.

[40] [明]徐春甫. 古今医统大全[M]. 崔仲平, 王耀廷, 主校. 北京：人民卫生出版社, 1991.

[41] [明]孙一奎. 赤水玄珠[M]//凌天翼. 赤水玄珠全集. 北京：人民卫生出版社, 1986.

[42] [明]张洁. 仁术便览[M]. 北京：人民卫生出版社, 1985.

[43] [明]张景岳. 景岳全书[M]. 赵立勋, 主校. 北京：人民卫生出版社, 1991.

[44] [明]武之望. 济阳纲目[M]//苏礼. 武之望医学全书. 北京：中国中医药出版社, 1999.

[45] [明]王大纶. 婴童类萃[M]. 北京：人民卫生出版社, 1983.

[46] [明]李盛春. 医学研悦[M]. 田思胜, 史兰华, 杨崇峰, 等, 校注. 北京：中国中医药出版社, 2009.

[47] [明]龚廷贤. 寿世保元[M]. 孙冶熙, 徐淑凤, 李艳梅, 等, 点校. 北京：中国中医药出版社, 1993.

[48] [明]龚廷贤. 济世全书[M]//李世华, 王育学. 龚廷贤医学全书. 北京：中国中医药出版社, 1999.

[49] [明]万密斋. 幼科发挥[M]. 傅沛藩, 校注. 北京：中国中医药出版社, 2007.

[50] [明]万密斋. 万氏家传保命歌括[M]. 罗田县万密斋医院, 校注. 武汉：湖北科学技术出版社, 1986.

[51] [明]王宗显. 医方捷径指南全书[M]. 陈湘萍, 于天星, 王虹, 点校. 北京：中医古籍出版社, 1991.

[52] [清]周震. 幼科医学指南[M]. 郑春素, 校注. 北京：中国中医药出版社, 2015.

[53] [清]孙伟. 良朋汇集经验神方[M]. 齐馨, 点校. 北京：中医古籍出版社, 2004.

[54] [清]陈复正. 幼幼集成[M]. 蔡景高, 叶奕扬, 点校. 北京：人民卫生出版社, 1988.

[55] [清]杨璿. 伤寒瘟疫条辨[M]. 李玉清, 校注. 北京：中国医药科技出版社, 2011.

[56] [清]罗国纲. 罗氏会约医镜[M]. 王树鹏, 姜钧文, 朱辉, 等, 校注. 北京：中国中医药出版社, 2015.

[57] [清]郑玉坛. 彤园医书：小儿科[M]//欧正武, 刘克丽. 湖湘名医典籍精华：儿科卷. 长沙：湖南科学技术出版社, 2000.

[58] [清]王世钟. 家藏蒙筌[M]. 李柳骥, 常立果, 赵艳, 等, 校注. 北京：中国中医药出版社, 2015.

[59] [清]梁廉夫. 不知医必要[M]//裘庆元. 珍本医书集成：第10册. 上海：上海科学技术出版社, 1986.

[60] [元]朱丹溪. 丹溪心法[M]. 田思胜, 校注. 北京：中国中医药出版社, 2008.

[61] [明]楼英. 医学纲目[M]. 阿静, 闫志安, 牛久旺, 校注. 北京：中国中医药出版社, 1996.

[62] [明]王肯堂. 证治准绳：杂病[M]. 吴唯, 刘敏, 侯亚芬. 校注. 北京：中国中医药出版社, 1997.

[63] [明]王肯堂. 证治准绳：类方[M]. 吴唯, 刘敏, 侯亚芬. 校注. 北京：中国中医药出版社, 1997.

[64] [明]龚廷贤. 万病回春[M]. 李秀芹, 校注. 北京：中国中医药出版社, 1998.

[65] [明]万表. 万氏济世良方[M]. 齐馨, 永清, 点校. 北京：中医古籍出版社, 1991.

[66] [明]朱朝槐. 医学新知全书[M]//郑金生. 海外回归中医善本古籍丛书：第3册. 北京：人民卫生出版社, 2002.

[67] [清]齐秉慧. 齐氏医案[M]. 2版. 姜兴俊, 毕学琦, 校注. 北京：中国中医药出版社, 2008.

[68] [清]叶天士. 类证普济本事方释义[M]. 张丽娟, 林晶, 点校. 北京：中国中医药出版社, 2012.

[69] [清]太医. 医方配本[M]. 陶冶, 文铸, 点校. 天津：天津科学技术出版社, 1994.

[70] 秦子文. 玲珑医鉴[M]. 赵敬华, 校注. 北京：中医古籍出版社, 2006.

[71] [明]虞抟. 医学正传[M]. 郭瑞华, 马湃, 王爱华, 等, 校注. 北京: 中国古籍出版社, 2002.

[72] [明]秦昌遇, [清]秦之桢. 症因脉治[M]. 冷方南, 王奇南, 点校. 上海: 上海科学技术出版社, 1990.

[73] [明]叶廷器. 世医通变要法[M]. 徐光星, 魏丽丽, 校注. 北京: 中国中医药出版社, 2015.

[74] [清]魏之琇. 续名医类案[M]. 黄汉儒, 蒙木荣, 廖崇文, 点校. 北京: 人民卫生出版社, 1997.

[75] [清]陈修园. (重订补注)南雅堂医案[M]. 马昆, 王艳丽, 主编. 北京: 人民军医出版社, 2009.

[76] 何廉臣. 增订通俗伤寒论[M]. 连智华, 点校. 福州: 福建科学技术出版社, 2004.

[77] [明]龚廷贤. 云林神彀[M]//曹炳章. 中国医学大成: 续集. 上海: 上海科学技术出版社, 2000.

[78] [清]沈金鳌. 杂病源流犀烛[M]. 李占永, 李晓林, 校注. 北京: 中国中医药出版社, 1994.

[79] [清]程杏轩. 医述[M]. 王乐匋, 李明回, 校订. 合肥: 安徽科学技术出版社, 1983.

[80] [明]孙志宏. 简明医彀[M]. 余瀛鳌, 点校. 北京: 人民卫生出版社, 1984.

[81] [明]万密斋. 育婴家秘[M]//傅沛藩, 姚昌绶, 王晓萍. 万密斋医学全书. 北京: 中国中医药出版社, 1999.

[82] [明]沈与龄. 医便初集[M]//吴中医集编写组. 吴中医集: 临证类. 南京: 江苏科学技术出版社, 1992.

[83] [明]吴正伦. 养生类要[M]. 腾鹰, 点校. 北京: 中医古籍出版社, 1994.

[84] [清]祝登元, 赵巘. 祝茹穹先生医印[M]. 袁瑞华, 闫小青, 张鑫, 等, 校注. 北京: 中国中医药出版社, 2015.

[85] [清]何嗣宗. 何嗣宗医案[M]. 何时希, 编校. 上海: 上海学林出版社, 1982.

[86] [清]薛雪. 碎玉篇[M]. 吴鸿洲, 点校. 上海: 上海科学技术出版社, 1989.

[87] [清]何惠川. 文堂集验方[M]//裘庆元. 珍本医书集成: 第10册. 上海: 上海科学技术出版社, 1986.

[88] [清]何书田. 何书田医案[M]. 何时希, 校. 上海: 上海科学技术出版社, 2010.

[89] [清]何书田. 医学妙谛[M]//裘庆元. 三三医书: 第2集. 北京: 中国中医药出版社, 1998.

[90] [清]李铎. 医案偶存[M]//鲁兆麟, 严寄澜, 王新佩. 中国古今医案类编·肺系病类. 北京: 中国建材工业出版社, 2001.

[91] [清]马培之. 孟河马培之医案论精要[M]. 吴中泰, 汇编. 北京: 人民卫生出版社, 1985.

[92] [清]曹沧洲. 曹沧洲医案[M]. 刘学华, 点校. 上海: 上海科学技术出版社, 2005.

[93] [清]半读斋主人. 养性轩临证医案[M]. 张喜德, 李莉, 校注. 北京: 中国中医药出版社, 2015.

[94] [清]费伯雄, 费绳甫. 孟河费氏医案[M]. 上海: 上海科学技术出版社, 1964.

[95] [清]陈士铎. 辨证录[M]. 王小芸, 王象礼, 刘德兴, 等, 校注. 北京: 中国中医药出版社, 2007.

[96] [清]姜天叙. 风劳臌膈四大证治[M]. 南京: 江苏人民出版社, 1957.

[97] [清]李菩. 杂症要略[M]//郑金生. 海外回归中医善本古籍丛书: 第5册. 北京: 人民卫生出版社, 2003.

[98] [清]钱峻. 经验丹方汇编[M]. 赵宝明, 点校. 北京: 中医古籍出版社, 1988.

[99] [清]顾世澄. 疡医大全[M]. 凌云鹏, 点校. 北京: 人民卫生出版社, 1987.

[100] [清]陶东亭. 惠直堂经验方[M]. 伊广谦, 张慧芳, 点校. 北京: 中医古籍出版社, 1994.

[101] [清]汪文绮. 杂症会心录[M]. 侯如艳, 校注. 北京: 中国医药科技出版社, 2011.

[102] [清]青浦诸君子. 寿世编[M]. 张慧芳, 点校. 北京: 中医古籍出版社, 1986.

[103] [清]林开燧. 林氏活人录汇编[M]. 张琳叶, 焦振廉, 校注. 北京: 中国中医药出版社, 2015.

[104] [清]薛雪. 扫叶庄医案[M]//裘庆元. 珍本医书集成: 第13册. 上海: 上海科学技术出版社, 1986.

[105] [清]庆云阁. 医学摘粹[M]. 彭静山, 点校. 上海: 上海科学技术出版社, 1983.

[106] [清]徐大椿. 伤寒约编[M]//北京市卫生干部进修学院中医部. 徐大椿医书全集: 上册. 北京: 人民卫生出版社, 1988.

[107] [清]陈修园. 金匮要略浅注[M]. 林庆祥, 校注. 福州: 福建科学技术出版社, 1988.

[108] [清]赵濂. 医门补要[M]. 上海: 上海卫生出版社, 1957.

[109] [清]尤怡. 金匮翼[M]. 2版. 许有玲, 校注. 北京: 中国中医药出版社, 2005.

[110] [清]陈杰. 回生集[M]//裘庆元. 珍本医书集成: 第9册. 上海: 上海科学技术出版社, 1985.

[111] [清]爱虚老人. 古方汇精[M]. 邢玉瑞, 林洁, 康兴军, 校注. 北京: 中国中医药出版社, 2016.

[112] [清]喻嘉言. 喻选古方试验[M]//裘庆元. 珍本医书集成：第 11 册. 上海：上海科学技术出版社，1986.

[113] [清]马培之. 外科传薪集[M]. 北京：人民卫生出版社，1959.

[114] 陆锦燧. 鲟溪秘传简验方[M]. 何清湖，蔡铁如，赵频，点校. 北京：中医古籍出版社，1993.

[115] [清]汪昂. 本草备要[M]. 北京：人民卫生出版社，1965.

[116] [清]吴仪洛. 本草从新[M]. 陆拯，赵法新，陈明显，校点. 北京：中国中医药出版社，2013.

[117] [清]黄宫绣. 本草求真[M]. 席与民，朱肇和，点校. 北京：人民卫生出版社，1987.

[118] 吴瑞甫. 中西温热串解[M]. 刘德荣，金丽，点校. 福州：福建科学技术出版社，2003.

[119] [明]孙一奎. 孙文垣医案[M]. 杨洁，校注. 北京：中国医药科技出版社，2012.

[120] 涂蔚生. 推拿抉微[M]. 上海：千顷堂书局，1928.

[121] [明]万密斋. 片玉心书[M]//傅沛藩，姚昌绶，王晓萍. 万密斋医学全书. 北京：中国中医药出版社，1999.

[122] [清]陈鄂. 一见知医[M]//潘远根. 湖湘名医典籍精华：综合卷. 长沙：湖南科学技术出版社，2000.

[123] [清]顾靖远. 顾松园医镜[M]. 袁久林，校注. 北京：中国医药科技出版社，2014.

[124] [清]谢玉琼. 麻科活人全书[M]. 朱礼棠，评注. 上海：上海卫生出版社，1957.

[125] [清]鲁照. 串雅补[M]//赵学敏，鲁照. 串雅全书. 北京：中国中医药出版社，1998.

[126] [清]徐大椿. 女科指要[M]. 田松，张文华，何茜，等，点校. 太原：山西科学技术出版社，2012.

[127] [清]王桂舟. 不药良方续集[M]. 洪瑞，宝珊，点校. 太原：山西科学技术出版社，1993.

[128] [清]龚自璋. 家用良方[M]. 王唯一，周澎，谢林，点校. 北京：中医古籍出版社，1988.

[129] [清]虚白主人. 救生集[M]. 王力，秋晨，由昆，等，点校. 北京：中医古籍出版社，1994.

[130] [清]王孟英. 鸡鸣录[M]//盛增秀. 王孟英医学全书. 北京：中国中医药出版社，1999.

[131] [清]泄峰桂林主人. 普济内外全书[M]. 刘俊，校注. 北京：中国中医药出版社，2016.

[132] [清]景日昣. 嵩厓尊生书[M]. 谷建军，吕凌，校注. 北京：中国中医药出版社，2015.

[133] [清]吴芹. 吴古年医案[M]//陆拯. 近代中医珍本集：医案分册. 2 版. 杭州：浙江科学技术出版社，2003.

[134] [清]姚古渔. 姚古渔医案[M]//湖州中医院. 湖州十家医案. 湖州：湖州中医院，1979.

[135] 傅耜颖. 傅耜颖医案[M]//湖州中医院. 湖州十家医案. 湖州：湖州中医院，1979.

[136] [日本]浅田宗伯. 先哲医话[M]//裘庆元. 三三医书：第 1 集. 北京：中国中医药出版社，1998.

[137] [清]戴天章原著，何廉臣重订. 重订广温热论[M]. 张家玮，点校. 福州：福建科学技术出版社，2005.

[138] [明]汪机. 医学原理[M]. 储全根，万四妹，校注. 北京：中国中医药出版社，2009.

[139] [日本]中川成章. 证治摘要[M]//陈存仁. 皇汉医学丛书. 北京：人民卫生出版社，1955.

[140] [明]李时珍. 本草纲目[M]. 张守康，张向群，王国辰，等，主校. 北京：中国中医药出版社，1998.

[141] [明]龚信纂辑，龚廷贤续编，王肯堂订补. 古今医鉴[M]. 熊俊，校注. 北京：中国医药科技出版社，2014.

[142] [明]何渊. 伤寒海底眼[M]. 何时希，校编. 上海：上海学林出版社，1984.

[143] [明]方谷著，[清]周京辑. 医林绳墨大全[M]. 刘时觉，林士毅，周坚，校注. 北京：中国中医药出版社，2015.

[144] [清]汪昂. 汤头歌诀[M]//项长生. 汪昂医学全书. 北京：中国中医药出版社，1999.

[145] [清]徐大椿. 兰台轨范[M]. 刘洋，刘惠杰，校注. 北京：中国中医药出版社，2008.

[146] [清]张秉成. 成方便读[M]. 杨威，校注. 北京：中国中医药出版社，2002.

[147] [清]费伯雄. 医醇賸义[M]//王鹏. 费伯雄医著大成. 北京：中国中医药出版社，2019.

[148] [清]吴玉楹，吴迈. 方症会要[M]. 陆翔，郜峦，卜菲菲，校注. 北京：人民卫生出版社，2018.

[149] [清]蒋示吉. 医宗说约[M]. 王道瑞，申好真，校注. 北京：中国中医药出版社，2004.

[150] [清]陈德求. 医学传灯[M]//裘庆元. 珍本医书集成：第 6 册. 上海：上海科学技术出版社，1985.

[151] [清]王泰林. 医学刍言[M]//褚玄仁. 王旭高医书全集. 北京：学苑出版社，2001.

[152] [清]魏鉴. 幼科汇诀直解[M]//欧正武，刘克丽. 湖湘名医典籍精华：儿科卷. 长沙：湖南科学技术出版社，2000.

[153] [明]皇甫中. 明医指掌[M]. 张印生，校注. 北京：中国中医药出版社，1997.

[154] [清]江涵暾. 奉时旨要[M]. 2 版. 王觉向，点校. 北京：中国中医药出版社，2007.

[155] 贺季衡. 贺季衡医案[M]. 贺桐孙, 按; 许济群, 王新华, 整理. 北京: 中国中医药出版社, 2013.

[156] [宋]苏颂. 本草图经[M]. 尚志钧, 辑校. 合肥: 安徽科学技术出版社, 1994.

[157] [宋]唐慎微. 证类本草[M]. 尚志钧, 郑金生, 尚元藕, 等, 校点. 北京: 华夏出版社, 1993.

[158] [明]龚廷贤. 药性歌括四百味[M]. 上海: 上海科学技术出版社, 1958.

[159] [明]陈嘉谟. 本草蒙筌[M]. 王淑民, 陈湘萍, 周超凡, 点校. 北京: 人民卫生出版社, 1988.

[160] [宋]刘昉. 幼幼新书[M]. 幼幼新书点校组, 点校. 北京: 人民卫生出版社, 1987.

[161] [宋]小儿卫生总微论方[M]. 吴康健, 点校. 北京: 人民卫生出版社, 1990.

[162] [元]许国桢. 御药院方[M]. 王淑民, 关雪, 点校. 北京: 人民卫生出版社, 1992.

[163] [明]王肯堂. 证治准绳: 幼科[M]. 吴唯, 刘敏, 侯亚芬. 校注. 北京: 中国中医药出版社, 1997.

[164] [元]曾世荣. 活幼心书[M]. 田代华, 林爱民, 田丽莉, 点校. 天津: 天津科学技术出版社, 1999.

[165] [元]朱丹溪. 脉因证治[M]. 闫平, 校注. 北京: 中国中医药出版社, 2008.

[166] [元]朱丹溪. 金匮钩玄[M]. 北京: 人民卫生出版社, 1980.

[167] [元]朱丹溪. 丹溪秘传方诀[M]//郑金生. 海外回归中医善本古籍丛书: 第5册. 北京: 人民卫生出版社, 2003.

[168] [明]缪希雍. 神农本草经疏[M]. 夏魁周, 赵瑗, 校注. 北京: 中国中医药出版社, 1997.

[169] [明]缪希雍. 本草单方[M]//任春荣. 缪希雍医学全书. 北京: 中国中医药出版社, 1999.

[170] [清]汪昂. 本草易读[M]. 吕广振, 陶振岗, 王海亭, 等, 点校. 北京: 人民卫生出版社, 1987.

[171] [清]张璐. 本经逢原[M]. 赵小青, 裴晓峰, 杜亚伟, 校注. 北京: 中国中医药出版社, 2007.

[172] [清]陈其瑞. 本草撮要[M]//裘庆元. 珍本医书集成: 第2册. 上海: 上海科学技术出版社, 1985.

[173] [清]罗越峰. 疑难急症简方[M]//裘庆元. 珍本医书集成: 第11册. 上海: 上海科学技术出版社, 1986.

[174] [清]何梦瑶. 医碥[M]. 吴昌国, 校注. 北京: 中国中医药出版社, 2009.

[175] [明]李梴. 医学入门[M]. 金嫣莉, 何源, 乔占兵, 等, 校注. 北京: 中国中医药出版社, 1995.

[176] [清]陈士铎. 辨证玉函[M]//柳长华. 陈士铎医学全书. 北京: 中国中医药出版社, 1999.

[177] [清]黄元御. 四圣心源[M]. 孙洽熙, 校注. 北京: 中国中医药出版社, 2009.

[178] [清]江涵暾. 笔花医镜[M]. 上海: 上海科学技术出版社, 1958.

[179] [清]陈修园. 医医偶录[M]//裘庆元. 珍本医书集成: 第14册. 上海: 上海科学技术出版社, 1986.

[180] [清]梁玉瑜, 陶保廉. 医学答问[M]. 宋乃光, 校注. 北京: 中国中医药出版社, 1994.

[181] [清]马氏. 大医马氏小儿脉珍科[M]. 童瑶, 点校. 上海: 上海科学技术出版社, 2004.

[182] [明]兰茂. 滇南本草: 第1卷[M]. 2版. 《滇南本草》整理组, 整理. 昆明: 云南人民出版社, 1975.

[183] [清]黄元御. 长沙药解[M]. 北京: 中国医药科技出版社, 2017.

[184] [明]李中梓. 本草通玄[M]. 付先军, 周扬, 范磊, 等, 校注. 北京: 中国中医药出版社, 2015.

[185] [清]陈士铎. 本草新编[M]. 柳长华, 徐春波, 校注. 北京: 中国中医药出版社, 1996.

[186] [清]徐大椿. 神农本草经百种录（附）: 药性切用[M]. 伍悦, 点校. 北京: 学苑出版社, 2011.

[187] [清]刘若金, 杨时泰. 本草述钩元[M]. 上海: 科技卫生出版社, 1958.

[188] [清]姚澜. 本草分经[M] 范磊, 校注. 北京: 中国中医药出版社, 2015.

[189] 张宗祥. 本草简要方[M]. 上海: 上海书店出版社, 1985.

[190] [清]赵学敏. 本草纲目拾遗[M]. 闫志安, 肖培新, 校注. 北京: 中国中医药出版社, 2007.

[191] [清]王孟英. 归砚录[M]//盛增秀. 王孟英医学全书. 北京: 中国中医药出版社, 1999.

[192] [清]赵晴初. 存存斋医话稿[M]//裘庆元. 珍本医书集成: 第14册. 上海: 上海科学技术出版社, 1986.

[193] [清]王孟英. 随息居饮食谱[M]. 聂伯纯, 何玉秀, 张志杰, 点校. 北京: 人民卫生出版社, 1987.

[194] [汉]张仲景. 金匮要略方论[M]. 李玉清, 黄海量, 吴晓青, 点校. 北京: 中国中医药出版社, 2006.

[195] [晋]陈延之. 小品方[M]. 高文铸, 辑校注释. 北京: 中国中医药出版社, 1995.

[196] [清]吴澄. 不居集[M]. 达美君, 王荣根, 孙炜华, 等, 校注. 北京: 中国中医药出版社, 2002.

[197] [宋]王怀隐. 太平圣惠方（校注）[M]. 田文敬, 赵会茹, 蔡小平, 等, 校注. 郑州: 河南科学技术出版

社，2015.

[198] [清]陈修园. 时方妙用[M]. 杨护生，校注. 福州：福建科学技术出版社，2007.

[199] [清]陈修园. 医学从众录[M]//林慧光. 陈修园医学全书. 北京：中国中医药出版社，1999.

[200] [清]唐宗海. 医学见能[M]. 李融之，点校. 上海：上海科学技术出版社，1982.

[201] [清]陈修园. 医学实在易[M]. 北京：人民卫生出版社，1959.

[202] [宋]朱佐. 类编朱氏集验医方[M]. 郭瑞华，孙德立，姜玉玫，等，点校. 上海：上海科学技术出版社，2003.

[203] [元]曾世荣. 活幼口议[M]. 陈玉鹏，校注. 北京：中国中医药出版社，2015.

[204] [元]朱丹溪. 丹溪治法心要[M]. 张奇文，朱锦善，王叙爵，校注. 济南：山东科学技术出版社，1985.

[205] [明]肖京. 轩岐救正论[M]. 刘德荣，陈玉鹏，校注. 北京：线装书局，2011.

[206] [明]薛铠，薛己. 保婴撮要[M]. 李奕祺，校注. 北京：中国中医药出版社，2016.

[207] [清]杨和. 幼科折衷秘传真本[M]. 周铭心，点校. 上海：上海科学技术出版社，2004.

[208] [明]秦昌遇. 幼科折衷[M]. 俞景茂，点校. 北京：中医古籍出版社，1990.

[209] [明]吴正伦. 脉症治方[M]. 张华敏，刘寨华，于峥，点校. 北京：学苑出版社，2014.

[210] [明]刘全德. 考证病源[M]. 黄素英，点校. 上海：上海科学技术出版社，2004.

[211] [明]殷之屏. 医方便览[M]. 步瑞兰，校注. 北京：中国中医药出版社，2015.

[212] [清]吴鞠通. 吴鞠通医案[M]. 王绪鳌，点校. 北京：人民卫生出版社，1960.

[213] [清]沈菊人. 沈菊人医案[M]. 高毓秋，点校. 上海：上海科学技术出版社，2004.

[214] [清]金子久. 金氏门诊方案[M]//李殿义，张清怀，高慧，等. 千里医案·金氏门诊方案合集. 太原：山西科学技术出版社，2012.

[215] [清]张山雷. 张山雷医案[M]//浙江省中医管理局张山雷医案编委会. 张山雷医集：下册. 北京：人民卫生出版社，1995.

[216] [清]朱时进. 一见能医[M]. 陈熠. 郑雪君，点校. 上海：上海科学技术出版社，2004.

[217] [明]孙文胤. 丹台玉案[M]. 竹剑平，欧春，金策，校注. 北京：中国中医药出版社，2016.

[218] [明]吴元溟. 儿科方要[M]//郑金生. 海外回归中医善本古籍丛书：第12册. 北京：人民卫生出版社，2003.

[219] [清]潘楫. 医灯续焰[M]. 杨维益，点校. 北京：人民卫生出版社，1988.

[220] [清]太医院. 太医院秘藏膏丹丸散方剂[M]. 伊广谦，张慧芳，点校. 北京：中国中医药出版社，1992.

[221] [清]赵学敏. 串雅内编[M]//赵学敏，鲁照. 串雅全书. 北京：中国中医药出版社，1998.

[222] [日本]元伦维亨，村上图基. 名家方选[M]//陈存仁. 皇汉医学丛书. 上海：上海中医学院出版社，1993.

[223] [清]鲍相璈. 验方新编[M]. 周光优，严肃云，禹新初，点校. 北京：人民卫生出版社，1990.

[224] [清]方略. 尚友堂医案[M]. 陈嘉训，点校. 上海：上海中医学院出版社，1993.

[225] [清]徐锦. 心太平轩医案[M]. 卢棣，卢玉琮，任杰，校注. 北京：中国中医药出版社，2015.

[226] [清]王孟英. 潜斋简效方[M]//盛增秀. 王孟英医学全书. 北京：中国中医药出版社，1999.

[227] [清]王孟英. 潜斋医话[M]//盛增秀. 王孟英医学全书. 北京：中国中医药出版社，1999.

[228] [清]顾司马，顾祖同. 横山北墅医案[M]//鲁兆麟，严寄澜，王新佩. 中国古今医案类编：肺系病类. 北京：中国建材工业出版社，2001.

[229] [清]汪喆，徐召南评注. 评注产科心法[M]//裘庆元. 三三医书：第1集. 北京：中国中医药出版社，1998.

[230] [明]胡濙. 卫生易简方[M]. 北京：人民卫生出版社，1984.

[231] [明]李中梓. 医宗必读[M]. 顾宏平，校注. 北京：中国中医药出版社，1997.

[232] [明]马兆圣. 医林正印[M]. 黄作阵，武亮周，张戬，等，校注. 北京：中国中医药出版社，2016.

[233] [明]江瓘. 名医类案[M]. 焦振廉，张琳叶，胡玲，等，校释. 上海：上海浦江教育出版社有限公司，2013.

[234] [清]黄光霁. 本草衍句[M]//李殿义，张清怀，高慧，等. 本草衍义·本草衍句合集. 太原：山西科学技术出版社，2012.

[235] [清]魏之琇. 柳州医话良方[M]//盛增秀. 王孟英医学全书. 北京：中国中医药出版社，1999.

[236] [清]黄朝坊. 金匮启钥：幼科[M]//欧正武，刘克丽. 湖湘名医典籍精华：儿科卷. 长沙：湖南科学技术出版社，2000.

[237] [清]张鹏飞. 增补神效集[M]. 刘宏伟，张瑞贤，点校. 北京：中医古籍出版社，1990.

[238] [清]王梦兰. 秘方集验[M]. 王玉英，王作林，点校. 北京：中医古籍出版社，1990.

[239] [清]高鼓峰. 四明心法[M]. 周次清，孙以渭，高洪春，点校. 北京：人民卫生出版社，1991.

[240] [清]杨乘六. 医宗己任编[M]. 王汝谦，注；杨乘六，评. 上海：上海卫生出版社，1958.

[241] [宋]陈素庵原著，陈文昭补解. 陈素庵妇科补解[M]. 杜惠芳，张晋峰，李萌，等，校补. 北京：人民军医出版社，2012.

[242] [清]郭诚勋. 证治针经[M]. 江一平，校注. 北京：中国中医药出版社，1996.

[243] [清]汪廷元. 广陵医案[M]. 刻本. 1890（清光绪十六年）.

[244] [清]张聿青. 张聿青医案[M]. 上海：上海科学技术出版社，1963.

[245] [清]红杏村人. 医案[M]//鲁兆麟，严寄澜，王新佩. 中国古今医案类编：肺系病类. 北京：中国建材工业出版社，2001.

[246] [清]陈莲舫. 莲舫秘旨[M]. 吴鸿洲，点校. 上海：上海科学技术出版社，1989.

[247] [清]金子久. 和缓遗风[M]//裘庆元. 三三医书：第2集. 北京：中国中医药出版社，1998.

[248] 巢渭芳. 巢渭芳医话[M]. 鲁瑛，王新民，王润平，等，校注. 太原：山西科学技术出版社，2013.

[249] [明]龚廷贤. 小儿推命方脉活婴秘旨全书[M]//李世华，王育学. 龚廷贤医学全书. 北京：中国中医药出版社，1999.

[250] [日本]下津寿泉. 幼科证治大全[M]//陈存仁. 皇汉医学丛书. 北京：人民卫生出版社，1955.

[251] [清]吴世昌，王远. 奇方类编[M]. 2版. 朱定华，曹秀芳，点校. 北京：中医古籍出版社，2004.

[252] [清]叶天士. 临证指南医案[M]. 艾车，戴铭，姚春，等，主校. 北京：中国中医药出版社，2008.

[253] [清]叶天士. 未刻本叶天士医案[M]//潘华信，朱伟常. 叶天士医案大全. 上海：上海中医学院出版社，1994.

[254] [清]吴楚. 吴氏医验录全集[M]. 李鸿涛，张明锐，贺长平，校注. 北京：中国中医药出版社，2011.

[255] [清]王孟英，俞震. 古今医案按选[M]//盛增秀. 王孟英医学全书. 北京：中国中医药出版社，1999.

[256] [清]丁授堂. 丁授堂先生医案[M]. 毕丽娟，校注. 北京：中国中医药出版社，2015.

[257] [晋]葛洪. 肘后备急方[M]. 汪剑，邹运国，罗思航，整理. 北京：中国中医药出版社，2016.

[258] [宋]严用和.（重辑）严氏济生方[M]. 王道瑞，申好真，重辑. 北京：中国中医药出版社，2007.

[259] [宋]许叔微. 类证普济本事方续集[M]//裘庆元. 方书秘本八种：上册. 北京：中国中医药出版社，2019.

[260] [明]熊宗立. 山居便宜方[M]//郑金生. 海外回归中医善本古籍丛书：第7册. 北京：人民卫生出版社，2003.

[261] [明]赵献可. 邯郸遗稿[M]. 2版. 浙江中医杂志编辑部，校点. 杭州：浙江科学技术出版社，1984.

[262] [明]庄履严. 妇科百辨[M]. 章勤，赵宏利，张来，等，校注. 北京：中国中医药出版社，2015.

[263] [清]郑元良. 郑氏家传女科万金方[M]. 何清湖，杨维华，谭英，点校. 北京：中医古籍出版社，1998.

[264] [清]程云来. 圣济总录纂要[M]//曹炳章. 中国医学大成：第10册. 北京：中国中医药出版社，1997.

[265] [清]高淑濂. 高淑濂胎产方案[M]. 于光辉，安志青，刘怀敏，等，点校. 北京：中医古籍出版社，2001.

[266] [清]闵钺. 本草详节[M]. 张效霞，校注. 北京：中国中医药出版社，2015.

[267] [清]黄元御. 玉楸药解[M]//黄元御医书全集：下册. 北京：中医古籍出版社，2016.

[268] [清]沈金鳌. 要药分剂[M]//高萍，田思胜. 沈氏尊生书. 北京：中国中医药出版社，1997.

[269] [清]王道纯，汪兆元. 本草品汇精要续集[M]//刘文泰. 本草品汇精要. 上海：商务印书馆，1936.

[270] [晋]范汪. 范汪方[M]//严世芸，李其忠. 三国两晋南北朝医学文集. 北京：人民卫生出版社，2009.

[271] [北周]姚僧垣. 集验方[M]. 高文铸，辑校. 天津：天津科学技术出版社，1986.

[272] [唐]孙思邈. 千金翼方[M]. 苏凤琴，梁宝祥，李殿义，等，校注. 太原：山西科学技术出版社，2010.

[273] [宋]庞安时. 伤寒总病论[M]. 邹德琛，刘华生，点校. 北京：人民卫生出版社，1989.

[274] [日本]丹波康赖. 医心方[M]. 王大鹏，樊友平，张晓慧，校注. 上海：上海科学技术出版社，1998.

[275] [宋]王衮. 博济方[M]. 王振国，宋咏梅，点校. 上海：上海科学技术出版社，2003.

[276] [宋]陈无择. 三因极一病证方论[M]//王象礼. 陈无择医学全书. 北京：中国中医药出版社，2005.

[277] [明]鲁伯嗣. 婴童百问[M]. 北京：人民卫生出版社，1961.

[278] [清]姚俊. 经验良方全集[M]. 陈湘萍，由昆，校注. 北京：中国中医药出版社，1994.

[279] [清]李冠仙. 知医必辨[M]. 王新华，点注. 南京：江苏科学技术出版社，1984.

[280] [清]郑玉坛. 大方脉[M]//周慎. 湖湘名医典籍精华：内科卷. 长沙：湖南科学技术出版社，1999.

[281] [明]丁凤. 医方集宜[M]. 魏民，校注. 北京：中医古籍出版社，2017.

[282] [清]刘默. 证治百问[M]. 上海中医文献研究所古籍研究室，选编. 上海：上海科学技术出版社，1991.

[283] [清]胡增彬. 经验选秘[M]. 朱定华，严康维，点校. 北京：中医古籍出版社，1993.

[284] [清]曾懿. 曾懿集[M]. 徐洵，马宇，点校. 成都：四川大学出版社，2019.

[285] [清]魏祖清. 村居救急方[M]//裘庆元. 方书秘本八种：下册. 北京：中国中医药出版社，2019.

[286] [清]王孟英. 四科简效方[M]. 杨杰英，陈振南，点校. 北京：中医古籍出版社，1991.

[287] [清]赖元福. 赖氏脉案[M]. 毕丽娟，校注. 北京：中国中医药出版社，2015.

[288] [清]郑树珪. 七松岩集[M]. 王满城，陈孟恒，编校. 石家庄：河北人民出版社，1959.

[289] [清]雷逸仙. 逸仙医案[M]//陆拯. 近代中医珍本集：医案分册. 杭州：浙江科学技术出版社，2003.

[290] [清]刘子维，李俊. 圣余医案（诠解）[M]. 王爱国，点校. 北京：人民军医出版社，2009.

[291] [清]程国彭. 医学心悟[M]. 北京：中国中医药出版社，2019.

[292] [清]刘渊. 医学纂要[M]. 赖畴，主校. 北京：中国中医药出版社，1999.

[293] [清]云川道人. 绛囊撮要[M]//裘庆元. 珍本医书集成：第9册. 上海：上海科学技术出版社，1985.

[294] [清]叶天士. 种福堂公选良方[M]. 华岫云，编. 北京：人民卫生出版社，1960.

[295] [清]周士祢. 婴儿论[M]. 江月斐，校注. 北京：中国中医药出版社，2015.

[296] [清]卢荫长. 信验方正续编[M]. 刘志华，张兆云，校注. 太原：山西科学技术出版社，1993.

[297] [清]孟文瑞. 春脚集[M]//裘庆元. 珍本医书集成：第10册. 上海：上海科学技术出版社，1986.

[298] [清]王馥原. 医方简义[M]//裘庆元. 珍本医书集成：第9册. 上海：上海科学技术出版社，1985.

[299] [清]太医. 清宫医案研究[M]. 陈可冀，主编. 北京：中医古籍出版社，2003.

[300] [清]钱敏捷. 医方絜度[M]. 王兴伊，点校. 上海：上海科学技术出版社，2004.

[301] [明]张觉人. 外科十三方考[M]. 上海：上海科学技术出版社，1959.

[302] 丁甘仁. 丁甘仁先生家传珍方[M]. 曲丽芳，点校. 上海：上海科学技术出版社，2004.

[303] [明]薛己. 本草约言[M]//盛维忠. 薛立斋医学全书. 北京：中国中医药出版社，1999.

[304] [清]李潆. 身经通考[M]. 李生绍，赵昕，刘晓燕，点校. 北京：中医古籍出版社，1993.

[305] [日本]伊豫专安. 中国药物学大纲[M]. 北京：人民卫生出版社，1956.

（陈丽平　楚君瑞　韩佳洋　吉妙琳　温　森）

第六章 外 治 法

外治法是治疗哮病的重要方法之一，是以药物或其他方式通过患者的体表或口、鼻等孔窍而治疗疾病的一种方法，主要包括针灸推拿疗法、敷贴疗法、热熨疗法等。本章通过梳理考证古代医籍记载的哮病外治方法，以期为哮病临床治疗提供借鉴。

第一节　文献辑录及源流考释

一、针灸推拿疗法

1. 文献辑录

《黄帝内经素问·骨空论》："黄帝问曰：余闻风者百病之始也，以针治之奈何？岐伯对曰：风从外入，令人振寒，汗出头痛，身重恶寒，治在风府，调其阴阳，不足则补，有余则泻。大风颈项痛，刺风府，风府在上椎……督脉生病治督脉，治在骨上，甚者在脐下营。其上气有音者治其喉中央，在缺盆中者。其病上冲喉者治其渐，渐者上侠颐也。"[1]89-90

《黄帝内经灵枢·卫气失常》："黄帝曰：卫气之留于腹中，搐积不行，菀蕴不得常所，使人肢胁胃中满，喘呼逆息者，何以去之？伯高曰：其气积于胸中者，上取之；积于腹中者，下取之；上下皆满者，旁取之。黄帝曰：取之奈何？伯高对曰：积于上，泻人迎、天突、喉中。"[2]180-181

《黄帝内经灵枢·刺节真邪》："黄帝曰：刺节言振埃，夫子乃言刺外经，去阳病，余不知其所谓也，愿卒闻之。岐伯曰：振埃者，阳气大逆，上满于胸中，愤瞋肩息，大气逆上，喘喝坐伏，病恶埃烟，饲不得息，请言振埃，尚疾于振埃。黄帝曰：善。取之何如？岐伯曰：取之天容。"[2]228

晋·皇甫谧《针灸甲乙经》卷八："五脏传病发寒热第一下……咳上气，喘，暴喑不能言，及舌下挟缝青脉，颈有大气，喉痹，咽中干急，不得息，喉中鸣，翕翕寒热，项肿肩痛，胸满，腹皮热，衄，气短哽心痛，隐疹头痛，面皮赤热，身肉尽不仁，天突主之。"[3]1471

晋·皇甫谧《针灸甲乙经》卷九："邪在肺五脏六腑受病发咳逆上气第三……咳逆上气，魄户及气舍主之。咳逆上气，噫嘻主之。咳逆上气，咽喉鸣喝喘息，扶突主之……咳逆上气，涎出多唾，呼吸喘悸，坐卧不安，彧中主之……胸中满痛，乳肿溃痈，咳逆上气，咽喉喝喝有声，天溪主之……咳，喉中鸣，咳唾血，大钟主之。"[3]1562-1565

唐·孙思邈《备急千金要方》卷十七："肺脏脉论第一……太阴之别名列缺，起于腕上分间，并太阴之经直入掌中，散入于鱼际，别走手阳明。主肺生病，病实则大肠热，热则手兑掌起，起则阳病，阳脉反逆大于寸口三倍，病则咳，上气喘喝，烦心胸满。"[4]369

唐·孙思邈《备急千金要方》卷十九："肾脏脉论第一……其足少阴之别，名曰大钟……主肾生病，病实则膀胱热，热则闭癃……虚则膀胱寒，寒则腰痛，痛则阴脉反小于寸口，其病则饥而不欲食，面黑如炭色，咳唾则有血，喉鸣而喘，坐而欲起，目䀮䀮无所见，心悬若病饥状，气不足则善恐，心惕惕若人将捕之，是为骨厥。"[4]414

唐·孙思邈《备急千金要方》卷三十："喉咽病 风府、天窗、劳宫，主喉嗌痛。扶突、天突、天溪，主喉鸣暴忤气哽。少商、太冲、经渠，主喉中鸣。鱼际，主喉中焦干。水突，主喉咽肿。掖门、四渎，主呼吸短气，咽中如息肉状。间使，主嗌中如扼。（《甲乙》作行间。）"[4]644

唐·王焘《外台秘要方》卷三十九："扶突，一名水穴，在曲颊下一寸，人迎后，手阳明脉气所发，仰而取之，灸三壮。主咳逆上气，咽喉鸣喝喘息，暴瘖，气哽……天谿，在胸乡下一寸六分陷者中，足太阴脉气所发，仰而取之，灸五壮。主胸中满痛，乳肿贵膺，咳逆上气，喉鸣有声。"[5]795-803

宋·王怀隐《太平圣惠方》卷九十九："具列一十二人形共计二百九十穴……天突一穴，在结喉下一夫陷者宛宛中。是穴，阴维任脉之会，针入五分，留三呼，得气即泻。主咳嗽，上气，噎胸中气，喉内状如水鸡声……灸亦得，然不及针。其下针真横下不得低手，即五脏之气伤，令人短寿。慎如前法，及辛酸滑等。"[6]305

宋·赵佶《圣济总录》卷一百九十二："任脉……天突一穴，在结喉下一夫宛宛中，阴维、任脉之会，针入五分，留三呼，得气即泻，治咳嗽上气，胸中气噎，喉中状如水鸡声，肺壅咯唾脓血，咽干舌下急，喉中生疮，不得下食，灸亦得，然不及针。下针须直下，不得低手，即伤五脏气。"[7]1850

宋·琼瑶真人《针灸神书》卷二："男女哮喘一百三十一法 哮喘之证要升阳，内外升阳病即康，天突膻中专要泻，三里升阳气下良，若要哮喘即便止，气来战刮即升阴，再用升阴一二次，战战急按要出针。"[8]35

宋·琼瑶真人《针灸神书》卷二："男女偏正头风加一百六十三法 偏正头风有两般，中脘下痰按盘盘，膻中哮喘专要泻，印堂头疼出血安，口眼㖞斜气使下，地仓加搓要升阳，㖞左升阳加搓右，㖞右升阴搓指详。"[8]39-40

宋·琼瑶真人《针灸神书》卷二："男女喘哮之证二百七法 哮喘之证提摄忙，液门摄提气相当，天突一穴专提泻，膻中一穴泻安康。"[8]45

南宋·王执中《针灸资生经》卷四："喘（余见咳嗽）……璇玑，疗咳逆上喘，喉鸣……扶突，治喘息如水鸡鸣（并见上气）……扶突，主咽下鸣喘……或中等主呼吸喘，气逆喘鸣，取天容（并见上气）……（有贵人久患喘，夜卧不得而起行，夏月亦衣夹背心。予知是膏肓病也，令灸膏肓而愈。亦有暴喘者，予知是痰为梗，令细判厚朴七八钱重，以姜七片，水小碗煎七分服，滓再煎服，不过数服愈。若不因痰而喘者，当灸肺俞。凡有喘与哮者，为按肺俞，无不酸疼，皆为谬刺肺俞，令灸而愈。亦有只谬刺不灸而愈，此病有浅深也。舍弟登山，为雨所搏，一夕气闷几不救，见昆季必泣，有欲别之意。予疑其心悲，为刺百会不效，按其肺俞，云其疼如锥刺，以火针微刺之即愈。因此与人治哮喘，只谬肺俞，不谬他穴。惟按肺俞不疼酸者，然后点其它穴云。）"[9]192-193

南宋·王执中《针灸资生经》卷四："咳逆上气（上气又见咳逆）……扶突，主咳逆上气，咽中鸣喘……扶突，治咳多唾上气，咽引喘息，喉如水鸡鸣……天突，治咳逆上气，胸中气噎，喉中如水鸡声。《下》云：胸中气鯁鯁……天池，主上气喉鸣，阳气大逆，上满于胸中，愤膜肩息，大气逆上喘鸣，坐伏不得息，取之天容，上气胸痛，取之廉泉。"[9]197-198

南宋·王执中《针灸资生经》卷六："喉咽鸣（杂病） 扶突、天突、太溪主喉鸣，暴忤气哽（《千》）。少商、太冲、经渠主喉中鸣。鱼际主喉中焦干，咽冷声破，灸天瞿五十壮（见上气）。天突、扶突治喉中如水鸡声（《铜》）。天溪治喉中作声（见胸痛）。大钟（见淋）、大包主喉鸣（见膈痛）。天突治喉内如水鸡声（《明》，见嗽）。《下》云：喉中鸣翕翕（见颈肿）。阳陵泉、天池（见上气）、膻中疗喉鸣（《明下》，见膈痛）。小儿喉中鸣，咽乳不利，灸璇玑三壮。"[9]273

元·王国瑞《扁鹊神应针灸玉龙经·一百二十穴玉龙歌》："喘……哮喘一症最难当，夜间无睡气遑遑。天突寻之真妙穴，膻中一灸便安康。天突：在结喉陷中。针可斜下半寸，灸七壮，泻之。膻中：在两乳中间。可泻，灸七壮，禁针。"[10]144

元·王国瑞《扁鹊神应针灸玉龙经·一百二十穴玉龙歌》："哮喘痰嗽 哮喘咳嗽痰饮多，才下金针疾便和。俞府乳根一般刺，气喘风痰渐渐磨。俞府：在巨骨下，璇玑旁二寸陷中。针三分，灸三壮，看虚实补泻。乳根：在乳下一寸六分陷中，仰而取之。针一分。灸五壮至七壮，看病补泻。"[10]145

元·王国瑞《扁鹊神应针灸玉龙经·六十六穴治证》："乙手厥阴心包络经（正五穴，其支二穴，共计七穴）……内关，通阴维，别走少阳，在掌后去腕二寸，两筋中，仰手取之。治伤寒发热，胸满腹胀，心痛，肠鸣冷痛，脾黄，癖块，泻痢，食积，咳嗽哮喘，肠风痔漏，五淋。"[10]182-183

元·西方子《新编西方子明堂灸经》卷一："天突 在颈结喉下五寸宛宛中。阴维任脉之会。主咳嗽上气，胸中气噎，喉内状如水鸡声，肺痈吐脓血，气壅不通，喉中热疮，不得下食，侠舌缝脉青，暴怖气哽，喉痹咽干，急咳逆喘暴，及肩背痛，及漏颈痛。"[11]10

明·朱橚《普济方》卷四百十三："十二经流注五脏六腑明堂……人迎（一名天五会，在颈大脉脉动应手侠结喉傍，以候五脏之气，足阳明脉气所发。禁不可灸，灸之不幸，杀人。一云：有病可灸三壮，主阳逆霍乱，阳逆头痛，胸满不得息，胸满呼吸喘喝，气冈，饮食不下，刺入四分，不幸杀人）。"[12]135

明·朱橚《普济方》卷四百十五："膺腧部中行七穴 天突一穴，在结喉下一寸，宛宛中（一作陷者中）。针五分，留三呼，得气即泻，灸亦得，但不及针，其下针宜直横下，不得低手，低手即伤五脏之气，伤人短寿。《明堂》下经云：一穴在项结喉下五分，中央宛宛中，灸五壮。《素问》气穴注云：在颈结喉下四寸中央宛宛中，刺一寸，灸三壮。《甲乙经》云：在结喉下五寸。《明堂》下经灸小儿云：结喉下三寸两骨间。《千金》名天瞿，资生经校勘，在结喉下五寸是穴。《明堂》下经云：主咳逆气喘，暴喑不能言，身寒颈肿，喉中鸣翕翕，胸中气噎噎。《西方子》云：主颊舌缝脉青，暴客气哽，喉痹咽干，咳逆喘息，肩背痛，及漏颈痛。《铜人经》云：阴维任脉气之会，治咳嗽上气，胸中气噎，喉中状如水鸡声，肺壅咯唾脓血，气壅不通，咽干，舌上急，喉中生热疮，不得下食，慎如药法，及辛酸等物（任）。璇玑一穴，在天突下一寸陷中，仰头取之，灸五壮，针入三分。《明堂经》云：灸三壮，主胸胁支满，咳逆上喘，喉中鸣也。《铜人经》云：任脉气所发，治胸支满痛，喉痹咽肿，水浆不下，又云，主喉痛。"[12]189-190

明·朱橚《普济方》卷四百十九："咽喉鸣 主喉鸣，暴忤气哽（《资生经》），穴扶突、天突、太溪。主喉中鸣，穴少商、太冲、经渠。治喉中焦干，穴鱼际。治喉中如水鸡声，穴天突、扶突。治喉中作声，穴天突。治喉鸣，穴大钟、大包。治喉中鸣翕翕，穴天突。疗喉鸣，穴阳陵泉、天池、膻中。"[12]328

明·朱橚《普济方》卷四百二十一："咳逆上气……治咳逆上气，咽中鸣喘，及咽喉鸣喝喘息，穴扶突……治咳逆上气，喘息，喉如水鸡鸣，穴扶突……治咳逆上气，胸中噎喉，喉如水鸡声，胸中气鲠鲠，穴天突……治上气喉鸣，阳气大逆，上满于胸中，膹胀肩息。穴天池，天容。治大气逆上，喘鸣，坐卧不得息，穴天容。"[12]372-374

明·朱橚《普济方》卷四百二十二："喘……治咳逆上喘喉鸣，穴璇玑……治气逆喘鸣，穴天容……王氏云，有贵人久患喘，夜卧不得而起行，夏月亦衣夹背心。予知是膏肓病也，令灸膏肓而愈；亦有暴喘者，予知是痰为害，令细锉厚朴七八钱重，以姜七片，水一小碗，煎七分，服滓再煎服，不过数服愈。若不因痰而喘者，当灸肺俞。凡有喘与哮者，按肺俞无不酸疼，皆为谬刺肺俞，令灸而愈，亦有只谬刺不灸而愈者，此病有深浅也。舍弟登山为雨所搏，一夕气闷几不救，见昆弟必泣，有欲别之意，予疑其心悲。为刺百会不效，按其肺俞云，其疼如锥刺，以火针微刺之，即愈。因此与人治哮喘，只谬刺肺俞，不必谬刺他穴也……治喘息如水鸡鸣，穴扶突……治咽中鸣喘，穴扶突。"[12]407-408

明·朱橚《普济方》卷四百二十二："咳嗽（附论）灸刺法论曰：内经治咳之法，治脏者治其腧，治腑者治其合，浮肿者治其经，以穴考之，各有定处……凡此五脏六腑之咳，治之常法也，腧合之外，别有遗法，附之于后云……治咳嗽上气，噎，胸中气喉内，如水鸡声，穴天突……治上气咳嗽，胸中气满喉鸣，四肢不举，腋下肿，穴天池。"[12]408-409

明·朱橚《普济方》卷四百二十三："淋癃……治实则便淋闭，洒洒腰脊强痛，大便秘涩，嗜卧，口中热，虚则呕逆多寒，欲开户而处气不足，胸胀，喘息，舌甘，咽中食噎不得下，善惊恐不乐，喉鸣咳唾血，气淋，穴大钟，灸关元五十壮，或盐着脐中灸三壮。"[12]447-448

明·陈会《神应经·诸般积聚部》："气块冷气、一切气痰：气海。心气痛连胁：百会 上脘 支沟 大陵 三里。心下如杯：中脘 百会……胸腹膨胀气喘：合谷 三里 期门 乳根。灸哮法：天突 尾窍骨尖，又背上一穴，其法以线一条套颈上，垂下，至鸠尾尖上截断，牵往后脊骨上，线头尽处是穴。灸七壮，妙。"[13]42-43

明·徐凤《针灸大全》卷四："八法主治病证……久咳不愈，咳唾血痰。风门二穴 太渊二穴 膻中一穴。哮喘气促，痰气壅盛。丰隆二穴 俞府二穴 膻中一穴 三里二穴。吼喘胸膈急痛。或中二穴 天突一穴 肺俞二穴 三里二穴。"[14]115

明·董宿《奇效良方》卷五十五："奇穴……聚泉一次，在舌上，当舌中，吐舌出直者，有缝陷中是穴。治哮喘咳嗽，及久嗽不愈，若灸则不过七壮，灸法用生姜薄切一片搭于舌上穴中，然后灸之。如热嗽，用雄黄末少许，和于艾炷中灸之。如冷嗽，用款冬花为末，和于艾炷中灸之，灸毕，以茶清连生姜细嚼咽下。又治舌苔舌强，亦可治用小针出血，穴在舌上，当舌中，吐舌出有直缝陷中是穴也。"[15]431

明·高武《针灸聚英》卷一："手阳明大肠经……天鼎，颈缺盆上，直扶突后一寸。《素注》：针四分。《铜人》：灸三壮，针三分。《明堂》：灸七壮。主喉痹嗌肿，不得息，饮食不下，喉鸣。扶突（一名水穴），气舍上一寸五分，在颈当曲颊下一寸，人迎后一寸五分，仰而取之。《铜人》：灸三壮，针三分。《素注》：针四分。主咳嗽多唾，上气，咽引喘息，喉中如水鸡声，暴喑气哽。"[16]20

明·高武《针灸聚英》卷一："任脉……鸠尾（一名尾翳，一名𩩲骭），蔽骨之端，在臆前蔽骨下五分，人无蔽骨者，从岐骨际下行一寸。曰鸠尾者，言其骨垂下如鸠尾形。任脉之别。《铜人》：禁灸，灸之令人永世少心力，大妙手方可针。不然，针取气多，令人夭。针三分，留三呼，泻五吸，肥人倍之。《明堂》：灸三壮。《素注》：不可刺灸。主息贲，热病，偏头痛引目外眦，噫喘，喉鸣，胸满咳呕，喉痹咽肿，水浆不下，癫痫狂走，不择言语，心中气闷，不喜闻人语，咳唾血，心惊悸，精神耗散，少年房多，短气少气。又《灵枢经》云：膏之原，出于鸠尾……膻中（一名元儿），玉堂下一寸六分，横量两乳间陷中，仰卧取之。主气，以分布阴阳，故为臣使之官。《难经》曰：气会三焦。（陈氏曰：三焦当作上焦。）一筋直两乳间。疏曰：气病治此。《铜人》：禁针，针之令人夭。《明堂》：灸七壮，止七七壮。《气府论注》：针三分，灸五壮。主上气短气，咳逆，噎气，膈气，喉鸣喘嗽，不下食，胸中如塞，心胸痛，风痛，咳嗽，肺痈唾脓，呕吐涎沫，妇人乳汁少……华盖，璇玑下一寸陷中，仰而取之。《铜人》：针三分，灸五壮。《明下》：灸三壮。主喘急上气，咳逆哮嗽，喉痹咽肿，水浆不下，胸皮痛。璇玑，天突下一寸陷中，仰头取之。《铜人》：灸五壮，针三分。主胸胁支满痛，咳逆上气，喉鸣喘不能言，喉痹咽痈，水浆不下，胃中有积。天突（一名天瞿），在颈结喉下四寸宛宛中。阴维、任脉之会。《铜人》：针五分，留三呼，得气即泻，灸亦得，不及针。若下针当直下，不得低手，即五脏之气，伤人短寿。《明堂》：灸五壮，针一分。《素注》：针一寸，留七呼，灸三壮。主面皮热，上气咳逆，气暴喘，咽肿咽冷，声破，喉中生疮，喉猜猜，咯脓血，喑不能言，身寒热，颈肿，哮喘，喉中鸣，翕翕如水鸡声，胸中气梗梗，夹舌缝青脉，舌下急，心与背相控而痛，五噎，黄疸，醋心，多唾，呕吐，瘿瘤。许氏曰：此穴一针四效，凡下针后良久，先脾磨食，觉针动为一效；次针破病根，腹中作声为二效；次觉流入膀胱为三效；然后觉气流行入腰后肾堂间为四效矣。"[16]117-118

明·高武《针灸聚英》卷四："肘后歌……哮喘发来寝不得，丰隆刺入三分深。"[16]235

明·高武《针灸聚英》卷四："哮　医者若欲灸人哮，天突尾穷骨尖高。又法背上有一穴，量穴须用线一条，环颈垂下至鸠尾，尖上截断牵脊背，线头尽处是穴端，灸至七壮真为贵。"[16]286

明·徐春甫《古今医统大全》卷六："奇经任脉穴图……【主治】咳逆喘急，上气哮嗽，喉痹水饮不下。璇玑，在天突下一寸陷中，仰面取之。针三分，灸五壮。"[17]437

明·徐春甫《古今医统大全》卷七："玉龙赋（扁鹊越人）……攒竹、头维，治目疼头痛；乳根、俞府，疗嗽气痰哮。"[17]481

明·徐春甫《古今医统大全》卷七："肘后歌……哮喘发来寝不得，丰隆刺入三寸深。"[17]488

明·楼英《医学纲目》卷二十六："咳嗽喉中作声……〔《素》〕阴争于内，阳扰于外，魄汗未藏，四逆而起，起则熏肺，使人喘鸣。（阴阳别论）起居如故而息有音者，此肺之络脉逆也。脉络不得随经上下，故留经而不行。络脉之病人也微，故起居如故而息有音也。（逆调论）督脉生病，其上气有音，治其喉中央在缺盆中者。（天突穴也。）其病上冲喉者，治其渐，渐者上挟颐也。（王注谓天迎穴。）〔《甲》〕咳，喉中鸣，唾血，大钟主之。胸胁支满，不得俯仰，膹痈咳逆上气，喉咽喝喝有声，太溪主之。咳逆上气，咽喉喝喝喘息，扶突主之。"[18]598

明·楼英《医学纲目》卷二十七："喘……刺灸喘满有六法……其六取脾喘，《内经》详文具痹。〔《千》〕灸嗽。两乳黑白际二穴，脊后二穴。尝灸族侄喘，灸后一月，喘发，大吐痰一桶许而安。（见咳针灸条下。）〔《玉》〕治喘哮：天突（针入向下五分，泻五吸）膻中（三分，三呼）旋玑（三分，泻三吸）气海　腧府（一分，沿皮向外一寸半，泻六吸）乳根（一分，沿皮向外一寸半，泻一吸）……〔《集》〕哮喘，灸刺上穴不愈者，可选用之：膏肓　关元　中脘　三里　百劳　肾腧（各灸之。）支沟　大陵　〔东阳〕哮喘，诸穴选用之：天容　意喜　气舍　扶突　太白（刺）魄户　中府　大包　彧中　云门　石门　期门（各灸之）……〔桑〕哮喘：丰隆（三寸半）。"[18]607

明·楼英《医学纲目》卷三十九："马脾风……又一法　小儿喘胀，俗谓之马脾风，又谓之风喉者。以草茎量病儿手中指里近掌纹至中指尖截断，如此二茎，自乳上微斜直立两茎于梢尽头，横一茎，两头尽头，点穴灸三壮，此法多曾见愈。"[18]889

明·孙一奎《赤水玄珠》卷十一："痿（痿谓痿弱，无力以运动。）……今采补通荣俞穴法于下：肺热叶焦，则肺喘鸣，生痿躄，色白而毛败者。补其荣鱼际，通其俞太渊。至秋病已。"[19]465

明·龚廷贤《云林神彀》卷一："哮吼 哮吼即齁喘，肺窍积寒痰，有至终身者，仙方可拔根……和剂须投定喘汤，阿胶半夏及麻黄，人参四两同甘草，四两桑皮五味强，罂粟二钱须蜜炙，三钱煎服用生姜。多年气喘从今愈，始信良医有妙方。（八味）灸哮吼神法，患者耳前两边名郁中，二穴；百会一穴，用艾七壮，灸之立已。"[20]67-69

明·杨继洲《针灸大成》卷二："玉龙赋（《聚英》）……攒竹、头维，治目疼头痛；乳根、俞府，疗气嗽痰哮。"[21]58

明·杨继洲《针灸大成》卷三："玉龙歌（杨氏注解）……哮喘之症最难当，夜间不睡气遑遑，天突妙穴宜寻得，膻中着艾便安康。"[21]78

明·杨继洲《针灸大成》卷三："肘后歌（《聚英》）……五痔原因热血作，承山须下病无踪，哮喘发来寝不得，丰隆刺入三分深。"[21]85

明·杨继洲《针灸大成》卷四："三衢杨氏补泻（十二字分次第手法及歌）……口诀，子午倾针。子午倾针，要识脉经，病在何脏，补泻法行。凡欲下针之时，先取六指之诀，须知经络，病在何脏，用针依前补泻，出入内外，如有不应者何也？答曰：一日之内，有阴有阳，有阳中隐阴，有阴中隐阳，有日为阳，夜为阴，子一刻一阳生，午一刻一阴生，从子至午，故曰：子午之法也。左转为男补之气，右转却为泻之记，女人反此不为真，此是阴阳补泻义。热病不瘥泻之须，冷病缠身补是奇，哮吼气来为补泻，气不至时莫急施。补：随其经脉纳而按之，左手闭针穴，徐出针而疾按之。泻：迎其经脉动而伸之，左手开针穴，疾出针而徐入之。经曰：随而济之，是为之补。迎而夺之，是为之泻。《素问》云：刺实须其虚者，留针待阴气至，乃去针也。"[21]128

明·杨继洲《针灸大成》卷五："八脉图并治症穴 冲脉 考穴：公孙二穴，脾经。足大指内侧，本节后一寸陷中，举足，两足掌相对取之。针一寸，主心腹五脏病，与内关主客相应……任脉 考穴：列缺二穴，肺经。手腕内侧一寸五分，手交叉盐指尽处骨间是。针八分，主心腹胁肋五脏病，与照海主客相应……哮喘气促，痰气壅盛：丰隆 俞府 膻中 三里。吼喘胸膈急痛：彧中 天突 肺俞 三里。吼喘气满，肺胀不得卧：俞府 风门 太渊 中府 三里 膻中。"[21]174-184

明·杨继洲《针灸大成》卷六："手阳明经穴主治 考正穴法……天鼎：颈缺盆上，直扶突后一寸。《素注》针四分。《铜人》灸三壮，针三分，《明堂》灸七壮。主暴喑气哽，喉痹嗌肿，不得息，饮食不下，喉中鸣。扶突（一名水穴）：气舍上一寸五分，在颈当曲颊下一寸，人迎后一寸五分，仰而取之。《铜人》灸三壮，针三分。《素注》针四分。主咳嗽多唾，上气，咽引喘息，喉中如水鸡声，暴喑气哽。"[21]200

明·杨继洲《针灸大成》卷七："任脉经学主治 考正穴法……膻中（一名元见）：玉堂下一寸六分，横量两乳间陷中，仰而取之。足太阴、少阴、手太阳、少阳、任脉之会。《难经》曰：气会膻中。疏曰：气病治此。灸五壮。《明堂》灸七壮，止二七壮，禁针。主上气短气，咳逆，噎气，膈气，喉鸣喘嗽，不下食，胸中如塞，心胸痛，风痛，咳嗽、肺痈唾脓，呕吐涎沫，妇人乳汁少……华盖：璇玑下一寸六分陷中，仰面取之。《铜人》针三分，灸五壮。《明下》灸三壮。主喘急上气，咳逆哮嗽，喉痹咽肿，水浆不下，胸胁支满痛。璇玑：天突下一寸六分陷中，仰头取之。《铜人》灸五壮，针三分。主胸胁支满痛，咳逆上气，喉鸣喘不能言，喉痹咽痛，水浆不下，胃中有积。天突（一名天瞿）：在颈结喉下四寸宛宛中。阴维、任脉之会。《铜人》针五分，留三呼，得气即泻，灸亦得，不及针。若下针当直下，不得低手即五脏之气，伤人短寿。《明堂》灸五壮，针一分。《素注》针一寸，留七呼，灸三壮。主面皮热，上气咳逆，气暴喘，咽肿咽冷，声破，喉中生疮，喉猜猜喀脓血，瘖不能言，身寒热，颈肿，哮喘，喉中翁翁如水鸡声，胸中气梗梗，侠舌缝青脉，舌下急，心与背相控而痛，五噎，黄疸，醋心，多唾，呕吐，瘿瘤。许氏曰：此穴一针四效。凡下针后良久，先脾磨食，觉针动为一效；次针破病根，腹中作声为二效；次觉流入膀胱为三效；然后觉气流行，入腰背肾堂间为四效矣。"[21]270-271

明·杨继洲《针灸大成》卷七："腹部　膻中，主哮喘肺痈，咳嗽，瘿气。"[21]287

明·杨继洲《针灸大成》卷七："足部……足三里，主中风中湿，诸虚耳聋，上牙疼，痹风，水肿，心腹鼓胀，噎膈哮喘，寒湿脚气。上、中、下部疾，无所不治。丰隆，主痰晕，呕吐哮喘。"[21]290

明·杨继洲《针灸大成》卷七："经外奇穴（《杨氏》）……聚泉一穴。在舌上，当舌中，吐出舌，中直有缝陷中是穴。哮喘咳嗽，及久嗽不愈，若灸，则不过七壮。灸法用生姜切片如钱厚，搭于舌上穴中，然后灸之。如热嗽，用雄黄末少许，和于艾炷中灸之；如冷嗽，用款冬花为末，和于艾炷中灸。灸毕，以茶清连生姜细嚼咽下。又治舌苔，舌强，亦可治，用小针出血。"[21]291

明·杨继洲《针灸大成》卷八："诸般积聚门……灸哮法：天突 尾闾骨尖 又背上一穴，其法：以线一条套颈上，垂下至鸠尾尖上截断，牵往后脊骨上，线头尽处是穴，灸七壮，其效不可言。"[21]313-314

明·杨继洲《针灸大成》卷九："治症总要（杨氏）……〔第七十九〕哮吼嗽喘：俞府 天突 膻中 肺俞 三里 中脘 问曰：此症从何而得？答曰：皆因好饮热酸鱼腥之物，及有风邪痰饮之类，串入肺中，怒气伤肝，乘此怒气，食物不化，醉酒行房，不能节约。此亦非一也，有水哮，饮水则发；有气哮，怒气所感，寒邪相搏，痰饮壅满则发；咸哮，则食咸物发；或食炙煿之物则发，医当用意推详。小儿此症尤多。复刺后穴：膏肓 气海 关元 乳根。"[21]351

明·万表《万氏济世良方》卷五："诸病灸法……哮：灸膻中一穴七壮（在两乳中间），乳根二穴五壮（乳根下一寸六分），腧府二穴二七壮（在璇玑旁一寸五分，结喉下四寸是璇玑穴，每边各开一寸五分为腧府）。盐醋哮：两手小指头端各灸七壮。一云合灸之。"[22]361

明·吴昆《针方六集》卷五："背自第一椎循督脉行至脊骶凡十三穴 第七……身柱一穴，主腰脊痛，癫痫瘛疭，妄见妄言，咳嗽哮喘，小儿惊痫。"[23]328

明·吴昆《针方六集》卷五："颈凡十七穴　第十二……扶突二穴，主咳嗽多唾，上气喘息，喉鸣如水鸡声，暴喑气哽。天鼎二穴，主喉痹咽肿，饮食不下，项瘿喉鸣。"[23]347

明·吴昆《针方六集》卷五："胸自天突循任脉下行至中庭凡七穴 第十四　天突一穴，主咳嗽哮喘，喉中有声，肺气壅塞，咯吐脓血，喉痹喉疮，喑不能言，项瘿瘤气。许氏云：此穴一针四效。凡下针后良久，先脾磨食，觉针动为一效；次针破病根，腹中作声为二效；次觉流入膀胱为三效；然后觉气流行，入腰后肾堂间为四效矣……膻中一穴，主气逆噎塞，喉鸣喘嗽，不下食，胸中如塞，心胸诸痛，肺痈吐脓，呕出涎沫。妇人乳少（灸之良）。"[23]350

明·吴昆《针方六集》卷五："胸自气户夹腧府两旁各二寸下行至乳根凡十二穴第十六……乳根二穴，主咳嗽气急，哮喘，胸下满痛，膈气食噎，乳痈寒热。"[23]352

明·吴昆《针方六集》卷五："手少阴及臂凡一十八穴 第二十五　少冲二穴，主烦满心痛，悲恐惊笑，目黄，口燥心疼，肩腋肘臂酸痛，哮喘，咽肿如有息肉，胸膈痛（宜三陵针出血）。"[23]370

明·吴昆《针方六集》卷五："足太阳及股并阳跷六穴凡三十六穴 第三十四……飞扬二穴，主痔肿，体重不能起坐行立，脚腨酸肿，走痹手足不得屈伸，历节汗出，头背痛，目眩晕，衄蚵，鼽衄，癫疾，寒疟。"[23]394-395

明·吴昆《针方六集》卷六："哮喘六十八 哮喘一症大难当，夜间失睡气遑遑，天突妙穴如寻得，膻中一灸便安康。天突，穴在结喉下三寸中央宛宛中。斜针略向下五分，灸二七壮，泻。(吴注)膻中，穴在两乳之间。灸二七壮，禁针。治哮喘，胸满痞闷。"[23]432

明·吴昆《针方六集》卷六："玉龙赋八十……攒竹、头维，治目疼头痛；乳根、俞府，疗嗽气痰哮。"[23]437

明·吴昆《针方六集》卷六："肘后歌八十二……哮喘发来寝不得，丰隆刺入三寸中。"[23]451

明·李梴《医学入门》内集卷一："经穴起止……天突 颈结喉下一寸，空潭宛宛中，乃阴维、任脉之会也。低针取之。针一寸，灸三壮。主咳嗽上气，噎塞胸中，喉内状如水鸡声，肺痈唾脓血，气壅不通，喉中热疮不得下食，侠舌缝脉青，暴怖气哽，喉痹咽干，咳逆喘急及肩背痛，漏颈痛。"[24]55

明·李梴《医学入门》内集卷一："治病要穴 针灸穴治大同，但头面诸阳之会，胸膈二火之地，不宜多灸。背腹阴虚有火者，亦不宜灸。惟四肢穴最妙，凡上体及当骨处，针入浅而灸宜少；凡下体及肉厚处，针可入深，灸多无害。前经络注《素问》未载针灸分寸者，以此推之……膻中 主哮喘，肺痈，咳嗽，瘿气……足三里 治中风，中湿，诸虚耳聋，上牙疼，痹风，水肿，心腹膨胀，噎膈，哮喘，寒湿脚气。上中下部疾，无所不治。丰隆 主痰晕，呕吐，哮喘。"[24]119-121

明·张景岳《类经图翼》卷六："足阳明胃经穴 胃经穴歌……乳根 在乳中下一寸六分，去中行四寸陷中，仰而取之。刺三分，灸三壮、五壮。主治胸下满痛，臂痛乳痛，凄凄寒热，霍乱转筋四厥。神农经云：治胸下满痛，上气喘急，可灸七壮。玉龙赋云：兼俞府，治气嗽痰哮。"[25]189

明·张景岳《类经图翼》卷七："足少阴肾经穴 肾经穴歌……或中 在俞府下一寸六分陷中，去中行二寸，仰而取之。刺四分，灸五壮。主治咳逆不得喘息，胸胁支满，多唾呕吐不食。神农经云：治气喘痰壅，可灸十四壮。一传治咳嗽哮病唾血。俞府 在巨骨下，夹璇玑旁二寸陷中，仰而取之。刺三分，灸五壮。主治咳逆上气，呕吐不食，中痛。一云热嗽泻之，冷嗽补之。玉龙赋云：兼乳根，能治气嗽痰哮。"[25]253-254

明·张景岳《类经图翼》卷八："任脉穴 任脉穴歌……膻中(一名元儿，一名上气海)在玉堂下一寸六分，横两乳间陷中，仰卧取之。禁刺，灸七壮。刺之不幸，令人夭。甲乙经曰：刺三分。主治一切上气短气，痰喘哮嗽，咳逆噎气，隔食反胃，喉鸣气喘，肺痈呕吐涎沫脓血，妇人乳汁少。此气之会也，凡上气不下，及气噎气隔气痛之类，均宜灸之……华盖在璇玑下一寸陷中，仰而取之。刺三分，灸五壮。主治咳逆喘急，上气哮嗽，喉痹，胸胁满痛，水饮不下……天突(一名玉户)在结喉下三寸宛宛中。阴维任脉之会。刺五分，留三呼，灸三壮。甲乙经曰：低头取之，刺入一寸。主治上气哮喘咳嗽，喉痹五噎，肺痈吐咯脓血，咽肿暴喑，身寒热，咽干舌下急，不得下食。"[25]298-300

明·张景岳《类经图翼》卷十一："诸咳喘呕哕气逆……[哮喘] 五哮中，惟水哮、乳哮、酒哮为难治；璇玑 华盖 俞府 膻中 肩井(冷风哮妙，有孕勿灸。)；肩中俞(风哮妙。)；太渊 足三里[小儿盐哮]于男左女右手小指尖上，用小艾炷灸七壮，无不除根，未除再灸。"[25]358

明·张景岳《类经图翼·类经附翼》卷四："玉龙赋(相传扁鹊所撰，盖后人托名为之者。)……攒竹头维，治目疼头痛；乳根俞府，疗气嗽痰哮。"[25]457

明·龚廷贤《寿世保元》卷十:"灸诸病法……一论哮吼神法。胸中两边,名郁中、膻中、百会一穴,用艾灸之,立已。"[26]661

明·万密斋《片玉心书》卷五:"哮喘门　哮喘之症有二,不离痰火。有卒感风寒而得者,有曾伤盐水而得者,有伤醋汤而得者,至天阴则发,连绵不已。轻则用五虎汤一帖,重则葶苈丸治之。此皆一时急解之法,若要断根,常服五圣丹,外用灸法。五圣丹　天南星(煨,一两)半夏(泡七次)陈皮(去白盐水拌,一两)甘草(四钱)杏仁(四十九粒,另研)先以南星、半夏二味研末,姜汁、皂角汁拌匀和作饼。又将甘草、陈皮研末,取竹沥一碗,以药和成饼子,焙干,又浸湿,又焙干,竹沥尽为度。再研杏仁泥,蒸蜜和为丸。临时嚼化一丸,以薄荷汤送下。灸法　取心穴右背上、足三里穴,各三壮,仍禁酸咸辛热之物。"[27]433

清·王式钰《东皋草堂医案·喘》:"一人哮喘,绵延不愈,为取璇玑、气海、足三里灸之,痊。"[28]63

清·吴谦《刺灸心法要诀》卷七:"胸腹部主病针灸要穴歌　膻中穴主灸肺痈,咳嗽哮喘及气瘿,巨阙九种心疼病,痰饮吐水息贲宁。【注】膻中穴,主治哮喘,肺痈,咳嗽,气瘿等证。灸七壮,禁针。"[29]155

清·吴谦《刺灸心法要诀》卷七:"足部主病针灸要穴歌……足三里治风湿中,诸虚耳聋上牙疼,噎膈鼓胀水肿喘,寒湿脚气及痹风。【注】足三里穴,治中风,中湿,诸虚,耳聋,上牙疼,水肿,心腹鼓胀,噎膈哮喘,寒湿脚气,上、中、下三部痹痛等证。针五分,留七呼,灸三壮。此穴三十外方可灸,不尔反生疾。"[29]174

清·薛雪《碎玉篇》卷下:"幼科　稚年渴乳进谷,脾胃气馁少运,腹膨,目翳,是为五疳。夏月中土司令,久病投以补气,恰合调其脾胃。……幼稚哮喘,是寒暄失和,食味不调所致。饮邪聚络,凡值内外感触必喘。逆气填胸臆,夜坐不得安卧,昼日稍可安行。浊沫稀涎,必变浓痰,病势自缓。发于深秋冬月外寒,相召治法宜夏月。阴气在内,艾灸肺俞等穴,更安静护养百日。一交秋分,暖护背部,勿得懈弛。"[30]129-131

清·魏之琇《续名医类案》卷十四:"喘……王叔权治一贵人久患喘,夜卧不得而起行,夏月亦衣夹背心,知是膏肓病也,令灸膏肓而愈。亦有暴喘者,知是痰为梗,令细锉厚朴七八钱、重以姜七片,水二碗,煎七分服,滓再煎服,不过数服愈。若不因痰而喘者,当灸肺俞。凡有喘与哮者,为按肺俞无不酸疼,皆为缪刺肺俞,又令灸而愈。亦有只缪刺不灸而愈者,此病有浅深也。舍弟登山为雨所抟,一夕气闷几不救。见昆季必泣,有欲别之意。疑其心悲,为刺百会不效。按其肺俞,云疼如锥刺,以火针微刺之即愈。因此与人治哮喘,只缪刺肺俞,不刺他穴。惟按肺俞酸疼者,然后点灸,其他穴非是。(并《资生经》)"[31]430

清·李守先《针灸易学》卷上:"聚英先生肘后歌认症定穴治法……哮喘不寐:丰隆三分。"[32]10

清·李守先《针灸易学》卷上:"扁鹊先生玉龙歌认症定穴治法继洲杨先生注解……哮喘不寐:天突、膻中皆灸。"[32]11

清·李守先《针灸易学》卷上:"继洲杨先生治症总要认症定穴治法……哮吼嗽喘:先俞府、天突、膻中、肺俞、三里、中脘,后膏肓、气海、关元、乳根。"[32]13

清·李守先《针灸易学》卷下:"经外奇穴……聚泉一穴:在舌上,当舌中,吐出舌中直有缝,陷中是穴。哮喘咳嗽,及久嗽不愈。若灸则不过七壮。灸法用生姜切片如钱厚,搭于舌上穴中,然后灸之。如热嗽,用雄黄末少许,和于艾炷中灸之。如冷嗽,用款冬花为末,和于艾炷中灸之。灸毕以清茶连生姜细嚼咽下。又治舌苔,舌强亦可治,用小针出血。"[32]70-71

清·陈修园《医学实在易》卷四:"喘促诗……哮证,寒邪伏于肺俞,痰窠结于肺膜,内外相应，一遇风、寒、暑、湿、燥、火六气之伤即发，伤酒、伤食亦发，动怒、动气亦发，役劳、房劳亦发。一发，则肺俞之寒气与肺膜之浊痰，狼狈相依，窒塞关隘，不容呼吸……然涤疏虽为得法，又必于潜伏为援之处，断其根株，须灸肺俞、膏肓、天突诸穴。此证原非因热所致，缘《内经》有"诸逆上冲皆属于火"之句，故与喘促均列于热证。"[33]58

清·陈修园《医学实在易》卷四："哮证诗 寒伏腧中哮证根，射干丸料是专门，再将天突膏肓灸，陈饮新邪绝党援。"[33]59

清·李学川《针灸逢源》卷三："玉龙赋（针灸聚英）……攒竹、头维，治目疼头痛。乳根、俞府，疗气嗽痰哮。"[34]221

清·李学川《针灸逢源》卷三："症治要穴歌（集古增新共二十八首）……哮喘先教中脘寻，肺俞天突中府临。气海三里俱称妙，列缺针之病不侵。"[34]232

清·李学川《针灸逢源》卷四："手阳明大肠经穴考（左右共四十穴）……扶突（一名水穴）：在颈，当曲颊下一寸，人迎穴后一寸半，开中三寸，仰取之。（针三分，灸三壮。）治咳嗽上气，喉中如水鸡声。"[34]269

清·李学川《针灸逢源》卷四："足阳明胃经穴考（左右共九十穴）……三里（即下陵，一名足三里）。在膝眼下三寸，胻骨外侧大筋内宛宛中，极重按之，则跗上动脉止矣，胃脉所入为合。（针八分，灸止百壮。）治胃中寒，脏气虚，腹胀腰痛，蛊毒痃癖，中风寒湿脚气，噎膈哮喘等症。"[34]274

清·李学川《针灸逢源》卷四："任脉穴考（腹中行二十四穴）……膻中（一名上气海，一名元儿）：在玉堂下一寸六分，两乳间陷中，仰而取之，为气之会，气病治此。（灸七壮，禁针）治上气咳逆，痰喘哮嗽，喉鸣隔食，肺痈瘿气……华盖：在璇玑下一寸六分陷中，仰而取之。（针三分，灸五壮。）治咳逆哮嗽，喘急上气，喉痹，胸胁满痛……天突（一名天瞿，一名玉户）：在颈结喉下三寸宛宛中，阴维、任脉之会。（针五分，一曰低头取之，针当直下不得低手，灸三壮，功不及针。）治上气咳逆，咽肿哮喘，舌下急，身寒热。"[34]310-311

清·李学川《针灸逢源》卷四："经外奇穴考（其九十八穴）……聚泉一穴 在舌上，当舌中，吐出舌取之，有直缝是穴。（灸七壮。）治哮喘久嗽，用生姜切片如钱厚，搭舌上艾灸，以清茶连生姜细嚼咽下。又治舌苔，舌强，小针刺出血愈。"[34]323-324

清·李学川《针灸逢源》卷五："哮……哮病有五：水哮，饮水则发。气哮，怒气所感，痰饮壅满则发。咸哮，多食咸味则发。乳哮，小儿初生便哮。酒哮，醉酒行房所致，饮酒则发。（水哮、乳哮、酒哮俱难治。）天突，华盖，膻中，俞府，三里，肩中俞（治风哮）。又法：以线一条套颈上，垂下至鸠尾尖截断，牵往后脊，中线头尽处是穴（灸七壮效）。小儿咸哮，男左女右，手小指尖上，用小艾炷灸七壮，无不除根。"[34]340

清·李学川《针灸逢源》卷五："徐氏八法证治……哮喘气促，痰气壅盛：俞府、膻中、三里、丰隆。哮喘气满，肺胀不得卧：风门、中府、俞府、膻中、太渊、三里。吼喘，胸膈急痛：肺俞、天突、或中、三里。"[34]387

清·叶天士《叶天士曹仁伯何元长医案·叶天士医案》："（七）痰饮、喘咳、水气、肿胀门……（案49）幼年哮喘，是寒热失和，食味不调，致饮邪聚络。凡有内外感触，必喘逆填嗌噎，夜坐不得卧息，昼日稍可舒展，浊沫稀涎，必变浓痰，斯病势稍缓。今发于秋深冬初，其饮邪为阴邪乘，天气下降，地中一阳未生，人身藏阳未旺，所伏饮邪外凉相召而窃发矣。然伏于络脉之中，发散攻表、涤痰逐里、温补与邪无干。久药无效，为此治法：夏月阴气在内时候，艾火灸肺俞等穴，更安静护养百日，一交秋分，暖护背部，勿得懈弛。病发之日，暂用汤药三四日即止。平昔食物尤宜谨慎。再经寒暑陶熔，可冀宿恙之安。发时背冷气寒，宜开太阳逐饮，

用青龙法。小青龙汤。"[35]79-80

清·陆以湉《冷庐医话》卷五:"针灸 夏日宜灸,汪石山驳正之甚是,一近事尤堪为戒。钱塘陈氏子患哮,得一方云:夏日于日中灸背,当可见愈。如法行之,至深秋得伏暑症甚重,医治不效而卒。古者针灸之法与药并重,后世群尚方剂,投药无功,始从事于针灸,又往往不能获效,或转增重,则以精此技者甚少,且未审病之宜针灸与否也。叶天士谓针灸有泻无补,但治风寒中穴之实症,(见《来苏集》批本。)此言信然。尝见有痛症挟虚,因针而转剧;痿症挟热,因灸而益重。是不可以不慎也。孟子求三年之艾,赵氏注云:艾可以为灸人病,干久益善,故以为喻,按:《说文·火部》云:灸,灼也。从火久声,俗读"炙",误也。"[36]160-161

清·廖润鸿《勉学堂针灸集成》卷一:"别穴 虽不出《铜人经》而散载诸方,故谓之别穴……聚泉一穴,在舌。以舌出口外使直,有缝陷中。治哮喘,咳嗽久不愈。用生姜切薄片,搭舌上中,灸七壮,不宜多灸。热喘,用雄黄末少许,和艾炷灸。冷喘,用款冬花末少许,和艾炷灸,灸毕,即用生姜茶清微呷下。若舌苔、舌强,少刺出血。"[37]13-14

清·廖润鸿《勉学堂针灸集成》卷二:"咳嗽……哮喘,天突五壮,又以细索套颈量鸠尾骨尖其两端,旋后脊骨上索尽处点记,灸七壮或三七壮。"[37]61

清·廖润鸿《勉学堂针灸集成》卷二:"呕吐……加症后录:烦心间使、神门、鱼际。寒热心俞、绝骨、脾俞。上气肺俞、天突即灸,哮喘套颈法,神效。气膈膈俞、膻中、间使。肠鸣曲池、大肠俞。闷乱虎口、三焦俞、大陵。嗜卧照海。不吐心俞。呕噎阴交。虚者补气海穴。"[37]89

清·廖润鸿《勉学堂针灸集成》卷二:"杂病篇针灸……咳嗽,针灸法:咳嗽有痰,宜灸天突、肺俞,以泄火热、泻肺气。(《丹心》)咳嗽上气,多吐冷痰,灸肺俞五十壮,又灸乳下黑白肉际各百壮。咳嗽声破喉嘶,灸天突五十壮。(《得效》)久患喘嗽,夜不得卧,夏月亦衣夹温背心,是膏肓病也,灸之而愈。(《资生》)久嗽,宜灸膏肓、次灸肺俞。(《资生》)喘急,灸肺俞十一壮、天突七壮。(《得效》)伤寒咳甚,灸天突即差。(《资生》)远年咳嗽,灸直骨穴,即愈;如不愈,其病不可治矣;艾炷如小豆大,灸三壮,男左女右。(《医鉴》)哮喘,灸肺俞,又取天突、膻中、璇玑、俞府、乳根、气海。(《资生》)喘满、痰实如胶,取太溪。"[37]112

清·廖润鸿《勉学堂针灸集成》卷三:"十二经脉流注腧穴……乳根 在乳中下一寸六分,去中行四寸陷中,仰而取之。针三分,灸三壮、五壮。主治胸下满痛,臂痛乳痛,凄凄寒热,霍乱转筋四厥。治胸下满痛,上气喘急,可灸七壮。(《神农经》)兼俞府,治气嗽痰哮。(《玉龙赋》)。治忧噎。(《捷径》)主膈气不下,食噎病。《华佗明堂》治反胃吐食上气,灸两乳下各一寸,以瘥为度。(《千金》)又灸咳逆。凡久病得咳逆,最为恶候,其法于乳下一指许,正与乳相直间陷中,女人即屈乳头度之,乳头齐处是穴,艾炷如小豆许,灸三壮,男左女右,火到肌即瘥,不瘥则不可治。(《居家必用》)"[37]132

清·廖润鸿《勉学堂针灸集成》卷四:"足少阴肾经(共二十七穴)……或中 在神藏上二寸,少去中行二寸。针四分,灸五壮。主治咳逆不得喘息,胸胁支满,多唾,呕吐不食。治气喘痰壅,可灸十四壮。(《神农经》)一传:治咳嗽、哮病、唾血。俞府 在或中上二寸,少去中行二寸。针三分,灸五壮。主治咳逆上气,呕吐不食中痛。一云:热嗽泻之,冷嗽补之。兼乳根,能治气嗽痰哮。(《玉龙赋》)。"[37]176

清·廖润鸿《勉学堂针灸集成》卷四:"任脉 共二十四穴……膻中,玉堂下一寸六分,横两乳间陷中,仰卧取之,禁针,灸七壮,针之不幸,令人夭。《甲乙经》曰:针三分。主治一切上气短气,痰喘哮嗽,咳逆噎气,隔食反胃,喉鸣气喘,肺痈,呕吐涎沫脓血,妇人乳汁少……华盖,在璇玑下一寸六分陷中,仰而取之。针三分,灸五壮。主治咳逆喘急,上气哮嗽,喉痹，胸胁满痛，水饮不下。治气喘咳嗽，胸满喘逆，不能言语，可灸七壮。(《神农经》)兼气户，治胁肋疼痛。(《百证赋》)……天突，在结喉下三寸宛宛中，针五分，留三呼，灸二壮。《甲乙经》曰：低头取之，针入一寸。主治上气哮喘，咳嗽喉痹，五噎，肺痈吐咯脓血，咽肿暴喑身寒热，咽干舌下急，不得下食。治气喘咳嗽，可灸七壮。(《神农经》)兼膻中，医咳嗽。(《玉龙赋》)治喘痰。(《灵光赋》)兼肺俞，治咳嗽连声(《百证赋》)治上气气闷，咽塞声坏，灸五十壮。(《千金》)。"[37]207

清·金冶田等《灸法秘传》："喘症 喘病之因有四：有因寒邪入肺而喘者，有因病阻肺气而喘者，有因水停心下而喘者，有因肾不纳气而喘者。统宜先灸天突，次灸中脘，甚则兼灸肺俞。所有哮喘不得卧者，须灸灵台。行动遂喘急者，须灸气海。得能按穴灸之，去沉疴犹拔刺耳。天突(结喉下二寸陷中。)中脘(脐上四寸。)肺俞(见劳伤。)灵台(六节骨下窍中。)气海(见劳伤。)"[38]136-137

清·金冶田等《灸法秘传》："太乙神针 正面穴道证治……天突穴(结喉下二寸陷中，低首取之。任脉)。凡喉疮、喉风、哮喘、气噎、肺痈、咯血、喉中有声，针此穴。"[38]190-191

清·心禅《一得集》卷中："寒邪挟饮喘咳治验 郭姓年四十许，素有痰饮，每值严寒，病必举发，喘咳不卧，十余年来，大为所苦。甲申冬，因感寒而病复作。背上觉冷者如掌大，喉间作水鸡声，寸口脉浮而紧。与小青龙汤，二剂即安。至冬，乃灸肺俞、大椎、中脘等穴，以后不复发矣。凡饮邪深伏脏腑之俞，逢病发作，用灸法必能除根。惜人多不信，致延终身之疾，可慨也。"[39]18

日本·原昌克《经穴汇解》卷七："头面第一……郁中 耳前两边(《云林神毂》)。按：《云林神毂》曰：灸哮吼神法，患者耳前两边名"郁中"二穴。《寿世保元》"耳前"作"胸中"，未知孰是……聚泉 舌上当舌中，吐出舌中直有缝，陷中是穴，治哮喘咳嗽及久嗽不愈，若灸则不过七壮，灸法：用生姜薄切一片，搭于舌上穴中，然后灸之。如热嗽用雄黄末少许和于艾炷中，然后灸之；如冷嗽用款冬花为末，和艾炷中灸之，灸毕，以清茶连生姜细嚼咽下，又治舌胎舌强，亦可治，用小针出血(《大成》)。"[40]316

清《凌门传授铜人指穴·玉龙赋》："夫参博以为要，转简而舍繁。总玉龙以成赋，信金针以获安，原夫卒暴中风，顶门、百会；脚气连延，里绝、三交；头风鼻渊，上星可用；耳聋腮肿，听会偏高。攒竹、头维，治目疼头痛；乳根、腧府，疗嗽气痰哮。"[41]9

清·郑宏纲《重楼玉钥》卷下："任脉穴……天突(一名玉户)在结喉下三寸宛宛中，阴维任脉之会。刺五分，留三呼，灸二壮，低头取之。主治上气哮喘，咳嗽喉痹，五噎肺痈，吐咯脓血，咽肿暴喑，身寒热咽干，舌下急，不得下食等症。"[42]35

日本·丹波元坚《杂病广要·脏腑类》："喘……哮喘遇冷则发，其法有二：一属中外皆寒，温肺汤、钟乳丸、冷哮丸选用，并以三建膏护肺俞穴最妙。一属寒包热，越婢加半夏汤、麻黄定喘汤表散其邪，平时用芦吸散亦妙。古人治寒包热邪，预于八、九月未寒之时，用滚痰丸下其热痰，后至冬无热可包，则不发矣。(《医通》)(按：咳嗽预用滚痰丸，出《汪石山医案》，载在彼门泻肺方中。)……膈有胶固之痰，外有非时之感，内有壅塞之气，然后令人哮喘。能温之汗之吐之，皆是良法。若逡巡调理，则虚喘宜之。人而羸瘦气弱，则宜灸其背腧。今考古方七首，而哮喘之大目可知矣。(《医方考》)(按：古方七首系麻黄汤、瓜蒂散、定喘汤、五味子汤、附子理中汤、六君子汤、青皮江子方。)……灸法 有贵人久患喘，夜卧不得而起行，夏月亦衣夹背心。予知是膏肓病也，令灸膏肓而愈。亦有暴喘者，予知是痰为梗，令细锉厚朴七、八钱重，以姜七片，水小碗，煎七分服，滓再煎服，不过数服愈。若不因痰而喘者，当灸肺俞。凡有喘与哮者，为按肺俞无不酸疼，皆为谬刺肺俞，令灸而愈。亦有只谬刺不灸而愈，此病有浅深也。舍弟登山，为雨所搏，一夕气闷几不救，见昆季必泣，有欲别之意。予疑其心悲，为刺百会不效，按其肺俞，云其痛如锥刺，以火针微刺之即愈。因与人治哮喘，只谬肺俞，不谬他穴，惟按肺俞不痛酸者，然后点其他穴云。(《资生经》) 灸法：璇玑、气海、膻中、期门。背中骨节第七椎下穴，灸三壮，喘气立已，神效。(《景岳》) 内之浊痰荡涤，虽为得法，又必于潜伏为援之处，断其根株，须用各家秘传诸穴灸法。(《时方妙用》)" [43]865-878

清《济世神验良方·幼科门》："推散气促攻中指，夹根掐汗出少府；横纹和气皆腹痛，定吼后溪觅昏沉；水泻兼疟疾，轻摇胙肘调荣血；二便不通或泻行，阴阳分按阴●●；膈胸痞满欲消详，八卦运行化痰疾；久掐总筋大陵穴，能消诸热退目赤；阳池头痛推可止，腹痛寻穴按中渚；喘吼无名夹指根，劳宫外掐止泻泄。" [44]85

清·汪启贤等《动功按摩秘诀·按摩劳伤诸穴》："劳伤骨蒸者，可于膏肓穴掐五、七十度，搓五、七十度，兼静功……设有吐红痰症，可于俞府穴掐五、七十度，搓五、七十度，兼行静功。俞府穴乃足少阴肾经穴也，在旋玑两旁各开一寸半，仰头取之。旋玑在天突下一寸陷中，仰视得之。天突在结喉下二寸宛宛中，两筋间是穴也。设俞府穴兼可治哮吼痰症。" [45]2

清·汪启贤等《动功按摩秘诀·痰火哮喘症》："设有哮吼喘急，可于天突穴掐五、七十度，擦五、七十度，兼用静功。天突穴，任脉经，在结喉下二寸宛宛中两筋间是穴……设有哮喘等证，可于俞府、华盖、乳根等穴掐五、七十度，擦五、七十度，兼用静功。俞府穴已见痨症。华盖穴乃任脉经，在璇玑穴下一寸陷中，仰头取之是穴。乳根穴乃足阳明胃经，在乳下一寸六分陷中，仰面取之是穴也……设有吼喘，可于脊中穴掐五、七十度，擦五、七十度，兼用静功。脊中穴乃督脉经，在第十一椎骨下。统而取之，穴对前中上脘。令人平站，将绳自结喉上垂下。至上脘，又将此绳自大椎骨垂，绳尽处是穴也。设有咳嗽寒疾之症，可于列缺掐五、七十度，擦五、七十度，兼用静功。列缺穴乃手太阴肺经在手腕后上侧寸半，两手相叉，食指尽处，高骨缝间是穴也。间有哮喘用天突、灵台、少冲、小指端，久嗽用三里，痰火用百劳、三里，痰火气用巨厥、中脘，皆宜查明穴法参用。" [45]11-12

清·骆如龙《幼科推拿秘书》卷四："齁疾门　小儿齁疾，如种上相沿。遇天阴发者，不必治。或食生盐，或伤风寒者，一推即愈。宜分阴阳，运八卦，推三关，推肺经，掐横纹，掐指尖，重揉二扇门，黄蜂入洞，揉肾水，取热。轻者合阴阳，照天河从总经，极力一推至曲池，方用六味地黄丸，加肉桂附子为丸食之，可保无虞。然而根难除也，大人如此。" [46]60

现代张洪春等《哮病诊疗指南》："体针　发作期，主穴定喘、天突、内关。咳痰多者，加孔最、丰隆。每次选 1～2 穴，重刺激，留针 30min，每隔 5～10min 捻针 1 次，每日或间日 1 次；缓解期，主穴大椎、肺俞、足三里。肾虚者，加肾俞、脾俞、中脘。每次选 2～3 穴，用较轻刺激，间日治疗 1 次。耳针发作期取穴定喘、内分泌、皮质下，毫针 强刺激，留针 30min，每日治疗 1～2 次；缓解期取穴脾、肾、内分泌、肝、皮质下、交感，王不留行贴压。" [47]109-110

梁繁荣，王华《针灸学》："扶突……【主治】①咽喉肿痛、暴喑、吞咽困难等咽喉病证；②瘿气，瘰疬；③呃逆；④咳嗽，气喘……。足三里……【主治】①胃痛、呕吐、噎膈、腹胀、腹泻、痢疾、便秘等胃肠病证；②下肢痿痹；③癫狂等神志病；④乳痈、肠痈等外科疾患；⑤虚劳诸证，为强壮保健要穴……肺俞……【主治】①咳嗽、气喘、咯血等肺系病证；②骨蒸潮热、盗汗等阴虚病证；③瘙痒、隐疹等皮肤病……。天突……【主治】①咳嗽、哮喘、胸痛、咽喉肿痛、暴喑等肺系病证。" [75]36-111

中华人民共和国国家市场监督管理总局，中国国家标准化管理委员会《经穴名称与定位》："华盖……在前胸部，横平第 1 肋间隙，前正中线上……。天突……在颈前部，胸骨上窝中央，前正中线上。注:两侧锁骨中间凹陷中。" [76]39

2. 源流考释

2.1 秦汉时期

针灸治疗哮病的历史源远流长，早在战国至秦汉时期的《黄帝内经》即有天突穴治疗"上气有音"，人迎、天突、喉中穴治疗"喘呼"和天容穴治疗"喘喝"的相关记载。如《黄帝内经素问·骨空论》："黄帝问曰：余闻风者百病之始也，以针治之奈何？岐伯对曰：风从外入，令人振寒，汗出头痛，身重恶寒，治在风府，调其阴阳，不足则补，有余则泻。大风颈项痛，刺风府，风府在上椎……督脉生病治督脉，治在骨上，甚者在脐下营。其上气有音者治其喉中央，在缺盆中者。其病上冲喉者治其渐，渐者上侠颐也。"[1]89-90《黄帝内经灵枢·卫气失常》："黄帝曰：卫气之留于腹中，搐积不行，菀蕴不得常所，使人肢胁胃中满，喘呼逆息者，何以去之？伯高曰：其气积于胸中者，上取之；积于腹中者，下取之；上下皆满者，旁取之。黄帝曰：取之奈何？伯高对曰：积于上，泻人迎、天突、喉中。"[2]180-181《黄帝内经灵枢·刺节真邪》："黄帝曰：刺节言振埃，夫子乃言刺外经，去阳病，余不知其所谓也，愿卒闻之。岐伯曰：振埃者，阳气大逆，上满于胸中，愤瞋肩息，大气逆上，喘喝坐伏，病恶埃烟，饲不得息，请言振埃，尚疾于振埃。黄帝曰：善。取之何如？岐伯曰：取之天容。"[2]228 由此，天突穴、人迎穴、喉中穴、天容穴，可谓针灸治疗哮病的最早记载，后世医家多有继承。

2.2 晋唐时期

晋代医籍对针灸治疗哮病的记载存在两种情况。一是沿用前代医籍中以天突穴治疗哮病的记载，如晋·皇甫谧《针灸甲乙经》卷八："五脏传病发寒热第一下……咳上气，喘，暴暗不能言，及舌下挟缝青脉，颈有大气，喉痹，咽中干急，不得息，喉中鸣，翕翕寒热，项肿肩痛，胸满，腹皮热，衄，气短哽心痛，隐疹头痛，面皮赤热，身肉尽不仁，天突主之。"[3]1471 二是提出新的针灸治疗穴位，如以扶突、彧中、太溪和大钟穴治疗哮病，如皇甫谧《针灸甲乙经》卷九："邪在肺五脏六腑受病发咳逆上气第三……咳逆上气，魄户及气舍主之。咳逆上气，噫嘻主之。咳逆上气，咽喉鸣喝喘息，扶突主之……咳逆上气，涎出多唾，呼吸喘悸（原作呼吸哮），坐卧不安，彧中主之……胸中满痛，乳肿溃痛，咳逆上气，咽喉喝喝有声，天溪（原作太溪）主之……咳，喉中鸣，咳唾血，大钟主之。"[3]1562-1565

唐代医家对针灸治疗哮病的记载也存在两种情况。一是沿用以往医籍的记载，以大钟、扶突和天突穴治疗哮病，如唐·孙思邈《备急千金要方》卷十九："肾脏脉论第一……其足少阴之别，名曰大钟……主肾生病，病实则膀胱热，热则闭癃……虚则膀胱寒，寒则腰痛，痛则阴脉反小于寸口，其病则饥而不欲食，面黑如炭色，咳唾则有血，喉鸣而喘，坐而欲起，目䀮䀮无所见，心悬若病饥状，气不足则善恐，心惕惕若人将捕之，是为骨厥。"[4]414《备急千金要方》卷三十："喉咽病……风府、天窗、劳宫，主喉嗌痛。扶突、天突、天溪，主喉鸣暴仵气哽。少商、太冲、经渠，主喉中鸣。鱼际，主喉中焦干。水突，主喉咽肿。掖门、四渎，主呼吸短气，咽中如息肉状。间使，主嗌中如扼。（《甲乙》作行间。）"[4]644 二是新提出以列缺、天溪、少商、太冲和经渠等穴位治疗哮病，如《备急千金要方》卷十七："肺脏脉论第一……太阴之别名列缺，起于腕上分间，并太阴之经直入掌中，散入于鱼际，别走手阳明。主肺生病，病实则大肠热，热则手兑掌起，起则阳病，阳脉反逆大于寸口三倍，其病则咳，上气喘喝，烦心胸满。"[4]369《备急千金要方》卷三十："喉咽病……风府、天窗、劳宫，主喉嗌痛。扶突、天突、天溪，主喉鸣暴仵气哽。少商、太冲、经渠，主喉中鸣。鱼际，主喉中焦干。水突，主喉咽肿。掖门、四渎，主呼吸短气，咽中如息肉状。间使，主嗌中如扼。（《甲乙》作行间。）"[4]644

2.3　宋金元时期

宋代医籍有关针灸治疗哮病的记载中，有的医家仍沿用以往医籍的记载，以天突、天容、扶突、太溪、大钟、天溪、少商、太冲和经渠穴治疗哮病，如宋·王怀隐《太平圣惠方》卷九十九："具列一十二人形共计二百九十穴……天突一穴，在结喉下一夫陷者宛宛中。是穴，阴维任脉之会，针入五分，留三呼，得气即泻。主咳嗽，上气，噎胸中气，喉内状如水鸡声……灸亦得，然不及针。其下针真横下不得低手，即五脏之气伤，令人短寿。慎如药法，及辛酸滑等。"[6]305 相似论述亦见于赵佶《圣济总录》卷一百九十二[7]1850。有的医家新提出以膻中、足三里、液门、璇玑、肺俞、天池、大包和阳陵泉穴治疗哮病，提出膻中、足三里和液门穴治疗哮病者，如琼瑶真人《针灸神书》卷二："男女哮喘一百三十一法　哮喘之证要升阳，内外升阳病即康，天突膻中专要泻，三里升阳气下良，若要哮喘即便止，气来战刮即升阴，再用升阴一二次，战战急按要出针。"[8]35《针灸神书》卷二："男女偏正头风加一百六十三法　偏正头风有两般，中脘下痰按盘盘，膻中哮喘专要泻，印堂头疼出血安，口眼㖞斜气使下，地仓加搓要升阳，㖞左升阳加搓右，㖞右升阴搓指详……男女喘哮之证二百七法　哮喘之证提摄忙，液门摄提气相当，天突一穴专提泻，膻中一穴泻安康。"[8]39-40, 45

新提出以璇玑、肺俞、天池、大包和阳陵泉穴治疗哮病者，如王执中《针灸资生经》卷四："喘（余见咳嗽）……璇玑，疗咳逆上喘，喉鸣……扶突，治喘息如水鸡鸣（并见上气）……扶突，主咽下鸣喘……或中等主呼吸喘，气逆喘鸣，取天容（并见上气）……（有贵人久患喘，夜卧不得而起行，夏月亦衣夹背心。予知是膏肓病也，令灸膏肓而愈。亦有暴喘者，予知是痰为梗，令细剉厚朴七八钱重，以姜七片，水小碗煎七分服，滓再煎服，不过数服愈。若不因痰而喘者，当灸肺俞。凡有喘与哮者，为按肺俞，无不酸疼，皆为谬刺肺俞，令灸而愈。亦有只谬刺不灸而愈，此病有浅深也。舍弟登山，为雨所搏，一夕气闷几不救，见昆季必泣，有欲别之意。予疑其心悲，为刺百会不效，按其肺俞，云其疼如锥刺，以火针微刺之即愈。因此与人治哮喘，只谬肺俞，不谬他穴。惟按肺俞不疼酸者，然后点其它穴云。）……咳逆上气（上气又见咳逆）……扶突，主咳逆上气，咽中鸣喘……扶突，治咳多唾上气，咽引喘息，喉如水鸡鸣……天突，治咳逆上气，胸中气噎，喉中如水鸡声。下云：胸中气鲠鲠……天池，主上气喉鸣，阳气大逆，上满于胸中，愤膜肩息，大气逆上喘鸣，坐伏不得息，取之天容，上气胸痛，取之廉泉。"[9]192, 197-198 王执中《针灸资生经》卷六："喉咽鸣（杂病）　扶突、天突、太溪主喉鸣，暴忤气哽（《千》）。少商、太冲、经渠主喉中鸣。鱼际主喉中焦干，咽冷声破，灸天瞿五十壮（见上气）。天突、扶突治喉中如水鸡声（《铜》）。天溪治喉中作声（见胸痛）。大钟（见淋）、大包主喉鸣（见膈痛）。天突治喉内如水鸡声（《明》，见嗽）。《下》云：喉中鸣翕翕（见颈肿）。阳陵泉、天池（见上气）、膻中疗喉鸣（《明下》，见膈痛）。小儿喉中鸣，咽乳不利，灸璇玑三壮。"[9]273

元代医籍沿用天突和膻中穴治疗哮病者，如元·王国瑞《扁鹊神应针灸玉龙经·一百二十穴玉龙歌》："喘……哮喘一症最难当，夜间无睡气遑遑。天突寻之真妙穴，膻中一灸便安康。天突：在结喉陷中。针可斜下半寸，灸七壮，泻之。膻中：在两乳中间。可泻，灸七壮，禁针。"[10]144 相似论述亦见于西方子《新编西方子明堂灸经》卷一[11]10。此外，元代有医家新提出以俞府、乳根和内关穴治疗哮病，如王国瑞《扁鹊神应针灸玉龙经·一百二十穴玉龙歌》："哮喘痰嗽　哮喘咳嗽痰饮多，才下金针疾便和。俞府乳根一般刺，气喘风痰渐渐磨。俞府：在巨骨下，璇玑旁二寸陷中。针三分，灸三壮，看虚实补泻。乳根：在乳下一寸六分陷中，仰而取之。针一分。灸五壮至七壮，看病补泻。"[10]145 王国瑞《扁鹊神应针灸玉龙经·六十六穴治证》："乙手厥阴心包络经（正五穴，其支二穴，共计七穴）……内关 通阴维，别走少阳，在掌后去腕二寸，两筋中，仰手取穴。治伤寒发热，胸满腹胀，心痛，肠鸣冷痛，脾黄，癖块，泻痢，食积，咳嗽哮喘，肠风痔漏，五淋。"[10]182-183

2.4 明代

明代医籍对针灸治疗哮病的相关记载较多，主要有朱橚《普济方》、高武《针灸聚英》、徐春甫《古今医统大全》、楼英《医学纲目》、杨继洲《针灸大成》和吴昆《针方六集》等。这一时期的相关记载同样存在两种情况。一是沿用前代扶突、天突、天容、人迎、太溪、少商、太冲、经渠、大钟、膻中、乳根、俞府和足三里等穴位治疗哮病，如朱橚《普济方》卷四百十三："十二经流注五脏六腑明堂……人迎（一名天五会，在颈大脉脉动应手侠结喉傍，以候五脏之气，足阳明脉气所发。禁不可灸，灸之不幸，杀人。一云：有病可灸三壮，主阳逆霍乱，阳逆头痛，胸满不得息，胸满呼吸喘喝，气闷，饮食不下，刺入四分，不幸杀人）。"[12]135朱橚《普济方》卷四百十九："咽喉鸣 主喉鸣，暴忤气哽（《资生经》），穴扶突、天突、太溪。主喉中鸣，穴少商、太冲、经渠。治喉中焦干，穴鱼际。治喉中如水鸡声，穴天突、扶突。治喉中作声，穴天突。治喉鸣，穴大钟、大包。治喉中鸣翕翕，穴天突。疗喉鸣，穴阳陵泉、天池、膻中。"[12]328徐春甫《古今医统大全》卷七："玉龙赋（扁鹊越人）……攒竹、头维，治目疼头痛；乳根、俞府，疗嗽气痰哮。"[17]481杨继洲《针灸大成》卷五："八脉图并治症穴……哮喘气促，痰气壅盛：丰隆 俞府 膻中 三里。吼喘胸膈急痛：彧中 天突 肺俞 三里。吼喘气满，肺胀不得卧：俞府 风门 太渊 中府 三里 膻中。"[21]174-184相似论述亦见于吴昆《针方六集》卷五[23]352。

二是新提出多达35个治疗哮病的穴位，包括背部穴位（套颈法）、丰隆、聚泉、天鼎、鸠尾、华盖、气海、膏肓、关元、中脘、百劳、肾俞、支沟、大陵、噫嘻讀、气舍、太白、魄户、中府、云门、石门、期门、胸部穴位（草茎法）、鱼际、太渊、郁中、百会、风门、小指头端、身柱、飞扬、少冲、肩井、肩中俞和心穴右背上等穴。

提出套颈法艾灸背部穴位治疗哮病者，如明·陈会《神应经·诸般积聚部》："气块冷气、一切气痰：气海。心气痛连胁：百会 上脘 支沟 大陵 三里。心下如杯：中脘 百会……胸腹膨胀气喘：合谷 三里 期门 乳根。灸哮法：天突 尾窍骨尖，又背上一穴，其法以线一条套颈上，垂下，至鸠尾尖上截断，牵往后脊骨上，线头尽处是穴。灸七壮，妙。"[13]42-43

提出丰隆穴治疗哮病者，如明·徐凤《针灸大全》卷四："八法主治病证……久咳不愈，咳唾血痰。风门二穴 太渊二穴 膻中一穴。哮喘气促，痰气壅盛。丰隆二穴 俞府二穴 膻中一穴 三里二穴。吼喘胸膈急痛。彧中二穴 天突一穴 肺俞二穴 三里二穴。"[14]115徐春甫《古今医统大全》卷七："肘后歌……哮喘发来寝不得，丰隆刺入三寸深。"[17]488

提出聚泉穴治疗哮病者，如明·董宿《奇效良方》卷五十五："奇穴……聚泉一次，在舌上，当舌中，吐舌出直者，有缝陷中是穴。治哮喘咳嗽，及久嗽不愈，若灸则不过七壮，灸法用生姜薄切一片搭于舌上穴中，然后灸之。如热嗽，用雄黄末少许，和于艾炷中灸之。如冷嗽，用款冬花为末，和于艾炷中灸之，灸毕，以茶清连生姜细嚼咽下。又治舌苔舌强，亦可治用小针出血，穴在舌上，当舌中，吐舌出有直缝陷中是穴也。"[15]431

提出天鼎、鸠尾和华盖穴治疗哮病者，如明·高武《针灸聚英》卷一："手阳明大肠经……天鼎，颈缺盆上，直扶突后一寸。《素注》：针四分。《铜人》：灸三壮，针三分。《明堂》：灸七壮。主喉痹嗌肿，不得息，饮食不下，喉鸣。扶突（一名水穴），气舍上一寸五分，在颈当曲颊下一寸，人迎后一寸五分，仰而取之。《铜人》：灸三壮，针三分。《素注》：针四分。主咳嗽多唾，上气，咽引喘息，喉中如水鸡声，暴喑气哽。"[16]20 高武《针灸聚英》卷一："任脉……鸠尾（一名尾翳一名𩩲骬），蔽骨之端，在臆前蔽骨下五分，人无蔽骨者，从岐骨际下行一寸。曰鸠尾者，言其骨垂下如鸠尾形。任脉之别。《铜人》：禁灸，灸之令人永世少心力，大妙手方可针。不然，针取气多，令人夭。针三分，留三呼，泻五吸，肥人倍之。《明堂》：灸三壮。《素注》：不可刺灸。主息贲，热病，偏头痛引目外眦，噫喘，喉鸣，胸满咳呕，喉痹咽肿，水浆不下，癫痫狂走，不择言语，心中气闷，不喜闻人语，咳唾血，心惊悸，精神耗散，少年房多，短气少气。又《灵枢经》云：膏之原，出于鸠尾……华盖，璇玑下一寸陷中，仰而取之。《铜人》：针三分，灸五壮。《明下》：灸三壮。主喘急上气，咳逆哮嗽，喉痹咽肿，水浆不下，胸皮痛。璇玑，天突下一寸陷中，仰头取之。《铜人》：灸五壮，针三分。主胸胁支满痛，咳逆上气，喉鸣喘不能言，喉痹咽痛，水浆不下，胃中有积。"[16]117-118

提出气海、膏肓、关元、中脘、百劳、肾俞、支沟、大陵、意喜、气舍、太白、魄户、中府、云门、石门、期门穴、胸部穴位（草茎法）治疗哮病者，如明·楼英《医学纲目》卷二十七："喘……刺灸喘满有六法……其六取脾喘，《内经》详文具痹。〔《千》〕灸嗽。两乳黑白际二穴，脊后三穴。尝灸族侄喘，灸后一月，喘发，大吐痰一桶许而安。（见咳针灸条下。）〔《玉》〕治喘哮：天突（针入向下五分，泻五吸）膻中（三分，三呼）璇玑（三分，泻三吸）气海 腧府（一分，沿皮向外一寸半，泻六吸）乳根（一分，沿皮向外一寸半，泻一吸）……〔《集》〕哮喘，灸刺上穴不愈者，可选用之：膏肓 关元 中脘 三里 百劳 肾腧（各灸之。）支沟 大陵〔东阳〕哮喘，诸穴选用之：天容 意喜 气舍 扶突 太白（刺）魄户 中府 大包 彧中 云门 石门 期门（各灸之）……〔桑〕哮喘：丰隆（三寸半）。"[18]607

提出鱼际和太渊穴治疗哮病者，如明·孙一奎《赤水玄珠》卷十一："痿（痿谓痿弱，无力以运动。）……今采补通荥俞穴法于下：肺热叶焦，则肺喘鸣，生痿躄，色白而毛败者。补其荥鱼际，通其俞太渊。至秋病已。"[19]465

提出郁中和百会穴治疗哮病者，如明·龚廷贤《云林神彀》卷一："哮吼 哮吼即齁喘，肺窍积寒痰，有至终身者，仙方可拔根……和剂须投定喘汤，阿胶半夏及麻黄，人参四两同甘草，四两桑皮五味强，罂粟二钱须蜜炙，三钱煎服用生姜。多年气喘从今愈，始信良医有妙方。（八味）灸哮吼神法 患者耳前两边名郁中，二穴；百会一穴，用艾七壮，灸之立已。"[20]67-69

提出风门穴治疗哮病者，如明·杨继洲《针灸大成》卷五："八脉图并治症穴 冲脉 考穴：公孙二穴，脾经。足大指内侧，本节后一寸陷中，举足，两足掌相对取之。针一寸，主心腹五脏病，与内关主客相应……任脉 考穴：列缺二穴，肺经。手腕内侧一寸五分，手交叉盐指尽处骨间是。针八分，主心腹胁肋五脏病，与照海主客相应……哮喘气促，痰气壅盛：丰隆 俞府 膻中 三里。吼喘胸膈急痛：彧中 天突 肺俞 三里。吼喘气满，肺胀不得卧：俞府 风门 太渊 中府 三里 膻中。"[21]174-184

提出小指头端治疗哮病者，如明·万表《万氏济世良方》卷五："诸病灸法……哮：灸膻中一穴七壮（在两乳中间），乳根二穴五壮（乳根下一寸六分），腧府二穴二七壮（在璇玑旁一寸五分，结喉下四寸是璇玑穴，每边各开一寸五分为腧府）。盐醋哮：两手小指头端各灸七壮。一云合灸之。"[22]361

提出身柱和飞扬穴治疗哮病者，如明·吴昆《针方六集》卷五："背自第一椎循督脉行至脊骶凡十三穴 第七……身柱一穴，主腰脊痛，癫痫瘛疭，妄见妄言，咳嗽哮喘，小儿惊痫。"[23]328 吴昆《针方六集》卷五："足太阳及股并阳蹻六穴凡三十六穴 第三十四……飞扬二穴，主痔肿，体重不能起坐行立，脚腨酸肿，走痹手足不得屈伸，历节汗出，头背痛，目眩晕，衄衊，齁䶎，癫疾，寒疟。"[23]394-395

提出三棱针点刺少冲穴治疗哮病者，如明·吴昆《针方六集》卷五："手少阴及臂凡一十八穴 第二十五 少冲二穴，主烦满心痛，悲恐惊笑，目黄，口燥心疼，肩腋肘臂酸痛，哮喘，咽肿如有息肉，胸膈痛（宜三陵针出血）。"[23]370

提出肩井和肩中俞治疗哮病者，如明·张景岳《类经图翼》卷十一："诸咳喘呕哕气逆……〔哮喘〕五哮中，惟水哮、乳哮、酒哮为难治；璇玑 华盖 俞府 膻中 肩井（冷风哮妙，有孕勿灸。）；肩中俞（风哮妙。）；太渊 足三里〔小儿盐哮〕于男左女右手小指尖上，用小艾炷灸七壮，无不除根，未除再灸。"[25]358

提出心穴右背上治疗哮病者，如明·万密斋《片玉心书》卷五："哮喘门 哮喘之症有二，不离痰火。有卒感风寒而得者，有曾伤盐水而得者，有伤醋汤而得者，至天阴则发，连绵不已。轻则用五虎汤一帖，重则葶苈丸治之。此皆一时急解之法，若要断根，常服五圣丹，外用灸法……灸法 取心穴右背上、足三里穴，各三壮，仍禁酸咸辛热之物。"[27]433

明代医籍记载的哮病包括痰浊哮、风哮、冷风哮、水哮、气哮、咸哮（盐哮）、乳哮、酒哮和醋哮等多种类型。不同类型的哮病，治疗方法存在差异。痰浊哮者，治以乳根、俞府，如明·杨继洲《针灸大成》卷二："玉龙赋（《聚英》）……攒竹、头维，治目疼头痛；乳根、俞府，疗气嗽痰哮。"[21]58 盐醋哮者，灸治以小指头端，如万表《万氏济世良方》卷五："诸病灸法……哮：灸膻中一穴七壮（在两乳中间），乳根二穴五壮（乳根下一寸六分），腧府二穴二七壮（在璇玑旁一寸五分，结喉下四寸是璇玑穴，每边各开一寸五分为腧府）。盐醋哮：两手小指头端各灸七壮。一云合灸之。"[22]361 冷风哮者，治以肩井；风哮者，治以肩中俞。如张景岳《类经图翼》卷十一："诸咳喘呕哕气逆……〔哮喘〕五哮中，惟水哮、乳哮、酒哮为难治；璇玑 华盖 俞府 膻中 肩井（冷风哮妙，有孕勿灸。）；肩中俞（风哮妙。）；太渊 足三里〔小儿盐哮〕于男左女右手小指尖上，用小艾炷灸七壮，无不除根，未除再灸。"[25]358

2.5 清代

清代医籍除记载针灸治疗哮病外，尚有推拿疗法治疗哮病的相关记载。记载针灸治疗哮病的医籍主要有薛雪《碎玉篇》、李守先《针灸易学》、李学川《针灸逢源》和廖润鸿《勉学堂针灸集成》等。这一时期医籍多沿用以往医籍记载的穴位，较少提出新的穴位。沿用的穴位有俞府、天突、膻中、肺俞、三里、中脘、膏肓、气海、关元、乳根、中府、列缺、扶突、华盖、肩中俞、背部穴位（套颈法）、小指头端、丰隆、风门、太渊、彧中、璇玑和聚泉等，如清·王式钰《东皋草堂医案·喘》："一人哮喘，绵延不愈，为取璇玑、气海、足三里灸之，痊。"[28]63 李守先《针灸易学》卷上："继洲杨先生治症总要认症定穴治法……哮吼嗽喘：先俞府、天突、膻中、肺俞、三里、中脘，后膏肓、气海、关元、乳根。"[32]13 李学川《针灸逢源》卷三："症治要穴歌（集古增新共二十八首）……哮喘先教中脘寻，肺俞天突中府临。气海三里俱称妙，列缺针之病不侵。"[34]232 李学川《针灸逢源》卷四："手阳明大肠经穴考（左右共四十六）……扶突（一名水穴）：在颈，当曲颊下一寸，人迎穴后一寸半，开中三寸，仰取之。（针三分，灸三壮。）治咳嗽上气，喉中如水鸡声。"[34]269 李学川《针灸逢源》卷五："哮……哮病有五：水哮，饮水则发。气哮，怒气所感，痰饮壅满则发。咸哮，多食咸味则发。乳哮，小儿初生便哮。酒哮，醉酒行房所致，饮酒则发。（水哮、乳哮、酒哮、俱难治。）天突、华盖、膻中、俞府、三里、肩中俞（治风哮）。又法：以线一条套颈上，垂下至鸠尾尖截断，牵往后脊，中线头尽处是穴（灸七壮效）。小儿咸哮，男左女右，手小指尖上，用小艾炷灸七壮，无不除根。……徐氏八法证治……哮喘气促，痰气壅盛：腧府、膻中、三里、丰隆。哮喘气满，肺胀不得卧：风门、中府、腧府、膻中、太渊、三里。吼喘，胸膈急痛：肺俞、天突、彧中、三里。"[34]340,387其他相关穴位亦载于廖润鸿《勉学堂针灸集成》卷二[37]112、日本·原昌克《经穴汇解》卷七[40]316。

新提出治疗哮病的穴位有灵台和大椎穴，如清·金冶田等《灸法秘传》："喘症　喘病之因有四：有因寒邪入肺而喘者，有因病阻肺气而喘者，有因水停心下而喘者，有因肾不纳气而喘者。统宜先灸天突，次灸中脘，甚则兼灸肺俞。所有哮喘不得卧者，须灸灵台。行动遂喘急者，须灸气海。得能按穴灸之，去沉疴犹拔刺耳。天突（结喉下二寸陷中。）中脘（脐上四寸。）肺俞（见劳伤。）灵台（六节骨下突中。）气海（见劳伤。）"[38]136-137心禅《一得集》卷中："寒邪挟饮喘咳治验　郭姓年四十许，素有痰饮，每值严寒，病必举发，喘咳不卧，十余年来，大为所苦。甲申冬，因感寒而病复作。背上觉冷者如掌大，喉间作水鸡声，寸口脉浮而紧。与小青龙汤，二剂即安。至冬，乃灸肺俞、大椎、中脘等穴，以后不复发矣。凡饮邪深伏脏腑之俞，逢病发作，用灸法必能除根。惜人多不信，致延终身之疾，可慨也。"[39]18

清代医籍记载的哮病包括痰浊哮、风哮、冷哮、热哮、水哮、气哮、咸哮（盐哮）、乳哮、酒哮和醋哮等多种类型，其中治疗痰浊哮、风哮及咸哮（盐哮）多沿用明代的治法。针刺乳根、俞府穴治痰浊哮者，如清《凌门传授铜人指穴·玉龙赋》："夫参博以为要，转简而舍繁。总玉龙以成赋，信金针以获安。原夫卒暴中风，顶门、百会；脚气连延，里绝、三交；头风鼻渊，上星可用；耳聋腮肿，听会偏高。攒竹、头维，治疼头痛；乳根、俞府、疗嗽气痰哮。"[41]9灸天突、华盖、膻中、俞府、三里、肩中俞治风哮，灸小指头端治咸哮者，如李学川《针灸逢源》卷五："哮……哮病有五：水哮，饮水则发。气哮，怒气所感，痰饮壅满则发。咸哮，多食咸味则发。乳哮，小儿初生便哮。酒哮，醉酒行房所致，饮酒则发。（水哮、乳哮、酒哮、俱难治。）天突，华盖，膻中，俞府，三里，肩中俞（治风哮）。又法：以线一条套颈上，垂下至鸠尾尖截断，牵往后脊，中线头尽处是穴（灸七壮效）。小儿咸哮，男左女右，手小指尖上，用小艾炷灸七壮，无不除根。"[34]340此外，尚有灸法治疗其他类型哮病的记载，如陈修园《医学实在易》卷四："喘促诗……哮证，寒邪伏于肺腧，痰窠结于肺膜，内外相应，一遇风、寒、暑、湿、燥、火六气之伤即发，伤酒、伤食亦发，动怒、动气亦发，役劳、房劳亦发。一发，则肺腧之寒气与肺膜之浊痰，狼狈相依，窒塞关隘，不容呼吸……然涤疏虽为得法，又必于潜伏为援之处，断其根株，须灸肺腧、膏肓、天突诸穴。此证原非因热所致，缘《内经》有'诸逆上冲皆属于火'之句，故与喘促均列于热证。……哮证诗　寒伏腧中哮证根，射干丸料是专门，再将天突膏肓灸，陈饮新邪绝党援。"[33]58,59

推拿疗法治疗哮病始载于清代医籍，应用方式有单用推拿疗法，或配合气功治疗，或配合内服方药治疗。常用推拿手法有推法、运法、掐法、揉法等，所涉及的穴位有后溪、俞府、曲池穴等。单用推拿疗法者，如清《济世神验良方·幼科门》："推散气促攻中指，夹根掐汗出少府；横纹和气皆腹痛，定吼后溪觅昏沉；水泻兼疟疾，轻摇肶肘调荣血；二便不通或泻行，阴阳分按阴●●；膈胸痞满欲消详，八卦运行化痰疾；久掐总筋大陵穴，能消诸热退目赤；阳池头痛推可止，腹痛寻穴按中渚；喘吼无名夹指根，劳宫外掐止泻泄。"[44]85配合气功治疗者，如汪启贤等《动功按摩秘诀·按摩劳伤诸穴》："劳伤骨蒸者，可于膏肓穴掐五、七十度，搓五、七十度，兼静功……设有吐红痰症，可于俞府穴掐五、七十度，搓五、七十度，兼行静功。俞府穴乃足少阴肾经穴也，在旋玑两旁各开一寸半，仰头取之。旋玑在天突下一寸陷中，仰视得之。天突在结喉下二寸宛宛中，两筋间是穴也。设俞府穴兼可治哮吼痰症。"[45]2配合内服方药治疗者，如骆如龙《幼科推拿秘书》卷四："齁疾门　小儿齁疾，如种上相沿。遇天阴发者，不必治。或食生盐，或伤风寒者，一推即愈。宜分阴阳，运八卦，推三关，推肺经，掐横纹，掐指尖，重揉二扇门，黄蜂入洞，揉肾水，取热。轻者合阴阳，照天河从总经，极力一推至曲池，方用六味地黄丸，加肉桂附子为丸食之，可保无虞。然而根难除也，大人如此。"[46]60

二、药敷疗法（敷贴、热熨）

1. 文献辑录

明·龚廷贤《云林神彀》卷四："膏药　赵府秘传万病无忧膏，治风寒湿气所伤，跌扑闪挫伤。凡一切疼痛，皆贴患处。心腹痛，俱贴患处。哮吼喘咳，贴背心。泻痢，贴脐上。头痛、眼痛，贴太阳穴。及治一切无名肿毒，痈疽发背，疔疮疖毒，流注湿毒，臁疮初觉痛痒，便贴患处，即消。已成亦可止痛。箍脓，长肉生肌，百发百中，其功不能尽也。"[20]374

明·李梴《医学入门》外集卷七："妇人小儿外科用药赋（制法见本草）……万应膏，木香、川芎、牛膝、生地、细辛、白芷、秦艽、归尾、枳壳、独活、防风、大枫子、羌活、黄芩、南星、蓖麻子、半夏、苍术、贝母、赤芍、杏仁、白蔹、茅香、两头尖、艾叶、连翘、川乌、甘草节、肉桂、良姜、续断、威灵仙、荆芥、藁本、丁香、金银花、丁皮、藿香、红花、青风藤、乌药、苏木、玄参、白鲜皮、僵蚕、草乌、桃仁、五加皮、山栀、牙皂、苦参、穿山甲、五倍子、降真节、骨碎补、苍耳头、蝉蜕、蜂房、鳖甲、全蝎、麻黄、白及各一两，大黄二两，蜈蚣二十一条，蛇蜕三条，桃、柳、榆、槐、桑、楝、楮七样树皮各二十一寸，用麻油十二斤浸，春五夏三秋七冬十日，方入铜锅内，文武火煎至药枯黑，滤去渣，磁器收贮；另用松香一斤溶化，入前药，油二两同熬，滴水成珠，不软不硬，仍滤入水中，翻覆揉扯，如金色即成膏矣。治一切风气寒湿、手足拘挛、骨节酸疼、男人痞积、女人血痕及腰疼胁痛诸般疼痛、结核转筋。顽癣、顽疮积年不愈，肿毒初发，杨梅肿硬未破者，俱贴患处。肚腹疼痛、疝痢俱贴脐上，痢白而寒者尤效。咳嗽哮喘，受寒恶心，胸膈胀满，男妇面色痿黄，脾胃等证及心疼，俱贴前心。负重伤力、浑身拘痛者贴后心与腰眼。诸疝小肠气等证贴脐下神效。"[24]594-595

明·龚廷贤《寿世保元》卷九："膏药　一治一切风寒湿气，手足拘挛，骨节酸痛，男子痞积，妇人血痕，及腰胁诸般疼痛，结核、瘰疬、顽癣、顽疮，积年不愈。肿毒初发，杨梅肿块未破者，俱贴患处。肚疼腹痛，泻痢疟疾，俱贴脐上，痢白而寒，尤效。咳嗽哮喘，受寒恶心，胸膈胀闷，面色痿黄，头痛气痛，俱贴前心。负重伤力，浑身痛者，贴后心。腰眼痛、小肠气等证，贴脐下。治无不效。神异膏，（傅参将方）。木香、川芎、牛膝、生地黄、细辛、白芷、秦艽、归尾、枳壳、独活、防风、大枫子、羌活、黄芩、南星、蓖麻子、半夏、苍术、贝母、赤芍、杏仁、白蔹、茅根、两头尖、艾叶、连翘、甘草节、川乌、肉桂、良姜、续断、威灵仙、荆芥、藁本、丁香、金银花、丁皮、藿香、红花、青风藤、乌药、苏木、玄参、白藓皮、僵蚕、草乌、桃仁、五加皮、山栀子、牙皂、苦参、穿山甲、五倍子、降真香、骨碎补、苍耳头、蝉蜕、蜂房、鳖甲、全蝎、麻黄、白芨（各一两），大黄，蜈蚣（二十一条），蛇蜕（三条），上用桃、槐、榆、柳、楮、桑、楝七色树枝，各三七二十一，共俱切粗片，用真麻油十七斤浸药，夏三宿，春五、秋七、冬十宿后，煎药枯油黑为度。用麻布滤去渣，贮磁器内，另以松香不拘多少，先下净锅熔化后取起，每香二斤，用药油四两，搅匀，软硬得法，仍滤入水缸中，令人扯抽，色如黄金，即成膏矣。一治风寒湿气所侵，跌扑闪挫损伤，一切疼痛，皆贴患处。心腹痛，俱贴痛处。哮吼、咳嗽，贴背心。泻痢，贴脐上。头痛、眼痛，可贴太阳穴。及治一切无名肿毒，疔疽发背，疮疖湿毒，肿疮臁疮，始觉时便贴患处即消，已成亦能排脓长肉止痛。甚效，不能尽述。"[26]608-609

　　明·龚廷贤《万病回春》卷八："膏药　彰德府、赵王府秘传。万病无忧膏，彰德府、赵王府秘传，治风寒湿气所致，跌扑闪挫伤损，一切疼痛，皆贴患处。心腹痛，俱贴患处；哮吼喘嗽，贴背心；泻痢，贴脐上；头痛、眼痛，贴太阳穴。及治一切无名肿毒、痈疽发背、疔疮疖毒、流注湿毒、臁疮，初觉痛痒便贴患处即消；已成，亦能止痛箍脓、长肉生肌。百发百中，其功不能尽述。"[48]480

　　明·龚廷贤《济世全书》兑集卷八："膏药　万应紫金膏，治风寒湿气所侵，跌仆闪挫伤指，一切疼痛，皆贴患处。心腹痛俱贴痛处，哮喘咳嗽贴背心。泻痢贴脐上，头痛眼痛贴太阳穴，及治一切无名肿毒、疔疽发背、疮疖湿毒、臁疮，始觉时便贴患处即消，已成亦能猥脓长肉止痛，其效不可尽述。（一名万病无忧膏。）"[49]1078-1079

　　清·魏之琇《续名医类案》卷一："伤寒……一年少体肥之人，平素左半身无汗，胁下一片常冷。数日前索逋下乡，是日天气暴寒，舟中食饭一箸，随食随冷，便觉凛凛畏寒，登岸失足颠仆，扶挟解带而寝。是夜即发热头痛，喘鸣胸满，遍体烦疼，腰脊左胁尤甚，左半身不能转侧，仍冷不热，手足亦微冷，第三日扶病而归。其脉左手弦细，右手迟滑，总不似外感之候。因见脉弦胁痛，与小柴胡二服，不应。又似半身风废，与小续命亦不应。检方书中半身无汗例，当二陈、四物合用，按法治之，亦无效。舌上有微薄苔，而左畔白滑，右畔微黄，得病后，大便已去二次，去亦无多，小便略见黄涩。或问张飞畴，此是何病？当用何药？张曰：此人素有寒饮结聚胁下，更兼内外感寒，加以惊仆痰逆，则发热喘鸣，头痛胸满身疼，势所必致。其右畔经络贯通处受邪，则从阳而化为热。左畔寒饮积结之界，平时尚且无汗，纵有寒邪凑泊，亦必从阴而酿寒。阳气不到之所，自然重著难移；阳气不行于脉，自然弦细搏指。至于右脉迟滑，手足微寒，皆缘脾气向衰，热势不盛，所以舌苔不能干燥，大便不能结硬。其小便黄涩一证，虽因肺胃气化不行，亦见下焦真阳未艾。斯人向后必夭，目今尚可挽回，当与五积散，昼夜三进，总藉辛温解散之力，可以内消寒滞，中温血脉，外逐表邪，一举而有三得。其外可用白芥子、川乌、姜渣炙热（《续名医类案》冷哮无名方），包熨之。俟表邪分解，里气调和，然后用六君加辛、附、姜、桂之属，温中气可也。"[31]26

　　清·张璐《张氏医通》卷四："诸气门下　喘（短气、少气、逆气、哮）……冷哮灸肺俞、膏肓、天突，有应有不应。夏月三伏中，用白芥子涂法，往往获效。方用白芥子净末一两，延胡索一两，甘遂、细辛各半两，共为细末，入麝香半钱，杵匀，姜汁调涂肺俞、膏肓、百劳等穴（《张氏医通》冷哮无名方）。涂后麻瞀疼痛，切勿便去，候三炷香足，方可去之。十日后涂一次，如此三次，病根去矣。"[50]85

　　清·张璐《张氏医通》卷十三："喘门……三建膏，治阴疽歹肉不化。天雄、附子、川乌各一枚，桂心、观桂、桂枝、细辛、干姜、蜀椒各二两　上切为片，麻油二斤浸，春五夏三秋七冬十日，煎熬去滓，摅净再熬，徐下黄丹，不住手搅，滴水不散为度。……冷哮喘嗽，摊成加麝少许，贴肺俞及华盖膻中。癥痕冷积，摊成加麝香、阿魏少许，贴患处。"[30]350

　　清·陶东亭《惠直堂经验方》卷四："霖云祖师乩传膏药方　治五痨七伤，一切湿痰，流火痰注，伤筋动骨，恶毒怪疮，血痕食痞，腹臌胸膈，汤火蛇伤虫伤，棒疮夹棍，种种奇症，对患贴治，无不神效。熟地、生地、当归、番木鳖（去毛）、白芷、赤芍、元参、大黄、肉桂、川椒、生姜（各二两），郁金、莪术、牛膝、白蔹、白芨、防风、芫花、大风藤、苍术、青皮、乌药、羌活、槿皮、骨皮、银花、僵蚕、灵仙、蓖麻仁、白附子、龙骨、虎掌、山甲、阿胶、龟胶、血余（各一两二钱），槐柳枝（各一丈二尺），以上药各咀皮，用真麻油（十斤），浸之。春五、夏三、秋七、冬九日。取起，入大锅内，炭火熬枯去渣，熬至滴水成珠，入黄丹（八十一两），水飞炒断烟，用槐柳枝不住手搅之。待成膏，乘热先入阿魏（五钱），离火再入细药，潮脑、乳香（炙）、没药（炙，各五钱），轻粉（四钱），血竭、雄黄（各三钱），各为细末，缓缓投入搅匀，倾入清水缸内，多人扯拔百余次，去火毒。熬膏时，须择清净地方……贴法附后……哮病，贴肩井穴、心背。"[51]178-179

清·云川道人《绛囊撮要》："观音大士救苦神膏 大黄（一两），香附（七钱），三棱（一两），羌活（八钱），白芷（八钱），芫花（七钱），蜈蚣（十条），桃仁（七钱研），生地（一两），厚朴（七钱），槟榔（七钱），黄柏（八钱），大戟（八钱），蛇蜕（五钱），巴豆（八钱），皂角（八钱），杏仁（七两研），细辛（七钱），肉桂（八钱），麻黄（八钱），黄连（五钱），甘遂（二两），川乌（一两），莪术（一两），枳实（八钱），独活（七钱），防风（七钱），全蝎（七钱），草乌（七钱，元参（七钱），蓖麻子（二两研），木鳖子（一两研），穿山甲（七钱），天花粉（七钱），五倍子（七钱），当归（一两五钱），密陀僧（四两），飞过黄丹（二斤四两）选道地药材称准，用大麻油（六斤）浸磁盆内五日，然后熬摊，熬膏时，忌妇人鸡犬冲破……一哮喘咳嗽诸症，俱贴前后心，饮甘草汤，如痰盛气塞不通，或作条塞鼻孔，或作丸吞服，不可服甘草汤。"[52]50-51

清·青浦诸君子《寿世编》卷下："救急门（悬梁 溺死 冻死 压死跌死 魇死或梦魇死 杀死 杖伤 肉烂溃脓 夹伤并治手足折伤 暴雷震死 救苦神膏 普济丹 不饥丹 济生丹 避难丸 补附十六方）……观音救苦神膏此方系唐天师叶真人，诚心济世，往求大士赐以良方，日以三十六天罡攻之于外，以菩提水一杯应之于内，万病皆除矣。菩提水，即甘草汤也。久病七日即愈，新病三日即痊。危病不待日者，作丸如豆大，每服七粒，滚水送下即苏。真神方也。……痰火哮喘，贴前后心，服丸。"[53]141-146

清·孟文瑞《春脚集》卷四："内科 观音大士救苦神膏，偏正头风，左患贴左，右患贴右，正患贴印堂，兼卷条塞鼻孔中，服甘草水……噎膈，气膈，食膈，俱贴胃口，肚脐，常服甘草水。如要速效，作丸服之，不服甘草水。哮喘咳嗽，贴前后心，丹田，饮甘草水。如痰甚气塞不通，作条塞鼻中，或作丸吞服，不服甘草水。"[54]87-88

清·鲍相璈《验方新编》卷三："治哮吼妙法 病发先一时，用凤仙花（又名指甲花）连根带叶，熬出浓汁，乘热蘸汁在背心上用力擦洗，冷则随换，以擦至极热为止。无则用生姜擦之。再用白芥子三两，轻粉、白芷各三钱（《验方新编》食哮无名方），共研为末，蜂蜜调匀作饼，火上烘热，贴背心第三节骨上。贴过，热痛难受，正是拔动病根，务必极力忍耐，切勿轻易揭去，冷则将药饼取下，烘热再贴，一饼可贴二、三日。无论病愈未愈，多备药饼换贴，不可间断，轻则贴一二日，重则贴三、四日或五、六日，永不再发。有人患哮吼四十余年，贴至数日断根，无论寒热虚实盐酱醋酒哮吼皆治，神验第一方也。药味不可加减，并治痰气结胸及痰喘咳嗽。又方：海螵蛸，（瓦上焙枯）为末，大人五钱，小人二钱，红砂糖拌匀调服，数次断根。"[55]93

清·鲍相璈《验方新编》卷十一："痈毒诸方……万应紫金膏：此膏能治百病，凡男妇大小瘰疬、痰疬、对口、发背、乳痈、鱼口、便毒、臁疮、热疖、手足腰背疼痛，闪挫伤损及一切无名肿毒，俱贴患处。哮吼喘嗽贴心窝，泻痢贴脐眼，百发百中，功效无穷。赤芍、当归、红花、黄芩、防风、荆芥、连翘、黄柏、僵蚕、蝉蜕、白芷、甘草、胎发、大黄、银花、蜈蚣、川乌、草乌、羌活、苍术、细辛、川椒、秦艽、乳香、没药、骨碎补、首乌、蛇床子、木鳖子、大风子、生南星、生半夏，以上各五钱，用猪油、麻油、桐油各半斤，将前药浸入油内，如春、夏天浸三日，秋、冬浸七日，倾铜器内文武火熬至药色焦黑，取起滤渣再熬，加炒黄丹十两，用槐枝不住手搅动，熬至滴水成珠，再加白蜡五钱，随即取起用槐枝搅匀，收入瓦罐，浸水中拔去火毒，用时以布摊贴。"[55]357

清·鲍相璈《验方新编》卷十一："内外备用诸方　观音救苦膏：此膏能治百病，或贴或服，应验如神。外治者用布摊贴，内服者作丸如绿豆大，每服七粒，切不可多。孕妇忌用。大黄、甘遂（研）、木鳖（研）、蓖麻子（研）各二两，生地、川乌、草乌、三棱、莪术各一钱，巴豆（研）、羌活、黄柏、麻黄、皂角、肉桂、枳实、真红芽大戟、白芷各八钱，香附、芫花、厚朴、杏仁（研）、穿山甲、防风、天花粉、独活、全蝎、槟榔、桃仁（研）、细辛（研）、五倍子、元参各七钱，蛇蜕、黄连各五钱，当归一两五钱，蜈蚣十条，上药合三十六天罡之数，预先斋戒，将麻油五、六斤浸五日，后用火熬。熬药时忌妇人、鸡、犬，并忌污秽，斋戒沐浴于净室内，供观音大士神位，默诵：大慈大悲，救苦救难广大灵感观世音菩萨宝号一千遍，用柳枝搅匀，熬至滴水成珠，再加水飞黄丹二斤四两、密陀僧四两，不老不嫩收入瓷罐，放水中拔尽火气，听用……一咳嗽、哮喘、吐痰，贴前后胸，勿吞服……金丝万应膏：治一切风寒湿热，手足拘挛，骨节疼痛。男子痞积，女人血痕及腰疼诸般疼痛，结核，转筋，顽癣，顽疮积年不愈。肿毒初发，杨梅肿块未破者，俱贴患处。肚腹疼痛、泻痢、疟疾、俱贴脐上。痢白而寒者尤效。咳嗽哮喘，受寒恶心，胸膈胀闷，男妇面色萎黄，脾胃虚寒等症，及心疼俱贴前胸。"[55]371-375

清·林珮琴《类证治裁》卷二："哮证论治……冷哮有二，一则中外皆寒，宜温肺以劫寒痰；温肺汤、钟乳丸、冷哮丸，并以三建膏护肺俞穴。一则寒包热，宜散寒以解郁热。麻黄汤、越婢加半夏汤。如邪滞于肺，咳兼喘者，六安煎加细辛、苏叶。冬感寒邪甚者，华盖散、三拗汤。外感寒，内兼微火者，黄芩半夏汤。热哮当暑月火盛痰喘者，桑白皮汤，或白虎汤加芩、枳、栝蒌霜。"[56]95

清·太医院《太医院秘藏膏丹丸散方剂》卷四："观世音菩萨救苦神膏　大黄（一两），细辛（七钱），木鳖子（一两，研），三棱（一两），芫花（八钱），白芷（八钱），天花粉（七钱），桃仁（七钱，研），蜈蚣（十条），槟榔（七钱），密陀僧（四两，研，收膏用）甘遂（二两），生地（一两），大戟（八钱），莪术（一两），黄柏（八钱），枳实（八钱），独活（七钱），蓖麻子（二两），蛇蜕（五钱），草乌（七钱），全蝎（七钱，去勾），五倍子（七钱），皂角（八钱），黄连（五钱），元参（七钱），穿山甲（七钱），香附（七钱），羌活（八钱），当归（一两五钱），川厚朴（七钱），杏仁（七钱），麻黄（八钱），巴豆（八钱），防风（七钱），川乌（一两），肉桂（八钱，研末，取膏放入），飞过黄丹二斤四两，收膏放入。制法：地道药材称准，用真香芝麻油六斤，浸磁盆内·日，然后熬膏。用桑皮纸摊成大小膏药，对症贴之即愈。每修合药时，须净手净口，念：南无大慈大悲救苦救难广大灵感观世音菩萨。念千遍。此方系天师业法善，以世人苦难莫多于病患，诚心济世。此膏不拘大小病症，用之无不神效，久病新病皆能全愈。如遇危急之症，即将此膏做豆大，每服七粒，滚汤送下，立刻苏醒，百发百中，无不奏功。但甘遂、甘草，药性相反，不可并用，此膏内有甘遂，如服药丸，不可用甘草汤，紧记，贴者无论……一治哮喘、咳嗽诸症，俱贴前心后心，饮甘草水。"[57]162-164

清·吴师机《理瀹骈文·理瀹骈文》："凡治咳嗽哮喘穴，穴取天突、肺俞、膻中、气海等膏药，贴法照此……凉以荞面鸡清。（治哮喘痰稠便硬属实热者，二味为团擦胸口）摩芥芷轻粉于背（《理瀹骈文》热哮无名方）。"[58]163-164

清·吴师机《理瀹骈文·存济堂药局修合施送方并加药法》："金仙膏……痰喘痰哮。（呼吸急促为喘，喉中有声为哮。哮喘气壮胸满者，为实证。膏贴胸背，文中有凤仙擦背方甚妙可仿其法用药……哮多寒包热，宜带表散，文中有麻黄白果方，可炒熨。又，吼气大者，膏内掺雄黄、明矾、生半夏、巴霜等份末贴）。"[58]281-283

清·吴师机《理瀹骈文·存济堂药局修合施送方并加药法》："温肺膏……或肺肾两虚不纳

气者（宜参用温肾固真膏）亦治冷哮（遇冷而发）冷痿（肺有虚寒而痿者）等症。上贴心口，中贴脐眼，下贴丹田，或并贴。（文中有烧款冬、熟地，吸烟法，治肺病最宜，可推用以今吸烟法，装烟筒吸甚便）。"[58]296

清·虚白主人《救生集》卷四："通治诸病门……观音救苦感应灵膏，此方系唐天师叶真人，诚心济世往求，菩萨赐以良方，以三十六罡攻之于外，以菩提水应之于内，则万病可迅除矣。药有三十六种，合天罡之数菩提水，乃生甘草汤也，久病七日可愈；新病三日可除，真神方也……蛊胀、水蛊、气蛊、血蛊、各蛊症，俱贴下丹田，不可服甘草水。哮喘咳嗽，盐哮、醋哮、冷哮，伤风哮咳嗽，火喘虚嗽，俱贴前后心，饮甘草水，自愈……神授金丝万应膏……咳嗽哮喘，受寒恶心，胸膈胀闷，妇人男子面色痿黄，脾胃有亏等症，及心疼气喘，俱贴心前；负重伤力浑身拘痛者，贴后心与腰眼。"[59]215-219

清·胡增彬《经验选秘》卷一："头风 治一切偏正头风……治哮吼妙法，病发先一时，用凤仙花（又名指甲花）连根带叶熬出浓汁，乘热蘸汁在背心上、用力擦洗，冷则随换，以擦至极热为止（无则用生姜擦之）。再用白芥子三两，轻粉、白芷各三钱（《经验选秘》食哮无名方），共研为末，蜂蜜调匀作饼，火上烘热贴背心第三节骨上。贴过热痛难受，正是拔动病根，务必极力忍耐，切勿轻易揭去，冷则将药饼揭下，烘热再贴，一饼可贴二三日。无论病愈未愈，多备药饼换贴，不可间断，轻则贴一二日，重则贴三四日或五六日，永不再发。有人患哮吼四十余年，贴至数日断根。无论寒热虚实，盐酱醋酒哮吼皆治，神验第一方也。药味不可加减，并治痰气结胸，痰喘咳嗽。"[60]29

清·邹存淦《外治寿世方》卷一："哮喘 治哮吼妙法。（喉内有声而气喘者是。）病发先一时，用凤仙花（又名指甲花），连根带叶熬出浓汁，乘热蘸汁在背心上用力擦洗，冷则随换，以擦至极热为止。（无则用生姜擦之。）再用白芥子（三两）、轻粉、白芷（各三钱）（《外治寿世方》食哮无名方），共研为末，蜂蜜调匀作饼，火上烘热，贴背心第三节骨上，贴过热痛难受，正是拔动病根，务必极力忍耐，切勿轻易揭去，冷则将药饼启下，烘热再贴。一饼可贴二三日。无论病愈未愈，多备药饼换贴，不可间断，轻则贴一二日，重则贴三四日，或五六日，永不再发。虽患此数十年者，贴至数日断根。无论寒热虚实，盐酱醋酒哮吼皆治。药味不可加减。（并治痰气结胸及咳嗽痰喘。）"[61]40

清·张大燨《张爱庐临证经验方·风毒伏肺》："孙（右）哮症数年，交秋必发，发则淹延兼旬，需见如胶如饴之痰则平。梦兰先生调治多年，为斯疾之异也而问道于盲。询其数载中起居，平昔所畏者热，所喜者凉，而鲜发未慎，膏肓之俞，平静之日常冷，发作之时灼热。夫肺脏属金，金旺于秋，伏风层叠蕴络，延为风毒，清虚之脏，性娇且洁，吴肯容其盘踞于络，是以藉旺令必与之争衡耳。风为阳邪，其性易于化火化热，是以发病之际，背俞灼热，而目亦赤焉。预拟一方俟临发时服之，夏季沐浴，常以百部浓煎，畅熨其胸背，务使津津有汗最佳。管见若此，妥否俟裁。生麻黄（三分），紫菀（五分），百部（一钱），炒枳壳（五分），射干（三分），镑羚羊角（一钱），杏仁（三钱），前胡（一钱），橘络（七分），土贝（三钱），丝瓜络（一两），冬瓜子（五钱）（《张爱庐临证经验方》久哮无名方），二味煎汤代水。三四剂为则，勿过服。"[62]195-196

清·陈修园《时方妙用》卷二："哮症……愚按：哮喘之病，寒邪伏于肺俞，痰窒结于肺膜，内外相应，一遇风、寒、暑、湿、燥、火六气之伤即发，伤酒、伤食亦发，动怒、动气亦发，劳役、房劳亦发……如畏灸者，宜于夏月三伏中用张路玉外贴药末。余家传有哮喘断根神验药散（其方载于《修园新按》），入麝香五分，姜汁调，涂肺俞、膏肓、百劳等穴，涂后麻督疼痛，切勿便去，俟三炷香尽方去之，十日后涂一次，如此三次，病根去矣。哮喘辨症方治，

俱详痰饮、咳嗽、喘促三门，不赘。"[63]54-55

清·赵晴初《存存斋医话稿》卷二："〔一〕医事难矣哉……〔十三〕白芥子气味辛温，善能利气豁痰，观治冷哮，用白芥子末涂肺俞膏肓百劳等穴，涂后麻瞀疼痛。"[64]23

清·程杏轩《医述》卷十："哮……又法，治久哮，用生姜汁浆布衫背心，贴肉穿之，易数次，甚效。"[65]649-650

民国·吴克潜《儿科要略》："杂证咳嗽……附方……（二十）姜汁背心，治寒痰壅塞经络，不时发哮。生姜捣取自然汁，用以浆布背心，贴肉著之，数易即愈。"[66]628-632

2. 源流考释

药敷疗法指将药物直接或间接置于患处或穴位，使药物渗透皮肤以发挥药效的一种疗法。历代文献记载用于治疗哮病的药敷疗法主要有敷贴疗法、热熨疗法等。其中敷贴疗法的常用制剂类型有鲜药泥剂、鲜药汁剂、药液剂、药糊剂、膏药等。

敷贴疗法治疗哮病的记载始见于明代，明·龚廷贤《万病回春》[48]480、《云林神彀》[20]374、《寿世保元》[26]608-609以及《济世全书》[49]1078-1079均有相关记载。医籍中记载的敷贴疗法剂型多为膏药，明代医籍中主要记载有万病无忧膏（又名万应紫金膏）、神异膏和万应膏。载有万病无忧膏者，如龚廷贤《万病回春》卷八："膏药　彰德府、赵王府秘传。万病无忧膏，彰德府、赵王府秘传，治风寒湿气所致，跌扑闪挫伤损，一切疼痛，皆贴患处。心腹痛，俱贴患处；哮吼喘嗽，贴背心；泻痢，贴脐上；头痛、眼痛，贴太阳穴。及治一切无名肿毒、痈疽发背、疔疮疖毒、流注湿毒、臁疮，初觉痛痒，便贴患处，即消；已成，亦能止痛、箍脓、长肉、生肌。百发百中，其功不能尽述。"[48]480相似论述亦见于龚廷贤《云林神彀》卷四[20]374。载有神异膏者，如龚廷贤《寿世保元》卷九："膏药……神异膏，傅参将方……一治风寒湿气所侵，跌扑闪挫损伤，一切疼痛，皆贴患处。心腹痛，俱贴痛处。哮吼、咳嗽，贴背心。泻痢，贴脐上。头痛，眼痛，可贴太阳穴。及治一切无名肿毒，疔疽发背，疮疖湿毒，肿疮臁疮，始觉时便贴患处即消，已成亦能排脓长肉止痛。甚效，不能尽述。"[26]608-609载有万应膏者，如李梴《医学入门》外集卷七："妇人小儿外科用药赋（制法见本草）……万应膏……治一切风气寒湿、手足拘挛、骨节酸疼、男人痞积、女人血瘕及腰疼胁痛诸般疼痛、结核转筋。顽癣、顽疮积年不愈，肿毒初发，杨梅肿硬未破者，俱贴患处。肚腹疼痛、疟痢俱贴脐上，痢白而寒者尤效。咳嗽哮喘，受寒恶心，胸膈胀满，男妇面色痿黄，脾胃等证及心疼，俱贴前心。负重伤力、浑身拘痛者贴后心与腰眼。诸疝小肠气等证贴脐下神效。"[24]594-595

清代医籍中主要载有万应膏、三建膏、霖云祖师乩传膏、观音救苦膏、万应紫金膏、金仙膏和温肺膏。其中万应膏沿用了前代医家的记载，如清·鲍相璈《验方新编》卷十一[55]371-375和虚白主人《救生集》卷四[59]215-219。载有三建膏者，如张璐《张氏医通》卷十三："喘门……三建膏，治阴疽歹肉不化。天雄、附子、川乌各一枚，桂心、观桂、桂枝、细辛、干姜、蜀椒各二两　上切为片，麻油二斤浸，春五夏三秋七冬十日，煎熬去滓，摅净再熬，徐下黄丹，不住手搅，滴水不散为度。……冷哮喘嗽，摊成加麝少许，贴肺俞及华盖膻中。癥瘕冷积，摊成加麝香、阿魏少许，贴患处。"[50]358相似论述亦见于林珮琴《类证治裁》卷二[56]95。载有霖云祖师乩传膏者，如陶东亭《惠直堂经验方》卷四："霖云祖师乩传膏药方　治五痨七伤，一切湿痰，流火痰注，伤筋动骨，恶毒怪疮，血瘕食痞，腹脏胸膜，汤火蛇伤虫伤，棒疮夹棍，种种奇症，对患贴治，无不神效……贴法附后……哮病，贴肩井穴、心背。"[51]178-179载有观音救苦膏者，如云川道人《绛囊撮要》："观音大士救苦神膏……一哮喘咳嗽诸症，俱贴前后心,饮甘草汤,如痰盛气塞不通,或作条塞鼻孔,或作丸吞服,不可服甘草汤。"[52]50-51 相似论述亦见于青浦诸君子《寿世编》下卷[53]141-146、孟文瑞《春脚集》卷四[54]87-88、太医院《太医院秘藏膏丹丸散方剂》卷四[57]162-164 和虚白主人《救生集》卷四[59]215-219。载有万应紫金膏者,如清·鲍相璈《验方新编》卷十一:"痈毒诸方……万应紫金膏:此膏能治百病,凡男妇大小瘰疬、痰疬、对口、发背、乳痈、鱼口、便毒、臁疮、热疖、手足腰背疼痛,闪挫伤损及一切无名肿毒,俱贴患处。哮吼喘嗽贴心窝,泻痢贴脐眼,百发百中,功效无穷。"[55]357 载有金仙膏者,如吴师机《理瀹骈文·存济堂药局修合施送方并加药法》:"金仙膏……痰喘痰哮。(呼吸急促为喘,喉中有声为哮,哮喘气壮胸满者,为实证,膏贴胸背,文中有凤仙擦背方甚妙可仿其法用药……哮多寒包热,宜带表散,文中有麻黄白果方,可炒熨。又,吼气大者,膏内掺雄黄、明矾、生半夏、巴霜等分末贴)。"[58]281-283 载有温肺膏者,如吴师机《理瀹骈文·存济堂药局修合施送方并加药法》:"温肺膏……或肺肾两虚不纳气者(宜参用温肾固真膏)亦治冷哮(遇冷而发)冷痿(肺有虚寒而痿者)等症。上贴心口,中贴脐眼,下贴丹田,或并贴。(文中有烧款冬、熟地,吸烟法,治肺病最宜,可推用以今吸烟法,装烟筒吸其便)。"[58]296

清代医籍中敷贴疗法除膏药外,亦载有药糊剂和鲜药汁剂等剂型。应用药糊剂者,如清·张璐《张氏医通》卷四:"诸气门下 喘(短气、少气、逆气、哮)……冷哮灸肺俞、膏肓、天突,有应有不应。夏月三伏中,用白芥子涂法,往往获效。方用白芥子净末一两,延胡索一两,甘遂、细辛各半两,共为细末,入麝香半钱,杵匀,姜汁调涂肺俞、膏肓、百劳等穴。涂后麻瞀疼痛,切勿便去,候三炷香足,方可去之。十日后涂一次,如此三次,病根去矣。"[50]85 其他如陈修园《时方妙用》卷二[63]50、赵晴初《存存斋医话稿》卷二[64]23 均有相关记载。应用鲜药汁剂者,如程杏轩《医述》卷十:"哮……又法,治久哮,用生姜汁浆布衫背心,贴肉穿之,易数次,甚效。"[65]649-650 文中提到用"姜汁背心"治疗哮病。此外,清代医籍尚记载有荞麦面、鸡蛋清为团擦胸口治疗哮病。如吴师机《理瀹骈文·理瀹骈文》:"凡治咳嗽哮喘,穴取天突、肺俞、膻中、气海等膏药,贴法照此……凉以荞面鸡清(治哮喘痰稠便硬属实热者,二味为团擦胸口)。"[58]163-164

此外,清代医籍尚有热熨疗法治疗哮病的记载。如清·魏之琇《续名医类案》卷一:"伤寒……此人素有寒饮结聚胁下,更兼内外感寒,加以惊仆痰逆,则发热喘鸣,头痛胸满身疼,势所必致。……斯人向后必夭,目今尚可挽回,当与五积散,昼夜三进,总藉辛温解散之力,可以内消寒滞,中温血脉,外逐表邪,一举而有三得。其外可用白芥子、川乌、姜渣炙热,包熨之。俟表邪分解,里气调和,然后用六君加辛、附、姜、桂之属,温中气可也。"[31]26 鲍相璈《验方新编》卷三:"治哮吼妙法 病发先一时,用凤仙花(又名指甲花)连根带叶,熬出浓汁,乘热蘸汁在背心上用力擦洗,冷则随换,以擦至极热为止。无则用生姜擦之。再用白芥子三两,轻粉、白芷各三钱,共研为末,蜂蜜调匀作饼,火上烘热,贴背心第三节 骨上。贴过,热痛难受,正是拔动病根,务必极力忍耐,切勿轻易揭去,冷则将药饼取下,烘热再贴,一饼可贴二三日。无论病愈未愈,多备药饼换贴,不可间断,轻则贴一、二日,重则贴三、四日或五、六日,永不再发。有人患哮吼四十余年,贴至数日断根,无论寒热虚实盐酱醋酒哮吼皆治,神验第一方也。药味不可加减,并治痰气结胸及痰喘咳嗽。"[55]93 其他如胡增彬《经验选秘》卷一[60]29、邹存淦《外治寿世方》卷一[61]40、张大燮《张爱庐临证经验方·风毒伏肺》[62]195-196 均有相关记载。

民国时期医籍载有沿用前代的"姜汁背心"治疗哮病,如民国·吴克潜《儿科要略》:"杂证咳嗽……附方……(二十)姜汁背心,治寒痰壅塞经络,不时发哮。生姜捣取自然汁,用以浆布背心,贴肉著之,数易即愈。"[66]628-632

三、口鼻吸入疗法

1. 文献辑录

唐·崔知悌《崔氏纂要方》:"年久呷嗽,至三十年者:莨菪子、木香、熏黄等分(《崔氏纂要方》久哮无名方),为末。以羊脂涂青纸上,撒末于上,卷作筒,烧烟熏吸之。"[67]494

明·朱橚《普济方》卷一百六十二:"咳嗽熏法……治久嗽,熟艾、款冬花各二钱,雄黄末半钱(《普济方》久哮无名方),上件,用纸紧卷烧,口吸烟,汤送下。莨菪子散,治十年呷嗽:莨菪子(新者)、木香、雄黄(无石者研),各半两,上为散,与雄黄同研令匀,用青纸一张,先以羊脂涂,次以散药再糁脂上,卷裹之,早晨空腹,烧令烟出吸十咽,每日三度。"[12]1871

明·朱橚《普济方》卷一百六十三:"喘嗽(附论)……治大人小儿喘嗽齁齘。(出经验良方)上用糯米泔少许。磨茶子。滴入鼻中。令吸入口服之。口横咬竹管片时。则口只与鼻中涎出如线。当日即愈。不过三二次。绝其根源。屡试验。"[12]1890

明·熊宗立《山居便宜方》卷四:"治咳嗽(附咳嗽论)……治一切咳方 枇杷叶去毛,以蜜炙过,煎汤服,不以时。……汲涎法 治大人、小儿喘嗽齁齘。糯米泔少许,粗茶子滴入鼻中,令吸入口内,吞服之,口横咬竹管片时,则口与鼻中涎出如线,当日即愈,不过三两次绝根。"[68]48

明·孙一奎《赤水玄珠》卷七:"哮门……治齁嗽……一方 治同上。用糯米泔水磨茶子,滴入鼻中,令吸入口内服。口中横咬竹管一个,片时间,则涎自口鼻中流出如绵,当日立愈,二次绝根。"[19]309

明·李时珍《本草纲目》卷三:"咳嗽(有风寒,痰湿,火热,燥郁)……【痰湿】〔草部〕半夏(湿痰咳嗽,同南星、白术丸服。气痰咳嗽,同南星、官桂丸服。热痰咳嗽,同南星、黄芩丸服。肺热痰嗽,同栝蒌仁丸服。)天南星(气痰咳嗽,同半夏、橘皮丸服。风痰咳嗽,炮研煎服。)莨菪子(久嗽不止,煮炒研末,同酥,煮枣食。三十年呷嗽,同木香熏黄烧烟吸。)(《崔氏纂要方》久哮无名方)……【外治】木鳖子(肺虚久咳,同款冬花烧烟,筒吸之。)榆皮(久嗽欲死,以尺许出入喉中,吐脓血愈。)熏黄(三十年呷嗽,同木通、莨菪子烧烟,筒熏之。)(《本草纲目》久哮无名方)钟乳粉(一切劳嗽,同雄黄、款冬花、佛耳草烧烟,吸之。)故茅屋上尘(老嗽不止,同石黄诸药烧烟吸。)"[69]84-85

明·李时珍《本草纲目》卷九:"雄黄(《本经》中品)……【附方】新五。小便不通:熏黄末豆许,内孔中,良。(崔氏方)卅年呷嗽:熏黄、木香、莨菪子等分为末。羊脂涂青纸上,末铺之,竹筒烧烟,吸之。(崔氏方)咳嗽熏法:熏黄一两。以蜡纸调卷作筒十枚,烧烟吸咽,取吐止。一日一熏,惟食白粥,七日后以羊肉羹补之。(《千金方》)。"[69]231

明·李时珍《本草纲目》卷十七:"莨菪(音浪荡。《本经》下品)……久嗽不止有脓血:莨菪子五钱,淘去浮者,煮令芽出,炒研,真酥一鸡子大,大枣七枚,同煎令酥尽,取枣日食三枚。又方:莨菪子三撮,吞之,日五六度。光禄李丞服之神验。(孟诜《必效方》)。年久呷嗽,至三十年者:莨菪子、木香、熏黄等分(《崔氏纂要方》久哮无名方),为末。以羊脂涂青纸上,撒末于上,卷作筒,烧烟熏吸之。(《崔行功纂要方》)"[69]494

明·李时珍《本草纲目》卷三十二:"茗(《唐本草》)……茶子【气味】苦,寒,有毒。【主治】喘急咳嗽,去痰垢。捣仁洗衣,除油腻(时珍)。【附方】新三。上气喘急,时有咳嗽:茶子、百合等分。为末,蜜丸梧桐子大。每服七丸,新汲水下。(《圣惠方》)喘嗽齁齘,不拘大人、小儿:用糯米泔少许磨茶子,滴入鼻中,令吸入口服之。口咬竹筒,少顷涎出如线。不过二三次绝根，屡验。(《经验良方》)头脑鸣响，状如虫蛀，名大白蚁：以茶子为末，吹入鼻中，取效。(杨拱《医方摘要》)。"[69]797

清·王桂舟《不药良方续集》卷二："咳嗽喘吼 有声无痰为咳，有痰无声为嗽，有声有痰为咳嗽。其症或为风寒、外感，或为痰热伤肺，致气上逆而然，……【喘嗽哮吼】糯米泔水少许，磨茶子滴鼻中令吸入，口服之，口咬竹筒少顷，涎出如线，不过二三次痊愈，屡验。小儿同方。"[70]41-45

清·吴师机《理瀹骈文·理瀹骈文》："凡治咳嗽哮喘，穴取天突、肺俞、膻中、气海等，膏药，贴法照此……[寒哮用白果、麻黄(《理瀹骈文》冷哮无名方)，捣塞鼻，按：哮喘良方，用生麻黄、白苏子、紫菀三钱，南星、半夏、桔梗、川贝、细辛、杏仁、甘草各五钱，生姜一两，如以麻油熬，黄丹收，阿胶一钱，搅良]。"[58]163

清·程鹏程《急救广生集》卷二："咳嗽 咳嗽熏法 熏黄(一两)，以蜡纸调卷，作筒十枚，烧烟吸咽，取吐止。一日一熏，惟食白粥。七日后，以羊肉羹补之。(《千金方》)年久呷嗽至三十年者：莨菪子、木香、熏黄(各等分)为末(《崔氏纂要方》久哮无名方)。以羊脂涂青纸上，撒末于上，卷作筒，烧烟熏吸之。(《崔氏纂要》)"[71]45

清·吴澄《不居集》上集卷十五："齁嗽 齁者，痰声，即远年近日喘哮咳嗽也。用糯米泔水磨茶子滴入鼻中，令病人吸入口内服之；口中横咬竹管一个，片时间则涎口中流出如绵，当日即愈。二次绝根。"[72]230

2. 源流考释

口鼻吸入疗法指药物通过口鼻吸入达到治疗疾病目的的一种外治法。历代文献记载中治疗哮病的口鼻吸入疗法主要有烟熏疗法、滴鼻疗法和塞鼻疗法。

据现有文献记载，烟熏疗法治疗哮病源于唐代，如唐·崔知悌《崔氏纂要方》曰："年久呷嗽，至三十年者：莨菪子、木香、熏黄等分，为末。以羊脂涂青纸上，撒末于上，卷作筒，烧烟熏吸之。"[67]494 此法治疗哮病在明代得到了较广泛的应用，如朱橚《普济方》卷一百六十二："咳嗽熏法……治久嗽，熟艾、款冬花各二钱，雄黄末半钱，上件，用纸紧卷烧，口吸烟，汤送下。莨菪子散 治十年呷嗽：莨菪子(新者)、木香、雄黄(无石者研)，各半两，上为散，与雄黄同研令匀，用青纸一张，先以羊脂涂，次以散药再掺纸上，卷裹之，早晨空腹，烧令烟出吸十咽，每日三度。"[12]1871 其他如李时珍《本草纲目》卷三[69]84-85、卷九[69]231和卷十七[69]494均有相关记载。

明代除以烟熏疗法治疗哮病外，尚出现了滴鼻疗法。如明·朱橚《普济方》卷一百六十三："喘嗽(附论)……治大人小儿喘嗽齁鮐。(出经验良方)上用糯米泔少许。磨茶子。滴入鼻中。令吸入口服之。口横咬竹管片时。则口只与鼻中涎出如线。当日即愈。不过三二次。绝其根源。屡试验。"[12]1890 相关论述亦见于熊宗立《山居便宜方》卷四[68]48、李时珍《本草纲目》卷三十二[69]797和孙一奎《赤水玄珠》卷七[19]309。

清代医籍亦记载有烟熏疗法和滴鼻疗法。记载烟熏疗法者，如清·程鹏程《急救广生集》卷二："咳嗽 咳嗽熏法 熏黄(一两)，以蜡纸调卷，作筒十枚，烧烟吸咽，取吐止。一日一熏，惟食白粥。七日后，以羊肉羹补之。(《千金方》)年久呷嗽至三十年者 莨菪子 木香 熏黄(各等分)为末。以羊脂涂青纸上，撒末于上，卷作筒，烧烟熏吸之。(《崔氏纂要》)"[71]45 记载滴鼻疗法者，如王桂舟《不药良方续集》卷二："咳嗽喘吼 有声无痰为咳，有痰无声为嗽，有声有痰为咳嗽。……【喘嗽哮吼】糯米泔水少许，磨茶子滴鼻中令吸入，口服之，口咬竹筒少顷，涎出如线，不过二三次痊愈，屡验。小儿同方。"[70]41-45 吴澄《不居集》上集卷十五：

"齁嗽 齁者，痰声，即远年近日喘哮咳嗽也。用糯米泔水磨茶子滴入鼻中，令病人吸入口内服之；口中横咬竹管一个，片时间则涎口中流出如绵，当日即愈。二次绝根。"[72]230 此外，清代尚新记载有塞鼻疗法，如吴师机《理瀹骈文·理瀹骈文》："寒哮用白果、麻黄捣塞鼻，按哮喘良方。"[58]163

四、气功疗法

1. 文献辑录

明·铁峰居士《保生心鉴·太清二十四气水火聚散图序》："太清三箈，章章林林，惟主导引，不言药石，岂其以谓山泽之癯形骸，土木而云笈·有耶？非然也。药有真伪，性有反误，疾纵去而毒尚留，或乘寒暑之变，或因饮食之反而生他疾，至于杀身者有之。是以仙道不取药石，而贵导引。导引之上行其无病，导引之中行其未病，导引之下行其已病，何谓也？二十四邪方袭肤，方滞经络，按摩以行之，注闭以攻之，咽纳以平之，不至于侵其荣卫，而蚀其脏腑也。修身养命者，于是乎取之……行功，每日丑寅时，两手踞，屈压一足，直伸一足，用力掣三五度，叩齿、吐纳、咽液。治病，腿、膝、腰、脾风湿，肺胀满，嗌干，喘咳，缺盆中痛，善嚏脐，右小腹胀引腹痛，手挛急，身体重，半身不遂，偏风，健忘，哮喘，脱肛，腕无力，喜怒不常。"[73]10-17

清·汪启贤等《动功按摩秘诀·按摩劳伤诸穴》："劳伤骨蒸者，可于膏肓穴掐五、七十度，搓五、七十度，兼静功……设有吐红痰症，可于俞府穴掐五、七十度，搓五、七十度，兼行静功。俞府穴乃足少阴肾经穴也，在旋玑两旁各开一寸半，仰头取之。旋玑在天突下一寸陷中，仰视得之。天突在结喉下二寸宛宛中，两筋间是穴也。设俞府穴兼可治哮吼痰症。"[45]2

清·汪启贤等《动功按摩秘诀·痰火哮喘症》："设有哮吼喘急，可于天突穴掐五、七十度，擦五、七十度，兼用静功。天突穴，任脉经，在结喉下二寸宛宛中两筋间是穴……设有哮喘等证，可于俞府、华盖、乳根等穴掐五、七十度，擦五、七十度，兼用静功。俞府穴已见痨症。华盖穴乃任脉经，在璇玑穴下一寸陷中，仰头取之是穴。乳根穴乃足阳明胃经，在乳下一寸六分陷中，仰面取之穴也……设有吼喘，可于脊中穴掐五、七十度，擦五、七十度，兼用静功。脊中穴乃督脉经，在第十一椎骨下。统而取之，穴对前中上脘。令人平站，将绳自结喉上垂下。至上脘，又将此绳自大椎骨垂，绳尽处是穴也。设有咳嗽寒疾之症，可于列缺掐五、七十度，擦五、七十度，兼用静功。列缺穴乃手太阴肺经在手腕后上侧寸半，两手相叉，食指尽处，高骨缝间是穴也。间有哮喘用天突、灵台、少冲、小指端，久嗽用三里，痰火用百劳、三里，痰火气用巨厥、中脘，皆宜查明穴法参用。"[45]11-12

清·沈金鳌《杂病源流犀烛》卷一："咳嗽哮喘源流……【导引】（哮喘同。）《保生秘要》曰：用手法于十一椎下脊中穴，掐之六十四度，擦亦如数，兼行后功，喘自然安。【运功】（哮喘同）。《保生秘要》曰：以手摩擦两乳下数遍，后擦背，擦两肩，定心咽津降气，以伏其喘。"[74]24

2. 源流考释

明代医籍始载有导引治疗哮病，可谓气功疗法治疗哮病的最早记载。如明·铁峰居士《保生心鉴·太清二十四气水火聚散图序》："太清三箈，章章林林，惟主导引，不言药石，岂其以谓山泽之癯形骸，土木而云笈·有耶？非然也。药有真伪，性有反误，疾纵去而毒尚留，或乘寒暑之变，或因饮食之反而生他疾，至于杀身者有之。是以仙道不取药石，而贵导引。导引之上行其无病，导引之中行其未病，导引之下行其已病，何谓也？二十四邪方袭肤，方滞经络，按摩以行之，注闭以攻之，咽纳以平之，不至于侵其荣卫，而蚀其脏腑也。修身养命者，于是乎取之……行功，每日丑寅时，两手踞，屈压一足，直伸一足，用力擎三五度，叩齿、吐纳、咽液。治病，腿、膝、腰、脾风湿、肺胀满、嗌干、喘咳、缺盆中痛、善嚏、脐右小腹胀引腹痛，手挛急，身体重，半身不遂，偏风，健忘，哮喘，脱肛，腕无力，喜怒不常。"[73]10-17

清代医籍中亦记载有气功疗法，如清·沈金鳌《杂病源流犀烛》卷一："咳嗽哮喘源流……【导引】（哮喘同。）《保生秘要》曰：用手法于十一椎下脊中穴，掐之六十四度，擦亦如数，兼行后功，喘自然安。【运功】（哮喘同）《保生秘要》曰：以手摩擦两乳下数遍，后擦背，擦两肩，定心咽津降气，以伏其喘。"[74]24 部分医家尚提出以气功（静功）配合推拿疗法治疗哮病，如汪启贤等《动功按摩秘诀·按摩劳伤诸穴》："劳伤骨蒸者，可于膏肓穴掐五、七十度，搓五、七十度，兼静功……设有吐红痰症，可于俞府穴掐五、七十度，搓五、七十度，兼行静功。俞府穴乃足少阴肾经穴也，在旋玑两旁各开一寸半，仰头取之。旋玑在天突下一寸陷中，仰视得之。天突在结喉下二寸宛宛中，两筋间是穴也。设俞府穴兼可治哮吼痰症。"[45]2 相似论述亦见于汪启贤等《动功按摩秘诀·痰火哮喘症》[45]11-12。

第二节 钩 玄 评 述

一、针灸推拿疗法

针灸推拿疗法是哮病外治常用方法。

1. 常选穴位及选穴原则

现代临床治疗哮病，根据中华中医药学会于2011年6月所发布的《哮病诊疗指南》[47]110，可通过体针和耳针对患者进行针刺治疗。发作期选穴，体针以定喘、天突、内关为主穴，咳痰多者加孔最、丰隆，耳针取穴为定喘、内分泌、皮质下；缓解期体针以大椎、肺俞、足三里为主穴，肾虚者加肾俞、脾俞、中脘，耳针可取脾、肾、内分泌、肝、皮质下、交感。

古代医家以针灸治疗哮病的相关记载最早可追溯到《黄帝内经》，涉及的穴位有"人迎""天突""喉中""天容"等穴。其后历代医家在继承《黄帝内经》记载的基础上，均提出有新的治疗哮病的穴位，如晋代医家提出的扶突、或中、太溪和大钟穴，唐代医家提出的列缺、天溪、少商、太冲和经渠穴，宋代医家提出的膻中、足三里、液门、璇玑、肺俞、天池、大包和阳陵泉穴，元代医家提出的俞府、乳根和内关穴等。

明清时期不少医家对哮病的针灸治疗方法进行了总结，新提出治疗哮病的穴位多达37个。明代医家新提出的治疗哮病穴位有背部穴位（套颈法）、丰隆、聚泉、天鼎、鸠尾、华盖、气海、膏肓、关元、中脘、百劳、肾俞、支沟、大陵、意喜、气舍、太白、魄户、中府、云门、石门、期门、胸部穴位（草茎法）、鱼际、太渊、郁中、百会、风门、小指头端、少冲、身柱、飞扬、肩井、肩中俞和心穴右背上等。清代医家新提出的治疗哮病穴位有灵台和大椎穴。

此外，明清时期尚针对不同哮病类型选用不同的针灸穴位，辨证取穴，如清·李学川《针灸逢源》卷五："哮……哮病有五：水哮，饮水则发。气哮，怒气所感，痰饮壅满则发。咸哮，多食咸味则发。乳哮，小儿初生便哮。酒哮，醉酒行房所致，饮酒则发。（水哮、乳哮、酒哮俱难治。）天突，华盖，膻中，俞府，三里，肩中俞（治风哮）。又法，以线一条套颈上，垂下至鸠尾尖截断，牵往后脊，中线头尽处是穴（灸七壮效）。小儿咸哮，男左女右，手小指尖上，用小艾炷灸七壮，无不除根。"[34]340

总的来说，历代医家治疗哮病应用最广泛的穴位为天突，其次为扶突、膻中、足三里、俞府、乳根、肺俞、膏肓、丰隆、大钟、璇玑、气海、关元、聚泉、风门和华盖等。根据《针灸学》教材的记载[75]36-111，这些穴位多具有止咳、平喘和补虚的功效，主治咳嗽和（或）气喘。选穴原则以局部选穴为主，还涉及远部选穴、辨证选穴和对症选穴；穴位多涉及任脉、足阳明胃经、足太阳膀胱经、手太阴肺经和足少阴肾经等；有的选用单个穴位，有的选用多个穴位；部位多涉及胸部、颈部、背部及四肢部等。

需要指出的是，古代医籍中存在穴位定位不一致问题。有医籍记载华盖位于璇玑下一寸陷中，如明·高武《针灸聚英》卷一："任脉……华盖，璇玑下一寸陷中，仰而取之。"[16]117-118 亦有医籍记载华盖位于璇玑下一寸六分陷中，如明·杨继洲《针灸大成》卷七："任脉经学主治　考正穴法……华盖：璇玑下一寸六分陷中，仰面取之。"[21]270-271。对于天突穴定位的记载更是多有差异，如宋·王怀隐《太平圣惠方》卷九十九："具列一十二人形共计二百九十六穴……天突一穴，在结喉下一夫陷者宛宛中……"[6]305 元·西方子《新编西方子明堂灸经》卷一："天突　在颈结喉下五寸宛宛中……"[11]10 明·高武《针灸聚英》卷一："任脉……天突（一名天瞿），在颈结喉下四寸宛宛中。"[16]117-118 清·金冶田等《灸法秘传》："太乙神针　正面穴道证治……天突穴（结喉下二寸陷中，低首取之。任脉）。"[38]190-191 郑宏纲《重楼玉钥》卷下："任脉穴……天突（一名玉户）在结喉下三寸宛宛中，阴维任脉之会。"[42]35 可见古籍中关于天突的定位分别有"一夫"、五寸、四寸、二寸、三寸等不同，分析其原因可能有二：一是传抄有误；二是古籍取穴多用同身寸法，此法尺寸标准因人而异，故古代医家对天突的定位亦有差异。现代对天突穴定位是"在颈前部，胸骨上窝中央，前正中线上。"[76]39 定位明确，避免了喉结下几寸的争议。故对古籍有争议的腧穴定位，临床应用应参考现代的研究成果和国家的相关标准。

古代医籍中也存在穴位名称不明确、不规范问题。三里穴治疗哮病首载于宋代，如琼瑶真人《针灸神书》卷二："男女哮喘一百三十一法　哮喘之证要升阳，内外升阳病即康，天突膻中专要泻，三里升阳气下良，若要哮喘即便止，气来战刮即升阴，再用升阴一二次，战战急按要出针。"[8]35 这一时期足三里和手三里并存，此处"三里"并未明确为足三里还是手三里。故参考应用古代医籍相关文献时，需结合医籍所述的证候辨析选用。

2. 针灸疗法古今应用及注意事项

历代医籍记载的针灸治疗哮病内容十分丰富，除穴位外，主要包括以下几个方面。

2.1　针具

历代医籍中明确提及治疗哮病时所用的针具有火针、金针和三棱针等。如南宋·王执中《针灸资生经》卷四[9]192、清·魏之琇《续名医类案》卷十四[31]430 和日本·丹波元坚《杂病广要·脏腑类》[43]865-878 均记载了在治疗哮病时，若患者的肺俞穴按之即疼如锥刺，可用火针微刺肺俞穴。元·王国瑞《扁鹊神应针灸玉龙经·一百二十穴玉龙歌》记载了在治疗"哮喘咳嗽痰饮多"时，可用金针针刺俞府及乳根穴。同时，除了针具的选择，王国瑞也详细阐述了俞府和乳根穴的取穴方法，以及治疗时针法与灸法的操作方法[10]145。明·吴昆《针方六集》卷五记载了哮病病发时，可用三棱针点刺少冲二穴[23]370。综上，通过对针具的选择，反映出古代医家在使用针灸疗法治疗哮病时，不拘泥于某一种针具，而是根据患者的具体情况和取穴情况，选取适合的针具进行治疗。

2.2 体位选择

古代医籍记载治疗哮病时有仰头、低头和仰卧等体位。如唐·王焘《外台秘要方》卷三十九[5]795-803记载了以仰头位取扶突穴做灸法治疗，明·张景岳在《类经图翼》卷八[25]298-300中记载了以仰卧位取膻中穴，清·郑宏纲在《重楼玉钥》卷下[42]35中记载了以低头位取天突穴进行针灸治疗。由此可见治疗体位的选择与穴位所在位置密切相关。

2.3 针法

古代不少医籍载有关于哮病治疗的穴位进针方向、注意事项和补泻手法。如宋·王怀隐《太平圣惠方》卷九十九："具列一十二人形共计二百九十穴……天突一穴，在结喉下一夫陷者宛宛中。是穴，阴维任脉之会，针入五分，留三呼，得气即泻。主咳嗽，上气，噎胸中气，喉内状如水鸡声……灸亦得，然不及针。其下针真横下不得低手，即五脏之气伤，令人短寿。慎如药法，及辛酸滑等。"[6]305此处记载了针刺天突穴时的进针方向和注意事项，并阐明针刺操作不当的后果，即"五脏之气伤，令人短寿"。明代杨继洲《针灸大成》卷四："三衢杨氏补泻（十二字分次第手法及歌）……热病不瘳泻之须，冷病缠身补是奇，哮吼气来为补泻，气不至时莫急施。补：随其经脉纳而按之，左手闭针穴，徐出针而疾按之。泻：迎其经脉动而伸之，左手开针穴，疾出针而徐入之。经曰：随而济之，是为之补。迎而夺之，是为之泻。《素问》云：刺实须其虚者，留针待阴气至，乃去针也。"[21]128条文中详细记录了补法与泻法在针刺操作时的不同，并结合《素问》原文对其进行解释。总之，针法的选择一方面与穴位的自身特点有关，用之不当可能会损伤人体；另一方面也与哮病的虚实有关，需根据病性选择适合的补泻方法。

2.4 刺灸法选择

关于针法与灸法的选择，古代医籍记载中有的医家专用针法，有的医家擅用灸法，还有部分医家针灸并施。如元·王国瑞《扁鹊神应针灸玉龙经·一百二十六穴玉龙歌》[10]145即记载了对俞府、乳根二穴针灸并施以治疗哮病。此外，尚有医籍对针法和灸法治疗哮病进行比较，指出针法和灸法均可治疗哮病，但以针刺效果为佳。如宋·赵佶认为取用天突穴治疗哮病时，可用针法或灸法治疗，但灸法不如针法的效果好，《圣济总录》卷一百九十二："任脉……天突一穴，在结喉下一夫宛宛中，阴维、任脉之会。针入五分，留三呼，得气即泻，治咳嗽上气，胸中气噎，喉中状如水鸡声，肺壅咯唾脓血，咽干舌下急，喉中生疮，不得下食，灸亦得，然不及针。下针须直下，不得低手，即伤五脏气。"[7]1850由此可知刺灸法的选择主要与穴位的特点有关，可依穴选法。

2.5 灸法

古代医籍中明确提及的灸材为艾，灸法种类有直接灸和间接灸。如明·龚廷贤《寿世保元》卷十[26]661载有直接灸，董宿《奇效良方》卷五十五[15]431载有隔姜灸。此外，董宿尚提出根据哮病辨证的不同，可以将相应药物研末加入艾柱中，如热哮可在艾柱中添加雄黄末，冷哮可在艾柱中添加款冬花末。艾灸壮数以三壮、五壮和七壮居多，如明·李梴《医学入门》内集卷一："经穴起止……天突 颈结喉下一寸，空潭宛宛中，乃阴维、任脉之会也。低针取之。针一寸，灸三壮。主咳嗽上气，噎塞胸中，喉内状如水鸡声，肺痈唾脓血，气壅不通，喉中热疮不得下食，侠舌缝脉青，暴怖气哽，喉痹咽干，咳逆喘急及肩背痛，漏颈痛。"[24]55张景岳《类经图翼》卷六："足阳明胃经穴 胃经穴歌……乳根 在乳中下一寸六分，去中行四寸陷中，仰而取之。刺三分，灸三壮、五壮。主治胸下满痛，臂痛乳痛，凄凄寒热，霍乱转筋四厥。神农经云：治胸下满痛，上气喘急，可灸七壮。玉龙赋云：兼俞府，治气嗽痰哮。"[25]189 根据哮病的病情轻重以及穴位选择的不同，少数穴位如天突、关元可灸五十壮，足三里则可灸至百壮。尚有医籍记载年龄三十岁以上的患者才能艾灸足三里，如清·吴谦《刺灸心法要诀》卷七："足部主病针灸要穴歌……足三里治风湿中，诸虚耳聋上牙疼，噎膈鼓胀水肿喘，寒湿脚气及痹风。【注】足三里穴，治中风，中湿，诸虚，耳聋，上牙疼，水肿，心腹鼓胀，噎膈哮喘，寒湿脚气，上、中、下三部痹痛等证。针五分，留七呼，灸三壮。此穴三十外方可灸，不尔反生疾。"[29]174 此外，亦有医籍载述艾灸治疗哮病的时机，即"夏月阴气在内"时艾灸肺俞等穴位。如清·叶天士《叶天士曹仁伯何元长医案·叶天士医案》："（七）痰饮、喘咳、水气、肿胀门……久药无效，为此治法：夏月阴气在内时候，艾火灸肺俞等穴，更安静护养百日，一交秋分，暖护背部，勿得懈弛。病发之日，暂用汤药三四日即止。平昔食物尤宜谨慎。再经寒暑陶熔，可冀宿恙之安。发时背冷气寒，宜开太阳逐饮，用青龙法。小青龙汤。"[35]79-80 总的来说，艾灸治疗哮病时需注意灸法、灸数和治疗时机等。

2.6 针灸禁忌及注意事项

早在明代医籍中即载有针灸治疗哮病的禁忌。在穴位禁忌方面，有的穴位禁针，有的穴位禁灸，也有同一穴位在不同医籍中有禁针与禁灸之不同。如明·高武《针灸聚英》卷一："任脉……鸠尾（一名尾翳一名𩩲骬），蔽骨之端，在臆前蔽骨下五分，人无蔽骨者，从岐骨际下行一寸。曰鸠尾者，言其骨垂下如鸠尾形。任脉之别。《铜人》：禁灸，灸之令人永世少心力，大妙手方可针。不然，针取气多，令人夭。针三分，留三呼，泻五吸，肥人倍之。《明堂》：灸三壮。《素注》：不可刺灸。主息贲，热病，偏头痛引目外眦，噫喘，喉鸣，胸满咳呕，喉痹咽肿，水浆不下，癫痫狂走，不择言语，心中气闷，不喜闻人语，咳唾血，心惊悸，精神耗散，少年房多，短气少气。"[16]117-118 此处记载治疗哮病时，不同医书应用鸠尾穴的操作方法有所不同，《铜人》一书认为鸠尾穴应禁灸，《明堂》则认为可灸三壮，而《素注》又说不可刺灸，所以临床运用时应注意分辨。亦有穴位平时禁灸，但生病时可适当艾灸。如明·朱橚在《普济方》中提出生病时可灸人迎穴，见于卷四百十三："十二经流注五脏六腑明堂……人迎（一名天五会，在颈大脉脉动应手侠结喉傍，以候五脏之气，足阳明脉气所发。禁不可灸，灸之不幸，杀人。一云：有病可灸三壮，主阳逆霍乱，阳逆头痛，胸满不得息，胸满呼吸喘喝，气闷，饮食不下，刺入四分，不幸杀人）。"[12]135 尚有医籍记载夏日灸治哮病加重病情的案例，并以此为戒，指出要注意针灸的适应证，对临证具有一定参考价值。如清·陆以湉《冷庐医话》卷五："针灸 夏日宜灸，汪石山驳正之甚是，一近事尤堪为戒。钱塘陈氏子患哮，得一方云：夏于日中灸背，当可见愈。如法行之，至深秋得伏暑症甚重，医治不效而卒。古者针灸之法与药并重，后世群尚方剂，投药无功，始从事于针灸，又往往不能获效，或转增重，则以精此技者甚少，且未审病之宜针灸与否也。叶天士谓针灸有泻无补，但治风寒中穴之实症，（见《来苏集》批本。）此言信然。尝见有痛症挟虚，因针而转剧；痿症挟热，因灸而益重。是不可以不慎也。"[36]160-161 另外，尚有医家提出孕妇治疗时不宜灸肩井穴的禁忌，如明·张景岳《类经图翼》卷十一："诸咳喘呕哕气逆……璇玑 华盖 俞府 膻中 肩井（冷风哮妙，有孕勿灸）肩中俞（风哮妙）〔小儿盐哮〕于男左女右手小指尖上，用小艾炷灸七壮，无不除根，未除再灸。"[25]358

此外，穴位所处位置的肌肉厚度不同，针刺的深浅有所不同，且灸法也有差别，临床运用时应注意分辨。如明·李梴《医学入门》内集卷一："治病要穴　针灸穴治大同，但头面诸阳之会，胸膈二火之地，不宜多灸。背腹阴虚有火者，亦不宜灸。惟四肢穴最妙，凡上体及当骨处，针入浅而灸宜少；凡下体及肉厚处，针可入深，灸多无害。前经络注《素问》未载针灸分寸者，以此推之……膻中　主哮喘，肺痈，咳嗽，瘿气……足三里　治中风，中湿，诸虚耳聋，上牙疼，痹风，水肿，心腹膨胀，噎膈，哮喘，寒湿脚气。上中下部疾，无所不治。丰隆　主痰晕，呕吐，哮喘。"[24]119-121

　　总的来说，针灸治疗哮病需注意选穴原则，针具、体位、补泻手法和刺灸法的选择以及针灸禁忌和注意事项等。古代医籍文献中的相关记载可为现代临床治疗哮病提供借鉴，在此基础上可结合现代临床观察、实验研究，进一步深入发掘和优化针灸疗法的效果，以进一步指导临床。

3. 推拿疗法应用情况

　　推拿疗法治疗哮病最早见于清代，多用于小儿，涉及手法有推法、揉法、掐法和擦法等，如清·骆如龙《幼科推拿秘书》卷四[46]60。近年来，依托古籍相关记载，以推拿疗法治疗哮病为主题的临床研究不断展开。研究对象以小儿为主，也涉及成人；干预措施以推拿联合其他疗法为主，亦有单独采用推拿疗法者。随着研究的不断深入，推拿疗法有望成为治疗哮病，尤其是小儿哮病的重要方法。

二、药　敷　疗　法

　　敷贴疗法和热熨疗法都属于药敷疗法。明清时期，敷贴疗法已成为治疗哮病的常用方法，该疗法首载于明·龚廷贤《万病回春》卷八[48]480。这一时期常用的敷贴疗法剂型为膏药、药糊剂和鲜药汁剂等。膏药在明代时已经出现，应用广泛，此时常用的膏药有万病无忧膏（又名万应紫金膏）、神异膏、万应膏、三建膏、霖云祖师乩传膏、观音救苦膏、万应紫金膏、金仙膏和温肺膏等，其中观音救苦膏记载最多。

　　药糊剂和鲜药汁剂首载于清代。应用药糊剂者，见于清·张璐《张氏医通》中"白芥子涂法"[50]85。应用鲜药汁剂者，见于程杏轩《医述》中"生姜背心"疗法[65]649-650；亦有荞麦面和鸡蛋清为团擦胸口治疗哮病者，如吴师机《理瀹骈文·理瀹骈文》[58]163-164。"生姜背心"和"荞麦面、鸡蛋清为团擦胸口"疗法或作用于前胸，或作用于后背，与哮病的病位在肺相呼应，目前在哮喘治疗中已不再采用，但对临床仍有一定参考价值。之后还记载有敷贴疗法的技术要点，包括贴敷时间、间隔时间、贴敷频次以及贴敷后出现麻木、眩晕及疼痛不适的处理等，至今对临床实践和科学研究具有重要指导意义。现代临床中敷贴疗法大多以"白芥子涂方"为基础方进行组方，目前广泛应用于哮喘等慢性呼吸疾病的治疗，是一种安全有效的治疗方法[77]。

　　敷贴疗法治疗哮病始载于明代，治疗时或单用或配合内服方药。热熨疗法治疗哮病始载于清代，哮病发病之际或未发之时均可酌用。敷贴疗法和热熨疗法都属于中医外治法范畴，但两者之间存在一定差异。敷贴疗法指将药物直接或间接置于患处或穴位，热熨疗法是将中药加热后置于体表特定部位。随着"冬病夏治"和"三伏贴"等不断被认可，敷贴疗法将成为哮喘治疗的重要外治方法。至于热熨疗法，目前在哮喘的治疗中已少用，但对临床仍有一定参考价值。

三、口鼻吸入疗法

历代医籍记载的口鼻吸入疗法主要有烟熏疗法、滴鼻疗法和塞鼻疗法三种。烟熏疗法治疗哮病的记载多见于明清时期医籍。根据现有文献，烟熏疗法源于唐代《崔氏纂要方》[67]494（今佚）。滴鼻疗法源于明·朱橚《普济方》载录的《经验良方》，原为治疗鼻病的外治疗法，明清时期用于治疗哮病。塞鼻疗法治疗哮病最早见于清代医籍，如清·吴师机在《理瀹骈文·理瀹骈文》中采用白果和麻黄捣碎塞入鼻内治疗哮病[58]163。以上三种治疗方法均涉及口鼻部位，属于中医外治法范畴，但三者之间存在较大差异。烟熏疗法将中药燃着后的烟气吸入口鼻；滴鼻疗法将中药制成糊状滴入鼻中，再吸入口中内服，通过鼻与胃肠吸收共同起作用，与将中药制成药液滴入鼻内治疗鼻病有所不同；塞鼻疗法则将中药捣碎塞入鼻内，通过鼻部吸收发挥作用。

上述治疗方法可谓"肺开窍于鼻"的具体应用，目前在哮喘治疗中多已不再采用，但仍值得借鉴。近年来中药雾化疗法治疗哮喘取得一定进展。雾化吸入给药具有起效快、局部药物浓度高等特点，为呼吸疾病重要治疗手段。目前临床采用的中药雾化吸入液体制剂包括自制的中药汤剂、上市的中药口服液和中药注射剂等，其稳定性、有效性和安全性未经过有针对性的研究和评价[78]。吸入的药物是否可以达到有效雾化颗粒粒径要求、所含成分是否对呼吸道具有刺激性、是否能引起肺内沉积等尚不清楚[78]。中药雾化疗法治疗哮病具有良好的应用前景，但相关研究仍有待加强。此外，中药熏蒸疗法、中药喷鼻疗法等能否用于治疗哮喘也值得探究。

四、气功疗法

根据《中医气功学》（第十版），气功在古代被称为"吐纳""导引""按蹻""行气"等，"吐纳"是强调调整呼吸的锻炼；"导引"是把躯体运动与呼吸自然地融合为一体的肢体运动；"按蹻"强调按摩和拍打肢体；"行气"是以意念配合呼吸，想象"气"沿经络运行[79]9。明清时期气功疗法开始被用于治疗哮病，如明·铁峰居士《保生心鉴·太清二十四气水火聚散图序》[73]10-17。

从历代医籍记载来看，气功疗法治疗哮病在古代并未引起足够重视。近年来，随着肺康复理念的推广及相关研究不断深入，气功疗法逐渐被重视，以八段锦、易筋经、五禽戏和六字诀等为代表的功法广泛应用于慢性呼吸疾病的治疗。研究显示，以运动为核心的肺康复能够改善哮喘的生存质量和运动耐力等。气功疗法治疗慢性呼吸疾病具有独特优势，随着医学研究不断深入，有望成为哮喘治疗的重要方法。

综上所述，古籍中哮病的治疗方法十分丰富，除内服方药外，其他治法可分为非药物疗法和药物外治法。其中非药物疗法中以针灸最具特色，且应用最为广泛，而药物外治法则以敷贴疗法为代表。当前针灸、敷贴疗法等作为安全有效的治疗方法，仍广泛应用于哮喘的治疗，但作用机制尚待进一步系统阐释。随着肺康复理念的推广及相关研究不断深入，气功疗法不断引起重视，有望成为哮喘治疗的重要方法，但相关技术的规范化、标准化研究仍需加强。此外，目前有些外治疗法临床已少用，但系统梳理其源流，对充分发掘并发挥中医药防治哮喘等呼吸疾病的优势仍具有重要意义。

参 考 文 献

[1] 黄帝内经素问[M]. 傅景华，陈心智，点校. 北京：中医古籍出版社，1997.

[2] 黄帝内经灵枢[M]. 北京：中国医药科技出版社，2018.

[3] [晋]皇甫谧. 针灸甲乙经（校注）[M]. 张灿玾，徐国仟，主编. 北京：人民卫生出版社，1996.

[4] [唐]孙思邈. 备急千金要方（校释）[M]. 李景荣，苏礼，任娟莉，等，校释. 北京：人民卫生出版社，1998.

[5] [唐]王焘. 外台秘要方[M]. 高文柱，校注. 北京：华夏出版社，2009.

[6] [宋]王怀隐. 太平圣惠方（校注）[M]. 田文敬，赵会茹，蔡小平，等，校注. 郑州：河南科学技术出版社，2015.

[7] [宋]赵佶. 圣济总录（校注）[M]. 王振国，杨金萍，主校. 上海：上海科学技术出版社，2016.

[8] [宋]琼瑶真人. 针灸神书[M]. 陆寿康，点校. 北京：中医古籍出版社，1987.

[9] [宋]王执中. 针灸资生经[M]. 黄龙祥，黄幼民，整理. 北京：人民卫生出版社，2007.

[10] [元]王国瑞. 扁鹊神应针灸玉龙经[M]//王耀帅，陈仁寿. 针经三书. 北京：中国中医药出版社，2010.

[11] [元]西方子. 新编西方子明堂灸经[M]. 方吉庆，张登部，王洁，等，点校. 北京：人民卫生出版社，1990.

[12] [明]朱橚. 普济方[M]. 北京：人民卫生出版社，1959.

[13] [明]陈会撰，刘瑾校补. 神应经[M]. 李宁，点校. 北京：中医古籍出版社，1990.

[14] [明]徐凤. 针灸大全[M]. 郑魁山，黄幼民，点校. 北京：人民卫生出版社，1987.

[15] [明]董宿辑录，方贤续补. 奇效良方[M]. 可嘉，校注. 北京：中国中医药出版社，1995.

[16] [明]高武. 针灸聚英[M]. 闫志安，张黎临，李惠清，校注. 北京：中国中医药出版社，1997.

[17] [明]徐春甫. 古今医统大全[M]. 崔仲平，王耀廷，主校. 北京：人民卫生出版社，1991.

[18] [明]楼英. 医学纲目[M]. 阿静，闫志安，牛久旺，校注. 北京：中国中医药出版社，1996.

[19] [明]孙一奎. 赤水玄珠[M]//凌天翼. 赤水玄珠全集. 北京：人民卫生出版社，1986.

[20] [明]龚廷贤. 云林神彀[M]//曹炳章. 中国医学大成：续集. 上海：上海科学技术出版社，2000.

[21] [明]杨继州. 针灸大成[M]. 北京：人民卫生出版社，1963.

[22] [明]万表. 万氏济世良方[M]. 齐馨，永清，点校. 北京：中医古籍出版社，1991.

[23] [明]吴昆. 针方六集（校释）[M]. 施土生，校释. 北京：中国医药科技出版社，1991.

[24] [明]李梴. 医学入门[M]. 金嫣莉，何源，乔占兵，等，校注. 北京：中国中医药出版社，1995.

[25] [明]张介宾. 类经图翼[M]. 北京：人民卫生出版社，1965.

[26] [明]龚廷贤. 寿世保元[M]. 孙冶熙，徐淑凤，李艳梅，等，点校. 北京：中国中医药出版社，1993.

[27] [明]万密斋. 片玉心书[M]//傅沛藩，姚昌绶，王晓萍. 万密斋医学全书. 北京：中国中医药出版社，1999.

[28] [清]王式钰. 东皋草堂医案[M]. 米烈汉，焦振廉，孙力，校注. 北京：中国中医药出版社，2016.

[29] [清]吴谦. 刺灸心法要诀[M]//医宗金鉴：第12册. 北京：人民卫生出版社，1963.

[30] [清]薛雪. 碎玉篇[M]. 吴鸿洲，点校. 上海：上海科学技术出版社，1989.

[31] [清]魏之琇. 续名医类案[M]. 黄汉儒，蒙木荣，廖崇文，点校. 北京：人民卫生出版社，1997.

[32] [清]李守先. 针灸易学[M]. 董晋宝，点校. 北京：人民卫生出版社，1990.

[33] [清]陈修园. 医学实在易[M]. 北京：人民卫生出版社，1959.

[34] [清]李学川. 针灸逢源[M]. 孙洋，刘奇，校注. 北京：中国中医药出版社，2019.

[35] [清]叶天士，曹仁伯，何元长. 叶天士曹仁伯何元长医案[M]. 何新慧，张苇航，点校. 上海：上海科学技术出版社，2004.

[36] [清]陆以湉. 冷庐医话[M]. 张向群，校注. 北京：中国中医药出版社，1996.

[37] [清]廖润鸿. 勉学堂针灸集成[M]. 沈爱学，包黎恩，点校. 北京：人民卫生出版社，1994.

[38] [清]金冶田，雷少逸. 灸法秘传[M]//张建斌，王玲玲. 中医古籍珍本集成：针灸推拿卷. 长沙：湖南科学技术出版社，2014.

[39] [清]心禅. 一得集[M]//裘庆元. 珍本医书集成：第14册. 上海：上海科学技术出版社，1986.

[40] [日本]原昌克. 经穴汇解[M]. 李顺保，颜惠萍，王立群，译注. 北京：学苑出版社，2008.

[41] [清]凌门传授铜人指穴[M]. 北京：北京科学技术出版社，2014.

[42] [清]郑宏纲. 重楼玉钥[M]. 北京：人民卫生出版社，1956.

[43] [日本]丹波元坚. 杂病广要[M]//聿修堂医书选. 2版. 北京：人民卫生出版社，1983.

[44] [清]济世神验良方[M]. 广诗，文正，点校. 北京：中医古籍出版社，1991.

[45] [清]汪启贤，汪启圣. 动功按摩秘诀[M]. 北京：中医古籍出版社，1986.

[46] [清]骆如龙. 幼科推拿秘书[M]. 冀翠敏，校注. 北京：中国医药科技出版社，2012.

[47] 张洪春，张文娟，杨建宇，等. 哮病诊疗指南[J]. 中国中医药现代远程教育，2011，9(12)：109-110.

[48] [明]龚廷贤. 万病回春[M]. 李秀芹，校注. 北京：中国中医药出版社，1998.

[49] [明]龚廷贤. 济世全书[M]//李世华，王育学. 龚廷贤医学全书. 北京：中国中医药出版社，1999.

[50] [清]张璐. 张氏医通[M]. 李静芳，建一，校注. 北京：中国中医药出版社，1995.

[51] [清]陶东亭. 惠直堂经验方[M]. 伊广谦，张慧芳，点校. 北京：中医古籍出版社，1994.

[52] [清]云川道人. 绛囊撮要[M]//裘庆元. 珍本医书集成：第 9 册. 上海：上海科学技术出版社，1985.

[53] [清]青浦诸君子. 寿世编[M]. 张慧芳，点校. 北京：中医古籍出版社，1986.

[54] [清]孟文瑞. 春脚集[M]//裘庆元. 珍本医书集成：第 10 册. 上海：上海科学技术出版社，1986.

[55] [清]鲍相璈. 验方新编[M]. 周光优，严肃云，禹新初，点校. 北京：人民卫生出版社，1990.

[56] [清]林珮琴. 类证治裁[M]. 刘荩文，主校. 北京：人民卫生出版社，1988.

[57] [清]太医院. 太医院秘藏膏丹丸散方剂[M]. 伊广谦，张慧芳，点校. 北京：中国中医药出版社，1992.

[58] [清]吴师机. 理瀹骈文[M]. 北京：中国医药科技出版社，2018.

[59] [清]虚白主人. 救生集[M]. 王力，秋晨，由昆，等，点校. 北京：中医古籍出版社，1994.

[60] [清]胡增彬. 经验选秘[M]. 朱定华，严康维，点校. 北京：中医古籍出版社，1993.

[61] [清]邹存淦. 外治寿世方[M]. 刘小平，点校. 北京：中国中医药出版社，1992.

[62] [清]张大燨. 张爱庐临证经验方[M]//江一平. 吴中珍本医籍四种. 北京：中国中医药出版社，1994.

[63] [清]陈修园. 时方妙用[M]. 杨护生，校注. 福州：福建科学技术出版社，2007.

[64] [清]赵晴初. 存存斋医话稿[M]//裘庆元. 珍本医书集成：第 14 册. 上海：上海科学技术出版社，1986.

[65] [清]程杏轩. 医述[M]. 王乐匋，李明回，校订. 合肥：安徽科学技术出版社，1983.

[66] 吴克潜. 儿科要略[M]//陆拯. 近代中医珍本集：儿科分册. 2 版. 杭州：浙江科学技术出版社，2003.

[67] [唐]崔知悌. 崔氏纂要方[M]//李时珍. 本草纲目. 北京：中国中医药出版社，1998.

[68] [明]熊宗立. 山居便宜方[M]//郑金生. 海外回归中医善本古籍丛书：第 7 册. 北京：人民卫生出版社，2003.

[69] [明]李时珍. 本草纲目[M]. 张守康，张向群，王国辰，等，主校. 北京：中国中医药出版社，1998.

[70] [清]王桂舟. 不药良方续集[M]. 洪瑞，宝珊，点校. 太原：山西科学技术出版社，1993.

[71] [清]程鹏程. 急救广生集[M]. 2 版. 张静生，王世杰，赵小青，等，点校. 北京：中国中医药出版社，2008.

[72] [清]吴澄. 不居集[M]. 达美君，王荣根，孙炜华，等，校注. 北京：中国中医药出版社，2002.

[73] [明]铁峰居士. 保生心鉴[M]. 叶开源，点校. 北京：中医古籍出版社，1994.

[74] [清]沈金鳌. 杂病源流犀烛[M]. 李占永，李晓林，校注. 北京：中国中医药出版社，1994.

[75] 梁繁荣，王华主编. 针灸学[M]. 北京：中国中医药出版社，2021.

[76] 中华人民共和国国家市场监督管理总局，中国国家标准化管理委员会. 经穴名称与定位：GB/T 12346–2021[S]. 北京：中国标准出版社，2021.

[77] 赵娟萍，刘剑桥，杨柳，等. 白芥子涂法的研究进展[J]. 中国实验方剂学杂志，2018，24（10）：221-226.

[78] 石建美，吕佳康，韩玲. 供雾化器用液体制剂中药新药研发的思考[J]. 中国药理学与毒理学杂志，2021，35（1）：14-17.

[79] 刘天君，章文春主编. 中医气功学[M]. 北京：中国中医药出版社，2019.

（王佳佳　刘梦娟　刘　楠）

第七章 预防调护与预后

历代医籍记载有关哮病预防调护和预后的内容十分丰富。基于古籍文献的相关记载，本章对哮病预防调护及预后的发展源流进行梳理、考证和评述。

第一节 文 献 辑 录

《黄帝内经素问·通评虚实论》："帝曰：乳子中风热，喘鸣肩息者，脉何如？岐伯曰：喘鸣肩息者，脉实大也，缓则生，急则死。"[1]47

西晋·王叔和《脉经》卷九："平妇人病生死证第八……诊妇人生产，因中风、伤寒、热病，喘鸣而肩息，脉实大浮缓者，生；小急者，死。"[2]189-190

晋·葛洪《肘后备急方》卷三："治卒上气咳嗽方第二十三 治卒上气，鸣息便欲绝方。……《深师方》疗久咳逆上气，体肿短气胀满，昼夜倚壁不得卧，常作水鸡声者，白前汤主之。白前二两，紫菀、半夏（洗）各三两，大戟七合（切）。四物以水一斗，渍一宿，明日煮取三升，分三服。禁食羊肉饧，大佳。"[3]70

晋·陈延之《小品方》卷一："治咳嗽上气诸方……治咳而上气，咽中如水鸡声，射干麻黄汤方。射干十二枚，麻黄去节、生姜各四两，紫菀三两，款冬花三两，细辛三两，五味子半升，半夏如大钱许，八枚，洗 大枣七枚，（擘），上九味，切，以东流水一斗二升，煮取三升，分三服。忌羊肉、饧、生菜。"[4]43-44

北周·姚僧垣《集验方》卷四："治咳喘上气方……沃雪汤，治上气不得息卧，喉中如水鸡声，气欲绝方。……令人汗出不得卧，勿怪。亦可从五合，不知稍增，日再，凡煮麻黄先煎二沸，去上沫，又内余药。忌生葱、生菜、羊肉、饧。"[5]10

唐·王焘《外台秘要方》卷九："新久咳方三首……又疗新久咳嗽，前胡丸方。前胡六分，乌头（炮），二枚，桔梗、干姜各二分，桂心八分，蜀椒八分，汗 上六味，捣筛，蜜和如樱桃大，一丸含化，稍稍咽之汁，日三。又疗久咳昼夜不得卧，咽中水鸡声欲死者，疗之良。忌猪肉、冷水、生葱。并出第十八卷中。"[6]189

唐·王焘《外台秘要方》卷十："上气喉中水鸡鸣方一十二首……又疗上气，脉浮咳逆，咽喉中水鸡鸣，喘息不通，呼吸欲死，麻黄汤方。麻黄八两，（去节），射干二两，甘草四两，（炙），大枣三十颗，（擘），上四味，切，以水一斗，先煮麻黄三沸，去上沫，纳诸药，煮取三升，分三服，已用甚良。忌海藻、菘菜等。又疗咳逆上气，胸中塞，不得息，卧不安席，牵绳而起，咽中如水鸡声。投杯汤方。款冬花（二十分），杏仁（四十颗，去两人者及尖皮），甘草（一两，炙），大枣（二十颗，擘），桂心（二两），麻黄（四两，去节），生姜、半夏（洗）各三两紫菀、细辛各一两。上十味，切，以水八升，煮取二升，顿服之。一方分再服，卧令汗出，食粥数口，勿饱食，神良。忌海藻、菘菜、羊肉、饧、生葱、生菜。……又疗咳逆上气，臊嗽冷嗽，昼夜甚，喉中水鸡鸣，钟乳丸方。钟乳、人参、桂心、干姜各八分，附子（炮）款冬花、细辛各六两，紫菀（十分），杏仁四分，（去皮，炙，两人者，熬）。上九味，捣筛，蜜和。酒服如小豆二丸，日三。不知，稍稍加之。忌猪肉、冷水、生葱、生菜等物。"[6]215-216

宋·苏颂《本草图经》卷七："白前……深师疗久咳逆上气，体肿，短气，胀满，昼夜倚壁不得卧，常作水鸡声者，白前汤主之。白前二两，紫菀、半夏，洗，各三两，大戟七合，切，四物以水一斗，渍一宿，明旦煮取三升，分三服。禁食羊肉、饧，大佳。"[7]199

宋·唐慎微《证类本草》卷九："白前……深师疗久咳逆上气，体肿，短气胀满，昼夜倚壁不得卧，常作水鸡声者，白前汤主之。白前二两，紫菀、半夏洗各三两，大戟七合切，四物以水一斗，渍一宿，明旦煮取三升，分三服。禁食羊肉、饧大佳。"[8]266

宋·张锐《鸡峰普济方》卷十一："钟乳人参丸 疗咳逆上气，燥嗽冷嗽，昼夜甚，喉中水鸡声。钟乳、人参、桂、干姜各八分，附子、款冬花、细辛各六两，紫菀（十分），杏仁（四两）。上九味，为细末，炼蜜酒和丸，如小豆大，每服三十丸，日三，不知稍稍加之。忌猪肉，冷水，生葱，生菜等。空心生姜汤下。"[9]108

南宋·刘昉《幼幼新书》卷十六："咳嗽作呀呷声第四（齁䶎附）……茅先生：小儿生下有中齁䶎嗽，周岁以上有此。因多吃盐、醋，热奔上胃致此。即下浑金丹（方见本门中）与吐下涎；然后下匀气散（方见胃气不和门中）及雌黄丸（方见咳嗽门中）与服，即愈……《惠济》小儿齁䶎候歌：齁䶎推来肺热风，一回发作气相冲。得名奶齁为初候，龟背龟胸恐起峰。口闭不言涎作响，一冲双目柘黄同。此根终久成残患，少有名方得断踪。"[10]601

南宋·刘昉《幼幼新书》卷十六："咳嗽第一 《巢氏病源》小儿嗽候……《聚宝方》 补肺散 治大人、小儿咳嗽，不以深浅皆效。……如患年深，以蜜作面糊下药；齁䶎，烧萝卜下，小儿蜜水调一字吃。忌酒、腻物。"[10]579-586

南宋·刘昉《幼幼新书》卷第十六："咳嗽作呀呷声第四（齁䶎附）……《博济方》治小儿痕呷，咳嗽不止。肉汤丸。铜青、大黄、猪牙皂角（炒），并为末。各一分上件三味，同研令至细。用油饼面和为丸如小豆大。每服五、七丸。煎猪肉汤下，忌醋、咸。"[10]603

南宋·严用和《严氏济生方·咳喘痰饮门》："喘论治……定喘丹（《续方》），治男子妇人，久患咳嗽，肺气喘促，倚息不得睡卧，齁䶎嗽亦宜服之。杏仁（去皮尖，炒，别研），马兜铃、蝉蜕（洗去土并足翅，炒。各一两），煅砒（二钱，别研）。上件为末，蒸枣肉为丸，如葵子大，每服六、七丸，临睡用葱、茶清放冷送下。忌热物。"[11]35

南宋·朱佐《类编朱氏集验医方》卷五："水喘方论……鲫鱼丸治齁喘……每服四丸或五六丸，砂糖冷水下，临卧服之，服后忌热物。"[12]112-115

元《增广和剂局方药性总论·草部中品之下》："白前 味甘，微温，无毒。主胸胁逆气，咳逆上气。……深师：疗久咳逆上气，体肿，短气，胀满，夜倚壁不得卧，常作水鸡声音，白前汤主之。……禁食羊肉、饧，大佳。"[13]57

元·朱丹溪《丹溪心法》卷二："哮喘十四 哮喘必用薄滋味，专主于痰，宜大吐。药中多用温，不用凉药，须常带表散，此寒包热也。亦有虚而不可吐者。"[14]68

元·朱丹溪《金匮钩玄》卷一："哮（专主于痰，宜吐法。） 治哮必用薄滋味，不可纯用凉药，必带表散。"[15]15

明·朱橚《普济方》卷二十七："肺气喘急（附论）夫肺气喘急者。肺肾气虚。寒湿至阴气所为也。肺为五脏之盖。肾之脉入肺。故下虚上实。则气道奔迫。肺气高举。上焦不通。喘急不得安卧。又内经谓水病下为胕肿大腹。上为喘呼不得卧者。标本俱病也。方马兜铃散出圣惠方，治肺气喘急。时坐卧不得。喉中鸣。心胸满闷。……温服。忌炙爆、热面。"[16]701-702

明·朱橚《普济方》卷一百六十："咳逆（附论）……白前汤出肘后方，治久咳逆。上气体肿。短气胀满。昼夜倚壁不得卧。常作水鸡声。此汤主之。　白前［二（四）两（钱）］，紫菀（二钱），半夏［洗各二（三）两（钱）］，大戟［七（一）合（钱）］。上切四物。以水一斗渍一宿。明旦煮取三升。分三服。忌羊肉饧。大佳。"[16]1825

明·朱橚《普济方》卷一百五十七："诸咳嗽（附论）……前胡丸，疗新久咳嗽。　……又疗久咳。昼夜不得卧。咽中作水鸡声欲死者。疗之良。忌猪肉、冷水、生葱。"[16]1752

明·董宿《奇效良方》卷三十二："喘门（附论）……定喘丹　治男子妇人久患咳嗽，肺气喘促，倚息不得，睡卧齁齘。久嗽亦宜服之，累年不瘥，渐致面目浮肿者神效。杏仁（去皮尖，炒，别研）、马兜铃、蝉蜕（去土并足翅）以上各一两，砒（二钱，煅，别研）。上为细末，蒸枣肉为丸，如葵子大，每服六七丸，临睡用葱茶清放冷送下，忌热物半日。一名定喘瑞应丹。"[17]250

明·周文采《医方选要》卷六："喘门……定喘丹　治久患咳嗽，肺气喘促，倚息不得睡卧；齁齘久嗽，亦宜服之；累年不瘥，渐致面目浮肿者，神效。杏仁（去皮尖，炒，别研），马兜铃、蝉蜕（洗去土并足翅，炒）以上各一两，砒（煅，别研，二钱）。上为细末，蒸枣肉为丸如葵子大，每服六、七丸，临睡用苦茶清放冷送下，忌热物半日。一名定喘瑞应丹。"[18]170

明·刘文泰《本草品汇精要》卷十二："白前　（无毒）植生，白前主胸胁逆气，咳嗽上气（《名医》所录）……【合治】以二两合紫菀、半夏，各三两，大戟七合（《本草品汇精要》久哮无名方），水一斗，渍一宿，煮取三升，分三服。疗久咳逆上气，体肿，短气，胀满，不得卧，常作水鸡声者，服此禁食羊肉饧。"[19]261

明·汪机《医学原理》卷九："治喘大法　哮喘之症多原痰与火，必须患者薄滋味，安心静养。医者不可纯用寒凉药，必兼散表之剂，亦用因吐法而愈者。但虚怯人，其吐法难以概用。而戴元礼又谓有痰喘、气急喘、胃虚喘、火炎喘四者之分，不可不察。"[20]414

明·薛己《本草约言》卷一："白术　味苦、甘、微辛，气温，无毒，阴中之阳，可升可降，入足阳明、太阴经。……奔豚积忌煎。因燥消肾，痈疽毒禁用，为多生脓。驱胃脘食积痰涎，消脐腹水肿胀满。哮喘误服，壅窒难当。"[21]406-407

明·龚廷贤《寿世保元》卷三："哮吼……脉大抵浮而滑，易治。脉微而涩，难治。夫哮吼以声响名，喉中如水鸡声者是也。专主于痰，宜用吐法。亦有虚而不可吐者。治之有以紫金丹导痰。以六味地黄丸、补中益气汤。兼进而愈者。必须量虚实而治之也。"[22]143-144

明·龚廷贤《寿世保元》卷三："　哮吼……一治上气喘息。经年咳嗽齁齘。久不愈。遇发即服三五次。永不再发。夺命丹……每服七丸，小儿三丸，井水化下。忌食热物。"[22]145

明·龚廷贤《寿世保元》卷三："哮吼　脉大抵浮而滑，易治。脉微而涩，难治。夫哮吼以声响名，喉中如水鸡声者是也……一治素患哮吼之病，发则喘急，痰涎上壅，不时举发。令慎劳役，戒厚味，节欲，早服六味丸。"[22]143-146

明·万密斋《片玉心书》卷五："哮喘门　哮喘之症有二，不离痰火。有卒感风寒而得者，有曾伤盐水而得者，有伤醋汤而得者，至天阴则发，连绵不已。轻则用五虎汤一帖，重则葶苈丸治之。此皆一时急解之法，若要断根，常服五圣丹，外用灸法。……灸法，取心穴右背上、足三里穴，各三壮，仍禁酸咸辛热之物。"[23]433

明·万密斋《片玉心书》卷五："西江月　哮喘症虽有二，皆由痰火中藏，或被风寒袭外方，内被盐水醋呛。亦有乳呛而得，致令攻腠为殃，用药调理法虽良，断根灸法为上。哮喘多成宿疾，天阴欲雨连绵，治时发表及行痰，九宝时常灵验。表邪未除五虎，里实葶苈为先，不须砒石作成丸，误了孩儿命短。"[23]433

明·万密斋《育婴家秘》卷三："喘……素有哮喘之疾，遇天寒暄不常，犯则连绵不已，发过自愈，不须上方。但人有苦于此，必欲治之，可预为之防也。有一发而吐痰涎者，宜服补肾地黄丸，加五味子、破故纸（炒）。（方见肾脏。）有发而不吐痰涎者，宜丹溪治痰喘方。……切不可轻听时医，妄用砒信有毒之物。"[24]508

明·徐春甫《古今医统大全》卷四十四："治喘通用诸方……定喘丹 治患肺气喘促，倚息不得卧，齁齁嗽并治。 蝉蜕（去土头足翅炒）、杏仁、马兜铃（各二两），人言（明矾煅，六钱）。上为细末，蒸枣肉为丸，如葵子大。每服六七丸，临卧葱茶汤送下，服后忌热物，半日效。"[25]1309

明·龚信《古今医鉴》卷四："哮吼 证 夫哮吼专主于痰，宜用吐法。亦有虚而不可吐者，此疾寒包热也。治 治法必用薄滋味，不可纯用寒凉，须常带表散。"[26]62

明·孙一奎《赤水玄珠》卷六："痰饮门……治哮嗽妙方，砒霜、面、海螵蛸（各一钱），为末，水调，作饼子，慢火炙黄，再研令细。每服一字，用井花水作一呷服，良久吐出为度。小儿减半。忌食热物。凡吐寒痰，藜芦瓜蒂吐不透者，用附子尖妙。"[27]249

明·龚廷贤《万病回春》卷二："哮吼 专主于痰，宜用吐法，亦有虚而不可吐者。治吼必使薄滋味，不可纯用凉药，必兼发散。"[28]126

明·龚廷贤《济世全书》卷二："哮吼 凡天欲作雨便齁喘，甚至坐卧不得，饮食不进，此乃肺窍中积有冷痰，乘天阴寒气从背、口鼻而入则肺胀作声，此病有苦至终身者，亦有子母相传者，每发即服，不过七八次觉痰腥臭白色吐出，是绝其根矣。此方殊效。紫金丹……治哮吼专攻之剂。虚者不宜服。"[29]891

明·龚廷贤《济世全书》卷二："咳嗽……神秘芦吸散，治年久咳嗽，哮吼喘急等症。鹅管石火煅好醋淬七次，一钱，余粮石火煅醋淬七次，一钱，官桂三分，粉草三分，枯矾五分，款冬花五分，石膏煅，五分。上为细末，每服三厘，准秤。至夜食后静坐片时，将药放纸上，以竹管五寸长，直插喉内，用力吸药，速亦不怕，吸药令尽为度，以细茶一口漱而咽之。忌鸡、鱼、羊、鹅，一切动风发物，并生冷诸物，惟食白煮猪肉、鸡子。戒三七日。宜用公猪肺一副加肉半斤，栀子一岁一个，炒成炭，桑白皮不拘多少，用水同煨至熟烂去药，至五更病人不要开口言语，令人将汤、肺喂之，病人嚼吃任用，余者过时再食，神效。"[29]890-891

明·丁凤《医方集宜》卷四："苏沉九实饮……附齁喘，宜薄滋味治痰为主，不用寒凉，须带发散，此寒包热也。"[30]194

明·李梴《医学入门》卷六："杂病用药赋……兜铃丸 马兜铃、杏仁、蝉蜕各二两，人言煅六钱，为末，枣内为丸葵子大。每六七丸，临卧葱茶清放冷送下，忌热物半日。治男妇久患咳嗽，肺气喘促，倚息不得睡卧，齁齁咳嗽亦效。"[31]539

明·武之望《济阳纲目》卷三十一："治水喘方……白前汤 治饱逆喘促，及水肿短气胀满，昼夜不得卧，喉中常作水鸡声。白前（二两），紫菀、半夏（各三两），大戟（七合），上用水十盏，浸一宿，明日煎至三盏，分三服，忌羊肉。"[32]683

明·武之望《济阳纲目》卷三十一："治久喘方……定喘丹（一名兜铃丸）治男妇久患咳嗽，肺气喘促，倚息不得卧，齁齁久嗽亦效。马兜铃、杏仁（去皮尖炒，另研）、蝉退（洗去土并足翅炒），各二两，砒（煅另研，六钱）上为末，枣肉为丸，如葵子大，每服六七丸，临卧用葱茶清放冷送下，忌热物半日。"[32]686

明·武之望《济阳纲目》卷三十二："哮吼　论　即痰喘甚而常发者，……病者凤有此根，又因感寒作劳气恼，一时暴发，轻者三五日而安，重者半月，或一月而愈。治法专以祛痰为先，兼用解散。丹溪曰：哮专主于痰，宜用吐法，亦有虚而不可吐者。治哮必使薄滋味，不可纯用寒凉药，必兼散表，此寒包热也。……凡哮须忌燥药，亦不宜纯凉，须常带表。欲断根者，必先淡滋味，然后服清肺金、扶正气之剂。"[32]687

明·李盛春《医学研悦》卷八："哮喘　哮喘多成宿疾，天阴欲雨连绵。治时发表及行痰，九宝将来灵验。表邪未除五虎，里实葶苈为先，不宜砒石作成丸，误了孩儿莫挽。"[33]215

明·朱朝櫆《医学新知全书》卷六："哮喘门，哮喘总论……备用诸方　清肺汤：治火喘。片黄芩（一钱）、山栀子、枳实、桑白皮、陈皮、白茯苓、杏仁、苏子、麦门冬、贝母（各八分），沉香（磨水）、……兜苓丸：治男妇久患咳嗽，肺气喘促，倚息不得睡卧，鮈䲜咳嗽亦效。马兜苓　杏仁　蝉退各二两　人言煅，六钱，为末，枣肉为丸葵子大，每六七丸，临卧，葱茶清放冷送下。忌热物半日。"[34]211-217

明·朱朝櫆《医学新知全书》卷六："哮喘门，哮喘总论……备用诸方　清肺汤：治火喘。片黄芩（一钱）、山栀子、枳实、桑白皮、陈皮、白茯苓、杏仁、苏子、麦门冬、贝母（各八分），沉香（磨水）、……白前汤：治呃逆喘促，及水肿短气、胀满，喉中常作水鸡声。白前二两　紫菀　半夏各三两　大戟七合　上水十盏浸一宿，明日煎至三盏，分三服。忌羊肉。"[34]211-216

明·李中梓《医宗必读》卷九："喘……别有哮证，似喘而非，呼吸有声，呀呷不已，良由痰火郁于内，风寒束于外；或因坐卧寒湿，或因酸咸过食，或因积火熏蒸，病根深久，难以卒除。避风寒，节厚味，禁用凉剂，恐风邪难解；禁用热剂，恐痰火易升。"[35]362-364

明·楼英《医学纲目》卷二十七："哮喘遇冷则发者有二证。其一属中外皆寒。……其二属寒包热。治法乃仲景、丹溪用越婢加半夏汤等发表诸方之类，及预于八九月未寒之时，先用大承气汤下其热，至冬寒时无热可包，自不发者是也。"[36]604

明·秦昌遇《幼科医验》卷下："咳嗽……（案4）一童，哮喘已六七年，每遇劳力或感寒、食咸，便痰鸣气喘。定后方发时服。羌活　干葛　防风　江枳壳　新会皮　前胡　杏仁　桑皮　粉甘草　嫩桔梗　葶苈　生姜（《幼科医验》哮病无名方一）　又：百合　紫菀　麦门冬　天花粉　陈皮　枳壳　知母　黑元参　绵黄芪　黄芩　桔梗　甘草（《幼科医验》哮病无名方二）　服前方三剂，待喘减。以此方服五六剂，去黄芪，然后照方蜜丸，白汤送下二钱，平时服。"[37]80

明·王大纶《婴童类萃》卷中："喘论……鲫鱼丸　治肺经久受寒邪，喘鮈痰盛。初发其寒从背起，冷如冰雪，渐渐喘促，气不相续，痰涎壅塞，咯吐不出，坐卧不得，莫可支吾，两肩耸竖，背曲如弓，困惫垂死。一服见效，未效再服神验。……忌一切热物，大人服十丸。"[38]128-133

清·蒋示吉《医宗说约》卷一："哮（附：呛症）喉中为甚水鸡声，哮证原来痰病侵，若得吐痰并发散，远离厚味药方灵。……示吉曰：喘为恶候，哮为痼疾，自古难之。然犹易明也，更有呛症最为利害，不可不知。"[39]73-74

清·李用粹《证治汇补》卷二："气症……苏子降气汤（和剂），治虚阳上攻，气不升降，痰涎壅盛。……治哮喘嗽症。愚意哮喘嗽症初起，不宜用白术，当以茯苓代之。若久而易感常发者，丸方中竟用白术以治痰之源。"[40]51

清·李用粹《证治汇补》卷五："哮病……哮即痰喘之久而常发者，因内有壅塞之气，外有非时之感，膈有胶固之痰，三者相合，闭拒气道，抟击有声，发为哮病……皮毛者，肺之合也，（内经）肺经素有火邪，毛窍常疏，故风邪易入。调之寒包热。（玉册）由痰火郁于内，风寒束于外，或因坐卧寒湿，或因酸咸过度，或因积火熏蒸，病根深入，难以卒除。（介宾）……（汇补）避风寒，节厚味，禁用凉剂，恐风邪难解。禁用热剂，恐痰火易升。理气疏风，勿忘

根本，为善也。（类经）"[40]213-214

清·李用粹《旧德堂医案》："秦商，张玉环，感寒咳嗽变成哮喘，口张不闭，语言不续，呀呷有声，外闻邻里投以二陈，枳桔，毫不见减，延余救之，诊之，右手寸关俱见浮紧，重取带滑，断为新寒外束，旧痰内搏，闭结清道，鼓动肺金，当以三拗汤宣发外邪、涌吐痰涎为要……哮喘遂平越二年因不忌口复起前证而殁。"[41]30-31

清·周扬俊《金匮玉函经二注》卷一："脏腑经络先后病脉证第一（论十三首方一首脉证二条）……喘鸣息肩者，脉实大也，缓则生，急则死。是又在脉别者也，师曰：吸而微数，其病在中焦，实也，当下之即愈；虚者不治，在上焦者其吸促，在下焦者其吸远，此皆难治；呼吸动摇振振者不治。"[42]10

清·张登《诊宗三昧》："师传三十二则……【大】大脉者，应指满溢，倍于寻常，不似长脉之但长不大，洪脉之既大且数也，大脉有虚实阴阳之异。……喘鸣肩息者，脉实大而缓则生，急则死。乳子，是指产后以乳哺子而言，非婴儿也。产后脉宜悬小，最忌实大。今证见喘鸣肩息，为邪气暴逆。又须实大而缓，方与证合。若实大急强，为邪胜正衰，去生远矣。此与乳子而病热，脉弦小，手足温则生，似乎相左，而实互相发明也。"[43]25-26

清·冯兆张《冯氏锦囊秘录·杂症大小合参》卷十二："论哮（儿科）哮吼喘者，喉中如拽锯，若水鸡之声者是也。如气促而连属不能以息者，即谓之喘。夫哮以声响名，喘以气息言耳。喉如鼾声者为虚，喉如水鸡声者为实。丹溪曰：治哮必用薄滋味，专主于痰，宜大用吐药，吐药中宜多用醋，不可纯用凉药，兼当带表散，盖此是寒包热也。亦有虚而不可吐者，慎之！总是痰火内郁，风寒外束而然，亦有过啖咸酸，邪入腠理而致者，治法须审其新久虚实可也。"[44]339

清·冯兆张《冯氏锦囊秘录·杂症大小合参》卷十二："方脉哮症合参 哮者，似喘而非，呼吸有声，呀呷不已，……此由痰火郁于内，风寒束其外，食味酸咸太过，因积成热得之，必须避风寒，节厚味，若味不节，则其胸中未尽之痰，复与新味相结，哮必更作矣。……禁用凉剂，恐外寒难解。禁用热剂，恐痰火易升。……肾哮而火急甚者，不可骤用苦寒，宜温劫之。"[44]349

清·汪昂《本草易读》卷三："白前四十五……久嗽上气，体肿短气，满胀不卧，作水鸡声，同紫菀、半夏、大戟（《本草易读》久哮无名方），先渍后煎，忌羊肉。（第二）"[45]149

清·张璐《张氏医通》卷四："喘（短气、少气、逆气、哮）……哮，哮证多属寒包热邪，所以遇寒即发，喉中水鸡声，有积痰在肺络中，必用吐法以提散之，不可纯用寒凉，常须兼带辛散，小青龙汤探吐最妙，年高气弱人忌吐。凡喘未发时，以扶正气为主；既发时，以散邪为主。……凡哮证见胸凸背驼者，此肺络败，为痼疾，不治。"[46]85

清·张璐《张氏医通》卷十三："喘门……麻黄定喘汤，治寒包热邪，哮喘痰嗽，遇冷即发。……钟乳丸，治冷哮痰喘，但有血者勿服。"[46]358

清·高世栻《医学真传·喘》："又有冷风哮喘，乃胃积寒痰，三焦火热之气然之不力，火虚土弱，土弱金虚，致中有痰而上咳喘。此缓病也，亦痼疾也，久久不愈，致脾肾并伤，胃无谷神，则死矣。"[47]34

清·李菩《杂症要略》卷二："喘 喘者，气为火所郁，痰在肺胃也。因火逆上，气不能下，火燥肺气，气衰则喘。……哮喘者，遇寒则发，有积痰在肺，必吐之。禁寒凉，未发时扶正气为主，既发时散邪气为主、宜三拗汤、甘草、麻黄、杏仁等分，姜煎服。量强弱与之。重者，必须每味三五钱，有因气者，若恼便发，脉必沉弦，此气滞其痰也，苏子降气汤加减。"[48]264-265

清·顾靖远《顾松园医镜》卷十二："喘……此病禁用热剂，亦不可纯用寒凉，恐外邪难解。盖哮症良由痰火郁于内，风寒束于外而致者居多。或因过食酸咸，或因积火熏蒸，病根深久，难以卒除，宜避风寒，节厚味可也。"[49]204

清·程国彭《医学心悟》卷五："食忌　有孕之后，凡忌食之物，切宜戒谨：一食鸡子、糯米，令子生寸白虫。一食羊肝，令子多疾。一食鲤鱼，令儿成疳。一食犬肉，令子无声。一食兔肉，令子缺唇。一食鳖，令子项短。一食鸭子，令子心寒。一食螃蟹，多致横生。一食雀肉，令子好淫。一食豆酱，令子发哮。"[50]234

清·谢玉琼《麻科活人全书》卷二："忌食诸肉鸡鱼盐醋五辛等物第十……朱曰，此条忌食。病家尤所当遵。尝见小儿喜食咸物，证成哮喘。喜食香甜，牙齿生虫。放纵一时，贻害一世，此家长之责也。"[51]64

清·何梦瑶《医碥》卷二："喘哮……哮者，喉间痰气作响，以胸中多痰，黏结喉间，与呼吸之气相触成声。……一遇风寒，气郁痰壅即发，其发每在冬初。必须淡饮食，行气化痰；禁凉剂，恐风寒难解；禁热药，恐痰火愈炽；苏子、桑皮、枳壳、青皮、半夏、前胡、杏仁、山栀必用（《医碥》哮病无名方）。八九月内用承气预下其热，使冬时无热可包，是妙法。"[52]108

清·汪文绮《杂症会心录》卷上："时气咳嗽……则用六味汤加枸杞、杜仲、炙甘草、胡桃肉之属，甘润养阴，甘温养阳，方为两全。倘素有咳血之患，哮咳之疾，及产后、老人、病人，而忽感此症，表散妄用，则无有不丧命者也。"[53]29

清·吴玉榗等《方症会要》卷二："哮喘……凡人喘未发时，以扶正气为主，已发以攻邪为主。哮喘专主于痰，实者宜用吐法，亦有虚而不可吐者。治哮必使淡滋味。不可纯用寒凉药，必兼散表。"[54]70-71

清·吴仪洛《本草从新》卷十三："食盐……咸、甘、辛、寒。咸润下，……凡痰嗽哮证，（眉批：盐能伤肺），血病消渴（眉批：走血渗津）及水胀，俱大忌。或引痰生，或凝血脉，或助水邪，或损颜色，或伤筋力。故西北人不耐咸，少病多寿。东南人嗜咸，少寿多病。"[55]236

清·赵学敏《串雅内编》卷三："砒霜顶……治哮，须三年后可用。齁喘痰积方：凡天雨便发，坐卧不得，饮食不进，乃肺窍久积冷痰，遇阴气触动则发也。……即高枕仰卧，忌食热物等。以上二方，体虚者千万忌用。"[56]96

清·薛雪《碎玉篇》卷下："咳嗽　寒郁化热，气闭咳嗽。麻黄、杏仁、紫菀、桔梗、橘红、甘草、苏梗、前胡（《碎玉篇》冷哮无名方）。……脉沉为饮，饮泛哮喘，不得偃息，此因热取凉，故举发不已。宿病难以除根，姑与暂安之计。越婢汤加元米。"[57]73,75

清·薛雪《碎玉篇》卷下："幼科　稚年渴乳进谷，脾胃气馁少运，腹膨，目翳，是为五疳。夏月中土司令，久病投以补气，恰合调其脾胃。……幼稚哮喘，是寒暄失和，食味不调所致。饮邪聚络，凡值内外感触必喘。逆气填胸臆，夜坐不得安卧，昼日稍可安行。浊沫稀涎，必变浓痰，病势自缓。发于深秋冬月外寒，相召治法宜夏月。阴气在内，艾灸肺俞等穴，更安静护养百日。一交秋分，暖护背部，勿得懈弛。"[57]129-131

清·沈金鳌《杂病源流犀烛》卷一："咳嗽哮喘源流……哮肺病也，当先辨哮与喘与短气三症之相似而不同。……按士材分别三症，至为精细，临症时所当详察。哮之一症，古人专主痰，后人谓寒包热，治须表散（宜陈皮汤，冬加桂枝）。窃思之大都感于幼稚之时，客犯盐醋，渗透气脘，一遇风寒，便窒塞道路，气息急促，故多发于冬初，必须淡饮食，行气化痰为主（宜千金汤能治一切哮）。禁凉剂，恐风邪难解也。禁热剂，恐痰火易升也，苏子、枳壳、青皮、桑皮、桔梗、半夏、前胡、杏仁、山栀皆治哮必用之药（《杂病源流犀烛》冷哮无名方）。士材谓先于八九月未寒时，用大承气下其热，至冬寒无热可包，此法大妙。"[58]22

清·沈金鳌《杂病源流犀烛》卷十六："痰饮源流　痰饮，湿病也。……由于风寒之邪，郁闭热气在肺，而成痰嗽齁喘，病亦在肺，治宜豁痰除肺热药中加辛热辛温，如麻黄、生姜、干姜之属以散外寒，则药无格拒之患，法忌温补酸收等药。病因不齐药亦宜异，利润，利燥及利发散，各有攸当，非可混而施也。"[58]249

清·骆如龙《幼科推拿秘书》卷四："齁疾门　小儿齁疾，如种上相沿，遇天阴发者，不必治。或食生盐，或伤风寒者，一推即愈。宜分阴阳，运八卦，推三关，推肺经，掐横纹，掐指尖，重揉二扇门，黄蜂入洞，揉肾水，取热。轻者合阴阳，照天河从总经，极力一推至曲池。方用六味地黄，加肉桂附子为丸食之，可保无虞。然而根难除也，大人如此。"[59]60

清·郑玉坛《大方脉·杂病心法集解》卷三："总括　一呼一吸，气出急促者，谓之喘急；若更喉中有声响者，谓之哮吼。……凡患喘吼，忌食酸咸肥甘。"[60]98

清·丹波元简《金匮玉函要略辑义》卷六："果实菜谷禁忌并治第二十五……〔程〕诸果之实，皆成于夏秋。禀湿热之性，食之故令生疮。……盐多食，伤人肺。〔程〕盐，味咸，能伤肾，又伤肺。多食发哮喘，为终身痼疾也。千金云：盐不可多食，伤肺喜咳，令人色肤黑损筋力。"[61]330, 344

清·齐秉慧《齐氏医案》卷三："哮吼齁喘论　夫齁喘何以哮吼名者，喉中有鸡声是也。……此证遇天阴欲雨即作，坐卧不安，饮食不进，盖因肺窍中积有冷痰，一遇寒气从背心、鼻孔而入，则肺胀作声，是证有子母相传者，感之则苦至终身，每发如服紫金丹，不过七八次，觉吐出痰涎腥臭，是绝其根也。按之脉浮而滑者易治，微细者难疗。"[62]120

清·严洁等《得配本草》卷一："食盐……煅赤，研，河水煎沸啜之，探吐热痰数升，病笑不休，即愈。多食损肺，失色、肤黑、损筋。痰嗽、哮症、血病、消渴、水肿，皆禁用。"[63]23-24

清·王孟英《鸡鸣录·哮喘第五》："热哮（俗名痰火，口渴苔黄，小溲短赤者是）莱菔子（二两），风化硝（一两）（《鸡鸣录》热哮无名方一），共研，蜜丸芡子大，每一丸嚼化。……但须忌油腻、生痰诸物。此方兼治胸腹饮癖，及肝火郁结，胃气壅滞，腹中大痛，疝膨食积，滞下瘀停，痢后腹胀，诸证并效。……甘草一二钱煎汤，煮芦菔一二两，候熟下白糖霜、生石膏末各二钱（《鸡鸣录》热哮无名方二），再滚数沸，连汤吃尽，永不再发，冷哮禁用。……冷哮，姜汁和蜜少许（《鸡鸣录》冷哮无名方），煎温服，火证忌施。"[64]588

清·陈修园《医学实在易》卷四："喘促诗……哮证，寒邪伏于肺腧，痰窠结于肺膜，内外相应，一遇风、寒、暑、湿、燥、火六气之伤即发，伤酒伤食亦发，动怒动气亦发，役劳房劳亦发。一发则肺腧之寒气与肺膜之浊痰狼狈相依，窒塞关隘，不容呼吸，而呼吸正气，转触其痰，齁齁有声，非泛常之药所能治，宜圣济射干丸主之。然涤疏虽为得法，又必于潜伏为援之处，断其根株，须灸肺腧、膏肓、天突诸穴。此证原非因热所致，缘《内经》有'诸逆上冲皆属于火'之句，故与喘促均列于热证。"[65]58

日本·浅田宗伯《先哲医话》卷下："高阶枳园　枳园名经宣，字子顺，高阶氏。……哮喘脉数属阴虚火动者，宜滋阴降火汤。若里邪实，大便不通，脉实者，宜承气汤。……幼少时患哮喘者，治之后，多变癫、痫、狂、心风四病，或有不服药自变此四病者。又有初患痫，治后变哮喘者，又有幼少无事，壮岁始患此五病者，俱系先天遗毒。但因其人体气有迟速耳，吾门皆名之曰胎病。（胎病名出于《素问·奇病论》，可以征焉。）"[66]713, 716

清·叶天士《叶天士曹仁伯何元长医案·叶天士医案》："（七）痰饮、喘咳、水气、肿胀门……（案49）幼年哮喘，是寒热失和，食味不调，致饮邪聚络。凡有内外感触，必喘逆填喘噎，夜坐不得卧息，昼日稍可舒展，浊沫稀涎，必变浓痰，斯病势稍缓。今发于秋深冬初，其饮邪为阴邪乘，天气下降，地中一阳未生，人身藏阳未旺，所伏饮邪外凉相召而窃发矣。然伏于络脉之中，发散攻表、涤痰逐里、温补与邪无干。久药无效，为此治法：夏月阴气在内时候，艾火灸肺俞等穴，更安静护养百日，一交秋分，暖护背部，勿得懈弛。病发之日，暂用汤药三四日即止。平昔食物尤宜谨慎。再经寒暑陶熔，可冀宿恙之安。发时背冷气寒，宜开太阳逐饮，用青龙法。小青龙汤。”[67]79-80

清·程杏轩《医述》卷十：“哮……未发时以扶正为主，既发时以攻邪为主。扶正须辨阴阳，阴虚者补其阴，阳虚者补其阳……总须惓惓以元气为念，必使元气渐充，庶可望其渐愈。若攻之太过，未有不日甚而危者。（张景岳）……虽治当于病发，投以搜逐，而病去必当养正。（《临证指南》）……别有哮证，似喘而非，呼吸有声，呀呷不已。良由痰火郁于内，风寒束其外，或因坐卧寒湿，或因酸咸过食，或因积火熏蒸，病根深久，难以卒除。避风寒，节厚味，禁用凉剂，恐风邪难解。禁用热剂，恐痰火易升。理气疏风，勿亡根本，为善治也。（《医宗必读》）”[68]648-649

清·江涵暾《奉时旨要》卷六：“喘促……景岳治风寒及痰盛作喘，用六安煎加细辛、苏叶，冬加麻黄。治寒包火喘，黄芩半夏汤。治气实喘，萝卜子汤、苏子降气汤。治老弱人虚喘，用人参、当归、姜、桂、芪、术之属（《奉时旨要》虚哮无名方）。阳胜者，加阿胶、五味、牛乳。治哮喘，未发时扶正，既发时攻邪，发久则消散中加以温补。笔花氏曰：喘，危症也。……外有哮喘之症，逢时而发，人尽知为寒痰固结，假令终身不食油腻生冷，而长服六君子汤加姜、桂，则新痰无自而生，旧痰日渐以去，又何物足以为患哉。”[69]167-168

清·吴鞠通《吴鞠通医案》卷三：“癸亥二月二十二日　谢氏　二十五岁　痰饮哮喘，咳嗽声重，有汗，六脉弦细，有七月之孕……二十三日　其人本渴，服桂枝、干姜热药当更渴，今渴反止者，饮也。恶寒未罢。仍用小青龙法，胸痹痛加薤白。按饮为阴邪，以误服苦寒坚阴，不能速愈。……二十四日　胃不和则卧不安，亥子属水，故更重，胀也痛也，皆阴病也，无非受苦寒药之累。”[70]329

清·吴篪《临证医案笔记》卷四：“喘促　亚相英煦斋，每早入朝，偶感风寒，及遭凉气，即咳嗽痰喘，气急声粗，呕恶食少，秋冬严寒，喘嗽尤甚。余曰：脉虚浮滑，此肺气虚乏，则腠理不密，易感风邪，以致痰涎壅盛，而为哮喘之恙。且知喘有夙根，故遇感冒即发，遇劳亦发也。先以华盖散及金水六君煎加减参用，甚效。继以保肺清金、益气固表之剂乃安。按此证未发时以扶正气为主，既发时以祛邪气为先，惟哮喘痼疾，猝难除根耳。”[71]199

清·林珮琴《类证治裁》卷二：“哮症论治……哮者，气为痰阻，呼吸有声，喉若拽锯，甚则喘咳，不能卧息。……胶痰与阳气并于膈中，不得泄越，热壅气逆，故声粗为哮。须避风寒，节厚味，审其新久虚实而治之。大率新病多实，久病多虚。……肾哮火急者，勿骤用苦寒，宜温劫之。……哮既发，主散邪；哮定，则扶正为主也。”[72]95

清·李潆《身经通考》卷四：“小儿门……人参、白茯苓、陈皮、甘草、厚朴、草果仁、苏子（微炒）、木香（不见火磨汁亦可）……此即四君子汤减白术加味也。四君子原为补脾气之正药，所以减白术者，以哮吼禁服白术，以其噤口故减之……所以用痰药独多者，以噤口皆风所制也，此方最对症，是为继治其本。”[73]287

日本·丹波元坚《杂病广要·脏腑类》：“喘……（《医通》曰：凡哮证见胸凸背驼者，此肺络散，为痼疾，不治。）凡喘病，上喘下泄者死，上喘而小便利者死。喘病危笃，鼻出冷气者，此肺绝也。（《苍生司命》）。”[74]866

清·陆以湉《冷庐医话》卷五：“药品……烟草明季始有之，其种出于淡巴国，流入吕宋国，转入闽，闽石马镇产者最良。诸家本草皆载入毒草门，《汇言》谓偶有食之，其气闭闷，昏溃如死，其非善物可知。《备要》谓火气熏灼，耗血损年，取其所长，惟辟瘴除秽而已。今人嗜此者众，烟肆之多，几于酒肆埒，虽不若鸦片烟之为害甚烈，然能耗肺气，伤阴血。凡患

咳嗽、哮喘、虚损、吐血、气虚、火炎等症，尤宜远之。"[75]166-167

清·王孟英《随息居饮食谱·毛羽类》："豮猪肉去势曰豮 甘咸平。补肾液，充胃汁，滋肝阴，润肌肤，利二便，止消渴，起尩羸。……至一切外感及哮嗽……切忌之。其头肉尤忌。……羊肉，甘温暖中，补气滋营，御风寒，生肌健力，利胎产，愈疝止疼。……时感前后、疟痢、疳疸、胀满、颠狂、哮嗽、霍乱诸病，及痧痘疮疥初愈，均忌。"[76]51,56

清·凌奂《本草害利·肺部药队》："燕窝……〔害〕海味多寒，寒哮冷嗽不宜用，食之恐增病。〔利〕甘淡平润，大养肺阴，化痰止嗽，补而能清，治肺气不能清肃下行之症。又能开胃气，已劳痢。可入煎，或单煎汁服。若以煮粥，或鸡汁煮，则乱其清气补阴之本性矣。用冰糖煎则甘温矣，能助肺气清肃下行也。"[77]77-78

清·吴芹《吴古年医案·哮喘》："痰阻肺气，宿哮时发，脉濡小，近数近滑。虚人患此，不能除根。杜苏子一钱，北杏仁三钱，旋覆花一钱五分，海石二钱，川贝二钱，茯苓三钱，银杏子肉二十粒，生米仁六钱，冬桑叶三钱，生蛤壳四钱，广橘红一钱，紫菀一钱（《吴古年医案》痰哮无名方）。"[78]146-147

清·陈鄂《一见知医》卷三："喘哮 短气，呼吸不能接续，无痰声，不抬肩撷肚，非喘也，乃元气虚乏，治当补气，不可泻肺，真元饮甚佳：熟地、当归、炙草，加人参、鹿茸更妙。……哮，郁积痰热，一遇风寒便窒塞道路，呼吸急促，故多发于冬初。必须淡饮食，行气化痰。禁凉剂，恐风寒难解；禁热剂，恐痰火易升。宜苏子、桑白、枳壳、青皮、桔梗、半夏、前胡、杏仁、山栀等药（《一见知医》热哮无名方）。八九月间用承气汤预下其热，使冬时无热可包，是妙法。"[79]662-663

清·梁廉夫《不知医必要》卷一："哮喘症列方 麻黄苏子汤 温散 治哮喘既发。……苏陈九宝汤 温散 治老人小儿素有喘急之症，发则连绵不已，咳嗽哮吼，夜不得卧。……六君贝母丸兼补 治哮喘既发后补方。如虚弱之人，无论已发未发，均宜照服。"[80]14

清·陈其瑞《本草撮要》卷六："【食盐】 味咸甘辛寒。入手足少阴太阴阳明经，功专润下软坚。笑不休症，盐炒赤煎沸饮之即止。体如虫行，痒不可当，煎浴良，洗目去风。凡痰嗽哮证血病消渴及水胀俱大忌。"[81]79

清·何书田《医学妙谛》卷上："哮病章……喉中为甚水鸡声，哮症原来痰病侵。若得吐痰并发散，远离厚味药方灵。定喘之汤可参用，化痰为主治须明。……陈曰：治以温通肺脏，下摄肾真为主。又必补益中气。其辛散苦寒、豁痰破气之药俱非所宜，忌用金石药，记之。"[82]33-34

清·沈文彬《药论·补剂》："温中……白术入脾、肺经，强胃加餐，固脾除湿。虚膨虚胀，助以参、芪；虚晕虚眩，济以麻、半。久痢固可以投，久疟非斯莫截。君枳实，有消痞之功；佐条芩，为安胎之剂。敛虚汗，拟似芪能；补中气，几如参力。喘哮难施，血虚毋忌。"[83]2

清·程杏轩《程杏轩医案·福太伯哮嗽》："哮嗽多年……平常守服丸散，疾发间用煎剂搜逐。譬诸宵小潜伏里闬，乘其行动犯窃，易于拘执，剿抚并行，渐可杜患。"[84]114

清·黄凯钧《友渔斋医话》："药笼小品一卷……〔防风〕……予治哮喘愈后，必用玉屏合异功，加杏仁、苏子为丸，令服，多致不发。"[85]166

民国·吴瑞甫《中西温热串解》卷二："夹哮喘 哮喘乃肺家素有痰火，一受疫邪，其湿热之气从其类而入肺，发为哮喘。……璜按：喘无善症，在方书中几成为口头禅，哮喘更为顽痰，病发数次以后，甚难根除。温热而夹哮喘，热邪引动其哮，惟清热涤痰，频频服之，方可望愈。此条不过言其方治如此，效否非敢必也。"[86]47

民国·何廉臣《全国名医验案类编·初集》："风哮案（儿科）……廉按：小儿奶哮，往往由儿患伤风，乳母不知忌口，凡荤酒油腻盐醋酸咸姜椒辛辣芥菜面食等一概乱吃，以致乳汁不清，酝酿而成。成则颇难除根。"[87]73

民国·吴克潜《儿科要略》第六章："杂证咳嗽……有因糖醋冲犯，咸酸过食，或风寒束其外，痰涎塞其内，以致成为哮证者；……故哮证一成，往往终身不除，一遇风寒，即便发作；……重者喉间作水鸡之声，气道不利，呼吸困难，是为哮证，治宜降其痰而肃清其气道，不可过凉，恐风邪难解，不可过热，恐痰火易升。"[88]628-629

第二节　源流考释

中医对哮病的认识源远流长，历代医家有关哮病预防调护和预后的论述颇多，本节以朝代为序，梳理相关论述的源流以及演变过程。

一、预防调护

预防调护是中医学整体观念与辨证论治的重要组成部分。哮病是一种发作性疾病，迁延日久，常反复发作，故历代医家十分重视对哮病的预防调护。下面按照时间顺序，从饮食种类、饮食滋味、药物调理等方面进行分析和总结。

1. 晋代

晋代医籍最早记载了哮病饮食调护方面的内容。如晋·葛洪《肘后备急方》卷三："治卒上气咳嗽方第二十三……《深师方》疗久咳逆上气，体肿短气胀满，昼夜倚壁不得卧，常作水鸡声者，白前汤主之。白前二两，紫菀、半夏（洗）各三两，大戟七合（切）。四物以水一斗，渍一宿，明日煮取三升，分三服。禁食羊肉、饧，大佳。"[3]70该条文献所记载的"禁食羊肉、饧"为哮病最早的饮食禁忌，其中"饧"是用麦芽或谷芽熬成的饴糖。其后陈延之在沿用《肘后备急方》记载的基础上，新提出"忌生菜"，如《小品方》卷一："治咳嗽上气诸方……治咳而上气，咽中如水鸡声，射干麻黄汤方。……忌羊肉、饧、生菜。"[4]43-44北周时期姚僧垣提出哮病应"忌生葱"，如《集验方》卷四："治咳喘上气方……沃雪汤，治上气不得息卧，喉中如水鸡声，气欲绝方。……令人汗出不得卧，勿怪。亦可从五合，不知稍增，日再，凡煮麻黄先煎二沸，去上沫，又内余药。忌生葱、生菜、羊肉、饧。"[5]70-71

2. 唐代

在哮病的饮食调护方面，唐代医家王焘在继承晋代医家忌"羊肉、生菜、生葱"的基础上，新提出忌"猪肉、冷水、海藻、菘菜"。如唐·王焘《外台秘要方》卷九："新久咳方三首……又疗新久咳嗽，前胡丸方。前胡六分，乌头炮，二枚，桔梗、干姜各二分，桂心八分，蜀椒八分，汗上六味，捣筛，蜜和如樱桃大，一丸含化，稍稍咽之汁，日三。又疗久咳昼夜不得卧，咽中水鸡声欲死者，疗之良。忌猪肉、冷水、生葱。并出第十八卷中。"[6]189《外台秘要方》卷十："上气喉中水鸡鸣方一十二首……又疗上气，脉浮咳逆，咽喉中水鸡鸣，喘息不通，呼吸欲死，麻黄汤方……忌海藻、菘菜、羊肉、饧、生葱、生菜。……又疗咳逆上气，燥嗽冷嗽，昼夜甚，喉中水鸡鸣，钟乳丸方。钟乳、人参、桂心、干姜（各八分）附子（炮）、款冬花、细辛（各六两）紫菀（十分），杏仁（四分，去皮，炙，两人者，熬）。上九味，捣筛，蜜和。

酒服如小豆二丸，日三。不知，稍稍加之。忌猪肉、冷水、生葱、生菜等物。"[6]215-216

3. 宋金元时期

宋代医家对哮病预防调护的认识仍注重饮食方面的禁忌，一方面继承前代的部分论述，如忌"羊肉""饧""猪肉""冷水""生葱""生菜"等，另一方面新提出忌"醋""咸""酒""腻物""热物"等。

继承前代忌"羊肉""饧""猪肉""冷水""生葱""生菜"论述的有宋·苏颂《本草图经》卷七："白前……深师疗久咳逆上气，体肿，短气，胀满，昼夜倚壁不得卧，常作水鸡声者，白前汤主之。……禁食羊肉、饧大佳。"[7]199 张锐《鸡峰普济方》卷十一："钟乳人参丸　疗咳逆上气，燥嗽冷嗽，昼夜甚，喉中水鸡声。……忌猪肉，冷水，生葱，生菜等。空心生姜汤下。"[9]108 相关论述亦见于唐慎微《证类本草》卷九[8]266、《增广和剂局方药性总论·草部中品之下》[13]57 等。

宋代医家新提出的哮病饮食禁忌有忌酒、腻物、醋、咸、热物，如南宋·刘昉《幼幼新书》卷十六："咳嗽第一《巢氏病源》小儿嗽候……酴酪，烧萝卜下，小儿蜜水调一字吃。忌酒、腻物。"[10]579-586《幼幼新书》卷十六："咳嗽作呀呷声第四（酴酪附）……《博济方》治小儿瘕呷，咳嗽不止。肉汤丸……煎猪肉汤下，忌醋、咸。"[10]603 严用和《严氏济生方·咳喘痰饮门》："喘论治……定喘丹（《续方》），治男子妇人，久患咳嗽，肺气喘促，倚息不得睡卧，酴酪嗽亦宜服之。……忌热物。"[11]35 朱佐《类编朱氏集验医方》卷五："水喘方论……鲫鱼丸治酴酪喘……每服四丸或五六丸，砂糖冷水下，临卧服之，服后忌热物。"[12]112-115

元代医家朱丹溪则提出哮病"不用凉药"的观点，如《丹溪心法》卷二："哮喘十四　哮喘必用薄滋味……药中多用温，不用凉药，须常带表散，此寒包热也。"[14]68《金匮钩玄》卷一："哮（专主于痰，宜吐法。）治哮必用薄滋味，不可纯用凉药，必带表散。"[15]15 朱氏主张在治疗哮病时不可纯用凉药，须带表散，以免生变。

4. 明代

明代医家对哮病预防调护的论述更加丰富，不仅继承了前代医家的理论，而且在饮食、药物禁忌以及起居调护等方面均提出了新观点。此外，还有医家记载了多种哮病未发时预防调理的药物。

明代医家万密斋在《育婴家秘》中提出哮病可以预防的观点，如《育婴家秘》卷三："喘……素有哮喘之疾，遇天寒暄不常，犯则连绵不已，发过自愈，不须上方。但人有苦于此，必欲治之，可预为之防也。"[24]508 在饮食禁忌上，明代沿用了前代忌"猪肉""生葱""冷水""热物"等相关论述。如明·朱橚《普济方》卷一百六十："咳逆（附论）……白前汤出肘后方，治久咳逆。上气体肿。短气胀满。昼夜倚壁不得卧。常作水鸡声。此汤主之。……忌羊肉饧。大佳。"[16]1825《普济方》卷一百五十七："诸咳嗽（附论）……前胡丸，疗新久咳嗽。……又疗久咳，昼夜不得卧，咽中作水鸡声欲死者，疗之良。忌猪肉、冷水、生葱。"[16]1752 刘文泰《本草品汇精要》卷十二："白前……疗久咳逆上气，体肿，短气，胀满，不得卧，常作水鸡声者，服此禁食羊肉饧。"[19]261 董宿《奇效良方》卷三十二："喘门（附论）定喘丹　治男子妇人久患咳嗽，肺气喘促，倚息不得，睡卧酴酪。……忌热物半日。"[17]250 相关论述亦见于龚廷贤《寿世保元》卷三[22]145、万密斋《片玉心书》卷五[23]433、周文采《医方选要》卷六[18]170、朱橚《普济方》卷二十七[16]701-702、徐春甫《古今医统大全》卷四十四[25]1309、李梴《医学入门》

卷六^{[31]539}、武之望《济阳纲目》卷三十一^{[32]686}、朱朝樾《医学新知全书》卷六^{[34]211-217}、王大纶《婴童类萃》卷中^{[38]128-133}、孙一奎《赤水玄珠》卷六^{[27]249} 等。可见，这一时期在哮病预防饮食禁忌方面有关"忌热物"的论述较多。

同时，明代医家尚新提出了哮病忌生冷诸物并"戒厚味"的观点，如龚廷贤《济世全书》卷二："咳嗽……神秘芦吸散，治年久咳嗽，哮吼喘急等症。鹅管石火煅好醋淬七次，一钱，余粮石火煅醋淬七次，一钱，官桂三分，粉草三分，枯矾五分，款冬花五分，石膏煅，五分。……忌鸡、鱼、羊、鹅，一切动风发物，并生冷诸物，惟食白煮猪肉、鸡子。"^{[29]890-891} 提出"戒厚味"者，如明·李中梓《医宗必读》卷九："喘……别有哮证，似喘而非，呼吸有声，呀呷不已，良由痰火郁于内，风寒束于外；或因坐卧寒湿，或因酸咸过食，或因积火熏蒸，病根深久，难以卒除。避风寒，节厚味，禁用凉剂，恐风邪难解；禁用热剂，恐痰火易升。"^{[35]362-364} 其他相关论述亦见于龚廷贤《寿世保元》卷三^{[22]143-146}。此外，武之望在《济阳纲目》中尚提出"淡滋味"的观点，如《济阳纲目》卷三十二："哮吼　论　即痰喘甚而常发者，……凡哮须忌燥药，亦不宜纯凉，须常带表。欲断根者，必先淡滋味，然后服清肺金、扶正气之剂。"^{[32]687} 武氏的观点与哮病当"戒厚味"的思想一脉相承。

此外，明代有医家进一步论述了哮病饮食"禁酸咸"的原因，如万密斋《片玉心书》卷五："哮喘门　哮喘之症有二，不离痰火。有卒感风寒而得者，有曾伤盐水而得者，有伤醋汤而得者，至天阴则发，连绵不已。轻则用五虎汤一帖，重则葶苈丸治之。此皆一时急解之法，若要断根，常服五圣丹，外用灸法。灸法，取心穴右背上、足三里穴，各三壮，仍禁酸咸辛热之物。"^{[23]433} 以上所述表明，随着对哮病病因病机的认识，有医家已经将"伤盐水""伤醋汤"作为哮病的病因，因此把"禁酸咸之物"作为哮病的预防方法。

明代有医家新提出哮喘忌服"白术"，如明·薛己《本草约言》卷一："白术　味苦、甘、微辛，气温，无毒，阴中之阳，可升可降，入足阳明、太阴经。……奔豚积忌煎。因燥消肾，痈疽毒禁用，为多生脓。驱胃脘食积痰涎，消脐腹水肿胀满。哮喘误服，壅塞难当。"^{[21]406-407} 尚有医家提出"小儿哮喘治时不宜砒石作成丸"，如李盛春《医学研悦》卷八："哮喘　哮喘多成宿疾，天阴欲雨连绵。治时发表及行痰，九宝将来灵验。表邪未除五虎，里实葶苈为先，不宜砒石作成丸，误了孩儿莫挽。"^{[33]215}

在药物禁忌方面，明代医家继承前人"不用凉药"的观点，如明·汪机《医学原理》卷九"治喘大法　哮喘之症多原痰与火，必须患者薄滋味，安心静养。医者不可纯用寒凉药，必兼散表之剂，亦用因吐法而愈者。"^{[20]414} 其他如龚信《古今医鉴》卷四^{[26]62}、丁凤《医方集宜》卷四^{[30]194}、龚廷贤《万病回春》卷二^{[28]126} 等均有相关记载。而李中梓《医宗必读》总结的更为全面，其提出的禁凉药、忌热剂观点，包括了哮病不同病因的药物禁忌。如《医宗必读》卷九："喘……别有哮证，似喘而非，呼吸有声，呀呷不已，良由痰火郁于内，风寒束于外；或因坐卧寒湿，或因酸咸过食，或因积火熏蒸，病根深久，难以卒除。避风寒，节厚味，禁用凉剂，恐风邪难解；禁用热剂，恐痰火易升。"^{[35]362-364}

在起居调护方面，明代汪机提出哮病需"安心静养"，如《医学原理》卷九："治喘大法　哮喘之症多原痰与火，必须患者薄滋味，安心静养。"^{[20]414} 其后医家龚廷贤提出"慎劳役""戒厚味""节欲"等观点，较系统地总结了哮病在起居、饮食、药物调理等方面的预防调护方法，如《寿世保元》卷三："哮吼　脉大抵浮而滑，易治。脉微而涩，难治。夫哮吼以声响名，喉中如水鸡声者是也……一治素患哮吼之病，发则喘急，痰涎上壅，不时举发。令慎劳役，戒厚味，节欲，早服六味丸。"^{[22]143-146} 李中梓《医宗必读》提出哮病需"避风寒"。^{[35]362-364}

在哮病未发时的中药调理方面，明代楼英认为寒包热型的哮病于未发之时提前用药，可有效避免哮病的发作。如楼英《医学纲目》卷二十七："哮喘遇冷则发者有二证。其一属中外皆寒。……其二属寒包热。治法乃仲景、丹溪用越婢加半夏汤等发表诸方之类，及预于八九月未寒之时，先用大承气汤下其热，至冬寒时无热可包，自不发者是也。"[36]604 同时，秦昌遇认为治哮药方应平时蜜丸服用以预防哮病复发。如秦昌遇《幼科医验》卷下："咳嗽……（案4）一童，哮喘已六七年，每遇劳力或感寒、食咸，便痰鸣气喘。定后方发时服。羌活，干葛，防风，江枳壳，新会皮，前胡，杏仁，桑皮，粉甘草，嫩桔梗，葶苈，生姜，又：百合，紫菀，麦门冬，天花粉，陈皮，枳壳，知母，黑元参，绵黄芪，黄芩，桔梗，甘草，服前方三剂，待喘减。以此方服五六剂，去黄芪，然后照方蜜丸，白汤送下二钱，平时服。"[37]80 龚廷贤《寿世保元》则认为，应"早服六味丸"以避免哮病发作。[22]143-146

5. 清代

清代医家在继承前人的哮病预防调护思想的基础上，新提出"忌燕窝""忌酱豆""忌肥甘""远烟草""夏月艾火灸肺俞等穴""药食并调"等预防调护方法。

清代有的医家沿用前代忌"羊肉、热物、猪肉、生葱、生菜、饧"等论述。如清·汪昂《本草易读》卷三："白前四十五……久嗽上气，体肿短气，满胀不卧，作水鸡声，同紫菀、半夏、大戟，先溃后煎，忌羊肉。"[45]149 王孟英《随息居饮食谱·毛羽类》："豮猪肉去势曰豮　甘咸平。补肾液，充胃汁，滋肝阴，润肌肤，利二便，止消渴，起尪羸。……至一切外感及哮嗽……切忌之。其头肉尤忌"。羊肉，甘温暖中，补气滋营，御风寒，生肌健力，利胎产，愈疝止疼。……时感前后、疟痢、痔疝、胀满、颠狂、哮嗽、霍乱诸病，及痧痘疮疥初愈，均忌。……[76]51,56 赵学敏《串雅内编》卷三："砒霜顶　治哮，须三年后可用。……齁喘痰积方：凡天雨便发。坐卧不得，饮食不进，乃肺窍久积冷痰，遇阴气触动则发也。……即高枕仰卧，忌食热物等。以上二方，体虚者千万忌用。"[56]96

沿用"禁酸咸"者，如清·谢玉琼《麻科活人全书》卷二："忌食诸肉鸡鱼盐醋五辛等物第十……朱曰，此条忌食。病家尤所当遵。尝见小儿喜食咸物，证成哮喘。喜食香甜，牙齿生虫。放纵一时，贻害一世，此家长之责也。"[51]64 以上指出喜食咸物是诱发小儿哮喘的原因之一，故应"忌盐"。吴仪洛《本草从新》卷十三："食盐……咸、甘、辛、寒。咸润下，……凡痰嗽哮证，（眉批：盐能伤肺）、血病消渴（眉批：走血渗津）及水胀，俱大忌。或引痰生，或凝血脉，或助水邪，或损颜色，或伤筋力。故西北人不耐咸，少病多寿。东南人嗜咸，少寿多病。"[55]236 文中指出盐能伤肺，多食可诱发哮病，故应禁盐。还有医家也明确提出哮病患者日常饮食中需禁忌酸或咸二味，如严洁等《得配本草》卷一："食盐……煅赤，研，河水煎沸啜之，探吐热痰数升，病笑不休，即愈。多食损肺，失色、肤黑、损筋。痰嗽、哮症、血病、消渴、水肿，皆禁用。"[63]23-24 郑玉坛《大方脉·杂病心法集解》卷三："总括　一呼一吸，气出急促者，谓之喘急；若更喉中有声响者，谓之哮吼。……凡患喘吼，忌食酸咸肥甘。"[60]98 相似论述亦见于日本·丹波元简《金匮玉函要略辑义》卷六[61]330-344、陈其瑞《本草撮要》卷六[81]79。

沿用朱丹溪哮病"不用凉药"者，如冯兆张《冯氏锦囊秘录·杂症大小合参》卷十二："论哮（儿科）……丹溪曰：治哮必用薄滋味，专主于痰，宜大用吐药，吐药中宜多用醋，不可纯用凉药，兼当带表散，盖此是寒包热也。亦有虚而不可吐者，慎之。"[44]339 吴玉楫等《方症会要》卷二："哮喘……哮喘专主于痰，实者宜用吐法，亦有虚而不可吐者。治哮必使淡滋味，不可纯用寒凉药，必兼散表。"[54]70-71 李菩《杂症要略》卷二："喘　喘者，气为火所郁，痰在肺胃也。……哮喘者，遇寒则发，有积痰在肺，必吐之。禁寒凉，未发时扶正气为主，既发时散邪气为主、宜三拗汤、甘草、麻黄、杏仁等分，姜煎服。"[48]264-265 其他如吴鞠通《吴鞠通医案》卷三[70]329亦有相似论述。

沿用"禁热剂"者，如清·李用粹《证治汇补》卷五："哮病……哮即痰喘之久而常发者，因内有壅塞之气，外有非时之感，膈有胶固之痰，三者相合，闭拒气道，抟击有声，发为哮病。皮毛者，肺之合也，（内经）肺经素有火邪，毛窍常疏，故风邪易入。调之寒包热。（玉册）由痰火郁于内，风寒束于外，或因坐卧寒湿，或因酸咸过度，或因积火熏蒸，病根深入，难以卒除。（介宾）……（汇补）避风寒，节厚味，禁用凉剂，恐风邪难解。禁用热剂，恐痰火易升。理气疏风，勿忘根本，为善也。（类经）"[40]213-214 其他如冯兆张《冯氏锦囊秘录·杂症大小合参》卷十二[44]349、顾靖远《顾松园医镜》卷十二[49]204、沈金鳌《杂病源流犀烛》卷一[58]22、程杏轩《医述》卷十[68]648-649 等均有相关记载。

沿用"戒厚味"的记载，并对"戒厚味"的原由予以解释者，如清·蒋示吉《医宗说约》卷一："哮（附：呛症）喉中为甚水鸡声，哮证原来痰病侵，若得吐痰并发散，远离厚味药方灵。"可见，蒋示吉认为哮病患者需节制厚味，才能使治哮药物发挥更好功效[39]73-74。冯兆张指出过食酸咸为哮病的病因之一，日常饮食需"节厚味"，如《冯氏锦囊秘录·杂症大小合参》卷十二："方脉哮症合参　哮者，似喘而非，呼吸有声，呀呷不已……此由痰火郁于内，风寒束其外，食味酸咸太过，因积成热得之，必须避风寒，节厚味，若味不节，则其胸中未尽之痰，复与新味相结，哮必更作矣。"[44]349何梦瑶强调哮病患者在日常预防中需注意清淡饮食，亦对"节厚味"观点进行了阐发，如《医碥》卷二："喘哮……哮者，喉间痰气作响，以胸中多痰，黏结喉间，与呼吸之气相触成声。……一遇风寒，气郁痰壅即发，其发每在冬初。必须淡饮食，行气化痰。"[52]108 其他如顾靖远《顾松园医镜》卷十二[49]204、沈金鳌《杂病源流犀烛》卷一[58]22、程杏轩《医述》卷十[68]648-649、林珮琴《类证治裁》卷二[72]95-96、何书田《医学妙谛》卷上[82]33-34 等均有相关记载。

清代尚有医家指出哮病患者应"忌肥甘"，如郑玉坛《大方脉·杂病心法集解》卷三："总括　一呼一吸，气出急促者，谓之喘急；若更喉中有声响者，谓之哮吼。……凡患喘吼，忌食酸咸肥甘。"[60]98 文中"肥甘"实则是对前代述及的"腻物""炙爆"等油腻厚味之物的进一步概括。王孟英主张热哮须忌油腻及生痰诸物，如《鸡鸣录·哮喘第五》："热哮（俗名痰火，口渴苔黄，小溲短赤者是）……但须忌油腻、生痰诸物。"[64]588 江涵暾指出哮病在饮食调护方面应注意不食生冷油腻之物，如《奉时旨要》卷六："喘促……外有哮喘之症，逢时而发，人尽知为寒痰固结，假令终身不食油腻生冷，而长服六君子汤加姜、桂，则新痰无自而生，旧痰日渐以去，又何物足以为患哉。"[69]168

沿用"避风寒"者，如清·冯兆张《冯氏锦囊秘录·杂症大小合参》卷十二："方脉哮症合参　哮者，似喘而非，呼吸有声，呀呷不已，……此由痰火郁于内，风寒束其外，食味酸咸太过，因积成热得之，必须避风寒，节厚味。"[44]349 顾靖远《顾松园医镜》卷十二："喘……此病禁用热剂，亦不可纯用寒凉，恐外邪难解。盖哮症良由痰火郁于内，风寒束于外而致者居多。或因过食酸咸，或因积火熏蒸，病根深久，难以卒除，宜避风寒，节厚味可也。"[49]204 相似论述亦见于程杏轩《医述》卷十[68]648-649、林珮琴《类证治裁》卷二[72]95-96。以上从哮病病因和预防调护方面论述了寒邪在哮病发生中的作用，认为避免寒邪侵袭机体可有效预防哮病的发生发展。

在哮病未发时的药物调护方面，清代医家除沿用前代预防寒包热型哮病应提前泻热的论述外，尚提出"药食并调""服用六君贝母丸"等论述。沿用"预防寒包热型哮病应提前泻热"者，如清·何梦瑶《医碥》卷二："喘哮……哮者，喉间痰气作响，以胸中多痰，黏结喉间，与呼吸之气相触成声。……八九月内用承气预下其热，使冬时无热可包，是妙法。"[52]108 相似论述亦见于沈金鳌《杂病源流犀烛》卷一[58]22、陈鄂《一见知医》卷三[79]662-663。提出"药食并调""服用六君贝母丸"等论述者，如江涵暾《奉时旨要》卷六："喘促……外有哮喘之症，逢时而发，人尽知为寒痰固结，假令终身不食油腻生冷，而长服六君子汤加姜、桂，则新痰无自而生，旧痰日渐以去，又何物足以为患哉。"[69]168江氏基于哮病宿痰伏肺这一重要病理因素，提出在哮病未发时患者应清淡饮食并长期服用六君子汤加姜、桂，以绝痰源的药食调护方法。梁廉夫在《不知医必要》中指出六君贝母丸可治疗哮病虚证，无论已发和未发均可服用，如《不知医必要》卷一："哮喘症列方……六君贝母丸兼补治哮喘既发后补方。如虚弱之人，无论已发未发，均宜照服。"[80]14程杏轩提出哮病患者未发时可守服丸散剂，未病先防，即发时服药治疗，既病防变，如《程杏轩医案·福方伯哮嗽》："哮嗽多年，……平常守服丸散，疾发间用煎剂搜逐。譬诸宵小潜伏里闬，乘其行动犯窃，易于拘执，剿抚并行，渐可杜患。"[84]114

　　清代医家叶天士首提幼儿哮病患者在夏月可用艾火灸肺俞等穴的预防之法，如《叶天士曹仁伯何元长医案·叶天士医案》："（七）痰饮、喘咳、水气、肿胀门……（案49）幼年哮喘，是寒热失和，食味不调，致饮邪聚络。……久药无效，为此治法：夏月阴气在内时候，艾火灸肺俞等穴，更安静护养百日，一交秋分，暖护背部，勿得懈弛。病发之日，暂用汤药三四日即止。平昔食物尤宜谨慎。再经寒暑陶熔，可冀宿恙之安。"[67]79-80薛雪《碎玉篇》卷下："幼科……幼稚哮喘，是寒暄失和，食味不调所致。饮邪聚络，凡值内外感触必喘。逆气填胸臆，夜坐不得安卧，昼日稍可安行。浊沫稀涎，必变浓痰，病势自缓。发于深秋冬月外寒，相召治法宜夏月。阴气在内，艾灸肺俞等穴，更安静护养百日。一交秋分，暖护背部，勿得懈弛。"[57]129-131

　　清代有医家为避免哮病发作后进一步加重，提出哮病初起之时以邪实为主，不宜用白术，可用茯苓化痰。如清·李用粹《证治汇补》卷二："气症……苏子降气汤（和剂），治虚阳上攻。气不升降。痰涎壅盛。……治哮喘嗽症。愚意哮喘嗽症初起。不宜用白术。当以茯苓代之。若久而易感常发者。丸方中竟用白术以治痰之源。"[40]51其他如清·虚白主人《救生集》卷四[70]287、李潆《身经通考》卷四[73]287、沈文彬《药论·补剂》[83]2亦有相似论述。

　　清代医家汪文绮提出"素有哮喘而忽感咳嗽之症，则不可妄用表散"，如汪文绮《杂症会心录》卷上："时气咳嗽……则用六味汤加枸杞、杜仲、炙甘草、胡桃肉之属，甘润养阴，甘温养阳，方为两全。倘素有咳血之患，哮咳之疾，及产后、老人、病人，而忽感此症，表散妄用，则无有不丧命者也。"[53]29

　　新提出"忌燕窝"者，如清·凌奂《本草害利·肺部药队》："燕窝……〔害〕海味多寒，寒哮冷嗽不宜用，食之恐增病。〔利〕甘淡平润，大养肺阴，化痰止嗽，补而能清，治肺气不能清肃下行之症。又能开胃气，已劳痢。可入煎，或单煎汁服。"[77]77-78

　　新提出忌"豆酱"者，如清·程国彭在《医学心悟》卷五："食忌　有孕之后，凡忌食之物，切宜戒谨：……一食豆酱，令子发哮。"[50]234文中指出在孕妇妊娠期间，食用某些特定食物会致胎儿发哮。

　　清代有医家为巩固哮病愈后，防止再次复发，尚提出服用玉屏风散合异功散进行预防。如清·黄凯钧《友渔斋医话》："药笼小品一卷……〔防风〕……予治哮喘愈后，必用玉屏合异功，加杏仁、苏子为丸，令服，多致不发。"[85]166

　　新提出"远烟草"者，如清·陆以湉《冷庐医话》卷五"药品……烟草明季始有之……今人嗜此者众，烟肆之多，几于酒肆埒，虽不若鸦片烟之为害甚烈，然能耗肺气，伤阴血。凡患咳嗽、哮喘、虚损、吐血、气虚、火炎等症，尤宜远之。"[75]166-167

　　综上所述，哮病预防调护的相关记载始见于晋代，唐代至清代在饮食、起居、药物调理等方面均有更详尽的论述。在哮病未发时，饮食方面，患者应清淡饮食，避免过食酸咸，肥甘油腻以及辛热、生冷之物，禁忌羊肉、饧、猪肉、海藻、菘菜、生葱豆酱等食物。生活起居方面，患者应避风寒，安心静养，节欲，远离烟草。药物调理方面，八九月未寒之时用大承气汤下其热，使患者冬寒时无热可包，哮病自不会发作。明清时期有医家提倡哮病未发时可坚持服用丸散剂，如六味丸、六君子汤加姜桂、六君贝母丸等，也有用艾火灸肺俞等穴的外治法等。历代医家着重强调哮病患者应"节厚味"，节制过酸、过甜、过咸、过苦、过辛等食物，尤其是过酸过咸的食物要严禁过量摄入。究其原因，哮病主要的病理因素是痰，厚味之物易于壅滞脾胃，导致脾胃不能运化水液，生成痰湿之邪。故在日常饮食调护过程中，要注意节制肥甘厚味，以绝生痰之源。

二、预　　后

古代医家认为，哮病病程较长，其预后无论从症状还是脉象来看，大都属于痼疾难除，病发危急。

哮病预后的最早记载见于《黄帝内经》，书中通过脉象的缓急判断哮病患者的预后好坏，如《黄帝内经素问·通评虚实论》："帝曰：乳子中风热，喘鸣肩息者，脉何如？岐伯曰：喘鸣肩息者，脉实大也，缓则生，急则死。"[1]47此时尚未明确哮病之名，但"喘鸣肩息"符合哮病的发病特征。书中指出患者脉实大且缓预后良好，脉实大且急则预后不佳。晋代王叔和沿用了《黄帝内经》中"脉实大也，缓则生，急则死"的观点，如西晋·王叔和《脉经》卷九："平妇人病生死证第八……诊妇人生产，因中风、伤寒、热病，喘鸣而肩息，脉实大浮缓者，生；小急者，死。"[2]189-190

南宋医家刘昉在《幼幼新书》中记载小儿龟龄预后不良，大都伴随终身且易导致残疾。如《幼幼新书》卷十六："咳嗽作呀呷声第四（龟龄附）……《惠济》小儿龟龄候歌：龟龄推来肺热风，一回发作气相冲。得名奶鲑为初候，龟背龟胸恐起峰。口闭不言涎作响，一冲双目柘黄同。此根终久成残患，少有名方得断踪。"[10]601

明代有医家从脉象情况来判断哮病的预后，如明·龚廷贤《寿世保元》卷三："哮吼　脉大抵浮而滑，易治。脉微而涩，难治。"[22]143同时期尚有医家指出本病症状重、病程长，病根难除，预后不良，如李中梓《医宗必读》卷九："喘……别有哮证，似喘而非，呼吸有声，呀呷不已，良由痰火郁于内，风寒束于外；或因坐卧寒湿，或因酸咸过食，或因积火熏蒸，病根深久，难以卒除。"[35]362-364龚廷贤提出哮病遇寒而发，且有伴随终身的情况，如《济世全书》卷二："哮吼　凡天欲作雨便龟喘，甚至坐卧不得，饮食不进，此乃肺窍中积有冷痰，乘天阴寒气从背、口鼻而入则肺胀作声，此病有苦至终身者，亦有子母相传者。"[29]891

清代有医家沿承前代"从脉象观哮病预后"的论述，如清·周扬俊《金匮玉函经二注》卷一："脏腑经络先后病脉证第一（论十三首方一首脉证二条）……喘鸣息肩者，脉实大也，缓则生，急则死。是又在脉别者也，师曰：吸而微数，其病在中焦，实也，当下之即愈；虚者不治，在上焦者其吸促，在下焦者其吸远，此皆难治；呼吸动摇振振者不治。"[42]10医家张登则在此基础上进一步发挥，将方与证结合阐述，如《诊宗三昧》："师传三十二则……喘鸣肩息者，脉实大而缓则生，急则死。乳子，是指产后以乳哺子而言，非婴儿也。产后脉宜悬小，最忌实大。今证见喘鸣肩息，为邪气暴逆。又须实大而缓，方与证合。若实大急强，为邪胜正衰，去生远矣。此与乳子而病热，脉弦小，手足温则生，似乎相左，而实互相发明也。"[43]25-26齐秉慧提出哮病脉象浮滑和脉象微细的不同预后状况，如《齐氏医案》卷三："哮吼龟喘论　夫龟喘何以哮吼名者，喉中有鸡声是也。……此证遇天阴欲雨即作，坐卧不安，饮食不进，盖因肺窍中积有冷痰，一遇寒气从背心、鼻孔而入，则肺胀作声，是证有子母相传者，感之则苦至终身，每发如服紫金丹，不过七八次，觉吐出痰涎腥臭，是绝其根也。按之脉浮而滑者易治，微细者难疗。"[62]120

清代时期的诸多医家分别从病因、饮食和药物禁忌等角度阐述了哮病的预后，大都认为此病"痼疾难除，病发危急，病根难除"。清代医家李用粹从病因的角度深入阐释此观点，如《证治汇补》卷五："哮病……哮即痰喘之久而常发者，因内有壅塞之气，外有非时之感，膈有胶固之痰，三者相合，闭拒气道，抟击有声，发为哮病。皮毛者，肺之合也，（内经）肺经素有火邪，毛窍常疏，故风邪易入。调之寒包热。（玉册）由痰火郁于内，风寒束于外，或因坐卧寒湿，或因酸咸过度，或因积火熏蒸，病根深入，难以卒除。（介宾）"[40]213-214 薛雪《碎玉篇》卷下："咳嗽 寒郁化热，气闭咳嗽。……脉沉为饮，饮泛哮喘，不得偃息，此因热取凉，故举发不已。宿病难以除根，姑与暂安之计。"[57]73,75 其他如吴篪《临证医案笔记》卷四[71]199、吴芹《吴古年医案·哮喘》[78]146-147 等著作中亦有相似载述。李用粹记录了病人因饮食不忌口从而导致预后不良的病案，如《旧德堂医案》："秦商，张玉环，感寒咳嗽变成哮喘，口张不闭，语言不续，呀呷有声，外闻邻里投以二陈，枳桔，毫不见减，延余救之诊之，右手寸关俱见浮紧，重取带滑，断为新寒外束，旧痰内搏，闭结清道，鼓动肺金，当以三拗汤宣发外邪、涌吐痰涎为要……哮喘遂平越二年因不忌口复起前证而殁。"[41]30-31 而顾靖远则认为，"痰火郁于内""积火熏蒸"亦为哮病难以速愈的原因，如《顾松园医镜》卷十二："喘……此病禁用热剂，亦不可纯用寒凉，恐外邪难解。盖哮症良由痰火郁于内，风寒束于外而致者居多。或因过食酸咸，或因积火熏蒸，病根深久，难以卒除，宜避风寒，节厚味可也。"[49]204 清代有医家从哮病自身症状出发，来说明哮病的预后状况，如清·蒋示吉《医宗说约》卷一："哮（附：呛症）喉中为甚水鸡声，哮证原来痰病侵，若得吐痰并发散，远离厚味药方灵。……示吉曰：喘为恶候，哮为痼疾，自古难之。然犹易明也，更有呛症最为利害，不可不知。"[39]73-74 骆如龙明确指出哮病病根难除，如《幼科推拿秘书》卷四："齁疾门 小儿齁疾，如种上相沿，遇天阴发者，不必治。或食生盐，或伤风寒者，一推即愈。宜分阴阳，运八卦，推三关，推肺经，掐横纹，掐指尖，重揉二扇门，黄蜂入洞，揉肾水，取热。轻者合阴阳，照天河从总经，极力一推至曲池。方用六味地黄，加肉桂附子为丸食之，可保无虞。然而根难除也，大人如此。"[59]60

清代医家高世栻进一步指出了哮病痼疾不愈，日久可致脾、胃、肾并伤，如《医学真传·喘》："又有冷风哮喘，乃胃积寒痰，三焦火热之气然之不力，火虚土弱，土弱金虚，致中有痰而上咳喘。此缓病也，亦痼疾也，久久不愈，致脾肾并伤，胃无谷神，则死矣。"[47]34

清代医家陈修园指出哮病病因为肺腧之寒气与肺膜之浊痰内外相应，外感内伤均可触发，治疗不仅以涤痰为大法，更需治本以断根。如《医学实在易》卷四："喘促诗……哮证，寒邪伏于肺腧，痰窠结于肺膜，内外相应，一遇风、寒、暑、湿、燥、火六气之伤即发，伤酒伤食亦发，动怒动气亦发，役劳房劳亦发。一发则肺腧之寒气与肺膜之浊痰狼狈相依，窒塞关隘，不容呼吸。而呼吸正气，转触其痰，齁齁有声，非泛常之药所能治，宜圣济射干丸主之。然涤疏虽为得法，又必于潜伏为援之处，断其根株，须灸肺腧、膏肓、天突诸穴。此证原非因热所致，缘《内经》有'诸逆上冲皆属于火'之句，故与喘促均列于热证。"[65]58 日本·浅田宗伯指出了哮病可出现心、脑等多种变证，预后不佳，如《先哲医话》卷下："高阶枳园 枳园名经宣，字子顺，高阶氏。……幼少时患哮喘者，治之后，多变癫、痫、狂、心风四病，或有不服药自变此四病者。又有初患痫，治后变哮喘者，又有幼少无事，壮岁始患此五病者，俱系先天遗毒。但因其人体气有迟速耳，吾门皆名之曰胎病。（胎病名出于《素问·奇病论》，可以征焉。）"[66]713,716

清代有医家提出可以从患者体态上判断哮病的预后,如清·张璐《张氏医通》卷四:"喘(短气、少气、逆气、哮)……哮……凡哮证见胸凸背驼者。此肺络败。为痼疾。不治。"[46]85日本·丹波元坚《杂病广要·脏腑类》:"喘……(《医通》曰:凡哮证见胸凸背驼者,此肺络散,为痼疾,不治。)凡喘病,上喘下泄者死,上喘而小便利者死。喘病危笃,鼻出冷气者,此肺绝也。(《苍生司命》)。"[74]866

民国多位医家沿用前人的观点,指出哮病病程较长,甚至终身不除。如民国·吴瑞甫《中西温热串解》卷二:"夹哮喘……璜按:喘无善症,在方书中几成为口头禅,哮喘更为顽痰,病发数次以后,甚难根除。温热而夹哮喘,热邪引动其哮,惟清热涤痰,频频服之,方可望愈。此条不过言其方治如此,效否非敢必也。"[86]47何廉臣《全国名医验案类编·初集》:"风哮案(儿科)……廉按:小儿奶哮,往往由儿患伤风,乳母不知忌口,凡荤酒油腻盐醋酸咸姜椒辛辣芥菜面食等一概乱吃,以致乳汁不清,酝酿而成。成则颇难除根。"[87]73吴克潜《儿科要略》第六章:"杂证咳嗽……有因糖醋冲犯,咸酸过食,或风寒束其外,痰涎塞其内,以致成为哮证者;……故哮证一成,往往终身不除,一遇风寒,即便发作。"[88]628

综上所述,不论从哮病脉象还是从哮病症状来看,历代医家均认为哮病病程较长,病根难除,病发危急,预后不佳。从脉象来看,脉实大而缓则生,实大而急则死;脉浮而滑为易治,脉微而涩为难治。从疾病整体角度来看,哮病为缓病,亦痼疾也,久久不愈。即使经过治疗,亦可出现多种变证。哮病病根难除,预后不佳,日常需多加调理。

纵观历代医籍文献对哮病预防调护和预后的记载及阐释,哮病的预防调护思想始于宋代,自明清至民国时期不断发展。在饮食方面,最终形成了以节厚味为主,包含清淡饮食,避免过食酸咸酒食,不食油腻辛热生冷,禁食猪肉、羊肉、饧、豆酱等物为主要原则的调护观念。生活起居方面多倡导避风寒,顺应四时气候变化以达到阴阳调和,避免过度劳累,远离烟草,节欲的生活方式。在药物调理方面,诸多医家主张日常可口服中药散剂、丸剂等预防哮病发作,亦提出中药贴敷、艾灸的调护方法。关于哮病预后文献的记载大多集中在明清时期,医家观点大多类似,一般多认为哮病病程较长,缠绵难愈,痼疾难除,病发危急,预后不佳。这一观念至民国时期仍被沿用。日本医家还认为哮病发展至最后甚至可能会出现心、脑等多种变证,其病根难除,大多预后不良。

第三节　钩　玄　评　述

本节分为预防调护和预后两个部分。预防调护从未病先防、既病防变、愈后防复三个方面分别论述哮病的预防和调护方法,为临床防治哮病的发生、发展提供理论借鉴。

一、预 防 调 护

1. 未病先防

哮病的未病先防思想指防哮病于未然,预防本病的发生。通过对哮病认识的不断加深,历代医家在哮病的未病先防方面积累了丰富的经验。对哮病未病先防的认识主要集中在饮食起居方面,具体包括饮食禁忌和避免外界中有害的致病因素。如明代医家龚廷贤在《寿世保元》中提出"慎劳役,戒厚味,节欲,早服六味丸"以预防哮病[22]146。李中梓《医宗必读》卷九中倡导预防哮病需要"避风寒,节厚味"[35]364等。历代医家还提出忌食猪肉、羊肉、饧、豆酱等物，不食生冷油腻，远烟草等观点，最终形成了顺应四时气候变化以避风寒，注重饮食节制以节厚味为主的哮病未病先防理论。哮病是以痰为主要病理因素的疾病，其病位主要在肺，易受外感六淫的影响而发病。哮病未病先防理论一方面提倡避风寒，顺应四时气候变化以避免风寒邪气侵扰肺脏；另一方面倡导节制饮食，以免影响脾胃的运化功能，导致痰湿内生。

在哮病未病先防方面，古代医籍除记载饮食起居的注意事项外，还记载了"冬病夏治"理念。运用中医"冬病夏治"理念治疗哮病的相关记载见于清代，如叶天士等《叶天士曹仁伯何元长医案·叶天士医案》："（七）痰饮、喘咳、水气、肿胀门……（案49）幼年哮喘，是寒热失和，食味不调，致饮邪聚络。……今发于秋深冬初，其饮邪为阴邪乘，天气下降，地中一阳未生，人身藏阳未旺，所伏饮邪外凉相召而窃发矣。然伏于络脉之中，发散攻表、涤痰逐里、温补与邪无干。久药无效，为此治法：夏月阴气在内时候，艾火灸肺俞等穴，更安静护养百日，一交秋分，暖护背部，勿得懈弛。病发之日，暂用汤药三四日即止。平昔食物尤宜谨慎。再经寒暑陶熔，可冀宿恙之安。"[67]79-80 在夏月使用艾火灸肺俞等穴，是借助夏月之阳气，达到振奋人体阳气，调节气血的目的，至冬季可减少哮病的发作次数。现代研究也表明，中医"冬病夏治"防治方法对预防哮病的发生具有显著效果。在临床中，冬病夏治理论下中药穴位贴敷治疗哮病较为普遍，一般结合患者情况选择合适的贴敷药物、贴敷穴位、贴敷时间及方法等，对患者实施治疗。故古代医籍文献中记载的"夏月艾灸肺俞等穴"理论，仍对现代临床防治哮病大有重要借鉴意义。

上述哮病预防思想从根源上杜绝哮病的发生，起到了未病先防的作用。现代医学研究认为哮病虽然易于复发，难以根治，但是可防可控。首先要注意气候影响，做好防寒保暖工作；注意饮食，忌食肥甘油腻、生冷辛辣、过酸过咸等刺激性强的食物，避免摄入过敏性食物；避免吸入花粉、烟尘、异味气体等，并戒烟戒酒。其次，哮病患者还应顺应四时，保持心情舒畅，避免不良情绪的影响。根据个人身体情况，做适当的体育锻炼，逐步增强体质，提高抗病能力，也要注意劳逸适当，防止过度疲劳，避免哮病的复发。除此之外，还可采用"三伏贴""艾灸"等"冬病夏治"防治方法。

2. 既病防变

哮病的既病防变思想是指哮病发生后，应做到及早诊断和及早治疗，以防止疾病的发展及传变。

古代有医家在哮病发作时提出"禁用凉剂""哮病初期不宜用白术"以防止哮病的进一步传变。哮病的既病防变思想萌芽于元代，具体体现在用药禁忌方面，如朱丹溪在《丹溪心法》卷二[14]68 和《金匮钩玄》卷第一[15]15 中都提到"治哮必用薄滋味，不可纯用凉药，必带表散"。对此，李中梓在《医宗必读》中对朱氏治哮"不可纯用凉药"的观点进一步阐述为"禁用凉剂，恐风邪难解。禁用热剂，恐痰火易升"[35]364，指出哮病治疗时除应禁用凉剂外，还应禁用热剂，以免哮病迁延不愈或进一步加重。清代医家李用粹在《证治汇补》中提出"愚意哮喘嗽症初起。不宜用白术。当以茯苓代之"，以避免哮病病情进一步加重[40]51。这些医家的论述均体现了中医既病防变的思想。

从哮病以痰为病因的角度，有医家提出哮病发作时需"节厚味"，以去除生痰之源，避免哮病根深难除，反复发作。如清·冯兆张《冯氏锦囊秘录·杂症大小合参》卷十二："哮者……此由痰火郁于内，风寒束其外，食味酸咸太过，因积成热得之，必须避风寒，节厚味，若味不节，则其胸中未尽之痰，复与新味相结，哮必更作矣。"[44]349 何梦瑶也认为哮病病机之一为痰壅，在哮病发作时应"淡饮食"，以免产生痰邪。如其《医碥》卷二："哮者，喉间痰气作响，以胸中多痰，黏结喉间，与呼吸之气相触成声。……一遇风寒，气郁痰壅即发，其发每在冬初，必须淡饮食，行气化痰。""节厚味"[52]108 是哮病患者日常饮食中的重要注意事项，因食肥甘厚腻之物容易滋生痰饮，痰饮是哮病发生的重要诱因，故哮病发作期间淡饮食可有效防止哮病的迁延。

现代医学研究也提倡哮病发生后应及时接受治疗，以防止病情恶化，并且重视对咳嗽、咳痰的护理，做到及时排痰。

3. 瘥后防复

哮病缠绵难愈，具有反复发作性。若反复发作则预后不佳。因此，预防哮病的复发显得尤为重要。哮病多由宿痰伏肺，遇因而发，病位在肺，且易反复发作，久病入络，肺失升降，致肺、脾、肾亏虚。哮病缓解期以虚证为主，病变部位主要涉及肺脾肾三脏。哮病患者平时虽无异于常人，但哮病具有反复发作的特点，所以愈后防复不容忽视。

防复调护方法主要体现在三个方面：

一是注重饮食起居。饮食起居是日常生活中的重要部分。清淡饮食，少食生冷油腻之物，进一步调整并优化日常饮食结构；哮病患者素体正气不足，日常应注意气候变化，适时增添衣被，避免风寒邪气侵扰，也可适当进行体育锻炼，如太极拳、八段锦等增强体质，以实现对哮病的预防。

二是重视患者哮病未发时的药物调护。若患者已有发作史，则应在缓解期适当运用药物进行调理，预防哮病再次发作。古代医家十分重视哮病患者未发时的药物调护，先后提出了多种方法。如明代楼英《医学纲目》提出的寒包热型哮病提前泻热法："及预于八九月未寒之时，先用大承气汤下其热，至冬寒时无热可包，自不发者是也。"[36]604 清代医家叶天士提出幼儿哮病患者的艾灸预防法；清代医家黄凯钧尚提出服用玉屏风散合异功散巩固哮病愈后；另有明·龚廷贤、清·江涵暾等医家提出哮病未发时坚持服用六味丸、六君子汤、六君贝母丸等丸剂或散剂以防止复发。

三是在哮病缓解期应以"急则治标，缓则治本"为主要原则，用"扶正气"的治法，调节人体气血阴阳平衡，培补正气，从本调治，避免复发。如清·张璐的《张氏医通》[46]85 和吴玉榏等的《方症会要》中[54]70-71 均提出哮病"未发以扶正气为主，既发以攻邪气为急"这一主要治疗原则，更有医家对"扶正"治法做出进一步解释。哮病日久反复发作，导致机体正气不足，以肺、脾、肾虚损为主要表现。故平时扶正治本，阳虚者应温补，阴虚者宜滋养；具体可采用补肺、健脾、益肾等治法，固本培元，以减少哮病发作次数。

通过梳理古人在哮病预防方面的调护观念，认识到古人非常重视脾胃的运化功能在哮病的预防调护中发挥的重要作用。一则脾为生痰之源，肺为贮痰之器，哮病多由外邪引动伏痰所发；另则水谷入口后，先入脾胃，进而由脾胃化生精气以充养全身，脾胃安则全身得以充养。而肥甘厚味之物易于壅滞脾胃，阻碍水液代谢，导致痰湿的化生。生冷食物易于损伤脾胃阳气，影响脾胃运化功能，导致痰湿内生。哮病久病可导致脏腑的虚衰，因此，哮病的饮食调理应着重关注两点：一为杜绝发病之源。二为调护脏腑补益虚损。在哮病的常规治疗之外，可基于药食同源的理论，在患者日常饮食中适当增加山药、莲子以强健脾胃，多食生姜以散寒化饮，配入枇杷叶以宣降肺气等。以期通过饮食调理达到防病的目的。

二、预　　后

关于哮病预后的认识在明清时期已基本清晰，历代医家虽有"从脉论述"和"从证论述"

的判别角度差异，但观点大体一致。即哮病病程较长，病根难除，多反复发作，预后不良，最终常发展为慢性迁延性疾病。哮病发展至最后，甚至会出现涉及心、脑、神志等的诸多变证。

从脉象角度来看，古代医家记载了多种可推断哮病预后的脉象，如"按之脉浮而滑者易治，微细者难疗""缓则生，急则死"等。因此，基于中医传统脉诊的理念，脉诊可为后世医家判断哮病预后及早期、及时、有效的防治提供重要依据。亦有医家指出本病迁延难愈、易生变证，如"幼少时患哮喘者，治之后，多变癫、痫、狂、心风四病"[47]129"久久不愈，致脾肾并伤，胃无谷神，则死矣"[47]34 等。本病顽痰内伏和反复发作的两个特点是哮病病根难除的原因所在。哮病多由风、火、痰、湿等侵入体内，久而形成难治之痼疾，形成现代所说的慢性迁延性疾病。而且哮病痼疾长久不愈致脾胃肾并伤，还可能出现多种变证。

哮病现代多认为是一种慢性气道炎症性疾病。患者常内有顽痰未除，一遇诱因或外邪引触，致痰壅气道，肺气宣降失常而发为哮病。现代医家多认为部分青少年患者随着年龄的不断增长，正气渐充，肾气日盛，辅以药物治疗，可逐渐痊愈；而中老年或素体虚弱患者，发作频繁，肾气渐衰，则不易根除。哮病患者缓解期便有轻度哮鸣气喘等症状，若大发作时持续不已，可出现喘急鼻煽，胸高气促，汗出肢冷，张口抬肩，肢体浮肿，面色青紫，烦躁昏昧等喘脱危候。若长期不愈，反复发作，病由肺脏影响及脾、肾、心脏，可致肺气胀满，不能敛降之肺胀。

参 考 文 献

[1] 黄帝内经素问[M]. 傅景华，陈心智，点校. 北京：中医古籍出版社，1997.

[2] [晋]王叔和. 脉经[M]. 阚宇，冯秀梅，王桐，等，整理. 太原：山西科学技术出版社，2019.

[3] [晋]葛洪. 肘后备急方[M]. 汪剑，邹运国，罗思航，整理. 北京：中国中医药出版社，2016.

[4] [晋]陈延之. 小品方[M]. 高文铸，辑校注释. 北京：中国中医药出版社，1995.

[5] [北周]姚僧垣. 集验方[M]. 高文铸，辑校. 天津：天津科学技术出版社，1986.

[6] [唐]王焘. 外台秘要方[M]. 高文柱，校注. 北京：华夏出版社，2009.

[7] [宋]苏颂. 本草图经[M]. 尚志钧，辑校. 合肥：安徽科学技术出版社，1994.

[8] [宋]唐慎微. 证类本草[M]. 尚志钧，郑金生，尚元藕，等，校点. 北京：华夏出版社，1993.

[9] [宋]张锐. 鸡峰普济方[M]. 上海中医文献研究所古籍研究室，选. 上海：上海科学技术出版社，1987.

[10] [宋]刘昉. 幼幼新书[M]. 幼幼新书点校组，点校. 北京：人民卫生出版社，1987.

[11] [宋]严用和. （重辑）严氏济生方[M]. 王道瑞，申好真，重辑. 北京：中国中医药出版社，2007.

[12] [宋]朱佐. 类编朱氏集验医方[M]. 郭瑞华，孙德立，姜玉玫，等，点校. 上海：上海科学技术出版社，2003.

[13] [元]增广和剂局方药性总论[M]. 郝近大，点校. 北京：中医古籍出版社，1988.

[14] [元]朱丹溪. 丹溪心法[M]. 田思胜，校注. 北京：中国中医药出版社，2008.

[15] [元]朱丹溪. 金匮钩玄[M]. 北京：人民卫生出版社，1980.

[16] [明]朱橚. 普济方[M]. 北京：人民卫生出版社，1959.

[17] [明]董宿辑录，方贤续补. 奇效良方[M]. 可嘉，校注. 北京：中国中医药出版社，1995.

[18] [明]周文采. 医方选要[M]. 王道瑞，申好贞，焦增绵，点校. 北京：中国中医药出版社，1993.

[19] [明]刘文泰. 本草品汇精要[M]. 陆拯，黄辉，方红，等，校点. 北京：中国中医药出版社，2013.

[20] [明]汪机. 医学原理[M]. 储全根，万四妹，校注. 北京：中国中医药出版社，2009.

[21] [明]薛己. 本草约言[M]//盛维忠. 薛立斋医学全书. 北京：中国中医药出版社，1999.

[22] [明]龚廷贤. 寿世保元[M]. 孙冶熙，徐淑凤，李艳梅，等，点校. 北京：中国中医药出版社，1993.

[23] [明]万密斋. 片玉心书[M]//傅沛藩，姚昌绶，王晓萍. 万密斋医学全书. 北京：中国中医药出版社，1999.

[24] [明]万密斋. 育婴家秘[M]//傅沛藩，姚昌绶，王晓萍. 万密斋医学全书. 北京：中国中医药出版社，1999.

[25] [明]徐春甫. 古今医统大全[M]. 崔仲平，王耀廷，主校. 北京：人民卫生出版社，1991.

[26] [明]龚信纂辑，龚廷贤续编，王肯堂订补. 古今医鉴[M]. 熊俊，校注. 北京：中国医药科技出版社，2014.

[27] [明]孙一奎. 赤水玄珠[M]//凌天翼. 赤水玄珠全集. 北京：人民卫生出版社，1986.

[28] [明]龚廷贤. 万病回春[M]. 李秀芹，校注. 北京：中国中医药出版社，1998.

[29] [明]龚廷贤. 济世全书[M]//李世华，王育学. 龚廷贤医学全书. 北京：中国中医药出版社，1999.

[30] [明]丁凤. 医方集宜[M]. 魏民，校注. 北京：中医古籍出版社，2017.

[31] [明]李梴. 医学入门[M]. 金嫣莉，何源，乔占兵，等，校注. 北京：中国中医药出版社，1995.

[32] [明]武之望. 济阳纲目[M]//苏礼. 武之望医学全书. 北京：中国中医药出版社，1999.

[33] [明]李盛春. 医学研悦[M]. 田思胜，史兰华，杨崇峰，等，校注. 北京：中国中医药出版社，2009.

[34] [明]朱朝檝. 医学新知全书[M]//郑金生. 海外回归中医善本古籍丛书：第3册. 北京：人民卫生出版社，2002.

[35] [明]李中梓. 医宗必读[M]. 顾宏平，校注. 北京：中国中医药出版社，1997.

[36] [明]楼英. 医学纲目[M]. 阿静，闫志安，牛久旺，校注. 北京：中国中医药出版社，1996.

[37] [明]秦昌遇，[清]秦沆. 幼科医验[M]. 张志枫，点校. 上海：上海科学技术出版社，2004.

[38] [明]王大纶. 婴童类萃[M]. 北京：人民卫生出版社，1983.

[39] [清]蒋示吉. 医宗说约[M]. 王道瑞，申好真，校注. 北京：中国中医药出版社，2004.

[40] [清]李用粹. 证治汇补[M]. 吴唯，校注. 北京：中国中医药出版社，1999.

[41] [清]李用粹著，唐玉书记录. 旧德堂医案[M]. 路波，董璐，焦振廉，校注. 北京：中国中医药出版社，2015.

[42] [明]赵以德，[清]周扬俊. 金匮玉函经二注[M]. 周衡，王旭东，点校. 北京：人民卫生出版社，1990.

[43] [清]张登. 诊宗三昧[M]. 上海：上海卫生出版社，1958.

[44] [清]冯兆张. 冯氏锦囊秘录[M]. 王新华，点校. 北京：人民卫生出版社，1998.

[45] [清]汪昂. 本草易读[M]. 吕广振，陶振岗，王海亭，等，点校. 北京：人民卫生出版社，1987.

[46] [清]张璐. 张氏医通[M]. 李静芳，建一，校注. 北京：中国中医药出版社，1995.

[47] [清]高世栻. 医学真传[M]. 宋咏梅，李圣兰，点校. 天津：天津科学技术出版社，2000.

[48] [清]李菩. 杂症要略[M]//郑金生. 海外回归中医善本古籍丛书：第5册. 北京：人民卫生出版社，2003.

[49] [清]顾靖远. 顾松园医镜[M]. 袁久林，校注. 北京：中国医药科技出版社，2014.

[50] [清]程国彭. 医学心悟[M]. 北京：中国中医药出版社，2019.

[51] [清]谢玉琼. 麻科活人全书[M]. 朱礼棠，评注. 上海：上海卫生出版社，1957.

[52] [清]何梦瑶. 医碥[M]. 吴昌国，校注. 北京：中国中医药出版社，2009.

[53] [清]汪文绮. 杂症会心录[M]. 侯如艳，校注. 北京：中国医药科技出版社，2011.

[54] [清]吴玉楷，吴迈. 方症会要[M]. 陆翔，郜峦，卜菲菲，校注. 北京：人民卫生出版社，2018.

[55] [清]吴仪洛. 本草从新[M]. 陆拯，赵法新，陈明显，校点. 北京：中国中医药出版社，2013.

[56] [清]赵学敏. 串雅内编[M]//赵学敏，鲁照. 串雅全书. 北京：中国中医药出版社，1998.

[57] [清]薛雪. 碎玉篇[M]. 吴鸿洲，点校. 上海：上海科学技术出版社，1989.

[58] [清]沈金鳌. 杂病源流犀烛[M]. 李占永，李晓林，校注. 北京：中国中医药出版社，1994.

[59] [清]骆如龙. 幼科推拿秘书[M]. 冀翠敏，校注. 北京：中国医药科技出版社，2012.

[60] [清]郑玉坛. 大方脉[M]//周慎. 湖湘名医典籍精华：内科卷. 长沙：湖南科学技术出版社，1999.

[61] [日本]丹波元简. 金匮玉函要略辑义[M]//聿修堂医书选. 北京：人民卫生出版社，1983.

[62] [清]齐秉慧. 齐氏医案[M]. 2版. 姜兴俊，毕学琦，校注. 北京：中国中医药出版社，2008.

[63] [清]严洁，施雯，洪炜. 得配本草[M]. 郑金生，整理. 北京：人民卫生出版社，2007.

[64] [清]王孟英. 鸡鸣录[M]//盛增秀. 王孟英医学全书. 北京：中国中医药出版社，1999.

[65] [清]陈修园. 医学实在易[M]. 北京：人民卫生出版社，1959.

[66] [日本]浅田宗伯. 先哲医话[M]//裘庆元. 三三医书：第1集. 北京：中国中医药出版社，1998.

[67] [清]叶天士，曹仁伯，何元长. 叶天士曹仁伯何元长医案[M]. 何新慧，张莘航，点校. 上海：上海科学技术出版社，2004.

[68] [清]程杏轩. 医述[M]. 王乐匋，李明回，校订. 合肥：安徽科学技术出版社，1983.

[69] [清]江涵暾. 奉时旨要[M]. 2版. 王觉向，点校. 北京：中国中医药出版社，2007.

[70] [清]吴鞠通. 吴鞠通医案[M]. 王绪鳌，点校. 北京：人民卫生出版社，1960.

[71] [清]吴篪. 临证医案笔记[M]. 辛智科，王晓琳，校注. 北京：中国中医药出版社，2015.

[72] [清]林珮琴. 类证治裁[M]. 刘荩文，主校. 北京：人民卫生出版社，1988.

[73] [清]李潆. 身经通考[M]. 李生绍，赵昕，刘晓燕，点校. 北京：中医古籍出版社，1993.

[74] [日本]丹波元坚. 杂病广要[M]//聿修堂医书选. 2版. 北京：人民卫生出版社，1983.

[75] [清]陆以湉. 冷庐医话[M]. 张向群，校注. 北京：中国中医药出版社，1996.

[76] [清]王孟英. 随息居饮食谱[M]. 聂伯纯，何玉秀，张志杰，点校. 北京：人民卫生出版社，1987.

[77] [清]凌奂. 本草害利[M]. 北京：中医古籍出版社，1982.

[78] [清]吴芹. 吴古年医案[M]//陆拯. 近代中医珍本集：医案分册. 2版. 杭州：浙江科学技术出版社，2003.

[79] [清]陈鄂. 一见知医[M]/潘远根. 湖湘名医典籍精华：综合卷. 长沙：湖南科学技术出版社，2000.

[80] [清]梁廉夫. 不知医必要[M]//裘庆元. 珍本医书集成：第10册. 上海：上海科学技术出版社，1986.

[81] [清]陈其瑞. 本草撮要[M]//裘庆元. 珍本医书集成：第2册. 上海：上海科学技术出版社，1985.

[82] [清]何书田. 医学妙谛[M]//裘庆元. 三三医书：第2集. 北京：中国中医药出版社，1998.

[83] [清]沈文彬. 药论[M]. 童舜华，点校. 上海：上海科技出版社，2004.

[84] [清]程杏轩. 程杏轩医案[M]. 沈庆法，点评. 北京：中国医药科技出版社，2018.

[85] [清]黄凯钧. 友渔斋医话[M]. 乔文彪，张亚密，马建栋，注释. 上海：上海浦江教育出版社，2011.

[86] 吴瑞甫. 中西温热串解[M]. 刘德荣，金丽，点校. 福州：福建科学技术出版社，2003.

[87] 何廉臣. 全国名医验案类编[M]. 王德敏，崔京艳，点校. 福州：福建科学技术出版社，2003.

[88] 吴克潜. 儿科要略[M]//陆拯. 近代中医珍本集：儿科分册. 2版. 杭州：浙江科学技术出版社，2003.

（张海龙　阮欢荣　刘　楠）

第八章 医 案

医案是医家临床实践的记录，哮病医案记录着历代医家诊疗哮病的丰富经验。采录历代医家诊治哮病的医案文献，分析其诊治哮病的思维过程和诊疗特点，对于提高哮病临床疗效具有重要意义。古代医籍记载的哮病医案十分丰富，包含冷哮、热哮、寒包热哮、风哮、痰哮、食哮、虚哮、天哮等，其中虚哮包含肺脾两虚证和肺肾两虚证。本章对每个证型先列文献辑录，后附按语，从病因病机、临床表现、治法方药等方面对该证型的医案进行综合分析评述，阐释其在发病、辨证、治疗等方面的特点及规律。

一、冷 哮

明·龚廷贤《寿世保元》卷三："哮吼……一论人素有喘急，遇寒暄不常，发则哮吼不已，夜不能睡者，用此。苏沉九宝汤。紫苏，陈皮，薄荷，麻黄，杏仁（去皮尖），桑白皮，大腹皮，官桂，甘草。上剉，用生姜三片，乌梅一个，水一碗，煎至八分，食后服，即效，且住服。惟慎劳碌，戒厚味，节欲。日间常服些顺气化痰丸，夜卧时服抑火润下丸。如除根，须修合六味地黄丸加黄柏、知母、人参、紫菀、五味子、百合各二两，浮小麦粉、熟蜜四两，打糊为丸，每服百丸，空心柿饼汤送下，饼随食之。"[1]144

明·龚廷贤《寿世保元》卷三："哮吼……一论凡遇天气欲作雨者，便发齁喘，甚至坐卧不得，饮食不进。此乃肺窍中积有冷痰，乘天阴，寒气从背自鼻而入，则肺胀作声。此病有苦至终身者，亦有子母相作者，每发即服不过七八次，觉痰腥臭，吐出白色是绝其根也。用此方。紫金丹。白砒一钱（生用），枯白矾三钱（另研），淡豆豉（出江西者，一两，水润，去皮蒸，研如泥，旋加二味末，合匀）。上捻作丸，如绿豆大，但觉举发，用冷茶送下七丸，甚者九丸，以不喘为愈，再发，不必多增丸数，慎之！小儿服一二丸。导痰小胃丹方见痰饮，治哮吼经年不愈，宜久久服之，断根。"[1]145

清·祝登元《祝茹穹先生医印》："又一气喘久哮极重者，服亦愈。此药真神丹也。明矾四两，明硫黄二两，将二药入罐内，用豆腐浆同煮一昼夜，取去豆腐等渣，其罐子用慢火熬至干燥，罐盛二药，埋在地泥内，深四尺许，三昼夜取出，其矾、硫俱化紫金色，最下一层有泥渣不用，茯神去皮，三两，淮山药三两，二味同在锅内蒸，晒干，露一宿，透为妙，当归，酒洗净，炒燥，四两，白蒺藜，酒浸一宿，炒燥，四两，乌药三两，略炒，杏仁，去皮尖，焙干，一两五钱，半夏，用水浸一宿，次日入姜汁，二两，矾五钱，皂角刺，切碎一两同煮，多用水煎干，三两，陈皮，去白，一两，小茴香炒燥，一两。共为细末，同矾、硫用胶枣肉丸菉豆大（《祝茹穹先生医印》冷哮无名方），每清晨盐汤吞一钱五分，临睡白滚汤吞

一钱。范误顾天甫记（丰城）。"[2]83-84

清·李用粹《旧德堂医案》："秦商张玉环，感寒咳嗽，变成哮喘，口张不闭，语言不续，呀呷有声，外闻邻里，投以二陈、枳、桔，毫不见减，延予救之。诊之，右手寸关俱见浮紧，重取带滑，断为新寒外束，旧痰内搏，闭结清道，鼓动肺金，当以三拗汤宣发外邪，涌吐痰涎为要。若畏首畏尾，漫投肤浅之剂，则风寒闭固，顽痰何由解释？况《经》曰：辛甘发散为阳，麻黄者辛甘之物也，禀天地轻清之气，轻可去实，清可利肺，肺道通而痰行，痰气行而哮愈矣。乃以前药服之，果一剂而汗出津津，一日夜约吐痰斗许，哮喘遂平。越二年因不忌口，复起前证而殁。"[3]30-31

清·何嗣宗《何嗣宗医案·外感》："痰哮有根，发时咳呛，甚至失血。肺虚则风寒易感，脉涩。暂拟疏降。

苏子三钱，象贝三钱，炒枳壳一钱半，炒葶仁三钱，炙桑皮二钱，薄荷七分，杏仁三钱，法半夏二钱，前胡一钱半，羌活一钱半，橘红八分，防风一钱半，生姜二片，生罗卜一段打汁一小杯冲服（《何嗣宗医案》冷哮无名方）。"[4]30

清·叶天士《临证指南医案》卷四："哮，寒 王，受寒哮喘。痰阻气，不能着枕。川桂枝一钱，茯苓三钱，淡干姜一钱，五味一钱（同姜捣），杏仁一钱半，炙草四分，白芍一钱，制麻黄五分（《临证指南医案》冷哮无名方一）。

卜（十九）哮喘，当暴凉而发，诊脉左大右平。此新邪引动宿邪，议逐伏邪饮气。小青龙法。"[5]218

清·叶天士《临证指南医案》卷四："哮，寒……某（十三），哮喘久咳。桂枝木，杏仁，橘红，厚朴，炒半夏，炒白芥子（《临证指南医案》冷哮无名方二）。"[5]218

清·薛雪《扫叶庄医案》卷二："痰饮喘咳水气肿胀……冷哮气喘急数年，根深沉痼，发时以开太阳逐饮，平昔用肾气丸加沉香。"[6]44-46

清·魏之琇《续名医类案》卷十四："舍弟登山为雨所挤，一夕气闷几不救。见昆季必泣，有欲别之意。疑其心悲，为刺百会不效。按其肺腧，云疼如锥刺，以火针微刺之即愈。因此与人治哮喘，只缪刺肺腧，不刺他穴。惟按肺腧酸疼者，然后点灸，其他穴非是。并《资生经》。"[7]430

清·魏之琇《续名医类案》卷十四："施沛然治阮二华室，患哮喘过用凉剂，痰上壅，面目浮黄而肿，每昏晕则形静若死，苏则齁齁之声，闻于外庭，医者望而却走。诊其六脉沉滑而弱兼紧，病得之冬伤于寒。经云：形寒饮冷则伤肺。古人治此病，必用麻黄轻清辛散之剂。若投以寒凉，则邪气闭痼而不得泄，痰日胶结，上焦之气壅而不宣。乃用通关散涌其痰涎，凡三涌而痰气始清，喘息始定。后以三拗汤兼导痰汤出入，调理月余而安。《局方》三拗汤：麻黄不去节、杏仁、甘草各等分，生姜五片同煎。《局方》通关散：川芎一两、细辛五钱，甘草、川乌、白芷、抚芎各二两，龙脑、薄荷叶两半。上为细末，每服一钱，葱白、茶清调下，薄荷汤亦得。"[7]425

清·魏之琇《续名医类案》卷十四："喘 金陵一铺治哮喘，名白果定喘汤，服之无不效者。其人以此起家，方用白果二十一个炒黄，麻黄三钱，苏子二钱，款冬花、法制半夏、桑白皮蜜炙各二钱，杏仁去皮尖、黄芩微炒各一钱半，甘草一钱，水三钟，煎二钟，随时分作二服，不用姜。（《摄生方》《本草纲目》。文田按：风寒则白果、桑皮为大禁，南省伤寒证少，风热什杂之气多耳。）

（琇按：此方惟风寒外感者宜用，若上盛下虚，气不归元者，服之立毙，如不问虚实，概行与之，虽起家而杀人多矣。然今之时师执方治病，谬为知脉，其人亦未必不起家，而其罪则加等矣。）"[7]425-426

清·顾文垣《顾氏医案》："八、喘门（五方）……（案5）本有喘哮，更受严寒，痰如锯声，其势危急。小青龙汤。"[8]83

清·陈修园《南雅堂医案》卷二："喘哮门……（案9）喘哮气急，脉细数，系寒入肺俞，痰凝胃络而起，发之日久，则肺虚必及于肾，胃虚必及于脾。脾肾两虚，寒痰凝滞不化，气机被阻，一触风寒，病即复发，治法在上宜责之肺胃，在下宜责之脾肾。然此症治病非难，除根实难，宜分临时、平时两种治法，临时以肺胃为主，平时以脾肾为主，一标一本，先后并治，庶可冀收全效，兹列二方于后。

紫菀二钱，款冬花二钱，苏子一钱，橘红一钱，白茯苓三钱，桑白皮二钱，杏仁二钱（去皮尖），制半夏二钱，淡条芩一钱，沉香五分（研细末冲）（《南雅堂医案》冷哮无名方二），临发时发用此方煎服。

熟地黄五钱，五味子一钱，陈皮一钱，薏苡仁三钱，白茯苓三钱，紫石英二钱（煅），牡蛎三钱，胡桃肉二钱，川杜仲二钱（炒），制半夏二钱（《南雅堂医案》冷哮无名方三），平时用此方常服。"[9]50

清·陈修园《南雅堂医案》卷二："喘哮门……（案10）深秋感受寒邪，气机被痰所阻，发为哮喘，气粗不能卧，宜从实证治。

桂枝木一钱，炙，白茯苓三钱，五味子一钱，白芍一钱，炒，干姜一钱，杏仁一钱五分，去皮，炙甘草五分，麻黄五分，去根节（《南雅堂医案》冷哮无名方一）。"[9]50

清·陈修园《南雅堂医案》卷二："喘哮门……（案15）痰气素盛，外为风寒所搏，阳气并于膈中，不得泄越，是以气逆声粗，发为哮喘，宜表里兼施，以定喘汤主之。

炒白果二十一枚，制麻黄三钱，法半夏三钱，苏子二钱，桑白皮二钱，炙，款冬花三钱，黄芩一钱五分，杏仁一钱五分，去皮尖，甘草一钱，加生姜两片，水同煎服。"[9]51

清·齐秉慧《齐氏医案》卷三："哮吼齁喘论……治验，曾治刘天全，年三十二，患齁喘证，每发则饮食不进，坐卧不安，日夜为苦，至三四日痰尽乃平，天将雨，偶感风寒又作，至今十余年矣，诸药不应，请余诊治。按之六脉沉微，惟右寸肺脉大而滑甚。乃与紫金丹九粒，令将欲发以冷茶吞服，一次稍轻，七次而愈。继以六味、补中兼服而康。"[10]120-121

清·王九峰《王九峰医案》副篇卷一："七、哮喘……（案5）肺为娇脏，清空之所，内配胸中，为五脏六腑之华盖。六叶两耳，二十四节。按二十四气，主百脉之气、至娇之脏，不耐邪侵，犯之毫毛，必咳寅辰。寒客肺腧，宜服小青龙、小建中，化邪外达。邪郁肺络，变生哮喘，发则声如曳锯，不能安卧。已延四载，终身之累也。小青龙汤加光杏仁。"[11]75

清·王九峰《王九峰医案》副篇卷一："七、哮喘……（案7）哮喘数载，不耐风寒，发则俯仰，坐卧不宁，痰豁咳出乃平，肺有郁邪。饮食不为肌肤，化为痰涎。先治其上。小青龙汤。"[11]77

清·王九峰《王九峰医案》卷上："哮喘……髫年宿哮，秋冬举发。发则不能安卧，豁痰乃平，于兹廿余载。现在举发，气促痰鸣不得卧，痰未豁，食不甘，脉弦兼滑。肺有伏风，为外风所引，液败为痰，痰成窠白，虑难脱体，先小青龙汤加减。麻黄，桂枝，细辛，半夏，五味，干姜，赤芍，炙草，杏仁，豆豉。"[12]18-19

清·周学霆《三指禅》卷二："哮症脉乱无妨论……（刺史家节庵，历宦四十年，解组归里，年已七十矣，患哮喘不寐，服麻黄而愈，重一本之亲，招诸玉，砌结三生之愿，待聆金音，雅意殷殷，命著是篇。）"[13]73

清·叶天士《叶天士曹仁伯何元长医案·叶天士医案》："（案49）幼年哮喘，是寒热失和，食味不调，致饮邪聚络。凡有内外感触，必喘逆填喘噎，夜坐不得卧息，昼日稍可舒展，浊沫稀涎，必变浓痰，斯病势稍缓。今发于秋深冬初，其饮邪为阴邪乘，天气下降，地中一阳未生，人身藏阳未旺，所伏饮邪外凉相召而窃发矣。然伏于络脉之中，发散攻表、涤痰逐里、温补与邪无干。久药无效，为此治法：夏月阴气在内时候，艾火灸肺俞等穴，更安静护养百日，一交秋分，暖护背部，勿得懈弛。病发之日，暂用汤药三四日即止。平昔食物尤宜谨慎。再经寒暑陶熔，可冀宿恙之安。发时背冷气寒，宜开太阳逐饮，用青龙法。小青龙汤。"[14]79-80

清·叶天士《叶天士曹仁伯何元长医案·何元长医案》："（案1）肺虚感寒，喘哮不卧。先宜表散。麻黄，干姜，半夏，苏子，桂枝，杏仁，陈皮，川朴（《叶天士曹仁伯何元长医案》冷哮无名方）。"[14]198

清·吴篪《临证医案笔记》卷四："喘促　国丈恭公，起早受凉，忽喘嗽气急，痰涎壅盛，诊脉浮紧滑。系肺感风邪，气逆痰滞，膈有胶固之痰，外有非时之感，而作哮喘也。宜用辛温甘凉，既以疏内壅，兼以散外寒，则痰喘自痊。

苏子，制半夏，前胡，制厚朴，橘红，当归，杏仁，黄芩，款冬花，甘草。加生姜（《临证医案笔记》冷哮无名方一），水煎温服。"[15]196

清·吴篪《临证医案笔记》卷四："喘促……亚相英煦斋，每早入朝，偶感风寒，及遭凉气，即咳嗽痰喘，气急声粗，呕恶食少，秋冬严寒，喘嗽尤甚。余曰：脉虚浮滑，此肺气虚乏，则腠理不密，易感风邪，以致痰涎壅盛而为哮喘之恙。且知喘有夙根，故遇感冒即发，遇劳亦发也。先以华盖散及金水六君煎加减参用，甚效。继以保肺清金，益气固表之剂乃安。按此证未发时，以扶正气为主，既发时以祛邪气为先。惟哮喘痼疾，猝难根除耳。"[15]199

清·吴篪《临证医案笔记》卷六："齁齁　李亚白孝廉云：小子三岁，月前感冒咳嗽，近则乳食不纳，形气萎顿，病势日甚，幼医皆回难治。余视其上气喘急，面唇青色，痰涎黏如胶漆，喉间若拽锯声者，此为齁齁。按《经济》论齁证，肺经受风寒，因咳嗽，肺停冷血生痰，致使腑脏有热，睡卧不安，故成齁齁，咽喉间如拽锯之声。即用吴子玉方三两服，渐效。

白色信石一字，并下豆粉炮研过用，生南星，枯矾各一钱，鹅管石，硼砂各五分，绿豆粉，雄黄各一钱五分（《临证医案笔记》冷哮无名方二）。

上为末，糊丸如萝卜子，临卧冷茶清吞下五丸。"[15]286-287

清·张千里《千里医案》卷三："平望许、初则晨刻咳呕饮浊，久则哮嗽上气，夜不著枕，行艰报息，头汗，舌腻，脉虚凝如毛，右部间露弦象。既经多年，除根不易。议和饮通阳，平逆定喘法，先为御寒之计。潞党参三钱，陈皮一钱五分，苏子一钱五分，五味子，干姜一分，（同捣十粒），生冬术一钱五分，炙草四分，海石粉二钱，蜜炙麻黄三分，云茯苓三钱，杏仁二钱，白果三钱，生姜（捣），生茹七分（《千里医案》冷哮无名方）。"[16]38-39

清·何书田《何书田医案·哮喘》："脉虚，感寒哮喘不卧，先宜表散。

麻黄八分，半夏二钱，杏仁三钱，橘红一钱，桂枝五分，川朴八分，苏子三钱，干姜五分（《何书田医案》冷哮无名方）。"[17]98

清·何书田《斡山草堂医案》卷中："哮　肺俞受寒，哮喘痰升。急切不能平复。

炙麻黄，生黄耆，炙桑皮，法半夏，款冬花，光杏仁，炒苏子，淡黄芩，橘白，白果肉（《斡山草堂医案》冷哮无名方一）。

天炎多汗，腠理不固，肺气不肃，哮喘旧患又作。宜护表，以泻肺主治。

生黄耆，地骨皮，葶苈炒，光杏仁，川贝，大枣，炙桑皮，炒苏子，白前，海浮石，橘白（《斡山草堂医案》冷哮无名方二）。

癸水不通，哮喘咳痰。此肝肺两经之病，暂从气分调治。

生黄耆，光杏仁，炙桑皮，橘白，款冬花，炒苏子，白前，法半夏，川贝，海浮石（《鳞山草堂医案》冷哮无名方三）。"[18]74

清·林珮琴《类证治裁》卷二："汤氏　宿哮秋发，咳呕气急，暑湿为新凉所遏。宜辛平解散，用橘皮半夏汤加桔梗、象贝、杏仁、茯苓、枳壳、香薷、生姜。数服而平。"[19]97

清·李铎《医案偶存》："东坑傅姓妇，年五旬余，论哮证之发，原因冷痰阻塞肺窍所致，故遇寒即发者居多。盖寒与寒感，痰因感而潮上也，此番加以食冷物糙果，犹滞其痰，肺窍愈闭愈塞，呼吸乱矣，脉亦乱，而哮自加甚。是以旬日来不能安枕，困顿不堪，时际严寒，虽拥衾靠火，难御其寒，非重用麻、杏、细辛猛烈之性不能开其窍而祛其寒，佐以半夏、厚朴、苏子而降气行痰，再加麦芽、神曲消食导滞，引以姜汁利窍除痰（《医案偶存》冷哮无名方），连服四剂，必有效也。此方服二剂，即能就诊而卧，可谓奏效之速，其子持方来寓云：乃母言药虽见功，而不敢再进，求易方。余晓之曰：麻辛虽猛烈，能发汗，一到此症，虽盛夏之月，孱弱之躯，不发汗，不伤气，何况此严寒冻栗之际，冷痰塞窍之病，非麻辛不能通痰塞之路，非诸苦降辛通佐使之味不能除冷滞之气，且既获效，又何虑焉。令其照方再服二帖，必痊愈。但不能即刈其根而不复发也，宜常服药，歼其痰伏之魁，拔其痰踞之窠，庶或能除其根耳。"[20]300

清·徐养恬《徐养恬方案》卷中："八、咳嗽……（案16）宿哮，感寒而发，寒热咳喘。旋覆花，杏仁，杜苏子，麻黄，全当归，法半夏，广皮，桑叶，前胡（《徐养恬方案》冷哮无名方一）。"[21]102

清·徐养恬《徐养恬方案》卷中："八、咳嗽……（案18）喘哮不得卧，背恶寒。宜用温通开降肺俞法。北细辛，桂枝，旋覆花，杏仁，制半夏，云茯苓，广皮，炙甘草，苏子，白芥子（《徐养恬方案》冷哮无名方二）。"[21]103

清·王乐亭《王乐亭指要》卷三："哮喘　潘左　右寸浮紧，此肺经着寒。制半夏一钱五分，猪牙皂一寸，炙草五分，姜一（《王乐亭指要》冷哮无名方一）。此方，发时可服二三剂。丸方　杏仁四两，苏子二两，款冬花三两（《王乐亭指要》冷哮无名方二），炼蜜为丸。范右　开药非久服之品。黄芪四钱，冬术二钱，陈皮一钱，党参三钱，升麻三分，柴胡三分，当归二钱，炙草，半夏一钱，生熟诃子一钱，姜三，又　麻黄三分（蜜炙），淡干姜三分，五味。姜、五味和捣，炒半夏一钱（《王乐亭指要》冷哮无名方三）。服补药三剂，间服此方一剂。"[22]269

清·沈菊人《沈菊人医案》卷下："四十一、咽痛……（案4）李。下虚上实，积饮，哮喘咳嗽，痰咯白沫，脉迟。寒饮蓄积所致。法当宗生生子。

白芥子，苏子，桂皮，海浮石，银杏肉，前胡，莱菔子，法夏，橘红，炒归身，炙草（《沈菊人医案》冷哮无名方一）

服丸方：羊肺（一具，洗净，入生姜汁二两，麻黄一两，两味入肺管中，扎管口煎熟，待汤干切片，烘干研细末），桂枝，干姜，细辛，法夏，白芍，炙草，五味，沉香，白芥子，莱菔子，紫苏子，茯苓（《沈菊人医案》冷哮无名方二）。

共为细末，用银杏肉四两煎汤泛丸，每日开水送下。"[23]123

清·沈菊人《沈菊人医案》卷下："四十二、哮喘……（案3）陈。寒风兼受，蕴伏肺底，哮喘五年，越发越勤，脉迟虚细。发则寒热，汗亦不解，喘亦渐除，显然内蕴之邪从表而泄，此邪之蕴伏何疑。宜先撤其风寒，然后培补，譬如逐贼，贼出可关门也。麻黄，法夏，桂枝，苏子，杏仁，桑皮，甘草，银杏（《沈菊人医案》冷哮无名方三）。又：哮喘五年，发时寒热，此风寒之伏于肺底，不得宣达也。诊脉迟而弦劲，邪未撤而欲补之，不

但无益，反致邪蕴。宜搜剔其邪，是治病之本也。小青龙汤。"[23]126-127

　　清·赵濂《医门补要》卷下："医案……一人哮病，冒风寒而发，或劳力而发者，宜小青龙汤。麻黄，桂枝，苏子，细辛，白芍，杏仁，桔梗，干姜。"[24]86-87

　　清·张聿青《张聿青医案》卷五："喘……某，痰喘劳碌，感寒触发，呀呷有声，胸膺先觉不舒而病作，其痰阻气坠，已非一日矣。阅苔满白，脉来沉弦。于法当宗仲景小青龙加减，姑宗仲景之意，不拘其方，俾得肺气宣通，则痰自下降。麻黄三分（炙），杜苏子（盐水炒）二钱，前胡一钱五分，白芥子三分（炒黄），南沙参三钱，生甘草二分，旋覆花一钱（包），桂枝二分，煨生姜一片，栝楼仁二钱（姜汁炒），白芍一钱五分（土炒），橘红六分（盐水炒），枇杷叶两片（去毛）。"[25]178

　　清·马培之《孟河马培之医案论精要·内科医案及医论》："杂病　哮证　[病例四] 林左寒哮举发，当温肺散寒。前胡，桑皮，蚕沙，款冬花，茯苓，甘草，苏子，半夏，秦艽，杏仁，白前，桂枝，麻黄，姜。按 上方取麻黄汤和华盖散加减，侧重温肺散寒。"[26]24

　　清·曹沧洲《曹沧洲医案·咳嗽门》："右　温邪包裹肺气，咽间哮紧，音哑极，舌白口腻，畏寒。经曰：形寒寒饮则伤肺，以肺恶寒也。拟宗六安煎法治之。

　　苏叶一钱，蝉衣七分，去足，陈皮一钱，生米仁三钱，白杏仁四钱，去尖，牛蒡三钱，宋半夏三钱五分，冬瓜子五钱，象贝四钱，去心，赤芍三钱，生蛤壳一两，先煎，通草一钱，加紫菀一钱，生。"[27]175-176

　　清·曹沧洲《曹沧洲医案·咳嗽门》："左　咳嗽因寒而起，哮状渐著，不易断根。苏子三钱五分，紫菀三钱五分（蜜炙），全瓜蒌四钱（切），茯苓四钱，白芥子一钱，白杏仁四钱（去尖），薤白头三钱五分（去苗，酒浸），生米仁四钱，莱菔子三钱（炒），象贝四钱（去尖），法半夏三钱五分，泽泻三钱，加款冬花二钱（炙）（《曹沧洲医案》冷哮无名方）。"[27]164

　　清·也是山人《也是山人医案·咳嗽》："冯（四八）咳嗽哮喘，宜当温散。制麻黄五分，橘红一钱，茯苓三钱，川桂枝八分，炙草四分，生姜一钱，杏仁三钱（《也是山人医案》冷哮无名方）。"[28]176

　　清·半读斋主人《养性轩临证医案》卷二："喘咳痰饮……刘左，宿哮四载，遇寒即发，咳喘不时卧。现在气喘虽平，而咳嗽未止，肃肺化痰缓图。

　　苏子，焦白术，前胡，云苓，北五味干姜同打，制半夏，川桂枝，紫菀，炙草，款冬花，银杏（《养性轩临证医案》冷哮无名方）。"[29]68

　　清·费绳甫《孟河费氏医案·费绳甫先生医案》："二十一、咳哮喘……常州瞿梅阁　咳嗽哮喘，举发无常，甚则喉际痰声辘辘，寝食俱废，诊脉沉细而弦。风寒挟痰饮阻肺，清肃之令不能下行。方用薄橘红一钱、云茯苓二钱、制半夏钱半、苏子三钱、紫菀一钱、杏仁三钱、苡仁三钱、当归二钱、煨姜二片、大枣两枚（《孟河费氏医案》冷哮无名方），服六十剂而霍然。"[30]570

　　清·陈莲舫《陈莲舫先生医案》卷上："哮嗽　痰体本虚，感受寒邪，肺叶积饮发胀，哮嗽始重，痰如曳锯，咽喉窒塞。日后须防失血，治以开降。炙麻黄四分，杏仁，旋覆花，白芍，煨石膏三钱，川贝，石英，茯苓，炒牛膝三钱，橘红，苏子，桑皮，银杏，枇杷叶，磨冲沉香一分（《陈莲舫先生医案》冷哮无名方一）。

　　左　内有痰饮，外感风寒，哮嗽有根，发而较重，胸次痹闷，气逆喉鸣，脉见细弦。治以和降。苏子，桑叶，半夏，冬瓜子，杏仁，白前，会皮，款冬，葶苈（蜜炙），通草，茯苓，川贝，红枣（五枚）（《陈莲舫先生医案》冷哮无名方二）。"[31]58

　　民国·张骧孙《临诊医案》："（案2）浦大兄，吴淞南门外，不计日。患久哮喘，数年有余，时发时止，肺胃感寒而发咳嗽，痰多气逆，脉形浮滑，舌滑带腻。此系肺胃受寒即发，拟泄风清肺主治。蜜炙麻黄（三分），象贝母二钱（去心），旋覆花二钱（绢包），杏仁霜三钱，粉甘草四分，桑白皮三钱（蜜炙），代赭二钱（煅），杜苏子三钱，白前一钱，加银杏七枚（《临诊医案》冷哮无名方一）。"[32]2

民国·张骧孙《临诊医案》："正文……（案 44）杨姓，常州府无锡县，沙船任合利老大。受感冒风，寒邪入肺，非近时感受所得，因冒雨当风所致，平日积受肺胃两经，每遇西北风高土燥，哮喘气逆难舒，中州迷闷，咳呛黏痰，六脉迟涩，舌苔满布白腻，此系邪传肺胃，哮喘气逆上，坐卧难安，下虚上实。暂拟镇肺疏风为主，三拗汤合旋覆代赭苏子降气汤，泻肺之法主治之。蜜炙麻黄三分，杏仁霜三钱，粉甘草四分，旋覆花二钱（绢包），杜苏子三钱（炒），煅代赭二钱，马兜铃一钱五分，橘红一钱五分，加甜葶苈一钱，雪梨膏三钱（冲服）。"[32]25-26

民国·张骧孙《临诊医案》："（案 74）南仓桥陈焕祥之子。晡年一岁，感受寒客于肺胃，哮喘咳呛，气逆不舒，痰黏不得探吐，风邪内伏未清，脉滑，舌腻。此系寒邪内伏未清，宜泄风定喘降气，候政。麻黄二分（蜜炙），旋覆花二钱（绢包），炙桑叶一钱五分，钩钩三钱（后下），枳壳一钱（炒），广橘红一钱，苏子梗各三钱（研），杏仁霜三钱，粉甘草四分，加雪梨膏二钱（冲入）（《临诊医案》冷哮无名方二）。"[32]38

按语： 历代医案记载中关于冷哮的病因主要有遇寒、过用凉剂、过劳等。如明·龚廷贤《寿世保元》卷三："一论人素有喘急，遇寒暄不常，发则哮吼不已。"[1]144 清·李用粹《旧德堂医案》："秦商张玉环，感寒咳嗽，变成哮喘。"[3]30-31 陈修园《南雅堂医案》卷二："喘哮门……（案 9）喘哮气急，脉细数，系寒入肺俞，痰凝胃络而起，发之日久，则肺虚必及于肾，胃虚必及于脾。脾肾两虚，寒痰凝滞不化，气机被阻，一触风寒，病即复发。"[9]50 何嗣宗《何嗣宗医案·外感》："痰哮有根，发时咳呛，甚至失血。肺虚则风寒易感，脉涩。暂拟疏降。"[4]30 叶天士《临证指南医案》卷四："卜（十九）哮喘，当暴凉而发。"[5]218 魏之琇《续名医类案》卷十四："施沛然治阮二华室，患哮喘过用凉剂。"[7]425 赵濂《医门补要》卷下："一人哮病，冒风寒而发，或劳力而发者，宜小青龙汤。麻黄，桂枝，苏子，细辛，白芍，杏仁，桔梗，干姜。"[24]86-87 其他如清·顾文垣《顾氏医案》[8]83、吴篪《临证医案笔记》卷四[15]199、王乐亭《王乐亭指要》卷三[22]269、陈莲舫《陈莲舫先生医案》卷上[31]58 等亦有相关论述。冷哮发病脏腑多与肺有关，如清·李铎《医案偶存》："东坑傅姓妇，年五旬余，论哮证之发，原因冷痰阻塞肺窍所致，故遇寒即发者居多。"[20]300 清·陈莲舫《陈莲舫先生医案》卷上："痰体本虚，感受寒邪，肺叶积饮发胀，哮嗽始重，痰如曳锯，咽喉窒塞。"[31]58 张骧孙《临诊医案》："（案 2）浦大兄，吴淞南门外，不计日。患久哮喘，数年有余，时发时止，肺胃感寒而发。"[32]1 据以上医籍记载，冷哮的发作多与新寒外束，旧痰内搏，闭结气道，肺失宣肃有关。

"哮吼夜不得睡"是历代医案中冷哮出现较多的症状。如明·龚廷贤《寿世保元》卷三："一论人素有喘急……夜不能睡者。"[1]144 清·半读斋主人《养性轩临证医案》卷二："喘咳痰饮……刘左，宿哮四载，遇寒即发，咳喘不时卧。现在气喘虽平，而咳嗽未止，肃肺化痰缓图。"[29]68 清·费绳甫《孟河费氏医案·费绳甫先生医案》："二十一、咳哮喘……常州瞿梅阁，咳嗽哮喘，举发无常，甚则喉际痰声辘辘，寝食俱废，诊脉沉细而弦。"[30]570 此外，历代医籍记载冷哮症状尚有"饮食不进""口张不闭，语言不续，呀呷有声""面目浮黄而肿""恶寒""脉形浮滑，舌苔带腻"等，如明·龚廷贤《寿世保元》卷三："一论凡遇天气欲作雨者，便发齁喘。甚至坐卧不得，饮食不进。"[1]145 清·李用粹《旧德堂医案》："秦商张玉环，感寒咳嗽，变成哮喘，口张不闭，语言不续，呀呷有声，外闻邻里，投以二陈、枳、桔，毫不见减，延予救之。诊之，右手寸关俱见浮紧，重取带滑。"[3]30-31 魏之琇《续名医类案》卷十四："施沛然治阮二华室，患哮喘过用凉剂，痰上壅，面目浮黄而肿，每昏晕则形静若死，苏则齁齁之声，闻于外庭。"[7]425

徐养恬《徐养恬方案》卷中："（案 18）……喘哮不得卧，背恶寒。"[21]103 民国·张骧孙《临诊医案》："痰多气逆，脉形浮滑，舌滑带腻。"[32]1 根据历代医籍记载，冷哮临床主要表现为喉中有哮鸣音，喘不得卧，多恶寒或怕冷，痰多，面目浮肿，苔多薄白而滑，脉浮紧。

宣肺散寒、温肺化饮为冷哮的主要治法。常用方剂有紫金丹、三拗汤、小青龙汤、苏沉九宝汤、定喘汤、六安煎等。记载紫金丹治疗冷哮者，如明·龚廷贤《寿世保元》卷三："一论凡遇天气欲作雨者，便发齁喘，甚至坐卧不得，饮食不进……紫金丹。"[1]145 清·齐秉慧《齐氏医案》卷三："哮吼齁喘论……治验，曾治刘天全，年三十二，患齁喘证……天将雨，偶感风寒又作……按之六脉沉微，惟右寸肺脉大而滑甚。乃与紫金丹九粒"[10]120-121 记载三拗汤治疗冷哮者，如清·李用粹《旧德堂医案》："秦商张玉环，感寒咳嗽……当以三拗汤宣发外邪，涌吐痰涎为要，若畏首畏尾，漫投肤浅之剂，则风寒闭固，顽痰何由解释？"[3]30-31 记载小青龙汤治疗冷哮者，如清·叶天士《临证指南医案》卷四："卜（十九）哮喘。当暴凉而发。……议逐伏邪饮气。小青龙法。"[5]218 其他如叶天士《叶天士曹仁伯何元长医案·叶天士医案》[14]79-80、沈菊人《沈菊人医案》卷下[23]126-127、赵濂《医门补要》卷下[24]86-87 等亦有相关论述。记载苏沉九宝汤治疗冷哮者，如明·龚廷贤《寿世保元》卷三："一论人素有喘急，遇寒暄不常，发则哮吼不已，夜不能睡者，用此。苏沉九宝汤。"[1]144 记载定喘汤治疗冷哮者，如清·陈修园《南雅堂医案》卷二："喘哮门……（案 15）痰气素盛，外为风寒所搏，阳气并于膈中，不得泄越，是以气逆声粗，发为哮喘，宜表里兼施，以定喘汤主之。"[9]51 记载六安煎治疗冷哮者，如清·曹沧州《曹沧洲医案·咳嗽门》："右 温邪包裹肺气，咽间哮紧，音哑极，舌白口腻，畏寒。经曰：形寒寒饮则伤肺，以肺恶寒也。拟宗六安煎法治之。"[27]175-176 其他如魏之琇《续名医类案》卷十四[7]425-426、陈修园《南雅堂医案》卷二[9]50、吴篪《临证医案笔记》卷四[15]196、何书田《何书田医案·哮喘》[17]98、徐养恬《徐养恬方案》卷中[21]103、马培之《孟河马培之医案论精要·内科医案及医论》[26]24 等亦有相关记载。清代医家薛雪《扫叶庄医案》卷二[6]44-46 尚提出分期治疗冷哮，发作时开太阳逐饮，平昔用肾气丸加沉香。此外，有冷哮者因误投寒凉之剂致顽痰伏肺、痰气胶结，能耐受的患者可先用通关散涌吐痰浊、调畅气机，再用三拗汤兼导痰汤调理。如清·魏之琇《续名医类案》卷十四："施沛然治阮二华室，患哮喘过用凉剂……乃用通关散涌其痰涎，凡三涌而痰气始清，喘息始定。后以三拗汤兼导痰汤出入，调理月余而安。"[7]425

除内服方药外，艾灸、针刺亦是冷哮的常用治法。如清·叶天士《叶天士曹仁伯何元长医案·叶天士医案》载有以艾火灸肺俞等穴治疗幼年哮喘的方法[14]79-80；魏之琇《续名医类案》有火针微刺治疗冷哮的记载[7]430。冷哮发作时需及时就医，但调护预后亦具有重要意义。预后调护不当可能会引起旧疾复发，如清·李用粹《旧德堂医案》："秦商张玉环，感寒咳嗽，变成哮喘……越二年因不忌口，复起前证而殁。"[3]30-31

综上所述，冷哮多为素有寒痰伏留，又外感风寒，外寒引动伏痰，痰升气阻，肺失宣降所致。相当于风寒袭肺证或寒痰阻肺证。临床主要表现为喉中有哮鸣音，喘不得卧，多恶寒或怕冷，痰多，面目浮肿，苔多薄白而滑，脉浮紧。临床治疗以宣发外邪，温肺散寒，祛痰化饮为主。常用方剂有紫金丹、三拗汤、小青龙汤、导痰汤、通关散等。此外亦有艾灸、针刺等非药物治疗方法。

二、热　哮

明·李梴《医学入门》卷首："世医……治小儿八岁哮喘不得卧，喉中声如拽锯，用泻火清气之剂而愈。或云：小儿无火。公曰：人有老稚，诸气膹郁，肺火之发则同。"[33]22

明·孙一奎《孙文垣医案》卷四："查少川公，年四十三，夙有哮喘疾，每发则遍身如燎，气贲贲上腾，息息短促，喉中痰声响若汤沸，经七昼夜，汗而渐平。居常嗜饮，通宵不辍，醉后纵欲，不避风寒。族中有教以石膏、麻黄、杏仁、枳壳、细茶各一两，作大剂饮之，名曰五虎汤。喘至即以此御之，随饮而止，屡发屡进，应若桴鼓。公喜甚，持为保命丹。寓大通一月，邑中麻黄、石膏为之缺市。讵知情欲无穷，胃中冲和有限，三年之间，饮五虎者，殆不可以数计，而胃中之冲和者，亦不知损之何若也。因而腹大若复箕，两腿光肿如柱，内外臁疥疮中清水涓涓流之不竭，昼夜腥气逼人，不能伏枕而卧者五越月。"[34]164

清·张璐《张氏医通》卷十："或问一妇哮喘发后，必便血二三日，其喘方止，……此肺移热于大肠，热得下泄，故喘嗽止。"[35]246-247

清·沈璠《沈氏医案》："嘈杂……崇明范锡凡，内有郁痰郁火，外受风寒，遏于肺胃之间，不得发泄。外邪触动胃中之痰火，上干肺家，而为喘急不得卧，嗽出黄痰，方得安枕。脉息左手沉弦，右手滑大有力。此乃肺胃中有郁痰郁火，纠结不清，稍有动触，即时窃发。此痰火之哮喘也。理宜豁痰降气清火之药为治，并忌醇酒厚味等物。胃中清爽，而痰不生。一交春令，病蒂却矣。

半夏、广皮、苏子、杏仁、石膏、莱菔子、黄芩、桑皮、甘草、蒌仁、枳壳，加生姜（《沈氏医案》热哮无名方）。

膏方：即以煎方去桑皮、甘草、莱菔子，加梨汁、莱菔汁、地栗汁、芦根汁、竹沥、姜汁，用饴糖四两，烊入收贮，炖热不时挑化。"[36]54-55

清·叶天士《临证指南医案》卷五："痰，痰火　汪（五八）……宿哮久矣不发，心悸震动，似乎懊㤪之象，此属痰火。治以宣通郁遏，勿徒呆补。半夏，川连，石菖蒲，蛤粉，枳实，茯苓，川郁金，橘红，竹沥姜汁法丸（《临证指南医案》热哮无名方）。"[5]274

清·王九峰《王九峰医案》副篇卷一："（案4）脉滑而数，郁热郁痰，清肃不行，大哮痰喘，似宜清燥救肺。但久病肺虚，苦寒虽效，不宜常服，恐伤生发之气。先哲明论，年少病深，难于奏捷。杏苏二陈汤加太子参、党参、桔梗、羚羊角、地骨皮、活水芦芽。清上源郁热郁痰，已服四剂，胸滞气胀全愈。饮食不香，小便未清，仍有咳嗽稠痰，乃水之上源，气化不及州都，肺家郁热。原方加味。前方加苽蒌子。服药后，胃口渐开，夜能安卧，头痛已痊，胃口已开。哮喘未作，惟早间稍有咳嗽，气不舒畅，脉之滑数较平。仍清气分之热。二陈汤加羚羊片、银条参、太子参、杏仁、苦葶苈、逆水芦根。清金熄风，胃开咳平，夜卧如常。又服清燥养肝廿十余帖，哮喘四十余日未发，喉中水鸡声全除。秋燥用事，仍依前方进步。"[11]74

清·王九峰《王九峰医案》卷上："哮喘……脉滑而数，肺蕴风痰郁热，清肃不行，哮喘痰鸣，舌燥唇干溲混，巅疼食减，宜先清燥救肺。所服之方，井井有条，仍请原手调治，何必远涉就诊。第肺为娇脏，恶寒恶热，苦寒虽效，未宜常服，恐戕生发之气。羚羊角，炙草，儿参，半夏，苏梗，橘红，苦杏仁，地骨皮，桔梗，芦根（《王九峰医案》热哮无名方）。"[12]19-20

日本·中神琴溪等《生生堂治验》卷上："哮喘　某儿初生五十许日。一夜卒哮喘攻咽，直视厥冷。举家大骇。招医见之。医脉之曰，此为寒所伤也。于是裹定诸乎炉旁，而所施桂麻灸火。而病势益加焉。因请先生往诊之，脉应矣，腹亦不异常。曰，无毒也。裹定之厚与药剂，惟毒而已矣。遽去炉脱衣被，卧之凉处。俄顷热退喘治，啼呼如常。"[37]16

清·曹仁伯《曹仁伯医案·哮喘》："杨：（安徽）哮喘时发，发则胸闷咳逆，卧难着枕，病之常也。惟所出之痰，或带红色，口中之味，亦作气秽，肩背痠痛，脉形小数。肺胃两经，必有伏热在里，蒸开毛窍，容易招风，最为累事。现在哮止二日，吐出之痰，粘而且黄，尚从咳出，不能不以清法。桑皮，骨皮，杏仁，冬瓜子，丝瓜络，白果，川贝，苏子，芦根，浮石，苡仁，如哮喘发作时加莱菔子，白芥子，紫菀，桔梗（《曹仁伯医案》热哮无名方）。"[38]110

清·林珮琴《类证治裁》卷二："失音脉案……王氏室女，久嗽失音，呼吸痰响，劳则发热颊红，干饭稍纳，粥入随出。肺气既失肃降，痰火升逆，扰及中官，胃土运纳不安，然胃虚谷少，脉来微数，非火涤痰所得效。治以平气降逆，兼培胃气，倘痰火一清，声音可出。海浮石、苏子、贝母、前胡、茯苓、山药、炙草、姜汁、竹沥和服。呼吸利，痰嗽平。再去前胡，加诃子、蛤粉（《类证治裁》热哮无名方），数服哮止而音渐复。"[19]95

清·王孟英《王氏医案》卷一："孙午泉进士患哮，痰多气逆，不能著枕。服温散滋纳药皆不效。孟英与北沙参、桂枝、茯苓、贝母、花粉、杏仁、冬瓜仁、丝瓜络、枇杷叶、旋覆、海石、蛤壳等药（《王氏医案》热哮无名方），覆杯即卧，数日而瘥。眉批：此是热痰伏于肺络，故用药如此。"[39]264-265

清·王孟英《王氏医案续编》卷一："鲍继仲患哮，每发于冬，医作虚寒治，更剧。孟英诊之：脉滑苔厚，溺赤，痰浓。与知母、花粉、冬瓜子、杏、贝、茯苓、滑石、栀子、石斛（《王氏医案续编》热哮无名方一），服之而安。孙渭川令侄亦患此，气逆欲死。孟英视之：口渴头汗，二便不行。径与生石膏、橘、贝、桂、苓、知母、花粉、杏、菀、海蛰等药而愈（《王氏医案续编》热哮无名方二）。"[40]301

清·蒋宝素《问斋医案》卷三："哮喘……脉来滑数，数为热，滑为痰，痰热郁于肺中，清肃之令不降。哮喘痰鸣，巅痛，唇干舌燥，溲浑、食减。宜先清肃肺金。南沙参、桑白皮、地骨皮、苦杏仁、甜桔梗、生甘草、白知母、黄芩、羚羊片、活水芦根（《问斋医案》热哮无名方）。清肃肺金，已服三剂。哮喘稍平，痰声渐息，数脉渐缓，饮食未畅，溲色未清，巅顶犹疼，唇舌仍干。原方加减。北沙参、大麦冬、甜桔梗、羚羊片、黄芩、白知母、生甘草、甜杏仁、活水芦根。原方加减，又服四剂。饮食较进，哮喘大减，巅疼、唇燥、舌干俱已。惟溲色犹浑，值暑湿司权，金令不肃，移热州都，仍宜清上。北沙参、甜杏仁、天门冬、大麦冬、甜桔梗、生甘草、川贝母、瓜蒌皮、白知母、黄芩、活水芦根。

清上之法，又服六剂。溲色已清，诸症悉退，眠食俱安，形神复振。哮喘既平，自宜清补，近交秋令，最得时宜。仍以清上为主，实下辅之。南沙参、北沙参、天门冬、大麦冬、白知母、川贝母、大熟地、大生地，水叠丸，早晚各服三钱。"[41]102-103

清·吴芹《吴古年医案·哮症》："肺主气，宜清肃。木火挟湿热而阻郁清气，哮症之所由成也。每遇喘急则声如曳锯，痰出日以碗计。脉左濡小弦，右偏滑数。数是有郁火，滑主痰，弦为肝体不足、肝用有余，濡小则阴之虚也。拟以顺降痰气，佐以养肝体、和肝用之法。

杏仁三钱，川贝二钱，旋覆花一钱五分，海石二钱，青黛五分，蛤壳五钱，白蒺藜三钱，粉丹皮一钱五分，白芍一钱五分，金铃子一钱五分，生米仁六钱，冬桑叶二钱，枇杷叶三片（《吴古年医案》热哮无名方）。"[42]141

清·徐养恬《徐养恬方案》卷中："二、冬温……（案23）哮喘感温邪，痰声如曳锯，脉弦数，舌红苔黄，身热无汗。病经一候不解，怕有阳升喘急之变。羚羊尖、钩钩、旋覆花、杏仁、软白薇、元参心、大贝、天竺黄、黄芩、枇杷叶（《徐养恬方案》热哮无名方）。"[21]72

清·罗芝园等《鼠疫约编》："经验加减解毒活血汤（初起切勿减少药味减轻分两）：连翘三钱、柴胡二钱、葛根二钱、生地五钱、当归钱半、赤芍三钱、桃仁八钱（去皮尖，杵碎之），红花五钱、川朴一钱、甘草二钱。……刘蔚立治案（福州西关外塘下乡儒医）……同时荫庭叔之母，年近古稀，素有哮喘证，因媳妇抱病不免劳苦，哮喘复作。其证但热不寒，神昏嗜卧，目不欲开，口不思食，而又无核。余思无非此气所染而成，遂以原方加竹、枳、蒌、贝一剂而平。次日复发，连服二剂而愈。此感疫无核之明征也。足见解毒活血汤，神效异常。"[43]14-46

清·曹沧洲《曹沧洲医案·咳嗽门》："左，宿哮根深，适有感冒，脉弦。宜宣泄肺气。瓜蒌皮三钱（切炒），紫菀三钱五分（蜜炙），茯苓四钱，猪苓三钱五分，薤白头三钱五分（去苗酒浸），款冬花三钱五分（蜜炙），象贝四钱（去心），泽泻三钱，法半夏三钱五分，白杏仁四钱（去尖），煅瓦楞壳一两（先煎），丝瓜络三钱五分（《曹沧洲医案》热哮无名方一）。"[27]172

清·曹沧洲《曹沧洲医案·咳嗽门》："幼……童哮，近日咳甚，痰中稍带红色，脉数。内热。宜清润肺胃。桑白皮二钱，蜜水炙，白杏仁四钱，去尖，生甘草五分，白前三钱五分，款冬花三钱五分，蜜水炙，象贝四钱，去心，丝瓜络二钱，炒，茯苓四钱，黛蛤散七钱，绢包，冬瓜子七钱，竹茹三钱，枇杷露一两（《曹沧洲医案》热哮无名方二），温服。"[27]174

清·卧云山人《剑慧草堂医案》卷上："哮喘　痰火内蒙，肺气䐜郁，哮嗽气促，脉沉小弦。法当降肺气，以清痰火。葶苈，生草，桑皮，苡仁，知母，石膏（冰糖煅），丝瓜络，杏仁，苏子，地骨，蒿子，郁金，莱菔，枇杷叶。改方：北沙参，根地，川贝母，海石，煅蛤壳，紫菀，云苓神，淡天冬，龟板，炒杏仁，牛膝，淡甘草，白前，枇杷叶（《剑慧草堂医案》热哮无名方）。"[44]15-16

清·姚古渔《湖州十家医案·姚古渔医案》："哮喘　朱　感寒引动风疾哮喘，咳呛咯痰不爽，肺主一身之气化，肺气不肃降，因致脘闷胁疼，身热便濡，宜理气豁痰。

前胡，杏仁，象贝，苏子，桑白皮，冬瓜子，川郁金，橘红，茯苓，蛤壳，山栀，连翘（《湖州十家医案》热哮无名方一）。

夙哮复发，痰不爽利，胸满气急，肺气䐜郁不舒。甜葶苈，川朴，旋复花，前胡，苏子，橘红，款冬，桑白皮，枳壳，宋半夏，茯苓，杏仁，冬瓜子（《湖州十家医案》热哮无名方二）。"[45]50-51

清·费绳甫《孟河费氏医案·费绳甫先生医案》："二十一、咳哮喘……东台石品山，患咳嗽哮喘，喉际痰声辘辘，举发无常，发时自觉胸脘热盛，心烦不安，苔黄口干，脉来滑大。此痰火销铄肺阴，清肃无权，辛温逐饮，反劫阴液而助痰火，所以遍治无功。遂用沙参四钱、麦冬三钱、豆豉二钱、象贝母三钱、栝楼皮三钱、杏仁三钱、石斛三钱、冬瓜子四钱、竹茹一钱、竹沥二两，进八剂，有卓效。再加女贞子三钱、杜仲三钱（《孟河费氏医案》热哮无名方），服二十剂，痊愈。"[30]99

清·陈莲舫《陈莲舫先生医案》卷上："秋燥……顾，左，九。会厌为吸门，系七冲之一。痰热内阻，呼吸不利，哮声如锯。脉见弦数。拟宣肺窍而化痰热。南北沙参，粉蛤壳一两，冬瓜子三钱，冬桑叶，川贝母，瓜蒌仁四钱，净蝉衣七只，杭菊花，光杏仁，煅海石四钱，青蒿子，扎马勃，冲鲜竹沥六钱，枇杷叶（《陈莲舫先生医案》热哮无名方）。"[31]48-49

民国·张骧孙《临诊医案》："（案15）王姓。气逆喘哮，火灼乘金，言语不续，肺气受邪，六脉浮洪，舌色干燥，津液不足，标本失运，水不制火，肝经独旺，以致火炎上喘。拟抑火清金，定喘降气为主。南沙参二钱，杏仁霜三钱，瓜蒌仁三钱（炒），白前一钱，马兜铃二钱，拣麦冬二钱（去心），桑白皮三钱（蜜炙），玄参二钱，杜苏子三钱（炒），加胡桃肉二枚（连衣隔），甜葶苈一钱（《临诊医案》热哮无名方一）。"[32]9-10

民国·张骧孙《临诊医案》："（案136）八旗巴杨爷。（五月十八）恙久哮喘，痰火感伏，风温时邪身热未解，脉形弦浮，舌色白，胸闷未舒，咳呛。此系邪伏阳明未泄，症非轻视，宜疏风散解，候政。淡豆豉四钱，广藿一钱五分，杏仁三钱（开），象贝三钱（去心），前胡二钱，炒苏子三钱，枳壳二钱，橘红一钱五分（炒），加二青竹茹二钱，炒蒌仁四钱（《临诊医案》热哮无名方二）。"[32]75

民国·傅耕颖《湖州十家医案·傅耕颖医案》："痰饮夹风温　郭　夙有痰饮，咳呛哮喘时作。浃旬前又感风温时邪，曾发斑疹，因之引动夙疾，咳呛气促，渐渐加剧，甚至喉间如拽锯，神志时迷，手肢瘛疭，目赤，舌苔灰黄糙，边有绛刺作痛，大便溏，色如酱。良由新感蕴热，扰动肺胃伏痰，前医已苦降累投无效，按脉小弦，方以：

羚羊角，远志，天竹黄，杏仁，川贝，紫菀，炙前胡，银杏，带节麻黄入猪肺管（《湖州十家医案》热哮无名方三）。

二诊服前方，沉沉入睡一小时，再三呼醒，神志不清，语言错乱，举动烦躁，脉来沉小颇难鼓指，已类伏脉，四肢清厥，邪陷厥脱之象，勉以参附救逆回阳。

吉林参，附子。

三诊，次日复来邀诊，据述参附方内某医又加黑锡丹一钱同服，至晚厥回，神志较清，烦躁亦定，唯时有错语耳。脉象殊细弱，舌仍黄腻，大便仍溏，小便频数而清，是上实下虚。

吉林参须一钱五分，蛤蚧一对，戈半夏五分（吞），竹茹一钱五分，化橘红一钱，紫石英五钱，远志肉一钱五分，旋复花三钱，茯神三钱，金匮肾气丸三钱（《湖州十家医案》热哮无名方四）[45]130-131。

按语： 热哮多因外邪侵袭或内伤引起。外邪侵袭主要为感受温邪等，如清·徐养恬《徐养恬方案》卷中："二、冬温……（案23）哮喘感温邪，痰声如曳锯，脉弦数，舌红苔黄，身热无汗。"[21]72 内伤病因主要有过饮、纵欲、郁热郁痰、过劳等。如明·孙一奎《孙文垣医案》卷四："居常嗜饮，通宵不辍，醉后纵欲，不避风寒。"[34]164 清·王九峰《王九峰医案》副篇卷一："（案4）脉滑而数，郁热郁痰，清肃不行，大哮痰喘，似宜清燥救肺。"[11]74 罗芝园等《鼠疫约编·医案篇》："年近古稀，素有哮喘证，因媳妇抱病不免劳苦，哮喘复作。"[43]45-46

热哮的临床表现主要有喉中痰鸣如吼，喘急不得卧，咳痰色黄，口渴，小便短赤，舌苔黄腻，质红，脉滑数或弦滑。如明·孙一奎《孙文垣医案》卷四："查少川公，年四十三，夙有哮喘疾，每发则遍身如燎，气贲贲上腾，息息短促，喉中痰声响若汤沸，经七昼夜，汗而渐平。"[34]164 清·沈璠《沈氏医案》："外邪触动胃中之痰火，上干肺家，而为喘急不得卧，嗽出黄痰，方得安枕。脉息左手沉弦，右手滑大有力。"[36]54-55 曹沧洲《曹沧洲医案》："幼童哮，近日咳甚，痰中稍带红色，脉数。内热。宜清润肺胃。"[27]174 清·费绳甫《孟河费氏医案·费绳甫先生医案》："二十一、咳哮喘……东台石品山患咳嗽哮喘，喉际痰声辘辘，举发无常，发时自觉胸脘热盛，心烦不安，苔黄口干，脉来滑大。"[30]99 除此之外，医案中尚记载有便血、神志昏迷等热哮症状。如清·张璐《张氏医通》卷十："或问一妇哮喘发后，必便血二三日，其喘方止……此肺移热于大肠。热得下泄。故喘嗽止。"[35]246-247 民国·傅耜颖《湖州十家医案·傅耜颖医案》："痰饮夹风温 郭夙有痰饮，咳呛哮喘时作。浃旬前又感风温时邪，曾发斑疹，因之引动伏疾，咳呛气促，渐渐加剧，甚至喉间如拽锯，神志时迷，手肢瘛疭，目赤，舌苔灰黄糙，边有绛刺作痛，大便溏，色如酱。"[45]130

历代医案中针对热哮的治法主要有清肺泻火，或清热（解毒）祛痰。清肺泻火法多用于热邪伏肺证，如明·李梴《医学入门》卷首："治小儿八岁哮喘不得卧，喉中声如拽锯，用泻火清气之剂而愈。"[33]22 应用方剂有五虎汤等。如明·孙一奎《孙文垣医案》卷四："查少川公，年四十三，夙有哮喘疾，每发则遍身如燎，气贲贲上腾，息息短促，喉中痰声响若汤沸，经七昼夜，汗而渐平。居常嗜饮，通宵不辍，醉后纵欲，不避风寒。族中有教以石膏、麻黄、杏仁、枳壳、细茶各一两，作大剂饮之，名曰五虎汤。喘至即以此御之，随饮而止，屡发屡进，应若桴鼓。"[34]164 其他如清·曹沧洲《曹沧洲医案》[27]172、卧云山人《剑慧草堂医案》卷上[44]15-16 等亦有相关记载。清热（解毒）祛痰治法多用于痰热郁肺证，如吴芹《吴古年医案·哮症》："肺主气，宜清肃。木火挟湿热而阻郁清气，哮症之所由成也。每遇喘急则声如曳锯，痰出日以碗计……拟以顺降痰气，佐以养肝体、和肝用之法。"[42]141 其他相关治法亦见于清·罗芝园等《鼠疫约编》[43]14-46、王九峰《王九峰医案》[11]74、清·姚古渔《湖州十家医案·姚古渔医案》[45]50-51、民国·张骧孙《临诊医案》[32]75等。

除药物治疗外，医案尚载有"脱衣被"退热疗法，如日本·中神琴溪等《生生堂治验》卷上："哮喘，某儿初生五十许日，一夜卒哮喘攻咽，直视厥冷。举家大骇。招医见之。医脉之曰，此为寒所伤也。于是裹定诸乎炉旁，而所施桂麻炙火。而病势益加焉。因请先生往诊之，脉应矣，腹亦不异常。曰，无毒也，裹定之厚与药剂，惟毒而已矣。遽去炉脱衣被，卧之凉处，俄顷热退喘治。啼呼如常。"[37]16可参考。

综上所述，热哮多因温邪、暑邪外侵，肺热炽盛，痰壅气升所致，肺失清肃，肺气上逆，痰气相搏而发喘鸣。常见证型为痰热壅肺证。临床常见症状有哮喘痰鸣，烦热燥渴等。清肺泻火、清热化痰是其主要治法。常用方剂有五虎汤等。

三、寒包热哮

明·吴正伦《脉症治方》卷四："附春严医案　案二十八：一妇人年三十余，患哮喘咳嗽，气急痰壅，昼夜不能卧，一年发三五次遇寒愈甚。余初以麻黄、石膏、杏仁、贝母、苏叶、青皮、枳壳、桔梗、亭苈子、大腹皮（《脉症治方》寒包热哮无名方），四剂而痰定。再用保和汤，加减十余剂，后以清肺丸，并真白丸子三药空心并临卧时服，各半料，竟除根。"[46]185

清·李用粹《旧德堂医案》："协镇王公生长蓟北，腠理闭密。癸卯秋谒提台梁公于茸城，乘凉早归中途浓睡，觉恶寒发热。缘素无病患，不谨调养，过食腥荤，日增喘促，气息声粗，不能安枕，更汗出津津，语言断落，不能发声。延予商治，六脉洪滑，右寸关尤汩汩动摇。以脉合症，知为痰火内郁，风寒外束，正欲出而邪遏之，邪欲上而气逆之，邪正相搏，气凑于肺。俾橐籥之司失其治节，清肃之气变为扰动。是以呼吸升降不得宣通，气道奔迫发为肺鸣。一切见证咸为风邪有余，肺气壅塞之征。若能散寒驱痰，诸病自愈。乃用三拗汤（[眉批]三拗汤麻黄不去根节，杏仁不去皮尖，甘草生用。按此方治感冒风寒，咳嗽鼻塞。麻黄留节发中有收，杏仁留尖取其能发，留皮取其能涩，甘草生用补中有发，故名三拗）加橘红、半夏、前胡，一剂而吐痰喘缓，二剂而胸爽卧安。夫以王公之多欲，误认丹田气短，用温补之品，则胶固肤腠，客邪焉能宣越，顽痰何以涣解？故临症之时须贵乎谛审也。"[3]5-6

清·吴篪《临证医案笔记》卷四："喘促……曹定轩道长，脉浮滑数，此肺感风寒，阳明火盛，以寒包热，故声粗气息而为哮喘也。宜投五虎汤，凉而兼散，自愈。麻黄（一钱），茶叶（二钱），杏仁（三钱），石膏（五钱），甘草（五分），加姜枣，水煎，温服。"[15]198

清·吴篪《临证医案笔记》卷四："喘促……杨氏，喘急胸胀，呕吐痰涎，不能躺卧，脉浮紧滑。系肺虚感寒，气逆膈热，故致哮喘也。宜投定喘汤，以散寒疏壅，清热降气。"[15]199-200

清·林珮琴《类证治裁》卷二："哮脉案……巫妇。梅夏宿哮屡发，痰多喘咳，显系湿痰郁热为寒邪所遏。暂用加减麻黄汤温散。麻黄三分、桂枝五分、杏仁二钱、苏叶、半夏（制）各钱半、橘红一钱、桔梗八分、姜汁三匙，二服后随用降气疏痰：栝蒌皮、桑皮（俱炒，一钱）、贝母、杏仁（俱炒研，各二钱）、海浮石三钱、前胡、枳壳（各八分）、苏子（炒研，六分）、茯苓二钱、姜汁三匙（《类证治裁》寒包热哮无名方）。数服哮嗽除。"[19]97

清·王孟英《王氏医案续编》卷一："一耳姓回妇病哮，自以为寒，频饮烧酒，不但病加，更兼呕吐泄泻，两脚筋掣，既不能卧，又不能坐。孟英诊曰：口苦而渴乎？泻出如火乎？小溲不行乎？痰粘且韧乎？病者云：诚如君言，想受寒太重使然。孟英曰：汝何愚耶！见证如是，犹谓受寒，设遇他医，必然承教，况当此小寒之候，而哮喘与霍乱，世俗无不硬指为寒者，误投姜、附，汝命休矣！与北沙参、生薏苡、冬瓜子、丝瓜络、竹茹、石斛、枇杷叶、贝母、知母、栀子、芦根、橄榄、海蜇、芦薜汁为方（《王氏医案续编》寒包热哮无名方），一剂知，二剂已。（眉批：哮证乃热痰伏于肺络也。至冬则热为寒束，故应时而发。古人治法，于未寒时，先以滚痰丸下之，使冬时无热可束则愈。但其法太峻，人多不敢用。今孟英以轻清通透之品，搜络中之伏痰，斯有利而无弊，真可补古人所未及。）"[40]301

清·张聿青《张聿青医案》卷五："顾（童）寒入肺腧，稍涉感寒，则外寒与伏寒相触，遂致哮喘咳嗽频发，甚则见红。良由喘咳激损肺络，与吐血实属两途。伏寒既深，肺热不解，而肺为娇脏，过进辛温，恐转损肺。拟辛温寒合方，而用重药轻服法。麻黄三分（蜜炙），川桂枝三分，石膏一钱五分（煨打），生熟甘草（各二分），白茯苓三钱，淡干姜二分，光杏仁三钱（打），冬瓜子三钱（《张聿青医案》寒包热哮无名方一）。"[25]178

清·张聿青《张聿青医案》卷五："严 辛温寒合方，气喘大减。的是寒热互阻于肺。不入虎穴，焉得虎子，效方进退。炙麻黄五分（后入），生甘草三分，橘红一钱，枳壳一钱五分（炒），茯苓三钱，光杏仁三钱（打），石膏三钱（煨），广郁金一钱五分，生姜汁三滴（《张聿青医案》寒包热哮无名方二）。

二诊，哮喘复发。暂用重药轻服。麻黄三分（蜜炙），生熟草各二钱，淡干姜三分（五味子四粒同打），茯苓三钱，石膏一钱五分（煨打），白芍一钱五分（酒炒），川桂枝三分，制半夏一钱五分，北细辛三分，杜苏子三钱（《张聿青医案》寒包热哮无名方三）。"[25]179-180

清·马培之《孟河马培之医案论精要·内科医案及医论》："杂病 哮证 [病例一] 陈左阴虚肺热，脾有湿痰，又触外寒，引动宿哮，寒热、咳嗽、气喘，当清疏肃肺化痰。青蒿，川贝母，法半夏，橘红，枳壳，茯苓，杏仁，瓜蒌，桑叶，前胡，生姜，枇杷叶（《孟河马培之医案论精要》寒包热无名方）。"[26]23

民国·贺季衡《贺季衡医案·哮喘》："例二 和尚 哮喘十余年，愈发愈勤，月必两发，发则寒喘热，无汗，咳喘，痰出间或带血，不得平卧，脉浮数，舌红。寒邪包热，肺络日伤之候，铲根不易。麻黄八分，生石膏八钱，法半夏一钱五分，川桂枝八分，射干二钱，大杏仁三钱，五味子五分，橘红一钱五分，炙甘草五分，金苏子二钱，包，姜一片，白果七粒（《贺季衡医案》寒包热哮无名方一），取汁冲。二诊：进大青龙汤，十余年之哮喘大减，寒热亦清，惟发后痰中仍带血，脉细数，舌红，寒邪包热可知。当润肺气，以安血络。北沙参三钱，青蛤壳五钱，象贝三钱，橘红一钱五分，瓜蒌皮五钱，淡天冬三钱，大杏仁三钱，小蓟炭三钱，桑叶二钱，子芩二钱，白茅花四钱，枇杷叶三钱（《贺季衡医案》寒包热哮无名方二）。膏方：南沙参四两，蜜桑叶二两，海蛤粉四两，白苏子一两五钱，藕节炭四两，肥玉竹四两，淡天冬三两，枇杷叶三两，大生地五两，海浮石四两，大杏仁三两，瓜蒌皮四两，法半夏一两五钱，云苓三两，旋覆花一两五钱，包，炒苡仁五两，入煎浓汁，入清阿胶二两，再白蜜收膏（《贺季衡医案》寒包热哮无名方三）。"[47]83-84

按语： 寒包热哮的病因多为肺素有热，风寒外束，痰热内郁。如清·李用粹《旧德堂医案》："以脉合症，知为痰火内郁，风寒外束，正欲出而邪遏之，邪欲上而气逆之，邪正相搏，气凑于肺。俾橐龠之司失其治节，清肃之气变为扰动。是以呼吸升降不得宣通，气道奔迫发为肺鸣。"[3]5-6 其他如吴篪《临证医案笔记》卷四[15]199-200、王孟英《王氏医案续编》卷一[40]301、林珮琴《类证治裁》卷二[19]97、马培之《孟河马培之医案论精要·内科医案及医论》[26]23 亦有相关论述。

寒包热哮的临床表现多为咳嗽，气急，甚则喉中鸣息有声，胸膈烦闷，呼吸急促，喘咳气逆；伴发热，恶寒，无汗或有汗，舌尖边红，脉弦紧。如明·吴正伦《脉症治方》卷四："一妇人年三十余，患哮喘咳嗽，气急痰壅，昼夜不能卧，一年发三五次遇寒愈甚。"[46]185 清·李用粹《旧德堂医案》："协镇王公生长蓟北，腠理闭密。癸卯秋谒提台梁公于茸城，乘凉早归中途浓睡，觉恶寒发热。缘素无病患，不谨调养，过食腥荤，日增喘促，气息声粗，不能安枕，更汗出津津，语言断落，不能发声。延予商治，六脉洪滑，右寸关尤汩汩动摇。"[3]5-6

解表散寒、清化痰热为寒包热哮的主要治法。应用方剂有五虎汤、定喘汤、大青龙汤，如清·吴篪《临证医案笔记》卷四："喘促　曹定轩道长，脉浮滑数，此肺感风寒，阳明火盛，以寒包热，故声粗气急而为哮喘也。宜投五虎汤，凉而兼散，自愈。"[15]198《临证医案笔记》卷四："喘促　杨氏，喘急胸胀，呕吐痰涎，不能躺卧，脉浮紧滑。系肺虚感寒，气逆膈热，故致哮喘也。宜投定喘汤，以散寒疏壅，清热降气。"[15]199-200 民国·贺季衡《贺季衡医案·哮喘》："例二　和尚　哮喘十余年，……寒邪包热，肺络日伤之候，铲根不易。……进大青龙汤，十余年之哮喘大减，寒热亦清，惟发后痰中仍带血，脉细数，舌红，寒邪包热可知。当润肺气，以安血络。"[47]355-356 在历代医籍记载中寒包热哮亦可分期论治，发作期宜麻黄汤、三拗汤加减疏散风寒。如清·林珮琴《类证治裁》卷二："哮脉案……巫妇。梅夏宿哮屡发，痰多喘咳，显系湿痰郁热为寒邪所遏。暂用加减麻黄汤温散。麻黄三分、桂枝五分、杏仁二钱、苏叶、半夏（制），各钱半、橘红一钱、桔梗八分、姜汁三匙，二服后随用降气疏痰：栝蒌皮、桑皮（俱炒，一钱）、贝母、杏仁（俱炒研，各二钱）、海浮石三钱、前胡、枳壳（各八分）、苏子（炒研，六分）、茯苓二钱、姜汁三匙。数服哮嗽除。"[19]97 寒包热哮缓解期或降气疏痰，或调其肺胃，或清其内热。如明·吴正伦《脉症治方》卷四："四剂而痰喘定。再用保和汤，加减十余剂，后以清肺丸，并真白丸子三药空心并临卧时服。各半料，竟除根。"[46]185 清·王孟英《王氏医案续编》卷一："于未寒时，先以滚痰丸下之，使冬时无热可束则愈。"[40]301 此外，部分医家也提出"重药轻服法"。如清·张聿青《张聿青医案》卷五："顾（童）寒入肺腧，稍涉感寒，则外寒与伏寒相触，遂致哮喘咳嗽频发，甚则见红。良由喘咳激损肺络，与吐血实属两途。……拟辛温寒合方，而用重药轻服法。"[25]178

综上所述，寒包热哮多因体内素有痰饮，郁而化热，伏于体内，后为风寒之邪外束，肺失宣降，痰气相搏而发。临床表现多为咳嗽，气急，甚则喉中鸣息有声，胸膈烦闷，呼吸急促，喘咳气逆；伴发热，恶寒，无汗或有汗，舌尖边红，脉弦紧。解表散寒，清化痰热为其主要治法。方剂有五虎汤、定喘汤、大青龙汤等。该病在医案中亦可分期论治，发作期宜麻黄汤、三拗汤加减疏散风寒，清化痰热。缓解期或降气疏痰，或调其肺胃，或清其内热。

四、风　哮

明·江瓘《名医类案》卷三："喘……滑伯仁治一人肺气焦满，病得之多欲善饮，且殚营虑，中积痰涎，外受风邪，发则喘喝，痰咳不自安。为制清肺泄满、降火润燥苦辛之剂，遂安。"[48]160

明·李中梓《里中医案》："王邃初，老于经商，患哮喘者二十年。舟次谈及，余谓年望六十难治，及诊脉尚有神，右寸浮滑，是风痰胶固于太阴之经。以杏仁、防风、甘、桔、白芥子、麻黄（《里中医案》风哮无名方），三剂而病状减。因以丹溪治哮丸与之，仍日进六君子汤，连服无间，经年而愈。"[49]770

清·王九峰《王九峰医案》副篇卷一："七、哮喘……（案 3）幼年哮喘，秋冬举发，发则不能安枕，痰豁乃平，脉弦兼滑。风痰郁肺，已历多年，极难脱体。先以小青龙汤加味。小青龙汤加香豆豉、光杏仁。"[11]74

清·王九峰《王九峰医案》卷上："哮喘……髫年哮喘，起自风寒，风入于肺，液变为痰，风痰蟠踞清空，每遇秋冬即发，喘兼咳嗽，痰带涎沫红丝，竟夕无寐，齁齁声闻四近，形丰脉软，外强中干，补则风痰愈结，散则正气不支，邪正既不两立，攻补又属两难，少壮若此，年衰何堪，暂以崇土生金，是否观其进退。孩儿参，冬术，茯苓，炙草，半夏，橘红，苏梗，杏仁，桔梗，胡桃（《王九峰医案》风哮无名方）。"[12]19

清·曹仁伯《曹仁伯医案·哮喘》："金：（猛将街）咳嗽而兼呀呷有声，哮喘病也。当发之时，宜治其上。苏子，橘红，半夏，归身，人参，乳香，白果，杏仁（《曹伯仁医案》风哮无名方）……蔡：（常熟），哮为上喘，喘出于肺也。肺本清肃，何以作喘？而不知肺为贮痰之器，容易招风，亦易阻气，气机不利，则呀呷有声矣。指迷茯苓丸。"[38]108

清·曹仁伯《曹仁伯医案·哮喘》："杨：（关上）肺俞伏痰，招风则发哮喘，呀呷有声，卧难着枕，甚至寒热分争。近来平善之事，呼吸短气，痰声不利，脉象弦滑。肺胃两经都被痰所贮也，权以导涤法。指迷茯苓丸，苏子，橘红，杏仁，炙草，旋覆花。"[38]110

清·张大燨《张爱庐临证经验方·风毒伏肺》："孙（右）哮症数年，交秋必发，发则淹延兼旬，需见如胶如饴之痰则平。梦兰先生调治多年，为斯疾之异也而问道于盲。询其数载中起居，平昔所畏者热，所喜者凉，而鲜发未慎，膏肓之俞，平静之日常冷，发作之时灼热。夫肺脏属金，金旺于秋，伏风层叠蕴络，延为风毒，清虚之脏，性娇且洁，奚肯容其盘踞于络，是以藉旺令必与之争衡耳。风为阳邪，其性易于化火化热，是以发病之际，背俞灼热，而目亦赤焉。预拟一方俟临发时服之，夏季沐浴，常以百部浓煎，畅熨其胸背，务使津津有汗最佳。管见若此，妥否俟裁。

生麻黄三分，紫菀五分，百部一钱，炒枳壳五分，射干三分，镑羚羊角一钱，杏仁三钱，前胡一钱，橘络七分，土贝三钱，丝瓜络一两，冬瓜子五钱（《张爱庐临证经验方》风哮无名方），二味煎汤代水。

三四剂为则，勿过服。"[50]195-196

清·蒋宝素《问斋医案》卷三："哮喘……宿哮有年，脾湿肺风交并。桂枝，炙甘草，川厚朴，苦杏仁，麻黄，赤芍，制半夏，陈橘皮，白芥子（《问斋医案》风哮无名方一）。

哮喘屡发，发时以散风为主。老苏梗，苦杏仁，赤茯苓，炙甘草，制半夏，陈橘皮，甜桔梗，淡豆豉，银杏仁（《问斋医案》风哮无名方二）。

哮喘胸凭仰息，自汗不收，饮食少进，虚难议补，实不可攻，从乎中治。云茯苓，炙甘草，制半夏，陈橘皮，甜杏仁，海螵蛸，榆白皮，脂麻秸灰，皂角炭（《问斋医案》风哮无名方三）。

……

哮喘即《内经》肺积息贲。由于肺风、脾湿挟酸、咸、甜味酿生痰饮，粘于肺系之中，以故胸盈仰息。非《医话》阳和饮加减，乌能取效。大熟地，麻黄，制附子，北细辛，白芥子，制半夏，制南星，肉桂，鹿茸，银杏。"[41]103-104

清·蒋宝素《问斋医案》卷三："哮喘……诸气膹郁，皆属于肺。肺有伏风，遇风则发，气喘不能平卧，喉间水鸡声。拟先服小青龙，从标论治。麻黄，桂枝，炙甘草，赤芍药，五味子，北细辛，炮姜炭，制半夏。"[41]102

清·蒋宝素《问斋医案》卷三："哮喘……冲年哮喘，起自风寒。风伏于肺，液化为痰，风痰盘踞脾肺连络之间，每遇秋冬举发，近乃喘兼咳嗽，痰带红丝白沫，齁齁声闻四近，形盛脉细，外强中干。补则风痰愈结，散则正气难支，邪正既不两立，攻补义属两难，暂从中治。北沙参，老苏梗，苦杏仁，赤茯苓，炙甘草，制半夏，陈橘皮，冬白术，当归身，大白芍，银杏，猪牙皂角灰（《问斋医案》风哮无名方四）"[41]103

清·蒋宝素《问斋医案》卷三："哮喘……宿哮起自幼年，延今二十余载。六味、六君、二陈、三子、小青龙、定喘汤等,遍尝无效,盖伏风、痰饮凝结肺胃曲折之处,为窠为臼,必借真火以煦和、真水以濡润,方能融化。非《医话》阳和饮,乌能奏效。大熟地,麻黄,制附子,怀山药,山萸肉,白芥子,人参,鹿茸,油肉桂,赤伏苓,菟丝子,胡桃肉。"[41]103

清·沈菊人《沈菊人医案》卷下:"四十二、哮喘……(案2)谢。风痰哮喘,痰鸣气舞,似痢非痢,休息七年。上下交病,当治其中。苏子,甘草,茯苓,冬花,银杏,桂枝,当归,白芍,前胡(《沈菊人医案》风哮无名方)。"[23]126

清·曹沧洲《曹沧洲医案》:"右 音哑得亮,咽间哮紧,乍寒乍热,风邪撤而未净。当守前法增损。瓜蒌皮四钱(切),旋覆花三钱五分(绢包),连翘三钱,鲜芦根一两(去节),白杏仁四钱(去尖),海蛤粉(一两,绢包),黑山栀三钱,枇杷露一两(温服),象贝四钱(去心),竹茹三钱,冬瓜子七钱(《曹沧洲医案》风哮无名方)。"[27]122

清·孙采邻《竹亭医案》卷一:"(案7)……又,十二月十五日诊:风痰上壅,喘哮声急,脉象沉细,气逆不能卧,议用旋覆代赭法。旋覆花三钱(生绢包),熟半夏二钱,代赭石三钱(煅),杏仁三钱,海浮石三钱,海蛤粉三钱,前胡一钱半,橘红一钱。加煨姜八分、白萝卜汁半酒杯冲。服后喘定哮平,脉亦渐起,进粥安妥,再剂而瘥。"[51]15-16

清·孙采邻《竹亭医案》卷二:"(案19)文学叶芳林喘哮症,感冒随发治验。文学叶芳林。素有喘哮症,丁卯四月自翔来吴,途中冒风,气逆痰多,喘而兼胀,肺胃不舒。方用二陈汤加苏梗、藿梗、砂仁壳、大腹绒、银杏二十粒,去心衣同煎。服四剂,气平痰减,胀缓大半。复诊:原方加淡干姜一钱,再二剂而瘥。"[51]85-86

清·钱艺等《慎五堂治验录》卷四:"(案122)张永发内,甲申三月,隔壁。感受风邪,宿哮随发,且拟辛平降气。桑叶三钱,牛蒡子三钱,橘红六分,螺蛳壳四钱,苏叶一钱半,苏子二钱,象贝母二钱,薤白一钱半,前胡一钱半,光杏仁三钱,蒌皮一钱半(《慎五堂治验录》风哮无名方)。"[52]82

民国·何廉臣《全国名医验案类编》卷一:"风哮案(儿科)

病者 朱姓儿,年九岁,住朱家湾。

病名 风哮。

原因 素有奶哮,由风伤肺而发。

证候 初起恶寒发热,面赤唇红,继则痰涎上壅,喉中鮚鮚如水鸡声,或如拽锯,鼻扇口干,二便不利。

诊断 脉右浮滑搏数,左浮弦,舌苔黄白相兼。脉证合参,此由于痰火内郁,风寒外束。《内经》所谓'肺病者,喘咳逆气,身热不得卧,上为喘呼'是也。

疗法 非麻黄不足以开其肺窍,非石膏不足以清镇痰火,故以为君;然痰为有形之物,故又以橘、半、蒌、枳为臣,辛滑涤痰,化浓为薄,化薄为无;佐以杏仁下气降痰,使以甘草调和诸药也。

处方 麻黄五分,光杏仁钱半,生石膏四钱(研细),清炙草五分,广皮红一钱,姜半夏钱半,栝蒌仁四钱(杵),生枳壳一钱,生姜汁四滴,淡竹沥两瓢(分冲)(《全国名医验案类编》风哮无名方)。

效果 一剂知,二剂诸证皆减,后用清金丹(莱菔子一两拌炒猪牙皂五钱研细,姜汁竹沥打面粉糊丸,如绿豆大,每服十丸,朝晚各一次,用金橘饼一枚,剪碎泡汤送下),调理旬日而瘥。

廉按:小儿奶哮,往往由儿患伤风,乳母不知忌口,凡荤酒油腻盐醋酸咸姜椒辛辣芥菜面食等一概乱吃,以致乳汁不清,酝酿而成。成则颇难除根。此案汤丸二方,确切病情,宜乎投

之辄效。惜近世畏麻黄石膏如虎，不肯放胆照服耳。"[53]72-73

民国·张骧孙《临诊医案》："（案35）钱老荣，二月十四日。望见城中失火受惊，奔走大劳伤气，哮喘，气逆不舒，言语不能接续，冲曲躬稍缓，风邪传入肺经，脉象浮滑，舌色白，腻苔微定，疏邪乘虚而上浮，症属棘手，防其痰壅，气逆不舒。暂宜疏肺化痰降气，三拗汤合旋覆代赭苏子降气法。蜜炙麻黄三分，杜苏子三钱，橘红一钱五分（炒），杏仁霜三钱，旋覆花三钱，桑白皮一钱五分（蜜炙），蒌仁三钱（炒），粉甘草四分，代赭石二钱，加雪梨膏三钱（冲服）。

昨进疏风化痰，定喘降气剂，哮喘气逆如常，日轻夜重，气喘痰黏，吐而不畅，恐其痰升气厥之虑。蜜炙麻黄三分，灵磁石二钱（煅），马兜铃一钱五分，象贝母三钱（去心），苏子三钱（研），生桑白三钱，粉甘草四分，白前一钱，杏仁霜三钱，加二青竹茹二钱（盐水炒），雪梨膏三钱（冲入）。此方未服，迨痰壅气升而亡。"[32]20-21

按语： 风哮证多因风邪袭肺，痰阻气道，肺气壅滞所致。如明·李中梓《里中医案》："右寸浮滑，是风痰胶固于太阴之经。"[49]770 清·张大燮《张爱庐临证经验方·风毒伏肺》："伏风层叠蕴络，延为风毒。"[50]195-196 钱艺等《慎五堂治验录》卷四："（案122）张永发内，甲申三月，隔壁。感受风邪，宿哮随发，且拟辛平降气。"[52]82 民国·何廉臣《全国名医验案类编》卷一："素有奶哮，由风伤肺而发。"[53]72-73 此外尚有伏风、脾虚痰盛等内在致哮因素，如清·蒋宝素《问斋医案》卷三："诸气膹郁，皆属于肺。肺有伏风，遇风则发，气喘不能平卧，喉间水鸡声。……风伏于肺，液化为痰，风痰盘踞脾肺连络之间，每遇秋冬举发。"[41]102, 103

风哮证临床主要表现为气逆痰多，喘息气短，痰声不利，喉间水鸡声，脉弦滑等。如清·曹仁伯《曹仁伯医案·哮喘》："杨（关上）肺俞伏痰，招风则发哮喘，呀呷有声，卧难着枕，甚至寒热分争。近来平善之事，呼吸短气，痰声不利，脉象弦滑。"[38]110 部分患者伴有肺胃不适，腹胀等，如清·孙采邻《竹亭医案》卷二："途中冒风，气逆痰多，喘而兼胀，肺胃不舒。"[51]85-86

疏风潜镇，祛痰降气是风哮证的主要治法。常用方剂有丹溪治哮丸合六君子汤、指迷茯苓丸、旋覆代赭汤、二陈汤、小青龙汤、阳和饮、苏子降气汤等。如明·李中梓《里中医案》："王邃初，老于经商，患哮喘者二十年。舟次谈及，余谓年望六十难治，及诊脉尚有神，右寸浮滑，是风痰胶固于太阴之经……因以丹溪治哮丸与之，仍日进六君子汤，连服无间，经年而愈。"[49]770 清·曹仁伯《曹仁伯医案》："金（猛将衙）咳嗽而兼呀呷有声，哮喘病也。当发之时，宜治其上，苏子，橘红，半夏，归身，人参，乳香，白果，杏仁……指迷茯苓丸。"[38]108 王九峰《王九峰医案》副篇卷一："七、哮喘……（案3）幼年哮喘，秋冬举发，发则不能安枕，痰豁乃平，脉弦兼滑。风痰郁肺，已历多年，极难脱体。先以小青龙汤加味。"[11]74 蒋宝素《问斋医案》卷三："哮喘……宿哮起自幼年，延今二十余载。六味、六君、二陈、三子、小青龙、定喘汤等，遍尝无效，盖伏风、痰饮凝结肺胃曲折之处，为窠为臼，必借真火以煦和、真水以濡润，方能融化。非《医话》阳和饮乌能奏效。"[41]103 孙采邻《竹亭医案》卷一："（案7）又，十二月十五日诊：风痰上壅，喘哮声急，脉象沉细，气逆不能卧，议用代赭旋覆法。"[51]15-16《竹亭医案》卷二："（案19）……途中冒风，气逆痰多，喘而兼胀，肺胃不舒，方用二陈汤。"[51]85-86 民国·张骧孙《临诊医案》："（案35）钱老荣，二月十四日……暂宜疏肺化痰降气，三拗汤合旋覆代赭苏子降气法。蜜炙麻黄三分，杜苏子三钱，橘红一钱五分（炒），杏仁霜三钱，旋覆花三钱，桑白皮一钱五分（蜜炙），蒌仁三钱（炒），粉甘草四分，代赭石二钱，加雪梨膏三钱（冲服）。"[32]20-21

总之，风哮证多因风邪袭肺，痰阻气道，肺气壅滞所致。临床主要表现为气逆痰多，喘息气短，痰声不利，喉间水鸡声，脉弦滑等。疏风潜镇，祛痰降气为风哮证的主要治法。常用方剂有丹溪治哮丸合六君子汤、指迷茯苓丸、旋覆代赭汤、二陈汤、小青龙汤、阳和饮和苏子降气汤等。

五、痰 哮

明·楼英《医学纲目》卷二十七："喘……一男子年一十四岁，哮十日则发一遍。此疾在上焦，不得汗泄，正当九月十月之交，宜温散。仍与小胃丹佐之温散，加麻黄、黄芩。每帖用一钱半，入姜汁研细末，以水盏半煎，去渣饮之。每夜临卧时与小胃丹十二粒，津下之。"[54]602

清·叶天士《临证指南医案》卷四："哮，哮兼痰饮 马（三二） 宿哮痰喘频发。真武丸。朱（五一），宿哮咳喘。遇劳发。小青龙去麻辛加糖炒石膏。"[5]218

清·叶天士《临证指南医案》卷四："哮，寒……徐（四一）宿哮廿年，沉痼之病，无奏效之药。起病由于惊忧受寒。大凡忧必伤肺，寒入背俞，内合肺系，宿邪阻气阻痰，病发喘不得卧。譬之宵小，潜伏里闬，若不行动犯窃，难以强执。虽治当于病发，投以搜逐，而病去必当养正。今中年，谅无大害，精神日衰，病加剧矣。肾气去桂、膝。病发时，葶苈大枣汤或皂荚丸。"[5]218

清·叶天士《临证指南医案》卷四："哮，寒……陈（四八），哮喘不卧。失血后。胸中略爽。苇茎汤加葶苈大枣。"[5]218

清·叶天士《临证指南医案》卷五："痰饮，寒饮浊邪上冲膻中 张（二七）呛喘哮，坐不得卧，神迷如呆，气降则清。水寒饮邪，上冲膻中。用逐饮开浊法。姜汁炒南星，姜汁炙白附子，茯苓，桂枝，炙草，石菖蒲（《临证指南医案》痰哮无名方）。"[5]288

清·叶天士《临证指南医案》卷五："痰饮，哮喘伏饮 潘（三八），远客路途，风寒外受，热气内蒸，痰饮日聚于脏之外，络脉之中。凡遇风冷，或曝烈日，或劳碌形体，心事不宁，扰动络中宿饮，饮泛气逆，咳嗽，气塞喉底胸膈，不思食物，着枕呛吐稠痰，气降自愈。病名哮喘伏饮。治之得宜，除根不速，到老年岁，仍受其累耳。小青龙汤去细辛。"[5]289

清·薛雪《扫叶庄医案》卷二："痰饮喘咳水气肿胀……少年背冷夜喘，此为伏饮成哮，痰饮属阴邪，乘夜阳不用事窃发，以辛甘淡微通其阳。

桂枝，炙草，米仁，茯苓，姜皮（《扫叶庄医案》痰哮无名方）。"[6]44

清·薛雪《碎玉篇》卷下："幼科 稚年渴乳进谷，脾胃气馁少运，腹膨，目翳，是为五疳。夏月中土司令，久病投以补气，恰合调其脾胃。……幼稚哮喘，是寒暄失和，食味不调所致。饮邪聚络，凡值内外感触必喘。逆气填胸臆，夜坐不得安卧，昼日稍可安行。浊沫稀涎，必变浓痰，病势自缓。发于深秋冬月外寒，相召治法宜夏月。阴气在内，艾灸肺俞等穴，更安静护养百日。一交秋分，暖护背部，勿得懈弛。病发时暂用开太阳逐饮，平素食物尤宜谨慎，小青龙汤。"[55]129-130

清·魏之琇《续名医类案》卷十四："哮……钱国宾治金陵青衿赵艳灏母，年六旬，得痰症，昼夜吼锯，呕痰数碗，初尚能行，后渐不起，幸胃不病，饮食如常，多医罔效。脉之六部浮滑，右寸关更甚。浮主肺气虚弱，滑主脾经积痰，乃痰吼症也。用导痰加杏仁、麻黄，二十剂，病势不减，辞去。又更二医，反重，复求治。曰：吾技尽矣，容思之。忽悟吼痰属太阴肺经之病症，肺乃清虚之脏，六叶两耳，四垂如盖。今胶痰固于肺缝中，呼吸而作吼锯之声。且胃主纳受，脾主运化，今胃纳而脾不运，停饮作痰，此症非劫剂不可也。以三白丸方示彼，用白砒三分煅黄，贝母、桔梗各三分，捣饭为丸，黍米大，以冷茶临睡下七丸，七服痰止吼定。服理脾清肺药痊。大抵病危至此，不用客劫之味弗愈也，此神明于七方十剂之意者也。古人学力深，今人学力浅，再思能用狼虎劫夺之剂，学力方到。若迎夺劫伏神兵，奇正当并用也。奚王道可以尽岐黄之技哉？如果见真，劫剂亦不妨暂用也。淡豆豉一两，白砒一钱为末，用饭三钱研烂，入末为丸如莱菔子大，每服七粒，白汤下，治冷哮极效。（文田按：王氏所附方，可以治根深蒂固痰涎壅滞之症，曾见其效比比然。非万不得已不必用此。脏腑缘此致伤，他日亦终吐血，不可不慎也。）"[7]425

清·吴鞠通《吴鞠通医案》卷三："痰饮……癸亥二月二十二日 谢氏 二十五岁 痰饮哮喘，咳嗽声重，有汗，六脉弦细，有七月之孕。与小青龙去麻、辛主之。

桂枝五钱，小枳实二钱，干姜三钱，炙甘草一钱，半夏五钱，五味子一钱，广皮一钱五分，白芍三钱，甘澜水五杯，煮取两杯，分二次服，渣再煮一杯服。

二十三日 其人本渴，服桂枝、干姜热药当更渴，今渴反止者，饮也。恶寒未罢。仍用小青龙法，胸痹痛加薤白。按饮为阴邪，以误服苦寒坚阴，不能速愈。

桂枝八钱，小枳实二钱，半夏六钱，炒白芍四钱，薤白三钱，干姜五钱，制五味一钱，厚朴三钱，炙甘草二钱，广皮二钱。

甘澜水五杯，煮取两杯，渣再煮二杯，分四次服。

二十四日 胃不和则卧不安，亥子属水，故更重，胀也，痛也，皆阴病也，无非受苦寒药之累。

姜半夏八钱，桂枝八钱，杏仁泥三钱，炒白芍三钱，茯苓块五钱，干姜五钱，五味子一钱五分，苦桔梗三钱，生薏仁五钱，厚朴三钱，炙甘草一钱，薤白三钱（《吴鞠通医案》痰哮无名方一）。

甘澜水八碗，煮取三碗，分三次服，渣再煮一碗服。

二十五日 寒饮误服苦寒坚阴，大用辛温三帖，今日甫能转热，右脉始大，左仍弦细，咳嗽反重者，是温药启其封闭也。再以温药兼滑痰，痰出自然松快。

桂枝五钱，杏仁泥三钱，厚朴三钱，小枳实二钱，半夏八钱，茯苓五钱，炒白芍三钱，薤白三钱，制五味一钱五分，干姜三钱，苡仁五钱，栝蒌二钱（《吴鞠通医案》痰哮无名方二）。

甘澜水八碗，煮取三碗，分三次服，渣再煮一碗服。

二十六日 右脉已退，病势稍减，但寒热汗多胸痹，恐成漏汗，则阳愈虚，饮更难愈。议桂枝加附子，去甘草，以肋胀故也，合栝蒌薤白汤意，通中上之清阳，护表阳为急。

桂枝六钱，厚朴二钱，小枳实一钱五分，炒白芍四钱，熟附子二钱，薤白三钱，大枣去核，二枚，生姜三片。

甘澜水五杯，煮取两杯，渣再煮一杯，分三次服。其第一杯服后，即啜稀热粥半碗，令微汗佳；第二、三次不必啜粥。

二十七日 昨日用桂枝汤加附子，再加薤白法，漏汗已止，表之寒热已和。但咳甚，议与逐饮。

桂枝六钱，姜半夏五钱，葶苈子炒，研细，二钱，茯苓六钱，生薏仁五钱，人枣去核，五枚（《吴鞠通医案》痰哮无名方三）

甘澜水八杯，煮取三杯，分三次服。"[56]329-330

清·吴鞠通《吴鞠通医案》卷三："壬戌正月十三日觉罗 六十二岁 酒客痰饮哮喘，脉弦紧数，急与小青龙去麻、辛，加枳实橘皮汤不应。右胁痛甚，此悬饮也。故与治支饮之小青龙不应，应与十枣汤。以十枣太峻，降用控涎丹。

甘遂五钱，大戟五钱，白芥子五钱。

共为细末，神曲糊丸如梧子大，先服十三丸不知，渐加至二十一丸，以得快便下黑绿水为度。三服而水下喘止，继以和胃收功。"[56]352

清·吴鞠通《吴鞠通医案》卷三："痰饮 癸亥二月二十二日，谢氏，二十五岁，痰饮哮喘，咳嗽声重，有汗，六脉弦细，有七月之孕，与小青龙去麻、辛主之。桂枝五钱，小枳实二钱，干姜三钱，炙甘草一钱，半夏五钱，五味子一钱，广皮一钱五分，白芍三钱。甘澜水五杯，煮成二杯，分二次服，渣再煮一杯服。"[56]329

清·王九峰《王九峰医案》副篇卷一："七、哮喘……复感湿痰填中，肺胃不展，气急痰多，喉内痰如水鸡声。诸肺喘，皆为恶疾，慎勿轻视。西麻黄，白芥子，老苏梗，粉甘草，桂枝尖，葶苈子，焦白术，白茯苓，款冬花，半夏粉，次去桂枝加附子（《王九峰医案》痰哮无名方）。进附子三子法，喘势已平，仍有痰嗽，寐来口苦作咸，心肾之气未调，原方增损。二陈汤加熟附、葶苈、款冬花、杏仁、熟冬术。"[11]77

清·吴金寿《三家医案合刻》卷二："痰哮有年。六味加：杏仁霜，川贝，橘红，蛤蚧。"[57]65

清·方略《尚友堂医案·论痰饮忌脉》："先慈盛孺人，夙患痰哮，平素畏服煎药，发则气喘痰鸣，呼吸耸肩，水浆不入，手足如废，百苦俱备，七日方苏。……治虚寒痰哮丸药：黄芪酒炒，党参米炒，白术土炒，结茯苓，法半夏，西砂仁，广陈皮，益智仁，绵杜仲，破故纸，炒胡巴，熟附片，肉桂去皮，淮山药，红川椒。其研末，红枣煨姜，煎汤和丸。治哮痰结胸服补药气促宜进此丸：制硫黄，熟附片，黑沉香，炒胡巴，法半夏，西砂仁，白蔻仁，小茴香，破故纸，益智仁，结茯苓，上肉桂，青礞石取金星者，用焰硝打碎拌匀，入砂锅内，煅至硝尽、石色如金为度，研末，水飞去硝（《尚友堂医案》痰哮无名方）。共研末，姜汤和丸，小豆大。临晚开水吞服二钱。"[58]57

清·蒋宝素《问斋医案》卷三："哮喘……哮喘虽有伏风，总是湿痰盘踞脾肺曲折之处，回搏经络交互之间，岂铢两之丸散所能窥其繁牖，故前哲在立秋前后，用攻剂捣其巢穴，今值其时，拟三化汤下之。

生大黄，朴硝，枳实，川厚朴，羌活，皂角炭。

连进三化汤，大下痰涎、结粪盈盆，哮喘立止。宜戒酸、咸甜味。再以《医话》阳和饮加减为丸，以善其后。

大熟地，麻黄，怀山药，山萸肉，鹿角霜，人参，白芥子，油多肉桂，制附子，赤茯苓，猪牙皂角，白枯矾。水叠丸。早晚各服三钱。

……

哮喘因感而发，二陈、三子宜之。赤茯苓，炙甘草，制半夏，新会皮，紫苏子，白芥子，莱菔子，生姜，银杏。

哮喘即《内经》肺积息贲之属。由于肺风深伏，湿痰上扰，痰染酸、咸、甜味，恐酿如胶如漆，粘于肺管之中。呼吸出入之气不平则鸣，以故喘鸣肩息，不时举发，延今二十余年，诸药不应，无方可拟，惟《医话》变体倒仓法，或可图功，谨录于下，备参末议。

黄牛肉一斤，煮汤一碗，去油净（《内经》痰哮无名方），空心早服，服二十日为度。如无效，再服。服至有效为止，多多益善。

朱丹溪倒仓法，用黄牛肉二十斤，煮浓汤三四碗，隔宿不食，空腹服尽，令其吐下。其法太猛，故后世畏而不行。今用一斤一服，则一日二十斤，分为二十日服，缓缓而行，从容不迫，万无一失，屡奏奇功，难以尽述。凡沉疴痼疾，诸药罔效，皆可行此法。故笔之于此，以俟识者。"[41]104-105

清·徐锦《心太平轩医案》："唐廉访……延诊 案云：咳出于肺，喘出于肾。金水两亏之体，加以痰哮，夙恙病发，气急不能偃卧，近更频发，服葶苈泻肺等汤，屡不应效。肌肉化痰，命门骨节疼，肾水日亏，肺金日燥。考昔贤成法，不越脾肺肾三经并治，病发泻肺以治其标，平时金水同源以治其本，无希速效，久服不辍，自可见功。

煎方：沙参，甜杏仁，半夏，熟地，桑皮，橘红，杜仲，枳壳，茯苓（《心太平轩医案》痰哮无名方一）。

膏方：人参，熟地，坎脐，牡蛎，阿胶，麦冬，五味子，蛤蚧，胡桃肉，半夏放胖，海参，官燕去毛，炼熟白蜜熬膏（《心太平轩医案》痰哮无名方二）。"[59]42

清·吴芹《吴古年医案·哮喘》："痰阻肺气，宿哮时发，脉濡小，近数近滑。虚人患此，不能除根。

杜苏子一钱，北杏仁三钱，旋覆花一钱五分，海石二钱，川贝二钱，茯苓三钱，银杏子肉二十粒，生米仁六钱，冬桑叶三钱，生蛤壳四钱，广橘红一钱，紫菀一钱（《吴古年医案》痰哮无名方）。"[42]146-147

清·沈菊人《沈菊人医案》卷下："四十二、哮喘（案1）马。痰哮遇寒而发，遇热亦发，肺为娇脏，畏乎寒更畏乎热。痰鸣喘迫，脉象见数。法当苦以降之，辛以泄之。苏子，莱菔子，白芍，茯苓，瓜蒌，白芥子，葶苈子，杏仁，浮石（《沈菊人医案》痰哮无名方三）。"[23]126

清·叶天士《叶天士先生方案真本》："江，通州四十四岁，痰饮哮喘，遇寒劳怒即发。小青龙汤去麻黄。"[60]700-701

清·黄述宁《黄澹翁医案》卷四："治哮喘，其人四十余岁，拟白砒散，服之大益。白砒（二钱，研细末），淡豆豉（二两）。洗净，将砒拌匀，盛碗内，置饭上蒸九次，晒干研末，上为细末，用神曲炒，辗曲打糊为丸，如绿豆大，每服七粒，白水送下，此药甚险，量人而用。"[61]34

清·曹沧洲《曹沧洲医案》："左，哮咳五年未发，近又喘急不已，痰沫卧醒后痰浊较浓，舌薄白，脉弦数。防喘塞生波。苏子三钱（盐水炒），归身三钱五分，海蛤壳一两（杵，先煎），茯苓四钱，款冬花三钱（炙），象贝四钱（去心），冬瓜子一两，生米仁四钱，白杏仁四钱（去尖），盐半夏三钱，白石英四钱（煅，先煎），玉蝴蝶三分，加保金丸一钱（绢包）（《曹沧洲医案》痰哮无名方）。"[27]175

清·邵杏泉《邵氏方案》卷之礼："四、痰哮（案1）痰喘气急不止，肺经温邪不化。前胡钱半，葶苈五分，马兜铃七分，防风钱半，紫菀钱半，苏子三钱，桑白皮钱半，浮萍钱半，桔梗一钱，杏仁三钱（《邵氏方案》痰哮无名方一）。

（案2）哮喘不作，而舌尚腻厚。三子养亲汤，桑皮钱半，二陈汤，指迷茯苓丸（去术、苓、硝、术），杏仁三钱。

（案3）咳呛甚而面部更肿，殊恐痰壅增喘。葶苈五分，马兜铃七分，杏仁三钱，茯苓皮五钱，款冬花钱半，苏子三钱，白芥子七分，陈皮一钱，五加皮五钱，冬瓜子三钱，桑皮钱半（《邵氏方案》痰哮无名方二）。

（案4）老咳嗽，近增气促，能俯不能仰。肺气逆矣。葶苈子五分，马兜铃七分，川贝三钱，泻白散，白杏仁三钱，橘红一钱（《邵氏方案》痰哮无名方三）。

（案5）肺阴虚而有湿痰，动则气促。现在只宜泄润，后必进补为是。葶枣汤，苏子三钱，白芥子七分，川贝三钱，银杏肉五粒，杏仁三钱，茯苓皮五钱，橘红一钱。

（案6）从咳嗽而起，延今三月，痰喘气急。葶苈汤，清阿胶钱半，玉竹钱半，川贝母三钱，银杏肉五粒，马兜铃七分，橘红一钱，白杏仁三钱。

（案7）气虚痰聚，旦暮劳动气喘。党参四钱，麦冬钱半，橘红一钱，杏仁三钱，沙参三钱，苏子三钱，川贝三钱，芥子七分，玉竹三钱（《邵氏方案》痰哮无名方四）。

（案8）素有哮症，加以大便溏泄，又发湿疮。病情丛杂，防其喘急之变。葶苈子五分，地肤子三钱，苓皮五钱，建曲三钱，杜苏子三钱，木香七分，加皮五钱，大腹皮钱半，莱菔子三钱，草果七分，枳壳一钱（《邵氏方案》痰哮无名方五）。

（案9）肾气略纳，但舌苔起浊白。阴腻之药从缓。应梦丸，玉竹三钱，川贝三钱，橘红一钱，苓皮五钱，北沙参三钱，苏子三钱，杏仁三钱，加皮五钱。

（案10）动则气喘，正阴虚而痰气阻。应梦丸，杏仁三钱，苏子三钱，白杏仁三钱，葶枣汤，川贝三钱，玉竹钱半，橘红一钱。

（案11）咳久肺肾之气不纳，动则气喘，下体浮肿。最恐痰壅喘变。姑与纳下清上。葶枣汤，苏子三钱，杏仁三钱，苓皮五钱，川贝母三钱，阿胶钱半，玉竹三钱，加皮五钱，熟地六钱，兜铃七分，橘红一钱。

（案12）痰多气喘，两足不仁，右脉滑大无伦。泻白散，川贝三钱，橘红一钱，丝瓜络三钱，葶苈子五分，杏仁三钱，苏子三钱。

（案13）肺气壅塞，遍体疼痛，气急欲喘。豆卷四钱，苏子三钱，杏仁三钱，桑白皮钱半，旋覆钱半，橘红一钱，象贝钱半，马兜铃七分，葶苈五分、七分（《邵氏方案》痰哮无名方六）。

（案14）胎前痰哮，似属子悬。今产后匝月又发，殊恐不能断根。葶苈五分，杏仁三钱，川贝三钱，款冬花钱半，苏子三钱，桑皮钱半，橘红一钱，冬瓜子三钱（《邵氏方案》痰哮无名方七）。"[62]25-28

清·也是山人《也是山人医案·哮》："杨五六 久病痰哮，深秋复发，急宜温通。川桂枝一钱，橘红一钱，杏仁一钱，制麻黄七分，茯苓二钱，淡干姜二钱，炙草四分（《也是山人医案》痰哮无名方一）。凌六一，阳衰痰哮，气喘背寒，拟温通法。粗桂枝一钱，制麻黄五分，炙草五分，杏仁三钱，橘红一钱，茯苓三钱，淡干姜一钱，五味子一钱五分（《也是山人医案》痰哮无名方二）。"[28]208

清·卧云山人《剑慧草堂医案》卷上："痰饮（案6）外感风寒，引动宿饮，哮嗽气促，身热口渴，舌白腻，脉沉弦小滑。法当降气涤痰，须防喘汗。旋覆，淡草，苏子，云苓，杏仁，海石，鲜金斛，代赭，白芥子，莱菔，半夏，郁金，牛膝，橘红络，芦根（《剑慧草堂医案》痰哮无名方）。"[44]20

清·顾司马，顾祖同《横山北墅医案》："顾恕堂陈某，哮发三载，每于隆冬而发。上焦积饮泛溢，极难除根。小青龙汤。复诊：哮发三载，虽缓，积饮未除。苏子，旋复，橘红，款冬，白果，杏仁，半夏，前胡，海石，竹茹（《横山北墅医案》痰哮无名方）。"[63]339-340

民国·袁焯《丛桂草堂医案》卷一："周珊甫君夫人。年逾五旬。素患肺病。咳嗽哮喘。痰声如拽锯。呼吸几不能通。予视其体胖神强。两手脉滑有神。盖富裕之家。奉养太过。肥甘油腻。蕴酿成痰。致肺气管枝发炎也。拟方用杏仁泥、白前、桔梗各一钱五分。薄荷五分。橘红八分。贝母、苡仁各三钱。茯苓二钱。甘草五分。枇杷叶一片（《丛桂草堂医案》痰哮无名方）。作煎剂。一服呼吸大畅。哮喘亦定。接服三剂全愈。"[64]8

清·陈莲舫《陈莲舫先生医案》卷上："肺痈　王，左。哮喘重发，痰不爽吐，且带腥臭，脉见浮弦。治以宣解，兼顾形寒形热。此病有根，重发已三日，服此方四帖四愈。

豆豉，菔子，冬瓜子，杏仁，桑叶，大力，生米仁，川贝，白前，兜铃，茯苓，通草，枇杷叶（《陈莲舫先生医案》痰哮无名方一）。"[31]56

清·陈莲舫《陈莲舫先生医案》卷上："哮嗽……左。胸痹喉鸣，哮喘又发，脉息细弦。治以和降。苏子，白前，冬瓜子，川贝，杏仁，桑叶，茯苓，全福，葶苈，会红，款冬，防风，红枣五枚（《陈莲舫先生医案》痰哮无名方二）。

左。哮嗽重发，喉鸣气逆，寒热脉细。属旧病新邪，治以和养。桑叶，苏子，川贝，防风，白前，款冬，茯苓，会皮，杏仁，葶苈，菔子，通草，红枣（《陈莲舫先生医案》痰哮无名方三）。

左。哮嗽重发，即为肺胀，喉痰呜呜，未能爽吐，脉息沉弦。治以疏降。葶苈，杏仁，会红，芥子，菔子，川贝，款冬，冬瓜子，苏子，茯苓，桑叶，通草，银杏肉，红枣。复：肺胀频仍，咳痰稍松，脉息细弦。宣肺气而豁痰饮。葶苈，白前，茯苓，冬瓜子，苏子，通草，款冬，莱菔子，川贝，会络，杏仁，桑叶，红枣五枚（《陈莲舫先生医案》痰哮无名方四）。

右。痰沫涌吐，哮嗽日进日深，脉见细弦。拟以和降。白前，全福，葶苈，茯苓，苏子，石英，桑皮，会红，杏仁，川贝，沉香屑三分，款冬，银杏，红枣（《陈莲舫先生医案》痰哮无名方五）。"[31]58-59

民国·丁甘仁《丁甘仁医案》卷四："痰饮、哮喘案……胡左，暴感寒凉，内停食滞，引动痰饮，互阻上中二焦，肺胃之气不得下降，哮喘，喉有痰声，胸闷呕吐，不能纳谷，身热恶风，有汗不解。苔腻，脉弦滑，此留饮也。拟五苓、平胃，解肌达邪，和胃涤饮。川桂枝五分，云猪苓各三钱，福泽泻五分，陈皮一钱，苍术一钱，厚朴二钱，半夏五钱，枳实炭一钱，白蔻仁五分，炒麦芽四钱，莱菔子三钱（炒，研），藿香梗五分，玉枢丹四分（开水磨，冲服）。"[65]88

清·金子久《金氏门诊方案·杨左》："向有哮喘，近加欬呛，痰滞气机，脘宇遏塞。

旋覆，苏子，甘草，冬瓜子皮，海石，芥子，橘红，云苓，瓦楞，杏仁，法夏，二青（《金氏门诊方案》痰哮无名方）"[66]190

清·张山雷《张山雷医案·咳嗽》："程左 病先足肿……宋 五月二十九日：哮喘痰饮，今在缓期，尚难净尽。脉两关尺弦动，舌红无苔，明是肾气无摄纳之权，宜治本。

龙骨二钱，牡蛎八钱，萸肉三钱，巴戟肉一钱，磁石三钱，熟地五钱，紫石英三钱，远志二钱，橘红络各一钱，姜竹茹二钱，细辛三分，五味四分，砂仁二粒（《张山雷医案》痰哮无名方二）。

哮时治标方（备用）：

麻黄四分，桂枝一钱五分，甘草四分，宋半夏二钱，杏仁四钱，干姜六分，细辛三分，五味子四分，瓜蒌皮三钱，薤白二钱，射干一钱五分，陈皮一钱，杜兜铃二钱，九孔决明三钱（《张山雷医案》痰哮无名方一）。"[67]936-941

民国·张骧孙《临诊医案》："（案88）王姓。年逾五旬，素患哮喘，气逆上冲，伏邪感寒，身热未解，脉形弦滑，舌色白腻，痰阻中州，胸脘满闷，挟食停滞，气不纳运。此系肺脾两经受而所发，拟疏肌化痰定喘，清金通里法。杜苏子三钱（炒），白前一钱，海石二钱，莱菔子三钱（炒），制半夏一钱五分，马兜铃一钱五分，广橘红一钱五分，灵磁石三钱，瓜蒌皮一钱五分，姜山栀一钱，加款冬花三钱，青竹茹二钱（水炒），枇杷叶露一两（冲入）（《临诊医案》痰哮无名方一）。"[32]45-46

民国·张骧孙《临诊医案》："正文……（案75）金印梅先生，住察院场，汪泰兴，二月二十五日，即春分前一日。恙久半月余，湿痰蒙闭，内伏中州，脾阳失达，痰阻脾胃二经，咳嗽痰黏，哮喘气逆不舒，脉形浮滑，舌带白腻。此湿困脾阳未化，拟泄风化痰，利湿降气。金沸草二钱（绢包），生桑皮三钱，杜苏子三钱（炒开），新会皮一钱五分，熟半夏一钱五分，代赭石三钱（煅），福泽泻二钱，通草一钱，加赤苓皮四钱，姜汁炒二青竹茹二钱（《临诊医案》痰哮无名方二）。"[32]38-39

日本·汤本求真等《中国内科医鉴》后篇第三章："备考……木防己汤，平野屋某之内人患哮喘数年。每发时用小青龙加石膏汤或麻杏甘石汤四五日而得安。近来前症发动。亦用前汤四五日不治。气促倍于前。因仔细摸其腹。心下痞坚宛然。即投以木防己。一二日间。心下痞散。诸症亦消。"[68]67

按语：痰哮以痰浊壅盛为主要病机，多因久病、过劳、遇寒遇热、过食肥甘厚腻等而致。如清·叶天士《临证指南医案》卷五："痰饮，哮喘伏饮　潘（三八）……凡遇风冷，或曝烈日，或劳碌形体，心事不宁，扰动络中宿饮……病名哮喘伏饮。"[5]289 叶天士《叶天士先生方案真本》："痰饮哮喘，遇寒劳怒即发。"[60]700-701 王九峰《王九峰医案》副篇卷一："七、哮喘复感湿痰填中，肺胃不展。"[11]77 沈菊人《沈菊人医案》卷下："（案1）马。痰哮遇寒而发，遇热亦发，肺为娇脏，畏乎寒更畏乎热。"[23]126 民国·袁焯《丛桂草堂医案》卷一："周珊甫君夫人。年逾五旬。素患肺病……盖富裕之家。奉养太过。肥甘油腻。蕴酿成痰。"[64]8

痰哮的临床主要表现为呼吸急促，喉中喘息，痰鸣有声，不能平卧，咳嗽声重，痰多黏稠，苔白腻，脉滑。如清·叶天士《临证指南医案》卷四："徐（四一）……宿邪阻气阻痰，病发喘不得卧。"[5]218《临证指南医案》卷五："张（二七）呛喘哮，坐不得卧，神迷如呆，气降则清……痰饮（哮喘伏饮）……饮泛气逆，咳嗽，气塞喉底胸膈，不思食物，着枕呛吐稠痰，气降自愈。"[5]288 魏之琇《续名医类案》卷十四："哮……昼夜吼锯，呕痰数碗，初尚能行，后渐不起……脉之六部浮滑，右寸关更甚。"[7]425 民国·袁焯《丛桂草堂医案》卷一："咳嗽哮喘。痰声如拽锯。呼吸几不能通。予视其体胖神强。两手脉滑有神。"[64]8 在预后上，清代医家吴芹提出虚人患痰哮不易除根的观点，如《吴古年医案·哮喘》："痰阻肺气，宿哮时发，脉濡小，近数近滑。虚人患此，不能除根。"[42]146-147

涤痰利肺、降气平喘为痰哮主要治法。如清·卧云山人《剑慧草堂医案》卷上："痰饮（案6）外感风寒，引动宿饮，哮嗽气促……法当降气涤痰。"[44]20 常用方剂有小胃丹、小青龙汤、控涎丹、三白丸、葶苈大枣泻肺汤、三化汤、木防己汤、三子养亲汤、白砒散、二陈汤等。如明·楼英《医学纲目》卷二十七："喘　一男子年一十四岁，哮十日则发一遍。……仍与小胃丹佐之温散，加麻黄、黄芩。每帖用一钱半，入姜汁研细末，以水盏半煎，去渣饮之。每夜临卧时与小胃丹十二粒，津下之。"[54]602 清·薛雪《碎玉篇》卷下："幼科　稚年渴乳进谷……幼稚哮喘，是寒暄失和，食味不调所致。饮邪聚络，……病发时暂用开太阳逐饮，平素食物尤宜谨慎，小青龙汤。"[55]129-130 吴鞠通《吴鞠通医案》卷三："壬戌正月十三日觉罗　六十二岁　酒客痰饮哮喘，脉弦紧数，急与小青龙去麻、辛，加枳实橘皮汤不应。右胁痛甚，此悬饮也，故与治支饮之小青龙不应，应与十枣汤。以十枣太峻，降用控涎丹。"[56]352 其他如清·顾司马，顾祖同《横山北墅医案》[63]339-340、黄述宁《黄澹翁医案》卷四[61]34、汤本求真等《中国内科医鉴》第三章[68]67 等均有相关论述。清代尚有医家提出痰哮发作时应以泻肺为主，平时应以治其本为主。如徐锦《心太平轩医案》："唐廉访延诊　案云：咳出于肺，喘出于肾。金水两亏之体，加以痰哮……病发泻肺以治其标，平时金水同源以治其本，无希速效，久服不辍，自可见功。"[59]729 其他如张山雷《张山雷医案·咳嗽》[67]等亦有相类观点。

常用降气涤痰法治疗痰哮的药物有紫苏子、葶苈子、杏仁、半夏、茯苓皮、川贝、款冬花等。如清·邵杏泉《邵氏方案》卷之礼："四、痰哮（案1）痰喘气急不止，肺经温邪不化。前胡钱半，葶苈五分，马兜铃七分，防风钱半，紫菀钱半，苏子三钱，桑白皮钱半，浮萍钱半，桔梗一钱，杏仁三钱。（案2）哮喘不作，而舌尚腻厚。三子养亲汤，桑皮钱半，二陈汤，指迷茯苓丸（去术、芩、硝、术），杏仁三钱。（案3）咳呛甚而面部更肿，殊恐痰壅增喘。葶苈五分，马兜铃七分，杏仁三钱，茯苓皮五钱，款冬花钱半，苏子三钱，白芥子七分，陈皮一钱，五加皮五钱，冬瓜子三钱，桑皮钱半。（案4）老咳嗽，近增气促，能俯不能仰。肺气逆矣。葶苈子五分，马兜铃七分，川贝三钱，泻白散，白杏仁三钱，橘红一钱。"[62]25-28 其他如薛雪《扫叶庄医案》卷二[6]44、方略《尚友堂医案·论痰饮忌脉》[58]57、清·陈莲舫《陈莲舫先生医案》卷上[31]58-59 等均有相关论述。

总之,痰哮多为内有伏饮,因久病、过劳、遇寒、遇热、过食肥甘厚腻而诱发加重。主要临床表现有呼吸急促,喉中喘息,痰鸣有声,不能平卧,咳嗽声重,痰为黏稠。涤痰利肺、降气平喘为其主要治法。常用方剂有小胃丹、小青龙汤、控涎丹、滚痰丸、三白丸、葶苈大枣泻肺汤、三化汤、木防己汤、三子养亲汤、白矾散、二陈汤等。

六、食　哮

明·薛铠等《保婴撮要》卷六:"咳嗽　一小儿有哮病,其母遇劳即发,儿饮其乳亦嗽。用六君、桔梗、桑皮、杏仁治之,母子并愈。"[69]144

明·江瓘《名医类案》卷七:"哮喘……江少微治小儿盐哮,声如曳锯。以江西淡豆豉一两,白矾一钱,研细,拌入精猪肉四两(《名医类案》食哮无名方一),内以泥固济,炭火煅出青烟为度,研细,和淡豉捣匀,为丸如黍米大,每服二三十丸,滚白水送下(此方甚佳,即紫金升)。忌大荤盐酱,一月而愈。

一贵公子患盐哮,年方九龄,每以风寒即发。投以噙丸药饼。夜卧醒放舌上,任其自化下,随效。方用苦葶苈五钱(隔纸炒)、茯苓五钱,花粉、麻黄、杏仁、款花蕊、桑白皮(蜜炙)、贝母(去心)各三钱,五味子二钱,罂粟壳(蜜炙)一钱五分,上为细末。乌梅肉三钱、枣肉三钱,煮烂如泥,捣和前末为饼(《名医类案》食哮无名方二),每重一分半,服未半料,永不复发,须忌大荤一两月。

一小儿盐哮喘嗽,用海螵蛸刮屑研细末,以白糖蘸吃愈。"

一富儿厚味发哮喘,以萝菔子淘净蒸熟,晒干为末,姜汁蒸饼为丸(即清金丹),每服三十丸,津咽下。"[48]336-337

明·李中梓《医宗必读》卷九:"喘……医案……清金丹,治食积痰哮喘,遇厚味即发。萝卜子一两(淘净,蒸熟,晒干,为末),猪牙皂角三钱(烧存性)。上以生姜汁浸蒸饼丸。绿豆大,每服三、五十丸,咽下。水哮方。芫花(为末),大水上浮净(滤过),大米粉。上三味,搜为粿,清水煮熟,恣意食之。"[70]365-368

清·陈复正《幼幼集成》卷三:"哮喘简便方……治醋呛成吼,用甘草二两,去赤皮,每段切二寸长,两半劈开,用猪胆二枚取汁,浸甘草三日,取起,火上炙干为末,蜜丸绿豆大(《幼幼集成》食哮无名方)。每晚临卧服二钱,茶汤送,神效!"[71]207-208

清·魏之琇《续名医类案》卷十四:"哮……圣济治一人饮醋呛喉,喘哮不止,用粉甘草二两,去皮破开,以猪胆六七枚,取汁浸三日,炙干为末,蜜丸,清茶下三四十丸,渐愈(《续名医类案》食哮无名方一)。王宇泰治一人盐哮,用白面二钱,沙糖搜和,以糖饼灰汁捏作饼子,放在炉内熯干,铲出切作四块,以轻粉四钱另炒,糁在饼内食之,吐痰而愈(《续名医类案》食哮无名方二)。(以上俱大还)。"[7]424

清·魏之琇《续名医类案》卷三十:"哮……陈三农治一小儿盐哮,遇阴雨即发,声如曳锯,以白矾一钱,入精猪肉四两内,以盐泥固齐,火煅出清烟,取出研细,入江西豆豉一两(《续名医类案》食哮无名方三),捣和为丸如黍米大,白水下二三丸,忌油腻荤腥,一月而愈。"[7]969

清·吴金寿《三家医案合刻》卷三:"温胆汤……病之原,由食柿过多,得寒而起,于兹二十余年矣。要知柿为西方之木,其实禀秋金之气而成,其与肺金为同气相求。可知其邪入肺,发为气哮。久则肾水无本,虚而上泛为痰。胃为贮痰之器,所以降气汤、六君子由肺及胃,皆得小效。而不除要莒,与即墨不拔,齐地终非燕有。况脉象尚悍,当深入病所是。拟仲景方法。甜葶苈，苦葶苈，大枣。"[57]101

日本·丹波元坚《杂病广要》脏腑类："喘……信州老兵女三岁，因食盐鰕过多，遂得齁喘之疾，乳食不进。贫无可延医。一道人过门，见女病喘不止，教使求甜瓜蒂七枚，研为粗末，用冷水半茶钟许调，澄取清汁，呷一小呷。如其说才饮竟，即吐痰涎若胶黏状，胸次既宽，齁喘亦定。次日再作，又服之随手愈。凡三进药，病根如扫。此药味极苦难吞咽，俗谚所谓甘瓜蒂苦，非虚言也。（《医说》引《类编》）（《医史·张扩传》当涂郭祥正子，患嗽，肌骨如削，医多以为劳。扩曰：是不足忧。就坐饮以药，忽大吐，使视涎沫中当有物，视之得鱼骨，宿疾皆瘳。）咸哮，喉中痰声不绝，以人参芦煎汤饮之，探吐。（《原病集》）"[72]875-876

清·沈菊人《沈菊人医案》卷下："四十二、哮喘……（案4）俞。六龄幼童哮喘三年，询病起于误饮，火酒呛肺，遂是有证。肺受辛辣所伤。苏子，桑皮，蒌皮，法夏，银杏，前胡，枳壳，浮石，甘草，茯苓（《沈菊人医案》食哮无名方）。"[23]127

清·赵濂《医门补要》卷下："医案……一童过食咸成哮者，（或过食甜，亦成哮。）以缓劫法。轻粉八分（研末），白面八两，和作烧饼八个（《医门补要》食哮无名方），分八清早食之。小儿减半。"[24]87

民国·丁甘仁《丁甘仁医案》卷四："附：痰饮、哮喘案复诊，寒热解，哮喘平，呕吐亦减，而胸闷嗳气，不能纳谷，小溲短赤，腑气不行，苔薄腻，脉弦滑。宿食留饮，难以骤化，夜不能寐，胃不和则卧不安。胃以通为补，今拟通胃消滞，和中涤饮。陈广皮一钱，仙半夏二钱，枳实炭一钱，厚朴一钱，赤茯苓三钱，泽泻五钱，姜竹茹五钱，莱菔子三钱（炒研），生苡仁四钱，炒谷麦芽（各三钱）（《丁甘仁医案》食哮无名方）。"[65]88

按语： 食哮多因盐、醋、酒、甜、奶、柿等食物引起，或因宿食、大便不利而发，多见于小儿，根据病因可分为醋哮、盐哮、酒哮、奶哮、食积哮等。如明·薛铠等《保婴撮要》卷六："咳嗽一小儿有哮病，其母遇劳即发，儿饮其乳亦嗽。"[69]144李中梓《医宗必读》卷九："医案……清金丹，治食积痰哮喘，遇厚味即发。"[70]365-368日本·丹波元坚《杂病广要》脏腑类："喘……信州老兵女三岁，因食盐鰕过多，遂得齁喘之疾。"[72]875-876清·沈菊人《沈菊人医案》卷下："哮喘（案4）俞。六龄幼童哮喘三年，询病起于误饮，火酒呛肺，遂是有证。"[23]127另，清·陈复正《幼幼集成》中有关于食醋致哮的相关载述。食哮的临床表现多为"声如曳锯""乳食不进""胸闷"等，以涌吐痰涎、消积导滞为主要治法，常用方剂有白砒散、人参芦煎汤、温胆汤、葶苈大枣泻肺汤、清金丹等。除此之外，亦有医家单用轻粉、瓜蒂等中药治之。部分医案记载有饮食忌口等注意事项，如明·江瓘《名医类案》："哮喘……江少微，小儿盐哮……忌大荤盐酱，一月而愈……须忌大荤一两月。"[48]336-337

七、虚　　哮

虚哮多见于哮病缓解期，多因元气素虚，久哮不已，肺脾两虚，甚则损及于肾所致。临床主要表现为上气喘促，乏力气短，咳嗽吐痰，自汗，四肢发冷，六脉沉细等。由于人体的气血阴阳在生理状态下互根互用，在病理状态下又相互影响，可以出现阴阳互损、气（阴）两虚等情况，故古代医籍记载的医案常常只言虚损而未明气虚、阴虚、阳虚等。因此，本节将虚哮分为肺脾两虚和肺肾两虚两种证型，凡涉及肺脾虚的医案均归为肺脾两虚证，涉及肺肾虚的医案均归为肺肾两虚证。肺脾两虚证包括肺脾气虚证、肺脾阳虚证等，治疗以补肺健脾化痰为主，常用方剂有六君子汤、补中益气丸、四君子汤、茯苓丸、参苓白术散等。肺肾两虚证包括肺肾气虚证、肺肾阴虚证、肺肾阳虚证等，补肺益肾为其常用治法，常用方剂有六味地黄丸、金匮肾气丸、生脉散、黑锡丹、苓桂术甘汤、苏子降气汤、金水六君煎等。具体治疗时当以补益虚损为主，兼祛痰、瘀等病理"宿根"。

1. 肺脾两虚

宋·钱乙《钱氏小儿直诀》卷二："咳嗽兼变症治（附喘嗽治验）……一小儿，母有哮病，因劳即发，儿饮其乳亦嗽。用六君子加桔梗、桑、杏，治其母子，常服数滴而愈。大凡乳下婴儿有疾，必调治其母为善。"[73]6-10

明·龚廷贤《寿世保元》卷三："哮吼……一人，哮吼十数年，发则上气喘促，咳嗽吐痰，自汗，四肢厥冷，六脉沉细，此气虚脾弱。用：黄芪（蜜水炒），人参，白术（去芦），白茯苓（去皮），半夏（姜炒），杏仁（去皮），五味子，麦门冬（去心），天门冬（去心），陈皮，甘草，上锉，姜枣煎服（《寿世保元》虚哮无名方）。"[1]146

明·李中梓《医宗必读》卷九："医案……文学顾明华，十年哮嗽，百药无功，诊其两寸数而涩，余曰：涩者，痰火风寒，久久盘据，根深蒂固矣。须补养月余，行吐下之法，半年之间，凡吐下十次，服补剂百余，遂愈。更以补中益气为丸，加鸡子、秋石，服年许，永不复发。"[70]365-366

明·秦昌遇《幼科医验》卷下："咳嗽……（案4）一童，哮喘已六七年，每遇劳力或感寒、食咸，便痰鸣气喘。定后发时服。羌活，干葛，防风，江枳壳，新会皮，前胡，杏仁，桑皮，粉甘草，嫩桔梗，荸荠，生姜（《幼科医验》虚哮无名方一）。又：百合，紫菀，麦门冬，天花粉，陈皮，枳壳，知母，黑元参，绵黄芪，黄芩，桔梗，甘草（《幼科医验》虚哮无名方二）。服前方三剂，待喘减。以此方服五六剂，去黄芪，然后照方蜜丸，白汤送下二钱，平时服。"[74]80

明·秦昌遇《幼科医验》卷下："肿胀……（案10）一儿，向有积热哮喘，触之即发。前患疟疾，月余方愈，然脾气已损，以致遍身浮肿，哮喘频发不得卧，食则稍可。此虚火炎上之征。但久病之后，脾肺两虚，能进参、术，犹可挽回，若仍用利水之剂，则非余之所知。人参，白术，茯苓，麦门冬，桑白皮，桔梗，陈皮，苏子，马兜铃（《幼科医验》虚哮无名方三）。"[74]119

明·肖京《轩岐救正论》卷五："肺脾阳虚哮喘嗽血　甲申春舍亲钟玄珠素患哮喘面目青白，体羸恶寒，冬剧夏愈。遇劳益甚。初服温剂，尚得痊可。辍药年余因郁复发，哮喘不休，唾血淡黄有沫余察其六脉浮滑缓弱，谓属阳虚。应须六君主治。彼惑于众论。指为阴虚唾血，恪服清火滑润之剂。前症不减。幸喜鳏居元气尚实，第临箸每厌肥甘，胃气不无暗损。"[75]112

清·叶天士《临证指南医案》卷四："哮，气虚　邹（七岁），宿哮肺病。久则气泄汗出。脾胃阳微，痰饮留著，有食入泛呕之状。夏三月，热伤正气，宜常进四君子汤以益气，不必攻逐痰饮。人参，茯苓，白术，炙草。"[5]219

清·叶天士《临证指南医案》卷四："喘，中气虚　姜　劳烦哮喘，是为气虚。盖肺主气，为出气之脏，气出太过，但泄不收，则散越多喘，是喘症之属虚。故益肺气药皆曰，补土母以生子。若上气散越已久，耳目诸窍之阻，皆清阳不司转旋之机，不必缕治。

人参建中汤去姜。"[5]220

清·叶天士《临证指南医案》卷七："便血，湿热……程，年前痰饮哮喘，不得安卧，以辛温通阳劫饮而愈。知脾阳内弱，运动失职，水谷气蒸，饮邪由湿而成。湿属阴，久郁化热，热入络，血必自下，但体质仍属阳虚。凡肠红成方，每多苦寒。若脏连之类，于体未合，毋欲速也。生于术，茯苓，泽泻，地榆炭，桑叶，丹皮（《临证指南医案》虚哮无名方）。"[5]368

清·吴楚《吴氏医验录全集·初集》卷上："喘证癸亥年九月，汪石老一仆妇，年二十余，极瘦弱，咳嗽、气喘促、不能卧，并一步不能移动，已经七日。所服之药，皆系防风、杏仁、麦冬、贝母、桑皮之类（《吴氏医验录全集》虚哮无名方），愈服愈剧。偶过潜里，石老邀为视之。脉极数乱，却极绵软无力。其数乱者，乃气喘促之故，其软而无力，则脉之真象也。余断为肺气虚寒，宜用温肺汤：炮姜、肉桂、白术、半夏、黄芪、人参、茯苓、甘草、橘红、桔梗。服一剂，是夜遂不喘，可以安卧。次日即能行走，再剂痊愈。愈后数日，小腹下肿出一块，行路有碍，其夫忍生外患，来告余。余曰："前证原属气虚，此证当亦是气虚下陷，非外患也。"用补中益气二剂，提之上升而肿遂消。喘嗽之有温肺汤，乃气虚肺寒的对之药，投之得安，无不立效。

前此里中有一仆人，时发哮喘。发时一连二十余夜不能卧，遇寒更甚。余以此汤投之，彼下人无参，重用黄芪二三钱，一剂立愈。嗣后将方时刻佩带身边，间一发时照方市药一剂即愈。

又梅村叶兰友兄，亦有此症。壬戌冬月正发，余投以前药，当夜即安卧。连服八剂，半年不发。后一发时，照方服药即愈。后兰老以余方夸示医者，医者茫然不解。未几往雄村治病，病正相合。见前诸医所用之药，悉是黄芩、麦冬之类，喘嗽月余，终不能卧。因以余方试之，一剂取效，始自叹服云："吾行医一世，从不知有此治法。"[76]116-117

清·魏之琇《续名医类案》卷十四："哮……龚子材治一人，哮喘十数年，发则上气喘促，咳嗽吐痰，自汗，四肢厥冷，六脉沉细。此气虚脾弱，与六君子加黄芪、五味、二冬、杏仁、姜、枣，煎服而愈。"[7]424

清·陈修园《南雅堂医案》卷二："喘哮门……（案 13）病哮十余年之久，气泄，汗出必多，脾胃阳微，浊饮伏而时动，是以食入常作泛呕。盛夏热伤正气，中宫愈虚，宜先扶正益气，不必用祛痰攻劫之品。人参二钱，白茯苓二钱，炒白术二钱，炙甘草一钱，加生姜三片，大枣二枚（《南雅堂医案》虚哮无名一），同煎服。"[9]51

清·王九峰《王九峰医案》卷上："哮喘……素来善饮善怒，土为木侮，脾为湿侵，渍之于肺，动劳则哮喘，不能安卧，痰豁乃平，不时举发，不宜烦劳动怒，怒则气上，所谓气升则痰升也。熟地，当归，半夏，橘红，苏梗，葶苈，炙草，南枣。肺司百脉之气，为至娇之脏，不耐邪侵。邪侵毫毛必咳，庚辰寒客肿俞，宜服小青龙化邪外达。因循息治，致令邪郁肺络，变生哮喘，发则不能安卧，延今四载，终身之累也。蜜炙麻黄，熟地，半夏，桂枝，白芥子，五味子，炮姜，杏仁（《王九峰医案》虚哮无名方）。"[12]20

清·林珮琴《类证治裁》卷二："哮脉案……一小儿，冬春久哮，屡服治风痰之剂，不应。诊其脉，知其脾弱，不能化乳湿，用四君子汤加薏苡、山药、谷芽俱炒、制半夏。数服愈。"[19]97

清·曹仁伯《曹仁伯医案·哮喘》："王（吴江）哮喘本宜辛降，而大便久溏，虽利乎辛，不利乎降。二陈，桂枝，桑皮，淡芩，杏仁，白果。"[38]108

清·曹仁伯《曹仁伯医案·哮喘》："孙（枫泾）脾为生痰之源，肺为贮痰之器，夫脾属土，健运者也；肺为金，坚刚者也。何以有生痰贮痰之患？而不知两经虚者，各失其体，所进饮食，不能运化气血，陡变为痰，一有风邪外束，呀呷有声，上喘自作，以昭肺病，不独平日之脾虚痞胀而已。然此时哮病不作，从痞立方为要。茯苓丸 冬术 杏仁 橘红 鸡内金。"[38]108

清·曹仁伯《曹仁伯医案·哮喘》："金（嘉兴）痰饮内留，最为咳嗽之蒂；老痰内伏，又为哮喘之根。哮喘多年，时发时愈，今岁更勤，即咳嗽之症，亦无全愈之日。痰饮老痰，一在于肺，一在于脾，脾肺两经，比之往时则弱，弱则痰饮老痰之窍踞者，毫无向化之期。培养脾肺，最为此症要药，然独治其本，而未及其标，现在属标病者，痰饮也。咳嗽见于老痰哮喘之余，正须着眼治之，以使苟安，未识是否？茯苓丸加旋覆花，桑皮，紫菀茸，杏仁，白果，发哮时服苏子降气汤。"[38]109

清·曹仁伯《曹仁伯医案·哮喘》："朱（吴江）愈发愈勤之哮，肺经病也，肾气虚矣。然究其两经所病，未有不因乎脾衰，衰则所进饮食，生痰生饮，内可以动肾气，外可以招肺风。欲断此哮，必须崇土。况现在咳嗽独甚寅时前后，食积生痰，更宜崇土者乎。六君，神曲，炒楂，麦芽。"[38]109-110

清·曹仁伯《曹仁伯医案·哮喘》："朱（吴江，复诊）至哉坤元，万物资生，所进饮食，生气生血，不致生痰生饮，咳嗽自除。所谓治病必求其本，诚哉是言也。六君，九味资生丸。又：（丸方）金水六君合参苓白术加神曲，麦芽，山楂。"[38]110

清·王乐亭《王乐亭指要》卷三："哮喘……吴左，久哮时发时止，甚则带血脘痛且呕。不特肺有伏邪，且伤及胃矣。先理新感，续商搜逐。杏仁（二钱），前胡（一钱），荆芥炭（一钱），生熟砂仁（一钱），陈皮（一钱），苏子（炒，一钱），延胡（炒，一钱），半夏（炒，一钱），百部（蜜炙，三钱），桃仁（一钱）（《王乐亭指要》虚哮无名方）。"[22]269-270

清·赵濂《医门补要》卷下："医案　一人体虚，劳动而哮作，脉细弱，以宣肺扶土方即平。杏仁，南沙参，玉竹，太子参，茯苓，苏子，橘红，半夏，引冰糖（《医门补要》虚哮无名方）。"[24]87

清·张聿青《张聿青医案》卷五："咳嗽　张（左）哮喘多年，肺伤吐血，渐至咳嗽痰多，痰色黄稠，兼带青绿，有时腹满，运化迟钝。脉形濡细，左部带涩。肺胃并亏，而湿滞中州。且作缓兵之计。海蛤粉三钱，川贝母二钱，冬瓜子三钱，炙款冬二钱，淡秋石一钱，炙紫菀一钱五分，牛膝炭三钱，云茯苓三钱，煨磁石三钱（《张聿青医案》虚哮无名方一），金水六君丸六钱（二次服）。"[25]166-167

清·张聿青《张聿青医案》卷十八："丸方……某，夙有哮喘，肺气不克下降，脾土不主运旋，始则生痰聚饮，继则气机凝滞，不能通泄，以致少腹疝瘕，脐下有形，小腹胀满，按之坚硬。少腹两旁属肝，居中为冲脉，经谓冲脉为病，男子内结七疝，女子带下瘕聚。良由冲气不调，则脉络皆阻，为积为聚，由是来矣。宜宣通脉络。勿谓冬季膏丸，须藉滋补以养生却病，邪之不去，正与何有。全当归（一两酒炒），制香附（一两），薄橘红（八钱），泽泻（七钱），炒小茴（三钱），川芎（蜜水炒五钱），制半夏（一两），炒薏仁（一两五钱），柏子仁（一两五钱去油），吴萸（盐水炒三钱），楂炭（一两五钱），白茯苓（一两五钱），酒炒杭白芍（七钱），甘杞子（一两五钱），生熟草（各一钱），台乌药（八钱），酒炒延胡索（八钱），上徭桂（一钱五分另研和入），金铃子（一两），干苁蓉（一两）（《张聿青医案》虚哮无名方三）。上药研为细末，用青葱连根叶三十茎，打烂糊药为丸，如药末嫌干，可加浓米汤，每晨服二钱，下午半饥时服一钱，俱用开水送下。"[25]646

清·张聿青《张聿青医案》卷十九："膏方　鲍（左）自幼即有哮咳，都由风寒袭肺，痰滞于肺络之中，所以隐之而数年若瘳，发之而累年不愈。今则日以益剧，每于酣睡之中，突然呛咳，由此而瘍，瘍而频咳，其咯吐之痰，却不甚多。夫所谓袭肺之邪者，风与寒之类也。痰者，有质而胶粘之物也。累年而咳不止，若积痰为患，何以交睫而痰生，白昼之时，痰独何往哉。则知阳入于阴则卧，阴出之阳则瘍，久咳损肺，病则不能生水，水亏不能含阳，致阳气欲收反逆，逆射太阴，实有损乎本元之地矣。拟育阴以配其阳，使肺金无所凌犯，冀其降令得行耳。炒黄南沙参（四两），炒松麦冬（一两五钱），云茯苓（四两），海蛤壳（五两打），川贝母（去心二两），款冬花（蜜炙），蜜炙橘红（一两），炒香玉竹（三两），蜜炙紫菀肉（二两），甜杏仁（五两去皮尖水浸打绞汁冲入），代赭石（四两煅），川石斛（三两），牛膝炭（二两），杜苏子（五两水浸打绞汁冲入），百部（蜜炙二两）（《张聿青医案》虚哮无名方四）。共煎浓汁，用雪梨汁二斤，白蜜二两，同入徐徐收膏。"[25]653-654

清·王泰林《王旭高临证医案》卷三："痰喘门……陆，喘哮十二年，三疟一载。疟止复来，喘发愈勤。中虚痰饮不化，虽痰中带血，而不可以作热治也。拟六君子加杏仁、旋复、姜桂方法。六君子汤加杏仁、旋复花、桂枝（细辛同炒）、干姜（五味子同打炒）。渊按：痰中见血，仍用姜、桂，非老手不辨。"[77]133

清·卧云山人《剑慧草堂医案》卷上："痰饮（案1）　脾肺气虚，痰饮偏胜。近复下气上逆，动辄气促，脉沉弦。以《金匮》方。蜜炙桂枝，云苓，紫石英，海石，牛膝，化橘红，桑叶，蒸冬术，淡草，灵磁石，代赭，蛤壳，宋半夏，牡蛎，枇杷叶（《剑慧草堂医案》虚哮无名方一）。二诊，下气上逆，痰饮偏胜。自汗盗汗，胃钝纳，力懒，脉沉弦。仍宗原议。旋覆，淡草，云苓，川贝，牛膝，蜜炙桂枝，海石，代赭，橘红，半夏，牡蛎，小麦，蒸冬术，竹茹（姜汁炒），枇杷叶（《剑慧草堂医案》虚哮无名方二）。三诊，中阳不足，湿邪挟饮为患，哮嗽气促，脉沉弦。以《金匮》方。蜜炙桂枝，云苓（连皮），橘红，蛤壳，旋覆（代赭拌），牛膝，枇杷叶，蒸冬术，淡草，半夏，川贝，海石，白石英，姜汁，竹茹（《剑慧草堂医案》虚哮无名方三）。"[44]16-17

清·曹沧洲《曹沧洲医案·咳嗽门》："幼童哮积久，大便溏泄。质小病深，理之不易。苏子三钱五分，陈皮一钱，茯苓四钱，紫菀三钱五分（蜜炙），干菖蒲四分，泽泻三钱，白杏仁三钱（去尖），象贝四钱（去心），加漂白术三钱五分（《曹沧洲医案》虚哮无名方）。"[27]168

按语：肺脾两虚型虚哮多因先天禀赋不足、久病体虚、过劳、情志抑郁等复发。肺虚不能主气，脾虚不能健运，导致气不化津，痰饮内停而致。如宋·钱乙《钱氏小儿直诀》卷二："一小儿，母有哮病，因劳即发，儿饮其乳亦嗽。"[73]6-10 明·肖京《轩岐救正论》卷五："肺脾阳虚哮喘嗽血……冬剧夏愈。遇劳益甚。"[75]112秦昌遇《幼科医验》卷下："咳嗽……（案4）一童，哮喘已六七年，每遇劳力或感寒、食咸，便痰鸣气喘。"[74]82 清·王九峰《王九峰医案》卷上："素来善饮善怒，土为木侮，脾为湿侵，溃之于肺，动劳则哮喘，不能安卧，痰豁乃平，不时举发，不宜烦劳动怒，怒则气上，所谓气升则痰升也。"[12]20

肺脾两虚型虚哮的临床表现主要有上气喘促，咳嗽吐痰，消瘦，脉沉细。阳虚者伴有恶寒、四肢发冷等，阴虚者伴有盗汗等，气虚者伴有烦劳等。部分患者伴有腹满、脘痛、呕吐、腹泻、痞胀等脾虚症状。如明·龚廷贤《寿世保元》卷三："一人，哮吼十数年，发则上气喘促，咳嗽吐痰，消瘦，四肢发冷，六脉沉细，此气虚脾弱。"[1]146 肖京《轩岐救正论》卷五："肺脾阳虚哮喘嗽血，甲申春舍亲钟玄珠素患哮喘面目青白，体羸恶寒。冬剧夏愈，遇劳益甚。"[75]112 清·张聿青《张聿青医案》卷五："咳嗽　张（左）哮喘多年，肺伤吐血，渐至咳嗽痰多，痰色黄稠，兼带青绿，有时腹满，运化迟钝。脉形濡细，左部带涩。"[25]166-167 叶天士《临证指南医案》卷四："喘，中气虚姜　劳烦哮喘，是为气虚。盖肺主气，为出气之脏，气出太过，但泄不收，则散越多喘，是喘症之属虚。"[5]220

补气健脾、培土生金为肺脾两虚型虚哮的主要治法。常用方剂有补中益气丸、四君子汤、六君子汤、茯苓丸、参苓白术散、九味资生丸、人参建中汤、温肺汤等。如明·李中梓《医宗必读》卷九："医案……文学顾明华，十年哮嗽，……须补养月余，行吐下之法，半年之间，凡吐下十次，服补剂百余，遂愈。更以补中益气为丸，加鸡子、秋石，服年许，永不复发。"[70]365-366 清·叶天士《临证指南医案》卷四："哮，气虚　邹（七岁），宿哮肺病。……宜常进四君子汤以益气，不必攻逐痰饮。"[5]219 清·魏之琇《续名医类案》卷十四："哮……此气虚脾弱，与六君子加黄芪、五味、二冬、杏仁、姜、枣，煎服而愈。"[7]424其他如清·陈修园《南雅堂医案》卷二[9]51、曹仁伯《曹仁伯医案·哮喘》[38]110、林珮琴《类证治裁》卷二[19]87等均有相关论述。临床可根据哮病患者的具体病情进行药物加减。

总之，肺脾两虚型虚哮多因先天禀赋不足，久病体虚导致气虚不能运化，痰液内停而致，多因过劳、情志抑郁等复发。临床主要表现有上气喘促、咳嗽吐痰、消瘦、腹满、脘痛、呕吐、腹泻等症状。补气健脾、培土生金为主要治法。常用方剂有补中益气丸、四君子汤、六君子汤、归脾汤、茯苓丸、参苓白术散等。

2. 肺肾两虚

明·龚廷贤《寿世保元》卷三："哮吼……一人，自幼患哮吼之症，每逢寒即发，发则上气喘急咳嗽，痰涎上壅。年久不瘥，已成痼疾。百药罔效，予制此方，一料全愈。清上补下丸。怀生地黄四两（炒锅内酒拌，蒸黑），南枣二两（酒蒸，去核），怀山药二两，白茯苓一两五钱（去皮），牡丹皮一两五钱，泽泻一两五钱，辽五味子一两五钱，天门冬一两五钱（去心），麦门冬一两五钱（去心），枳实一两五钱（麸炒），贝母一两五钱，桔梗一两五钱（去芦），黄连一两五钱（姜炒），杏仁一两五钱（去皮），半夏一两五钱（姜炒），栝蒌仁一两五钱（去油），枯芩一两五钱（酒炒），甘草五钱。上为细末，炼蜜为丸，如梧桐子大，每服三钱，空心淡姜汤送下。"[1]146

明·龚廷贤《寿世保元》卷三："哮吼……一治素患哮吼之疾，发则喘急，痰涎上壅，不时举发。令慎劳役，戒厚味，节欲，早服六味丸加黄柏、知母、人参、紫菀、五味、百合各二两，浮小麦粉、粉蜜四两，打糊为丸，每服百丸，空心柿饼汤下，饼随食之，夜卧时，服后方各一料而愈。千金定吼丸：南星，半夏（各四两，用生姜、牙皂各二两煎汤，浸星，半一宿，切片，再加白矾二两入汤内，同星、半煮至汤干，去姜、皂不用，只用星、半），贝母，枳实（麸炒），黄连（姜炒），黄芩（酒炒），连翘（去心），白附子，天麻，僵蚕（炒），桔梗栝蒌仁（各一两），锦纹大黄一两（酒拌，九蒸九晒），青礞石（用硝煅如金色，五钱），沉香五钱。上为细末，竹沥、姜汁和为丸。如弹子大，每服一丸，临卧口嚼化下。或丸如黍米大，姜汤下亦可。"[1]146

清·叶天士《临证指南医案》卷四："喘，肾气不纳……张（三十）幼年哮喘已愈，上年夏令，劳倦内伤致病，误认外感乱治。其气泄越，哮喘音哑，劳倦不复，遂致损怯。夫外感之喘治肺，内伤之喘治肾，以肾主纳气耳。加减八味丸，每服二钱五分。盐汤下，六服。"[5]221

清·叶天士《未刻本叶天士医案》："哮喘遇劳即发，发则大便溏泄，责在少阴阳虚。真武丸。"[78]934

清·叶天士《未刻本叶天士医案》："哮止，阴亏内热，气逆都气丸。"[78]902

清·叶天士《未刻本叶天士医案·方按》："冷热不调，阳伤哮喘。桂苓五味甘草汤加杏仁、干姜。"[78]901

清·魏之琇《续名医类案》卷十四："哮……一人自幼患哮喘之症，每遇寒即发，发则喘急咳嗽，痰涎上涌，久不瘥，已成痼疾。与甘、桔、芩、连、枯蒌、贝母、二冬清肺，合八味补肾为方，名清上补下丸，服一料全愈。"[7]424

清·魏之琇《续名医类案》卷十四："喘……张司阃年六十余，嗜饮病喘，吐痰无算，动则齁齘，抬肩倚息，或与杏仁、枳壳、苏子、前胡之类，十余剂喘益甚，枯瘠如鬼，辞不治矣。余与二地、二冬、米仁、蒌仁、沙参、杞子、枳椇子、女贞子等（《续名医类案》虚哮无名方），八剂全愈。戒其勿饮。初稍节，久仍纵恣，年余复作，左脉如按琴瑟弦，此真脏见也。不与药，月余而殁。"[7]434

清·魏之琇《续名医类案》卷三十："哮 万密斋治胡三溪女，素有哮症，遇天欲雨则发，发则多痰。服五虎汤，九宝汤即止，不能断根。（五虎汤：麻黄、杏仁、陈茶、石膏、甘草。九宝汤：麻黄、陈皮、薄荷、玉桂、苏叶、桑白、腹皮、杏仁、甘草，姜煎。）曰：是盖痰聚则作喘，痰去则止。痰者，水液之浑浊者也。《难经》云：肾主液。液者，水所化也。肾为水脏，入心为汗，入肺为涕，入脾为涎，此肾水泛为痰而喘也。乃以六味地黄丸服之，不复发矣。"[7]969

清·俞震《古今医案按》卷五："喘……予邑有友范君，哮喘已久，向用金匮肾气丸，时效时不效。吴门缪松心先生诊之曰：伏饮内踞有年，明是阳衰浊泛。但绵延日久，五旬外，痰中杂以血点，阴分亦渐损伤，偏刚偏柔，用药两难措置。仿金水六君煎意，用熟地炭四钱，当归炭一钱，茯苓三钱，炙草四分，川贝一钱半，青盐、陈皮一钱，淡菜漂三钱，杏仁三钱去皮尖盐水炒。半月后复诊，晨用金匮肾气丸以治本，晚服苓桂术甘加味以治标。生于术三两（米泔浸，切片，晒），粗桂木八钱（晒），炒半夏二两，云苓三两，炙草六钱，杏仁霜一两六钱，鹿脊骨三两，用麻黄四钱煎汤，炙北细辛三钱（晒），水泛丸。此证向来背脊畏寒，甚则哮发，服此方而畏寒除。"[79]201

清·陈修园《南雅堂医案》卷二："喘哮门……（案28）宿哮痰喘，发则不能着枕，病起于惊忧受寒，失于表散，邪伏于内，留于肺俞，故频发频止，成为痼疾。然久发必虚，当以温通摄纳为主，凡辛散苦寒、劫痰破气之剂，均非所宜，病发治标，病去治本，始为合法。兹列两方于后，按方服之，渐当有效。干地黄六钱，山茱萸三钱，怀山药三钱，粉丹皮二钱，白茯苓二钱，泽泻二钱，炮附子五分，肉桂五分，车前子一钱，牛膝一钱（《南雅堂医案》虚哮无名方三），此方平时常服。"[9]54

清·陈修园《南雅堂医案》卷二："喘哮门……（案18）宿哮痰喘，遇劳频发，阳虚恶寒，姑用镇摄法。炮附子五分，炒白术三钱，白茯苓三钱，炒白芍三钱，细辛五分，五味子五分，生姜三片（《南雅堂医案》虚哮无名方二），水同煎。"[9]52

清·王九峰《王九峰医案》副篇卷一："七、哮喘（案1）肾不纳则肝阴亏损，脾不健则湿痰益甚。肾不升，肺不降，易饥易饱，精神倦怠，哮喘即发。巅疼不寐，气急痰嘶，右胸膊于去秋高起一块，至今未平，不时疼痛。喉外生核，牙龈出血，数日一发，形神日羸。诸气膹郁，皆属于肺。诸气不纳，皆属于肾。香燥难投，苦寒更属不宜。金匮肾气养肝肾以纳气，是其大法。桂无佳者，不能引火归元，反助其热。病真药假实难为力。六君子汤加孩儿参、熟地、牡蛎、五味子、山药、杏仁、枇杷叶。"[11]73

清·王九峰《王九峰医案》副篇卷一："七、哮喘……（案6）童年哮喘，其自风寒。冬令即发，间或咳逆，痰中带血，白沫较多，气急不能平卧，难以安枕。近年愈发愈勤，正气肾气皆亏，脉来软细，所谓形丰脉空，外强中弱，少壮若此，衰年何堪。骤补则郁痰，伏邪不化，疏则正气更伤。补土生金，金来生水，病急药缓，又值火令司权，温补燥热，俱宜暂停，恐火气发喘之变。

六君子汤加冬虫夏草、杏仁、胡桃肉，次加苏梗、旁枝。

脉来沉滑而疾，右得涩象。幼年哮喘，病入肺络，延今多载，正气肾气俱亏，不能化邪外达。前进补土生金。久病已和，调养肺胃。至于三子养亲、苏子降气、小青龙宁嗽法，取效于一时，非常服之方。太阴湿土司命，湿侵积肺，又当一论，非泛泛风哮之治。现将火气发泄之时，用药尤难，拟方多酌。

六君子汤加熟附片、苏梗、牡蛎、冬虫夏草、核桃肉。

脉来沉滑而疾，右之濡象俱透，似有火象。气闷作嘈，气升则头汗，喉中有声，不能见风。但久病正气肺气俱亏，难于速效。

原方去熟附片、冬虫夏草，加麦麸炒枳实、杏仁。服二帖，加薏苡米、建泽泻。

哮喘起自童年，延今廿余载。八仙桂附肃降等品遍尝无效者，虚中夹实，肺气肾气皆亏也。

进参苓白术牡蛎汤合杏苏，补中兼开，颇合病机。久病属虚，肺有伏风，不能骤去。以丸代煎，徐徐调养。肺邪自化，亦必保守身心，乃能有济。

明党参（三两），炒白术（三两），杏仁泥（去皮尖，三两），制半夏（一两），云茯苓（三两），左牡蛎（五两），紫苏梗（二两），化橘红（一两），冬虫夏草（一两），福泽泻（一两），粉甘草（五钱），生苡仁（一两），蛤蚧（一对去磷，童便浸，麻油炙酥），蜜丸。"[11]75-77

清·王九峰《王九峰医案》副篇卷一："七、哮喘（案7）哮喘数载，不耐风寒，发则俯仰，坐卧不宁，痰豁咳出乃平，肺有郁邪。饮食不为肌肤，化为痰涎。先治其上。小青龙汤。咳出于肺，喘出于肾。咳则喘息不休，肾不纳肺不降，不能平卧，已延两月。肺肾俱病，极难奏效。附都气丸加童子小便。"[11]77

清·王九峰《王九峰医案》卷上："哮喘 阴阳两伤，脾肾双亏，以致风伏肺经，哮喘屡发，不扶其土，无以生金，不固其下，无以清上，治宜固肾扶土，清上实下辅之。爰以六味六君加减，守常调治，或可图功。质之高明，未知当否！六味六君去黄肉，参用洋参，水泛丸。"[12]20

清·王九峰《王九峰医案》卷上："哮喘 脉来沉滑而疾，童年哮喘，风伏肺络，延今廿余载，正气肾气俱亏，不能化邪外达。前进补土生金法，久病宜和养肺胃。至于三子养亲、苏子降气、小青龙等，取效一时，非常服之品。太阴湿土司令，湿侵溃肺，又当一论。现在大气发泄，用药尤难，多酌高明。儿参，冬术，茯苓，炙草，半夏，陈皮，苏梗，牡蛎，胡桃肉，冬虫夏草（《王九峰医案》虚哮无名方一）。"[12]21

清·王九峰《王九峰医案》卷上："哮喘 前因咳甚，哮症复萌，痰多气阻，额上有汗。肾司五脏之精，肺司百脉之气。肺气不降，肾气不纳，中气不能树定中枢，肺虚不能主扬诸气。调中养肾，纳气归窟，子母相生。蜜炙麻黄，蜜炙苏梗，党参，茯苓，半夏，海参（连土瓦上炙枯），姜，枣（《王九峰医案》虚哮无名方二）。"[12]17-18

清·程杏轩《程杏轩医案·辑录》："福方伯哮嗽 哮嗽多年，原属痼疾，往岁举发尚轻，此番发剧，胸满喘促，呼吸欠利，夜卧不堪着枕。药投温通苦降，闭开喘定，吐出稠痰而后即安。思病之频发膈间，必有窠囊，痰饮日聚其中，盈科后进，肺为华盖，位处上焦。司清肃之职。痰气上逆，阻肺之降，是以喘闭不通。务将所聚之痰，倾囊叶出。膈间空旷，始得安堵。无如窠囊之痰，如蜂子之穴于房中，莲子之嵌于蓬内，生长则易，剥落则难，不刈其根，患何由杜?考《金匮》分外饮治脾，内饮治肾，且曰：饮邪当以温药和之，议以早服肾气丸，温通肾阳，使饮邪不致上泛。晚用六君，变汤为散，默健坤元，冀其土能生金，兼可制水。夫痰即津液所化，使脾肾得强，则日入之饮食，但生津液而不生痰。痰既不生，疾自不作，上工治病，须求其本。平常守服丸散，疾发间用煎剂搜逐。譬诸宵小潜伏里闬，乘其行动犯窃，易于拘执，剿抚并行，渐可杜患。"[80]114-115

清·叶天士《叶天士曹仁伯何元长医案·叶天士医案》："七、痰饮、喘咳、水气、肿胀门（共五十方）……（案29）脉弦为饮，年高下虚，大冷真气少纳，气冲为咳。乃哮嗽之症，最难除根，天暖自安。茯苓，桂枝，杏仁，生姜，米仁，白芍，甘草，大枣（《叶天士曹仁伯何元长医案》虚哮无名方一）。"[14]74

清·叶天士《叶天士曹仁伯何元长医案·叶天士医案》："七、痰饮、喘咳、水气、肿胀门（共五十方）……（案46）交深秋暴冷，哮喘并频嗽。虽有新凉外束致病，然色脉素昔遗患，乃肾虚气少藏纳，况曾有失血之症。议用固摄。熟地，建莲，胡桃肉，五味，茯苓，牡蛎（《叶天士曹仁伯何元长医案》虚哮无名方二）。"[14]79

清·叶天士《叶天士曹仁伯何元长医案·曹仁伯医案》："（案64）肺为娇脏，不耐邪侵，一伤于悲哀，二伤于发散，从此相傅无权，清肃失职。木寡于畏，怒则为哮，毛窍常开，寒则亦发。当发之时，肺经本贮之痰、脾经所生之痰无不上归于窍，呀呷有声，卧难着枕，如是数数矣。现在不发之时，脉静而细弦。元阳不足，非补不可，非温亦不可。紫菀，熟地，半夏，归身，银杏，黄芪，陈皮，桑皮，党参，云苓，白术，炙草，五味，防风（《叶天士曹仁伯何元长医案》虚哮无名方三）。"[14]151

清·叶天士《叶天士曹仁伯何元长医案·叶天士医案》："四、疟疾门（五十七方）……（案46）痰哮触外邪而发，坐不得卧，肾病为多，以风寒必客太阳，体弱内侵少阴矣。若夫暑湿热气触自口鼻，背部疡疖乃鼻窍应肺，是手太阴经受邪，辛凉气清之药可解。以肺欲辛，其象上悬，气味沉重则药力下走，而肺邪不解。然夏病入冬，气候迭更，热邪久而深入，气血日被损伤。滋清如胶、地，搜逐如鳖甲煎丸无如。不独阴亏，八脉气衰，为寒为热，病形渐延损怯。火升喉痛，上热缓必下热炽，此刚药难投，柔温之养佐通奇脉定议。生鹿角霜，炒焦枸杞，沙苑蒺藜，炒焦归身，炒熟地炭，块白茯苓（《叶天士曹仁伯何元长医案》虚哮无名方四）。"[14]44

清·林珮琴《类证治裁》卷二："哮脉案 包哮症每十日一发，嗽痰夜甚，脉形俱属虚寒。乃用六味滋阴，治不对症，焉能奏效。议补益中气为虚哮治法，用潞参、山药、茯苓、半夏、炙草、於术（炒）、杏仁、煨姜。数服而效。"[19]97

清·林珮琴《类证治裁》卷二："哮脉案……王 丹溪治哮专主痰，每用吐法，不用凉剂，谓寒包热也。今弱冠已抱宿根，长夏必发，呼吸短促，咳则汗泄，不能平卧，脉虚，左尺搏大，不任探吐，乃劳力所伤。暂与平气疏痰，俟哮咳定，当收摄真元。先服桑白皮汤去芩、连、栀、夏，用桑白皮（蜜炙）、甜杏仁（炒研）、茯神、竹茹、贝母、苏子（炒研）、薄橘红。数剂后，服生脉散、潞参、五味、麦冬，加海浮石、海螵蛸、远志肉、山药、炙草、茯苓。"[19]97

清·林珮琴《类证治裁》卷二："喘脉案……某肾不纳气则喘息上奔，脾不输精则痰气凝滞。今痰哮不利，呼吸颇促，病本在脾肾，而肺胃其标也。由冬延春，脉候若断若续，忽神烦不寐，语谵舌灰，虚中夹温，治先清降。杏仁、栝蒌、象贝、茯神、潞参，菖蒲汁冲服（《类证治裁》虚哮无名方一）。一剂嗽定得寐，舌苔稍退，进粳米粥，喘息乃粗，脉见虚促，急用纳气归原，冀根蒂渐固。高丽参、五味、牛膝碳、远志、茯神、杞子、莲子、牡蛎粉（《类证治裁》虚哮无名方二），六服。间用七味地黄丸而安。"[19]104

清·蒋宝素《问斋医案》卷三："哮喘 《内经》无哮喘之名，有肺痹、肺壅、息奔之旨。《难经》有肺积、心贲之论。《金匮》有胸痹、短气之条。后世又有呷嗽，鼾齁、齁䶎诸症，皆其类也。由于先天不足，酸咸甜味太过，为风寒所袭，幻生痰饮，如胶如漆，为窒为白，粘于肺系之中，与呼吸出入之气搏击有声。起自幼年，延今二十余载，终身之累。现在举发，疏解豁痰为主。平复后，脾肾双补为宜。

淡豆豉，紫苏子，桑白皮，款冬花，苦杏仁，制半夏，陈橘皮，海螵蛸，白螺壳，银杏（《问斋医案》虚哮无名方）。

四进疏解豁痰之剂，哮喘已平，浊痰亦豁，自当培补脾肾，以求其本，褚侍中、李东垣补脾肾各有争先之说，莫若双补并行不悖为妙。即以《医话》脾肾双补丸主之。

人参，黄芪，冬白术，当归身，炙甘草，制半夏，陈橘皮，茯苓，广木香，酸枣仁，远志肉，大熟地，粉丹皮，建泽泻，怀山药，山萸肉。

水叠丸。早晚各服三钱，滚水下。

二天不足，脾肾双亏，驯致风伏脚经，哮喘屡发。不扶其土，无以生金；不固其下，无以清上。法当固肾扶脾为主，清上实下辅之。爰以六味、六君加减，守常调治，或可图功。质之高明，未知当否？

大熟地，牡丹皮，建泽泻，怀山药，山萸肉，绵州黄芪（防风煎水炒），人参，冬白术，制半夏，陈橘皮，炙甘草。"[41]101-102

日本·丹波元坚《杂病广要·喘》："东圃治一少年哮喘者，其性善怒。病发寒天，每用桂附八味地黄汤及黑锡丹而平。一次用之未效，加生铁落于八味汤中，一剂而愈。又治一顿嗽痰甚者，即于桑、杏、枳、桔前、苏、陈、半汤剂中，加而用之，一服遂定。（《药性纂要》）"[72]877

清·刘金方《临证经应录》卷二："七情内伤门，二十四、吐血（案1）　本郡典商王琴溪乃侄，吐血复作红紫，并见太多，脉息芤大无神，自汗鼻煽，痰哮气粗似喘，动则较甚。此金水未能相承，肝不藏纳之征也。妄拟生脉汤加味挽之。生脉汤加茯神、生龟甲心、生牡蛎、参三七汁、黄精（熬水）。昨进生脉汤加味，今视诸弊较松，奈脉象未平，肺虚气弱，血液大亏，仍属可畏，慎之。前去参三七汁，加白花百合、川贝母、紫衣胡桃肉。诊脉右寸芤大稍平，左尺无力，关部不宁，昨今血虽未吐，而金水已伤，肝阳独旺，升降失司，致咳嗽痰哮气粗兼喘，仍属耽心。当拟保肺之阴，以纳其气，滋肾之液以降其阳。统望勿生歧变，庶几渐步坦途耳。三才汤仍加白花百合、紫衣胡桃肉。"[81]56-57

清·曹仁伯《曹仁伯医案·哮喘》："钱：（荡口）咳嗽哮喘，正在窃发之际，脘腹胀满，皮肤浮肿，四肢逆冷，脉息细小，舌苔白腻。元阳不足，肺本虚寒，外不耐风邪，内不耐浊气，交相为患也。恐其塞厥而败。

苏子降气去夏草，防己　茯苓　冬术　川附　杏仁。"[38]108

清·曹仁伯《曹仁伯医案·哮喘》："程：（皋桥）形寒饮冷则伤肺，所贮之痰，因此而动，动则呀呷有声，卧难着枕，哮喘作焉，愈发愈勤，甚至生痰之源，源源而来，已昭肾气下虚，不独肺病而已。现在右脉滑大，标病为急，宜先治之。

三子养亲合苏子降气去归、桂，泻白，冬瓜子，杏仁。"[38]108

清·曹仁伯《曹仁伯医案·哮喘》："韩：（南壕）肺为娇脏，不耐邪侵，若有热伏于中者，则毛窍常开，风邪易感，感则哮喘发焉。然上病外邪，固能如是，而不知肾气虚者，脾气衰者，一经劳动，亦易喘急，是以喘势有加无已，标本同病也。

六味，泻白，麦冬　苏子，牛膝，竹沥。"[38]109

清·何书田《簳山草堂医案》卷中："哮……癸水不通，哮喘咳痰。此肝肺两经之病，暂从气分调治。

生黄耆，光杏仁，炙桑皮，橘白，款冬花，炒苏子，白前，法半夏，川贝，海浮石（《簳山草堂医案》虚哮无名方一）。

哮喘根深，兼之咳痰带红。此金水两脏受伤矣，焉能冀其全愈耶！

炙紫菀，光杏仁，白前，川贝，白茯苓，款冬花，炒苏子，桑皮，橘白，海浮石（《簳山草堂医案》虚哮无名方二）。"[18]74

清·顾蔓云《花韵楼医案》："张　前进养血平肝法。哮发减轻过半。脉息左数右弦。心中似乎烦扰。寐不安贴。癸水将至。营虚血热。再防反复。当加意养金水为妙。

乌犀尖（一钱五分），细生地（四钱），杜苏子（五分），秦艽（一钱五分），羚羊角（一钱五分），瓜蒌皮（三钱），莱菔子（一钱五分），白薇（一钱五分），川贝母（三钱），银杏肉（三钱），左金丸（五分）（《花韵楼医案》虚哮无名方一）。

张（又诊）喘哮每发于经至之前。营虚显然矣。今值癸水将至。其病必发。无外感可驱。急先存阴平木。兼以治风先治血法。冀能由渐转轻为幸。

羚羊角（二钱），广郁金（五分），焦杏仁（三钱），归身（一钱五分），细生地（四钱），瓜蒌皮（三钱），怀牛膝（二钱），赤芍（五分），秦艽（一钱五分），川贝母（三钱），银杏肉

（三钱），左金丸（五分）（《花韵楼医案》虚哮无名方二）。"[82]28-29

清·徐锦《心太平轩医案》："某……肾虚哮喘经久，百药不效，气不化水，终无济于阴也。金匮肾气丸加减。"[59]42

清·吴芹《吴古年医案·哮》："嗜酒多湿，湿郁蒸热，热酿为痰，三者阻痹肺气，咳逆时作，纠缠中年之久，肺阴肺气皆受其伤，哮症成矣。哮作而时或谵语梦遗，心体虚而心用恣可知。脉沉小涩，左寸数于诸部。病非一端，不能除根。珠儿参一钱五分，橘红一钱，宋制半夏一钱五分，茯苓五钱，旋覆花一钱五分，海石二钱，生蛤壳一两，北杏仁三钱，川贝二钱，生米仁六钱，车前子三钱，水炒淡竹茹一钱（《吴古年医案》虚哮无名方）。"[42]151-152

清·王乐亭《王乐亭指要》卷三："哮喘 陈左 久哮，纳减气逆，肩臂作痛，六脉细弱。肺家虽有伏寒，然体虚已甚，燥烈温散之药，未便擅投。拟与气血兼培，以救其本。黄芪四钱，甘草五分，半夏一钱（炒），冬术三钱，当归二钱，冬花二钱，杜仲二枚，核桃肉二。接方 党参三钱，茯苓一钱五分，陈皮一钱，冬术三钱（炒），炙草六分，百部三钱，冬花三钱，半夏一钱（炒），当归一钱五分，橘饼二钱（《王乐亭指要》虚哮无名方）。"[22]270

清·叶天士《叶天士先生方案真本·杂症》："王（杭州廿一岁） 据述遗精频至，哮喘病发必甚，此肾虚失纳不固，真气散越冲急，少年形瘦，难用温药，当导引入任脉阴海以固之。龟腹板，人参，芡实，金樱膏，坎气，紫胡桃，五味，黄柏（《叶天士先生方案真本》虚哮无名方）。"[60]709

清·何长治《何鸿舫医案》卷一："三、哮咳……陈十五岁，癸酉九月十三日巳刻。杂食伤中，哮咳气逆，多痰，脉细数。关金水交困。先宜理肺。切忌生冷。潞党参钱半，原生地四钱，麦门冬二钱，炒苏子三钱，款冬花钱半，五味子五分，煅瓦楞四钱，白茯苓二钱，枸杞子二钱，旋复花钱半绢包，炙甘草四分，广陈皮一钱，加水姜二片（《何鸿舫医案》虚哮无名方一）。"[83]25

清·何长治《何鸿舫医案》卷一："三、哮咳……左哮咳多痰常发，腰背疲楚，脉细数无力。当从肝肺滋化。营分久亏，调理非易也。炎令最宜节养。生黄芪二钱，中生地三钱，生甘草四钱，款冬花钱半，肥玉竹二钱，广陈皮八分，地骨皮钱半，瓦楞壳三钱，天花粉三钱，炒苏子钱半，桑白皮三钱，加盐水炒竹茹钱半，藕节四枚（《何鸿舫医案》虚哮无名方二）。

复诊 哮咳，痰滞艰出，脉细软无力。由肺气不摄。此方接服。节劳为要。

潞党参二钱，北沙参三钱，中生地三钱，款冬花钱半，炒苏子钱半，煅瓦楞壳三钱，白前钱半，生甘草四分，广陈皮八分，佛手柑八分，肥玉竹二钱，冬虫夏草二钱，加枇杷叶三片去毛（《何鸿舫医案》虚哮无名方三）。

左 劳倦，哮咳久作，气道，脉涩。肺肾已枯，衰年调理非易也。潞党参二钱，白茯苓三钱，炒苏子钱半，五味子三分，炮黑姜四分，焦冬术二钱，炙甘草四分，枸杞子三钱，款冬花钱半，广陈皮八分，佛手柑八分，煅瓦楞子三钱，加旋复花钱半（《何鸿舫医案》虚哮无名方四）。

左 气虚，哮咳，脉芤，神困。当从肺肾滋养。炒党参二钱，原生地三钱，款冬花钱半，桑白皮二钱，生鳖甲三钱，广皮八分，麦门冬三钱，炒苏子钱半，干百合三钱，煅牡蛎三钱，象贝母三钱，生草四分，加银杏三枚打（《何鸿舫医案》虚哮无名方五）。

左 向有哮咳，近因疟后时发，虚热多汗，痰塞，脉细数。暂从疏化。生黄芪钱半，炒枳壳钱半，炒黄芩钱半，山查炭三钱，佛手柑五分，广陈皮八分，制首乌三钱，真神曲三钱，生鳖甲三钱，炒青皮钱半，茯苓三钱，生甘草四分，炒柴胡五分，加姜汁炒竹茹钱半（《何鸿舫医案》虚哮无名方六）。"[83]25-27

清·何长治《何鸿舫医案》卷一："三、哮咳……左气虚，哮咳时作，脉细无力，难以取效也。炒党参二钱，款冬花钱半，象贝母三钱，五味子三分，广皮八分，旋覆花钱半，麦门冬三钱，炒苏子钱半，山萸肉钱半，炒干姜四分，炙草四分（《何鸿舫医案》虚哮无名方七）。"[83]25-26

清·何长治《何鸿舫医案》卷一："三、哮咳 陈四十八岁，壬申五月十五日。哮咳，脉弱。当用补摄。潞党参二钱，麦门冬二钱，炒苏子三钱，炙甘草四分，款冬花钱半，煅瓦楞子三钱，原生地三钱，五味子四分，广陈皮一钱，茯苓二钱，加胡桃两枚杵，水姜一片（《何鸿舫医案》虚哮无名方八）。

左哮咳，脉茫弱。法当补摄。潞党参二钱，炒苏子钱半，原生地三钱，煅瓦楞子三钱，广皮八分，麦冬三钱，款冬花钱半，五味子三分，白茯苓三钱，炙款四分，加胡桃肉两枚打，水姜二片（《何鸿舫医案》虚哮无名方九）。"[83]25, 26

清·汪廷元《广陵医案》："汪廷元方赞武兄暑月病哮，从淮来扬就医，喉中痰喘，汗出不辍，夜不能上床而卧，医莫能疗。切其脉，右寸浮滑，尺中带洪。因思哮之为病，发时固宜散邪。今气从下逆上，行动则喘甚。盖病久则子母俱虚，肾气不能收摄，亦上冲于肺，是虚为本，而痰为标耳。用人参、熟地黄、北五味、橘红、阿胶、半夏、茯苓（《广陵医案》虚哮无名方），治之不半月而平。"[84]14

清·张聿青《张聿青医案》卷五："喘……张左 哮喘多年，肺伤吐血，渐至咳嗽痰多，痰色黄稠，兼带青绿，有时腹满，运化迟钝，脉形濡细，左部带涩。肺胃并亏，而湿滞中州，且作缓兵之计。

海蛤粉三钱，川贝母二钱，冬瓜子三钱，炙款冬二钱，淡秋石一钱，炙紫菀一钱五分，牛膝炭三钱，云茯苓三钱，煅磁石三钱（《张聿青医案》虚哮无名方一），金水六君丸六钱二次服。

二诊 痰饮凭凌于上，肾阴亏损于下，饮聚则成痰，阴虚则生热，热痰交蒸，所以咳血频来，痰黄青绿，热蒸痰郁，痰带臭秽，脉细濡数。腹中不和。将成肺痿重症，再作缓兵之计。

南沙参三钱，川贝母二钱，橘红八分盐水炒，冬瓜子三钱，海蛤粉三钱，炒枳壳一钱，沉香曲一钱五分，炙款冬二钱，清阿胶二钱，炒天冬二钱，生谷芽一钱五分（《张聿青医案》虚哮无名方二）。"[25]166-167

清·王泰林《王旭高临证医案》卷三："痰喘门……徐，喘哮气急，原由寒入肺俞，痰凝胃络而起。久发不已，肺虚必及于肾，胃虚必累于脾。脾为生痰之源，肺为贮痰之器。痰恋不化，气机阻滞，一触风寒，喘即举发。治之之法，在上治肺胃，在下治脾肾，发时治上，平时治下，此一定章程。若欲除根，必须频年累月，服药不断，倘一暴十寒，终无济于事也。此非虚语，慎勿草草。发时服方：款冬花，桑皮，紫菀，苏子，沉香，茯苓，杏仁，橘红，半夏，淡芩（《王旭高临证医案》虚哮无名方一）。平时服方：熟地，五味子，陈皮，苡仁，胡桃肉，紫石英（煅），半夏，蛤壳，杜仲，茯苓（《王旭高临证医案》虚哮无名方二）。

又，喘哮频发，脉形细数，身常恶寒。下焦阴虚，中焦痰盛，上焦肺弱。肺弱故畏寒，阴虚故脉数。喘之频发，痰之盛也。有所感触，则病发焉。病有三层，治有三法。层层护卫，法法兼到。终年常服，庶几见效，否恐无益也。发时服方：桂枝（生晒干），款冬花（蜜炙），橘红（盐水炒），杏仁霜，莱菔子，桑皮（蜜炙）。共研末，用枇杷叶十片，去毛，煎汤，再用竹油半茶杯，姜汁一酒杯（《王旭高临证医案》虚哮无名方三），相和一处，将上药末泛丸。发喘时，每至卧时服此丸二钱，苡仁、橘红汤送下。平时服方：大熟地（砂仁拌），丹皮（盐水炒），茯苓，牛膝（盐水炒），泽泻（盐水炒），肉桂，山萸肉（酒炒），怀山药（炒），五味子（盐水炒），磁石。上药为末，用炼白蜜捣和，捻作小丸，丸须光亮。俟半干，再用制半夏三两，陈皮二两，炙甘草一两（《王旭高临证医案》虚哮无名方四），

研极细末，泛为衣。每朝服二钱。发时亦可服。"[77]135-136

清·柳宝诒《柳选四家医案·评选环溪草堂医案三卷》卷上："咳喘门……喘哮气急。原由寒入肺俞。痰凝胃络而起。久发不已。肺虚必及于肾。胃虚必累于脾。脾为生痰之源。肺为贮痰之器。痰恋不化。气机阻滞。一触风寒。喘即举发。治之之法。在上治肺胃。在下治脾肾。发时治上。平时治下。此一定章程。若欲除根。必须频年累月。服药不断。倘一暴十寒。终无济于事也。

发时服方：款冬花，桑白皮，紫菀，苏子，沉香，茯苓，杏仁，橘红，制半夏，黄芩（《柳选四家医案》虚哮无名方一）。

平时服方：五味子，紫石英（煅），陈皮，半夏，茯苓，薏仁，蛤壳，胡桃肉，杜仲，熟地（《柳选四家医案》虚哮无名方二）。诒按（论病则源流俱到。层折毕清。用药亦周到熨帖。绝不浮泛。洵非老手不能到此地位。）

再诊：喘哮频发。脉形细数。身常恶寒。下焦阴虚。中焦痰盛。上焦肺弱。肺弱故畏寒。阴虚故脉数。喘之频发。痰之盛也。有所感触。病遂发焉。病有三层。治有三法。层层护卫。法法兼到。终年常服。庶几见效。否则恐无益也。

发时服方：桂枝（生晒干），款冬花（蜜炙），橘红（盐水炒），杏仁霜，莱菔子，桑白皮（蜜炙）（《柳选四家医案》虚哮无名方三）。

上药共研末。用枇杷叶、十片、去毛。煎汤。再用竹沥、半茶杯。姜汁一酒杯。相和一处。将上药。末泛丸。发喘时、每至卧时。服此丸二钱。薏仁、橘红汤、送下。

平时服方：熟地（砂仁拌炒），丹皮（盐水炒），山萸肉（酒炒），茯苓，牛膝（盐水炒），泽泻（盐水炒），肉桂，山药（炒），五味子（盐水炒），磁石（《柳选四家医案》虚哮无名方四）。

上药为末。用炼白蜜捣和。捻作小丸。丸须光亮。俟半干。再用制半夏三两、陈皮二两、炙甘草一两。研极细末。泛为衣。每朝服二钱。发时亦可服。"[85]172-173

清·马培之《孟河马培之医案论精要·内科医案及医论》："杂病 哮证 [病例二] 俞左哮喘多年，卧则气升痰上，胸膺闷塞，小溲有时不禁，肺为气之主，肾为气之根，母病及子，气少归窟。痰之标在脾，痰之本在肾，肾气不收，湿痰随之上泛，拟扶脾化饮，兼纳肾气。潞党参，焦白术，款冬花，细辛，炙甘草，橘红，法半夏，茯苓，大白芍，干姜（炒黑），五味子，红枣（《孟河马培之医案论精要》虚哮无名方）。"[26]23-24

清·徐渡渔《徐渡渔先生医案·杂症》："哮喘久年，痰泛作咳，咳剧辄喘，卧不着枕，作于子丑二时，哮乃肺病，久则虚涉于肾，肺主出气，肾主纳气，虽然感风辄发，发则气根不立，须自保下真现在平善保肺摄肾以固气根，庶可御外邪之侵。

大熟地，淮山药，化橘红，大麦冬，海参，云茯神，白杏仁，海蛤壳（《徐渡渔先生医案》虚哮无名方）。"[86]399

清·也是山人《也是山人医案·脚气》："又 积滞已稀，痰哮不寐，阳衰窃发。制洋参八分，制半夏一钱五分，石菖蒲根四分，厚朴八分，一剂后加：猪胆汁一枚临服冲入，茯苓三钱，蒸白术二钱，炮黑川乌八分（《也是山人医案》虚哮无名方）。"[28]266-267

清《孤鹤医案》："十四、哮喘……（案8）肺主金，恶燥，金弱则肾亦虚。表属肺，虚则易感，咳呛多痰，感邪发作，近乎哮喘。此症难于脱根，邪由俞穴而入，其痰有窠，非药力所能达也。素体不足，脉见虚弦。肺肾兼治。

熟地五钱，川贝二钱，麦冬二钱，蛤粉四钱，浮石三钱，洋参一钱半，橘红一钱，蒌仁三钱，杏霜三钱。加梨汁乙匙（《孤鹤医案》虚哮无名方）。"[87]74

清·钱艺等《慎五堂治验录》卷十二："丸方 先天不足，脾肾交亏，驯致风伏肺俞，哮喘屡发，八脉不固，白带连绵。脾虚运化失司，腹时膨脖；命阳不能敷布，腰软晨泄纷纭。诸证错综猬集，均一虚耳。然必有风寒痰涎，凝结肺部曲折之地，回巢经络交互之间，所以哮喘时发，背寒夜甚，证固是虚。而名医如费、马辈多投参、芪、六君、二陈、六安、三子、旋赭之培补化痰镇降者，不奏肤功。谅由未能求其本而治之也。本者何？肾脏之真水火也。真火以煦和，真水以润濡。道家所谓丹田，乃纳气之原苗也。治法不固其下，无以清上，前哲良规。所以投肾气丸必效焉。今商丸药常服，缓缓图痊可也。至于清肺化痰治上之方，另呈于下。大原地八两，山药四两，茯苓三两，上安桂一两，湖丹皮三两，萸肉四两，泽泻三两，大附子五钱，毛鹿角一两，杞子三两，贼骨四两，补骨脂二两。

为末，蜜丸如桐子大，每早空心服三钱。治上方用白前、射干、冬瓜子、杏仁各一钱（《慎五堂治验录》虚哮无名方），煎汤，临卧饱时服。[52]286-287

清·红杏村人《医案》："汤左，积年哮喘频发益剧，倚卧不能着枕，喉间呼吸有声。窃惟嗌逆虽出于师，其源实本乎肾，是肾为本而肺为标也。诊脉右部浮滑带弦，左尺独见细弱，足征肺气散越，肾乏摄纳而成上实下虚之象。治宜肃肺以宣其标，纳肾以固其本。参地，麦冬，补骨脂，胡桃肉，女贞子，川贝，甜葶苈，蛤壳（《医案》虚哮无名方一）。又覆：肺为月脏，不耐寒暄，一有感触则咳喘并作，必俟所人之邪宣泄无遗，痰消气顺，始能息息归元。是以古人治法专以清润通降为主也。鲜沙参，麦冬，瓜蒌霜，川贝，杏仁，知母，生蛤壳，枇杷叶（《医案》虚哮无名方二）。"[88]341

清·陈莲舫《莲舫秘旨》："咳呛……肺肾两失相生，肾不摄肺，肺气为逆，哮嗽有年，近发更甚，痰多气喘，脉滑无力，拟用和降。

生绵芪，广蛤蚧，旋覆花，白石英，细白前，炙款冬，北沙参，乌沉香，光杏仁，淮牛膝，炒苏子，广陈皮，枇杷叶（《莲舫秘旨》虚哮无名方）。"[89]155-156

清·费绳甫《费绳甫先生医案·喘哮》："（案1）　湿痰渐化，肺气下降，喘哮较前已减，而举发无定。喉际痰声漉漉，寝食俱废。脾肾久虚，摄纳无权。脉弦略退，沉滑仍然。宜宗前法进治。吉林参须五分，全当归二钱，白茯苓三钱，生苡仁三钱，薄橘红一钱，制半夏一钱半，甜川贝三钱，全瓜蒌三钱，海浮石三钱，紫苏子一钱半，甜杏仁三钱，冬瓜子四钱，炙紫菀一钱，生杜仲三钱，款冬花一钱半（《费绳甫先生医案》虚哮无名方）。"[90]47-48

清·金子久《和缓遗风》卷上："孙筱庄（媛）

前躯胸肋高突，名谓龟胸；后躯背脊高突，名谓龟背。有时痛掣，有时酸楚，咳呛气逆，如哮如喘，目红鼻血，乍有乍无。脉象小弦而数，舌质净白带绛。脏腑之外，又入任督。壮水制火以潜阳，养金柔木以滋阴。

西洋参，冬虫草，白芍，炙龟板，牡蛎，粉丹皮，炙鳖甲，女贞子，橘红，杞子，川贝，丝瓜络（《和缓遗风》虚哮无名方）"[91]571

清·金子久《金氏门诊方案·吕左三十八岁》："素有哮喘，旧冬增剧，气逆碍卧，痰味带咸，肺实泻之，肾虚纳之。

旋覆花，杏仁，夏曲，茯苓，干姜，捣五味子，麻黄，贝母，淮牛膝，橘红，葶苈，竹（《金氏门诊方案》虚哮无名方）。"[66]190

民国·巢渭芳《巢渭芳医话》："哮喘　某，素体阴液不足，吸烟好色，至中年略为维护，光境裕如，知调摄之得宜也。三年来哮咳频发不已，今春更剧，喘不能卧，卧则言语支离，两目上张，痰亦难咯。用清上纳下之剂，初颇见效，甚则以蛤粉含于口中，喘势始平，汗亦止。不数日又作，痰且胶粘，以某夜甚险，渭以九转灵砂丹一分，兼投清降痰逆而效。后虽屡萌，均投灵砂丹开降痰气而愈，越一载，冒秋燥，引动旧恙而殁。"[92]171

民国·巢渭芳《巢渭芳医话》："本城张林成，年甫四旬，哮喘十年，正值暑天亢热，感温一候，彼兄偕渭诊之。神烦气粗，脉大而芤，口渴，苔白满布少津，汗多不粘，不能着枕安卧，自问必死。当以西洋参、川贝母、蛤粉、麦冬、五味子、瓜蒌皮、生熟牡蛎，熟石膏、藕汁五大杯，鲜枇杷叶露四两，药汁并进（《巢渭芳医话》虚哮无名方）。次展彼兄来谓大势已平，可啜粥汤否？谓改以藕粉汤进之。复诊：再减轻洋参，以霍石斛、扁豆等调肺胃而痊。"[92]171

按语：肺肾两虚型虚哮多因先天禀赋不足、久病体虚、过劳、纵欲等所致。如清·陈修园《南雅堂医案》卷二："喘哮门……（案18）宿哮痰喘，遇劳频发，阳虚恶寒，姑用镇摄法。"[9]52红杏村人《医案》："汤左，积年哮喘频发益剧，倚卧不能着枕，喉间呼吸有声。窃惟嗜逆虽出于师，其源实本乎肾，是肾为本而肺为标也。"[88]341民国·巢渭芳《巢渭芳医话》："巢渭芳某，素体阴液不足，吸烟好色，至中年略为维护，光境裕如，知调摄之得宜也。三年来哮咳频发不已，今春更剧，喘不能卧，卧则言语支离，两目不张，痰亦难咯。"[92]330-331哮病常反复发作，寒痰伤及肺肾之阳或痰热伤及肺肾之阴，导致肺虚不能主气，气不布津，痰浊内蕴，肾虚精气亏乏，摄纳失常，阳虚水泛为痰，或阴虚虚火灼津生痰，最终气机失调，肺失宣降，肾不纳气。如清·王九峰《王九峰医案》副篇卷一："幼年哮喘，病入肺络，延今多载，正气肾气俱亏，不能化邪外达。"[11]75-77叶天士《叶天士先生方案真本·杂症》："遗精频致，哮喘病发必甚。此肾虚失纳，真气散越之疾。"[60]709其他如陈修园《南雅堂医案》卷二[9]54、王泰林《王旭高临证医案》卷三[77]135-136、柳宝诒《柳选四家医案·评选环溪草堂医案三卷》卷上[85]172-173、吴芹《吴古年医案·哮》[42]151-152等均有相关记载。清代医家张聿青尚提出哮病多年可波及肺脾肾三脏，如张聿青《张聿青医案》卷五："喘　张左　哮喘多年，肺伤吐血，渐至咳嗽痰多，……肺胃并亏，而湿滞中州，且作缓兵之计。……二诊　痰饮凭凌于上，肾阴亏损于下，饮聚则成痰，阴虚则生热，热痰交蒸，所以咳血频来，痰黄青绿，热蒸痰郁，痰带臭秽，脉细濡数。腹中不和。"[25]166-167

肺肾两虚型虚哮的临床主要表现为痰哮不利，呼吸颇促，活动后加重，吸气不利。如清·徐渡渔《徐渡渔先生医案·杂症》："哮喘久年，痰泛作咳，咳剧辄喘，卧不着枕。"[86]399肺肾气虚证患者常伴有自汗，倦怠无力，腰酸腿软，容易感冒，舌苔淡白、脉细弱。阴虚证患者伴有身体烦热，盗汗等。阳虚证患者多伴有咯吐色白清稀的痰液，皮肤浮肿，四肢逆冷，遗精早泄等。

补肺益肾为肺肾两虚型虚哮的常用治法。偏于阳虚者温肾助阳，偏于阴虚者益气养阴，偏于气虚者益肾纳气。应用方剂有六味地黄丸、金匮肾气丸、生脉散、黑锡丹、苓桂术甘汤、苏子降气汤、金水六君煎、三子养亲汤、清上补下丸、都气丸、加意养金水等。如清·俞震《古今医案按》卷五："喘……哮喘已久……仿金水六君煎意……晨用金匮肾气丸以治本。晚服苓桂术甘加味以治标。"[79]201日本·丹波元坚《杂病广要》："东圃治一少年哮喘者，其性善怒，病发寒天，每用桂附八味地黄汤及黑锡丹而平。一次用之未效，加生铁落于八味汤中，一剂而愈。又治一顿嗽痰甚者，即于桑、杏、枳、桔、前、苏、陈、半汤剂中，加而用之，一服遂定。"[72]877其他如清·曹仁伯《曹仁伯医案·哮喘》[38]108,109、顾蔓云《花韵楼医案》[82]28-29、徐锦《心太平轩医案》[59]729、汪廷元《广陵医案》[84]14、马培之《孟河马培之医案论精要·内科医案及医论》[26]23-24、清·陈莲舫《莲舫秘旨》[89]155-156、金子久《和缓遗风》卷上[91]571、金子久《金氏门诊方案·吕左三十八岁》[66]190、巢渭芳《巢渭芳医话》[92]171等均有相关记载。另外有医案提出肺肾两虚型的哮病应注重日常调护，如明·龚廷贤《寿世保元》提出"令慎劳役，戒厚味，节欲"[1]146等。

总之，肺肾两虚型虚哮多因先天禀赋不足、久病体虚、过劳、纵欲等所致。临床主要表现为吼哮不利、呼吸喘促、不能平卧、气短声低、活动后加重、吸气不利等。补肺益肾为其常用治法。常用方剂有六味地黄丸、金匮肾气丸、生脉散、黑锡丹、苓桂术甘汤、苏子降气汤、金水六君煎、三子养亲汤、清上补下丸、都气丸等。

八、其他

明·秦昌遇《幼科医验》卷下："天哮，天哮乃天气不正，乍寒乍热，小儿感之，遂眼胞浮肿，咳嗽则眼泪、鼻涕涟涟，或乳食俱出者是也。于数日内，宜服发散，如防风、前胡、枳壳、陈皮、紫苏、杏仁、桑皮、麦冬、桔梗、甘草之属（《幼科医验》天哮无名方一）。如气逆加苏子；有痰用胆星、贝母。二十日后，宜保肺清金，紫菀、百合、兜铃、五味、知母、麦冬、贝母、款冬之属。不应，则诃子之类（《幼科医验》天哮无名方二），俱可择用。

（案1）一女，天哮，因感冒风邪而起，以致喘咳不已，又多食酸味，嗽愈甚，其气上不能升，下不能降。痰涎壅遏，且善饮食。脾不运化精微，停滞于胸，化而为淡。今病久气虚，不宜寒凉及大补之剂，化痰、顺气、清金为主。橘红五钱，杏仁一两（去皮炎），贝母一两（去心），嫩前胡一两，山楂肉一两，苏梗一两，元参五钱，枳壳五钱，陈胆星一两，粉甘草二钱。水煎，入饴糖二两、竹沥一小杯，收成膏（《幼科医验》天哮无名方三）。"

（案2）一儿，疟后天哮，又兼腹实发泻，面肿少食。皆脾虚之征也。须健脾温胃，佐以消积之剂。陈皮，山楂，白芍药，川黄连，甘草，神曲，厚朴，赤茯苓，建泽泻，木通，木香，灯心（《幼科医验》天哮无名方四）。

（案3）一儿，顿咳不止，时吐或甚则连乳俱出，身微热，饮食减，面色稍赤。皆风邪暑热所侵，未经疏散，邪传心肺，变而为热。热生风、风生痰，痰结胸中，肺气不顺，连嗽不止，则痰、乳、食物一时吐出。治宜祛风化痰，清金降火。陈皮，枳壳，元参，天花粉，熟苏子，防风，杏仁，前胡，嫩桔梗，枯黄芩（《幼科医验》天哮无名方五）。

（案4）一儿，感冒风邪，肺气不清，已成天哮，三四日即愈。至七八日复感风邪，遂鼻流清涕不已。治以退热、祛风、顺气。陈皮，枳壳，黄芩，紫苏叶，青防风，前胡，苏子，楂肉，肥知母，粉甘草（《幼科医验》天哮无名方六）。

（案5）一儿，天哮，嗽月余矣。遇嗽则口鼻出血，因吊动痰火，火泛血上也。初起宜祛风清肺。今嗽已久，议保肺、治嗽、消痰。百合，紫菀，款冬花，胆星，马兜铃，花粉，黄芩，黑元参，知母，黑山栀，当归（《幼科医验》天哮无名方七）。

（案6）一儿天哮久久，痰涎壅塞，哭不出声，已犯"痰嗽不已、惊风至"之句。急宜降痰、顺气、镇惊之剂。先服紫金锭，次服滚痰丸加竹沥、姜汁，化服。

（案7）一儿天哮，甚则吊吐鼻血。此风气传染，气逆上冲。初起宜发散。今已数日，宜泻肺清金，顺气消痰。俟嗽势稍减，进保肺之品。陈皮 桑白皮 桔梗 黑元参 前胡 黄芩 黑山栀 杏仁 青防风 枳壳 苏子（《幼科医验》天哮无名方八）。

（案8）一儿哮喘二十余日，每吊嗽则吐尽饮食，两胁作痛。紫菀，百合，桑白皮，前胡，新会皮，枳壳，胆星，款冬花，黄芩，枇杷叶，知母（《幼科医验》天哮无名方九）。

（案9）一儿，哮喘半月，时常痰涎壅塞，如惊风状，此肺经气逆所致。陈皮，胆星，苏子，桑白皮，甜杏仁，桔梗，枳壳，槟榔，青防风，钩藤钩（《幼科医验》天哮无名方十）。

（案10）一儿，向患哮喘，每遇风寒或食咸味，辄喘促不休。先进顺气消痰，再议补肺。杏仁，桑白皮，瓜蒌仁，元参，桔梗，陈皮，熟苏子，江枳壳，前胡，防风，花粉（《幼科医验》天哮无名方十一）。"

（案11）一女，年十六。元气充实，犹不时举发。拟调理一法，使腠理固密，可霍然矣。橘红，黄芩，川黄柏，知母，川贝母，元参，枣仁，当归身，白芍，元生地，淮药，天冬，麦门冬。蜜丸（《幼科医验》天哮无名方十二）。

附：治天哮方，楂肉一两，麦芽一两，竹叶四钱，青饼二两，饴糖四两。煎膏，服一方，加槟榔五钱、茶叶五钱、石膏一两。"[74]84-88

清·陈士铎《本草新编》卷五："橄榄……橄榄治哮病最有效，但用新鲜者捣汁，饮半瓯，其哮立定，干者不能取汁，煎汤饮之，则无益矣。余试之神效，后一人患哮症，无生橄榄，取干者煎汤服，果无功，亦一奇也。因附载之。"[93]308

清·王式钰《东皋草堂医案·喘》："一人哮喘，绵延不愈，为取璇玑、气海、足三里灸之，痊。"[94]63

清·叶天士《未刻本叶天士医案》："寒暖不调，邪阻肺卫，哮喘，瘀血。

旋覆花，米仁，橘红，霜蒌仁，苏子，浙苓（《未刻本叶天士医案》哮病无名方）。"[78]883

清·叶天士《未刻本叶天士医案》："哮逆不得卧，脉弦。

桂苓五味甘草汤。"[78]912

清·鲍相璈《验方新编》卷三："治哮吼妙法　病发先一时，用凤仙花（又名指甲花）连根带叶，熬出浓汁，乘热蘸汁在背心上用力擦洗，冷则随换，以擦至极热为止。无则用生姜擦之。再用白芥子三两，轻粉、白芷各三钱（《验方新编》食哮无名方），共研为末，蜂蜜调匀作饼，火上烘热，贴背心第三节骨上。贴过，热痛难受，正是拔动病根，务必极力忍耐，切勿轻易揭去，冷则将药饼取下，烘热再贴，一饼可贴二三日。无论病愈未愈，多备药饼换贴，不可间断，轻则贴一二日，重则贴三四日或五六日，永不再发。有人患哮吼四十余年，贴至数日断根，无论寒热虚实盐酱醋酒哮吼皆治，神验第一方也。药味不可加减，并治痰气结胸及痰喘咳嗽。又方：海螵蛸，（瓦上焙枯）为末，大人五钱，小人二钱，红砂糖拌匀调服，数次断根。"[95]93

清·张聿青《张聿青医案》卷五："喘……杨右　感邪失表，邪伏肺腧，以致稍一感触，辄作哮喘。除访择针灸好手按穴针灸外，进以梨膏，以开通肺络，而润肺金。

蜜炙麻黄五钱，另煎去沫，冲入，川贝母一两五钱，去心，冬瓜子一两五钱，云茯苓四两，光杏仁三两，洋糖拌石膏五两，苏子水浸打烂绞汁，四两（《张聿青医案》哮病无名方）。

上药煎为浓汁，用秋梨四斤，去核切片绞汁，同以上诸药汁及苏子汁，炭火收膏，将成时加入白冰糖三两，以滴水成珠为度，每服一调匙，晚间或临卧服。"[25]185-186

清·赖元福《赖氏脉案》卷上："六十、哮喘咳呛王右　哮喘得平，咳呛亦减，按脉沉数，再以和中降气为法。

炒潞党（钱半），杜苏子（三钱），粉前胡（钱半），新会皮（钱半），光杏仁（三钱），真川贝（钱半），白茯苓（四钱），款冬花（炙，钱半），甘草（三分）

加银杏肉（三钱），炒竹茹（钱半）（《赖氏脉案》哮病无名方）。"[96]38

清·曹沧州《曹沧洲医案·咳嗽门》："左　哮喘稍愈，拟守前意增损。

桑白皮三钱五分，蜜炙，全瓜蒌四钱，切，白杏仁四钱，去尖，冬瓜子五钱，泽泻三钱，紫菀三钱五分，蜜炙，薤白头三钱五分，去苗酒浸，象贝四钱，去心，五加皮三钱，款冬花蜜炙，盐半夏三钱五分，竹茹三钱，加生蛤壳一两（《曹沧洲医案》哮病无名方一），先煎。

寒热得解，胸闷气急，咳嗽不流利，脉濡，口干腻。治在肺胃。

桑叶三钱五分，紫菀一钱，蜜炙，川石斛四钱，滑石四钱，白杏仁四钱，去尖，枳壳三钱五分，橘白一钱，赤芍三钱五分，象贝四钱，去心 桔梗七分，竹茹三钱五分，青蒿子三钱五

分，加枇杷露一两（《曹沧洲医案》哮病无名方二），温服。"[27]166-167

清·陈莲舫《莲舫秘旨·咳呛》："杨　哮嗽，产后感邪复发，脉息细弦，治以和降。旋覆花，家苏子，炙款冬，白石英，炒归身，白茯苓，光杏仁，冬瓜子，炙桑皮，淮牛膝，生白芍，新会皮，枇杷叶（《莲舫秘旨》哮病无名方一）。"[89]155

清·陈莲舫《莲舫秘旨·咳呛》："本镇　毛　哮嗽，渐肿，恐肿势随气而升。

川桂枝，细白前，白茯苓，粉草薢，炙款冬，沉香屑，生白芍，家苏子，冬瓜皮，木防己，广橘红，荷叶（《莲舫秘旨》哮病无名方二）。"[89]158

清·雷逸仙著，龚香圃编《逸仙医案》卷下："二、咳喘门……李左　胸满气粗，喉中痰响，此为哮吼，当宣肺邪。

杏仁三钱，玉苏子一钱，炒，麻黄八分，甜葶苈子四分，金沸草二钱，包煎，白芍一钱五分，枳壳一钱五分，桔梗一钱二分，加金橘饼三个为引（《逸仙医案》哮病无名方）。"[97]642

清·刘子维撰，民国·李俊诠解《圣余医案诠解》卷四："幼科类　四十四、某小儿，五六岁，发烧咳嗽，喉间哮风，一遇外邪即发。

法夏五钱，薄荷二钱，红泽兰四钱，陈皮三钱，生姜五钱，细辛一钱，橘叶五片，紫苏三钱，干姜一钱，冬花三钱，紫菀二钱，五味八分，金沸草三钱（《圣余医案诠解》哮病无名方），三付。

此哮喘也。肺主气而为水之上源，外合皮毛，内覆脏腑，皮毛外郁则发烧，气与水内郁，壅塞不利，搏击有声，则咳嗽哮吼。一遇外邪即发者，内有宿根也，盖其先皮毛受邪，失于表散，入留肺俞，或食寒饮冷及酸咸等物，以致血脉凝滞，"调经论"曰：血气者，喜温而恶寒，寒则泣不能流，"五脏生成篇"曰：多食咸，则脉凝泣而变色，此其致宿根之由也。有此宿根，则相傅之官，早失治节，故一触即发耳。外郁治以生姜、紫苏、薄荷。内郁则有内寒及气郁、血郁、水郁之别，内寒治以生姜干姜、细辛、冬花、紫菀，气郁治以陈皮、橘叶，血郁治以紫菀、泽兰，水郁治以细辛、半夏、金沸草。"五脏别论"曰：五脏者，藏精气而不泻。"脏气法时论"曰：肺欲收。诸辛开药得五味，则发中有收，以保肺之精气也。

紫菀、冬花善治寒咳痰结，干姜、细辛善治寒咳水结，据方药以察时令，此病必在冬天者，春夏则当酌为变通也。"[98]245

按语：其他类哮病主要包括天哮以及证型不明的哮病。天哮为古代医籍记载的哮病的常见类型之一，其医案主要见载于明·秦昌遇《幼科医验》一书。天哮多发于小儿，多因外感风邪或时行传染而致，临床主要表现为咳嗽连连，呕吐涎沫，流清涕、流泪，眼胞浮肿，吐乳鼻血，呕血等，如《幼科医验》卷下："天哮，天哮乃天气不正，乍寒乍热，小儿感之，遂眼胞浮肿，咳嗽则眼泪、鼻涕涟涟，或乳食俱出者是也。"[74]84-88 具体的治法依疾病的性质而定：发作期以祛风散邪，顺气化痰为主要治法，常用中药有防风、陈皮、枳壳、前胡、紫苏、杏仁等；缓解期以保肺、治嗽、消痰为主，常用中药有桑白皮、款冬花、紫菀、白合、贝母等。有关天哮的医案记载较少，故归为其他类。

古代有部分哮病医案并未明确记载其病因、临床表现，如清·陈士铎《本草新编》卷五仅记录在治疗哮病时服用"橄榄"的效果[93]308，王式钰《东皋草堂医案·喘》仅提到用灸法治疗哮喘[94]63。尚有医案记载用桂苓五味甘草汤或一些无名方治疗证型不明显的哮病，如清·叶天士《未刻本叶天士医案》："哮逆不得卧，脉弦。桂苓五味甘草汤。"[78]912 叶天士《未刻本叶天士医案》："寒暖不调，邪阻肺卫，哮喘，瘀血。旋覆花，米仁，橘红，霜蒌仁，苏子，浙苓。"[78]883 其他如赖元福《赖氏脉案》卷上[96]38、曹沧州《曹沧洲医案·咳嗽门》[27]166-167、清·陈莲舫《莲舫秘旨·咳呛》[89]155、陈莲舫《莲舫秘旨·咳呛》[89]158、清·雷逸仙著，龚香圃编《逸仙医案》卷下[97]642、清·刘子维撰，民国·李俊诠解《圣余医案诠解》卷四[98]245等均有相关记载。另，清代医家张聿青在《张聿青医案》中尚记载有针灸和内服梨膏并用治疗哮病的案例[25]185-186，可资参考。

此外，亦有医案记录了哮病多种证型皆可用的通治法，如清·鲍相璈《验方新编》卷三记录了可用于哮病诸证的外治法[95]93，即先以经过处理的凤仙花或生姜在患者背心做擦洗治疗，后以白芥子、轻粉、白芷等研粉，经蜂蜜调和成饼，趁热贴于患者背心第三节骨以治疗，医案中论其"无论寒热虚实盐酱醋酒哮吼皆治"。此类医案记载的治疗方法并非针对哮病的某一种特定证型，故统一归为其他类。

参 考 文 献

[1] [明]龚廷贤. 寿世保元[M]. 孙洽熙，徐淑凤，李艳梅，等，点校. 北京：中国中医药出版社，1993.

[2] [清]祝登元撰，赵巇编. 祝茹穹先生医印（附）：祝茹穹先生医验[M]. 袁瑞华，闫小青，张鑫，等，校注. 北京：中国中医药出版社，2015.

[3] [清]李用粹著，唐玉书记录. 旧德堂医案[M]. 路波，董璐，焦振廉，校注. 北京：中国中医药出版社，2015.

[4] [清]何嗣宗. 何嗣宗医案[M]. 何时希，编校. 上海：上海学林出版社，1982.

[5] [清]叶天士. 临证指南医案[M]. 艾军，戴铭，姚春，等，主校. 北京：中国中医药出版社，2008.

[6] [清]薛雪. 扫叶庄医案[M]//裘庆元. 珍本医书集成：第13册. 上海：上海科学技术出版社，1986.

[7] [清]魏之琇. 续名医类案[M]. 黄汉儒，蒙木荣，廖崇文，点校. 北京：人民卫生出版社，1997.

[8] [清]顾文垣. 顾氏医案[M]. 颜新，千英信，点校. 上海：上海科学技术出版社，2004.

[9] [清]陈修园. （重订补注）南雅堂医案[M]. 马昆，王艳丽，主编. 北京：人民军医出版社，2009.

[10] [清]齐秉慧. 齐氏医案[M]. 2版. 姜兴俊，毕学琦，校注. 北京：中国中医药出版社，2008.

[11] [清]王九峰. 王九峰医案[M]. 李其忠，张挺，点校. 上海：上海科学技术出版社，2004.

[12] [清]王九峰. 王九峰医案[M]. 2版. 江一平，胡明灿，贺志炎，校注. 北京：中国中医药出版社，2007.

[13] [清]周学霆. 三指禅[M]. 周乐道，李家和，刘军，点校. 北京：中国中医药出版社，1992.

[14] [清]叶天士，曹仁伯，何元长. 叶天士曹仁伯何元长医案[M]. 何新慧，张苇航，点校. 上海：上海科学技术出版社，2004.

[15] [清]吴篪. 临证医案笔记[M]. 辛智科，王晓琳，校注. 北京：中国中医药出版社，2015.

[16] [清]张千里. 千里医案[M]//李殿义，张清怀，高慧，等. 千里医案·金氏门诊方案合集. 太原：山西科学技术出版社，2012.

[17] [清]何书田. 何书田医案[M]. 何时希，校. 上海：上海科学技术出版社，2010.

[18] [清]何书田. 簳山草堂医案[M]. 钱晓云，校点. 上海：上海中医学院出版社，1989.

[19] [清]林珮琴. 类证治裁[M]. 刘荩文，主校. 北京：人民卫生出版社，1988.

[20] [清]李铎. 医案偶存[M]//鲁兆麟，严寄澜，王新佩. 中国古今医案类编·肺系病类. 北京：中国建材工业出版社，2001.

[21] [清]徐养恬. 徐养恬方案[M]. 周铭心，点校. 上海：上海科学技术出版社，2004.

[22] [清]王乐亭. 王乐亭指要[M]. 陈守鹏，查炜，点校. 上海：上海科学技术出版社，2004.

[23] [清]沈菊人. 沈菊人医案[M]. 高毓秋，点校. 上海：上海科学技术出版社，2004.

[24] [清]赵濂. 医门补要[M]. 上海：上海卫生出版社，1957.

[25] [清]张聿青. 张聿青医案[M]. 上海：上海科学技术出版社，1963.

[26] [清]马培之. 孟河马培之医案论精要[M]. 吴中泰，汇编. 北京：人民卫生出版社，1985.

[27] [清]曹沧洲. 曹沧洲医案[M]. 刘学华，点校. 上海：上海科学技术出版社，2005.

[28] [清]也是山人. 也是山人医案[M]. 上海：上海科学技术出版社，2010.

[29] [清]半读斋主人. 养性轩临证医案[M]. 张喜德，李莉，校注. 北京：中国中医药出版社，2015.

[30] [清]费伯雄，费绳甫. 孟河费氏医案[M]. 上海：上海科学技术出版社，1964.

[31] [清]陈莲舫. 陈莲舫先生医案[M]//肖梅华. 陈莲舫医案集. 福州：福建科学技术出版社，2008.

[32] 张骧孙. 临诊医案[M]. 招萼华，点校. 上海：上海科学技术出版社，2004.

[33] [明]李梴. 医学入门[M]. 金嫣莉，何源，乔占兵，等，校注. 北京：中国中医药出版社，1995.

[34] [明]孙一奎. 孙文垣医案[M]. 杨洁，校注. 北京：中国医药科技出版社，2012.

[35] [清]张璐. 张氏医通[M]. 李静芳，建一，校注. 北京：中国中医药出版社，1995.

[36] [清]沈璠. 沈氏医案[M]. 黄广平，杨秋玉，孙力，等，校注. 北京：中国中医药出版社，2016.

[37] [日本]中神琴溪，小野匡辅. 生生堂治验[M]//陈存仁. 皇汉医学丛书. 上海：上海中医学院出版社，1993.

[38] [清]曹仁伯. 曹仁伯医案[M]//江一平. 吴中珍本医籍四种. 北京：中国中医药出版社，1994.

[39] [清]王孟英. 王氏医案[M]//盛增秀. 王孟英医学全书. 北京：中国中医药出版社，1999.

[40] [清]王孟英. 王氏医案续编[M]//盛增秀. 王孟英医学全书. 北京：中国中医药出版社，1999.

[41] [清]蒋宝素. 问斋医案[M]. 杨虎，点校. 上海：上海中医学院出版社，1993.

[42] [清]吴芹. 吴古年医案[M]//陆拯. 近代中医珍本集：医案分册. 2版. 杭州：浙江科学技术出版社，2003.

[43] [清]罗芝园，郑肖岩. 鼠疫约编[M]//裘庆元. 珍本医书集成：第7册. 上海：上海科学技术出版社，1986.

[44] [清]卧云山人. 剑慧草堂医案[M]. 包来发，点校. 上海：上海科学技术出版社，2004.

[45] 湖州中医院. 湖州十家医案[M]. 湖州：湖州中医院，1979.

[46] [明]吴正伦. 脉症治方[M]. 张华敏，刘寨华，于峥，点校. 北京：学苑出版社，2014.

[47] 贺季衡. 贺季衡医案[M]. 贺桐孙，按；许济群，王新华，整理. 北京：中国中医药出版社，2013.

[48] [明]江瓘. 名医类案[M]. 焦振廉，张琳叶，胡玲，等，校释. 上海：上海浦江教育出版社有限公司，2013.

[49] [明]李中梓. 里中医案[M]//包来发. 李中梓医学全书. 北京：中国中医药出版社，1999.

[50] [清]张大燨. 张爱庐临证经验方[M]//江一平. 吴中珍本医籍四种. 北京：中国中医药出版社，1994.

[51] [清]孙采邻. 竹亭医案[M]. 赵善祥，点校. 上海：上海科学技术出版社，2004.

[52] [清]钱艺，钱雅乐. 慎五堂治验录[M]. 杨杏林，点校. 上海：上海科学技术出版社，2004.

[53] 何廉臣. 全国名医验案类编[M]. 王德敏，崔京艳，点校. 福州：福建科学技术出版社，2003.

[54] [明]楼英. 医学纲目[M]. 阿静，闫志安，牛久旺，校注. 北京：中国中医药出版社，1996.

[55] [清]薛雪. 碎玉篇[M]. 吴鸿洲，点校. 上海：上海科学技术出版社，1989.

[56] [清]吴鞠通. 吴鞠通医案[M]. 王绪鳌，点校. 北京：人民卫生出版社，1960.

[57] [清]吴金寿. 三家医案合刻[M]. 谢诵穆，校订. 上海：上海科学技术出版社，2010.

[58] [清]方略. 尚友堂医案[M]. 陈嘉训，点校. 上海：上海中医学院出版社，1993.

[59] [清]徐锦. 心太平轩医案[M]. 卢棣，卢玉琮，任杰，校注. 北京：中国中医药出版社，2015.

[60] [清]叶天士. 叶天士先生方案真本[M]//潘华信，朱伟常. 叶天士医案大全. 上海：上海中医学院出版社，1994.

[61] [清]黄述宁. 黄澹翁医案[M]//裘庆元. 珍本医书集成：第13册. 上海：上海科学技术出版社，1986.

[62] [清]邵杏泉. 邵氏方案[M]. 张书航，点校. 上海：上海科学技术出版社，2004.

[63] [清]顾司马，顾祖同. 横山北墅医案[M]//鲁兆麟，严寄澜，王新佩. 中国古今医案类编：肺系病类. 北京：中国建材工业出版社，2001.

[64] 袁焯. 丛桂草堂医案[M]//裘庆元. 珍本医书集成：第13册. 上海：上海科学技术出版社，1986.

[65] 丁甘仁. 丁甘仁医案[M]. 苏礼，王怡，谢晓丽，整理. 北京：人民卫生出版社，2007.

[66] [清]金子久. 金氏门诊方案[M]//李殿义，张清怀，高慧，等. 千里医案·金氏门诊方案合集. 太原：山西科学技术出版社，2012.

[67] [清]张山雷. 张山雷医案[M]//浙江省中医管理局张山雷医案编委会. 张山雷医集：下册. 北京：人民卫生出版社，1995.

[68] [日本]汤本求真，大塚敬节. 中国内科医鉴[M]//陈存仁. 皇汉医学丛书：第5册. 上海：上海中医学院出

版社，1993.

[69] [明]薛铠，薛己. 保婴撮要[M]. 李奕祺，校注. 北京：中国中医药出版社，2016.

[70] [明]李中梓. 医宗必读[M]. 顾宏平，校注. 北京：中国中医药出版社，1997.

[71] [清]陈复正. 幼幼集成[M]. 蔡景高，叶奕扬，点校. 北京：人民卫生出版社，1988.

[72] [日本]丹波元坚. 杂病广要[M]//聿修堂医书选. 2版. 北京：人民卫生出版社，1983.

[73] [宋]钱乙，[明]薛己. 钱氏小儿直诀[M]//张慧芳，伊广谦. 薛氏医案. 北京：中国中医药出版社，1997.

[74] [明]秦昌遇，[清]秦沆. 幼科医验[M]. 张志枫，点校. 上海：上海科学技术出版社，2004.

[75] [明]肖京. 轩岐救正论[M]. 刘德荣，陈玉鹏，校注. 北京：线装书局，2011.

[76] [清]吴楚. 吴氏医验录全集[M]. 李鸿涛，张明锐，贺长平，校注. 北京：中国中医药出版社，2011.

[77] [清]王泰林. 王旭高临证医案[M]. 张殿民，史兰华，点校. 北京：人民卫生出版社，1987.

[78] [清]叶天士. 未刻本叶天士医案[M]//潘华信，朱伟常. 叶天士医案大全. 上海：上海中医学院出版社，1994.

[79] [清]俞震. 古今医案按[M]. 苏礼，洪文旭，徐伟，整理. 北京：人民卫生出版社，2007.

[80] [清]程杏轩. 程杏轩医案[M]. 沈庆法，点评. 北京：中国医药科技出版社，2018.

[81] [清]刘金方. 临证经应录[M]. 程磐基，郑彩慧，点校. 上海：上海科学技术出版社，2004.

[82] [清]顾蔓云. 花韵楼医案[M]//裘庆元. 珍本医书集成：第12册. 上海：上海科学技术出版社，1986.

[83] [清]何长治. 何鸿舫医案[M]. 何时希，编校. 上海：学林出版社，1982.

[84] [清]汪廷元. 广陵医案[M]. 刻本.1890（清光绪十六年）.

[85] [清]柳宝诒. 柳选四家医案[M]. 盛燕江，校注. 北京：中国中医药出版社，1997.

[86] [清]徐渡渔. 徐渡渔先生医案[M]//裘庆元. 医案秘本十五种：上册. 北京：中国中医药出版社，2019.

[87] [清]孤鹤医案[M]. 张如青，点校. 上海：上海科学技术出版社，2004.

[88] [清]红杏村人. 医案[M]//鲁兆麟，严寄澜，王新佩. 中国古今医案类编：肺系病类. 北京：中国建材工业出版社，2001.

[89] [清]陈莲舫. 莲舫秘旨[M]. 吴鸿洲，点校. 上海：上海科学技术出版社，1989.

[90] [清]费绳甫. 费绳甫先生医案[M]. 吴九伟，点校. 上海：上海科学技术出版社，2004.

[91] [清]金子久. 和缓遗风[M]//裘庆元. 三三医书：第2集. 北京：中国中医药出版社，1998.

[92] 巢渭芳. 巢渭芳医话[M]. 鲁瑛，王新民，王润平，等，校注. 太原：山西科学技术出版社，2013.

[93] [清]陈士铎. 本草新编[M]. 柳长华，徐春波，校注. 北京：中国中医药出版社，1996.

[94] [清]王式钰. 东皋草堂医案[M]. 米烈汉，焦振廉，孙力，校注. 北京：中国中医药出版社，2016.

[95] [清]鲍相璈. 验方新编[M]. 周光优，严东云，禹新初，点校. 北京：人民卫生出版社，1990.

[96] [清]赖元福. 赖氏脉案[M]. 毕丽娟，校注. 北京：中国中医药出版社，2015.

[97] [清]雷逸仙. 逸仙医案[M]//陆拯. 近代中医珍本集：医案分册. 杭州：浙江科学技术出版社，2003.

[98] [清]刘子维，李俊. 圣余医案（诠解）[M]. 王爱国，点校. 北京：人民军医出版社，2009.

（白云苹 程思远 吉妙琳）

附　录

一、中药索引

二、方剂索引